辽宁科协资助
LIAONING KEXIE ZIZHU
辽宁省优秀自然科学著作·2022年

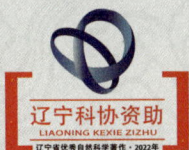

# 急性胰腺炎和肺损伤
## 中西医结合现代研究与应用

主　审　吴咸中

主　编　陈海龙　　尚　东

副主编　张桂信　闻庆平　王长淼　万献尧　史铁英

编　委　（按姓氏笔画排序）

| | | | | | |
|---|---|---|---|---|---|
| 万献尧 | 王　钢 | 王长淼 | 王玉玺 | 王正建 | 王孟菲 |
| 王冠宇 | 史铁英 | 皮园园 | 毕旭东 | 任双义 | 刘欢欢 |
| 刘哥良 | 江星池 | 祁　冰 | 许才明 | 孙忠伟 | 李　爽 |
| 李　舒 | 李　磊 | 李兆霞 | 李笑男 | 李海龙 | 杨　阳 |
| 杨　琦 | 杨　斌 | 宋长满 | 张庆凯 | 张金权 | 张经文 |
| 张桂信 | 张盛林 | 张雪梅 | 陈　博 | 陈海龙 | 武　平 |
| 苗　健 | 范家乔 | 尚　东 | 罗亚岚 | 闻庆平 | 姜　囡 |
| 徐秋实 | 高振明 | 郭颢雅 | 葛　鹏 | 蒋　柳 | |

人民卫生出版社
·北京·

**图书在版编目（CIP）数据**

急性胰腺炎和肺损伤中西医结合现代研究与应用 /
陈海龙，尚东主编. -- 北京：人民卫生出版社，2025. 3.
ISBN 978-7-117-36389-1

Ⅰ. R576；R563

中国国家版本馆 CIP 数据核字第 2024AK8704 号

| | | |
|---|---|---|
| 人卫智网 | www.ipmph.com | 医学教育、学术、考试、健康，<br>购书智慧智能综合服务平台 |
| 人卫官网 | www.pmph.com | 人卫官方资讯发布平台 |

## 急性胰腺炎和肺损伤
## 中西医结合现代研究与应用
Jixing Yixianyan he Feisunshang
Zhongxiyi Jiehe Xiandai Yanjiu yu Yingyong

主　　编：陈海龙　尚　东
出版发行：人民卫生出版社（中继线 010-59780011）
地　　址：北京市朝阳区潘家园南里 19 号
邮　　编：100021
E - mail：pmph @ pmph.com
购书热线：010-59787592　010-59787584　010-65264830
印　　刷：北京汇林印务有限公司
经　　销：新华书店
开　　本：787×1092　1/16　　印张：34
字　　数：806 千字
版　　次：2025 年 3 月第 1 版
印　　次：2025 年 4 月第 1 次印刷
标准书号：ISBN 978-7-117-36389-1
定　　价：149.00 元

打击盗版举报电话：010-59787491　E-mail：WQ @ pmph.com
质量问题联系电话：010-59787234　E-mail：zhiliang @ pmph.com
数字融合服务电话：4001118166　E-mail：zengzhi @ pmph.com

# 主编简介

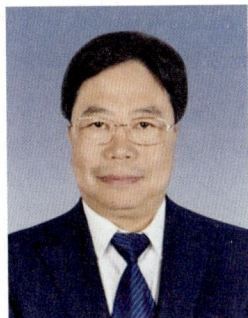

陈海龙，男，1962年8月出生。医学博士，博士生导师，国家二级教授，辽宁特聘教授，大连医科大学附属第一医院中西医结合外科学教授。

1987年本科毕业于白求恩医科大学，1990年于大连医科大学获硕士学位，1996年于天津医科大学获博士学位，2008年于美国伊利诺伊理工学院获公共管理硕士学位（MPA）。

为国务院学位委员会第五届、第六届中西医结合学科评议组成员，辽宁省政府学位委员会学科评议组成员。曾任中国中西医结合学会普通外科专业委员会副主任委员、辽宁省中西医结合学会副会长、大连市中西医结合学会会长。2001年获国务院政府特殊津贴，曾多年担任大连医科大学国家重点学科——中西医结合临床学科的学科带头人和辽宁省高等院校创新团队（中西医结合）学科带头人。目前为国家自然科学基金项目和国家科学技术进步奖评审专家，第七批全国老中医药专家学术经验继承工作指导老师，国家中医药管理局重点学科建设专家委员会委员，大连市健康教育协会理事长，在中西医结合外科学界具有较高的影响和学术声誉。

担任《中国医师进修杂志》副总编，《中国中西医结合外科杂志》《世界华人消化杂志》《中国实用外科杂志》《疑难病杂志》等多部期刊的编委。

先后主持国家重点研发计划项目1项、国家自然科学基金重大研究计划项目及面上项目8项、辽宁省科学技术委员会课题4项、辽宁省高等院校创新团队项目1项、辽宁省教育厅课题2项、大连市科技局课题3项。先后获得中华人民共和国教育部、中国中西医结合学会、辽宁省科学技术进步奖14项。编写医学专著15部，其中担任主编6部，担任副主编1部，担任编委8部；编写全国医学院校规划教材6部，其中担任主编1部，担任副主编4部，担任编委1部。在国内外医学期刊发表学术论文180余篇（其中被SCI收录50余篇）。培养博士后、博士研究生、硕士研究生、留学生百余名。

# 主编简介

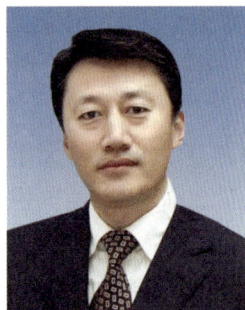

尚东，男，1971年2月出生。医学博士，博士生导师，大连医科大学中西医结合研究院(学院)院长，大连医科大学附属第一医院副院长，曾任武汉雷神山医院副院长。

1994年本科毕业于大连医科大学，1997年于大连医科大学获硕士学位，2000年获博士学位。

为教育部全国高校黄大年式教师团队、国家区域中医专科诊疗中心建设单位、国家临床重点专科负责人。为享受国务院政府特殊津贴专家，辽宁省特聘教授，辽宁省领军人才，辽宁杰出科技工作者，辽宁省教学名师，辽宁五一劳动奖章获得者，美国托马斯杰斐逊大学(Thomas Jefferson University)医院、美国匹兹堡大学(University of Pittsburgh)医学中心访问学者。

主持国家重点研发计划项目1项、国家自然科学基金面上项目4项，在国内外期刊发表论文113篇，其中被SCI收录论文63篇，总影响因子240余分，单篇最高27.4分。主编、参编著作12部，获国家、省、市级各类科技成果奖、教学成果奖共18项。

为国务院学位委员会第八届中西医结合学科评议组成员，教育部高等学校中西医结合类专业教学指导委员会委员，中国中西医结合学会常务理事、中国中西医结合学会普通外科专业委员会主任委员，获德技双馨"2017人民好医生年度人物"等荣誉称号。

主要从事中西医结合胆胰疾病医疗、教学和科研工作。在中医理论方面提出"胰腺类少阳""毒热理论"新观点和"从痈论治"急性胰腺炎新思路；临床方面首创国际最先进的多镜组合中西医结合微创诊疗理念，即SELECT(Spyglass+ERCP+Laparoscopy+EUS+Choledochoscopy+Traditional Chinese medicine)，构建中西医结合微创外科诊疗胆胰疾病一站式平台及技术体系，组建全国专科联盟。自主研发5种院内中药制剂，获中国、日本、澳大利亚4项专利授权。培养博士研究生、硕士研究生90余名。

# 内 容 提 要

　　本书是国内外第一部关于急性胰腺炎和肺损伤中西医结合现代研究与临床应用方面的专著。作者多年来致力于中西医结合急性胰腺炎与肺损伤的基础研究和临床实践工作,积累了丰富的临床资料和研究成果。本书系统介绍了国内外关于急性胰腺炎肺损伤方面基础研究和临床实践的最新进展,特别是关于发病机制的系统研究以及中西医结合防治的理论和经验。

　　本书内容分三部分,共27章。第一部分是基础理论篇,包括胰腺的胚胎发育、解剖与生理,肺的胚胎发育与组织结构,急性肺损伤的病理生理学基础,急性肺损伤与急性呼吸窘迫综合征的研究概况,中医学对肺的认识,中医学对胰腺及急性胰腺炎的认识,肺与大肠相表里的理论和现代研究。第二部分是发病机制篇,包括急性胰腺炎肺损伤概述,并系统介绍了胰酶激活及肺表面活性物质相关蛋白、肠道屏障损伤、炎症介质及其信号通路、炎症小体及细胞焦亡、中性粒细胞和细胞凋亡、肺泡上皮细胞损伤、肺微血管内皮细胞损伤、水通道蛋白和窖蛋白在急性胰腺炎肺损伤发病机制中的作用,还介绍了基于多组学(转录组学、蛋白质组学、代谢组学、宏基因组学等)及网络药理学、生物信息学方法对急性胰腺炎肺损伤发病机制的研究进展。第三部分是临床研究篇,包括急性胰腺炎肺损伤的临床特点、病因病机与中医辨证、中西医结合诊断与治疗,还介绍了急性胰腺炎及其肺损伤的中西医结合重症监护、血液净化、营养和麻醉支持及中西医结合护理实践。

　　本书可供中西医结合、中医脾胃病与肺部疾病、外科胆胰疾病、呼吸与危重症专业的临床医师、研究人员和研究生参考。

# 吴咸中院士序

　　收到陈海龙教授主编的《急性胰腺炎和肺损伤中西医结合现代研究与应用》书稿,我用部分时间浏览了全书的主要内容,也比较仔细地阅读了其中的部分章节,深感本书选题准确、内容丰富,中西医结合特色鲜明,是一部创新性、实用性、可读性很强,理论和实践水平很高的中西医结合专著。陈海龙教授邀我作序,我欣然接受。

　　7年前,陈海龙教授带领一批研究生和青年医师总结撰写了《阳明腑实证与急腹症现代研究与应用》一书,2016年1月由人民卫生出版社出版发行,当时是我给作的序。我也提到,陈海龙是我的一位优秀博士生,毕业后在大连医科大学工作,后又走上卫生行政管理岗位,我们始终保持着密切的联系。他在繁忙的行政、科研和教学工作的同时能够勤于思考,笔耕不辍,选定急性胰腺炎肺损伤这一国际前沿的难点和热点问题,从临床观察到动物实验,进行深入研究和探讨,总结、归纳、提炼,查阅大量国内外文献资料,编写成书,可谓不辞辛苦,费尽心血。

　　《阳明腑实证与急腹症现代研究与应用》和《急性胰腺炎和肺损伤中西医结合现代研究与应用》两部专著可以看成是姊妹篇,前一部选择急腹症研究阳明腑实证,最能体现病证结合的中西医结合研究特色;这一部则是在"肺与大肠相表里"理论的指导下,对急性胰腺炎肺损伤进行深入、系统的研究和总结。《急性胰腺炎和肺损伤中西医结合现代研究与应用》贯穿着中西医结合的思想和理念,比如中医对肺的认识,中医对胰腺及急性胰腺炎的认识,中医对"肺与大肠相表里"的认识,急性胰腺炎的中医病因病机和辨证分型,急性胰腺炎中医中药治疗方法,急性胰腺炎中西医结合治疗的历史沿革,急性胰腺炎中西医结合诊断和治疗,急性胰腺炎肺损伤的中西医结合重症监护、血液净化、营养和麻醉支持及护理实践等。同时,在研究的手段和方法上应用国内外先进的细胞分子生物学技术和方法,还介绍了基于多组学(转录组学、蛋白质组学、代谢组学、宏基因组学等)及网络药理学和生物信息学方法对急性胰腺炎肺损伤的发病机制的研究及进展。可以说,这是国内外第一部关于急性胰腺炎和肺损伤方面的中西医结合研究和应用的专著,不仅有较高的理论水平和学术价值,还有比较重要的临床指导和实用价值。

值得一提的是,陈海龙教授一直坚持中西医结合临床、科研、教学和学科建设工作,对中西医结合事业信念坚定,矢志不渝,持之以恒,坚持不懈。时至今日,收获颇丰。

最近又欣闻陈海龙教授入选第七批全国老中医药专家学术经验继承工作指导老师,真是中西合璧,名副其实。我对他所取得的学术成绩感到满意,也为我们的中西医结合事业有这样的追随者、实践者和传承者而感到欣慰和高兴!

祝愿陈海龙教授和他的团队能不负众望,再接再厉,百尺竿头更进一步,为中西医结合事业作出新的更大的贡献!

中国工程院院士、首届"国医大师"

吴咸中

2023 年 6 月

# 前　言

重症急性胰腺炎（severe acute pancreatitis，SAP）是普外科和消化科临床常见的急危重症，常并发全身炎症反应综合征（SIRS）和多器官功能障碍综合征（MODS），病死率高达 13%~35%。急性胰腺炎肺损伤（acute pancreatitis-associated lung injury，APALI）是 SAP 最常见的一种早期并发症，也是早期高病死率的主要原因，入院 7 日内死亡的 SAP 患者有 60% 主要死于呼吸功能衰竭。尽管有关 APALI 发病机制及药物干预的研究越来越引起重视和关注，但其确切发病机制尚不甚明了，病死率仍然居高不下。

本研究团队长期致力于 APALI 发病机制及中西医结合防治的研究。先后获得了国家重点研发计划项目、国家自然科学基金项目等多项课题资助。我们先后从胰酶活化、肠道屏障损伤、内毒素血症、单核巨噬细胞系统活化所致过度炎症反应、肺组织免疫微环境紊乱、肺泡上皮细胞及肺微血管内皮细胞损伤等多个角度对 APALI 发病机制进行了长期系统的研究。研究团队紧盯该领域国际前沿研究，借鉴国内外学者的先进成果，在 APALI 发病的分子机制方面提出了"胰-肠-炎/毒-肺"病理机制轴学说，在临床应用方面广泛采用多元化微创外科理念，在中西医结合特色方面不断挖掘中医学智慧结晶。

随着研究的不断扩展和深入，我们感觉有必要编写一本关于急性胰腺炎肺损伤的中西医结合研究和应用方面的专著，以期系统地总结、梳理并向国内外同道介绍相关的基础理论、实验研究成果和临床研究进展，从而进一步提高急性胰腺炎肺损伤的中西医结合诊治水平，为提高广大人民群众的健康水平、推动中西医结合向更高层次发展，并对健康中国建设作出新的更大的贡献。

本书主要包括基础理论篇、发病机制篇和临床研究篇三个部分。第一部分，重点梳理和介绍了胰腺和肺的解剖生理、胚胎发育、组织结构及中医学对胰腺和胰腺炎及肺和肺损伤的认识。第二部分，从多个层面和环节上系统介绍了我们团队在急性胰腺炎肺损伤发病机制方面的实验研究成果及国内外同道先进的研究理念、方法和技术。第三部分，从临床应用研究方面比较系统地介绍了急性胰腺炎肺损伤临床特点、诊断评估、微创外科、重症监护、血液净化、营养支持、麻醉管理和护理实践方面的新方法和新进展，特别是对急性胰腺炎的中医病因病机、中医辨证论治及中医中药治疗进行了系统深入的总结和梳理,真正体现了本书的中西医结合特色。本书的内容既有较高的理论水平和学术价值,体现出创新性,又有比较重要的临床指导和应用价值,体现出实用性。期待本书能为广大临床和科研工作者提供借鉴和参考。

本书是我和我的研究团队成员精诚团结、密切协作,坚持不懈地钻研、拼搏、奋斗的结果,是我的老师和前辈们悉心关怀、无私指导及国内外同道大力支持和热情帮助的结果,是国家重点研发计划项目、多项国家自然科学基金项目、辽宁省一流学科建设项目以及其他辽宁省和大连市科研项目资助的结果。

令我万分感动的是,2016 年 1 月我编写《阳明腑实证与急腹症现代研究与应用》一书时,我最敬爱的恩师、著名中西医结合外科学专家、中国工程院院士、首届"国医大师"吴咸中教授就给该书作了序,这次又欣然命笔为新书作序,真是令我衔草难报恩师的大恩大德。

本书得到国家重点研发计划项目"政府间国际科技创新合作"重点专项(2019YFE0119300)和多项国家自然科学基金面上项目的资助,更得到人民卫生出版社的大力支持。本书由辽宁省优秀自然科学学术著作出版资助计划资助出版。在此,一并致以衷心的感谢!

本书编写的过程,既是我们全面系统学习的过程,又是再出发的新起点。由于编者学识和经验有限,书中的错误和不当之处在所难免,恳请同道们不吝赐教,我们将虚心学习,认真改进,不断提高。

大连医科大学附属第一医院

陈海龙

2023 年 6 月

# 目　录

# 第一篇
# 基础理论篇

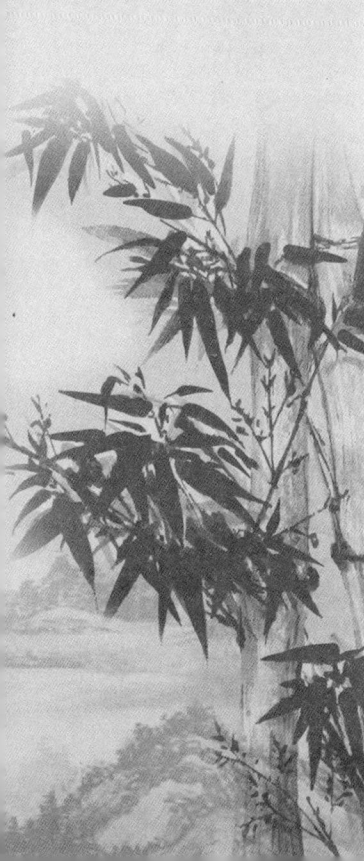

# 第一章
## 胰腺的胚胎发育、解剖与生理

### 第一节　胰腺的组织胚胎学

#### 一、胰腺的胚胎发生

胰腺是由卵黄囊顶部的内胚层演化而来的。胚胎早期,由三胚层构成的胚板逐渐向头侧、尾侧和两侧延伸、弯曲,分别称为头褶、尾褶和侧褶。在胚胎第 4 周时,卵黄囊顶部的内胚层已包绕成弓形的圆管状,称原肠。原肠的头尾两端是盲端,头端由外胚层和内胚层直接接触而形成的口凹所封闭;尾端由外胚层和内胚层直接接触所形成的肛凹所封闭。所以,消化系统的上皮组织除口腔、肛管来自外胚层外,其余的消化管和消化腺都来自内胚层。而其肌组织、结缔组织和腹膜脏层则来自原肠内胚层周围的脏层间充质。胚体的内胚层与卵黄囊经脐部相互移行。原肠的营养主要由腹腔动脉、肠系膜上动脉和肠系膜下动脉分段供应。按血液供应分区,可将原肠分为前肠、中肠、后肠三段。胆道系统入十二指肠处及其以前的原肠属前肠,主要是腹腔动脉供应区。胰腺则属于前肠的衍生物。

胚胎发育至第 4 周初,前肠末端腹侧壁的上皮增生,形成一个向外突出的囊状突起,称肝憩室(hepatic diverticulum)。第 4 周末,前肠尾端近肝憩室处,内胚层细胞增生,向背侧和腹侧突出,形成两个憩室,即为胰原基(pancrease bud)。背侧的憩室出现早,位置稍高,称为背胰芽(dorsal pancreatic bud);腹侧的憩室出现晚,紧靠肝憩室尾侧缘,体积略小,称为腹胰芽(ventral pancreatic bud)。背腹胰芽上皮细胞增生,形成细胞索。这些细胞索反复分支,末端形成腺泡,与腺泡相连的各级分支形成导管。部分细胞脱离上皮细胞索形成腺泡间的细胞团,后来分化成胰岛。于是,背、腹胰芽分化成了背胰(dorsal pancreas)和腹胰(ventral pancreas),它们各有一条贯穿腺体全长的总导管,分别称背胰管(dorsal pancreatic duct)和腹胰管(ventral pancreatic duct)。胚胎第 5~6 周时,伴随着十二指肠的转位以及肠壁发育的不均衡,腹胰以十二指肠为中心旋转 90°,

由十二指肠的腹侧转向背侧,贴靠在背胰的后下方。胚胎第7周,腹胰和背胰开始融合,最后完成合并形成一个胰腺。腹胰形成胰头的下部大部分,背胰形成胰头的上部小部分、胰体和胰尾。在腹胰和背胰合并之前,它们分别开口于十二指肠;合并之后,腹胰管的全部与背胰管的远侧段接通形成主胰管,与胆总管汇合后,共同开口于十二指肠乳头。值得注意的是,腹胰管虽然小,却形成了主胰管的大部分,而背胰管只形成了主胰管的小部分。背胰管的近侧段大多退化消失,在少数个体(约1/10)形成副胰管(accessory pancreatic duct),开口于十二指肠副乳头。

## 二、胰腺的胚胎发育

胰腺组织来源于腹侧胰芽和背侧胰芽。胰芽早期为实心性的细胞团索,可见到比较多的细胞分裂象。在间充质内,胰腺导管以芽生的方式长出分支,中空形成原始胰管,外部形成单层柱状上皮,再反复分支,形成各级导管。导管形成时末端膨大,胚胎第13周左右形成外分泌部的腺泡,原始胰管周围的间充质可以诱导腺泡上皮分化。紧连着腺泡的导管细胞逐渐分化为泡心细胞,最接近腺泡的一段细长的小管形成闰管,它起自小叶内导管,后者又起自小叶间导管。胚胎第16周左右,胰腺原基周围的间充质分化形成胰腺的被膜和结缔组织。胰腺出现被膜后,形成疏松的小叶结构,相对成人来说,此时小叶内的结缔组织较多,同时腺泡细胞内出现酶原颗粒。此时,胰腺方可分为内分泌部及外分泌部。

### (一)外分泌部

胚胎第13周出现外分泌部腺泡,第14~16周导管的分支和腺泡逐渐增多,腺泡细胞开始分化,内含糖原颗粒,可与胰岛细胞区别,后者不含糖原。电镜下可见细胞器不发达,酶原颗粒少。第17~22周,导管上皮内糖原消失,而腺泡细胞的酶原颗粒增多。第16周开始有少量分泌物见于胰腺导管,此时分泌的胰液含有胰蛋白酶原。第24周时胰液内含有胰淀粉酶,第32周时胰脂肪酶出现于胰液内。一般认为第16~25周期间,胰腺腺泡细胞的酶原颗粒少,外分泌功能尚不完善,而内分泌部在胰腺内所占的体积较大,所以是临床移植治疗1型糖尿病(胰岛素依赖型糖尿病)的合适时期。

### (二)内分泌部

胰岛的发生早于外分泌部腺泡。胚胎第9周,在胰原基的分化过程中,原始胰管的二级或三级导管壁上局部上皮细胞增生,向外突出并脱离导管系统,上皮细胞索中的部分细胞脱落,形成孤立的细胞团,这就是胰岛原基,由它分化为胰岛。胰岛分布于腺泡之间,约在第20周时胰岛开始分泌胰岛素。胰腺发育过程中,背胰含有较多的胰岛,所以说背胰比腹胰形成胰岛的潜力大。

胰岛A细胞的分化较B细胞早,且有诱导B细胞分泌胰岛素的功能。电镜观察和免疫组织化学染色均可见胚胎第10周的胰岛内存在A细胞。胚胎第12周时出现D细胞,而B细胞略晚。胚胎第13~14周,B细胞才出现于胰岛的中央,A细胞和D细胞则居周边部分。第28~32周,A细胞有退化现象,可能与胎儿此阶段生长速度变缓,对胰高血糖素的需要减少有关。第18周A细胞和B细胞均出现周期性脱颗粒现象,表明此时具有分泌活动,但用荧光抗体染色和免疫分析法均可证实第12~13周胎儿的胰岛内存在胰岛素样抗原。第26周后胰岛内偶尔可见 DI 细胞和胰多肽细胞(pancreatic polypeptide cell,PP 细胞)。PP 细胞为非开放型,与外分泌部腺泡细胞相邻,所释放的胰多肽可随胰液排入十二指肠。另外,在第 17~20 周的胰腺外分泌部亦可见散在的 A 细胞、B 细胞和 D 细胞分布。

# 第二节 胰腺的解剖

胰腺为人体仅次于肝脏的第二大消化腺,是一个颜色略黄、质地较软、表面大部分被网膜囊后壁的腹膜所覆盖的长条形腹膜后位器官,横卧于相当于第 1~2 腰椎椎体前方的位置。在成人胰腺全长为 12~20cm,宽度为 3~4cm,厚度 1.5~2.5cm,重量 60~125g。可分为头、颈、体、尾和钩突五部分,头、颈、体、尾之间没有明显的分界,胰头左下方舌形突出的部分称为钩突。

胰腺的大体形态大致描述为以下几种类型:"蝌蚪"形占 40%,"哑铃"形占 30%,"腊肠"形占 20%,此外还有 S 形、波浪形、三角形和一些不规则形。

## 一、胰腺的分部及毗邻

### (一)胰头

胰头是胰腺最宽大的部分,位于脊柱第二腰椎体的右侧,呈扁平状,垂直径约 4.7cm,前后径约 1.7cm。其上、右、下三面被十二指肠的球部、降部和水平部呈 C 形凹所环抱,上缘被十二指肠第一段所覆盖,同时胰头借助结缔组织与十二指肠降部紧密相连,有时十二指肠的内侧壁甚至被包在胰头组织内(图 1-1)。胰头部与十二指肠在解剖上的紧密关系,使得胰头部因炎症或肿瘤增大时,可使十二指肠曲增大,并可压迫十二指肠引起肠梗阻。胰头的后面与下腔静脉、右肾静脉、右侧卵巢静脉或精索静脉、腹主动脉、门静脉起始部以及肠系膜上静动静脉之间有大量的细小血管通过。胰头的下方向左后下侧突出,一部分达肠系膜上静脉的右后方,称为胰腺钩突。此处有数条来源于胰头、钩突的小静脉汇入肠系膜上静脉的右后壁。

胆总管下端经过胰头背面进入十二指肠降部的后内侧。胰头部的前面与横结肠的起始部、肝脏及小肠等邻近。肠系膜上静脉从胰头的后面注入门静脉。在正常情况下,胰头与上述结构之间有明显分界线。

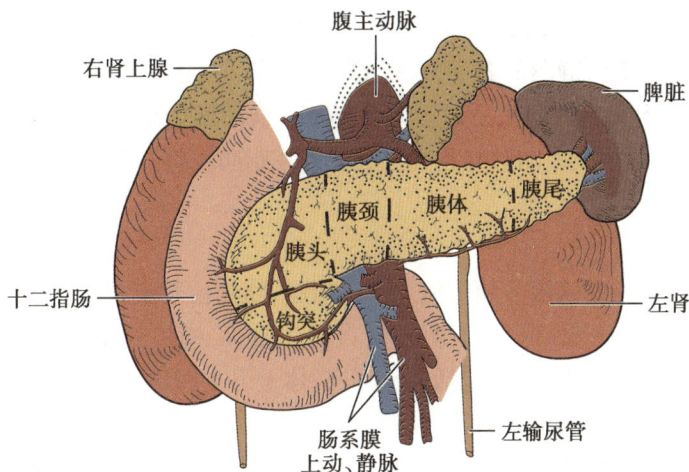

图 1-1 胰腺的形态、毗邻和分部

## （二）胰颈

是位于胰头和胰体之间的狭窄扁薄的部分,长 2~2.5cm,垂直径约 2.8cm,前后径约 1.6cm,通常位于第一腰椎水平,其前部是幽门和十二指肠球部。在胰腺颈部的上方有胆总管,在胰头和胰颈交界的沟内有胃十二指肠动脉通过,胰腺颈部后方的沟内有肠系膜上静脉经过,并与脾静脉汇合形成门静脉。门静脉出胰腺颈部上缘走向肝门。肠系膜上静脉在胰颈部后方,有胰十二指肠下静脉和来自胰头部或钩突部的小静脉汇入,因此,在行胰腺手术处理此类血管时一定要仔细小心,避免损伤。

## （三）胰体

胰体部较长,是胰腺颈部向左的延续部,长 3~5cm,垂直径 1.3cm,前后径 1~2cm,呈三棱形,位于第一腰椎体的前方,该处略向前凸起。前面有小网膜囊后壁的腹膜覆盖,与胃后壁相邻。胰体部后方有椎体,肠系膜上动脉的起始部,左膈角、左肾上腺、左肾、腹主动脉和下腔静脉及其两者之间的胸导管起始部。上缘与腹腔动脉相邻,腹腔神经丛位于该动脉周围。肝总动脉起始段与胰体上缘相邻,向右行走。脾动脉自腹腔动脉发出后沿胰腺上缘向左行走。约半数以上的肠系膜下静脉在胰体后方与脾静脉汇合。

## （四）胰尾

胰尾部是胰腺左端的狭细部分,长 1.5~3cm,垂直径 3cm 左右,前后径 1~2cm,位于结肠脾曲的下方。胰尾与胰体无明显界限,其自胰体伸向左上,进入脾肾韧带内的两层腹膜之间,逐渐变窄,终止于脾门的前下方。但其深入的程度不一,有些可抵脾门(约占三分之一),另一些(约占三分之二)与脾门相距数厘米。由于胰尾部各面均有腹膜覆盖,故有一定的移动度,也是整个胰腺唯一可移动的部分。脾动脉和位于其下方的脾静脉在胰尾部共同行走于胰体、胰尾界处的上缘后方或绕至胰尾之前。其间胰体和胰尾部有许多小静脉分支汇入脾静脉,实施胰腺切除手术或分离脾静脉时,需仔细分离、切断和结扎这些小静脉,还要注意勿撕裂脾静脉和损伤胰腺,避免出血或术后发生胰瘘。

## （五）胰腺钩突部

在肠系膜上静脉的右后方,胰头向下内后方伸出的突起称为胰腺钩突。胰腺钩突一般位于肠系膜上动静脉后方,部分到达肠系膜上动脉左侧。有时钩突与胰头之间形成胰切迹。我国约 98% 的人胰腺有钩突,少数胰腺钩突可大于胰头部。钩突部作为胰头左下部的突起,有的位于肠系膜上动、静脉的右后方,有的从右、后、左三面包绕肠系膜上动、静脉。左肾静脉横行在胰腺钩突突起的胰头后面。钩突部水平横断面为钩形、三角形和圆形三种。腹腔内无论脂肪多少,肠系膜上动脉与钩突之间总有一脂肪线将其隔开。

## 二、胰管

胰腺腺泡细胞分泌的胰液从胰管流入十二指肠,胰管位于胰腺实质内,分主胰管和副胰管。主胰管又称 Wirsung 管,起始于胰尾部,直径 2~3mm,横贯胰腺全长,逐渐变粗,主胰管在其沿途有许多小分支汇入,主要包括头上下支、体上下支和尾上下支。主胰管大致位于胰腺上下缘的中部,在断面上常见其位于胰腺前后径前 2/3 和后 1/3 交界处,而在胰颈部和胰头部则偏后。主胰管到达胰头部右侧缘后,约 85% 的主胰管与胆总管下段汇合,形成"共同通道",其膨大部分称肝胰壶腹（hepatopancreatic ampulla）,又称法特壶腹（ampulla of Vater）,

壶腹周围及其附近有括约肌包绕并向肠腔内突出,使十二指肠黏膜隆起形成十二指肠乳头,胆胰管末端通常借乳头开口于十二指肠降部中、下 1/3 交界处的后内侧壁。依此标志,可在经内镜逆行胰胆管造影术(ERCP)及壶腹切开术时寻找十二指肠乳头。胆胰壶腹括约肌亦称奥狄括约肌(Oddi sphincter),包括胆总管括约肌、胰管括约肌和壶腹括约肌三个部分(图 1-2)。胆总管括约肌为一环形肌,位于胆总管末端,是胆总管最强的肌纤维,它收缩后可使胆总管下端关闭;胰管括约肌位于胰管末端,常不完全或缺如;壶腹括约肌由十二指肠纵行肌纤维的延续部分和环形肌纤维所组成,此肌收缩,可使胆液经壶腹部逆流至胰管内。

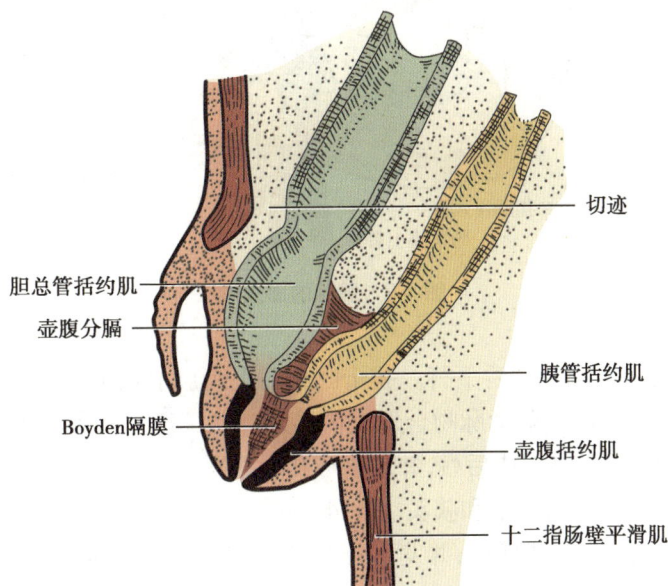

图 1-2　奥狄括约肌示意图

部分人的主胰管与胆总管虽有共同开口,但两者之间有分隔;少数人两者分别开口于十二指肠。这种共同通道是胰腺疾病和胆道疾病互相关联的解剖学基础。1901 年 Opie 首先提出"共同通道"学说,如果因结石、肿瘤、炎症狭窄等原因发生阻塞时,胆液可逆行流入胰管,可以使胰酶激活而引起急性胰腺炎。部分人在胰头部主胰管上方有副胰管,又称为 Santorini 管,通常与主胰管相连,引流胰头上部及其腹侧的胰液,开口于十二指肠副乳头。

### 三、胰腺的血管

#### (一)动脉

胰腺的血液供应丰富,来源主要三个:即来自胃十二指肠动脉的胰十二指肠上动脉;来自肠系膜上动脉的胰十二指肠下动脉;来自脾动脉的胰支,其中最大的一支为胰大动脉。这些动脉支吻合丰富,构成完整的动脉环,各动脉分支在胰实质内互相吻合形成梯形、节段性血管网(图 1-3)。

胃十二指肠动脉,自肝总动脉发出,行经十二指肠上部的后面,分为胃网膜右动脉和胰十二指肠上动脉。胰十二指肠上动脉分为前支与后支,即胰十二指肠上前动脉和胰十二指

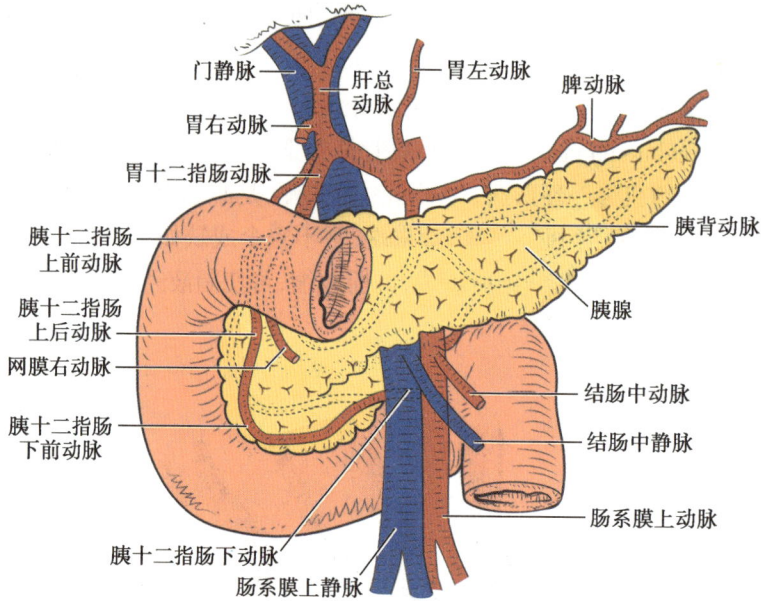

图 1-3　胰腺的血液供应

肠上后动脉,沿胰头右缘的前、后下行。胰十二指肠上动脉的前上动脉与肠系膜下动脉发出的胰十二指肠下动脉的下前动脉吻合形成前弓,胰十二指肠上动脉的上后动脉与胰十二指肠下动脉发出的下后动脉形成后弓,并从前弓和后弓发出许多胰支和十二指肠支,分布于十二指肠第二、三、四段的前后壁和胰头。此外,胰十二指肠前上动脉或胃网膜右动脉常有分支与胰背动脉右支吻合构成横弓,并发出分支,分布到胰头或胰体内。

分布到胰头的动脉主要来自肝总动脉和肠系膜上动脉,分布到胰尾的动脉主要来自脾动脉。胰体尾部血供来自脾动脉的分支胰背动脉和胰大动脉,通过胰横动脉构成胰腺内动脉网。钩突的血液供应主要来自于胰背动脉的胰腺钩突动脉,另外起源于肠系膜上动脉或空肠动脉第一支的胰十二肠下前动脉也经钩突部进入胰十二指肠前面。

**(二) 静脉**

胰腺的静脉多与同名动脉伴行,也存在部分独立走行的静脉,不与动脉伴行,但所有胰静脉均通过脾静脉、肠系膜上静脉,最后汇入门静脉。胰头的静脉有胰十二指肠上前、上后静脉及下前、下后静脉。胰颈的静脉有胰上静脉和胰下静脉。胰腺钩突部发出的数支小静脉和胰十二指肠下前静脉或胰十二指肠下后静脉从胰钩突部汇入肠系膜上静脉。

胰体部有 6~12 条小的静脉汇入脾静脉的前方或前下方,各小静脉间及其与胰下静脉间有丰富的吻合,主要引流胰体后部的血液。

胰尾前面常有 1~3 支小静脉汇入胃网膜左静脉或脾静脉下段一支,胰尾后上方有 4~6 条小静脉以短干直接汇入脾静脉。

## 四、胰腺的淋巴

胰腺有广泛的淋巴管网与淋巴结相连接,胰腺的淋巴引流起自腺泡周围的毛细淋巴管,在小叶间汇合成稍大的淋巴管,沿伴行血管到达胰腺表面,注入胰十二指肠前方、后方、胰腺上缘淋巴结与脾门淋巴结。胰腺的淋巴流向分散,胰头上的淋巴结、胰头十二指肠前淋巴结及胰头下淋巴结,大部分经幽门下淋巴结流入腹腔淋巴结;小部分淋巴流入幽门上淋巴结。胰体和胰尾的淋巴经胰脾淋巴结流入腹腔淋巴结,钩突和胰颈处的淋巴流入肠系膜上淋巴结,少量的胰淋巴还流入肝总动脉周围或腹主动脉周围淋巴结,并与胃淋巴结连接。另外,还有少量淋巴向下、向后流入肠系膜淋巴结及主动脉前的淋巴结。

胰腺的多个淋巴结群与幽门上下、十二指肠、肝门、横结肠系膜及腹主动脉等处淋巴结相连通。由于胰头与十二指肠的淋巴管相连,所以两个器官的炎症可以互相扩散,胰后面的淋巴管还与腹膜后器官的淋巴相连。

### 五、胰腺的神经支配

胰腺受交感神经和副交感神经的双重支配,支配胰腺的交感神经是疼痛的主要通路,副交感神经传出纤维对胰岛、腺泡和导管起调节作用。

胰腺受腹腔神经丛、肝神经丛、肠系膜上神经丛和脾神经丛等部位发出的交感神经和副交感神经的支配,这些神经分支到达胰腺后又形成胰腺神经丛。交感神经的节前纤维来自胸 5~10 或胸 11 脊髓节段组成的内脏大小神经干,止于腹腔神经丛和肠系膜上神经丛,并沿胰腺血管进入胰腺的实质中,支配胰腺动脉系统使血管扩张,与胰腺疾病所引起的疼痛密切相关,并通过改变胰腺的血流量影响胰腺的外分泌。所以,在慢性胰腺炎引起的剧烈疼痛治疗中,可实施包括胸 11~ 腰 1 交感神经、神经节、大小内脏神经在内的腰交感神经切断术、经皮腹腔神经丛阻滞术等。

副交感神经的节前纤维来自迷走神经,进入半月神经节,沿血管进入胰腺实质中,终止于胰腺腺泡和胰岛,支配胰腺的外分泌细胞。

# 第三节　胰腺的生理功能

由外分泌腺和内分泌腺组成,外分泌腺主要是胰腺的腺泡细胞构成。内分泌腺包括 A、B、D、PP 细胞。

### 一、外分泌

由胰腺的腺泡细胞和胰腺导管管壁细胞产生胰液,胰液具有很强的消化作用。

**1. 腺泡**　每个腺泡含 40~50 个腺泡细胞,它们分泌多种消化酶。

**2. 导管**　由闰管、小叶内导管、小叶间导管和主导管组成。胰腺导管上皮细胞可分泌水和碳酸氢盐等多种电解质,其分泌活动受小肠 S 细胞分泌的促胰液素的调节。

**3. 胰液的性质、成分和作用**　胰液是无色无味的液体,pH 值为 7.8~8.4,主要成分是碳酸氢盐和多种消化酶。无机成分中阴离子主要有 $HCO^-$ 和 $Cl^-$,阳离子主要有 $Na^+$、$K^+$ 和 $Ca^{2+}$。胰液中的有机物主要是蛋白质,是由腺泡细胞分泌的各种消化酶,包括胰淀粉酶、胰脂肪酶、胰蛋白酶、糜蛋白酶、胆固醇酯酶和磷脂酶 A2;正常胰液中还含有羧基肽酶、核糖核酸酶、脱氧核糖核酸酶等水解酶。生理状态下,这些酶是以酶原的形式存在于胰腺的腺泡细胞内,当受到调控而释放到十二指肠腔内可被肠激酶激活,激活的消化酶在蛋白消化中起着重要的作用。

**4. 胰液分泌的调节** 胰液每日分泌量为 750~1 500ml,胰液的分泌受神经体液双重调节,以体液为主,当进食后促胃泌素、胆囊收缩素-促胰酶素和肠促胰液素等体液对胰液的分泌起重要的作用。

## 二、内分泌

胰腺内分泌是无管腺,主要是胰岛,为大小不一、形状不定的细胞群。成人胰腺约有100 万个胰岛,其直径平均为 0.1~0.3mm,周围有少量的网状纤维所形成的薄膜包裹。胰岛不均匀地散布在外分泌部的腺泡之间,以胰尾部最多,体部次之,胰头部较少。胰岛多呈圆形或卵圆形,大的可由数百个细胞组成,小的仅有数个细胞,故胰岛的大小不同。胰岛有多种细胞类型,其中,A 细胞产生胰高血糖素,B 细胞产生胰岛素,D 细胞分泌生长抑素,D1 细胞产生血管活性肠肽(vasoactive intestinal polypeptide,VIP)也叫舒血管肠肽,PP 细胞分泌胰多肽。此外,还有产生 5-羟色胺等物质的细胞。胰岛病变可以出现相应的内分泌失调,胰腺的外分泌出现障碍也可影响内分泌活动。

**1. A 细胞** 又称 α 细胞,占胰岛细胞总数的 20%~30%,分泌胰高血糖素(glucagon)。胰高血糖素能促进肝细胞的糖原分解为葡萄糖,并抑制糖原合成,使血糖升高,满足机体活动的能量需要;减少肝内脂肪酸合成甘油三酯,促进脂肪酸分解,使酮体生成增加;抑制肝内蛋白质合成,促进其分解,同时增加氨基酸进入肝细胞的量,加速氨基酸转化为葡萄糖,即增加糖异生;通过旁分泌促进胰岛 β 细胞分泌胰岛素、δ 细胞分泌生长抑素。

**2. B 细胞** 又称 β 细胞,占胰岛细胞总数的 60%~70%,产生胰岛素(insulin),促进肝细胞、脂肪细胞等吸收血液内的葡萄糖,合成糖原或者转化为脂肪贮存,降低血糖。胰岛素作用的靶组织主要是肝、肌肉和脂肪组织。

**3. D 细胞** 又称 δ 细胞,约占胰岛细胞总数的 10%,分泌生长抑素(somatostatin,SST),以旁分泌方式经过缝隙连接直接作用于邻近的 A 细胞、B 细胞或 PP 细胞,抑制这些细胞的分泌活动。

**4. PP 细胞** 又称 D2 细胞,数量很少,分泌胰多肽(pancreatic polypeptide,PP),具有抑制胃肠运动、胰液分泌及胆囊收缩的作用。胰多肽是一种抑制性激素,对消化系活动主要起抑制作用,如抑制胰液的分泌,特别是碳酸氢盐和胰蛋白酶的分泌,抑制胆囊的收缩和加强胆总管的紧张度,以及抑制小肠的运动等。在炎症、肿瘤或糖尿病等胰腺实质性疾病时,PP 细胞数量可有不同程度的增多,血中胰多肽含量也升高。

**5. D1 细胞** 又称 H 细胞,主要位于胰岛的周边,少数分布在胰外分泌部和血管周围,占胰岛细胞总数的 2%~5%。D1 细胞形态不规则,光镜下不易辨认,电镜下可见胞质内有细小分泌颗粒。D1 细胞分泌血管活性肠肽(VIP)。VIP 能促进胰腺腺泡细胞分泌,抑制胃酸的分泌,刺激胰岛素和胰高血糖素的分泌。

除以上几种细胞外,某些动物的胰岛内还存在少量不含分泌颗粒的 C 细胞,后者是未分化的细胞,可分化为 A、B、D 等细胞。此外,还有分泌胃泌素的 G 细胞。胰岛细胞中除 B 细胞外,其他几种细胞也见于胃肠黏膜内,它们的形态也相似,在接受刺激、产生肽类和胺类激素及癌变等方面均有相似之处,在发生上也有共同性。因此,Fujita 将胃、肠、胰中这些功能类似的内分泌细胞归纳为胃肠胰内分泌系统(gastro-entero-pancreatic endocrine system),简称 CEP 系统。

(毕旭东　陈海龙)

## 主要参考文献

[1]　陈孝平,汪建平,赵继宗.外科学[M].9版.北京:人民卫生出版社,2018.

[2]　吕云福.现代胰腺外科学[M].北京:人民军医出版社,2003.

[3]　沈魁,钟守先,张圣道.胰腺外科[M].北京:人民卫生出版社,2000.

[4]　栾竟新,许桂香.胰腺外科[M].北京:人民卫生出版社,1985.

[5]　赵玉沛.曾宪九胰腺病学[M].2版.北京:人民卫生出版社,2018.

[6]　李和,李继承.组织学与胚胎学[M].3版.北京:人民卫生出版社,2015.

# 第二章
## 肺的胚胎发育与组织结构

近些年来,随着组织学与胚胎学研究的进展,对于肺的胚胎发育、结构和功能都有了进一步的认识,也有助于对急性胰腺炎肺损伤的发病机制有更加全面的认识,以及对肺损伤的预防和治疗提供更加有针对性的措施。

## 第一节　肺的胚胎发育

随着三胚层的形成和演变,胚胎发育至第 4 周时,咽部内胚层向腹侧突出,在咽腔形成一纵沟,称为喉气管沟,为发育成喉、气管、支气管和肺的原基。第 4 周末,其末端膨大并分为左右两支,称肺芽,是支气管和肺的原基。

肺的发育可分为以下 5 个阶段:

**(一) 胚胎期**( embryonic period )

孕第 4~6 周,为主气道形成期。第 4 周形成左、右主支气管;第 5 周,左、右两支肺芽分支成左 2 支、右 3 支,将分别形成左、右叶的肺叶支气管;至第 2 个月末,肺叶支气管分支形成肺段支气管,左肺 8~9 支,右肺 10 支。

**(二) 腺样期**( glandular period )

孕第 7~16 周,为传导性气道形成期。随着支气管的不断分支和增长,16 周时传导性支气管已分支为 20 级。其中,靠末端的 8 级称为细支气管( bronchiole )。传导性气道表面均被以纤毛柱状上皮,由支气管动脉提供营养。肺部淋巴管在 8~10 周即已形成。

**(三) 管状期**( canalicular period )

孕第 17~26 周,为肺泡形成期。17 周开始出现呼吸性细支气管和最初的肺泡结构,间质内有丰富的血管网。18 周在呼吸性细支气管末端出现多囊状的肺泡结构,被覆立方上皮。20 周即可辨别出颗粒状肺泡上皮细胞,但尚见不到板层小体。约在 24 周以后才开始分化出Ⅰ型和Ⅱ型肺泡细胞。Ⅰ型肺泡细胞呈扁平状,数量多;Ⅱ型肺泡细胞呈立方形或圆形,数量少,后者具有能合成、储存和排出肺表面活性物质( pulmonary surfactant,PS )的丰富的细胞器,因而可以分泌肺表面活性物质。此阶段毛细血管网相当丰富,且已形成呼吸膜原始结构,但还不具携带和交换气体的能力。

### (四) 囊状期 ( saccular period )

孕第 27~35 周,为气体交换部分拓展期。27~28 周出现重要变化,原始的囊状肺泡分裂和增长成更加丰富和完善的肺泡,肺泡壁较薄,被覆扁平上皮,间质稀少,有丰富的毛细血管网。随着肺泡的迅速发展,肺的体积和肺泡的表面积均显著增加。

### (五) 肺泡期 ( alveolar period )

孕 36 周至 3 岁,为肺泡表面积扩增期。随着呼吸的建立,发生了如下三大变化:①形成囊状或次囊状肺泡,肺泡壁变薄;②形成由肺动脉分支组成的毛细血管网,专供气-血屏障用于气体交换;③肺泡膨胀呈多角形。肺泡的发育主要是在出生以后。新生婴儿的肺泡数只有约 2 400 万个;出生后 3 个月内肺泡数量增长较缓慢;1 岁时肺泡数迅速增加,至 1.5 岁时已有约 1.3 亿个;3 岁时接近成年人的肺泡数,约 3 亿个肺泡。新生儿肺泡总面积为 2.8m$^2$,1 岁为 12m$^2$,4 岁为 22m$^2$,8 岁时 32m$^2$。由于气管支气管发育较早,肺泡发育较迟,故婴幼儿的肺容量低于成人,末梢气道的阻力大于成人,因而细支气管炎仅见于 2 岁以前,多数为 6 个月以内的婴儿。

## 第二节　肺的组织结构

肺组织分为肺实质和肺间质两部分,肺实质指的是肺内支气管的各级分支及末端的大量肺泡;肺间质为肺内结缔组织及其中的血管、淋巴管和神经等。主支气管从肺门入肺后反复分支,呈树枝状,故称支气管树 ( bronchial tree )。主支气管的分支进入相应的肺叶称叶支气管。叶支气管分支进入肺段的称段支气管。段支气管的多次分支统称为小支气管。管径为 1mm 的分支为细支气管。细支气管的末端为终末细支气管。每一细支气管连同它的各级分支和肺泡,组成一个肺小叶 ( pulmonary lobule )。肺小叶是肺的结构单位,呈锥体形,其尖端朝向肺门,底面向着肺表面,在肺表面可见肺小叶底部的轮廓,直径为 1.0~2.5cm。每叶肺有 50~80 个肺小叶。从叶支气管到终末细支气管是传送气体的通道,为肺的导气部。肺初级小叶指的是最末端呼吸性细支气管所代表的肺组织,总共约有 130 000 个初级小叶,初级小叶平均直径约 3.5mm,每个小叶内大约有 2 000 个肺泡。

终末细支气管的以下分支,具有交换气体的功能,为肺的呼吸部,含呼吸性细支气管、肺泡管、肺泡囊和肺泡等结构。气流从气管进入最小的支气管,逐渐被湿化,最后进入肺泡,完成气体交换。

这里重点介绍肺的呼吸部。

### (一) 呼吸性细支气管 ( respiratory bronchiole )

终末细支气管以下是 3 级呼吸性细支气管,在 3 级呼吸性细支气管的管壁上,肺泡数量逐渐增多,立方形的上皮细胞也逐渐变矮,到肺泡管内时已成为扁平状肺泡上皮。呼吸性细支气管为终末细支气管的分支。每个终末细支气管可分支形成 2~3 个呼吸性细支气管,由于其管壁上有少量肺泡开口,所以管壁不完整。管壁薄,管壁上皮为单层立方上皮。在肺泡开口处,单层立方上皮移行为单层扁平上皮,其外有少量结缔组织和环行平滑肌,一直环绕到开放的肺泡管和肺泡。呼吸性细支气管以下的肺组织为肺的功能单位(图 2-1)。

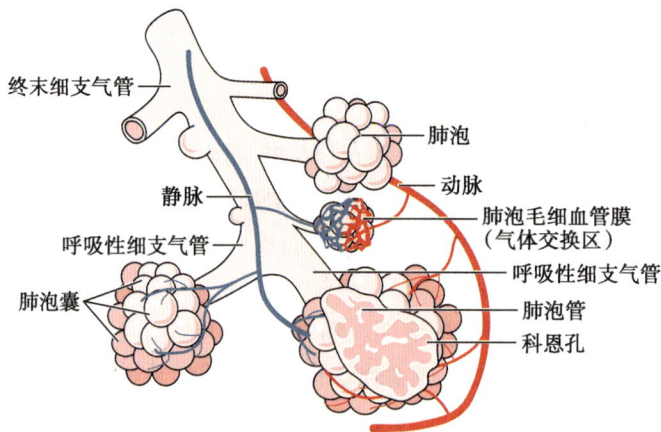

图 2-1 肺呼吸部结构示意图

## （二）肺泡管（alveolar duct）

每个呼吸性细支气管分支形成 2~3 个肺泡管,其周围由 20~60 个肺泡封闭而成,已没有严格意义上的管壁结构,仅在相邻肺泡开口之间保留少许管壁,其表面覆以单层立方或扁平上皮,其下方为少量平滑肌束和弹性纤维。

## （三）肺泡囊（alveolar sac）

每个肺泡管分支形成 2~3 个肺泡囊。肺泡囊由几个肺泡围成,是许多肺泡共同开口而成的囊腔。

## （四）肺泡（pulmonary alveolus）

肺泡是支气管树的终末部分,为多面体形有开口的囊泡,开口于肺泡囊、肺泡管或呼吸性细支气管的管腔,当有功能残气量存在时,肺泡直径约 0.2mm。成人每侧肺内有 3 亿 ~4 亿个肺泡,并随着个体的身高变化,有所波动,其总表面积可达 140m$^2$。相邻肺泡之间的肺泡壁由单层肺泡上皮构成,其中分布着Ⅰ型和Ⅱ型两型肺泡细胞;Ⅱ型肺泡细胞还具有神经内分泌功能,另外巨噬细胞也常常存在于肺泡表面。相邻肺泡之间有少量结缔组织,称肺泡隔,其内含有肺毛细血管、弹性蛋白、胶原、神经末梢等,偶尔会有少量的中性粒细胞和巨噬细胞。一些较为薄弱的地带仅由肺泡上皮细胞层与毛细血管内皮层构成,厚度仅有 0.4μm。这些薄弱的区域有利于气体交换,其气体交换效率远高于那些中间含有胶原及弹性纤维的、厚度为 1~2μm 的地带。由于弹性纤维和液气表面张力的影响,肺泡间隔是伸展平坦的。肺泡的表面张力受到其表面活性物质的影响。相邻的肺泡间有肺泡孔,称为科恩孔（Kohn's pore）和 Lambert 管（Lambert canal）,是沟通肺泡间的气体通道,肺泡由此可建立侧支通气。小儿的肺泡孔较成人少,肺泡膜也比成人厚,大约到 8 岁的时候,肺泡膜才发育到与成人相同的厚度 0.5mm,此时更有利于氧交换。健康成人与婴幼儿相比,肺泡壁更薄、肺泡囊更大、毛细血管更少。

**1. 肺泡上皮** 肺泡上皮是指肺泡表面一层完整的上皮,由Ⅰ型和Ⅱ型肺泡细胞构成,偶可见刷细胞。

（1）Ⅰ型肺泡细胞:又称膜肺泡细胞、扁平细胞。Ⅰ型肺泡细胞呈扁平状,占肺实质细胞的 8%,占肺泡细胞总数的 40%,但覆盖了肺泡约 95% 的表面积。Ⅰ型肺泡细胞的组织化学检测显示,其体积是Ⅱ型肺泡细胞的 2 倍,扁平细胞沿基底扩伸覆盖了肺泡表层,参与构成气-血屏障,是进行气体交换的主要部位。细胞核小而呈扁椭圆形,由薄薄一层细胞质包绕,表面可见少量短的微绒毛伸向肺泡腔。肺泡细胞含核部分较厚并向肺泡腔内突出,无核部分胞质菲薄,厚度约 0.2μm,但伸展可超过 50μm。它们相互交错,并可通过肺泡孔延伸到其他肺泡内。Ⅰ型肺泡细胞和Ⅱ型肺泡细胞之间存在紧密连接结构,在电子显微镜下显示包含3~5 个连接丝。

Ⅰ型肺泡细胞的细胞质内细胞器极少,故其代谢相对不活泼,易受各种因素的损害,但却含有大量的具有胞饮作用的囊泡,这可能与Ⅰ型肺泡细胞通过气-血屏障传送液体或蛋白有关。这种清除作用与肺泡巨噬细胞或黏膜纤毛相比是很小的,然而,微粒可通过这种机制进入区域淋巴结内。

（2）Ⅱ型肺泡细胞:又称颗粒肺泡细胞、分泌细胞,细胞体积明显较Ⅰ型肺泡细胞为小,呈圆形或立方形,常位于Ⅰ型肺泡细胞之间或突向肺泡腔,数量较Ⅰ型肺泡细胞多,占肺实质细胞的 16%,占肺泡上皮细胞总数的 60%,但仅覆盖肺泡表面积的 5%,并附着在基底膜上。它们往往 2 个、3 个细胞聚在一起,常位于肺泡的连接处,在光学显微镜下较易辨认。该细胞表面有散在的微绒毛。细胞核呈卵圆形,染色较浅,呈泡沫状。胞质内含有丰富的细胞器,包括具有核糖体的网状体、高尔基体、线粒体、膜结合嗜锇板层小体等,尚清晰可见较多颗粒状物质。Ⅱ型肺泡细胞是合成和分泌肺表面活性物质的场所,具有降低肺泡表面张力、稳定肺泡的作用。超微结构、生化组织培养及免疫学研究表明,Ⅱ型肺泡细胞通过膜结合嗜锇板层小体分泌肺表面活性物质,这些膜结合嗜锇小体主要储存表面活性物质,并通过胞吐作用将活性物质分泌到肺泡腔内。

Ⅱ型肺泡细胞另一个重要的功能在于修复损坏的或补充正常的肺泡细胞。Ⅰ型肺泡细胞被认为是不可自我复制的,其结构简单,面积较大,易受到损伤,在这种情况下,Ⅱ型肺泡细胞增殖并暂时修复肺泡壁,保证肺泡上皮的连续性。有研究应用纯氧、氧化氮或其他化学物质损伤肺泡壁,Ⅰ型肺泡细胞可破坏脱落,则观察到由Ⅱ型肺泡细胞分化修补的现象。因此,目前多数学者认为,Ⅱ型肺泡细胞是这两种细胞的祖细胞。在正常的细胞更新及损伤修复过程中,它既可以分化为Ⅰ型肺泡细胞,也可以通过有丝分裂产生子代Ⅱ型肺泡细胞以维持自身的细胞群。Ⅱ型肺泡细胞的尖端面有大量的微绒毛,除分泌功能外,也可能从肺泡腔内吸收水分或其他物质。

**2. 肺泡孔**　肺泡孔(alveolar pore)为相邻肺泡之间气体流通的小孔,直径为 10~15μm。在肺的厚切片中,于毛细血管网间可见小裂隙状的小孔,孔的数目不等,一般肺泡间隔上可有 1~6 个肺泡孔,其数目随着年龄增长而增加。此孔连接相邻的肺泡并于肺泡扩张时完全张开。肺泡孔呈圆形或卵圆形,为沟通相邻肺泡内气体的通道,当某个终末细支气管或呼吸性细支气管阻塞时,可通过肺泡孔建立侧支通道起通气作用,防止肺泡萎陷。肺部感染时,肺泡孔也是炎症扩散的渠道。

**3. 肺泡隔**　肺泡隔(alveolar septum)即相邻肺泡之间的薄层结缔组织间隔,是肺的间质。肺泡隔内含丰富的毛细血管网、弹性纤维、胶原纤维、网状纤维等。它们把肺泡上皮和与肺泡毛细血管内皮紧紧地连在一起,构成气-血屏障(呼吸膜),厚度小于 0.4μm,是气体交换的主要场所,可以看成是气体交换的"活跃侧";在某些部位,肺泡隔内含结缔组织,厚度 1~3μm,有丰富的弹性纤维,确保了吸气后呼气时肺泡的弹性回缩,更有效地保证气体交换,可视为气体交换的"服务侧"。成人的弹性纤维发生退化变性,吸烟可加速退化进程。肺的炎症病变可破坏弹性纤维,肺泡弹性会降低,回缩较差,影响肺的换气功能,久之肺泡扩大导致肺气肿。在肺部炎症、肺水肿时,肺泡隔的厚度增加,肺泡内及肺泡间质有液体渗出,增加肺泡内气体与毛细血管血液之间的距离,同时气体交换面积减少,因而使气体交换速度减慢。此外,肺泡隔内还有成纤维细胞、肺巨噬细胞、浆细胞和肥大细胞,还有毛细淋巴管和神经纤维。空气进入肺泡的通路有 3 条,其一是经呼吸性细支气管、肺泡管、肺泡囊进入肺泡,此外还可经 Lambert 管和肺泡孔(Kohn's pore)相交通。

### (五)肺间质和肺巨噬细胞

**1. 肺间质** 肺内结缔组织及其中的血管、淋巴管和神经构成肺间质(lung mesenchyme)。肺间质主要分布于支气管树的周围,随着支气管树分支增加,间质逐渐减少。肺间质的组成与一般疏松结缔组织相同,但有较多的弹性纤维和巨噬细胞。

**2. 肺巨噬细胞** 肺巨噬细胞来源于血液中的单核细胞,数量较多,广泛分布于间质内,肺泡隔中最多。肺巨噬细胞有十分活跃的吞噬功能,能清除进入肺泡和肺间质的尘粒、细菌等异物,并能产生多种生物活性物质,发挥重要的免疫防御作用。依据其解剖位置的不同可分为 3 类:①气道巨噬细胞,位于腔内或管壁上皮表面;②间质巨噬细胞,位于间质组织的淋巴结内或附近;③肺泡巨噬细胞,位于肺泡表面,其数量占肺免疫细胞的 55%。肺泡巨噬细胞可通过肺泡灌洗获得,因而对它的研究较多。

肺泡巨噬细胞(alveolar macrophage,AM)体积较大,直径从 15~50μm 不等,一般呈圆形或卵圆形,胞质呈泡沫状富含颗粒,胞核位置较偏且可能多核。巨噬细胞有部分胞质向周围凸出,形成许多皱褶和伪足,胞质中含有较多高度分化的高尔基体、散布的线粒体、网状体、核糖体、微管和微丝,以及不同形式的膜结合颗粒。这些膜结合颗粒中含有初级和次级溶酶体,其中含有各种蛋白分解酶。肺泡巨噬细胞与其他部位的巨噬细胞有所不同,它们高速耗氧,有更丰富的线粒体和线粒体酶,有更多和更大的溶酶体。肺泡巨噬细胞来源于骨髓,可能由外周血单核细胞转化而来。进一步研究发现,当骨髓功能低下或受到外界刺激时,间质内巨噬细胞可补充到肺泡巨噬细胞中来,使肺泡巨噬细胞数量增多。肺泡巨噬细胞的寿命大约为 80 天,各种毒气包括香烟都可能影响肺泡巨噬细胞的生存时间及活力。

肺泡巨噬细胞的作用是多方面的,它们可以吞噬清除肺泡内的碎屑、免疫或炎性反应产物及其他化学介质等。肺泡巨噬细胞表面有免疫球蛋白 G(immunoglobulin G,IgG)、IgE、C3等受体,可与纤维结合蛋白等调理素相互作用,吞噬外来物质、侵入的微生物等,利用溶酶体酶将其破坏。肺泡巨噬细胞还可清理内源性的物质,比如死亡的 I 型和 II 型肺泡细胞、肺表面活性物质、肺炎时炎性渗出物等。此外,肺泡巨噬细胞能向 T 细胞提呈抗原,激活特异性免疫反应,活化 T、B 细胞。许多因素可促使肺泡巨噬细胞增殖,例如纤维连接蛋白、前列腺素、干扰素、白三烯、抗胰蛋白酶等。

### (六)肺的血管

肺的血管可分两种,一种是组成肺循环的肺动脉和肺静脉,是进行气体交换的功能血管;另一种是来自体循环的支气管动脉和支气管静脉,是营养性血管。

肺动脉从右心室发出,至肺门进入肺。肺动脉入肺后在肺内分支并与支气管树的分支伴行,其终端形成毛细血管网,分布于肺泡囊及肺泡,与肺泡上皮相连接组成呼吸膜,并在此进行气体交换。肺静脉起始于肺泡管、肺泡及肺胸膜等处的毛细血管,毛细血管内的血液与肺泡进行气体交换后,汇入小静脉,然后单独穿行于小叶间的结缔组织间隔,再汇集为较大的静脉,与支气管分支及肺动脉分支伴行,最终汇合成肺静脉出肺门回到左心房。

# 第三节　肺泡超微结构

（一）肺泡上皮细胞

1. I型肺泡细胞（type I alveolar cell）　I型肺泡细胞胞质的周边和胞核的周围可见少量内质网及其他细胞器,呈均匀分布,并可见较丰富的核蛋白体。在细胞质基部和顶部有少量微吞饮小泡,通过吞饮活动可摄取肺泡腔内少量蛋白质,并将其储存于胞质中;或以小泡转运的形式将少量蛋白颗粒运出。该细胞最主要的功能是组成了一层完整的薄膜,虽是一道屏障,但因气体是溶于脂质内,故允许气体自由通过。

2. II型肺泡细胞（type II alveolar cell）　II型肺泡细胞是肺泡内的功能性细胞,是合成肺表面活性物质的主要场所。孕 22~26 周开始发育,孕 34~36 周基本成熟。电镜观察细胞胞体较大,呈圆形或立方形,表面可见短的绒毛,胞核圆形突出,胞质内含有丰富和发育良好的线粒体（mitochondrion）,以及具有分泌功能的粗面内质网（rough surfaced endoplasmic reticulum）、广泛和散在分布的高尔基体（Golgi apparatus）、圆形的溶酶体（lysosome）和数量较多的多泡小体（直径在 1μm 以上）等细胞器,并可见由多泡小体逐步融合成板层小体（lamellar body）的渐进过程,故有人认为多泡体（multivesicular bodies）可能是板层小体的前身。板层小体呈球形,直径 0.1~2.4μm,其外被覆一层外膜,内含紧密排列的同心圆或平行排列的板层结构,电子密度高,因锇酸染色阳性故又称为嗜锇板层小体（osmiophilic lamellar body）,1 个 II 型肺泡细胞有 120~180 个这样的结构。通过组织化学手段证实板层小休内含有丰富的磷脂、糖胺聚糖、蛋白和溶酶体水解酶等。

肺表面活性物质能降低肺泡液-气界面的表面张力,具有稳定肺泡直径的作用,防止呼气时肺泡过度塌陷、吸气时过度膨胀,对于维持肺泡形态具有重要意义;此外,还能阻止毛细血管内液体的滤出。电镜显示,肺泡上皮间为紧密连接,近肺泡腔面的两个相邻细胞的质膜相互融合,该处存在高密度的黏着带,对水和溶质的通透性有很大的阻碍作用。肺泡上皮的通透性比肺微血管屏障低 1~2 个数量级,蛋白几乎不能通过。因此在正常情况下,肺泡上皮是防止肺泡水肿的主要屏障。II型肺泡细胞具有主动的转运能力,可主动转运 $Na^+$,从而吸收肺泡腔中的水。据估计,成人每天可从肺泡腔内清除的液体高达 124L,这说明肺泡上皮的主动转运功能在肺泡的干燥状态方面具有极其重要的作用。肺血管内的液体进入肺泡必须通过微血管屏障和肺泡上皮屏障。肺泡上皮细胞之间的结合部连接较微血管内皮细胞紧密,当发生肺水肿时,肺泡上皮屏障可阻止间质内液体和蛋白进入肺泡。近年来还发现II型肺泡细胞具有免疫调节的作用。

由于II型肺泡细胞对于维持肺稳态和肺损伤修复都非常重要,因此调节II型肺泡细胞数量及功能状态对肺部疾病治疗有重要意义。如用 KGF、EGF、HGF 等促进II型肺泡细胞增殖并分泌 PS,增加 $Na^+$ 转运系统的活性及II型肺泡细胞成熟分化,有利于肺损伤后的修复。

### (二) 肺表面活性物质

扫描电镜观察，肺表面活性物质厚 100~200Å，由Ⅱ型肺泡细胞产生，为不饱和脂肪酸、脂蛋白和磷脂的混合物，其中主要成分为二棕榈酸卵磷脂，涂敷于肺泡内壁，位于气-液界面之间。表面活性物质可降低肺泡表面张力 7~14 倍，使回缩压下降，防止肺泡萎缩，有稳定肺泡内压的作用。胎儿发育至 23 周以后，开始分化出Ⅱ型肺泡细胞和表面活性物质。有些早产儿Ⅱ型肺泡细胞尚未成熟，肺表面活性物质产生不足，易致肺泡萎陷，形成肺不张，或因肺泡表面张力过高，吸引毛细血管内血浆进入肺泡，形成透明膜，阻碍气体交换，临床上称为新生儿透明膜病或特发性呼吸窘迫综合征。此外，在休克肺、严重肺炎、呼吸性酸中毒、肺栓塞等，Ⅱ型肺泡细胞内的板层小体消失，表面活性物质减少或缺乏，出现肺泡萎陷，临床上表现为进行性呼吸困难或低氧血症，从而导致急性呼吸功能衰竭。

Ⅱ型肺泡细胞还能特异性表达肺表面活性物质相关蛋白（surfactant associated protein，SP）和碱性磷酸酶，SP 分为 SP-A、SP-B、SP-C 和 SP-D 4 种。这些蛋白既对肺发育和维持肺稳态起重要作用，也是Ⅱ型肺泡细胞的重要标志蛋白。此外，板层小体膜蛋白及黏蛋白 Mucin-1 也为Ⅱ型肺泡细胞的特异性标志物。

在Ⅱ型肺泡细胞分泌的 SP 中，SP-A 约占 SP 总量的 50%，是 SP 中最主要的一种。SP-A 通过与Ⅱ型肺泡细胞结合，促使Ⅱ型肺泡细胞摄取和利用磷脂，并可增强肺泡巨噬细胞对病原微生物的吞噬作用，促进巨噬细胞产生活性氧，杀灭病原体。Ⅱ型肺泡细胞分泌的上皮生长因子（EGF）可通过自分泌作用促使细胞内板层小体增多。EGF 还可刺激成纤维细胞合成并释放一种成纤维细胞-肺细胞因子，调节Ⅱ型肺泡细胞分化及 PS 合成。

### (三) 肺泡毛细血管内皮细胞

肺泡毛细血管内皮细胞位于肺泡隔上，厚约 0.1μm，为一连续的层，无窝无孔。每个肺泡上约有 1 000 个毛细血管节段。用冷冻蚀刻技术研究，证实在两个相对的细胞膜外层融合处为紧密连接，在紧密连接内有平行排列的膜内原纤维，在原纤维中间处有 24~25Å 的腔隙，通过这些腔隙，毛细血管内的液体和蛋白质成分可渗出毛细血管外。肺泡毛细血管的腔隙在出血性休克时，其数目可增加 7~8 倍。肺栓塞、肺过度膨胀或萎缩时均可使此腔隙扩大或数目增多，从而增加液体向间质内的渗漏，形成间质性肺水肿。在肺血管内皮细胞壁内有大量胞膜窝（caveola），多数面向管腔，直接与血液接触，有影响血管活性物质的作用。在陷窝面向管腔的开口处，有菲薄的膈，似一超滤器。陷窝腔的膜内含球形颗粒为 5'-核苷酸及血管紧张素转换酶。扫描电镜观察，毛细血管内皮的内面有许多指状突起，防止血液中有形成分接近血管内皮，并引导血浆沿内皮细胞形成涡流，有助于营养物的交换及处理血流中的激素作用。

### (四) 气-血屏障

肺泡腔内的氧气与毛细血管内血液中的二氧化碳之间进行气体交换所通过的结构称为气-血屏障（air-blood barrier）。气体交换时必须通过含有肺表面活性物质的极薄的液体层、Ⅰ型肺泡细胞及其基底膜、薄层结缔组织、毛细血管基底膜与毛细血管内皮 6 层组织结构。有的部位两层基底膜之间没有结缔组织，两层基底膜相互融合为一层，厚约 0.1μm。这 6 层结构即生理学上所说的气-血屏障，也称为呼吸膜。总厚度 0.2~0.5μm（图 2-2）。

气体可通过气-血屏障从高浓度向低浓度一方弥散。气体弥散速度与两侧的气体浓

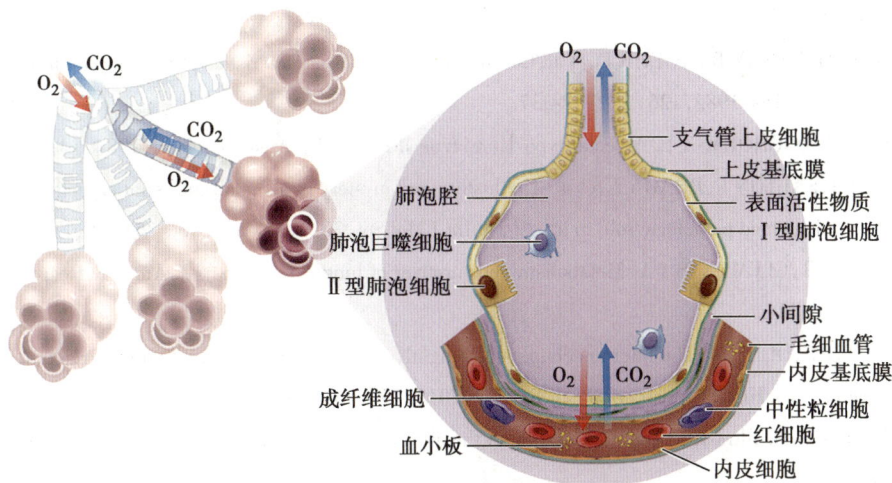

图 2-2　肺气-血屏障示意图

度差成正比,并与屏障的厚度成反比。氧气由肺泡向血红蛋白弥散,而二氧化碳由血液向肺泡弥散,正常情况下,氧气和二氧化碳透过肺泡-毛细血管屏障只需要 0.25 秒。红细胞在 0.75 秒内到达肺泡周围,有 0.5 秒的时间可用来气体交换,即使肺部存在中度病变,气体交换的时间是足够的。

在某些病理情况下,如肺炎、肺水肿、肺间质疾病等导致肺泡-毛细血管屏障增厚,或者肺气肿造成可用于气体交换的肺泡面积缩小,这都可引起肺的氧交换功能下降,年龄的增长也可造成肺泡-毛细血管屏障增厚。肺泡-毛细血管气体交换面积、呼吸膜的完整性、血红蛋白的携氧能力、气体的溶解度、气体弥散系数、膜两侧的气体浓度差等均影响气体弥散的能力和速度。例如,$CO_2$ 可溶性很强,溶解度是 $O_2$ 的 24 倍,所以弥散速度比 $O_2$ 快速,所需要的膜两侧气体浓度差较小。随着年龄的增长,肺泡毛细血管数量下降、肺活量下降,造成动脉氧分压下降、通气/血流比值异常。一般情况下,30 岁以上成人,年龄每增加 10 年,动脉氧分压下降 3~5mmHg。新生儿的肺泡膜稍厚,气体弥散速度也会下降。一个 80 岁的正常人,动脉血氧分压大约在 75mmHg,而年轻人的动脉血氧分压为 90~100mmHg。另外,从肺泡-动脉血氧分压差异亦可推测通气/血流比例失调程度。

(陈海龙　张桂信)

## 主要参考文献

[1]　董声焕.肺表面活性物质基础与临床[M].北京:人民军医出版社,2012.

[2]　江启元,叶珠萍,李仲坤,等.功能组织学与胚胎学图谱[M].济南:山东科学技术出版社,1982.

[3]　李和,李继承.组织学与胚胎学[M].3 版.北京:人民卫生出版社,2015.

[4]　姚咏明.急危重症病理生理学[M].北京:科学出版社,2013.

[5]　崔志潭,白家帧.肺的超微结构与临床[J].天津医药,1981(1):59-62,2.

[6]　柳琪林,胡森,盛志勇.肺泡Ⅱ型上皮细胞形态与功能的研究进展[J].中国危重病急救医学,2003,15

（7）:445-446.

[ 7 ]　CRAPO J D,BARRY B E,GEHR P,et al. Cell number and cell characteristics of the normal human lung [ J ]. Am Rev Respir Dis,1982,126（2）:332-337.

[ 8 ]　WARD H E,NICHOLAS T E. Alveolar type Ⅰ and type Ⅱ cells [ J ]. Aust NZ J Med,1984,14:731-734.

[ 9 ]　RUARO B,SALTON F,BRAGA L,et al. The history and mystery of alveolar epithelial type Ⅱ cells:focus on their physiologic and pathologic role in lung [ J ]. Int J Mol Sci,2021,22（5）:2566-2581.

[ 10 ]　WRIGHT J R,CLEMENTS J A. Metabolism and turnover of lung surfactant [ J ]. Am Rev Respir Dis,1987, 136（2）:426-444.

[ 11 ]　KNUDSEN L,OCHS M. The micromechanics of lung alveoli:structure and function of surfactant and tissue components [ J ]. Histochemistry and cell Biology,2018,150:661-676.

[ 12 ]　SIMIONESCU M. Ultrastructural organization of the alveolar-capillary unit [ J ]. Ciba Found Symp,1980,78: 11-36.

# 第三章
# 急性肺损伤的病理生理学基础

在急性肺损伤的发病过程中,某些致病因子可直接作用于肺泡膜引起直接的肺损伤;也可通过激活白细胞、巨噬细胞和血小板引起间接肺损伤。本章主要介绍急性肺损伤的病理生理学改变,包括肺泡-毛细血管膜通透性、炎症细胞的作用以及肺表面活性物质的变化,对于进一步认识急性胰腺炎肺损伤的发病机制具有重要意义。

## 第一节  肺泡-毛细血管通透性改变

### 一、微血管屏障

肺内直径小于 $75\mu m$ 的微动脉、毛细血管和直径小于 $200\mu m$ 的小静脉是参与液体交换的主要血管,血管基底膜的通透性较高,微血管屏障的通透性主要取决于内皮细胞层。肺微血管内皮细胞伸展成扁平状,胞内有大量直径为 70nm 的吞饮小泡。内皮细胞间有紧密连接,其连接带不连续,其间有 4~5nm 宽的孔道。

在形态学上,微血管内血浆成分通过内皮层有 4 条可能途径:①紧密连接的内皮细胞间的孔道转运水和水溶性溶质甚至白蛋白;②直接通过细胞膜和胞质转运,主要是脂溶性分子(如 $O_2$ 和 $CO_2$)和水分子的弥散;③通过吞饮小泡的入胞和出胞转运,主要与大分子的转运有关;④通过一系列吞饮小泡融合而成的短暂的内皮通道转运。其中内皮细胞间的孔道是血浆大分子溶质通过内皮的主要通道。在肺微血管中,连接带的数量从小动脉到小静脉依次递减,故蛋白漏出量最大的部位是毛细血管后的小静脉。肺微血管的通透性属中等通透,肺间质中蛋白浓度约为血浆蛋白浓度的 50%。

肺微血管通透性的高低,不仅取决于内皮细胞上孔径的半径,也受内皮细胞表面电荷和血浆成分的影响。血管内皮细胞的管腔面和连接部位上带有负电荷,对血浆中带负电荷的蛋白构成通透屏障。在内皮细胞膜表面及侧面有多层被衣交织成网,吸附大量的白蛋白分子,从而增加了水和溶质分子与通道间的接触面积和阻力,使内皮细胞连接间隙变成均一的分子筛屏障。在血管内皮细胞连接部位和基底膜内还存在着大量的纤维连接蛋白,介导内皮细胞间及内皮与基底膜的黏附,并与血浆纤维连接蛋白构成动态平衡。血浆纤维连接蛋白浓度降低可导致内皮细胞间连接间隙增大和内皮细胞与基底膜的黏附力减弱,血管壁对大分子的通透性增加。

## 二、急性肺损伤时肺泡-毛细血管通透性的改变

肺是全身静脉血液的过滤器,从全身各器官组织来源的许多代谢产物、活性物质、血中的异物和活化的炎症细胞都要经过肺,有的被吞噬、灭活和转化,活化黏附的粒细胞和巨噬细胞释放活性氧、溶酶体酶及其他炎症介质。肺中大量的巨噬细胞在促炎症介质的作用下释放多种细胞因子,包括肿瘤坏死因子(TNF)和白细胞介素(IL,简称白介素)引起炎症反应级联放大。中性粒细胞在炎性趋化因子 TNF-α、IL-8、C5a、白三烯 B4(LTB4)、血栓素 A2(TXA2)、血小板活化因子(PAF)、纤维蛋白原降解产物(FDP)、脂多糖(LPS)等作用下,在肺小血管内聚集、黏附,活化的中性粒细胞释放氧自由基、弹性蛋白酶和胶原酶,损伤毛细血管内皮细胞及肺泡上皮细胞,使内皮细胞收缩、坏死和内皮细胞间隙增加,血管通透性增加;蛋白酶对微血管基底膜的分解,使微血管壁对牵张变得敏感,在较低的微血管压的条件下就可发生微血管通透性增加。

血管内膜的损伤、中性粒细胞及肺组织释放的促凝物质,可导致肺毛细血管内形成微血栓,血流的阻断进一步引起肺损伤,通过纤维蛋白原降解产物和释放的 TXA2 等血管活性物质进一步使肺血管通透性增高。血管通透性增加引起间质性肺水肿,刺激毛细血管旁 J 感受器反射性引起呼吸窘迫,造成呼吸性碱中毒。当损伤进一步累及肺泡细胞(Ⅰ型和Ⅱ型)时,肺泡上皮的屏障功能降低,肺顺应性降低,引起肺泡型肺水肿。同时Ⅱ型肺泡细胞内板层小体数目和肺表面活性物质合成减少,出现肺泡萎陷,血浆蛋白透过毛细血管沉着在肺泡,形成透明膜。其结果是肺泡通气/血流(V/Q)比例严重失调,气体弥散障碍,引起进行性低氧血症和发绀,造成呼吸性酸中毒。

电镜显示,毛细血管内可见大量的中性粒细胞、血小板和红细胞。有的中性粒细胞嵌顿在毛细血管腔内,或伸出伪足与内皮细胞黏附,有的出现胞质变性或崩解、脱颗粒;内皮细胞肿胀,胞质透明,胞质连接间隙增宽或不连续有窗孔形成,胞质内饮泡增多,线粒体空化,内质网扩张;血管基底膜肿胀呈进行性加重;Ⅱ型肺泡细胞脱落;肺泡腔内可见大量呈同心层状的板层体及呈网状的表面活性物质、红细胞和絮状渗出物;Ⅰ型肺泡细胞肿胀,空泡增多。

# 第二节　炎症细胞的作用

急性肺损伤可以是直接损伤或间接损伤,直接损伤即有害因素直接损伤肺实质细胞(主要是血管内皮细胞和肺泡上皮细胞);间接损伤更为常见,即通过激活急性炎症反应,引起全身炎症反应综合征(SIRS),间接造成肺损伤,直接损伤也常并发继发性炎症损害。目前认为,过度、失控的炎症反应是导致各种病因所致急性肺水肿的根本原因。其中绝大部分表

现为中性粒细胞依赖性;小部分为中性粒细胞非依赖性急性肺损伤,可能与单核巨噬细胞有关。

## 一、中性粒细胞参与急性呼吸窘迫综合征(ARDS)的发病机制

中性粒细胞聚集和激活是引起肺部毛细血管和肺泡受损的主要原因。正常情况下肺间质内中性粒细胞数量相当少,在各种原因引起的急性肺损伤早期,肺细胞内产生多种直接趋化中性粒细胞的物质,如 PAF、TNF-α、补体 C5a 等。上述趋化物质可激活中性粒细胞,使大量中性粒细胞迁移并聚集于肺循环中,黏附于肺毛细血管表面并释放一系列损伤内皮细胞的有害物质。中性粒细胞除直接黏附、损伤内皮细胞外,还可直接进入肺泡腔损伤肺泡上皮细胞。

### (一) 中性粒细胞在肺毛细血管中募集

中性粒细胞在肺毛细血管中募集是急性肺损伤(acute lung injury, ALI)的最早表现之一。肺毛细血管的平均直径(5.5μm)小于中性粒细胞的直径(8μm),使得大部分的中性粒细胞必须经过变形与延伸才能通过。ALI 时各种炎症因子作用于中性粒细胞表面的相应受体,导致中性粒细胞内细胞骨架的再分布,使得中性粒细胞变硬,变形能力降低,大量中性粒细胞滞留在肺毛细血管中,发生快速的外周血中性粒细胞减少现象。另外,血中的各种炎症介质可迅速刺激骨髓释放中性粒细胞,其中有大量的不成熟细胞,它们变形能力差,因此极易在肺毛细血管内滞留。

### (二) 中性粒细胞与内皮细胞的黏附

内皮激活也是 ALI 重要的病理变化之一,只有激活的内皮才能黏附中性粒细胞,参与炎症反应。内皮激活是指在内皮发生表型或功能变化,可以是内皮损伤的结果,也可以是多种因素刺激内皮细胞的结果,如细胞因子(TNF-α、IL-1 等)、LPS、凝血酶、微生物产物、血流动力学紊乱、氧化剂、放射等。活体显微镜观察已证明,中性粒细胞移行始于松散分布或在血管内沿内皮细胞表面高速滚动;经过一段时间的滚动后,中性粒细胞牢固黏附于内皮细胞表面呈现铺展状;进而发生中性粒细胞跨内皮细胞移行。在白细胞与内皮细胞黏附的不同阶段由不同类别的黏附分子按一定的顺序发挥作用。黏附的初始 P-选择素、L-选择素上调的几分钟内就出现中性粒细胞的滚动,在 E-选择素的影响下滚动可以持续数小时。选择素(selectin)介导中性粒细胞向内皮细胞滚动、黏附,中性粒细胞表达 L-选择素(L-selectin),内皮细胞表达 P-选择素(P-selectin)和 E-选择素(E-selectin)。选择素与其配体作用使中性粒细胞滞留,降低中性粒细胞穿越微血管的速度。中性粒细胞能感知化学趋化因子和其他炎症刺激,其表面的整合素与内皮细胞表面的相应配体结合,从而向内皮细胞进一步黏附。牢固黏附(firm adhesion)受存在于中性粒细胞上的 $\beta_2$-整合素分子(CD11b/CD18)与其内皮细胞上的配体细胞间黏附分子(intercellular adhesion molecule-1, ICAM-1)相互作用调节。内皮细胞表面的 ICAM-1 属于 IgG 超家族成员,是整合素的配体。中性粒细胞在黏附因子及趋化因子的共同作用下可以将中性粒细胞牢牢黏附于内皮细胞上,并被激活。$\beta_2$-整合素与 ICAM 作用后介导的中性粒细胞牢固黏附在内皮细胞损伤中具有重要意义。第一,稳固黏附的中性粒细胞在贴近内皮细胞处形成一个相对密闭的微环境,血清抗蛋白酶和自由基清除剂不能中和其中的有害物质;第二,由 CD18 介导的黏附机制使 TNF-α 作用于中性粒细胞后

更容易损伤内皮细胞。白细胞上的β-整合素不仅介导白细胞与内皮细胞形成紧密黏附从而造成组织损伤,且在防御反应中也具有重要意义。因此,如果中性粒细胞的黏附不依赖于CD18的参与,拮抗CD18就可以在减轻内皮细胞损伤的同时而不影响组织中性粒细胞的聚集,从而既避免内皮细胞损伤又不影响中性粒细胞的防御功能。激活的中性粒细胞穿过内皮细胞间隙或直接穿越内皮细胞,沿化学趋化因子浓度梯度向病原体迁移。中性粒细胞和内皮细胞之间可以形成缝隙连接,后者有利于中性粒细胞向内皮细胞迁移。

内皮素(endothelin,ET)是内皮细胞合成和分泌的血管活性肽,具有强大的缩血管作用。肺脏是降解该物质的主要场所,大约50%的ET在肺内清除。临床和动物实验证实,在ARDS发病过程中血浆ET明显高于正常,可能与肺脏合成、分泌增加和清除减少有关。ET可刺激中性粒细胞向内皮细胞黏附和聚集,提高中性粒细胞和肺泡巨噬细胞产生超氧阴离子的能力,从而导致肺内微血管内皮细胞通透性增加,促进肺水肿形成。

### (三) 中性粒细胞的激活与游出

中性粒细胞的激活与整合素密切相关,而整合素蛋白的变构激活是其发挥作用的必要条件。各种炎性激动剂作用于中性粒细胞表面的相应受体,经过不同的胞内信号通路,最终激活Rho蛋白(以中小G蛋白为主),形成最后的共同途径,进而上调中性粒细胞表面整合素的数目及亲和力。配体分子与整合素结合,激活整合素。激活的整合素与配体结合后,引发一系列复杂的胞内信号转导通路,最终导致中性粒细胞功能活化。激活的中性粒细胞重新排列其肌动蛋白细胞骨架,并在黏附分子及趋化因子等共同作用下,经肺毛细血管内皮细胞间迁移至肺实质,并最终穿过间质组织和肺泡上皮细胞层到达肺泡腔,通常将上述过程称为中性粒细胞游出。中性粒细胞跨单层内皮细胞移行则需要趋化梯度以及中性粒细胞与其他黏附分子如血小板内皮细胞黏附分子-1(platelet endothelial cell adhesion molecule-1,PECAM-1)的相互作用实现。目前认为中性粒细胞游出途径有$\beta_2$-整合素依赖途径和非$\beta_2$-整合素依赖途径。体循环白细胞的游出大多依赖整合素-免疫球蛋白超家族黏附分子间的相互作用,尤其是$\beta_2$-整合素与ICAM-1的相互作用;肺部中性粒细胞的游出途径取决于刺激因素诱导产生作为$\beta_2$-整合素配体的ICAM-1的能力。

### (四) 急性胰腺炎时中性粒细胞释放各种炎症介质发挥损伤效应

由于白细胞在全身炎症反应及多器官功能障碍发病机制中的重要地位,活化的白细胞可能作为器官间重要的信号分子发挥作用。实验研究显示在急性胰腺炎时肺组织中有大量中性粒细胞浸润,阻断中性粒细胞的作用能减轻急性胰腺炎肺损伤(acute pancreatitis-associated lung injury,APALI)的发生,提示中性粒细胞在APALI的发生中发挥重要作用。

中性粒细胞在肺组织中的聚集和胰腺中性粒细胞的浸润可同时发生或紧随其后发生,尽管肺内增加的中性粒细胞数量与胰腺相似,但肺组织内中性粒细胞量达高峰的时间似乎晚于胰腺。腹腔内注射雨蛙素诱发的急性胰腺炎模型中,胰腺中性粒细胞聚集在24小时达高峰,而肺内中性粒细胞量在注射后36小时才达高峰。与注射生理盐水的对照组相比,注射雨蛙素动物在12小时后肺和胰腺组织的髓过氧化物酶增加了4倍,作用72小时后,肺组织中的水平仍比对照组高4倍,而胰腺中的水平降低了1/2。这一结果表明在急性胰腺炎炎症恢复后,中性粒细胞所致炎症损伤仍在肺组织中发挥作用。在胰管内灌注5%牛磺胆酸钠诱发的重症出血性胰腺炎模型中,胰腺中白细胞数量在疾病诱发1小时后明显增加,而肺中白细胞的明显增加出现在 3 小时后,很有可能是急性胰腺炎发生时在胰腺组织中的活化白细胞转移到远处器官继而导致组织损伤。血流通过胰腺时,由于毛细血管内皮屏障功能障碍造成全身循环动力学改变,以及局部大量炎症介质的作用,导致循环白细胞被活化。白细胞游走至血管外是启动炎症反应和局部免疫反应的关键,同时白细胞活化时合成和释放大量的炎症介质包括白细胞介素、弹性蛋白酶、氧自由基、血小板活化因子(PAF)及黏附分子等在炎症反应中发挥重要作用。

重症急性胰腺炎发生后,位于肺内的巨噬细胞及内皮细胞释放出大量单核细胞趋化蛋白-1(monocyte chemotactic protein-1,MCP-1),是典型的 CC 类趋化因子,是一条由 7 个氨基酸残基构成的蛋白单链,其主要功能有趋化激活单核巨噬细胞向炎症部位聚集参与炎症反应,趋化激活嗜碱粒细胞使其释放组胺参与免疫应答等。白细胞表面趋化因子受体 2(chemotactic receptor 2,CCR2)是 MCP-1 的受体,是一类表达于不同类型细胞上的含有 7 个跨膜区的 G 蛋白偶联受体,MCP-1 与受体结合后,激活细胞内信号转导通路,导致胞质内钙离子释放,蛋白激酶 C 活化,引起靶细胞效应。有研究发现,MCP-1 与 CCR2 结合,可以导致肺内白细胞的浸润。MCP-1 释放、循环白细胞中 CCR2 受体的过度表达参与了 APALI 早期的细胞间相互作用机制,导致了 APALI 的发生。T 细胞激活性低分泌因子(regulated upon activation,normal T cell expressed and secreted,RANTES)属于含有 68 个氨基酸残基的蛋白质,主要由活化的淋巴细胞产生,其主要作用是对单核巨噬细胞、淋巴细胞和嗜酸性粒细胞产生趋化作用,从而参与炎症过程。RANTES 是 CD4$^+$ 细胞最强的趋化因子,具有多个结合转录因子的潜在位点,是急、慢性炎症的重要介质。RANTES 与其受体结合可引起白细胞的迁移,介导炎性反应的发生,进而引起局部炎症导致组织损伤。Met-RANTES 是在 RANTES 的 NH2 端加上蛋氨酸修饰后而成的 RANTES 类似物,属于竞争性趋化因子受体拮抗剂,它可以抑制炎性反应细胞的聚集和细胞因子的产生。有研究在雨蛙素诱导的小鼠急性胰腺炎前后给予 Met-RANTES 能显著减少肺组织白细胞浸润,改善微血管和肺泡通透性,有效减轻 APALI。巨噬细胞炎性蛋白-1α(macrophage inflammatory protein,MIP-1α)的 β-趋化因子受体 CCR1 和 RANTES 的表达缺失,通过减轻肺水肿、内皮屏障功能障碍及抑制中性粒细胞迁移等途径显著减轻雨蛙素诱发的胰腺炎相关肺损伤。这表明血液循环中单核细胞或肺巨噬细胞 CCR1 活化后,通过自分泌机制调控细胞因子如 TNF-α 产生,进一步促进 α-趋化因子和 β-趋化因子的释放,最终导致肺内白细胞浸润。

活性氧(ROS)是导致胰腺及远处器官功能障碍较早出现的炎症介质,提示 ROS 可能在急性胰腺炎所致 MODS 中发挥重要作用。研究显示,重症胰腺炎患者肺泡-动脉氧分压差增加了 2~3 倍,而氧合指数下降 40%~50%。另外其他支持 ROS 与之相关的证据包括组织供氧障碍及氧耗减少,动、静脉氧分压差下降及肺右向左分流增加引起的组织低灌注,致使胰腺组织处于过度氧化状态,进行性胰腺组织缺血及胰腺炎相关性动静脉分流造成严重的组织缺血,最终导致细胞损伤及器官功能障碍的发生。

ROS 作为细胞毒素可直接损害细胞,是在胰腺炎相关性 MODS 中导致细胞间相互作用的重要炎症介质,同时也是引起胰腺外器官功能损害的一种重要的早期启动因子。在急性胰腺炎发生过程中,ROS 通过介导白细胞活化、细胞因子产生、内皮屏障及微循环屏障功能障碍发挥作用。其损害内皮屏障功能的机制主要是通过介导细胞间相互作用,调节细胞黏附分子、肌动蛋白细胞骨架、蛋白激酶等多条信号途径发挥作用。此外,ROS还可活化核转录因子(NF-κB)调控炎症因子的表达。

抗氧化剂治疗有效、胰腺谷胱甘肽的损耗及脂质过氧化反应的增加均证明了氧化反应在急性胰腺炎发病过程中起重要作用,受损胰腺组织释放入血的黄嘌呤氧化酶导致包括肺部炎症在内的全身氧化反应。胰腺组织炎性缺氧以及病变初始阶段浸润于胰腺组织的中性粒细胞可产生ROS,黄嘌呤氧化酶等内源性酶活性增加、过氧化氢酶和超氧化物歧化酶等内源性清除系统功能下调可能是氧自由基大量产生的主要因素。然而,由于胰源性ROS半衰期短暂,其是否能通过循环系统被转运至肺内仍需进一步研究。

急性胰腺炎发生时胰腺内富含ROS的环境能活化循环白细胞,富含ROS且过度活化的白细胞迁徙入肺并在细胞聚集、黏附及渗出过程中产生大量ROS,导致全身炎症反应及远处脏器的损害。

## 二、肺巨噬细胞参与ARDS的发病机制

肺是唯一接受全部心输出量的器官,首当其冲地受到循环中炎症细胞及炎症介质的损伤。肺巨噬细胞不但释放一系列损伤性炎症介质,更重要的是肺局部趋化因子可导致中性粒细胞等在肺内聚集。众多炎症细胞及因子对肺作用的结果,使肺泡毛细血管膜通透性增加,通气/血流比值(V/Q)失调和肺内分流增加,肺泡群萎陷。在病理上表现为肺泡上皮及肺血管内皮细胞(VEC)的不同程度损伤,间质及肺泡出血、水肿,透明膜形成,中性粒细胞肺内浸润,肺血管血栓形成,肺不张及代偿性肺过度充气等。在临床上则表现为急性呼吸困难或窘迫,以及顽固性低氧血症。20世纪80年代,多强调中性粒细胞在ARDS发病中的作用,但临床上发现,中性粒细胞严重低下时仍可发生ARDS。还发现某些致病因子不通过中性粒细胞,即可直接导致ALI。而肺泡巨噬细胞(alveolar macrophage,AM)在ARDS发病中的作用近年来备受重视。已发现ARDS发病6~24小时,AM数量即迅速增加,且持续时间长,因此AM在肺的防御、免疫以及ARDS等发病中的作用更引人注意。有学者认为,内毒素等刺激因子作用于机体,首先激活巨噬细胞,释放一系列促炎症细胞因子(proinflammatory cytokines),包括TNF、IL-1、IL-6、IL-8和PAF等。这些促炎症细胞因子进而作用于中性粒细胞、血管内皮细胞等效应细胞,导致临床ALI/ARDS的发生和发展。因此,肺巨噬细胞对ARDS的始动环节可能有重要作用。此外,肺巨噬细胞产生的细胞因子(如IL-8)因不能被血清灭活而在肺内不断蓄积,可能是ALI病情持续发展的因素之一。

ARDS的发病机制与多种细胞因子介导的一系列免疫炎症反应有关,可分为渗出期、增生期和纤维化期。肺泡巨噬细胞是肺炎症反应的起始因素,是炎症介质和细胞因子的最初来源。肺组织细胞如气道上皮细胞、I型和II型肺泡细胞、成纤维细胞、血管内皮细胞不再认为是免疫炎症的"无辜受害者",ALI/ARDS时通过细胞和细胞的相互作用,合成细胞因子,参与肺炎症反应过程。炎性因子如TNF-α、IL-1β、IL-6、IL-8可由肺泡巨噬细胞、内皮细胞和成纤维细胞合成,由正常肺内细胞合成细胞因子是机体防御机制之一。ARDS时的炎症介质网络对协调机体的反应,提高防御能力,消除有害因素的侵袭,并将炎症反应局限化具有重要意义。肺炎症初期炎症细胞和细胞因子具有清除组织损伤碎片、抵御微生物的作用,但当致病因素持续存在,就引起过度炎症反应。这些细胞可合成大量蛋白酶、氧自由基,产生

炎症因子的瀑布样反应,导致肺损伤。炎症介质之间相互作用形成了错综复杂的调控网络,由许多不同的信号进行调节,有些信号是正性调节,有些是负性调节,或两者兼有,其调节和疾病的病因无关,因此不同病因引起的 ARDS 具有相同的过程。

肺泡巨噬细胞内存在多种信号转导途径,肺免疫调控是由多种信号途径实现,而且不是简单的协同或拮抗,机体内一些受体和转录因子通过参与多种细胞因子基因的转录而对炎症网络产生复杂的影响。

肺组织内的巨噬细胞具有黏附、变形、游走、吞噬、分泌等生理功能。在生理情况下,与肺内细胞微环境稳态的维持有关。中性粒细胞减少症患者发生急性肺损伤时,直接损伤或炎症介质的作用可使肺巨噬细胞活化,释放出氧自由基、TNF、IL-1、PAF 和蛋白水解酶等致病因子,与中性粒细胞、血小板一起,共同造成肺损伤。

# 第三节　肺表面活性物质改变的作用

急性肺损伤是以弥漫性肺毛细血管内皮细胞和肺泡上皮细胞损伤所致的渗透性肺水肿、肺萎陷、难治性低氧血症为主要特征的综合征。肺表面活性物质(pulmonary surfactant,PS)的缺乏和变性是急性肺损伤的重要原因之一。

## 一、肺表面活性物质的分布及生理功能

### (一) 肺表面活性物质的组成和分布

肺表面活性物质是分布于肺泡内衬中具有降低液-气界面表面张力作用的物质。它由Ⅱ型肺泡细胞合成和分泌,为由磷脂、中性脂及蛋白质组成的复杂的脂蛋白复合物。磷脂是 PS 的主要成分,占85%~90%,包括磷脂酰胆碱(phosphatidyl choline,PC,)又称卵磷脂、磷脂酰乙醇胺(phosphatidyl ethanolamine,PE)、磷脂酰丝氨酸(phosphatidyl serine)、磷脂酰甘油(phosphatidyl glycerol,PG)、或磷脂酰肌醇(phosphatidyl inositol,PI)等,其中最有效成分为磷脂酰胆碱,在肺表面活性物质中数量最多,是表面活性功能中最重要的一类磷脂,占总磷脂的80%。磷脂酰胆碱中二棕榈酰磷脂酰胆碱(dipalmitoyl phosphatidylcholine,DPPC)含量最高,因不含双键,这样的磷脂酰胆碱也称为双饱和卵磷脂(DSPC),是实现肺表面活性功能的分子基础。中性脂包括胆固醇、脂肪酸及三酰甘油,其中主要是胆固醇,约占10%。表面活性相关蛋白(surfactant-associated protein,SP)约占10%,分为 SP-A、SP-B、SP-C 和 SP-D 四种。其中 SP-A 和 SP-D 是亲水性蛋白,主要是促进磷脂的分泌和摄取,具有免疫防御功能,SP-A 含量最高;SP-B 和 SP-C 是疏水性蛋白,主要是促进磷脂吸附和分布到肺泡液-气界面,促进磷脂单分子层的形成。肺表面活性物质各成分保持一定的比例共同发挥其表面活性作用、维持正常的生理功能,可降低肺泡气-液界面表面张力,起着增加肺顺应性、防止肺萎陷的作用。

### (二) 肺表面活性物质的生理功能

肺表面活性物质(PS)主要具备以下4种功能:

1. 降低肺泡的表面张力,当肺泡充气后,可防止在呼气时萎陷,从而维持了肺的稳定性。阻止肺不张或肺膨胀不全。

2. 防止发生高表面张力性肺水肿。

3. 保护肺组织和防止肺泡上皮细胞的损伤。

4. 提供抗感染的防御能力。

## 二、肺表面活性物质的合成和分泌

### (一)板层小体的超微结构

肺表面活性物质(PS)在Ⅱ型肺泡细胞合成、储存和分泌。Ⅱ型肺泡细胞具有特殊的细胞器,即板层小体(lamellar body,LB)(图3-1)。1个Ⅱ型肺泡细胞有120~180个这样的结构,直径0.1~2.4μm,由紧密排列的同心圆薄膜构成,薄膜间空间很小,其外层尚被覆一层外膜。通常认为PS中的胆固醇来自血清的脂蛋白而PS磷脂合成于Ⅱ型肺泡细胞内质网,经某种机制转移到高尔基体,在此转化为大的聚合体即前板层小体(prelamellar body),前板层小体进一步分化为板层小体(LB),板层小体成分与PS相同,板层小体分泌到肺泡内再转化为管状髓磷脂分泌到肺泡气-液界面构成单分子层发挥作用。电镜观察肺泡的表面层可分为两层,表层为磷脂层,含有一些厚10~40μm的板层,偶然可见它连于板层小体上,这也直接证明了它是由板层小体分出的。此层的DPPC含量最高。DPPC中疏水的饱和脂肪酸分子排列成单分子层,是降低肺泡液体表面张力最主要成分;下层为主要含蛋白质和糖类的液体分子,DPPC的亲水性胆碱基即伸入此层与其中的蛋白质以非共价键结合,起着表面活性磷脂膜储存库的作用。

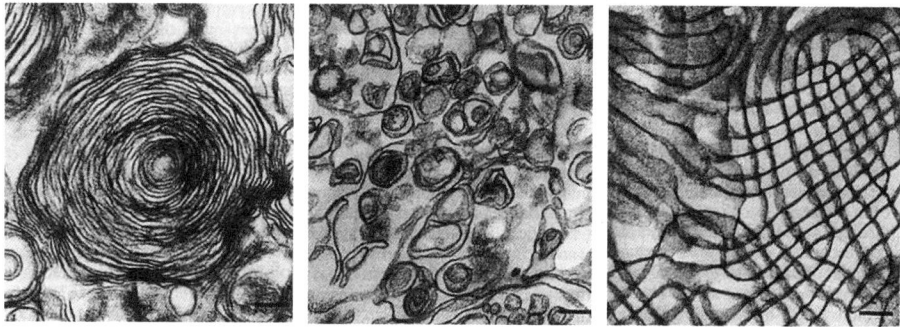

**图3-1　肺表面活性物质结构电镜图**

左图:板层小体;中间图:囊泡体;右图:管状髓磷脂。

[引自:WRIGHT J R,CLEMENTS J A. Metabolism and turnover of lung surfactant [J]. Am Rev Respir Dis,1987,136(2):426-444.]

Cheralier等用标记了同位素氚的胆碱、亮氨酸、半乳糖注射到小鼠体内,以放射自显影术结合电镜观察,发现标记有氚的胆碱首先出现在Ⅱ型肺泡细胞的粗面内质网,并迅速经高尔基体运输储存在板层小体中。胆碱是肺泡PS中磷脂酰胆碱的前身,磷脂酰胆碱是PS的主要成分;随后又发现标记后的亮氨酸也结合到粗面内质网,经高尔基体并与多泡小体汇合进入板层小体。多泡小体可能与高尔基体和板层小体两者之间的蛋白质转运有关;标记后的半乳糖则经高尔基体结合到板层小体。在注射以上3种物质120分钟后在肺泡表面可见到髓样结构的活性物质。此实验证明Ⅱ型肺泡细胞在合成的过程中有磷脂、蛋白质和多糖参加，而后板层小体进入了肺泡腔。由此可以认为板层小体是肺泡 PS 主要的源泉和储存地（图 3-2）。

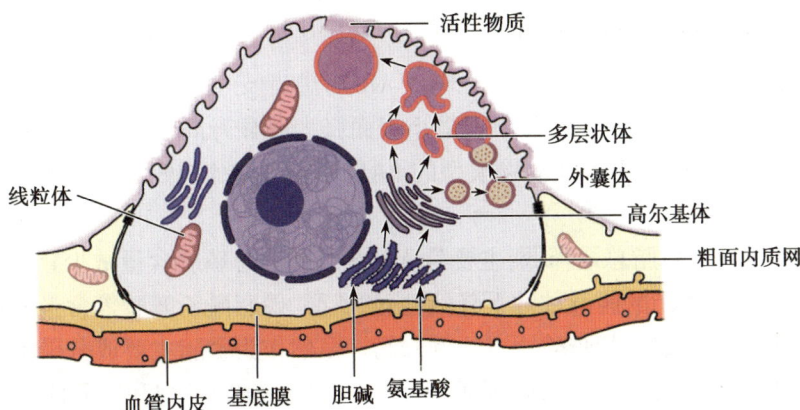

图 3-2 表面活性物质（PS）在Ⅱ型肺泡细胞内生成过程

### （二）肺表面活性物质的合成

肺表面活性物质（PS）中的磷脂和蛋白质在内质网合成，通过高尔基体转运到多泡体，PS 形成紧密排列的双分子层，此时水合度很低，仅能将极性头端全部水合，聚集成板层小体（LB）。板层小体与 PS 有相同的成分，以膜样结构分泌到细胞外，在 SP-A、SP-B 和 $Ca^{2+}$ 的帮助下，在肺泡表面液体内转化形成网格样结构，即管状髓磷脂，亦称大聚集体（large aggregate，LA），管状髓磷脂进一步分解，并吸附到肺泡表面形成单层膜和多层膜。随着呼吸运动，部分磷脂离开表层形成没有表面活性功能的脂质小泡，亦称小聚集体。90% 的脂质小泡重新被Ⅱ型肺泡细胞摄取，成为制造板层小体的原料。小部分脂质小泡从气道清除或被磷脂酶降解成其他物质。肺泡内每小时有 10%~30% 的磷脂通过上述方式更新，不同 PS 组分的半衰期不同，磷脂为 5~12 小时，蛋白质 6~28 小时。PS 的合成受 pH 值、温度等影响，窒息、低氧血症、肺部血液灌注不足、低血压、寒冷损伤、酸中毒等均能抑制 PS 的合成。

### （三）肺表面活性物质的分泌

哺乳动物中磷脂在肺泡池的多少、合成速度和再循环受到严格调控。在Ⅱ型肺泡细胞的合成过程中，PS 中几乎大部分组分均能完整地再循环和再利用。尽管新 PS 合成速度很慢，但是各组分 PS 的合成和释放是连续不断地进行着的，板层小体单个地从细胞顶端微绒毛边缘以胞吐的方式排出，分泌出的物质分布在肺泡表面形成了具有表面活性的一层膜。

PS 分泌到肺泡腔中以极快的速度分布于肺泡表面，与空气临界面的表层为 DPPC 层，其主要功能为降低肺泡表面张力。当呼气时肺泡收缩容积变小，其中 DPPC 分子密度增加，因而降低肺泡表面张力的作用加大，使肺表面张力减小，防止了肺泡的塌陷；当吸气时肺泡扩张体积变大，其中 DPPC 分子密度减小，降低肺泡表面张力的作用变小，从而肺泡的回缩力较大，防止了肺泡的过度扩张。

正常人的肺泡 PS 保持动态平衡，它不断产生、不断被清除，动物实验中阻断肺动脉数小时后即可引起肺泡 PS 的明显下降，说明更新率很快，估计在健康人 18~24 小时即可更替一次。至于 PS 的清除途径可能与肺内吞噬细胞的吞噬清除有关,也可能是由呼吸道而移出肺外。

## 三、急性肺损伤时肺表面活性物质的成分和功能的变化

### (一)肺表面活性物质的组分变化

在 20 世纪 80 年代初,Hallman 等发现从 ARDS 患者支气管肺泡灌洗液(BALF)中获得的 PS 磷脂构成上有异常改变,并出现最小表面张力明显升高,与磷脂酶活性增高有关。后来通过分析大量 ARDS 患者及动物模型的 BALF 证实内源性 PS 成分和构成发生了显著变化。

**1. 磷脂的改变**  磷脂总量降低,主要是 ARDS 时肺内总磷脂含量减少。磷脂组成结构改变如磷脂酰含量、磷脂酰胆碱甘油下降,磷脂酰肌醇、磷脂酰乙醇胺等含量升高。饱和脂肪酸所占比例下降,不饱和脂肪酸所占比例升高。虽然作为磷脂主要成分磷脂酰胆碱未有显著减少,但其中棕榈酸的相对含量显著下降到正常的 80%,不饱和脂肪酸的相对含量升高,而二棕榈酰磷脂酰胆碱(DPPC)作为降低肺泡表面张力的主要成分,其相对含量较健康人降低约 50%。

**2. 肺表面活性物质相关蛋白(surfactant-associated protein,SP)的改变**  ALI 时 SP 也发生改变。ARDS 患者 BALF 中 SP-A、SP-B、SP-C 含量显著下降。具有高度表面活性的大聚集体中 SP-B、SP-C 含量大幅度降低。SP-A、SP-B 的降低至少持续到发生 ARDS 后 2 周。另一方面 ARDS 患者血清中 SP 水平增高,提示由于 ARDS 时肺泡毛细血管膜损伤,通透性增加,SP 从肺泡渗漏入血液中。初步观察发现血清 SP-A 和 SP-B 水平与氧合水平成反比,血清 SP-D 水平与患者的生存率相关。

**3. 肺表面活性物质分布形式的改变**  正常生理状态下,肺泡腔中的肺表面活性物质80%~90% 分布在大聚集体中,大聚集体富含 SP-B,具有高度表面活性。大聚集体、小聚集体(small aggregate,SA)维持一定的比例,维持 PS 正常功能。而在重度肺炎、ALI、ARDS 患者及动物模型中肺损伤情况下,大聚集体向小聚集体转化增多,出现大聚集体所占比例减小,小聚集体所占比例增加。小聚集体表面活性极低,主要是 PS 的降解产物。LA 与 SA 比例失衡,导致 PS 降低表面张力的功能下降。

### (二)肺表面活性物质活性的变化

ARDS 发病过程中除了 PS 成分改变引起功能异常外,PS 受许多抑制物的抑制导致功能丧失,表现为降低表面张力的活性降低。急性肺损伤时,肺泡的通透性增加造成肺水肿,肺泡内的蛋白质增加,炎症暴发,这些蛋白质和炎症因子均抑制 PS 活性。最常见的生物物理抑制物是血浆蛋白(清蛋白、纤维蛋白原、纤维蛋白单体、血红蛋白等)、细胞胞质(胆固醇、膜磷脂、溶血磷脂、甘油酯),其中溶血磷脂不仅可直接抑制 PS 活性,还可通过破坏肺泡内皮-上皮屏障的完整性而使血浆来源的抑制物浓度升高。多数情况下,有害物质对 PS 抑制作用与 PS 及抑制物的浓度有关,增加 PS 浓度往往可以逆转抑制作用。竞争吸附在气-液界面表面膜上,使表面膜上 PS 活性成分减少是血浆蛋白抑制 PS 的机制,而溶血磷脂通过影响磷脂膜的扩展而抑制 PS 活性,因此清蛋白的抑制作用在高浓度 PS 时易被逆转,而高浓度 PS 也可逆转溶血磷脂的抑制作用,但须将抑制物相对浓度降到足够低的水平。这为使

用大剂量 PS 制剂来改善 ARDS 肺功能提供了一定的理论依据。另一方面,ARDS 患者 SP 的功能也有所改变,由于肺内一氧化氮和氧自由基水平的增高,SP-A 发生硝化,明显影响其功能。

### (三)肺表面活性物质代谢的变化

PS 系统主要由Ⅱ型肺泡细胞合成,储存在板层小体中,通过出胞方式进入肺泡腔中,形成网状双层结构的管状髓磷脂即 LA,再转变成单分子的磷脂膜,紧密地吸附扩散在肺泡气-液界面,降低肺泡表面张力。随着呼吸运动,PS 形成小囊泡即 SA,或重新再循环或在肺泡腔中由巨噬细胞清除。肺泡内每小时有 10%~30% 的磷脂通过上述方式进行更新。许多因素影响 PS 的分泌,内毒素早期还没引起毛细血管通透性增高前即可使 PS 更新速率加快。而正常或过度通气、β-肾上腺能激动剂、肾上腺皮质激素、白三烯、前列腺素及腺苷等均能增加 PS 的分泌及清除速度。

理论上正常肺泡腔内 PS 磷脂总量达到 10mg/kg,相应的饱和磷脂酰胆碱(disaturated phosphatidylcholine,DSPC)>3mg/kg,才能保证肺泡在呼气末气-液界面有足够的 DSPC 形成液晶态单分子膜,产生高表面压对抗液体表面张力。PS 减轻肺泡表面张力还依赖于局部内环境的稳定,包括细胞代谢和营养,组织血供和液体清除等条件适宜。肺泡内液 PS 磷脂含量达到 2~3mg/ml,才能改善由于血浆蛋白抑制导致的表面活性丧失。因此,外源性 PS 制剂治疗 ARDS 时可以短期内将肺泡内 PS 水平提高到 50~100mg/kg,尽管此时肺泡水肿液稀释,但肺泡内液 PS 磷脂含量仍能达到 2~3mg/ml 或更高。

电镜研究证实,管髓体的网状结构中有 SP-A 分子嵌入,SP-A 在 PS 的代谢中可能有重要的调节作用。SP-A 作为磷脂代谢的调节因子,稳定细胞内外 PS 水平。体外实验发现 SP-A 增加Ⅱ型肺泡细胞对脂质的摄取,并抑制磷脂分泌,使肺泡内 PS 水平下降,保证肺泡 PS 含量适当,可能通过Ⅱ型肺泡细胞表面 SP-A 受体介导。SP-A 可通过负反馈作用调节 *SFTPA*、*SFTPB* 和 *SFTPC* 基因的转录。研究发现其可通过与 $Ca^{2+}$ 结合而发生变构,协同 SP-B 和 SP-C 促进板层小体(lamellar body,LB)转化为管髓体,并进一步扩展成磷脂单分子层,使 PS 发挥降低表面张力的作用。SP-A 可能通过维持磷脂膜空间构象来增强内源性 PS 抗血浆蛋白抑制活性作用。研究表明,表皮生长因子(epidermal growth factor,EGF)、角质细胞生长因子(keratinocyte growth factor,KGF)、IL-4、IL-6、IL-8、前列腺素、cAMP 类似物、γ-干扰素、β-肾上腺素能激动剂可促进Ⅱ型肺泡细胞增殖、上调 *SFTPA* 基因及 SP-A 蛋白的表达水平;而 IL-1、TNF-α、TGF-β 可下调 SP-A 水平。对 SP-A 表达的调控深入研究有望为 ARDS 的防治开辟新途径。外源性 PS 不含 SP-A 和 SP-D,仅含 SP-B、SP-C 或类似多肽。外源性 PS 在成年人肺内作用不仅取决于含量,还取决于内源性 PS 尤其 SP-A 的辅助作用,产生比较持久的作用。

## 四、ARDS 时内源性 PS 系统变化的发生机制

### (一)Ⅱ型肺泡细胞损伤和功能抑制

在发病过程中,除始发病因外,炎症反应释放的各种炎症介质、细胞因子和氧自由基均可直接损伤Ⅱ型肺泡细胞,使其合成和分泌 PS 功能障碍。Ⅱ型肺泡细胞合成 PS 途径改变导致 PS 成分改变。有实验发现急性肺损伤中促炎因子肿瘤坏死因子-α(TNF-α)通过降低磷

脂合成限速酶的活性,显著抑制Ⅱ型肺泡细胞合成磷脂酰胆碱。TNF-α还能抑制表面活性物质相关蛋白的合成。体外研究发现TNF-α通过p38 MARK信号转导途径下调 *SFTPA* 基因的表达。另有报道TNF-α还能改变Ⅱ型肺泡细胞形态。其他因素也可以影响Ⅱ型肺泡细胞功能。比如高氧性肺损伤时增多肝细胞生长因子可抑制磷脂酰胆碱合成和分泌。

### (二)血浆蛋白渗出液的抑制作用

急性肺损伤时肺表面活性物质的减少除与Ⅱ型肺泡细胞变性及遭到破坏有关外,另一重要原因是肺毛细血管通透性增加,血浆蛋白进入肺泡腔,导致PS的灭活。血浆蛋白中清蛋白、血红蛋白、富含纤维蛋白的透明膜,尤其是纤维蛋白原和纤维蛋白单体对PS有强大的抑制作用。有研究发现,缺乏疏水性表面活性蛋白成分的PS制剂易受纤维蛋白原的抑制,当加入SP-B和SP-C后可减轻抑制。体外实验发现SP-A也可抵抗血浆蛋白对PS的抑制作用。

富含纤维蛋白的肺透明膜形成是ARDS早期最具特征性的病理改变。ARDS发病的中心环节是过度炎症反应。促炎介质诱导肺泡巨噬细胞、中性粒细胞和内皮细胞表达和产生组织因子从而激活外源性凝血途径。另一方面,促炎介质还刺激内皮细胞、肺泡巨噬细胞分泌纤溶酶原激活物抑制物-1(plasminogen activator inhibitor-1,PAI-1),抑制抗凝物质如抗凝血酶Ⅲ(antithrombinⅢ,ATⅢ)、组织因子通路抑制因子(tissue factor pathway inhibitor,TFPI)、活化蛋白C(activated protein C,APC)等。凝血激活、抗凝及纤溶受抑最终导致肺泡及肺间质纤维蛋白沉积。有研究发现纤维蛋白聚合过程中可结合PS中磷脂成分,使PS失活,这种聚合纤维蛋白的抑制作用是纤维蛋白原或纤维蛋白单体的200倍,因此,抗凝血或促纤溶可促进被结合的PS成分释放,恢复活性。

### (三)炎症性损伤

细菌内毒素的主要活性成分脂多糖(lipopolysaccharide,LPS)可直接诱导单核巨噬细胞表达和活化磷脂酶A2(PLA2),PLA2是磷脂水解酶,可以水解膜磷脂,破坏肺表面活性物质。另外,LPS可以刺激炎症细胞产生炎性细胞因子,使PLA2活性明显升高;同时PS的主要成分DSPC是PLA2的最适底物之一,PLA2过度释放,可导致PS的大量破坏。

急性肺损伤时募集至肺的炎症细胞可能抑制PS的作用。其机制之一是炎性产物对PS的直接损害作用。脂多糖、TNF-α等可刺激ⅡA分泌型磷脂酶A2(secretory phospholipase A2 of group ⅡA,sPLA2-ⅡA)的合成与分泌。PS主要成分二棕榈酰卵磷脂是磷脂酶A2最适底物之一,sPLA2-ⅡA的过度释放,导致PS的大量破坏。而磷脂水解后生成极性更大的溶血磷脂,使磷脂膜广泛破坏。PS可以通过抑制TNF-α的释放而抑制PLA2的活性,在ALI时PLA2增多,PS破坏增多,使得PS对PLA2的抑制减弱或消失,两者的平衡出现紊乱,并构成恶性循环。

在由多种感染性因素引起的ARDS动物模型中已证明sPLA2-ⅡA蛋白水平增高,并在PS磷脂的分解过程中起主要作用。PLA2促进细胞膜磷脂分解大于合成,诱导白细胞脱颗粒,并且PLA2是合成PAF、LTs和PGs的关键酶,通过这些炎症介质进一步损伤肺组织。PS中的磷脂酰甘油、SP-A均可抑制sPLA2-ⅡA的表达。

过氧化损害是炎症损伤导致PS活性改变的另一机制。肺部炎症性损伤时诱导型一氧化氮合酶(inducible nitric oxide synthase,iNOS)活性增加,肺内内源性一氧化氮(NO)产物增加,并与活性氧相互作用,可导致包括表面活性物质相关蛋白等硝基化。

肺部炎症性损伤时,中性粒细胞还释放弹性蛋白酶等蛋白酶,后者可降解 SP-A;肺泡中增高的蛋白酶导致大聚集体(LA)向小聚集体(SA)转化增多,两者比例失衡,导致 PS 活性下降。总之,炎症损伤时,磷脂酶、活性氧、蛋白酶通过化学反应降解 PS 功能成分。

肺泡内 PS 活性成分特别是 PS 的减少,较 PS 总量的减少显得更为重要。Ⅱ型肺泡细胞变性、破坏,使得 SP 分泌减少;肺泡毛细血管通透性增加,又可造成血管内大分子和 PS 的双向漏出。一方面由于炎症细胞释放出大量弹性蛋白酶及漏出的大量血浆蛋白均可使 SP-A、SP-B、SP-C 和 SP-D 水解变形失活,从而引起表面减张能力降低;另一方面,SP 可通过通透性增加的肺毛细血管进入血液循环。

### (四) 机械通气相关肺损伤

机械通气是抢救 ARDS 患者必不可少的治疗手段,然而呼吸机参数设置不合理时,反而引起呼吸机相关肺损伤,其中包括对 PS 的损伤。现有的研究发现,肺泡过度膨胀、萎陷的肺泡被反复强行打开以及过强的剪切力会引起 PS 结构和功能损伤。另一方面机械通气引起的生物伤导致炎症反应也可以损伤Ⅱ型肺泡细胞的合成分泌功能。

# 第四节　肺水肿时肺内液体转运

肺的主要功能随肺的不同发育阶段而有所不同。胚胎时期呼吸道和肺泡上皮具有分泌功能,临近分娩时上皮由分泌转为吸收,之后整个肺保持相对干燥状态。任何不同程度的肺液体转运异常可导致肺水肿,并影响肺的正常气体交换功能。本节简述与肺液体转运相关的肺形态结构及病理生理基础,有助于了解正常生理情况下及病理状态下肺内液体的转运,对于合理治疗急性胰腺炎时肺损伤具有指导意义。

## 一、成年肺的液体转运

### (一) 肺结构特征与液体转运的关系

**1. 肺泡及毛细血管结构**　成年人双肺有 6 亿左右个肺泡,成年双肺肺泡表面积约 143m$^2$。肺泡由Ⅰ型和Ⅱ型肺泡细胞组成,其中Ⅰ型肺泡细胞覆盖肺泡表面积的 95%,Ⅱ型肺泡细胞占 5%,但Ⅰ型肺泡细胞数占肺泡细胞数的 40%,Ⅱ型肺泡细胞占 60%。Ⅰ型肺泡细胞形态扁平,腔面膜表达丰富的 AQP5,尽管近年来有作者报道囊性纤维化跨膜传导调节因子(cystic fibrosis transmembrane conductance regulator,CFTR)和上皮钠离子通道(epithelial sodium channel,ENaC)也在腔面膜表达,但需要更多的证据。其基底侧膜表达 Na$^+$-K$^+$-ATP 酶。Ⅰ型肺泡细胞除了是构成肺泡的主要骨架外,其他功能如主动转运液体等尚未完全明了。Ⅱ型肺泡细胞富含嗜锇性板层小体,为表面活性物质。Ⅱ型肺泡细胞腔面膜表达 ENaC 和 CFTR,基底侧膜存在丰富的 Na$^+$-K$^+$-ATP 酶以及钾通道等。Ⅱ型肺泡细胞主要功能为主动液体转运,产生表面活性物质,肺损伤时增生转化为Ⅰ型肺泡细胞,在修复肺损伤中起重要作用。肺泡细胞之间存在紧密连接,与毛细血管内皮屏障相比,肺泡上皮屏障更为紧密,上皮之间紧密连接孔径为 0.5~0.9nm,而毛细血管内皮紧密连接孔径为 6.5~7.5nm。过去认为紧密连接为刚性结构,可以阻止大分子通过。实际上紧密连接的通透性是动态的,至少部分受细胞内钙离子浓度调节。肺毛细血管内皮为连续型,小分子脂溶性物质和水分子可通过弥散或水通道乃至细胞间隙转运。大分子或小分子水溶性物质通过内皮细胞间连接转运。肺泡上皮与毛细血管相邻,有利于有效的气体交换。

**2. 肺间质结构** 细胞外基质含有Ⅰ、Ⅲ和Ⅳ型胶原,弹性纤维,蛋白多糖,层粘连蛋白,纤维连结蛋白,玻连蛋白等。肺内胶原纤维中60%为Ⅰ型胶原。Ⅰ型胶原围绕气道和血管形成致密结缔组织,并延伸进入肺实质,参与支持肺泡隔和终末肺泡结构。占30%的Ⅲ型胶原与Ⅰ型胶原分布类似,主要起支持作用。Ⅳ型胶原约占10%,主要位于肺泡毛细血管间隔的基膜上。蛋白多糖在肺间质内广泛分布,包括硫酸肝素和硫酸软骨素等。肺间质中基质保持水分的功能类似于海绵,水分子与蛋白多糖的致密网络结构整合,这种复杂的三维结构限制了大分子的转运。基质蛋白的另一个特性是随着基质水化程度增加,水分在间质内的流动性也增加,这有利于间质水肿时液体的转运。

**3. 与液体转运的关系** 肺结构的特征为通过巨大的表面积容纳大量血液,由内皮细胞构成的毛细血管壁允许液体、离子、气体、炎症细胞、血浆蛋白转运。这种结构的不利之处在于液体也可以通过细胞间连接或通过细胞膜水通道蛋白(AQP1、AQP5)漏出至间质。在间质内,毛细淋巴管起始于呼吸性及终末细支气管。正常情况下肺泡内液体转运至间质,大部分直接进入毛细血管和肺循环,部分进入毛细淋巴管,然后进入静脉系统,也有部分进入胸膜腔。通常肺淋巴流量为10~20ml/h。淋巴流量随血管渗出增加而增加,但达到一定程度后由于自身转运极限和间质内压增高导致的斯塔林(Starling)力的抵抗,会出现平台现象。蛋白由血管进入间质通过两种途径:一是经内皮细胞间紧密连接,二是经过胞吞形成细胞颗粒或穿过内皮细胞的通道。肺泡内的蛋白大部分未经降解,经细胞旁途径吸收至间质,部分经上皮受体如白蛋白、免疫球蛋白受体等吸收。肺泡内巨噬细胞则分解清除不溶性蛋白。

**4. 血管内皮糖萼的作用** 血管内皮糖萼(vascular endothelial glycocalyx,VEG)是位于血管内皮细胞管腔面细胞膜上的蛋白质-多糖复合物,层厚0.1~1.0μm,由血管内皮细胞合成分泌,是构成血管内皮表面的重要结构,其主体成分为蛋白聚糖和糖蛋白。蛋白聚糖具有核心蛋白和带负电荷的糖胺聚糖(glycosaminoglycan,GAG)侧链结构。GAG的主要成分包括透明质酸(hyaluronic acid,HA)、硫酸乙酰肝素(heparan sulphate,HS)、硫酸软骨素、角蛋白和硫酸皮肤素等,其中HS的含量最高,占比达50%~90%。核心蛋白骨架主要包含多配体蛋白聚糖(syndecan)、磷脂酰肌醇蛋白聚糖(glypican)和基底膜蛋白聚糖等成分,是VEG发挥主要生理功能的重要结构基础。位于蛋白聚糖之下的糖蛋白主要由E-选择素、P-选择素、细胞间黏附分子(intercellular adhesion molecule,ICAM)和血管内皮细胞黏附分子(vascular cell adhesion molecule,VCAM)等具有影响血细胞黏附、游走和浸润,干预凝血、止血和纤溶功能的蛋白分子组成。目前认为,VEG是微循环功能的重要调节器,对维持内皮细胞结构功能的稳定、抑制微血栓形成、调节微循环血流、调控血细胞与内皮细胞的作用、防止炎症细胞黏附、维护血管壁屏障功能的完整等均具有重要作用。糖萼生理结构完整性的破坏将直接造成相应组织器官出现以下改变:①广泛微循环血栓形成;②血管内皮细胞结构功能异常;③促进循环中炎症细胞滚动、黏附并游走至血管外的组织间隙;④血管壁完整性下降和血管通透性增加,加重组织器官水肿,导致细胞组织代谢障碍。在各种病理因素的作用下,基质金属蛋白酶、乙酰肝素酶和唾液酸酶等的活性及浓度异常均可引发VEG损伤,该病理生理变化已被证实是诱发动脉粥样硬化、缺血/再灌注损伤和糖尿病并发症等病理损伤的始动因素。

肺 VEG 在脓毒症 ALI/ARDS 发生发展过程中具有重要作用。在哺乳动物的组织器官中,与肺外血管(糖萼层厚 0.6~0.8μm)相比,肺泡毛细血管糖萼层更厚(可达 1.5μm 以上),且 HS 更为富集。这种糖萼在肺内分布的优势,与防止肺水肿和增强对外界抗原的耐受性等作用有关,因此在脓毒症发病过程中糖萼结构功能障碍也较其他器官更为严重,直接导致肺成为脓毒症首发打击或打击最为严重的器官。Inagawa 等通过腹腔注射脂多糖(lipopolysaccharide,LPS)建立小鼠脓毒症模型,在扫描电子显微镜和透射电子显微镜下观察小鼠肺 VEG,发现注射 LPS 后 48 小时,VEG 出现崩解破坏现象,表明肺 VEG 降解在脓毒症 ALI/ARDS 的发病机制中处于核心地位。目前认为,ALI/ARDS 发病的细胞基础是肺血管内皮和肺泡上皮急性损伤,继而引发炎症细胞浸润和肺血管通透性增加。VEG 受损与炎症失控是 ALI/ARDS 的两个关键病理生理环节。肺 VEG 降解不仅增加了肺毛细血管的通透性,形成以大量蛋白质渗出为主的肺水肿,还可显著提高肺毛细血管中性粒细胞的变形和黏附能力,使其更易游走至肺间质并释放炎症介质,在肺组织中形成"瀑布式"的炎症级联反应。

VEG 是血管内皮屏障的重要结构成分,阻碍液体和蛋白的外渗。GAGs 通过形成带电网状物覆盖在细胞-细胞连接处,调节血管渗透压梯度,有助于流体流量的斯塔林(Starling)调节。研究显示,VEG 降解可导致蛋白质和液体外渗增加,提示 ESL 决定着血管渗透压梯度,这对以前的 Starling 定律是一种完善。

### (二)肺泡上皮主动转运机制

20 世纪 80 年代,Matthay 等发现在麻醉羊肺内滴入含白蛋白的等渗溶液后,经过一段时间,液体吸收,白蛋白浓度升高,提示存在逆胶体渗透压的主动液体转运。后来明确主要为肺泡上皮主动钠转运。20 年来肺泡液体主动转运得到深入的研究。Ⅱ型肺泡细胞基底侧膜的 $Na^+$-$K^+$-ATP 酶将钠离子泵出至间质,造成细胞内钠离子浓度降低,肺泡腔内的钠离子顺电势差经上皮钠通道进入细胞。囊性纤维化跨膜传导调节因子(CFTR)是一种选择性氯离子通道,受电势差影响,氯离子通过该通道或细胞间隙由肺泡腔向基膜方向转运。水分子则在渗透压差作用下经水通道或细胞间隙转运。上皮钠通道与 CFTR 氯离子通道在肺泡液体转运中有重要作用。末梢气道上皮部分细胞如克拉拉细胞具有类似Ⅱ型肺泡细胞的功能,可能一起参与液体的主动转运。转运至肺间质的液体,在间质内压作用下,大部分液体回流入毛细血管肺循环,部分液体及大分子蛋白经气道末梢的毛细淋巴管进入淋巴循环。

### (三)肺泡液体清除的儿茶酚胺依赖性机制

β 受体激动剂如肾上腺素、去甲肾上腺素、特布他林及长效脂溶性激动剂沙美特罗等均能促进肺泡液体清除,且长效脂溶性 β 受体激动剂的作用较短效水溶性 β 受体激动剂显著。肺泡液体清除在物种之间存在较大差异,如 β 受体激动剂对兔和仓鼠的肺泡液体清除无影响;对小鼠和豚鼠,$β_1$ 受体激动剂较 $β_2$ 受体激动剂效果明显。离体人肺实验提示沙美特罗和特布他林均可刺激肺泡液体清除,但相同浓度的沙美特罗较特布他林影响显著。除 β 受体激动剂外,毛喉素和 IBMX 也可促进肺泡液体清除。以上各药物通过直接或间接作用提高Ⅱ型肺泡细胞内 cAMP 水平,上调腔面膜的钠通道,激活基底侧膜的 $Na^+$-$K^+$-ATP 酶而促进钠离子的转运。文献报道多巴胺在肾脏可以抑制钠离子吸收,但在肺内可促进肺泡液体清除。其作用机制为通过Ⅱ型肺泡细胞的 D1 受体,促进肺泡上皮细胞基底侧膜 $Na^+$-$K^+$-ATP 酶 α1 亚单位的表达。基础研究提示 β 受体激动剂通过 EBP-50 蛋白或 PKA 通路稳定 CFTR 在腔面膜的表达或增加通道开放概率。而 CFTR 氯离子通道与上皮钠通道一样在肺泡液体清除中起重要作用,CFTR 的氯离子转运是钠离子转运后在电势差作用下离子转运的主要形式,钠离子与氯离子转运造成的渗透压差是水分子转运的动力。但目前还无法区分经离子通道的离子转运和经细胞旁通路的离子转运。有人认为 CFTR 不仅仅为一离子通道,更重要的是具有调节其他离子通道如 ENaC 通道的功能。使用电生理实验证明两种离子通道之间存在着协同作用,CFTR 的激活引起的氯离子运输增加也增强了钠离子通过 ENaC 的能力。进一步研究发现,ENaC 的激活需完整的 CFTR 的参与,并且它的表达也依赖于 CFTR 的辅助,故 CFTR 缺陷也必将导致上皮钠离子异常。对 *CFTR* 基因敲除小鼠的研究显示应激情况下的氯离子转运降低,这是直接与 CFTR 通道有关,而非 *CFTR* 基因敲除降低了细胞旁氯离子的转运。钠离子经肺泡上皮的转运部分经过 ENaC,氨氯吡咪嗪可以部分抑制经 ENaC 的钠离子转运,但并非全部抑制,提示存在对氨氯吡咪嗪不敏感的钠离子转运通道。

### (四)肺泡液体清除的非儿茶酚胺机制

EGF 可促进分离培养的Ⅱ型肺泡细胞钠离子转运,TGF-α 可以促进麻醉大鼠的肺泡液体清除。肺泡内滴入外毒素 A、大肠杆菌内毒素等亦可促进液体清除,TNF-α 单抗可以抑制肺泡液体清除,提示上述物质可能通过促进 TNF-α 释放起作用。另外Ⅱ型肺泡细胞的增生也是一种非儿茶酚胺依赖机制。用 KGF 预先处理大鼠 72 小时,肺泡液体清除可增加 50%。

### (五)水通道与肺泡毛细血管液体清除

有研究发现,肺内有 4 种水通道蛋白表达,如表 3-1 所示。

表 3-1　肺内 4 种水通道蛋白的表达

| 水通道蛋白 | 物种 | 表达组织 |
| --- | --- | --- |
| AQP1 | 小鼠 | 肺泡毛细血管内皮,呼吸道黏膜下微血管内皮,胸膜毛细血管内皮,膈肌毛细血管内皮 |
|  | 大鼠 | 气管支气管周围微血管内皮,脏层胸膜微血管内皮,肺泡毛细血管内皮 |
|  | 人 | 肺泡毛细血管内皮,微血管内皮,胸膜毛细血管内皮 |
| AQP3 | 小鼠 | 气管及上呼吸道上皮基膜 |
|  | 大鼠 | 鼻咽腔、气管上皮基底细胞 |
|  | 人 | 上呼吸道上皮基膜,黏膜下腺体基膜,下呼吸道 AQP3 逐渐由上皮基膜表达转为上皮细胞表达,Ⅱ型肺泡上皮基膜 |
| AQP4 | 小鼠 | 呼吸道上皮,上呼吸道黏膜下腺体基膜 |
|  | 大鼠 | 气管、支气管上皮柱状细胞,鼻腔黏膜下腺体基膜 |
|  | 人 | 上呼吸道黏膜下腺体导管和腺体腔基膜,Ⅰ型肺泡上皮 |
| AQP5 | 小鼠 | 上呼吸道黏膜下腺体浆液性细胞腔面膜,下呼吸道上皮,Ⅰ型肺泡上皮,气管、主支气管、段支气管上皮 |
|  | 大鼠 | Ⅰ型肺泡上皮,黏膜下腺体腺腔面膜 |
|  | 人 | 上呼吸道柱状上皮,黏膜下腺体腺腔面膜,Ⅰ型肺泡上皮 |

AQP5 位于 I 型肺泡细胞腔面膜(图 3-3),有报道人肺泡基膜存在 AQP3。体外 I 型肺泡细胞培养提示该细胞水通透性较高(0.015cm/s)。肺泡毛细血管水通透性测定提示 AQP5 参与渗透性水转运。AQP5 基因敲除的小鼠肺泡毛细血管水通透性显著降低。AQP1 位于肺泡毛细血管内皮,AQP1 基因敲除的小鼠肺泡毛细管水通透性显著降低,而 AQP5 和 AQP1同时敲除的小鼠肺泡毛细血管水通透性降低幅度更大。但 AQP1、AQP5 的敲除对等渗液体重吸收无明显影响,即使预先使用 KGF 处理 72 小时,使肺泡液体清除率升高至 28%,水通道的敲除仍然对主动液体清除无影响。可能的解释是在渗透压存在的情况下水通道明显促进水的转运,但在缓慢转运液体时并无促进作用,如同 AQP5 的敲除对唾液腺和呼吸道黏膜下腺体分泌的影响一样。水通道在不同病理情况下存在调节性变化,如地塞米松可诱导成年大鼠 AQP1 在肺内表达;腺病毒感染导致肺内炎症可以降低 AQP1、AQP5 蛋白的表达;TNF-α 下调 AQP5 的表达;博来霉素诱发的肺间质纤维化模型中,AQP5 出现下调;在细胞培养、大鼠肺组织中,高渗可以诱导肺泡上皮 AQP5 的表达。水通道在这些因子作用下发生相应变化的意义尚需进一步明确。

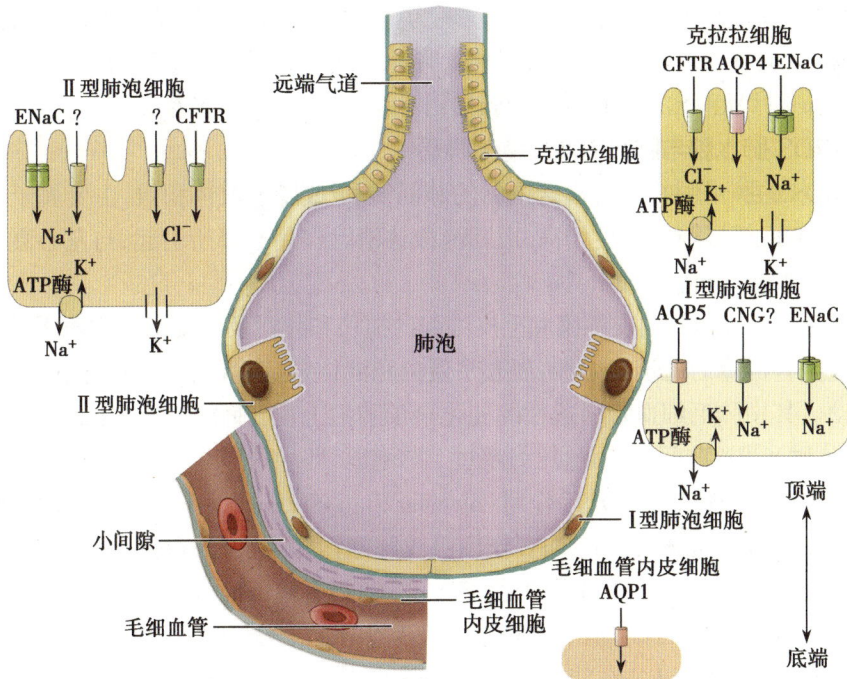

**图 3-3 肺泡上皮离子与水通道分布示意图**

AQP:水通道蛋白;CFTR:囊性纤维化跨膜传导调节因子;CNG:环核苷酸门控;ENaC:上皮钠离子通道。末梢气道基膜分布 AQP4,I 型肺泡细胞腔面膜分布 AQP5。II 型肺泡细胞腔面膜分布 CFTR 氯离子通道、ENaC,基底外侧膜分布 Na⁺-K⁺-ATP 酶、钾通道等。CFTR 对 Cl⁻ 和 HCO⁻ 通透。钠通过顶膜上的通道运输,并通过位于基底外侧膜上的 Na⁺-K⁺-ATP 酶从细胞中排出。这种运输产生钠梯度,驱动水的运输,这部分水的运输是通过水通道完成的。肺泡内的液体经离子转运至肺间质后,部分进入末梢淋巴管,部分进入毛细血管,也有部分进入胸膜腔。

## 二、肺水肿时的肺内液体转运

### （一）肺水肿时肺泡毛细血管液体转运

根据发病机制肺水肿的产生可分为两种。第一种为压力性肺水肿，多见于急性或慢性左心力衰竭患者。由于左心房压力升高导致肺毛细血管静水压升高，血浆自毛细血管漏出至间质，除肺间质水肿外，还可形成气道水肿、胸膜腔积液。另外，上呼吸道急性阻塞，包括咽喉部急性水肿、肿瘤压迫阻塞等，患者用力吸气，胸膜腔压力降低，导致肺间质压力显著降低，血浆亦会自毛细血管向肺间质漏出。第二种为肺毛细血管通透性增高而致的肺水肿，包括 ARDS 等。肺泡毛细血管内皮屏障破坏，或伴毛细血管静水压升高及血浆胶体渗透压降低，均促使液体由毛细血管向肺间质转运，形成间质水肿。在症状出现前正常成人肺间质可容纳 500ml 液体而未被觉察。间质内压力升高，促进水肿液自间质向肺泡腔方向移动。若同时肺泡上皮屏障遭到破坏，则极易形成肺泡水肿。上皮屏障的破坏不但造成液体的渗漏，而且Ⅱ型肺泡细胞主动转运功能亦减退，肺表面活性物质的减少，加重了肺泡的萎陷和肺水肿的产生。影像学的表现可以印证其基本的病理生理过程。在心源性肺水肿，由于毛细血管静水压增加，加上重力的作用，胸片上表现为肺门模糊，支气管周围"袖口征"，出现柯氏线（为增粗的横向淋巴管）、肺血流重新分布、胸腔积液等。通透性增高引起的肺水肿，则表现为弥漫性肺斑片状渗出，CT 扫描发现肺渗出不均，可能与肺不张有关。

### （二）ARDS 肺水肿与肺泡内液体清除障碍

ALI/ARDS 的肺水肿特征为富含蛋白的肺间质和/或肺泡液体积聚，主要属于通透性肺水肿，是由肺泡血管屏障通透性增高，而肺泡液体清除作用下降所引起，与左心衰竭导致的高静水压性肺水肿不同。

肺损伤时肺毛细血管内皮细胞和上皮细胞的损伤和死亡及内皮细胞收缩所致细胞间隙增大使肺泡血管屏障的通透性增加，而血浆蛋白和液体（富含蛋白）通过弥散机制向血管外和肺泡移动。其中肺毛细血管通透性的变化早于肺泡上皮，肺水肿最早在血管周围间隙形成（肺间质水肿），当这些间隙扩张，压力超过了肺泡压，即导致肺泡水肿。

肺泡上皮细胞的肺泡液体清除作用（alveolar fluid clearance, AFC）是机体清除肺泡内多余液体的重要途径。机体可通过 AFC 作用吸收肺泡内多余液体，保持肺泡干燥、开放。上皮细胞顶部的阿米洛利敏感钠离子通道（rENaC）和细胞底部的 $Na^+$-$K^+$-ATP 酶是 AFC 能够发挥效应的主要机制。rENaC 有 3 种亚型（$\alpha$、$\beta$、$\gamma$-rENaC），其中 $\alpha$-rENaC 在主动转运 $Na^+$ 的过程中必不可少，$\beta$、$\gamma$-rENaC 能显著增强 $\alpha$-rENaC 主动转运 $Na^+$ 的效率。$Na^+$ 通过 ENaC 进入肺泡上皮细胞，再通过基底部 $Na^+$-$K^+$-ATP 酶排出肺泡，水液顺细胞内外形成的渗透压梯度，从水通道被清除。但也有人利用无水通道的小鼠证实，这些水通道并非 ALI/ARDS 时肺泡液体清除的必要条件。

ALI/ARDS 时，肺泡液体清除率受到了显著影响。研究显示 ALI/ARDS 中 56% 的患者有肺水清除机制的损坏，同时患者保留肺泡液体清除功能越多其病死率越低，机械通气时间越短。有人认为 $\beta$ 肾上腺素受体激动剂通过基底外侧的 ATP 酶能刺激钠的转运，从而加强肺泡液体清除。但也有资料显示，内源性和外源性儿茶酚胺类与肺泡液体清除无关，肺泡液体清除能力可能与病变严重程度有关，尚需进一步研究证实。

### （三）病理状态下肺泡上皮也有不同程度的液体清除功能

动物实验较为详细地研究了上皮和内皮损伤对肺泡液体清除的影响。内毒素静脉注射或肺泡内滴入对内皮损伤较轻或无损伤,对上皮通透性基本无影响,此种情况下肺泡液体清除可正常或增高;肺泡内滴注或静脉注入细菌,可造成肺泡上皮或血管内皮不同程度的损伤,肺泡液体清除也可出现正常、增高或降低等不同情况;酸吸入造成的肺损伤,对内皮和上皮会造成严重损伤,肺泡液体清除明显降低。肺损伤时肺泡液体清除功能的保持与内皮、上皮的损伤程度,Ⅱ型肺泡细胞的增生情况等均有关。

急性肺损伤或 ARDS 时,肺泡灌洗液蛋白浓度升高,肺泡上皮和血管内皮存在不同程度的损伤,肺水肿分布亦不均匀。肺泡液体清除功能在个体之间存在较大差异。一项研究发现,40% 的肺损伤患者在插管后 12 小时内能部分吸收水肿液,提示肺损伤后 12 小时内 30%~40% 的患者尚存在肺泡上皮主动清除液体的功能,ARDS 存活者早期肺泡液体清除率较死亡者明显增高。肺泡液体清除率可以作为评价肺泡上皮完整性和功能的指标之一。

目前尚缺乏应用 β 受体激动剂治疗急性肺损伤性肺水肿的报道,主要考虑的问题是肺泡上皮和内皮屏障功能,只有保持一定屏障功能的情况下促进肺泡上皮液体清除才有意义,否则转运至肺间质的液体又反流至肺泡内。由于离体人肺实验提示 β 受体激动剂可明显增加肺泡液体清除,进行一定规模的临床试验探索应用指征、剂量和疗效是非常有必要的。

其他病理情况,如缺氧可通过降低 ENaC 和 $Na^+$-$K^+$-ATP 酶的亚单位转录前后水平变化而降低钠离子的转运,从而影响肺泡液体清除。麻醉药物如氟烷和异氟烷可降低大鼠肺泡液体清除,但对兔的肺泡液体清除无影响。利多卡因可以降低大鼠的肺泡液体清除率达 50%,可能与其影响基底侧膜的 $Na^+$-$K^+$-ATP 酶或钾通道有关。

总之,呼吸系统的功能包括通气、换气、防御、体内活性物质转化、激素分泌等,但液体转运也是一项重要功能。通常肺处于动态循环变化中,包括呼吸和血液循环的周期性变化。而肺的特殊结构协调呼吸与血液循环的关系,保证充分的氧合,维持循环系统的稳定。肺血管内皮和肺泡上皮的通透性及肺内压力的变化显示出双面性,一方面允许正常生理情况下液体的运输,另一方面在遭受损伤后较顺应性差的器官更能耐受水肿,有较大的储备功能。但也意味着肺水肿程度严重时血管外肺水的蓄积远远大于其他器官,且水肿液的吸收成为一个主要问题。随着肺泡液体主动清除功能的研究不断深入,拓宽了肺水转运的视野,将进一步明确液体转运的分子机制,为临床上肺水肿的正确处理提供更多的思路和实验依据。

（陈海龙　王孟菲）

## 主要参考文献

[1] 白春学,孙波.急性呼吸窘迫综合征[M].上海:复旦大学出版社,2005.

[2] 龚小慧,孙波.急性肺损伤时肺表面活性物质的变化及意义[J].国外医学(儿科学分册),2005,32(1):34-36.

[3] 董声焕.肺表面活性物质基础与临床[M].北京:人民军医出版社,2012.

[4] 宋元林,麻彤辉,白春学,等.水通道与肺内液体转运[J].中华结核和呼吸杂志,2000,23(8):489-491.

［5］ 陈加弟,龚迪,易玉虎,等.血管内皮糖萼在脓毒症急性肺损伤病理机制及诊断治疗中的作用[J].解放军医学杂志,2021,46(4):398-403.

［6］ WRIGHT J R,CLEMENTS J A. Metabolism and turnover of lung surfactant [J]. Am Rev Respir Dis,1987,136(2):426-444.

［7］ BIGATELLO L M,ZAPOL W M. New approaches to acute lung injury [J]. Br J Anaesth,1996,77:99-109.

［8］ TOUQUI L,WU Y Z. Interaction of secreted phospholipase A2 and pulmonary surfactant and its pathophysiological relevance in acute respiratory distress syndrome [J]. Acta Pharmacol Sin,2003,24(12):1292-1296.

［9］ TSANGARIS I,GALIATSOU E,KOSTANTI E,et al. The effect of exogenous surfactant in patients with lung contusions and acute lung injury [J]. Intensive Care Med,2007,33(5):851-855.

［10］ YANG Y,SCHMIDT E P. The endothelial glycocalyx:an important regulator of the pulmonary vascular barrier [J]. Tissue Barriers,2013,1(1):23494.

［11］ BAI C,FUKUDA N,SONG Y,et al. Lung fluid transport in aquaporin-l and aquaporin-4 knockout mice [J]. J Clin Invest,1999,103:555-561.

［12］ BOROK Z,VERKMAN A S. Lung edema clearance:20 years of progress:invited review:role of aquaporin water channels in fluid transport in lung and airways[J]. J Appl Physiol,2002,93:2199-2206.

［13］ MATTHAY M A,FOLKESSON H G,CLERICI C. Lung epithelial fluid transport and the resolution of pulmonary edema [J]. Physiol Rev,2002,82:569-600.

［14］ MATTHAY M A,FUKUDA N,FRANK J,et al. Alveolar epithelial barrier. Role in lung fluid balance in clinical lung injury [J]. Clin Chest Med,2000,21(3):477-490.

［15］ ZEMANS R L,MATTHAY M A. Bench-to-bedside review:the role of the alveolar epithelium in the resolution of pulmonary edema in acute lung injury [J]. Crit Care,2004,8(6):469-477.

［16］ SARTORI C,MATTHAY M A. Alveolar epithelial fluid transport in acute lung injury:new insights [J]. Eur Respir J,2002,20(5):1299-1313.

# 第四章
# 急性肺损伤与急性呼吸窘迫综合征的研究概况

急性肺损伤/急性呼吸窘迫综合征（ALI/ARDS）是指心源性以外的各种肺内外致病因素所导致的急性、进行性缺氧性呼吸衰竭，其发病机制错综复杂，迄今尚未完全阐明。本章将简要概述急性肺损伤/急性呼吸窘迫综合征（ALI/ARDS）的概念、病理和病理生理学特性、发病机制、病理变化和病理分期以及诊断标准和临床分期等方面的研究进展，以期对急性胰腺炎肺损伤的发病机制的深入研究及临床治疗起到一定的指导作用。

## 第一节　急性肺损伤与急性呼吸窘迫综合征的概念

急性肺损伤/急性呼吸窘迫综合征（ALI/ARDS）是指心源性以外的各种肺内外致病因素，包括严重感染、重症急性胰腺炎、休克、创伤及烧伤等疾病过程中，肺实质细胞损伤导致的以进行性低氧血症、呼吸窘迫为特征的临床综合征。X线胸片呈斑片状阴影为其影像学特征；肺顺应性降低、肺内分流增加而肺毛细血管静水压不高为其病理生理特征。

ARDS的特点在于急性起病。因此，为澄清并统一概念，1992年美国胸科学会（ATS）和欧洲危重病医学会（ESICM）召开联席会议（American-European consensus conference committee，AECC），就ARDS的定义、发生机制、预后等进行研讨，提出急性肺损伤（acute lung injury，ALI）和急性呼吸窘迫综合征（acute respiratory distress syndrome，ARDS）的概念，制定了统一的诊断标准；并提出急性肺损伤与ARDS是连续的病理生理过程，急性肺损伤是感染、创伤后出现的以肺部炎症和肺血管通透性增加为主要表现的临床综合征，强调包括从轻到重的较宽广的连续的病理生理过程，ARDS是其最严重的极端阶段。会议还提出了全身炎症反应综合征（systemic inflammatory response syndrome，SIRS）以及多器官功能障碍综合征（multiple organ dysfunction syndrome，MODS）的概念，使人们认识到ALI、ARDS和MODS是严重损伤引起的全身炎症瀑布反应的不同阶段，全身炎症反应是它们共同的发病基础。同时，随着细胞与分子生物学理论和技术的发展,由炎症细胞和细胞因子构成的 ALI/ARDS 炎症反应和免疫调节的"细胞网络"及"细胞因子网络"成为近年来研究的热点。这些新认识反映了当时 ARDS 概念的转变和认识的深化,也深化了对其发病机制的认识,更加有利于早期认识和处理 ARDS。现大多沿用1992 年欧美联席会议提出的 ALI 和 ARDS 的概念。

实际上"弥漫性肺泡损伤"(diffuse alveolar damage,DAD)是 ARDS 的特征性病理改变,病理判断标准包括肺泡透明膜形成(富含蛋白的肺泡和间质水肿),合并肺泡上皮细胞或肺毛细血管内皮细胞坏死、广泛的炎症细胞浸润、明显的间质纤维化、Ⅱ型肺泡细胞增生(晚期)等四项中的至少一项,使 ARDS 的病理诊断成为可能。导致氧合障碍的原因很多,氧合障碍不是 ARDS 的特征性改变。与急性左心衰竭所致高静水压性肺水肿不同,ARDS 的 DAD 引起的是高通透性肺水肿,高蛋白性肺泡水肿是 ARDS 的特征。

因此,目前比较一致达成共识的意见认为具有特征性的 ARDS 概念应该包括以下内容:ARDS 是由不同病因造成的具有明显特征的肺损伤,病理上表现为 DAD,以肺泡上皮和毛细血管内皮损伤、肺泡膜通透性明显增加导致高蛋白性肺泡和间质水肿为病理生理特征,低氧血症和呼吸窘迫为其主要表现的临床综合征。

## 第二节 急性肺损伤与急性呼吸窘迫综合征的病理和病理生理学特征

ALI/ARDS 主要病理特征为肺微血管通透性增高而导致的肺泡渗出液中富含蛋白质的肺水肿,肺泡中可见大量的巨噬细胞,肺毛细血管、间质组织和在肺泡中发现逐渐增多的白细胞。最初肺组织尚能保持其结构的完整,但随着病情发展,肺部情况逐渐恶化,表现为肺血管内皮细胞肿胀、中性粒细胞跨内皮移行、组织间隙极度膨胀以及Ⅰ型肺泡细胞坏死等。此时,肺泡腔内充斥白细胞、红细胞、纤维蛋白和细胞碎片,肺间质和肺泡腔内成纤维细胞数量增加,Ⅱ型肺泡细胞则不断增殖企图重新覆盖因Ⅰ型肺泡细胞坏死而暴露的上皮基膜,这一系列变化将导致肺泡腔的极度狭窄甚至闭塞。病情进一步发展,纤维蛋白和细胞碎片被胶原纤维取代,发生肺的纤维化。因此,ALI/ARDS 的病理改变通常被划分为 3 个阶段,即炎症反应(或渗出)阶段、增生阶段和纤维化阶段。但是,它们并不是相互孤立、相互分割的 3个阶段,而是可以相互重叠的。

ALI/ARDS 的病理生理学特征为暴发性炎症反应,导致肺部弥漫性损伤,并由此启动肺损伤修复和肺纤维化过程。ALI/ARDS 的过程中,参与炎症反应的细胞有中性粒细胞、肺泡上皮细胞、肺血管内皮细胞、巨噬细胞、树突状细胞和肥大细胞等,其中中性粒细胞和肺内巨噬细胞在损伤中起关键作用。损伤因子作用于机体,炎症细胞在被激活并通过正反馈机制由骨髓产生和释放大量的白细胞后向炎症部位迅速募集。与此同时,多种介质瀑布被激活,包括趋化因子产生、黏附分子表达与功能局部上调、急性期反应发生、自由基生成、补体与凝血途径被激活以及多种炎症细胞因子表达。这种机体因严重损伤而引起的全身广泛性炎症反应称为全身炎症反应综合征(SIRS),过度的免疫炎症反应会导致广泛的细胞氧利用率减少、微血管功能障碍、三磷酸腺苷耗竭、细胞损伤和死亡。因此,SIRS 通常是 MODS 的发病基础,而 ALI/ARDS 则是 MODS 的重要组成部分。机体在出现 SIRS 同时也释放具有抗炎作用的细胞因子对抗促炎细胞因子和炎症介质引起的损伤,称之为代偿性抗炎反应综合征(compensatory anti-inflammatory response syndrome,CARS),两者之间的平衡维持着机体环境的稳定。当两者之间的平衡被打破时,就导致全身炎症反应。CARS 起到控制炎症的作用,但过度的抗炎症反应会导致机体的免疫功能严重受抑,进一步诱发或加重 ALI/ARDS。

## 第三节　全身炎症反应在急性肺损伤与急性呼吸窘迫综合征的发病机制中的作用

ALI/ARDS 的发病机制错综复杂,至今尚未完全阐明。多种直接因素和重症急性胰腺炎、脓毒症等间接性损伤因素均可导致 ARDS,全身性炎症反应是感染、创伤等各种病因导致 ARDS 的共同途径和根本原因。

### 一、失控的全身炎症反应

从损伤—全身炎症反应综合征(SIRS)—全身炎症反应失控—器官功能障碍—多器官功能障碍综合征(MODS)这一动态过程来看 ALI 和 ARDS,肺脏是这一连续病理过程中最易损害的首位靶器官,在 MODS 发生发展过程中,ALI 出现最早,发生率也最高。对 ALI、ARDS 的理解不能局限于肺脏本身的病变,应该认识到各种病因诱发的肺内或全身过度活化的炎症反应是 ALI、ARDS 和 MODS 的共同发病基础。

肺脏是唯一接受全部心排血量的器官,除了受到原位产生的炎症介质损伤外,还受到循环中由全身各组织产生的炎症细胞和炎症介质的损伤。肺泡巨噬细胞不但释放一系列炎症介质,还产生大量局部趋化因子,引起中性粒细胞等在肺内聚集,造成损伤。此外肺有丰富的毛细血管网,血管内皮细胞在局部炎症反应中起着积极作用。因此在 SIRS 过程中,肺脏受损的时间早、程度重、发生快。在临床上有时 ARDS 成为 MODS 中最早或唯一出现的器官功能障碍。

炎症级联可分为相互重叠的 3 个阶段,即启动、放大和损伤。在启动阶段,多种免疫与非免疫细胞产生释放各种炎症介质和细胞因子;在放大阶段,效应细胞如中性粒细胞被活化、趋化、扣押在肺等靶器官中;在损伤阶段,扣押于肺的效应细胞释放活性氧代谢产物和蛋白酶等,引起靶细胞损害,主要表现在肺血管内皮细胞(lung vascular endothelial cell,LVEC)损伤造成肺微血管通透性增高和/或肺泡上皮细胞(alveolar epithelial cell,APC)的损害,引起大量富含蛋白质和纤维蛋白的液体渗出至肺间质和肺泡,形成非心源性肺水肿,透明膜形成,并伴肺间质纤维化。此种炎症级联过程是系统性和全身性的。效应细胞和炎症介质两种主要因素共同参与了肺损伤,在 ARDS 的发病中起着关键作用。

应该引起重视的是,机体在受到严重创伤或感染因素等打击后,激发引起机体 SIRS,在此基础上如果再次受到即使程度较轻的打击,也很容易诱发 ARDS,即"二次打击"理论。目前认为,MODS 是 SIRS、CARS 或混合性抗炎反应综合征(mixed anti-inflammatory response syndrome,MARS)发展的结果,而 ARDS 实际上就是 MODS 在肺部的表现。

在此过程中,过度炎症反应激活大量效应细胞,并释放炎性介质参与了肺损伤。一些直接致病因素能对肺泡膜产生直接的损伤,但更重要的是多种炎症细胞及其释放的炎症介质及细胞因子间接介导肺组织炎症反应,引起肺泡膜损伤,毛细血管的通透性增加,微血栓形成,肺表面活性物质减少,导致肺水肿和肺泡塌陷,从而造成肺的氧合功能障碍,形成顽固性低氧血症。参与 ALI/ARDS 的炎症介质有促炎细胞因子 TNF-α、IL-1、IL-6、PAF 和 PLA2 等;抗炎介质则包括抗炎细胞因子(IL4、IL-10、IL-13、IL-17、IL-1 受体拮抗剂等)、糖皮质激素及其他抗炎因素(黏附分子下调和特殊细胞的程序化死亡)。

## 二、全身炎症反应相关的效应细胞

### (一) 炎症细胞的激活

几乎所有肺内细胞都不同程度参与了 ARDS 发病过程,其中主要包括中性粒细胞、单核巨噬细胞、肺血管内皮细胞和肺泡上皮细胞等,其中中性粒细胞和肺内巨噬细胞在损伤中起关键作用。

**1. 中性粒细胞** 中性粒细胞是介导肺局部炎症的主要炎症细胞。有许多临床和实验证据表明,ALI/ARDS 病程早期的支气管肺泡灌洗液(bronchoalveolar lavage fluid,BALF)中有大量中性粒细胞聚集。正常情况下肺实质内中性粒细胞较罕见,炎症反应时细菌成分[脂多糖(LPS)、磷壁酸]、C5a、血小板活化因子(PAF)、肿瘤坏死因子(TNF)等均可激活中性粒细胞。

(1)中性粒细胞募集:在肺中趋化因子的作用下,活化的中性粒细胞沿趋化梯度向肺组织迁移。由于许多肺毛细血管直径小于中性粒细胞直径,且活化的中性粒细胞发生了细胞支架重排不易变形,因此很多中性粒细胞被扣押在肺毛细血管。同时,通过白细胞表面 $\beta_2$-整合素和内皮表面的细胞间黏附分子(ICAM)相互作用及定位于血小板和血管内皮组织表面 E-选择素、P-选择素的共同作用下,使白细胞黏附在内皮细胞。在趋化因子作用下,中性粒细胞可以游出毛细血管,移行至肺实质。中性粒细胞在肺内被活化,释放活性氧(ROS)和蛋白酶,造成肺实质细胞的损伤,肺纤维网状支架塌陷,肺表面活性蛋白减少,引起肺不张;同时破坏肺血管内皮的屏障,肺毛细血管膜通透性增加,并激活凝血与补体系统,加重血管内凝血。此外,中性粒细胞还促进某些趋化因子、促炎因子、血栓素 $A_2$(TXA2)、白三烯和 PAF 等释放,增强白细胞的黏附,放大其损伤作用,加重炎症反应和肺泡毛细血管膜的损伤。

中性粒细胞募集是宿主对感染和损伤进行有效防御的重要过程,但是中性粒细胞的过度激活是导致肺内失控性炎症反应从而造成 ALI/ARDS 的重要原因。有关中性粒细胞在 ALI/ARDS 发病机制中的作用是 ALI/ARDS 发病学研究的热点并已取得明显进展,目前基本阐明了中性粒细胞参与 ALI 的环节及涉及的主要分子。中性粒细胞在肺内和循环血液中各种炎性刺激的作用下,首先隔离于肺微血管内,继而黏附于微血管内皮并被激活,然后通过跨血管壁迁移和跨肺泡上皮迁移而最终到达肺泡腔内。中性粒细胞在上述过程中呈持续活化状态,不适当地释放一系列损伤介质引起弥漫性肺泡和血管内皮细胞损害,是导致 ALI/ARDS 甚至 MODS 的重要原因。

(2)中性粒细胞在肺微血管内的隔离及其与内皮细胞的黏附:中性粒细胞在肺微血管内隔离是 ALI 的最早表现之一。初始的隔离是中性粒细胞在炎症状态下生物力学发生改变的结果,而持续的隔离则涉及中性粒细胞与内皮细胞间的黏附作用;被隔离的中性粒细胞进一步与激活的微血管内皮细胞发生的黏附由黏附分子介导,可分为松散黏附和牢固黏附两个阶段。

（3）中性粒细胞对组织的损伤效应

1）活性氧自由基:激活的中性粒细胞处于呼吸爆发状态,可产生大量的活性氧代谢产物如 $O_2^-$、$H_2O_2$ 以及 $OH^-$ 等。活性氧自由基具有极为活泼的反应性,可通过多种机制介导肺组织细胞损伤:①脂质过氧化反应,损伤生物膜磷脂;活性氧自由基与蛋白质交联,致使蛋白质肽键断裂、蛋白质构型改变、酶活性改变等;直接损伤核酸,导致细胞死亡。研究表明,氧自由基可致使 ALI/ARDS 患者 BALF 中谷胱甘肽大部分氧化、α1-抗胰蛋白酶（AAT）灭活以及蛋白质成分破坏等。②破坏间质胶原肽键,降解透明质酸,损伤细胞间质。③激活更多的中性粒细胞,触发中性粒细胞和内皮细胞黏附分子表达,促进炎症介质如 TNF-α、PAF、白细胞三烯、前列腺素以及激活的补体 C3b、C4b 等的释放,进一步介导组织的损伤。④活化 NF-κB。另外,ALI/ARDS 时常有大量 NO 自由基生成,并与 $O_2^-$ 反应生成毒性更强的过氧化亚硝酸盐（$ONOO^-$）。$ONOO^-$ 除可引发脂质过氧化外,还可抑制 $Na^+$-$K^+$-ATP 酶、线粒体酶等多种酶的活性,引起蛋白硝化,造成 DNA 链断裂等,从而造成肺组织的广泛损伤。目前认为 ALI/ARDS 时大量的氧自由基主要通过中性粒细胞膜上的 NADPH 氧化酶产生,同时新的研究提示一氧化氮合酶（NOS）也可能参与了氧自由基的生成,其具体机制仍未完全阐明。

2）蛋白水解酶:中性粒细胞内含有多种蛋白水解酶类。中性粒细胞过度激活后蛋白水解酶通过脱颗粒释放到细胞间质,分解细胞外纤维与基质造成肺组织损伤。与肺组织细胞损伤关系最大的是中性粒细胞蛋白水解酶类,包括弹性蛋白酶（neutrophil elastase,NE）、组织蛋白酶（cathepsin,Cat）和基质金属蛋白酶（matrix metalloproteinase,MMP）等。其中以 NE 最为重要。人肺干重 20% 以上为弹性蛋白,上述这些酶中,只有 NE 具有特异的水解弹性蛋白的作用,这也从侧面表明 NE 的破坏力最强,约占总活力的 80%。弹性蛋白是构成肺气-血屏障细胞外基质的主要成分,被分解后上皮细胞之间的紧密连接遭到破坏,大量蛋白和活性物质渗透至肺间质。

NE 对肺组织的破坏作用包括:①降解弹性蛋白,分解Ⅰ、Ⅱ、Ⅲ型胶原蛋白和细胞间纤维连接蛋白以及基膜的主要结构蛋白Ⅳ型胶原蛋白,造成肺纤维网状支架塌陷、肺泡扩张、肺泡毛细血管基膜通透性增加和肺水肿;②破坏肺血管内皮细胞,增加微血管通透性;③损伤肺泡上皮,破坏肺表面活性物质;④激活凝血、纤溶、补体和激肽系统等,导致凝血障碍、纤溶亢进、出血倾向,甚至 DIC;⑤诱导细胞因子如 ET、IL-8、粒细胞集落刺激因子（granulocyte colony stimulating factor,G-CSF）的表达,进一步激活中性粒细胞释放 NE,从而形成恶性循环。

组织蛋白酶包括 Cat B、Cat D 和 Cat G,其中 Cat G 的损伤作用最强,除了可以水解蛋白多糖,还可降解培养内皮细胞表面的血栓调节蛋白,导致内皮细胞表面抗凝功能障碍和全身凝血功能障碍。

MMP 包括胶原酶（MMP-1）、明胶酶（MMP-2）和基质溶解素（MMP-3）,分别具有消化胶原、明胶和蛋白多糖的作用,从而破坏基膜的完整性,加重肺水肿。

肺组织中主要的蛋白酶抑制剂 α1-抗胰蛋白酶（α1-antitrypsin,AAT）可有效对抗上述中性粒细胞蛋白酶的活性,但其活性中心蛋氨酸残基 351 和 358 位点对氧自由基具有易感性,尤其在 Cl⁻ 存在的情况下,通过过氧化氢($H_2O_2$)-髓过氧化物酶(MPO)产生的 OCl⁻ 极易破坏 AAT,使其对蛋白水解酶的抑制作用减弱。而 PE 则可激活 C5a 等补体系统使中性粒细胞和血小板聚集,进而释放胰弹性蛋白酶(PE);还可产生大量氧自由基(OFR)以灭活 AAT,因而增强了 PE 的活性和破坏性。ALI 发病早期,白细胞释放少量的 PE,可能被 AAT 所抑制;随着病情的发展,机体 AAT 保护性抑制受到破坏,PE 释放增多,导致急性通透性肺水肿。因此蛋白酶-抗蛋白酶系统的失衡导致肺组织的损伤。

3)炎性细胞因子:激活的中性粒细胞可以产生多种细胞因子,包括 TNF-α、IL-1、IL-8 等促炎性细胞因子和 TGF-β 等抗炎性细胞因子。ALI/ARDS 时促炎因子与抗炎因子平衡失控,炎性细胞因子表达增加,参与肺组织的炎性损伤过程。TNF-α 可以进一步激活中性粒细胞,形成恶性循环。IL-1 可以刺激骨髓向循环中释放中性粒细胞,并增加细胞表面黏附分子的表达,从而促进中性粒细胞的黏附与游出,激活中性粒细胞使其发生脱颗粒和呼吸爆发,诱导单核巨噬细胞产生更多的 IL-1、IL-8、TNF-α 等细胞因子。IL-8 是 ALI/ARDS 时作用最强的趋化因子,中性粒细胞的募集和激活均与 IL-8 密切相关。IL-8 分子可通过与内皮细胞表面蛋白聚糖上的硫酸类肝素结合上调中性粒细胞表面 β₂-整合素的表达,并提高其亲和力。β₂-整合素与内皮细胞表面的 ICAM-1 相互作用,使中性粒细胞与内皮牢固黏附。同时,在 IL-8 浓度梯度的趋化下,中性粒细胞跨过内皮进入肺间质与肺泡腔,并继续受到 IL-8 的强烈刺激,发生呼吸爆发和脱颗粒现象,释放出大量的有害介质引起肺损伤。

4)脂类介质:激活的中性粒细胞产生的脂类介质主要包括白细胞三烯,简称白三烯(leukotriene,LT),如 LTB4 和血小板活化因子(PAF)。LTB4 对中性粒细胞具有强烈的趋化作用和较弱的激活作用,对肺血管的通透性无直接影响。LTB4 可以使中性粒细胞的氧自由基产生增加、NE 释放以及整合素表达上调。PAF 能激活血小板、单核巨噬细胞和中性粒细胞,诱导中性粒细胞呼吸爆发和脱颗粒,还可以通过与中性粒细胞上的受体结合激活 β₂-整合素,介导中性粒细胞与内皮的黏附进而激活中性粒细胞,亦可直接作用于肺血管内皮细胞膜受体,使内皮细胞连接松散、血管通透性增加。

5)NF-κB:NF-κB 是一种广泛存在于多种细胞具有多向性转录调节作用的蛋白因子。NF-κB 在静息状态下与胞质内抑制蛋白 IκB 结合呈非活性状态,受到细胞外信号刺激后,经过复杂的信号转导过程,IκB 氨基酸末端两个丝氨酸残基磷酸化,磷酸化的 IκB 被降解,NF-κB 与 IκB 分离,NF-κB 随之从细胞质进入细胞核内,在辅助激活因子的帮助下与特定的序列即 5p2GGGACTTTCC23p 基因序列特异性结合,迅速诱导多种细胞活化基因的表达。在 ALI/ARDS 的发病过程中涉及的多种重要分子,如早期炎症反应细胞因子(TNF-α、IL-1、IL-8)、黏附分子(ICAM-1、ECAM-1、VCAM-1、E-选择蛋白)和趋化因子等的表达,都需要 NF-κB 的激活。因此,NF-κB 在启动、放大和延续肺部炎症反应中起着关键调节作用,ALI/ARDS 时可能存在 NF-κB 的过度激活。Schwartz 等发现 ARDS 患者肺泡巨噬细胞内 NF-κB 激活水平显著增高,而且与 BALF 中 IL-1、IL-6、IL-8 和 TNF-α 的增高呈正相关。

随着研究的深入,有证据表明中性粒细胞可能不是 ALI/ARDS 发展的必要条件。如严重中性粒细胞减少症患者也能发展为 ALI/ARDS,同时,重症肺炎的患者使用集落刺激因子增加循环中性粒细胞的数量,并不会加重肺损伤的严重程度,而动物实验证实非中性粒细胞依赖 ALI/ARDS 的存在。因此,中性粒细胞在肺损伤中的确切作用尚需进一步探讨。

**2. 肺泡巨噬细胞** 肺泡巨噬细胞（alveolar macrophage,AM）是肺中最丰富的非实质细胞，它们具有吞噬作用，同时表达特殊细胞表面受体，能合成和释放各种介质。在损伤、炎症等刺激存在时，肺泡巨噬细胞被活化，释放多种趋化因子和细胞因子，如 TNF-α 和 IL-1β 可促进中性粒细胞在肺的趋化和聚集，可能是 ALI/ARDS 的启动因子；肺泡巨噬细胞能生成组织因子（tissue factor,TF）、纤溶酶原激活物抑制物而促进凝血过程。另外，肺泡巨噬细胞可清除肺泡中渗出物，释放血小板衍生生长因子（PDGF）、转化生长因子（TGF-β）、胰岛素样生长因子（IGF）等，对 ALI/ARDS 后纤维化的发生有着重要作用。

**3. 血小板** 血小板被激活可损伤肺泡-毛细血管膜。ALI/ARDS 时，内毒素、免疫复合物、凝血酶、组织因子（TF）及胶原暴露等，均可激活血小板，使其变形、黏附、聚集和释放 5-羟色胺（5-HT）、TXA2 和 PAF，增加毛细血管静水压而加重肺水肿，并引起肺动脉高压和支气管痉挛。血小板还可与白细胞、单核巨噬细胞相互作用，放大损伤。血小板释放的 5-HT、TXA2，能促进中性粒细胞黏附，12-羟花生四烯酸（12-HETE）和血小板第 4 因子（platlet factor 4,PF4）具有中性粒细胞趋化作用，激活的白细胞又能释放活化血小板的物质。

**4. 其他细胞** T 细胞可释放 TXA2,还能通过释放 IL-2 参与 ALI/ARDS 发生。另外研究发现，ALI/ARDS 患者血液和 BALF 中嗜酸性粒细胞也可增加，激活后可释放 OFR 和多种颗粒蛋白（如主要碱性蛋白），对组织造成损伤；同时嗜酸性粒细胞还能生成、释放 PAF,具有使血管通透性增加和支气管平滑肌收缩的作用。此外，嗜酸性粒细胞、嗜碱性粒细胞和肥大细胞均可合成和释放 LTs,LTs 的主要成分为 LTC4、LTD4 和 LTE4；LTB4 具有强烈的趋化性，LTC4、LTD4 具有极强的支气管收缩作用。成纤维细胞在 ALI/ARDS 的肺水肿液诱导下表达炎症、黏附、增殖的调节基因，起自分泌和旁分泌作用；成纤维细胞活化、移行、增殖，生成前胶原增加及自身调节增殖功能障碍，是 ALI/ARDS 时肺纤维化的基本机制。

**（二）肺血管内皮细胞的激活和损伤**

肺泡-毛细血管屏障有两个细胞层，即微血管的内皮层和肺泡上皮层。由于解剖等原因，肺脏往往是感染或创伤时最易受损的器官，而肺血管内皮细胞又是最早受损伤的细胞，目前认为血管内皮细胞有着复杂的代谢功能。全身性内皮激活和损伤是 MODS 的重要原因，与 ALI/ARDS 结局高度相关。激活的内皮细胞可生成、释放 IL-8、巨噬细胞炎性蛋白（MIP）-2、TNF-α、IL-1β、PAF 等，表达黏附分子 E-选择素、ICAM-1、VCAM-1 等，使更多的白细胞从循环游出到炎症部位；可分泌前列环素（PGI2）、内皮素（ET）、一氧化氮（NO），影响血管舒缩功能；并生成血管性假血友病因子（von Willebrand factor,vWF）、组织因子（TF）、纤溶酶原激活物抑制剂（plasminogen activator inhibitor,PAI），引起凝血亢进而促进血栓形成。另一方面，受损的内皮细胞代谢、灭活活性物质能力下降，也能引起血浆中某些物质（如内皮素-1）水平增高，导致血管壁的通透性增加。

血管内皮细胞可释放氧自由基、花生四烯酸代谢产物、前炎症因子等炎性物质，表达某些黏附分子，并通过调节血管张力，影响凝血、纤溶过程，参与 ARDS 发病。ARDS 急性期肺泡-毛细血管屏障通透性增加，富含蛋白质的水肿液进入肺泡腔，内皮细胞损伤和血管通透性增加对肺水肿的形成具有重要意义。

肺血管是全身最大的血管床，肺脏是含血量最丰富的器官。肺毛细血管内皮面积大，是唯一接受全部心输出血量的器官。肺血管内皮细胞（pulmonary vascular endothelial cell,

PVEC）是肺组织的重要组成部分。肺血管内皮呈连续性完整结构,通透性较低,发挥选择性通透屏障作用。PVEC 是整个肺循环的内衬,面积大、数量多、代谢活跃、功能复杂,在 ALI 的发病过程中,PVEC 受损伤最早,结构、形态和功能均发生变化。当内毒素、氧自由基、炎症介质等有害物质进入血液循环后,首先损伤肺毛细血管内皮细胞(pulmonary capillary endothelial cell,PCEC),使内皮细胞单层(monolayer)的通透性增加、收缩、死亡。有实验结果显示,PCEC 损伤 2 小时后,可出现肺间质水肿,12~24 小时后,便出现肺泡水肿。血管内皮细胞损伤后,产生 TXA2、PAF 和 LTs 等,可趋化更多的中性粒细胞和血小板进入肺组织。由于解剖结构的特点,肺脏不仅是创伤或感染后受损伤的首位靶器官,而且 PVEC 也是最早损伤的靶细胞,又是活跃的效应细胞,有着复杂的代谢与调节功能,主动参与 ALI/ARDS 的发生、发展和转归。

### （三）肺泡上皮细胞损伤

肺泡上皮细胞在 ALI/ARDS 的发病过程中居重要地位。正常情况下,肺泡上皮组织主要由 I 型肺泡细胞(AT I)和 II 型肺泡细胞(AT II)组成。 I 型肺泡细胞形态扁平,虽然只占了肺泡上皮细胞的 40%,却覆盖了肺泡表面的 95%。 I 型肺泡细胞是保证气体交换的肺泡毛细血管膜的重要组成部分。在 ALI/ARDS 过程中, I 型肺泡细胞容易受到损伤而发生坏死,使肺泡上皮基膜暴露,暴露的基膜与血浆蛋白以及炎症诱导产生的蛋白质结合共同形成临时基质。 II 型肺泡细胞形态呈立方形,其主要功能是合成与分泌肺表面活性物质。两种细胞对于宿主的防御和免疫都有重要作用。相对而言, I 型肺泡细胞对损伤更敏感,细胞也更容易死亡;而 II 型肺泡细胞对损伤较为耐受,且可以增殖分化为 I 型肺泡细胞,对于肺泡上皮屏障的形成和修复有重要意义。 II 型肺泡细胞在肺部损伤和局部炎症的作用下发生迁移与增殖,构成新的肺泡上皮并最终重建正常肺泡上皮细胞群。发生改变的肺泡上皮通过介质分泌或与成纤维细胞直接接触,参与肺部的炎症反应或修复过程。这些细胞还可以产生表面活性物质和调节出入肺泡的液体平衡。肺泡上皮细胞受损、屏障破坏、生成表面活性物质减少,以及从肺泡腔运出离子和液体的能力降低,是引起肺泡水肿、肺泡塌陷的重要因素。上皮的损伤容易继发肺纤维化和细菌性肺炎。此外,LPS 刺激或肺泡机械牵拉时上皮细胞还可产生细胞因子放大炎症反应。肺泡上皮细胞的损伤是 ALI/ARDS 后肺纤维化的重要发病机制。

## 三、炎症介质与炎症反应

机体在感染和创伤等应激状态下,局部炎症细胞释放 TNF-α,TNF-α 又作用于炎性细胞引起 IL-1、IL-6、IL-8、PAF 等释放,它们之间相互作用引起广泛性全身反应,同时反馈引起内源性抗炎介质的释放(IL-4、IL-10、IL-13 等),以达到制衡炎症反应的目的。当各种原因引起大量炎症介质释放,而内源性抗炎介质又不足以抵消其作用时,SIRS/CARS 失衡,细胞因子由保护效应变为自身破坏作用,不但损伤局部组织细胞,同时打击远隔器官,最终导致 ARDS 发生。已知在这一炎症反应过程中涉及的细胞因子和炎症介质不下几十种,疾病发展的不同阶段、不同时相、不同严重程度及体外因素都会影响到其释放水平。目前还难以确定哪种细胞因子或炎症介质在发病中起着首要作用,也没有单一的细胞因子能导致机体死亡。在此,不再一一叙述。

## 第四节 急性肺损伤与急性呼吸窘迫 综合征的病理变化和病理分期

### 一、ARDS 病理变化

ARDS 特征性病理变化为肺毛细血管内皮细胞与肺泡上皮细胞屏障的通透性增高,肺泡与肺间质内积聚大量的水肿液,其中富含蛋白及以中性粒细胞为主的多种炎症细胞。中性粒细胞黏附在受损的血管内皮细胞表面,进一步向间质和肺泡腔移行,释放大量促炎介质,如炎性细胞因子、过氧化物、白三烯、蛋白酶、PAF 等,参与中性粒细胞介导的肺损伤。除炎症细胞外,肺泡上皮细胞及成纤维细胞也能产生多种细胞因子,加剧炎症反应过程。凝血和纤溶紊乱也参与 ARDS 的病程,ARDS 早期促凝机制增强,而纤溶过程受到抑制,引起广泛血栓形成和纤维蛋白的大量沉积,导致血管堵塞及微循环结构受损。ARDS 早期在病理学上可见弥漫性肺泡损伤,透明膜形成及 I 型肺泡上皮或内皮细胞水肿、坏死,II 型肺泡细胞增生和间质纤维化等表现。

弥漫性肺泡损伤是 ARDS 特征性的病理变化。1976 年 Katzenstein 等提出"弥漫性肺泡损伤"(diffuse alveolar damage,DAD)的概念并指出 DAD 是 ARDS 的特征性改变。2005 年,Ferguson 等明确提出 DAD 的病理判断标准,包括肺泡透明膜形成(富含蛋白的肺泡和间质水肿)伴 I 型肺泡细胞和/或肺毛细血管内皮细胞坏死、广泛炎症细胞浸润、明显的间质纤维化、II 型肺泡细胞增生(晚期)四项中的至少一项。

肺实质细胞损伤是 ARDS 主要的病理特点。ARDS 早期,肺间质和肺泡腔内富含蛋白的液体积聚,肺泡内透明膜形成,肺泡塌陷,造成弥漫性微小肺不张。由于 ARDS 发病急、进展快,部分患者在一期或二期死亡;晚期 ARDS 患者表现出明显的纤维化是其最严重的后遗症,影响患者预后,增加病死率。但需要注意的是同一患者同一时间的不同肺组织可处于不同病理阶段,炎症反应和修复过程可能同时存在。

此阶段,ARDS 的基本病理生理改变是 DAD 和弥漫性肺毛细血管内皮细胞损伤,肺泡上皮和肺毛细血管内皮通透性增加所致弥漫性肺间质及肺泡水肿、肺表面活性物质减少导致肺泡塌陷,肺容积减少、肺顺应性降低、肺内分流明显增加和严重的通气/血流(V/Q)比例失调,导致呼吸窘迫和严重低氧血症。

### 二、ARDS 病理分期

目前认为,ARDS 病理变化的发生、发展主要与肺泡损伤病程度相关,不同病因所致 ARDS 病理变化基本相同。ARDS 病理变化大致可分为渗出、增生和纤维化等连续而又重叠的阶段。

#### (一) 渗出期(exudative phase)

见于发病后第 1 周,以毛细血管完整性丧失、肺泡上皮受损、富含蛋白质的液体积聚和肺水肿为特征。病变从肺血管通透性增加和炎症细胞浸润开始。内皮细胞肿胀,细胞间隙扩大,吞饮小泡增多,细胞坏死、脱落,基底膜裸露,导致管腔纤维蛋白微血栓形成、通透性增加和富含蛋白的液体渗出,形成肺间质水肿。病变还会累及肺泡上皮细胞,造成肺泡上皮细胞的坏死脱落,肺泡间隔液体自由进出肺泡腔,形成肺实质水肿和透明膜。透明膜是 DAD 的标志之一,系血浆成分通过损伤的毛细血管和肺泡壁进入肺泡腔,并与肺泡腔中坏死上皮细胞碎片混合形成淡红色嗜酸性膜状物,免疫组织化学证实其主要成分是免疫球蛋白、纤维蛋白及补体等,表面常覆盖一薄层纤维连结蛋白。I型肺泡细胞主要负责气体交换,无增殖能力,损伤后不能再生;而II型肺泡细胞功能受损,不能增殖分化为I型肺泡细胞,无法使裸露区域修复,同时造成表面活性物质的缺乏和肺泡塌陷(图 4-1)。

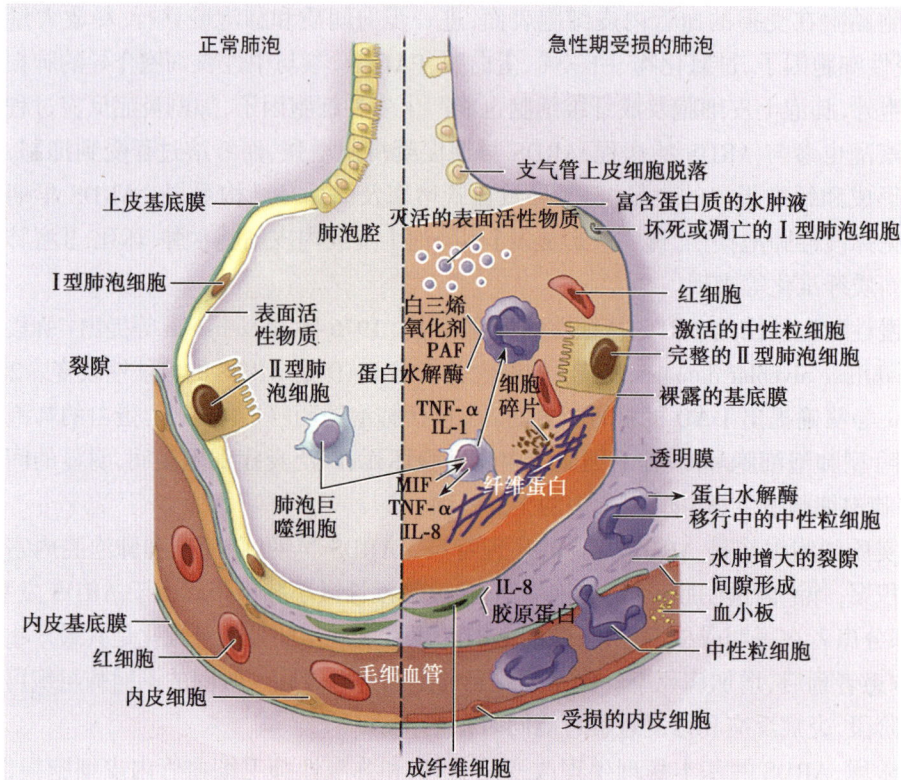

**图 4-1 ARDS 急性期肺泡损伤机制示意图**
注:左侧为正常肺泡;右侧为急性期受损的肺泡。

肉眼观,肺变重、变硬,呈暗红或暗紫的肝样变,可见水肿、出血。肺切面可见液体渗出。光镜检查表现为肺微血管充血、出血、中性粒细胞聚集和微血栓形成;肺间质和肺泡内有富含蛋白质的水肿液及炎症细胞浸润,肺泡间隔明显增宽;肺泡内可见淡红色、致密片状结构的透明膜形成,以及灶性或大片肺泡萎陷。电镜下,可见肺表面活性物质层断裂、聚集或脱落到肺泡腔;I型肺泡细胞变性,其薄区出现坏死,II型肺泡细胞空泡化,板层小体减少或消失;在上皮细胞破坏明显处有透明膜形成,呼吸性细支气管和肺泡管处尤为明显。

**(二) 增生期( proliferative phase )**

最早在损伤后第 3 天开始出现,以第 2~3 周最明显,主要表现为肺组织中渗出液机化伴II型肺泡细胞增殖覆盖裸露的基底膜。镜下可见II型肺泡细胞、成纤维细胞增生,胶原蛋白合成释放(开始以Ⅰ型胶原蛋白为主)及渗出液机化等导致的肺泡间隔和肺泡膜增厚,肺泡腔内充满纤维蛋白和细胞碎片,透明膜增多,肺泡腔狭窄、塌陷。

增生期的进展取决于炎症反应强度和持续时间,如果能在短时间内控制炎症反应,这种早期的渗出和增生性反应可能有利于肺组织的修复。

### (三) 纤维化期 ( fibrotic phase )

是 ALI/ARDS 的后期病理变化阶段,在损伤后 5~7 天可观察到相应组织学变化,也有报道称发病后 24 小时内即开始出现,纤维化性肺泡炎是其主要特征。肺泡腔中间质成分及其产物逐渐增多,伴随新生血管形成;透明膜中成纤维细胞浸润,胶原纤维迅速增多,早期以Ⅲ型弹性胶原为主,后逐渐被Ⅰ型胶原所取代,细胞数量减少,进入纤维化期。即使非感染性病因引起的 ARDS,在后期也不可避免地合并肺部感染,常见有组织坏死和微小脓肿。

肉眼观肺部呈"蜂窝"样改变。光镜下可见纤维组织显著增生,导致肺泡间隔内和肺泡腔壁广泛增厚,肺泡壁后期可转变为无细胞的胶原组织,肺泡结构破坏;纤维化进程还可累及肺泡管、呼吸性细支气管及终末细支气管,造成阻塞性细支气管炎。肺血管床也出现广泛的管壁增厚,动脉变形扭曲,肺毛细血管扩张。肺纤维化的程度在不同的患者中有很大的差异,与肺损伤程度相关,是决定预后的重要因素。纤维化性肺泡炎的出现是病死率增加的危险因素,另外在疾病早期出现Ⅲ型胶原与病死率增加有关。

ALI/ARDS 过程中发生的纤维化与刺激局部成纤维细胞迁移、增殖及产生过多结缔组织介质有关,其纤维化过程不是简单的胶原蛋白沉积过程,而是胶原蛋白沉积与降解作用相互影响的复杂过程,并且最终沉积作用显著大于降解作用。

### (四) 消散期 ( resolution phase )

ALI/ARDS 为级联性炎症反应所致肺部弥漫性损伤的过程,包括肺泡渗出、炎症和纤维化,但是这种弥漫性损伤具有可逆性即可修复性。通过积极治疗,部分 ALI/ARDS 患者的病变可以完全消散,肺组织可以恢复正常。主要机制包括炎症消散、肺水肿的吸收、纤维的溶解和肺泡上皮细胞的修复,并由此使肺组织恢复正常结构和功能。

炎症反应作为机体的防御功能在发挥保护效应后应及时被清除,以避免过度炎症反应使机体受到损伤,炎症消散时迁移至肺部的白细胞被机体清除,炎症细胞游出。中性粒细胞和单核细胞的凋亡在消除和控制肺部炎症反应中发挥作用,凋亡的延迟可导致肺部炎症反应加重。炎性巨噬细胞主要通过游出而非凋亡的方式进行清除,引流入淋巴系统。

肺泡肺水的吸收主要依靠肺上皮细胞钠泵的主动转运机制,通过定位在Ⅰ型肺泡细胞的水通道被动从肺泡腔转运到肺间质中。在肺泡中还有大量的可溶性和不可溶性蛋白需要清除。可溶性蛋白以弥散的方式从肺泡上皮细胞间清除;不可溶性蛋白则通过肺泡上皮细胞的细胞内吞和胞转作用以及巨噬细胞的吞噬作用得以清除。Ⅱ型肺泡细胞增殖覆盖裸露的上皮组织,并转化为Ⅰ型肺泡细胞,恢复肺泡的结构并增加转运液体的能力。部分 ALI/ARDS 患者在发病第 1 周内可缓解,早期肺急性期改变可以完全消散,但多数患者在发病 5~7 天后病情仍然进展,进入亚急性期。在 ALI/ARDS 的亚急性期,病理上可见肺间质和肺泡纤维化,Ⅱ型肺泡细胞增生,部分微血管破坏并出现大量新生血管。部分患者呼吸衰竭持续超过 14 天,病理上常表现为严重的肺纤维化,肺泡内充填增殖的肺实质细胞和新生血管,肺泡灌洗液中可检出前胶原Ⅲ,肺泡结构破坏和重建。

ARDS 病理变化的发生、发展主要与肺泡损伤程度相关,不同病因所致 ARDS 病理变化基本相同,渗出、增生和纤维化几个阶段是连续而又重叠的(图 4-2)。

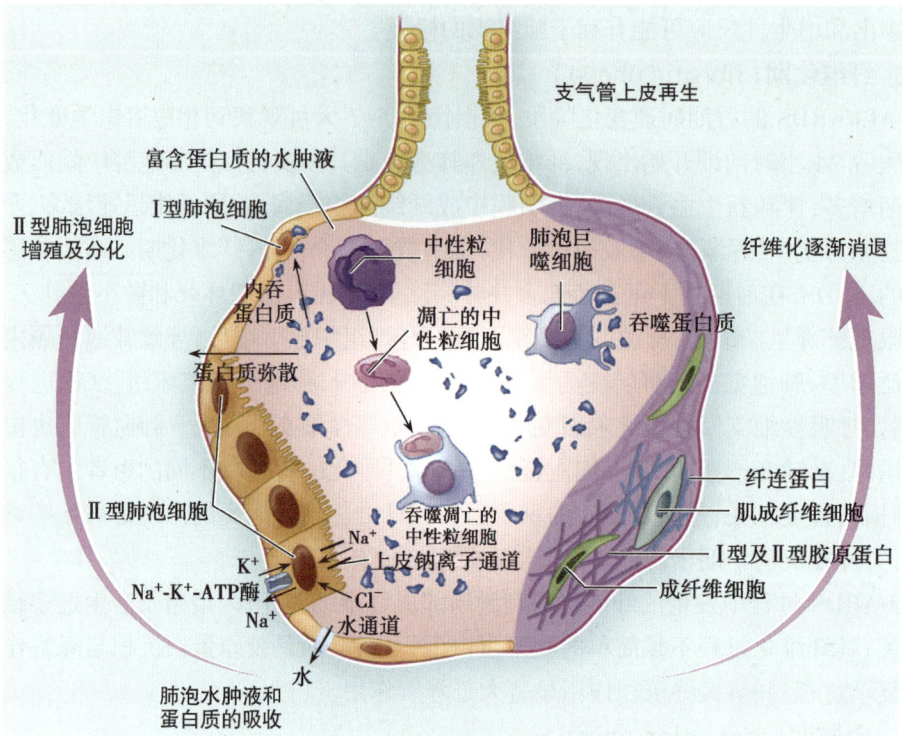

图 4-2　ALI/ARDS 肺泡损伤炎症和纤维化消散

# 第五节　急性肺损伤与急性呼吸窘迫综合征的诊断标准和临床分期

## 一、诊断标准

如何早期诊断并进行早期干预是提高 ALI/ARDS 患者生存率的关键。临床上应注意识别可能引起 ARDS 的高危因素,并结合临床表现进行必要的辅助检查(如胸片和血气)。自 Ashbaugh 于 1967 年报道 ARDS 以来,对 ARDS 的概念和诊断标准进行了多次修订,目前临床上广泛采用 1992 年欧美联席会(ATC)提出的 ARDS 诊断标准(表 4-1)。

表 4-1　1992 年欧美联席会议（ATC）ALI 与 ARDS 诊断标准

| | 起病 | 氧合障碍程度 | X 线胸片 | 肺动脉楔压 |
|---|---|---|---|---|
| 急性肺损伤 | 急性 | $PaO_2/FiO_2$ ≤300mmHg | 双肺有斑片状阴影 | 肺动脉楔压≤18mmHg,或无左心房压力增高的临床证据 |
| ARDS | 急性 | $PaO_2/FiO_2$ ≤200mmHg | 双肺有斑片状阴影 | 肺动脉楔压≤18mmHg,或无左心房压力增高的临床证据 |

ARDS 需满足:①急性起病;②$PaO_2/FiO_2 \leqslant 200mmHg$[不管呼气末正压(PEEP)水平];③正位 X 线胸片显示双肺均有斑片状阴影;④肺动脉楔压(PAWP)≤18mmHg,或无左心房压力增高的临床证据。如 $PaO_2/FiO_2 \leqslant 300mmHg$ 且满足上述其他标准则诊断为 ALI。

ATC 的标准一方面阐明了 ALI 到 ARDS 为一连续的病理过程,其早期阶段为 ALI,重度 ALI 即为 ARDS,有利于患者的早期诊断和治疗;另一方面,该标准易于为临床所接受,它排除了 PEEP 作为诊断依据,同时也不强调 PAWP 的测定,相应的临床证据即可作为诊断依据。该标准与以往标准相比有以下区别:①PEEP 改善氧合的效应具有时间依赖性,而且其水平提高与氧合改善并不呈正相关,因此不考虑 PEEP 水平;②医师的经验及指征掌握等许多因素均影响机械通气应用,可因未及时采用机械通气,而使患者延误诊断,因此也不把机械通气作为诊断条件;③肺动脉楔压≤18mmHg 作为诊断条件,有助于排除心源性肺水肿;④与以往常用的 $PaO_2/FiO_2 \leqslant 100mmHg$ 相比,≤200mmHg 作为诊断条件能使患者更早地得到诊断。

由于 ATC 的 ALI/ARDS 诊断标准较为宽松,对 ALI/ARDS 有很高的诊断率,但仍存在下列问题:①以氧合指数作为诊断 ALI/ARDS 的指标简单易行,但未把是否行机械通气和行机械通气的时间纳入诊断标准,也未强调 PEEP 对氧合的影响。有研究表明,氧合指数并不能反映肺损伤的严重程度,并且与患者的预后没有相关关系。此外,PEEP 水平可以影响氧合指数,氧合指数对 PEEP 反应不同,患者的预后也不一样。因而以氧合指数作为 ALI/ARDS 的诊断标准之一是否合理,还需要更深入的研究。此外,氧合指数难以排除通气功能障碍对氧合的影响。在临床应用中以肺泡-动脉血氧分压差($PA-aO_2$)可以更好地反映 ARDS 的病理生理特点,从而提高 ALI/ARDS 诊断的特异性。但 $PA-aO_2$ 易受吸氧浓度的影响。为了动态观察病情变化,对上机患者应尽量在相同的通气条件下进行前后比较。②ALI/ARDS 胸片的表现缺少特异性,在不同的原发病和不同的时期可有不同的表现,可以为间质或实质,散在或弥漫,可轻可重,但进展迅速。③若能除外左心房压高,PAWP 对诊断 ALI/ARDS 并非必需,但对无典型胸片或不能完全从临床表现除外左心房高压的患者,必须有 PAWP 作为诊断条件。但是最近有不少临床观察表明,部分 ARDS 患者 PAWP 可超过 18mmHg。

ALI/ARDS 的病因复杂,其发病机制可能也不尽相同,如果仅以临床表现和病理生理指标作为诊断标准,必然会影响其诊断的准确性。利用病变的肺组织直接做出病理学诊断是最佳的,但临床上开胸和穿刺肺活检不易实施,且 ALI/ARDS 患者很少行尸检。因此,病理诊断较为困难,临床需将 ALI/ARDS 与急性心源性肺水肿、部分间质性疾病和急性肺栓塞等常见病进行仔细鉴别。

此外,ATC 的诊断标准根本不考虑肺以外的脏器功能是否异常。ALI/ARDS 是由各种疾病引发的综合征,其背景较复杂,同样没考虑到因病因不同进展为 ALI/ARDS 的过程亦各异这种现象,因此不能反映不同病因所致脏器功能障碍的严重程度和病理生理改变。有研究显示,ALI/ARDS 时肺外脏器功能障碍是决定患者预后的重要因素。在 ALI/ARDS 患者中,单纯因呼吸功能障碍致死者仅占 9%~16%,大多因其他脏器功能障碍而死亡。

根据特征性的病理和病理生理改变,ARDS 的诊断标准应该具有以下特征:①弥漫性(或双侧)肺泡水肿或 X 线胸片具有弥漫性肺泡水肿的特征;②肺毛细血管通透性明显增加;③病理上具有 DAD 的表现;④具有低氧血症和呼吸窘迫等临床特征。这样诊断的特异性将明显提高,而不需要排除其他疾病如急性左心衰竭,但其临床应用尚需进一步探讨。

## 二、临床分期

ARDS 按 Moore 标准分为以下 4 期:

第一期(急性损伤期):以创伤、感染、休克等原发病表现为主要临床改变。此期可不表现出肺损伤或 ARDS 的症状,有的表现为呼吸频率开始增快,过度通气,并发展为低碳酸血症。此期氧分压尚属正常或在正常低值。

第二期(稳定期):多在原发病发生 24~48 小时后,此期呼吸增快,浅速而有轻度困难,肺部可听到湿啰音或少量干啰音。$PaO_2$ 下降,肺内分流增加,胸部 X 线检查显示细网状浸润阴影,反映肺间质液体含量增加。

第三期(急性呼吸衰竭期):此期病情发展迅速,呼吸困难加重,表现为呼吸窘迫。肺部听诊湿啰音增多。$PaO_2$ 进一步下降,吸氧难以纠正。X 线胸片因间质与肺泡水肿而出现典型的、弥漫性雾状浸润阴影。

第四期(终末期):严重呼吸窘迫,患者严重缺氧和高碳酸血症,最后导致心力衰竭、休克、昏迷。X 线胸片呈毛玻璃状 "白肺"。

不同原因引起的 ARDS,其临床表现可能会有所差别。通常内科系统疾病引起的 ARDS 起病较缓慢,临床分期不如创伤、重症急性胰腺炎等原因引起 ARDS 分期那样明确。但总体来说,ARDS 病程往往呈急性过程。但也有一部分病例,虽经过积极治疗,病程仍较长。

(陈海龙　王孟菲　蒋　柳)

## 主要参考文献

[1] 姚咏明. 急危重症病理生理学[M]. 北京:科学出版社,2013.

[2] 白春学,孙波. 急性呼吸窘迫综合征[M]. 上海:复旦大学出版社,2005.

[3] WARE L B,MATTHAY M A. The acute respiratory distress syndrome [J]. N Engl J Med,2000,342(18): 1334-1349.

[4] THOMPSON B T,CHAMBERS R C,LIU K D. Acute Respiratory Distress Syndrome [J]. N Engl J Med, 2017,377(6):562-572.

[5] BONE R C,BALK R A,CERRA F B,et al. Definitions for sepsis and organ failure and guidelines for the use of innovative therapies in sepsis. The ACCP/SCCM Consensus Conference Committee. American College of Chest Physicians/Society of Critical Care Medicine [J]. Chest,1992,101(6):1644-1655.

[6] BERNARD G R,ARTIGAS A,BRIGHAM K L,et al. Report of the American-European Consensus Conference on ARDS. Definitions,mechanisms,relevant outcomes,and clinical trial coordination [J]. Am J Respir Crit Care Med,1994,20:225-232.

[7] MEDURI G U,KOHLER G,HEADLEY S,et al. Inflammatory cytokines in the BAL of patients with ARDS: persistent elevation over time predicts poor outcome [J]. Chest,1995,108:1303-1314.

[8] MATTHAY M A,FUKUDA N,FRANK J,et al. Alveolar epithelial barrier. Role in lung fluid balance in clinical lung injury [J]. Clin Chest Med,2000,21(3):477-490.

[9] HUPPERT L A,MATTHAY M A,WARE L B. Pathogenesis of acute respiratory distress syndrome [J]. Semin Respir Crit Care Med,2019,40(1):31-39.

# 第五章
## 中医学对肺的认识

肺为五脏之一,在五行中属金,为清肃之脏,脏属阴,喜润而恶燥。在五脏阴阳之中,心、肺为阳,肝、脾、肾为阴;心、肺之中,心为阳(阳中之阳),肺为阴(阳中之阴)。肺为魄之处,气之主。肺主气、司呼吸,主宣发和肃降,助行心血,通调水道,朝百脉,主治节;肺与心同居膈上,位高近君,犹之宰辅,故称为"相傅之官"。肺在志为悲忧,在体合皮,其华在毛,开窍于鼻,在液为涕。肺与大肠、皮、毛、鼻等构成肺系统。肺与四时之秋气相应。手太阴肺经与手阳明大肠经在肺与大肠之间相互络属而构成表里关系,故肺与大肠相表里。

### 第一节　肺的解剖形态、经脉循行和生理特性

#### 一、肺的解剖位置和形态结构

##### (一) 肺的解剖位置

肺位于胸腔,在横膈之上,左右各一,上连气道,与喉、鼻相通连,故称喉为肺之门户,鼻为肺之外窍。

由于肺是五脏六腑中位置最高的一个器官,覆盖着其他脏腑,故称肺为"华盖"。《医贯·内经十二官》记载:"喉下为肺,两叶白莹,谓之华盖,以覆诸脏,虚如蜂窠,下无透窍,故吸之则满,呼之则虚。"华盖,古代帝王的华丽车盖。在此比喻肺覆盖于心(君主)之上,犹如帝王的车盖,说明其位置的重要。

##### (二) 肺的形态结构

肺脏呈白色,分为左肺和右肺。左肺又分为二叶,右肺又分为三叶。肺是一个质地疏松,内里含气的器官。其"虚如蜂窠","得水而浮",故称为清虚之脏。

#### 二、肺的经脉循行

肺脏与大肠相表里,手太阴肺经之经脉与手阳明大肠经之经脉互为络属,决定了两者生理上的联系和病理上的相互影响。

《灵枢·经脉》记载:"肺手太阴之脉,起于中焦,下络大肠,还循胃口,上膈属肺。从肺系横出腋下,下循臑内,行少阴心主之前,下肘中,循臂内上骨下廉,入寸口,上鱼,循鱼际,出大指之端;其支者,从腕后直出次指内廉,出其端。"本经多气而少血,又为肺疾所表现部位,因此,凡上述部位出现病证,皆可责之于肺或与肺有关,或可涉及大肠。

《灵枢·经脉》还记载:"大肠手阳明之脉,起于大指次指之端,循指上廉,出合谷两骨之间,上入两筋之中,循臂上廉,入肘外廉,上臑外前廉,上肩,出髃骨之前廉,上出于柱骨之会上,下入缺盆,络肺。下膈,属大肠;其支者,从缺盆上颈贯颊,入下齿中,还出挟口,交人中,左之右,右之左,上挟鼻孔。"因此,凡上述部位出现病证,皆可责之于大肠或与大肠有关,或可涉及肺脏。

肺与大肠之间还通过络脉、经别、六合关系加强相互体表、体内关系以及循环径路上表里相贯。

### 三、肺的生理特性

#### (一) 肺为华盖

"华盖",原指古代帝王的车盖,《黄帝内经》以之喻肺。《素问·病能论》说:"肺者脏之盖也。"肺位于胸腔,覆盖五脏六腑之上,位置最高,因而有"华盖"之称。肺居于高位,又能行水,故称为"水上之源"。肺覆盖于五脏六腑之上,又能宣发卫气于体表,具有保护诸脏免受外邪侵袭的作用,故《素问·痿论》说:"肺者,脏之长也,为心之盖也。"肺居心上,为五脏六腑之华盖,朝百脉而行气与脏腑,故为脏腑之长。由于肺位最高,与外界相通,故温邪外侵,首先被犯,肺又外合皮毛,风寒燥湿外袭,皮毛受邪,亦内合于肺,故肺为诸邪易侵之脏。

#### (二) 肺为娇脏

肺为娇脏,是对肺的生理病理特征的概括。生理上,肺清虚而娇嫩,吸之则满,呼之则虚,为脏腑之华盖,百脉之所朝会;病理上,外感六淫之邪从皮毛或口鼻而入,常易犯肺而为病;其他脏腑病变亦常累及于肺。简而言之,肺位最高,邪必先伤;肺为清虚之脏,清轻肃静,不容纤芥,不耐邪气之侵。故无论外感、内伤或其他脏腑病变,皆可病及于肺而发生咳嗽、气喘、咯血、失音、肺痨、肺痿等病症,故称为"娇脏"。娇嫩之肺一旦被侵犯,治疗当以"治上焦如羽,非轻不举"为法则,用药以轻清、宣散为宜,过寒、过热、过润、过燥之剂皆所不宜。

#### (三) 肺气与秋气相应

肺气旺于秋,肺与秋季、西方、燥、金、白色、辛味等有内在的联系。如秋金之时,燥气而令,此时燥邪极易侵犯人体而耗伤肺之阴津,出现干咳、皮肤和口鼻干燥等症状。又如风寒束表,侵袭肺卫,出现恶寒发热、头项强痛、脉浮等外感表证时,用麻黄、桂枝等辛散解表之药,使肌表之邪从汗而解。

## 第二节　肺的生理功能

### 一、肺主气司呼吸

肺主气是肺主呼吸之气和肺主一身之气的总称。气是人体赖以维持生命活动的重要物质。肺总摄一身之气,即人身之气均为肺所主,所以《素问·五脏生成》说:"诸气者,皆属于肺。"《类经·脏象类》也说:"肺主气,气调则营卫脏腑无所不治。"十分明确地指出了主气是肺的主要功能。肺主气包括主呼吸之气和主一身之气两个方面,是通过肺的呼吸功能来实现的。

### (一) 肺主呼吸之气

肺主呼吸之气,是指肺是气体交换的场所。如《素问·阴阳应象大论》说:"天气通于肺。"通过肺吸入自然界清气和呼出浊气,实现了体内外气体的交换。肺通过不断地呼浊吸清,吐故纳新,促进气的生成调节着气的升降出入运动,从而保证了人体新陈代谢的正常进行。所以《医宗必读》说:"肺叶白莹,谓之华盖,以覆诸脏,虚如蜂窠,下无透窍,吸之则满,呼之则虚,一呼一吸,消息自然,司清浊之运化,为人身之橐籥。"

肺主呼吸的功能,实际上是肺气的宣发和肃降运动在气体交换过程中的具体表现:肺气宣发,浊气得以呼出;肺气肃降,清气得以吸入。肺气的宣发与肃降运动协调有序,则呼吸均匀通畅。肺气失宣或肺气失降,临床上都会有呼吸异常的表现,但临床表现有所不同。若是因外感引动内饮,阻塞气道,肺气失宣,多为胸闷气急或发为哮喘;若是因肝火上炎,耗伤肺阴,肺失肃降,多致喘咳气逆。

呼吸运动不仅靠肺来完成,还有赖于肾的协作。肺为气之主,肾为气之根,肺主呼,肾主纳,一呼一纳,一出一入,才能完成呼吸运动。肺司呼吸的功能正常,则气道通畅,呼吸调匀。若病邪犯肺,影响其呼吸功能,则出现胸闷、咳嗽、喘促、呼吸不利等症状。

### (二) 肺主一身之气

肺主一身之气,是指肺有主持、调节全身各脏腑之气的生成和运行的作用。故《素问·六节藏象论》说:"肺者,气之本。"

肺主一身之气的作用体现在两个方面,一是主气的生成,二是调节全身气机。

肺主气的生成,体现于宗气的生成。一身之气主要由先天之气和后天之气构成。宗气属后天之气,由肺吸入的自然界清气,与脾胃运化的水谷精微所化生的谷气相结合而生成。宗气在肺中生成,积存于胸中"气海",上走息道出喉咙以促进肺的呼吸,如《灵枢·五味》所说:"其大气抟而不行者,积于胸中,名曰气海,出于肺,循咽喉,故呼则出,吸则入。",并能贯注心脉以助心推动血液运行,还可沿三焦下行脐下丹田以资先天元气,故在机体生命活动中占有非常重要的地位。宗气是一身之气的重要组成部分,宗气的生成关系着一身之气的盛衰,因而肺的呼吸功能健全与否,不仅影响着宗气的生成,也影响着一身之气的盛衰。

肺主一身之气的运行,体现于对全身气机的调节作用。所谓气机,泛指气的运动变化,升降出入为其基本形式。肺的呼吸运动,就是气的升降出入运动的具体表现形式。肺有节律的一呼一吸,对全身之气的升降出入运动起着重要的调节作用。肺的呼吸均匀通畅,节律一致,和缓有度,则各脏腑经络之气升降出入运动通畅协调。

肺气运动的特征是主降,故肺主要以影响整体气机"降"的环节而调节一身气机的活动。肺主一身之气的功能正常,则各脏腑之气旺盛;反之,肺主一身之气的功能失常,不仅影响宗气的生成,导致一身之气不足,并且还会影响一身之气的运行,导致各脏腑经络之气的升降出入运动失调,表现为少气不足以息、声低气怯、肢倦乏力等气虚之证候。

肺主一身之气和呼吸之气。实际上都隶属于肺的呼吸功能。"肺主气"是指人体正常状态的气,皆由肺主宰,以肺主呼吸为其核心,并体现于主气的各方面。在此基础上完成了一身之气的生成及对整体气机的调节,因此说,肺主一身之气的作用,主要取决于肺的呼吸功能,它是维持生命活动的基本条件。如果肺的呼吸功能失常,势必影响一身之气的生成和运行。若肺丧失了呼吸功能,清气不能吸入,浊气不能排出,新陈代谢停止,人的生命活动就会终结。当然,气的不足和升降出入运动异常,以及血液运动和津液输布排泄异常,亦可影响肺的呼吸运动而出现呼吸异常。

## 二、肺主行水通调水道

在中医学中,水之含义有三:一为五行之一,肾属水,故肾水并称;二为古病名,即水肿;三为人体的津液及其代谢产物。《读医随笔·气血精神论》说:"汗与小便,皆可谓之津液,其实皆水也。"肺主行水之水,当指此而言。肺主行水,是指肺气通过宣发肃降运动来通调水道,推动水液输布和排泄的功能。由于肺为华盖,其位最高,参与调节全身水液代谢,故清代唐宗海《血证论》称:"肺为水上之源,肺气行则水行。"

### (一)肺主行水

人体内的水液代谢,是由肺、脾、肾,以及小肠、大肠、膀胱等脏腑共同完成的。肺主行水,是指肺具有促进水液输布和排泄的功能,也就是指肺通过宣发肃降对体内水液的输布和排泄起着疏通和调节的作用,以维持体内水液代谢平衡的功能。

肺气宣发,一是使水液迅速布散到全身"若雾露之溉"以充养、润泽、护卫各个组织器官;二是使一部分被身体利用后的废水和剩余水分,通过呼吸、皮肤汗孔蒸发而排出体外。肺气肃降,使体内代谢后的水液不断地下行到肾,经肾和膀胱的气化作用,生成尿液而排出体外,以保持小便的通利。如果肺气宣降失常,失去行水的功能。水道不调,则可出现水液输布和排泄障碍,如痰饮、水肿等。

### (二)肺通调水道

《素问·经脉别论》说:"饮入于胃,游溢精气,上输于脾,脾气散精,上归于肺,通调水道,下输膀胱。水精四布,五经并行。"津液的生成、输布和排泄,关系到脾、肺、肾、膀胱等多个脏腑的作用,肺在其中起着"通调水道"的作用。肺通调水道的功能,是肺气的宣发和肃降在水液代谢方面的体现。肺气宣发可将津液输布于全身各脏腑器官与皮毛,以发挥其滋润濡养作用,部分津液经代谢后可依靠卫气"司开合"的作用,从汗孔排出体外。肺气肃降可使津液随气下行,上焦及全身代谢后的水液下输于肾和膀胱,经气化生成尿液,排出体外,以维持小便的通利。由于肺位最高,主肃降,不断地将上焦水液下输至肾和膀胱,以调节体内的水液代谢,故又有"肺为水之上源"之说。

### (三)宣肺利水法

如果外邪袭肺,肺失宣肃,行水无力,可致水液向上向外输布失常,水道不通,水液输布排泄障碍,使多余的水液不能排出而停聚于体内,则可见咳喘、咯痰、浮肿、尿少等症。内伤及肺,肺失肃降,可致水液不能下输其他脏腑,浊液不能下行至肾或膀胱,出现咳逆上气,小便不利,或水肿等症。肺气行水功能失常,导致脾转输到肺的水液不能正常布散,聚而为痰饮水湿;水饮蕴积肺中,阻塞气道,则影响气体交换,一般都有喘咳痰多,甚则不能平卧的表现。病情进一步发展,可致全身水肿,并能影响他脏的功能。故临床上对主要因外邪侵袭引起的肺气宣发运动失常而致的水液输布障碍,多用宣肺利水法来治疗,即《黄帝内经》所谓

"开鬼门"之法,这种宣肺利水消肿的治法被形象地喻之为"提壶揭盖法",清代徐大椿《医学源流论》则称为"开上源以利下流"。这就是肺在调节水液代谢中的作用,也就是肺的通调水道的生理功能。

## 三、肺朝百脉

朝,朝向、聚会之意。百脉,泛指人体全身之血脉。所谓肺朝百脉是指全身的血液都要通过血脉而聚会于肺,经过肺的吸清别浊、气体交换,然后再将富含清气的血液输送至全身的功能。由此可知,一方面许多血脉汇聚到肺,另一方面肺又朝向全身的血脉,使心肺在结构上相互联系。肺助心行血的生理基础是"肺司呼吸"的功能,肺通过呼吸运动,调节全身气机,从而促进血液运行。《素问·经脉别论》说:"食气入胃,浊气归心,淫精于脉,脉气流经,经气归于肺,肺朝百脉,输精于皮毛。"《黄帝内经》提出肺朝百脉论点,将心-血(脉气)-脉-肺联系起来论述血液的运行。肺助心行血的作用,体现了肺与心从生理病理角度在气和血运行方面的密切关系。

### (一) 肺助心行血

肺助心行血的生理作用主要表现在三个方面:一是全身血脉及脉中之血要不断地朝向和汇聚于肺。二是肺主管血之清浊转化。清血是指含有自然界大量清气的血液;浊血是指含有体内大量浊气的血液。肺通过朝百脉的途径,使心血不断地在肺中进行气体交换,确保心血的清浊转化,从而维持人体生命活动正常进行,所以《类经图翼·经络一》中指出:"肺者生气之原……一呼一吸,消息自然,司清浊之运化。"三是肺通过生成宗气助心行血。心脏搏动是血液循行的基本动力,心搏又主要依赖心气的推动,而心气的盛衰与宗气密切相关,宗气影响着心搏的强弱和节律。宗气"贯心脉"而助心行血,正是通过肺朝百脉实现的,故《灵枢·刺节真邪》说:"宗气不下,脉中之血,凝而留止。"

### (二) 肺贯通百脉

肺主一身之气,贯通百脉,调节全身的气机,故能协助心脏主持血液循环。所以,血液的运行,亦有赖于肺气的敷布和调节。《医学真传·气血》中说:"人之一身,皆气血之所循行,气非血不和,血非气不运。"

肺气旺盛,吸清呼浊平稳,气体交换协调,血中清气丰富,宗气生成充沛,助心推动血行,则血行正常;若肺气虚弱,吸清呼浊减弱,气体交换失调,血中浊气增加,清气减少,宗气生成不足,推动血行无力,则血行障碍,心律失常,可表现为胸中憋闷胀痛、咳喘无力、心悸、口唇发绀、舌质青紫等病症。

肺主气,心主血,全身的血和脉,均统属于心。心脏的搏动,是血液运动的基本动力。而血液的运行,又依赖于气的推动,随着气的升降而运行到全身。若肺气虚衰,不能助心行血,就会影响心主血脉的生理功能,而出现血行障碍。

## 四、肺主宣发肃降

宣发肃降是肺特有的运动方式,是气的升降出入运动在肺的表现。宣发,即宣布、发散,有向上、向外之意,也就是肺气向上的升宣和向外的布散;肃降,即清肃、下降,有向下、向内之意,也就是肺气向下的通降和使呼吸道保持洁净的作用。

## （一）肺主宣发

所谓宣发是指肺气具有向上的升宣和向外周布散的作用。主要体现在四个方面：一是肺朝百脉，通过经脉的气血运行，将脾所传输的津液和水谷精微布散到全身，外达于皮毛。二是百脉朝肺，通过肺呼吸运动排出体内代谢后产生的浊气，而完成气体交换；三是肺主皮毛，通过肺宣发卫气于体表，以防御外邪，温养肌表，调节汗孔开合，控制汗液排泄，维持体温的恒定；四是肺主气，通过肺气的向外运动，将会聚于肺的血液经清浊之气交换后布散至全身。因此，如果肺气失于宣散，则可出现呼吸不利，胸闷，咳嗽，以及鼻塞、喷嚏和无汗等症状。

## （二）肺主肃降

所谓肃降是指肺气具有向下、向内、清肃通降和使呼吸道保持洁净的作用。主要体现在五个方面：一是吸入自然界的清气，并向下布散；二是将脾转输于肺的津液和水谷精微向下布散，并把代谢后的水液下输于肾和膀胱；三是清除肺和呼吸道内的异物，保持其洁净和通畅；四是通过肺气的向内运动，使周身含有浊气的血液流经于肺并加以清除，使血液保持洁净；五是肺气的肃降还有利于大肠向下传导糟粕。

宣发和肃降的关系是互相依存、互相制约、不能分割的。肺气的宣发和肃降，常简称为肺主宣降，两者共同的生理效应简言之有五：一是维持呼吸运动正常，二是辅助心脏推动血行，三是输布水谷精微于全身，四是布散卫气于体表，五是促进水液输布排泄。可见肺气的宣发肃降运动是肺进行一切生理活动的基础，肺失宣降是肺脏功能障碍的基本病机，故宣降肺气就成为治疗肺病的主要方法。

肺气的宣发和肃降作用，是相反相成的矛盾运动。在生理情况下，相互依存和相互制约，病理情况下，则又常常相互影响。宣发和肃降是相互制约、相互为用的两个方面。没有正常的宣发，就不能有很好的肃降；没有正常的肃降，也会影响正常的宣发。只有宣发和肃降相互协调，有节律地宣和降，才能维持呼吸均匀，使气机调畅，实现体内外气体正常交换；才能使各个脏腑组织得到气、血、津液的营养灌溉，水液得以正常的输布代谢，又免除水湿痰浊停留之患；才能使肺气不致耗散太过，从而始终保持清肃的正常状态。如果两者的功能失调，就会发生肺气失宣或肺失肃降的病变，主要表现为气机失调、呼吸失常和水液代谢障碍。肺气失宣，临床上则以咳嗽为其特征，肺失肃降则以喘促气逆为其特征。

## 五、肺主治节

治节，即治理、调节之意。肺主治节是指肺辅助心脏治理和调节全身气、血、津液及各脏腑组织生理功能活动的作用。心为君主，肺为相辅。人体各脏腑组织按一定规律进行正常的生命活动而协调统一，除由心所主宰，还必须依赖肺协助心来治理调节，故《素问·灵兰秘典论》说："肺者，相傅之官，治节出焉。"

肺主治节的作用，主要体现于四个方面：其一，肺司呼吸。肺有节律的一呼一吸，呼浊吸清，对完成机体内外气体交换起着极其重要的作用。其二，调节气机。《类经·脏象类》说："肺主气，气调则营卫脏腑无所不治。"肺的呼吸运动是气的升降出入的具体表现。随着肺有节律的一呼一吸，使全身气的升降出入得到调节而气机协调通畅。其三，助心行血。肺朝百脉，全身的血液通过血脉流注汇聚于肺，进行气体交换，再重新输布全身；肺主气，调节气机，气行则血行。所以肺能辅助心脏，推动和调节全身血液的运行。其四，调节水液的代谢。

通过肺气的宣发和肃降,推动和调节水液的输布、运行和排泄。因此,肺主治节,实际上是对肺的主要生理功能的高度概括(表 5-1)。

表 5-1　肺的生理功能简表

| 主要功能 | 生理作用 | 病理表现 |
|---|---|---|
| 肺主气 | ①肺主呼吸之气:吸入清气,呼出浊气<br>②肺主一身之气:呼吸之气与水谷之气。积于胸中为宗气,上出喉咙而司呼吸,贯通心脉而行气血 | ①呼吸异常:胸闷、咳嗽、喘促等<br>②气虚不足:少气懒言,声低气怯,呼吸无力,肢倦乏力 |
| 肺主行水 | 肺为水之上源,能通调水道,参与水液代谢 | 水液代谢和排泄障碍:痰饮、水肿等 |
| 肺朝百脉,助心行血 | 协助心脏主持血液循环,体现了肺气与心血的关系 | 血行障碍:心与肺之间的气血关系失调 |
| 肺主宣发和肃降 | ①肺主宣发:输布水谷精微和津液;吸入清气,排出浊气;调节腠理开阖<br>②肺主肃降:呼吸运动,布散水谷精微和津液,肃清异物,保持呼吸道的清洁 | ①呼吸功能失调<br>②影响水液代谢<br>③影响气血的运行 |
| 肺主治节 | ①肺主呼吸<br>②调节全身的气机<br>③辅助心脏,调节和推动血液的运行<br>④调节水液代谢 | 呼吸、水液代谢和气血运行异常 |

# 第三节　肺与形窍志液的关系

## 一、肺主皮毛

皮毛,包括皮肤、汗腺、毫毛等组织,为一身之表。它们依赖于卫气和津液的温养和润泽,具有抵御外邪、分泌汗液、润泽皮肤、调节体温和辅助呼吸的作用,是保卫机体、抵御外邪的屏障,属五体之一。肺与皮毛相合,是指肺与皮毛的相互为用关系。

肺与皮毛的关系,可以从两个方面来理解。

### (一) 肺对皮毛的作用

**1. 肺气宣发,宣散卫气与皮毛**　肺主气,肺气宣发,发挥卫气的温分肉、充皮肤、肥腠理、司开合及防御外邪侵袭的作用。

**2. 肺主宣发,输精于皮毛**　即将津液和部分水谷精微向上、向外布散于全身皮毛腠理,以温养之,使之红润光泽。故《素问·五脏生成》说:"肺之合皮也,其荣毛也。"

综上,皮毛由肺得到卫气和气血的温养,便能发挥保卫机体、抵御外邪侵袭的屏障作用。肺的生理功能正常,则皮肤致密、毫毛光泽,抵御外邪侵袭的能力亦较强,故称肺主一身之皮毛。反之,肺气虚弱,其宣发卫气和输精于皮毛的生理功能减弱,则卫表不固而见自汗,抵御外邪侵袭的能力低下,而易于感冒,又可因皮毛失濡而见憔悴枯槁等现象。由于肺与皮毛相合,所以,在外邪侵袭皮毛、腠理闭塞、卫气瘀滞的同时,也常常影响及肺,导致肺气不宣;而外邪袭肺、肺气失宣时,也同样能引起腠理闭塞、卫气郁滞等病变。

## (二) 皮毛对肺的作用

**1. 皮毛能宣散肺气,以调节呼吸** 皮毛、汗孔的开合与肺司呼吸相关。肺司呼吸,而皮毛汗孔的开合有散气或闭气以调节体温、配合呼吸运动的作用。在中医学中,《黄帝内经》把汗孔称作"玄府",又称"气门""鬼门",故《素问·水热穴论》说:"所谓玄府者,汗空也。"就是说汗孔不仅排泄由津液所化之汗液的门户,而且也是随着肺的宣发和肃降进行着体内外气体交换的部位。所以,唐宗海在《医经精义》中指出,皮毛有"宣肺气"的作用。

**2. 皮毛受邪,可内合于肺** 若肺卫气虚,肌表不固,则常自汗出而呼吸微弱;如寒邪客表,卫气被郁遏,毛窍闭塞,可见恶寒发热、头身疼痛、无汗、脉紧等症;若伴有咳喘等症,则表示病邪已伤及肺,影响了肺的呼吸功能。故治疗外感表证时,解表与宣肺常同时应用。

## 二、肺开窍于鼻

鼻为呼吸出入的通道,与肺直接相连,具有通气的功能,而肺司呼吸,故有"鼻为肺窍"之说。在中医学中,属五体之一。鼻为呼吸道之最上端,通过肺系(喉咙、气管等)与肺相连,具有主通气和嗅觉的功能。鼻的通气和嗅觉功能均须依赖于肺气的宣发和肃降作用。肺气宣降功能正常,则鼻窍通利,呼吸平稳,嗅觉灵敏;若肺失宣发肃降,则鼻塞不通,呼吸不利,嗅觉亦差。故《灵枢·五阅五使》说:"鼻者,肺之官也","故肺病者,喘息鼻张"。《灵枢·脉度》说:"肺气通于鼻,肺和则鼻能知臭香矣。"正由于鼻为肺窍,故鼻又成为邪气侵犯肺脏的通路。所以,在病理上,外邪袭肺,肺气不利,常常是鼻塞、流涕、嗅觉不灵,甚则鼻翼扇动与咳嗽喘促并见,故临床上可把鼻的异常表现作为诊断肺病的依据之一,而治疗鼻塞流涕、嗅觉失常等病证,又多用辛散宣肺之法。

## 三、肺主声

声音出于肺而根于肾,喉是呼吸的门户和发音器官。《灵枢·忧恚无言》说:"喉咙者,气之所以上下者也;会厌者,声音之户也;口唇者,音声之扇也;舌者,音声之机也;悬雍垂者,音声之关也;颃颡者,分气之所泄也。"肺的经脉过喉,故喉的通气和发音与肺有关。肺主气,声由气发,所以声音的产生与肺的生理功能有关,因此称肺主声。肾脉夹舌本,肾精充足,上承会厌(会厌为声音之门户,肺的经脉亦通会厌),鼓动声道而出声。因此说,肺为声音之门,肾为声音之根。总之,中医学认为声音的产生与肺肾有关。如肺有病变,不仅可使喉咙通气不利,而且还可使声音发生变化。客邪壅肺者,肺气闭塞,为"金实则无声",其证属实;肺气虚弱,则声音低微,或肺阴不足,喉失所养,则声音嘶哑或失音者,为"金碎则无声",其证属虚(表5-2)。

表 5-2　肺与肢体官窍的关系简表

| 主要关系 | 生理作用 | 病理表现 |
|---|---|---|
| 肺主皮毛 | 宣发卫气,输精于皮毛:调节体温、呼吸、温润肌肤,分泌汗液,抵御外邪 | 肺气虚弱,水精不布,卫外不固:皮毛憔悴、枯槁,自汗出,易于感冒<br>皮毛受邪,内传于肺:肺气不宣 |
| 肺开窍于鼻 | 肺气调畅:呼吸均匀,鼻窍通利,嗅觉灵敏 | 肺气不利:鼻塞流涕,嗅觉失灵,呼吸异常 |
| 肺主声 | 喉为呼吸之门户与发音器官,肺为声音之门户,喉为肺系 | 声音异常:嘶哑、失音 |

## 四、肺在志为悲忧

以五志分属五脏,则肺在志为悲忧,指的是肺的功能与情志的"悲""忧"有关。关于肺之志,《黄帝内经》中有二说,一为肺之志为悲,二为肺之志为忧。《素问·阴阳应象大论》记载:"在脏为肺……在志为忧。"但在论及五志相胜时指出"悲胜怒"。《素问·宣明五气》认为:"精气……并于肺则悲。"悲和忧的情志变化,虽略有不同,但对人体生理活动的影响是大体相同的,因而悲和忧同属肺之志。悲和忧皆为人体正常的情绪变化或情感反应,由肺精、肺气所化生。过度悲哀或过度忧伤,则属不良的情志变化,它们对人体的主要影响是耗伤肺精、肺气,或导致肺气的宣降运动失调。《素问·举痛论》提出:"悲则气消……悲则心系急,肺布叶举,而上焦不通,荣卫不散,热气在中,故气消矣。"悲伤过度,可出现呼吸气短等肺气不足的现象。反之,肺精气虚衰或肺气宣降失常时,机体对外来非良性刺激的耐受能力下降,就容易产生悲忧的情绪变化。

## 五、肺在液为涕

涕,即鼻涕,是由鼻黏膜分泌的黏液,有润泽鼻窍的中作用。鼻为肺窍,鼻涕由肺津所化,经肺气的宣发作用布散于鼻窍,故《素问·宣明五气》说:"五脏化液……肺为涕。"肺津、肺气的作用是否正常,亦能从涕的变化中得以反映。若肺的功能正常,肺气充足,则鼻涕润泽鼻窍而不外流;若寒邪袭肺,肺失宣发,肺津被寒邪所凝而不化,则鼻流清涕;若肺热壅盛,则可见喘咳上气,流涕黄浊;若燥邪犯肺,则又可见鼻干无涕而痛。

(陈海龙　葛鹏　杨琦)

## 主要参考文献

[1] 李德新.中医基础理论[M].长沙:湖南科学技术出版社,2012.

[2] 吕晓东.中医肺病学临床研究[M].北京:人民卫生出版社,2017.

[3] 张登本.中医学基础[M].2版.北京:中国中医药出版社,2007.

[4] 周学胜.中医基础理论图表解[M].3版.北京:人民卫生出版社,2011.

[5] 李恩,李照国,李振江.黄帝内经理论传承与现代研究(下册)[M].北京:中国中医药出版社,2016.

# 第六章
## 中医学对胰腺及急性胰腺炎的认识

### 第一节　中医学对胰腺的认识

中医古代文献中并无胰腺的专有名词,对胰腺在五脏六腑中的归属一直存有争议,认为胰腺属于脾、命门、三焦者均有之,但对胰腺的解剖位置、形态及功能都早有记载,多将其描述或记录为"脾""总提"等。如《十四经发挥》记载:"脾广三寸,长五寸,掩乎太仓,附着于脊之第十一椎。"《医学入门》载:"脾居中脘一寸二分,上去心三寸六分,下去肾三寸六分。"金代医家李东垣在《脾胃论》中讲:"脾长一尺,掩太仓。太仓者,胃之上口也。"《难经·四十二难》载:"脾重二斤三两,扁广三寸,长五寸,有散膏半斤。"以上所指的"脾"实际上的解剖位置和形状与胰腺相符。至清代,王清任则对胰腺有了深入的认识,他在《医林改错》中描述:"津管一物,最难查看,因上有总提遮盖。总提俗名胰子,其体长于贲门之后,幽门之左,正盖津门。"因此可以认为,胰腺的解剖位置及功能在中医学中应归于脾的范畴。

《医纲总枢》记载:"脾形如犬舌,状如鸡冠,生于胃下,横贴胃底,与第一腰骨相齐,头大向右,至小肠头,尾尖向左,连脾肉边,中有一管,斜入小肠,名曰珑管。"其中珑管的描述与胰腺解剖特点十分吻合。结合西医学解剖知识来看,胰腺形态状如狗舌;从胃表面看,状如鸡冠。其头大尾尖,胰头向右,与幽门相及;至小肠头,胰体部靠近胃后壁,生于胃下,横贴胃底;胰尾向左,在脾的下方与脾门相接;胰管由胰头伸出,与胆总管共同开口于十二指肠乳头。由此可知,自《难经》以来,直至明清,中医长期把胰腺归于脾脏论述,但对其解剖结构认识不清。自清代王清任开始,第一次提出"胰"的名称,对人体胰腺有了较为具体的描述。他在《医林改错》中指出:"偏右胁向脊,幽门之左寸许,另有一门,名曰津门。津门上有一管,名曰津管,是由胃出精汁水液之道路。津管一物,最难查看,因上有总提遮盖。总提俗名胰子,其体长于贲门之右,幽门之左,正盖津门。总提下前连气府,提小肠,后接提大肠,在胃上后连肝,肝连脊。此是膈膜以下,总提连贯肝大小肠之体质。"直到清末及近代,胰腺开始被认为是一个独立的脏器,从脾脏中分离出来。清代医家叶霖在《难经正义》中指出:"胰,附脾之物,形长方,重约三四两,横贴胃后,头大向右,尾尖在左,右之大头,与小肠头为界,左之小尾,与脾相接,中有液管一条,由左横右,穿过胰之体,斜入小肠上口之旁,与胆汁入小肠同路,所生之汁,能消化食物,其质味甜,或名之甜肉云。"近代医家张锡纯在《医学衷中参西录》中明确指出:"膵为脾之副脏,在中医书中,名为散膏,即扁鹊《难经》所谓脾有散膏半斤也。"("膵"即为"胰"的旧称)张山雷在《难经汇注笺正》中也说:"胃后有甜肉一条……所生之汁,如口中津水,则古所谓散膏半斤,盖即指此。古之所称脾者,固并此甜肉而言……甜肉之汁,运入小肠,即以化食物中之脂肪质者。"如此"散膏""甜肉""珑管"之描述,其定位与现代胰腺解剖位置、生理功能十分近似,即如今之"胰腺"。

奉典旭经过对历代医家对"脾"的认识与现代胰腺的位置、解剖结构及功能的关系进行认真客观分析总结后认为,今日之胰当为古时之脾。按照中医理论,胰腺与脾的关系最为密切,其实质功能类同三焦,而其病理生理则与肝胆、胃、肠、肾相联系。

从这些论述中亦可知,目前比较一致的意见是胰腺归属于中医的脾最为合适。中医学认为"脾为后天之本",主运化水谷精微,在人体消化功能方面发挥着重要作用,这与西医学胰腺外分泌对消化的重要作用的认识相一致。

## 第二节　中医学对急性胰腺炎及其病机的认识

对于急性胰腺炎病名的认识,在中医经典文献中虽无专述,历代医家在中医文献中有不同的见解,但从《黄帝内经》开始,就有类似本病证候的阐述。其中有关脾心痛的描述,则与急性胰腺炎极为相似。此外,类似本病的记载还散在于胃脘痛、结胸、肝胃气滞、脾热病、胁腹痛及腹痛等门类中。如《素问·刺热》载:"脾热病者……烦心颜青,欲呕身热,热争则腰痛不可俯仰、腹满泄。"《灵枢·厥病》:"厥心痛,痛如以锥针刺其心,心痛甚者,脾心痛也。"《杂病源流犀烛·心病源流》:"腹胀胸满,心尤痛甚,胃脘当心痛,上支两胁,膈咽不通,胃心痛也。"《三因极一病证方论》:"脾心痛者,如针锥刺其心腹,蕴蕴然气满。""胃心痛""脾心痛"都属于"厥心痛"之一,但"脾心痛"其疼痛的程度甚于"胃心痛",与急性胰腺炎常出现上腹部的剧烈疼痛更为吻合。

对于本病的发病机制,历代医书也有许多记载,如《素问·五常政大论》记载:"少阳司天,火气下临,肺气上从……心痛胃脘痛,厥逆膈不通。"《素问·六元正纪大论》记载"木郁之发……民病胃脘当心而痛,上支两胁,鬲咽不通,饮食不下。"《伤寒论》中"结胸热实,脉沉而紧,心下痛,按之石硬者"等等。这些记载可能包括胰腺炎在内。其与肝胆、脾胃、大肠等关系密切,起因于暴饮暴食、恣啖膏粱厚味、贪凉饮冷,或暴怒伤肝,情志不畅,或蛔虫扰窜,皆可引致发病。若因饮食不节损及脾胃,脾胃运化失司,内生湿浊,湿蕴生热,湿热又可与食积结滞于肠腑而形成腑实证;热邪若与水饮相结则可形成结胸重证;湿热之邪熏蒸于肝胆,肝胆疏泄失利,胆汁外溢而形成黄疸。若因情志不遂,暴怒伤肝,肝气横逆克伐脾土,可致中焦气机升降失司,引起肝脾或肝胃气滞;气滞又可与湿热互结,影响肝胆脾胃的升降;气机不畅,久则血行不利,形成气滞血瘀;若蛔虫上扰,亦可阻滞胰管,使胰腺所泌之津汁排泄受阻引发本症;若热毒深重,热瘀互结,蕴结不散,可致血败肉腐,形成痈脓;瘀凝不通,化毒化火,热深阙深;严重者邪热伤正耗津,正不胜邪,可由内闭而致外脱,或内陷致厥。所以急性胰腺炎在发病时不论其属于哪种辨证分型都有热毒血瘀互结的病理本质。

总之,对于本病的发病机制,不外乎是外邪侵袭、情志失畅、饮食不节、虫积石阻及创伤等导致湿热积滞中焦,而致气滞血瘀。肝脾气机郁滞,导致热、湿、瘀蕴结中焦。因其主症是腹痛,故"腑气不通"在发病机制中具有重要作用。在各种诱因作用下,最初出现肝胆脾胃功能失调,疏泄不利,升降失和,而致气机不畅;继而气滞血瘀,生湿郁热,导致有形之邪壅塞,表现为脾胃湿热或实热蕴结为主的证候。如正不胜邪,可发生厥脱、血证等危象。从中医学角度来看,急性胰腺炎的病理机制在于少阳阳明合病,导致湿热蕴结于中焦,郁、结、热、瘀、厥是本病的关键环节。一般规律是:郁(气机郁滞)、结(实邪结聚)、热(实热内盛或湿热内蕴)、瘀(血行瘀阻)、厥(气血逆乱),其间可以相互兼夹或转换。这与西医学急性胰腺炎的主要病理是功能障碍、梗阻、炎症、血运失常和中毒性休克等变化基本类同。

临床上,急性胰腺炎中医辨证分型一般可分为肝郁气滞、肝胆湿热、脾胃实热、瘀毒互结、脾胃虚弱等常见类型,早期还有蛔虫上扰型。

## 第三节　中医学对急性胰腺炎辨证方法的认识

东汉末年张仲景所著《伤寒论》,其卓越贡献在于创立了六经辨证论治体系。张仲景全面分析外感热病发生发展过程,综合病邪性质、正气强弱、脏腑经络、阴阳气血、宿疾兼夹等多种因素,将外感热病发展过程中各个阶段所呈现的各种综合症状概括为 6 个基本类型,即太阳病、阳明病、少阳病、太阴病、少阴病、厥阴病,并以此作为辨证论治的纲领。任何一个类型都不是一种独立的疾病,而是外感热病在整个发展过程中或者病程的某个阶段所呈现的综合症状。六经病证彼此之间有机联系,并能相互传变。主张疾病之传变,决定于感邪之轻重、正气之强弱和医护之当否,或传或不传,或循经传,或越经传,或直中,或合病、并病,灵活多变,较之《黄帝内经》之传变学说,更符合临床实际。其三阳三阴分证,客观反映了外感热病由表入里、由浅入深、由轻到重、由实转虚的发展变化规律,具有极高的临床实用价值。其系统的辨证论治思想不仅对外感热病的诊治具有指导意义,而且广泛适用于中医临证各科。

虽然六经辨证的重点,在于分析外感风寒所引起的一系列的病理变化及其传变规律,而急性胰腺炎的发生发展过程并不完全符合六经传变的规律,所以有学者认为,急性胰腺炎多从阳明病证开始,不符合六经辨证的病邪传变(大多自表而里,在正复邪衰时由里达表)的规律,且难于分析概括重症急性胰腺炎临床常见的热瘀血证和脏衰证。但《伤寒论》中的少阳病篇、阳明病篇的诸多论述却好像就是对现代急性胰腺炎病因病机、临床证候及治疗方法的精彩阐述。

六经辨证,是《伤寒论》辨证论治的总纲,也是脏腑经络病理变化的临床表现。而脏腑经络之间,表里络属,彼此相关,故六经发病常处于运动变化之中,从而产生了六经病的传变。崔乃强等通过多年的实验研究及临床观察,提出了重症急性胰腺炎按病程可划分为初期、进展期和恢复期三期三个阶段,其间体现了少阳病证、少阳阳明合并证、阳明腑实证之间的传变的理论。

卫气营血辨证,是清代叶天士在伤寒六经辨证的基础上,创立并运用于外感病中急性温热病的一种辨证方法,明确概括总结了温热病邪由卫入气,由气入营,由营入血,病邪步步深入,病情逐渐加重的发生发展过程。但急性胰腺炎的发病直接从气分开始,多无卫分表证,而且尚未概括总结急性胰腺炎所出现的脏衰证(多器官功能障碍或衰竭)。

在中医五行学说中,五脏分属五行,五脏在生理上相互联系,在病理上相互影响,通过五行之间生克乘侮,本脏之病可以传至他脏,他脏之病也可以传到本脏。脏腑辨证,是根据脏腑的生理功能、病理表现,对疾病证候进行分析归纳,借以推究病机,判断病变的部位、性质、正邪盛衰情况的一种辨证方法,是临床各科的诊断基础,主要用于内伤杂病。急性胰腺炎可属于中医"脾热病""脾心痛""结胸病"等范畴,急性胰腺炎除了与脾、肝、胆和胃有密切关系外,还与肺、心、肾、脑、肠等有关,涉及全身多脏器。这些也是"肺与大肠相表里"等脏腑相关研究的重要内容。

急性胰腺炎病因多样,证候繁多,临床表现多样,病理机制复杂,内在联系密切而广泛,单纯应用六经辨证、脏腑辨证、气血津液辨证、三焦辨证等,都很难反映其整个病程的全貌和动态的变化。需要综合运用多种辨证方法结合具体的临床表现对急性胰腺炎的病因病机进行综合分析,确定其证型和分期,辨证施治,对症下药,中西医相结合,才能取得满意的治疗效果。

# 第四节 中医学对急性胰腺炎治疗的认识

古代中医学在本病的治疗上有丰富的经验。至汉代,提出以下法为主治疗本病。如张仲景《金匮要略·腹满寒疝宿食病脉证治》说:"按之心下满痛者,此为实也,当下之,宜大柴胡汤。""腹满不减,减不足言,当须下之,宜大承气汤。"《伤寒论·辨太阳病脉证并治》:"……从心下至少腹硬满而痛,不可近者,大陷胸汤主之。"《医学真传》说:"夫通则不痛,理也;但通之之法,各有不同。调气以和血,调血以和气,通也;上逆者使之下行,中结者使之旁达,亦通也;虚者助之使通,寒者温之使通,无非通之之法也。若必以下泄为通,则妄矣。"隋唐时期,《诸病源候论》《备急千金要方》等书对病因病机治疗也有精辟论述,如《备急千金要方》提出用针刺治疗本病:"心痛引背,不得息,刺足少阴,不已,取手少阴。"金元时期一些医家,对本病的辨证施治及饮食宜忌有了进一步的认识。如《丹溪心法·心脾痛》记载:"假如心痛,有因平日喜食热物,以致死血留于胃口作痛,用桃仁承气汤下之。"明清时期,对本病论述颇多,亦较前有所进展。

这些论述对后世医家及现今的医务工作者从事中医药治疗急性胰腺炎的研究提供了理论和实践依据,具有重要指导意义。实践证明迄今,大柴胡汤、大承气汤、大陷胸汤仍是临床上治疗急性胰腺炎常用的有效方剂,其疗效确切,尤其是前二方及由此演化的复方在临床上得到了广泛的应用。

自20世纪50年代以来,我国中西医结合工作者经过几十年的努力,对重症急性胰腺炎的中西医结合治疗已经形成了一套较为完整的方案,并在临床应用中取得了满意的疗效。涌现出了四川大学华西医院、天津南开医院、大连医科大学附属第一医院等中西医结合治疗急性胰腺炎的区域医疗中心。自20世纪90年代开始,天津市南开医院崔乃强等通过系统研究重症急性胰腺炎(SAP)病机病理,根据中医脏腑辨证、病因病机辨证,将 SAP 的临床病期分为三期:初期(结胸里实期,全身炎症反应期)、进展期(热毒炽盛期,全身感染期)和恢复期(邪去正虚期),根据每期病理变化的不同,分别采用通里攻下、活血化瘀、清热解毒、益气养阴、健脾和胃等治则,再适时配合手术治疗,使重症急性胰腺炎(SAP)的病死率降低到 10.77%~16.6%,体现出中西医结合治疗的优势。而且还发现,采取中西医结合治疗可明显缩短 SAP 的病程,使多数患者可不经过进展期而直接进入恢复期,这是中西医结合治疗降低病死率的关键环节。大连医科大学附属第一医院陈海龙、尚东等提出重症急性胰腺炎"胰-肠-炎/毒-肺"的病理机制轴学说,系统性总结出中西医结合多元化微创外科治疗急性胆源性胰腺炎(acute biliary pancreatitis,ABP)诊疗方案,在中医辨证西医辨病合理用药基础上,针对疾病重症化、胰周感染性坏死等高致死率严重并发症,采用一站式、多元化微创外科领先技术,将胆源性重症急性胰腺炎病死率从文献报道的 13%~30% 降至 10% 以下(最好时期病死率为 4.6%),居于国内外领先水平。蒋俊明教授于20世纪90年代初在中医整体观念、辨证论治等基础理论的指导下,结合临床实践经验,以卫气营血辨证和脏腑辨证为基础,兼取两者之长,首先提出急性胰腺炎的治疗应以中医"热病理论"为指导,并且明确提出用热病气分、血分、脏衰分期辨证的理论加以概括。治疗上,应用"益活清下"综合治疗方法(即益气养阴,活血化瘀,清热解毒,通里攻下为主的四法)。该法是在中医整体观念、辨证论治、热病观等理论的指导下,在总结急性胰腺炎的病机证治,理法方药的基础上提出的中医药应用的综合方案,临床效果显著。

不可否认的是,根据"六腑以通为用,以通为补,不通则痛"的原则,中国中西医结合学会普通外科专业委员会已经总结出了一套以"通里攻下"为主的中西医结合治疗方案,取得了一定疗效,但是,急性胰腺炎的治疗水平在全国还很不平衡。究其原因,主要是其发病机制未能完全阐明,证候分类、临床分期、病证结合的动物模型等方面还没能完全取得共识,因而相应的治疗观点尚未完全统一;急性胰腺炎尤其是重症患者的治疗也绝非一方一法所能完成。作为医学史上争论最多、持续时间最长的一个疾病,不仅是西医,中医学也迫切需要形成一套完整的具有指导意义的理论和方案。理论上的突破和方案上的共识必然会对治疗措施和临床疗效的改进与提高起到推动作用。

(陈海龙　张桂信)

## 主要参考文献

[1]　朱仁康. 中医外科学[M]. 北京:人民卫生出版社,1987.

[2]　崔乃强. 中西医结合治疗胰腺炎[M]. 武汉:华中科技大学出版社,2009.

[3]　奉典旭. 急性胰腺炎的中西医结合治疗[M]. 北京:科学出版社,2017.

[4]　张肇达,严律南,刘续宝. 急性胰腺炎[M]. 北京:人民卫生出版社,2004.

[5]　蔡日初,俞秋荣. 中医急腹症诊治[M]. 北京:人民卫生出版社,1999.

[6]　傅延龄. 张仲景医学源流[M]. 2 版. 北京:中国医药科技出版社,2012.

# 第七章
## 肺与大肠相表里的理论和现代研究

在人体十二经脉和脏腑的相互联系中,肺与大肠一阴一阳、一表一里互相交合,联系极为密切。而且"肺与大肠相表里"理论源于《黄帝内经》"脏腑相合"的观点,在长期的临床实践中得到充分证实,并经过后世医家不断发展,该理论已成为中医脏腑表里学说的重要组成部分之一。从中医学理论及中西医结合研究现代进展等方面探讨"肺与大肠相表里"的研究状况,以期对该理论有进一步的认识。

## 第一节　中医学对"肺与大肠相表里"的认识

《灵枢·本输》提出"肺合大肠,大肠者,传道之腑"脏腑相合的观点,这是肺肠表里相关理论的萌芽。隋唐时期,《诸病源候论》中"大肠为腑主表,肺为脏主里"观点的提出是这种认识的进一步发展。唐代孙思邈明确提出了"肺与大肠相表里"的说法。以后历经宋金元明清历代医家对其理论不断的探究与应用,历经数千年的发展,"肺与大肠相表里"理论不断丰富和发展。

有研究认为,"肺与大肠相表里"关系的实现有四个基础,即"气机升降"是功能基础,"气血津液"是物质基础,"经脉络属"是沟通基础,"阴阳五行学说"是哲学基础。这四个基础,将"肺与大肠相表里"理论的研究推进到了一个新的阶段,这也是用现代先进的科学技术和方法阐释中医理论的一个不小的进步。

《灵枢·经脉》说:"肺手太阴之脉,起于中焦,下络大肠,还循胃口,上膈属肺。""大肠手阳明之脉……下入缺盆,络肺,下膈,属大肠。"肺经之脉通于大肠经的脉络,大肠之脉络也上连于肺。故有"肺脉络大肠上膈,大肠脉络肺下膈"之说。肺与大肠通过经别的出、入、离、合,形成两经的联系通道,密切了两经的表里关系。由此可见,肺与大肠,经脉络属,表里相通。另外,这两条经脉分布区域比邻,走向相反,沿桡骨、肋骨的内外侧呈逆平行状态。

《素灵微蕴》载:"肺与大肠表里同气,肺气化津,滋灌大肠,则肠滑而便易。"《医经精义·脏腑之官》说："大肠之所以能传导者,以其为肺之腑。肺气下达,故能传导。"另外,还有"肺宣肠降,肺降肠升,同升与同降"之说,故"腑气不通则肺气不降"。肺和肠这种生理上的密切联系,是两者病理上相互作用、相互影响的基础。正如《素问·咳论》说："肺咳不已,则大肠受之。大肠咳状,咳而遗矢。"《灵枢·四时气》说："腹中常鸣,气上冲胸,喘不能久立,邪在大肠。"《症因脉治》说："肺气不清,下遗大肠,则腹乃胀。"《黄帝内经灵枢集注》说："大肠为肺之府而主大便,邪痹于大肠,故上则为中气喘争……"大肠传导不畅,腑气阻滞,影响肺气的宣降,导致胸闷咳喘。

由上可知,肺与大肠通过经脉联系,构成脏腑阴阳表里两经的络属关系,阴阳表里相对,现将其相互关系特点概括如下:

1. 肺主宣发是大肠得以濡润的基础,使大肠不致燥气太过而便秘,犹如"河道不枯,舟能行之",大便自然畅通无阻,顺利导下。

2. 肺主肃降是大肠传导功能的动力,魄门为肺气下通之门户,故可为"肺上窍开于鼻,下施于魄门"。

3. 肺主通调水道是大肠主燥气之条件,即肺通过促进水液代谢和维持水液平衡之作用,使大肠水分不致过多,以保证大肠的"燥化"功能。

4. 发生病变时,肺与大肠可互传,即脏病及腑,腑病亦可及脏。

## 第二节　肺与大肠相表里的病机探讨

### 一、阳明腑实证的病机

就是邪热与肠中糟粕相结而成燥屎,腑气不通,下消化道菌群上移,细菌繁殖、内毒素血症产生,其间显示为炎症、微循环障碍、发热、水电解质代谢和酸碱平衡紊乱、缺氧、休克、DIC及心力衰竭、呼吸衰竭、肾衰竭等不同病理变化。轻者仅演进一两个阶段,"不传"而"自止";重者传经、直中、合病、并病,并迅速发展至兼数个阶段,"难治""不治"而濒于死亡。临床上则出现谵语、烦躁,或郁郁微烦、甚或出现"若剧者,发则不识人,循衣摸床,惕而不安,微喘直视","独语如见鬼状","目中不了了","睛不和"等症状。

### 二、肺与大肠的病机

"肺者,相傅之官,治节出焉。"人体新陈代谢是通过脏腑气化来实现的,升降出入运动是气化的具体表现形式,升降运动的原动力在命门,轴心是脾胃,而皆受肺治节。肺主肃降,"行气于腑",则六腑之气皆通,传化糟粕,实现大肠"传导之官,变化出焉"的功能。大肠以通为用,肺气以降为和,两者通和降是相互依赖、互为因果的。如痰火水饮壅肺,阻塞气机,肺失肃降,腑气不通,则大肠变化失职,可引起大便秘结;大肠热结,循经上扰,熏灼肺经,肺气不利,能出现咳、喘等症状。当肺部因炎症等因素影响到肺内通气换气功能,导致血液中气体分压异常,肠管气体吸收障碍,使肠道充气,功能紊乱,继而肠道黏膜通透性增大,产气、产酸、产毒交相发生,肠道功能紊乱日益加重。此为"脏不容邪还之于腑"。而当肠道热邪积滞或因缺血-再灌注损伤,肠内细菌与毒素大量增加并被吸收入血到达肺部,造成肠源性肺损害;肠道产气使腹内压升高与血中 $CO_2$ 分压增高,使肺换气负担加重,影响了肺的呼吸功能。此即"腑气不通,上逆于肺"。从解剖生理学角度看,肠源性内毒素经下腔静脉回到右心,首先到达肺,而后才经左心和动脉及毛细血管灌流到其他脏器,所以肺脏受到损害的时间最早,影响较大。

### 三、肺与大肠的定位

仅就肺与大肠相表里而言"肺"的定位与西医学基本一致,"大肠"则定位于整个肠道,"肺与大肠相表里"实为"肺与肠道相表里"。尤其在肺主肃降与肠道传导通降功能方面关系更为明显。临床上肺部疾病与肠道疾病的相互影响,实为肺肠协调关系失宜所致,从而出现"腹满而喘""喘冒而不能卧者"的病理表现。

中医对大小肠的定位更注重于从功能出发,小肠以消化吸收为主,以"受盛之官,化物出焉"概括之,而略其传导功能,六腑的特性是以通为顺,以降为用,可见六腑之一的小肠是有传导功能的。而大肠在大便形成中居于主导地位,起最终决定作用,其"传导之官,变化出焉"功能也应该包括了小肠在大便形成中的部分作用,但以大肠为主而概括之。由此得出"肺与大肠相表里"实为"肺与肠道相表里",也就是肺与肠道传导通降功能关系密切。肺主宣发是肠道得以濡润之基础,肺主肃降是肠道传导功能的动力;肠道传导通畅,使肺气不致壅滞,肠道以通为用,肺气以降为和,两者通降相宜,互为因果。从而能够更好地反映或解释临床研究中出现的肺肠相关的生理、病理现象。

## 第三节 肺与大肠相表里的现代研究

### 一、生理和病理基础

肺与大肠,在病理上可以认为是"脏"病及腑、"腑"病及脏和脏腑相关。在呼吸系统疾病中多为"脏"病及腑,在外科领域特别是急腹症外科方面更加注重"腑"病及脏。"肺与大肠相表里"不仅有其理论基础,也有其客观生理基础。

现代实验研究认为,肺组织和肠组织有共同的胚胎来源、共同的管道组织、共同的黏膜免疫系统、微生态菌群变化的同步性等学术观点。

(一) 共同胚胎来源

从胚胎学发育的角度来看肺器官是由原肠的前肠发展而成,呼吸道上皮和腺体由原肠内胚层分化而成。组织胚胎学的研究已经证实,消化系统及呼吸系统的大多数器官均由原始消化管分化发育而来,并且这些器官的黏膜上皮、腺上皮和肺泡上皮均来自内胚层。肺、气管与肠的结构来源是相同的,这可能是肺与大肠相表里的胚胎结构基础。生理上胃肠道内气体主要依靠肠壁血液循环吸收,由肺部排出。肠内气体经肠壁血液循环吸收再由肺部排泄的量较由肛门(魄门)排泄之量高出数倍。

(二) 共同的管道组织

机体通过血液和淋巴系统将大肠与肺两者联系起来(图 7-1)。

**1. 肠-肝-肺轴** 来自胃肠道的毛细血管网通过肠系膜上、下静脉汇入门静脉入肝后逐

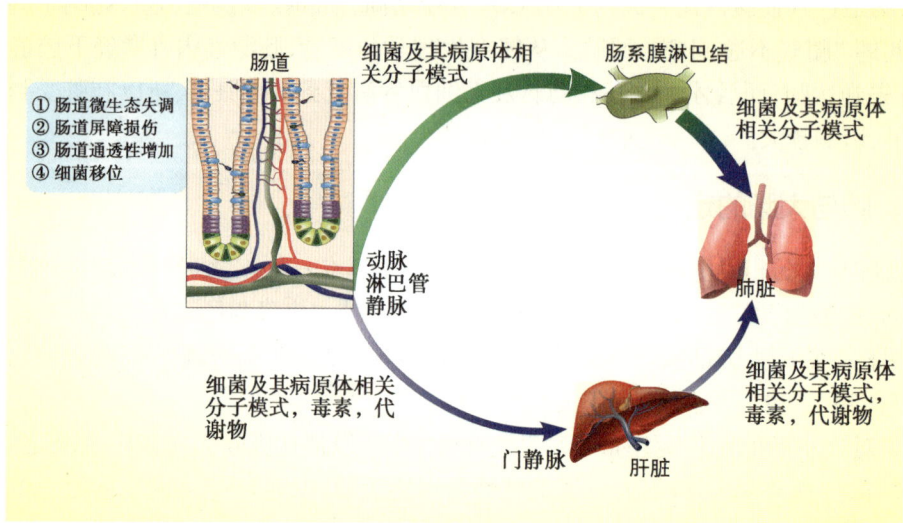

图 7-1 肠与肺的联系示意图

级分支,最终与肝动脉的小分支的血流汇合于肝小叶内的肝窦,然后汇入肝小叶的中央静脉,再经肝静脉最后汇入下腔静脉。下腔静脉血回流到右心房,通过三尖瓣到右心室,再经肺动脉进入肺循环。肺脏是唯一一个接受全部心排血量的器官,因此会受到门脉循环中来自肠道的多种介质分子和代谢产物的影响。

**2. 肠-淋巴-肺轴** 肠道的淋巴管提供了肠道与体循环和肺之间的直接解剖学联系。肠系膜淋巴液避开了门静脉循环,因此可以不经过肝脏而直接将免疫细胞、肠液和乳糜运输至体循环,维持体液和膳食脂肪吸收平衡。同样的,肠腔中的有毒成分,包括内毒素、胰酶、活化的细胞因子及炎症介质和免疫细胞,通过肠系膜淋巴液直接渗漏淋巴循环,经胸导管到达心脏和肺循环。肠系膜淋巴液中的细胞毒性因子最先到达肺循环,对肺微血管内皮细胞的直接毒性作用可引起 ALI,最终导致 ARDS,此过程被称为肠-淋巴-肺轴。肠-淋巴-肺轴在危重疾病的发病机制中起着关键作用,其中就包括 SAP。SAP 期间肠道屏障损伤,肠腔中的细菌及内毒素和其他有害物质通过肠道屏障转运,进而刺激肠道相关淋巴组织(GALT)产生内源性毒性因子,有毒因子进入淋巴系统而绕过肝脏的过滤,进入体循环,引发严重危害。Mole 等研究表明,肠系膜淋巴液中犬尿氨酸对急性胰腺炎引发的多器官功能衰竭(multiple organ failure,MOF)具有促进作用。miR-216a 是一种调节基因表达的内源性小片段 RNA,近年来,血浆 miR-216a 水平被认为是急性胰腺炎胰腺损伤及 SAP 早期诊断的生物标志物。Blenkiron 等研究发现,急性胰腺炎患者肠系膜淋巴液和血浆中存在 miR-216a 相同趋势的改变,并与疾病严重程度具有一定相关性。Shanbhag 等发现结扎胸导管和外引流肠系膜淋巴液可以预防急性胰腺炎期间心功能障碍的发生。Peng 等研究发现胸导管结扎可减少急性出血坏死性胰腺炎(acute hemorrhagic necrotizing pancreatitis,AHNP)大鼠肺部中性粒细胞浸润和 TNF-α 的释放,减轻肺损伤,但加重了肠道和胰腺损伤;胸导管引流则能同时减轻 AHNP 大鼠的肺、肠和胰腺损伤。因此,肠-淋巴-肺轴在 SAP 发病机制中起着关键作用,胸导管引流等措施可能对 SAP 及相关脏器损伤具有一定积极作用,但仍需要深入系统研究。

### (三) 共同的黏膜免疫系统

身体各处的黏膜在免疫过程中生理上相互影响，病理上彼此传变。周氏等认为胃肠和呼吸道的黏膜两者都是公共黏膜免疫系统的一部分，一处黏膜发生病变时，可以通过黏膜免疫的途径影响传变至另一处，即肠道相关淋巴样组织与支气管相关淋巴样组织以及其他部位黏膜的淋巴样组织共同形成一个相对独立的免疫应答网络，共同调节人体几百平方米黏膜的免疫应答。肺与大肠相表里就是通过黏膜免疫细胞的迁徙而使公共黏膜免疫系统中和外界接触最多黏膜面积最大的消化和呼吸道黏膜在免疫过程中生理上相互联系，病理上彼此传变。

人们发现，免疫细胞可通过血液在肺和肠中迁移，形成了肺肠联系的另一物质基础。如注射 IL-25 的小鼠在其肺部发现了激活的肠道内固有淋巴细胞 ILC2s，肺炎模型小鼠的肺部同样检测了肠道内固有淋巴细胞 ILC3s，这些反应都可帮助机体抵抗感染；而 SFB 刺激机体产生的 Th17 细胞迁移至肺部可增强自身免疫，加重病理表现。

### (四) 微生态菌群变化的同步性

正常状况下，机体与正常菌群之间保持着动态的微生态平衡，常驻菌与宿主的微环境形成一个相互依赖又相互作用的微生态系统。肺与大肠相表里所涉及的呼吸道和肠道微生态环境中存在的大量菌群，这些菌群始终参与人体生理病理过程。在微生态平衡状态下，正常菌群起到生物拮抗、营养作用、免疫作用、抗衰老及抗肿瘤作用；在微生态失调状态下，菌群则由生理组合转变为病理性组合，成为致病因素。有实验研究结果显示，在肺病状态和肠病状态下，大鼠的肠道菌群变化与正常状态比较差异均有统计学意义。而在肠病状态下，大鼠的肺部菌群变化与肺病状态比较，差异亦有统计学意义，说明肠病和肺病均对肺具有一定影响，但以肺病对肠的影响大。肺肠同病状态下，大鼠的肺部菌群和肠道菌群变化均较单纯的肺病和肠病显著。由此可以看出脏腑间相互影响的程度具有一定的差异，脏病对腑的影响比较明显，程度较大，而腑病对脏虽有一定影响，但相对较小。脏腑同病时，脏腑均发生明显变化，比单纯脏病或单纯腑病更为严重。可见，在肺与肠道病理状态下，以及肺肠同病状态下的菌群变化，在一定程度上似能为"肺与大肠相表里"的机制研究提供微生态学方面的实验依据。肺病可影响肠道菌群的变化，肠病也可反过来影响肺部菌群的变化，肺肠同病则对肺部和肠道菌群均有显著影响。从微生态学角度对"肺与大肠相表里"的机制进行探索，说明肺病可以及肠，肠病也可以及肺，肺肠微生态菌群对应规律性变化可能是"肺与大肠相表里"物质基础之一。

### (五) 基于"肠-肺"轴的新认识

近年来，伴随着微生物组学研究的进展，现代医学提出了"肠-肺"轴的概念。可以说，"肠-肺"轴是"肺与大肠相表里"的现代延伸，该理论利用定植于这两个器官中的微生物菌群作为联系枢纽，构成了一个连接肠部与肺部的双向轴，即一方面肠道菌群对肺部疾病的发生发展有影响，另一方面肺部疾病，特别是感染性疾病造成的菌群紊乱也能通过免疫调节影响消化道功能。"肠-肺"轴所提出的"肠-肺"联系给临床诊断和治疗提供了"肺病治肠、肠病治肺"的新思路，进一步诠释了中医学"肺与大肠相表里"的科学性。

研究发现，一方面当机体发生肺部感染造成微生态紊乱时，肠道微生物稳态也遭到破坏。另一方面，消化道疾病造成的肠道微生态紊乱，往往伴有肺部疾病的发生。呼吸道和消化道黏膜上定植的微生物本身就可对组织产生调控作用,使其可作为肠-肺联系的物质基础。如肠道中的沙门菌(salmonella)可通过减少上皮细胞中 IκBα 的泛素化来抑制 NF-κB 通路,从而减少炎症反应;相反,肺部的肺炎链球菌(streptococcus pneumoniae)和流感嗜血菌(haemphilus influenzae)可激活组织细胞的 MAPK,增强炎症反应。来源于口腔的微生物可以到达肺部和肠道,研究发现当机体增加膳食纤维的摄入后,可导致肺部和肠的微生态发生极为相似的变化。此外,肠道微生物可以移位至肺部,如临床上多种疾病过程中当肠黏膜屏障功能受到损伤破坏导致肠道菌群移位入血液甚至肺部时,会导致急性肺损伤和 ARDS 的发生。肺、肠微生物通过改变机体的免疫系统相互影响,肺部和肠道的多种多样的微生物所产生的免疫调节信号,对维持机体健康起到了重要的作用。当机体发生肠道菌群紊乱时,机体自身产生的炎症介质增多,这些过多的炎症介质通过血液循环进入到肺部,影响肺部的微生态环境以及免疫应答的类型和强度。肠道菌群的可溶性组分或代谢产物通过免疫调节影响肺部疾病。随着微生物组学研究的深入开展,人们越来越认识到肺、肠微生态在机体中发挥的重要作用,并在大量的临床现象和实验数据中一步步揭开"肠-肺"轴背后神秘的面纱,明确它的发病机制。同时,人们深刻了解到微生物来源的代谢产物对机体健康的重要性。目前我国学者正针对肠-肺串扰,中药改善肺、肠微生态紊乱独特的作用机制等开展多方面研究。

### (六) 磷脂酶 A2 及表面活性物质相关蛋白的作用

表面活性物质相关蛋白主要作用是降低肺泡表面张力,维持肺泡稳定和正常的呼吸功能,在肺内含量极其丰富。有研究发现,在结肠和小肠表面也有 SFTPA 基因存在和表面蛋白(SP-A)表达,表明肠道表面和肺表面有内在的密切联系。

陈海龙等通过 SAP 模型进行的动物实验探究急性胰腺炎肺损伤时肺组织 sPLA2 活性的变化情况,结果发现 SAP 时肺损伤的程度与肺组织 sPLA2 活性的升高呈明显的正相关关系,结果表明 sPLA2 在 SAP 所致急性肺损伤的发病机制中具有重要作用。同时肠 sPLA2 活性,与代表肺损伤程度的肺湿/干重比值、肺 sPLA2 活性,也具有明显的正相关关系。分析其可能的机制如下:一方面,在 SAP 肺损伤时,激活的 sPLA2 是一种重要的致炎性炎症介质,不仅降解肺表面活性物质,使肺顺应性下降,引起肺不张和肺水肿,还能水解肠黏膜上皮细胞膜磷脂成分,破坏细胞膜双磷脂结构,使肠黏膜上皮细胞大面积坏死,导致肠道屏障损伤。另一方面,当肠道屏障损伤后,体内释放大量的内毒素,其能上调 TNF-α、IL-6、IL-18、IL-1β 等炎症因子的表达水平,从而进一步加重肺泡结构破坏和功能损伤。因此,肺损伤和肠道屏障损伤两者相互影响,相互促进,甚至发展成为 MODS。进一步证实了肺损伤与肠道屏障损伤之间有着密切的联系,进一步支持了中医脏腑相关理论中"肺与大肠相表里"理论。

## 二、肠道屏障功能与肺损伤

王今达等报道了许多严重肠道功能异常的患者多伴发急性呼吸衰竭,在 48 例符合 ARDS 的患者中,25 例在发病前就有肠道功能异常,而这些患者既往均无急性肺部异常及慢性心肺病史,提示严重肠道功能紊乱可以导致肺损伤。严兴科等曾经在一篇综述中总结道,许多学者通过肠缺血及再灌注实验发现,肠缺血或再灌注后,除肠道病理改变外,远隔部位的肺脏也有水肿、炎症、通气功能的异常以及微血管紊乱、渗透性增大等病理改变出现。

　　汉代医家张仲景之《伤寒论》阳明病篇有："阳明之为病,胃家实是也。"胃家实就是指阳明腑实证。所谓胃家实,是指邪热,尤以阳明之热入胃,与肠中糟粕相合化燥而言。故阳明腑实证是指在外感热病病程中出现的邪热内炽,又伴有腹部实证症状的一组全身性综合证候,包括急性胰腺炎、急性胆系感染、急性肠梗阻等急腹症以及腹腔感染等疾病的某个阶段。阳明腑实证时,燥热之邪与肠中糟粕相结而成燥屎,形成热实互结,影响腑气通降,胃肠道内革兰氏阴性杆菌过度繁殖且比例变动,菌群失调,毒力剧增,细菌内毒素经由门静脉大量吸收入血而形成肠源性内毒素血症(endotoxemia,ETM)。ETM 反过来又可使胃肠功能紊乱,肌张力下降,肠蠕动减弱,肠管扩张,毛细血管通透性增加,大量炎性渗出,肠道细菌透过肠壁黏膜屏障而发生移位,出现更为严重的胀满和疼痛症状,使腑实证进一步加重。因此,阳明腑实证和 ETM 互为因果,形成恶性循环。这个恶性循环如果不能及时打破病症将不会出现转机。ETM 是阳明腑实证过程中发生热、惊、厥、闭、脱及其脏器衰竭之主要原因。在阳明腑实证所致 SIRS 及 MODS 的发生、发展过程中,急性肺损伤(acute lung injury,ALI)发生的最早,且发生率最高。在机体出现过度炎症反应时,被激活的中性粒细胞、单核巨噬细胞和血小板等效应细胞释放大量炎性细胞因子和炎症介质,引起 SIRS。肺脏含有丰富的肺泡上皮细胞和肺毛细血管内皮细胞,在 SIRS 发生早期,大量的中性粒细胞、单核/巨噬细胞和血小板等向炎症区域趋化、游走和聚集,出现微肺不张、动-静脉分流和难以纠正的低氧血症,均是导致 MODS 的重要原因。在 MODS 发生、发展过程中,ALI 出现最早和发生率最高,并贯穿于 MODS 全部过程,是 MODS 在肺内的具体表现。因此,可以说 SIRS 是 ALI 和 MODS 共同的发病基础,ALI 是 MODS 的主要组成部分。

### 三、肠-肝-肺轴的功能改变

　　陈海龙等在以酵母多糖 A 腹腔注射制备大鼠 MODS 模型的　项研究中,以外周血内毒素(endotoxin,ET)水平为因变量,以门静脉内毒素水平(portal vein endotoxin,PET)、肠过氧化脂质丙二醛(methane dicarboxylic aldehyde,MDA)、血二胺氧化酶(blood diamine oxidase,BDAO)、肠二胺氧化酶(intestine diamine oxidase,IDAO)和肠肿瘤坏死因子(intestine tumor necrosis factor,ITNF)等指标为自变量进行多元逐步直线回归分析,其复相关系数 $R=0.9640$,剩余标准差为 9.9290。方差分析表明各观察指标间的多元回归具有十分显著的意义。

　　结果表明,肠组织过氧化损伤和 TNF-α 等细胞因子的释放造成了肠道屏障的损伤和破坏,表现为 IDAO 下降和 BDAO 升高,而使肠腔内的内毒素由肠壁吸收入门静脉增多,造成门静脉内毒素血症,进而经肝脏进入体循环产生 ETM。IDAO 含量与 ETM 的形成关系最为密切,而 BDAO 含量又与 IDAO 含量密切相关,由此可以表明 BDAO 和 IDAO 含量的变化是反映肠道屏障功能的良好指标。

　　研究还发现,由于内毒素、氧自由基等作用造成肠黏膜屏障受损后,大量的细菌内毒素由肠黏膜通过肠壁进入门静脉造成门静脉 ETM;这些内毒素经门静脉到达肝脏刺激肝脏库普弗细胞,使之释放炎性细胞因子,引起连锁反应和毒性网络。一方面对肝细胞造成直接损害,影响肝细胞 DNA 和蛋白质合成,导致肝脏功能衰竭;另一方面这些介质还能引起多形核中性粒细胞产生脱颗粒,释放氧自由基;致肺脏引起内皮细胞损伤,最终会进展到组织缺血和 MODS。生理性肠-肝-肺轴转变成病理性肠-肝-肺轴成为 MODS 病理生理机制中的重要一环。

# 第四节　关于"六腑以通为用"理论的研究和应用

## 一、经典理论

"六腑以通为用","不通则痛",治疗 SAP 时的阳明腑实证及其所产生的内毒素血症和 MODS,通里攻下法宜为首选。阳明腑实证时应用下法,证候相符,确能攻伐大邪,遏止燎原之势。纵览《伤寒论》阳明病篇,下法精论无处不在。"阳明病,谵语,有潮热,反不能食者,胃中必有燥屎五六枚也⋯⋯宜大承气汤下之"(第 215 条)。"病人小便不利,大便乍难乍易,时有微热,喘冒不能卧者,有燥屎也。宜大承气汤"(第 242 条)。"伤寒,若吐、若下后,不解,不大便五六日,上至十余日,日晡所发潮热,不恶寒,独语如见鬼状。若剧者,发则不识人,循衣摸床,惕而不安,微喘直视,脉弦者生,涩者死。微者,但发热谵语者,大承气汤主之"(第 212 条)。"腹满不减,减不足言,当下之,宜大承气汤"(第 255 条)⋯⋯近年来,随着 16S rDNA 高通量测序技术及宏基因组学技术的发展和进步,对重大疾病特别是急性胰腺炎等腹部外科疾病时肠道细菌微生态研究及肠源性 ETM 和细菌移位研究的不断深入,为以大承气汤为代表的通里攻下法泻实逐瘀、荡涤肠道细菌和内毒素,缩小肠道内毒素池,进而防止肠源性内毒素血症和细菌移位及由此而引发的多脏器功能衰竭提供了可资深入探讨的实验根据,进一步证实了大承气汤"釜底抽薪,急下存阴"的功效理论。

## 二、大承气汤的功用

大承气汤,是东汉末年医圣张仲景《伤寒论》的经典名方,是通里攻下法的代表方。方剂组成为大黄、厚朴、枳实和芒硝四味,其中大黄后下,芒硝熔化。其功效是峻下热结,行气导滞。

本方原为阳明腑实证而设。所谓阳明腑实证,系指外邪内传阳明之腑(胃与大肠),入里化热,与肠中燥屎相搏,壅结肠道所致。里热炽盛,故见发热,不恶寒,反恶热,舌红,苔黄燥。热盛则伤大肠之津,令大肠之粪块成为燥屎,燥屎与热邪相搏于大肠,则致腑气不通,不通则痛,故见便秘、腹痛拒按。热扰心神,故见神志模糊,甚则神昏谵语,目中不了了(看物体时模糊不清),睛不和(两眼直视)。前人将以上证候归纳为"痞、满、燥、实"。①"痞"是指胸脘自觉有闷塞压重感,此是中焦气机升降失常,胃肠气结,运化不及所致;②"满"是指脘腹胀满,按之有抵抗感,此是宿食停滞,肠气蓄积所致;③"燥"是指肠中粪便,既燥且坚,按之坚硬,此是热淫于内,化燥伤津,燥屎不下所致;④"实"是指大便秘结,腹痛拒按,此是肠胃燥粪与热邪搏结肠中,正邪俱实,不得下行所致。症见腹痛拒按,舌苔黄燥起刺或焦黑燥裂,脉沉实有力。阳明腑实证的病机来源于胃肠实邪阻滞,实邪阻滞来源于腑气不畅,腑气不畅来源于燥热内结。虽然痞、满、燥、实俱备,其基本病机是阳明燥结。

需要指出的是,本方证的主要病机是"热邪与燥屎相搏",此为"有形之邪"。因此,不能单纯用"清法",单用"清法"则燥屎不去。只能"清法"与"下法"相伍,即所谓"寒下"之法,才是正道。另外,此时热已炽盛而阴津已伤,治宜尽快引邪外出,热无出路则更伤阴津,因此,立法选药之时,需要注意的另一个问题是疗效要快,此即"釜底抽薪,急下存阴"之意。

方中大黄苦寒降泄,既能泻下,又能清热,为荡涤肠胃、泄热通便之要药,胃中热结非此不能撤,肠中燥粪非此不能下,功效直指"实",故为君药。大黄虽能泻下攻积,但欠润燥软坚之力,单用大黄仍不能达到"急下"的目的,故又选用咸能软坚润燥的芒硝与大黄相须为用,以增强清热、泻下之力。《古今名医方论》说"芒硝先化燥屎,大黄继通地道",这就把大黄和芒硝二药相伍运用的机理说得更加明白了。因此,方中芒硝是为臣药,针对"燥"证。枳实辛行苦泄,行气以消痞,破气以止痛,专为"痞"证而用;厚朴味辛主行散,善于运中焦之气而散满,为行气除胀之要药,特为"满"证而设。阳明腑气不通,故选用善于下气导滞,消痞除满的厚朴、枳实为佐,与大黄、芒硝相伍,共奏急下存阴之效。

前人将阳明腑实证、热结旁流证并列为大承气汤的主治证,其实"热结旁流"亦属阳明腑实证,只是表现不同而已,一者便秘,一者下利粪水(旁流)。后者虽有下利粪水,但其病因(热结)不去,故此亦宜寒下之法,此即"通因通用"之意。六腑以通为用,胃气以降为顺,本方泻下峻下热结、行气除满并举,承顺胃气下行,使塞者通,闭者畅,故名"承气"。正如《温病条辨》所说:"承气者,承胃气也……曰大承气者,合四药而观之,可谓无坚不破,无微不入,故曰大也。"

在临床上,根据患者腹部症状和体征的具体情况,四诊合参,辨证加减,则衍生了诸多的承气汤类方。在治疗急性胰腺炎的过程中,临床医生宜根据实际病因病情辨证运用大承气汤方加减,可再配合茵陈、金钱草利胆消黄,配合柴胡、木香疏肝理气,配合金银花、紫花地丁清热解毒,配合丹参、川芎活血化瘀,配合人参黄芪补气扶正等,则更能扩大应用范围,增强治疗效果。总之,用大承气汤攻下后,大便解,热结去,腹满除,津液回,胃气和,阴阳平,则病愈人安。

目前,大承气汤及其类方已在临床上得到广泛的应用,在腹部外科疾病治疗中,更有着广泛的应用前景,如急性阑尾炎、胆道系统感染、急性胰腺炎及肠梗阻等。其在急性胰腺炎时的肠源性内毒素血症、SIRS/MODS、脓毒症等的综合治疗中,有着特殊的治疗作用。

大承气汤及各组成药味已有较系统、全面的研究报道,在化学成分、药理作用、临床研究以及制剂研究等方面均有大量的文献基础。本方虽用于治疗多种疾病,但比较一致的认识是:泻下作用是本方发挥多种治疗作用的药效学基础。目前,学术界对大承气汤泻下作用的配伍关系已有基本认识,即:君药大黄含番泻苷类等结合型二蒽酮类成分,通过局部刺激、增强大肠蠕动而导泻;芒硝所含 $Na_2SO_4$ 不被肠黏膜吸收而形成高渗溶液,增加肠内容,引起机械性刺激,致排稀便;厚朴含厚朴酚类成分,兴奋肠道平滑肌;枳实含辛弗林等生物碱及黄酮苷等,使胃肠运动收缩节律增加而有力,四药合用能产生强大的荡涤肠道、峻下热结的作用。

对于该方目前常用的质量控制指标成分包括大黄蒽醌类成分(芦荟大黄素、大黄酸、大黄素、大黄酚和大黄素甲醚)、枳实生物碱(辛弗林)及黄酮类成分(柚皮苷、橙皮苷和新橙皮苷)、厚朴类成分(和厚朴酚、厚朴酚)等,常用的方法为 HPLC 法。近年来也有采用 LC-MS/MS 方法研究大承气汤药效物质基础的报道,该技术为中药方剂物质基础溯源、鉴定以及方剂与单味药间的相关性研究提供了更为精确的方法。

### 三、通里攻下法的临床和实验研究

大承气汤是通里攻下法的代表方剂,是张仲景《伤寒论》的经典名方,世代相传,屡建奇效。以大承气汤为主方,辨证加减而成的清胰汤、复方清下汤、茵陈蒿汤、清胆汤等可泻下热结,荡涤积滞,通畅腑气,起到"釜底抽薪"的良好功效。它们共同的机制是通腑利肠泻肺实,使肺气得以宣发肃降,因此在临床上辨证应用对治疗重症急性胰腺炎肺损伤有显著疗效。

综合下法中药的作用机制可概括如下:

1. 初期采用通里攻下有利于肠麻痹的解除,可明显减轻腹胀,使膈肌下降,缓解对肺的机械性压迫,改善呼吸功能。

2. 肠内压力降低,有利于胆汁和胰液的引流,阻止胰酶过度分泌和激活,减轻急性胰腺炎时胰腺本身炎症程度。

3. 通里攻下后,麻痹性肠梗阻解除,肠道屏障功能恢复,既可以减少肠道内毒素产生和吸收,还能使大量细菌和毒素随肠道内容物排出体外,缩小肠道内毒素池,真正起到"釜底抽薪"的作用。

4. 大黄等中药还具有清热凉血解毒等功效,对肠腔、腹腔甚至循环中的细菌具有抑制作用,对内毒素具有降解作用,能抑制由细菌内毒素介导的炎性细胞因子及其他炎症介质引起的过度炎症反应,从而有助于顺利渡过第一个 MODS 高峰,为下一步治疗创造条件。

5. 通里攻下和活血化瘀药物能改善腹腔内脏器的血液循环,促进炎性渗出物的吸收,有助于减轻坏死胰腺的感染及脓肿形成,从而可减少感染性并发症及缓解第二个 MODS 高峰;也能加快肺脏微循环血流速度,降低毛细血管通透性,提高肺通气、换气功能。在 MODS 情况下对肺及机体的其他重要器官具有不同程度的保护作用。

6. 某些临床观察还证实,通里攻下药物能够调节在严重腹腔感染时出现的异常免疫反应,使之较快地恢复常态。通腑泄热药如大黄等,通过抑制体温中枢前列腺素 E 的合成及扩张周围血管,增加散热而降低体温,并因此降低了氧耗,减轻了低氧血症。

7. 大量研究已经证实,以大承气汤为代表的通里攻下方剂及清胰汤、大黄素等能够抑制中性粒细胞与血管内皮细胞的黏附、迁移和活化,抑制肺泡巨噬细胞活化,抑制核转录因子 NF-κB 的表达和核移位,阻抑炎症反应信号转导通路从而下调相关炎症因子(TNF-α、ILs、NO 等)的表达,起到抑制超强的炎症反应进而减轻肺组织损伤的功效。

8. 大承气汤对大鼠小肠神经-Cajal 间质细胞(ICC)-平滑肌网状结构损伤有修复作用。胃肠道是促发 SIRS 和 MODS 的始动器官与动力部位。临床研究发现 MODS 患者胃肠道存在 ICC,是胃肠起搏细胞,并具有传导神经递质的作用。近年来的研究表明胃肠神经-ICC-平滑肌网络间存在密切的联系,ICC 在神经信号的传导中起着重要的作用。ICC-DMP 位于环行肌深肌层内,这种 ICC 自身形成网络状结构并与平滑肌和神经纤维紧密相连,运用基因变异研究表明深部肌间神经丛 ICC 在神经转导中起到重要的作用,并且 ICC-DMP 在起搏活动起到第二角色的作用,具有感受胃肠扩张功能,产生由膨胀诱发的慢波样活动。刘勇等的研究表明,大承气汤能够提高 MODS 大鼠肠传输功能及肌电波频率和振幅,肠运动功能,修复 MODS 大鼠 ICC-MY 超微结构的改变。齐清会等研究结果显示,大承气汤治疗后,中药治疗组 ICC 数量比 MODS 组有所增多,分布较为连续,保持网络状结构,细胞的荧光强 MODS 组有所增强。胆碱能神经纤维较 MODS 组多,维持神经网络样结构,神经节之间的连接较 MODS 组增多,荧光强度有所增强。因此推测大承气汤维护 MODS 大鼠小肠胆碱能神经-ICC 网状结构完整性是大承气汤有效改善 MODS 状态下胃肠运动障碍的重要机制之一。

## 第五节　急性胰腺炎肺损伤时从肠治肺的探讨

许多研究认为败血症、创伤、休克、急性胰腺炎等导致的肺损伤与肠源性内毒素这一隐匿性病源因素的持续存在有关。因为机体受到严重打击之后肠道屏障损伤可以导致肠源性内毒素血症发生。由这类疾病继发的肺损伤多以呼吸窘迫、发绀、便秘、鼓肠等为主要表现。而这些症状表现与阳明腑实喘满证颇为相似。中医理论认为"肺与大肠相表里"。若肺气被邪毒所遏,失其宣肃,则逆而为喘促息数,呼吸窘迫。由多种原因产生的阳明邪热,与肠道糟粕相搏结,热结腑实,腑气不通,而肺之浊气又不能从下而出,则腹满痞胀益甚,如此恶性循环,扰乱了"肺与大肠相表里"的生理状态,引起上喘下满的病理变化,而出现"喘""满"症情,两者彼此相互影响互为因果,愈喘愈满,愈满愈喘,病情恶化,最后造成正气脱竭而死。故选用通里攻下法治疗上述病理情况下的肺损伤最为合适。

陈海龙等对重症急性胰腺炎时的急性肺损伤进行了长达 30 余年的临床和实验研究,在肺损伤的发病机制、中药治疗机理、中西医结合研究等方面取得了系列研究成果,推动了中西医结合治疗急性胰腺炎的发展和进步。

他们在临床和实验研究中发现,重症急性胰腺炎(SAP)等重型急腹症的病理过程中存在着"阳明腑实证"的中医证候,临床上表现为"痞、满、燥、实、坚"的病理状态。在这个病理过程中肠道屏障受到损伤和破坏,肠道内大量细菌和内毒素不断被吸收入血到达肺部,激活机体单核巨噬细胞系统,产生大量炎症介质和炎症因子,直接作用于肺泡上皮细胞和肺微血管内皮细胞细胞,使大量中性粒细胞黏附、聚集、浸润,释放氧自由基;血管内微血栓形成,肺微循环严重受损,肺间质水肿,肺气-血通透屏障受损,严重影响液体和气体交换;与此同时,肺表面活性物质合成障碍,正常肺泡表面张力不能维持而出现肺泡塌陷。肺功能严重受损,临床上出现缺氧、呼吸困难、发绀,进一步发展为 ARDS 甚至呼吸功能衰竭。此即"腑气不通,上逆于肺"。从解剖生理学角度看,肠源性内毒素经下腔静脉回到右心,首先到达肺,而后才经左心和动脉及毛细血管灌流到其他脏器,所以肺脏受到损害时间最早,影响较大。

清胰汤以清热解毒、疏肝理气、活血化瘀和通里攻下为治则,药理研究证明其有抑菌、抗炎、利胆的作用。吴承堂等报道,清胰汤具有减轻 AP 后肠黏膜损害、调节肠道菌群微生态平衡、保护肠屏障功能,从而减少细菌移位致肠源性感染的作用。清胰汤能提高血清胃动素水平和降低血清淀粉酶活性,明显减轻 AP 时胰腺病理损害。提示其对肠黏膜屏障的保护效应,还能显著改善胃肠动力。推测可能是通过促进肠蠕动这个核心环节,达到排泄毒素、调整肠道微生态平衡、减轻内毒素和各种细胞因子的损伤来实现的。这种机制有利于全面维护肠黏膜屏障功能,减少肠道细菌移位和感染的发生机会,从而降低病死率。这从侧面印证了中医"六腑以通为用"的治疗思想。清胰汤的通里攻下作用包含了肠动力剂的作用,但是其作用范围又不局限于此,应该是多层次多靶点的综合作用。清胰汤的正交设计研究发现,方中白芍、木香、延胡索和大黄对结肠平滑肌有直接兴奋作用,其中白芍最为显著。提示对肠道的直接作用可能是清胰汤改善肠道动力的机制之一。

在恢复期合理地使用健脾和胃、益气养阴的中药方剂,有助于促进消化吸收功能的恢复及周身情况的改善。

(陈海龙　张经文　许才明　杨　阳)

## 主要参考文献

[1] 陈海龙,关凤林,闻庆平,等.肺与大肠相表里的理论和现代研究[J].中国医师进修杂志,2006,(27):71-73.

[2] 林立松.伤寒论方剂现代研究与临床应用[M].北京:中国古籍出版社,2005.

[3] 李杰,程欣,贾钰华.肺与大肠相表里物质基础研究方法的探讨[J].中国中西医结合杂志,2011,31(2):256-259.

[4] 王今达,高天元,崔乃杰,等.祖国医学"肺与大肠相表里"学说的临床意义及其本质探讨——临床病例分析与实验研究[J].中西医结合杂志,1982,(2):77-81,129,66.

[5] 陈海龙,关凤林,周俊元.从中西医结合角度对阳明腑实证本质的探讨[J].中国中西医结合杂志,1993,13(11):690-691.

[6] 韩国栋,常繁华,冯学瑞,等.对"肺与大肠相表里"理论的实验研究——大承气汤对改进动物模型肺脏的影响[J].中医杂志,1990,31(2):48-50.

[7] 时晨,林丽丽,谢彤,等.基于"肺-肠"轴探讨肺、肠微生态对肺部疾病的影响[J].南京中医药大学学报,2020,36(2):168-173.

[8] 赵元辰.肺与大肠相表里的相关研究进展[J].中国中西医结合外科杂志,2022,28(1):142-144.

[9] LIU G,ZHANG J,CHEN H,et al. Effects and mechanisms of alveolar type Ⅱ epithelial cell apoptosis in severe pancreatitis-induced acute lung injury[J]. Exp Ther Med,2014,7(3):565-572.

[10] MJÖSBERG J,RAO A. Lung inflammation originating in the gut. Science,2018,5,359(6371):36-37.

# 第二篇
# 发病机制篇

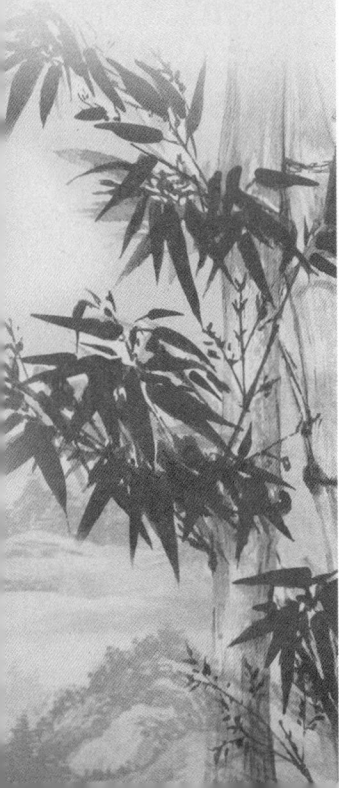

# 第八章
## 急性胰腺炎肺损伤概述

## 第一节　急性胰腺炎肺损伤的定义、病理生理特点、诊断标准和临床分期

### 一、急性胰腺炎肺损伤的定义和病理生理特点

#### (一) 急性胰腺炎肺损伤的定义

急性胰腺炎肺损伤(acute pancreatitis-associated lung injury, APALI)是指由急性胰腺炎为致病因素而导致的急性、进行性缺氧性呼吸衰竭。ALI 和 ARDS 具有性质相同的病理生理改变,严重的 ALI 被定义为 ARDS。ALI/ARDS 的病理基础是由多种炎症细胞(巨噬细胞、嗜中性粒细胞和淋巴细胞等)介导的肺脏局部炎症反应和炎症反应失控所致的肺毛细血管膜损伤。其主要病理特征为由肺微血管通透性增高而导致的肺泡渗出液中富含蛋白质的肺水肿及透明膜形成,可伴有肺间质纤维化。病理生理改变以肺顺应性降低,肺内分流增加及通气/血流比值失衡为主。临床表现为呼吸频数和呼吸窘迫、顽固性低氧血症,胸部 X 线显示双肺弥漫性浸润影,后期常并发多器官功能衰竭。

#### (二) 急性胰腺炎肺损伤的病理生理特点

APALI 的病理变化包括以下三个方面:

**1. 肺毛细血管通透性增加**　表现为光镜下肺泡壁增厚,肺泡隔毛细血管高度扩张、充血,肺间质和肺泡腔内有大量富含蛋白质液体渗出(肺水肿),严重者有肺泡腔内出血、纤维素沉积,肺间质中还可发生点状出血、灶性坏死以及淋巴管扩张。

**2. 肺顺应性下降**　表现为光镜下局灶性肺不张,肺泡萎陷,电镜下合成肺表面活性物质的Ⅱ型肺泡细胞板层小体密度变低,部分空泡状变性,甚至细胞凋亡。

**3. 肺组织内大量炎症细胞浸润**　SAP 常伴有循环衰竭,多为高动力型休克,循环衰竭导致肺组织灌流不足,表面活性物质合成减少而发生肺不张;SAP

时由于血栓素 A2（TXA2）与前列环素（PGI2）平衡失调,血小板活化因子（PAF）等水平增高,导致肺小动脉痉挛,肺动脉高压,肺循环阻力增加;SAP 时肺内广泛的微血栓形成造成肺微循环障碍,肺微循环障碍与肺不张共同导致肺内出现明显的右向左分流。以上因素共同导致通气/血流比值异常,加重低氧血症。

## 二、急性胰腺炎肺损伤的诊断标准和临床分期

### （一）急性胰腺炎肺损伤的诊断

1. 有急性胰腺炎发病的高危因素。

2. 急性起病、呼吸频数和/或呼吸窘迫。

3. 低氧血症。ALI 时氧合指数,即动脉血氧分压（$PaO_2$）/吸氧浓度（$FiO_2$）≤300mmHg（1mmHg=0.133kPa）;ARDS 时 $PaO_2/FiO_2$≤200mmHg。

4. 胸部 X 线检查两肺浸润阴影。

5. 肺动脉楔压（PAWP）≤18mmHg 或临床上能除外心源性肺水肿。

凡符合以上 5 项可诊断为 APALI 或 AP-ARDS。

急性胰腺炎肺损伤的诊断目前还是根据急性胰腺炎的诊断在先,再根据 ALI 或/和 ARDS 的诊断标准而确定,往往诊断时患者已经进入较重状态,已经到了需要至重症监护病房（ICU）用呼吸机支持的时候。目前尚没有早期诊断标志物,亦需继续加大临床和实验研究力度,采用多组学方法发现并确定早期诊断急性胰腺炎肺损伤的生物标志物,开发研制试剂盒,广泛用于这类患者的诊断和治疗。

### （二）急性胰腺炎肺损伤的临床分期

APALI 在临床上可分为三个阶段:早期、进展期和极期。

1. **早期**  为呼吸功能不全,以低氧血症为特征。肺 X 线片上不一定发现异常,常在发病后 1~2 天内发生。临床表现为气急、呼吸困难、呼吸频率增快,常因过度通气发生呼吸性碱中毒。

2. **进展期**  为肺实质病变,肺 X 线片上有异常发现,如肺浸润、胸腔积液和肺不张等。

3. **极期**  为 ARDS,表现为进行性呼吸困难和难以纠正的缺氧。病理特点:肺顺应性降低,肺间质和肺泡内水肿,毛细血管扩张、充血,肺泡内出血,肺血管内白细胞聚集、微血栓形成,后期透明膜形成、肺细胞和间质纤维增生。在 SAP 患者中,ARDS 发生率达 30%,占 SAP 死亡病因的 60%。

三阶段之间不能明确划分。

# 第二节  急性胰腺炎肺损伤的发病机制概述

重症急性胰腺炎（severe acute pancreatitis,SAP）具有发病急、病程进展快、病死率高等特点。SAP 除引起胰腺局部损伤外,尚可出现胰外多器官的损伤。急性肺损伤（acute lung injury,ALI）和急性呼吸窘迫综合征（acute respiratory distress syndrome,ARDS）是最常见的早期并发症。目前,国内外学者把这种由急性胰腺炎（acute pancreatitis,AP）所导致的肺部损害称为急性胰腺炎相关性肺损伤（acute pancretitis-associated lung injury,APALI）。APALI

是 SAP 早期最常见、最严重的并发症。近年来对 APALI 的发病机制进行了大量研究,结果表明,很多因素参与其发病,特别是器官间信号分子在 APALI 发病机制中的作用(图 8-1)。现将近年来有关研究的结果,结合国内外文献总结归纳如下:

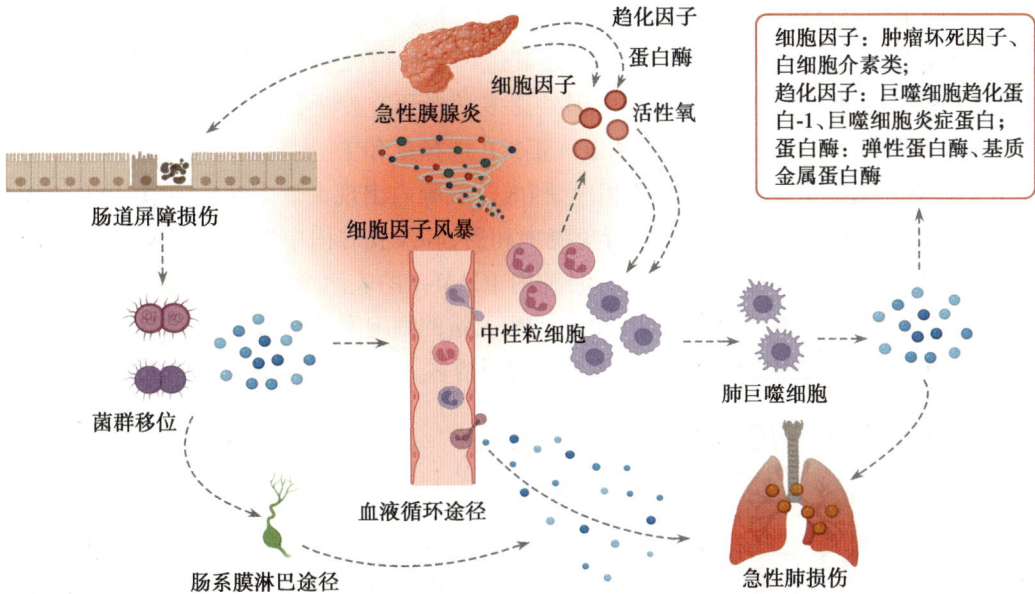

图 8-1　器官间信号分子在 APALI 发病机制中的作用

胰腺、白细胞及胰腺外器官产生的炎症介质可能直接或间接地导致循环中炎症介质水平的增高、循环白细胞活化、肺内滞留细胞的炎症反应,最终促进急性肺损伤的发生。目前认为 APALI 发生过程中,循环白细胞通过释放炎症介质、ROS 及蛋白酶,并与内皮细胞、肺内细胞相互作用,在器官间信号传递中发挥重要作用。此外,胰腺外器官如肝、胰腺炎相关性腹水(PAAF)和肠道也参与了胰腺和肺组织间的信号传递过程。

## 一、全身炎症反应综合征(SIRS)的作用

SAP 的发病机制是由于不同的致病因子引起肺泡细胞的损伤,引发活性胰酶的释放和单核巨噬细胞的激活,过度激活中性粒细胞,激发炎症因子的大量释放,导致胰腺炎症、组织坏死、微循环障碍和血管通透性增高,引起肠屏障功能损伤,细菌微生态失调,肠道细菌移位至胰腺和血液,造成内毒素血症,激发 SIRS,进一步导致 MOF。近年来,越来越多的证据表明炎症因子在 SAP 发病过程中起着重要作用。参与 SAP 发生、发展过程中的炎症因子包括 IL-1β、IL-6、IL-8、IL-10 以及 TNF-α 等;其他炎症介质包括 PAF、PGI2 及 TXA2、NF-κB、黏附因子等。细胞因子一旦产生,不但激活自身,还能促进其他因子的产生,引起连锁和放大效应,即所谓的级联效应。动物实验研究发现,通过不同的途径阻断细胞因子的功能可提高 SAP 的生存率,改善其病理生理过程。胱天蛋白酶-1(caspase-1)是胱天蛋白酶(caspase)家族中的成员,其主要功能之一是将 IL-1β、IL-18 裂解成具有生物学活性的形式,通过抑制 caspase-1 而使 IL-1β、IL-18 的激活过程受到抑制,导致细胞因子级联效应阻抑,可能对控制 SAP 及其全身反应过程具有一定的治疗意义。

## 二、中性粒细胞的作用

近年来许多研究表明,AP 并发 ALI 与肺组织内大量中性粒细胞聚集、黏附、活化产生大量的促炎因子有关,可能是 AP 时 SIRS 的中心环节。研究结果表明 AP 时大量中性粒细胞聚集于肺组织是 ALI 早期的基本病理改变,也是导致 ALI 的重要因素。中性粒细胞与血管内皮细胞黏附是炎性反应的最初现象,是其进一步移行入肺组织的基础,也是中性粒细胞引起内皮细胞、肺组织损伤的关键。国外许多学者研究发现,诱导大鼠发生 AP 后数小时,大鼠肺小静脉及毛细血管内皮表达 ICAM-1、P 选择素和 E 选择素水平增高,胰腺内也有 ICAM-1 和 P 选择素表达增高。与之相应,肺内及胰腺内出现大量中性粒细胞浸润,组织损伤;用抗体对 ICAM-1 和 P 选择素进行免疫中和后,肺及胰腺内中性粒细胞浸润显著减少,组织损伤明显减轻。研究还发现在 AP 时肺内 ICAM-1 的表达增高出现较晚,在细胞因子、氧自由基等大量生成之后。因此认为 AP 时产生大量的细胞因子、炎症介质和氧自由基,这些物质刺激肺血管内皮细胞表达 ICAM-1 等黏附因子增多,促进中性粒细胞浸润组织,发生 ALI。

## 三、一氧化氮(NO)及脂类递质的作用

### (一) NO 的作用

NO 是一种极其活跃的生物学活性物质,在生理情况下一般产生低浓度和短暂的 NO,主要作为生物信使分子和细胞保护剂而发挥保护作用。在病理状态下,高浓度的 NO 可抑制三羧酸循环和 DNA 复制中的关键酶,造成能量代谢障碍和 DNA 损伤。大量 NO 的产生还可增强 NF-κB 的激活,从而增加炎症因子的产生,进而使内皮细胞和平滑肌细胞黏附因子 ICAM-1 和 VCAM-l 表达增强,扩大炎性反应。同时高水平的 NO 可致大量的自由基和过氧化硝酸盐生成,进而损伤线粒体电子传递系统,引发蛋白质降解、脂质过氧化,导致肺损伤。

### (二) 脂类递质的作用

前列腺素 E1(PGE1)对 APALI 的保护作用可能是通过以下途径:PGE1 可减少肺内的中性粒细胞浸润,PGE1 可使中性粒细胞产生活性氧代谢产物等毒性物质减少,可抑制 TNF、IL-1 或其他炎症因子的产生,从而减轻中性粒细胞介导的炎性反应。近年来,PAF 在 AP 发病机制中的作用已受到较多关注。临床研究也发现经血小板拮抗剂治疗后,AP 患者的多器官功能障碍明显改善。说明 PAF 与 AP 有关。许多种细胞(包括中性粒细胞、巨噬细胞、血小板、内皮细胞)均可产生 PAF,其致病机制可能为:PAF 可趋化并激活中性粒细胞;PAF 直接或通过其他递质(如细胞因子、TXA2、氧自由基)损伤肺血管内皮细胞;PAF 促进血小板聚集引起微血栓形成,并由此释放一系列炎症介质加重血管内皮损伤;PAF 通过减少肺血流量介导肺损伤。

## 四、细胞凋亡的作用

最近,学者们注意到肺部炎性损伤或 ARDS 进程中伴有肺组织细胞和浸润的炎症细胞凋亡的改变。有研究结果表明,诱导 AP 后肺内细胞凋亡指数与肺部损害的进展呈显著负相关,亦间接地证实肺内聚集的以中性粒细胞为代表的炎症细胞出现凋亡延迟,可能与肺损伤的发生有关。闻庆平等采用经胰管逆行注射 1.5% 去氧胆酸钠复制大鼠急性胰腺炎

肺损伤模型,应用流式细胞仪检测实验动物支气管肺泡灌洗液(BALF)中中性粒细胞的凋亡情况,结果显示 SAP 模型组各时间点 BALF 中中性粒细胞凋亡比例均比假手术组降低;SAP 组 BALF 中中性粒细胞存活比例均明显高于假手术组,表明中性粒细胞游出血管到达肺组织后中性粒细胞凋亡延迟,存活时间延长。中性粒细胞的这种变化与急性胰腺炎肺损伤的发生可能有密切关系,因为游出的中性粒细胞处于激活状态,持续释放炎症介质和毒性内容物,造成周围组织损伤。反转录聚合酶链反应(RT-PCR)检测 BALF 中中性粒细胞凋亡基因 *FAS/FASLG* mRNA 表达,结果显示 SAP 组 BALF 中中性粒细胞表面 *FAS/FASLG* mRNA 几乎检测不到。生理状态下血管内皮细胞能通过 FasL 诱使进入血管壁表达 Fas 的免疫细胞凋亡,从而有效阻止中性粒细胞的渗出,给予 FasL 能促进这种反应,而减少血管内皮细胞 FasL 表达会导致中性粒细胞渗出增多。中性粒细胞本身也以自分泌和旁分泌的方式表达 Fas 和 FasL,调控自身凋亡,保持数量的稳定。Fas/FasL 表达对 ALI 具有双重作用,一方面 Fas/FasL 高表达促进肺泡灌洗液中中性粒细胞凋亡而减少中性粒细胞造成的肺损伤。另一方面可能诱导肺泡上皮细胞、血管内皮细胞凋亡而破坏肺泡-毛细血管膜的完整性,因此,保持 Fas/FasL 系统功能稳态对疾病的发生和发展,预后和转归都具有重要意义。细胞增殖和分化过程中的一些基因、信使分子、蛋白激酶或磷酸化酶是细胞凋亡过程中的调节因子,细胞凋亡与增殖、分化的信号途径有着某些共同的信号分子,细胞接受相同或不同的刺激后,不同的调节途径就会导致细胞增殖或凋亡的不同走向,中性粒细胞内游离钙离子浓度升高、NF-κB 表达增加和 *FAS/FASLG* mRNA 表达减少均可抑制肺组织中中性粒细胞凋亡,造成中性粒细胞凋亡的延迟。

## 五、肺表面活性物质合成障碍

肺表面活性物质由Ⅱ型肺泡细胞合成,化学成分为二棕榈酰卵磷脂,它能降低肺泡表面张力,使肺泡保持在扩张状态。一旦肺表面活性物质减少,可发生肺泡萎陷,导致肺通气及换气功能障碍。Wang 等在 SAP 大鼠模型中用同位素前体 2-$^{13}$C 醋酸盐示踪来研究肺中磷脂合成的情况。2-$^{13}$C 醋酸盐掺入肺组织及肺泡灌洗液的量反映了磷脂合成的量。实验发现,与对照组相比,AP 大鼠的肺组织及肺泡灌洗液中的 2-$^{13}$C 醋酸盐掺入量显著减少,说明 AP 时,肺磷脂合成障碍,肺表面活性物质减少。肺表面活性物质合成障碍的原因还不完全清楚,合成所需的底物不足、激素调节异常、Ⅱ型肺泡细胞损伤及 PLA2 的降解可能是其主要原因。张雪梅等采用经胆胰管内逆行注入 1.5% 去氧胆酸钠方法建立大鼠 SAP 时 ALI 模型,结果显示,造模后 24 小时,SAP 组肺组织 SP-A 蛋白的表达较对照组显著降低,而Ⅱ型分泌型磷脂酶 A2(sPLA2-Ⅱ)蛋白表达显著增高,其增高程度与肺损伤程度呈正相关。结果表明,急性胰腺炎肺损伤时,Ⅱ型肺泡细胞结构破坏,进而使肺表面活性物质中 SP-A 表达降低,其对 sPLA2-Ⅱ抑制作用降低,使后者表达增高。表面活性物质是 sPLA2-Ⅱ在肺内的主要靶点,而 SP-A 是保持肺表面活性物质活性的重要组成部分,sPLA2-Ⅱ能导致肺表面活性物质的磷脂水解,导致肺泡表面张力增加,肺泡萎陷,最终导致 ARDS。

## 六、肝脏在 APALI 发病中的作用

AP 是一个 SIRS 已成为共识。AP 时损伤的胰腺组织释放大量胰蛋白酶、PLA2 及各种

炎症介质,这些物质经血管和淋巴管进入血液循环,通过激活补体系统、活化白细胞引发了 SIRS。Norman 等研究发现,大鼠诱发 AP 后炎症因子 IL-1、TNF-α 水平首先在胰腺中显著增高,然后在肺、肝、脾中显著增高,而在肾、骨骼肌、心肌中无明显增高,这种炎症因子的器官特异性增高说明了这些特殊脏器中浸润的白细胞在局部产生大量细胞因子,而不仅是受损胰腺释放的细胞因子入血到达各脏器。AP 并发 ALI 时,炎性反应过程中释放的胰酶和炎症因子可能通过腹膜后淋巴结经胸导管入血,从而在 ALI 中发挥作用。另外胰酶和炎症因子还可由门静脉系统通过肝脏进入血液循环,经过肝脏时这些酶和细胞因子可能过度激活肝脏库普弗(Kupffer cell,KC)细胞,由此引起系列炎性反应与 ALI 和 ARDS 有关。AP 时,肝脏能产生多种可溶性递质激活肺泡巨噬细胞,肺泡巨噬细胞释放 NO、细胞因子等促进中性粒细胞浸润组织。

有实验研究发现,门静脉中细胞因子如 TNF-α、IL-1β、IL-6 和 IL-10 浓度最低,TNF-α、IL-1β 和 IL-6 在肝静脉中的浓度较高,而在血液循环中浓度最高。抑制肝库普弗细胞及肺巨噬细胞功能可降低肝脏和血液循环细胞因子水平,并减轻肺损伤,提示胰腺外器官参与细胞因子的产生并释放入血。目前认为肝脏是早期引发急性胰腺炎肺损伤及多器官功能障碍的重要器官,将门腔静脉分流后能够抑制由胰腺炎导致的肺内 PGI2、TXA2 合成及循环 PLA2 的增加,并能缓解由胰腺炎所致的超氧化物歧化酶活性降低。

肝脏释放的细胞因子占人体细胞因子总量的 50%,肝脏白细胞活化是全身细胞因子的主要来源。肝脏库普弗细胞产生的细胞因子是 AP 时炎性细胞因子的一个重要来源,有学者认为是造成 APALI 的主要因素。由于动脉血中的细胞因子水平明显高于肝静脉血,且阻断肝库普弗细胞功能并不能完全下调细胞因子水平,说明来源于其他组织器官的细胞因子也不容忽视。虽然阻断肝库普弗细胞功能后,能明显减轻急性胰腺炎时的肺组织损伤、中性粒细胞增加及组织水肿,但与对照组相比仍存在明显的肺损伤,提示肝库普弗细胞释放的细胞因子及趋化因子在急性胰腺炎 ALI 发生中发挥了部分作用。

## 七、腹水及肠淋巴液在 APALI 中的作用

目前认为胰腺炎相关性腹水(pancreatitis associated ascitic fluid,PAAF)的细胞毒作用是导致胰腺炎相关性远处器官功能障碍的主要因素。临床研究发现在腹水中细胞因子水平最高,且腹膜腔是坏死胰腺组织直接刺激产生炎症反应的部位。实验研究证明,胰源性腹水除内毒素、细菌或细胞因子(TNF-α、IL-1β、γ-干扰素或 IL-6)的成分能诱使正常动物发生 ARDS,抑制 P38MAPK 活性能通过减少 TNF-α 和 NO 的产生来减轻肺损伤,这提示这些介质在急性胰腺炎诱发的 ARDS 中起了主要作用。高铁血红素被认为是 PAAF 中一种细胞毒因子,它能导致胰腺外器官功能障碍的发生。体内研究显示,来源于坏死性胰腺炎大鼠体内的腹水能诱导人脐静脉内皮细胞及单核细胞 IL-6 和 IL-8 的基因表达,且其表达呈浓度依赖性增高。腹水能促进 NF-κB 和 IL-6 的结合活性,给健康大鼠腹腔内注射 PAAF 能活化浸润于肺内白细胞中的 NF-κB,提示 PAAF 可能通过活化转录因子促进远处器官内细胞因子的产生,这一机制参与 APALI 发生的病理生理学过程。Lundberg 等和 Fujita 等分别在体外和体内研究了胰蛋白酶是否能诱导腹腔巨噬细胞产生细胞因子。结果发现,在体外研究中腹腔巨噬细胞暴露于胰蛋白酶后 TNF-α 和 IL-1β 表达增加,在体内研究中注射胰蛋白酶腹水

的动物其 TNF-α 比对照组显著增高。因此得出结论,胰蛋白酶通过刺激巨噬细胞产生细胞因子。

研究表明,腹腔内聚集的腹水可能通过多种机制加重急性胰腺炎病情,从而造成肺组织等远隔器官的损害。①PAAF 刺激腹腔巨噬细胞进一步产生炎症介质,通过腹膜再吸收进入血液循环;②PAAF 中含有的脂肪酶使腹腔脂肪发生分解,导致具有促炎作用的游离脂肪酸等物质在局部和全身循环中增加;③PAAF 中的红细胞发生溶血,大量游离血红蛋白重吸收入血,加重全身炎症反应;④腹腔内积聚的液体过多可造成腹腔内压力增高,并有造成腹腔间室综合征(abdominal compartment syndrome,ACS)的风险,损害腹腔脏器。同时,实验研究结果还表明,如果将一定量的 PAAF 注射至轻型胰腺炎动物的腹腔内,可以造成轻型胰腺炎重型化,明显加重肺组织等器官的损伤程度。

近年来,肠-淋巴-肺轴在急性胰腺炎(AP)患者发生 ARDS 中起重要作用。肠系膜淋巴是引流内毒素及胰酶进入血液循环的主要途径,其引起肠源性内毒素血症及胰酶血症,可能是 ALI 的始动因素之一。SAP 时肠道屏障损伤,肠腔中的细菌及内毒素和其他有害物质通过肠道屏障转运,进而刺激 GALT 产生内源性毒性因子,有毒因子绕过肝脏的过滤,进入体循环,引发严重危害。因此,明确肠系膜淋巴引流与重症急性胰腺炎并发急性肺损伤(APALI)的关系,寻求有效的治疗药物及措施,对于探求 APALI 的发病机制,及临床治疗 APALI 和降低病死率具有重要意义。已有研究发现 AP 患者的肠道通透性增加,各种毒素、炎症介质和胰酶可通过肠-淋巴-肺轴促进肺损伤。AP 患者淋巴循环中细胞因子和胰酶的水平比在血浆中的水平与 ARDS 的发生关系更密切。因此认为来源于受损胰腺的活性酶及炎症介质可能通过腹膜后淋巴系统引流入胸导管。IL-6、脂酶和胰蛋白酶在淋巴和血液循环中浓度存在着一定梯度差,而髓过氧化物酶、乳铁传递蛋白、TNF-α、IL-1 和淀粉酶水平在血液和淋巴循环中的水平相似,因此血中性粒细胞酶(如髓过氧化物酶)水平比胰酶能更好地反映肺损伤评分与淋巴中细胞因子水平的相关性。此外,阻断腹腔淋巴循环还可以减轻 AP 诱导的大鼠肺损伤。白波等经胰胆管逆行注入去氧胆酸钠制备 SAP 并发急性肺损伤模型,分为 6 小时、12 小时、24 小时 3 个时间点,分别观察肠系膜淋巴管阻断及中药清胰汤的影响。结果显示,淋巴管结扎组,阻断了内毒素及胰酶进入血液循环的途径,从而降低了血清中内毒素及淀粉酶的水平,改善了肺损伤指标;清胰汤能够降低肠系膜淋巴液及血清中内毒素和淀粉酶的水平,低氧血症有所恢复、肺组织湿重/干重比值回落、肺组织髓过氧化物酶水平降低,肺损伤指标明显改善,从而起到对肺脏的保护作用。

## 八、其他因素

### (一) P 物质的作用

P 物质(substance P,SP)是由前速激肽原(pre-protachykinin,PPT)A(PPT-A)编码的肽类,含 11 个氨基酸。它是与生物合成和进化有关的一类调节肽——速激肽家族的一员,是一种存在于脑和消化道,主要分布在神经组织的突触颗粒中,是一种引起肠道收缩的强促进剂和血管舒张剂,通过激活神经激肽 1 型受体(neurokinin-1 receptor,NK-1R)而发挥作用。近年来 P 物质的作用受到越来越多的重视,在 APALI 的炎性反应过程中也发现了它的参与。SP 可诱导炎症细胞肺浸润,可调节炎症细胞分泌多种炎症介质,借助这些炎症介质的作用参与了 ALI。Kahhler 等的研究显示,SP 通过 NK-1R 促进中性粒细胞与肺血管内皮细胞黏附,并迁移通过由肺成纤维细胞和细胞外基质组成的内皮下屏障层,向肺组织炎症局部游走,SP 对粒细胞的趋化作用呈时间-剂量依赖性。Bhatia 等研究了 P 物质和 NK-1R 在 AP 及肺损伤中的作用,NK-1 受体基因缺失大鼠,实验性急性胰腺炎时,胰腺中淀粉酶和脂酶增加的量、中性粒细胞浸润程度及胰腺腺泡细胞坏死程度均较 NK-1 受体基因正常大鼠轻,同时与胰腺炎相关的肺损伤也减轻,肺中性粒细胞浸润及微血管通透性增加引起的血浆渗出也减轻。由于 SP 能与其他速激肽受体结合,因此,他们又做了进一步实验,敲除大鼠 PPTA 基因,在实验性急性胰腺炎时,与胰腺炎相关的肺损伤几乎得到了完全保护,而胰腺局部的损害也得到了部分保护,表明 SP 在急性胰腺炎及与之相关的肺损伤的发生、发展中是一个至关重要的前炎症介质。

### (二) 趋化因子受体 1 (CCR-1) 的作用

Bhatia 等研究表明,敲除 CCR1 基因的小鼠在雨蛙素诱发的 AP 过程中 ALI 减轻,而对胰腺炎无明显影响,对肺损伤的保护作用与 TNF-α 水平减低有关。CCR-1 及其 β 趋化因子配体的激活在介导 APALI 中起着重要的作用。

### (三) 补体 50 的作用

在许多病理状态下,通过补体 C50 受体发挥作用的 C50 被认为是一种过敏毒素和趋化因子。然而,张晓华等在敲除 C50R 或 C5 基因小鼠 AP 模型研究中发现,KO 小鼠比野生型小鼠 AP 及 APALI 更显著,提示在 AP 时 C50 发挥抗炎效应。

### (四) 游离脂肪酸 (free fatty acids, FFA) 的作用

活化的 $PLA_2$、脂肪酸可分解血脂、细胞膜脂质以及胰周肠系膜脂肪组织而产生 FFA,通过门静脉、淋巴系统进入体循环。FFA 可损伤内皮细胞和肺泡膜,诱导血栓形成。AP 时肝功能受损,血管通透性升高,导致血清白蛋白降低,中和 FFA 能力不足,使 FFA 增加。补充新鲜血浆、白蛋白以降低 FFA,可能有助于减轻 FFA 介导的肺损伤。

总之,越来越多的研究表明,APALI 的发病机制复杂,环节众多,涉及多种介质因子、多种细胞和多个系统。内皮细胞屏障的完整和功能的健全、循环白细胞的活化和募集,以及肺泡巨噬细胞的上调在启动肺损伤的肺部炎性反应的发展中似乎是关键因素。受损的肺泡上上细胞和肺微血管内皮细胞引起肺功能改变及严重的预后。胰酶、过氧化损伤、炎症介质等参与其发病。关于这些促炎因素和抗炎因素之间的关系及其在 AP 和肺损伤发病过程中的调节作用是今后值得研究的课题。目前,对于 APALI 的预防和治疗,基于其发病机制的复杂性,一种"鸡尾酒"式的治疗策略是可行的。值得强调的是,为了将来取得进一步满意的治疗方法,应该继续深入研究其病理生理机制。

## 第三节　急性胰腺炎肺损伤发病机制的核心——"胰-肠-炎/毒-肺"

急性胰腺炎是临床常见的急腹症之一,可从胰腺局部损伤发展为 SIRS 和/或 MODS。随着人们生活水平和生活方式的变化,AP 的发病率在逐年上升,在世界范围内发病率每年每十万人口中发病约 34 例。按照 2012 年最新的亚特兰大分类仍有 10% 的 AP 患者发展为

SAP,SAP 的病死率可达 13%~35%。急性肺损伤(acute lung injury,ALI)是 AP 早期和晚期最常见的器官衰竭类型,入院 7 日内死亡的 SAP 患者有 60%~70% 死于呼吸功能衰竭。因此,深入研究 SAP 相关 ALI 的发病机制对于改善 SAP 患者的预后至关重要。

## 一、APALI 发病的起点——胰腺损伤

关于 AP 的局部机制已经有较多的研究,然而,大多数理论集中在胰腺腺泡细胞坏死和早期 SIRS 的发生上。事实上,包括核因子 κB(nuclear factor kappa-B,NF-κB)活化、酶原激活、氧化应激、高钙离子水平和微循环功能障碍在内的致病因素可间接或直接导致肠道屏障衰竭、SIRS 和 ALI。

### (一)氧化应激与钙超载

腺泡细胞内氧化应激与钙离子超载是 AP 发病的驱动因素,此两者在 AP 早期形成的恶性循环促进了腺泡细胞损伤及坏死,并通过与炎症细胞、细胞因子相互作用,诱发了炎症反应的发生。组织或细胞内活性氧(reactive oxygen species,ROS)增多,导致脂质、蛋白质和 DNA 发生过氧化。研究表明,氧化应激在 AP 中过度发生。Baser 等报道轻度 AP 患者相比正常志愿者血清总抗氧化水平降低、缺血修饰白蛋白水平升高;Dur 等发现 AP 患者淋巴细胞 DNA 损伤程度明显高于对照组,氧化状态恶化程度明显加重。事实上,氧化应激除直接引起氧化损伤外,还可上调细胞因子、趋化因子和黏附分子的表达;激活 NF-κB、激活蛋白-1(activator protein-1,AP-1)、信号转导及转录激活因子 3(signal transducer and activator of transcription 3,STAT3)和丝裂原活化蛋白激酶(mitogen-activated protein kinase,MAPK)等炎症信号;并与炎症细胞相互作用,促进 SIRS 的发展。近来研究表明,在 AP 的早期,ROS 还可调节胞质内钙离子状态,从而影响胰腺腺泡细胞生物能量学、线粒体功能障碍和细胞坏死。众所周知,细胞内钙离子信号在调节胰腺生理病理机制中具有重要作用,而胆汁、酒精代谢物或其他原因刺激可引起腺泡细胞内钙离子浓度急剧升高,进而会引起细胞结构损伤和功能障碍,导致细胞坏死或凋亡,此现象被称为钙超载。腺泡细胞钙离子超载机制主要源于胞外钙释放激活钙通道蛋白-1(calcium release-activated calcium channel protein 1,Orai1)与间质相互作用因子 1(stromal interaction molecule 1,STIM1)相互作用激活钙库操纵的钙通道(store-operated Ca$^{2+}$ channels,SOCs)开放引起钙内流及胞内内质网 IP3 受体和雷诺丁受体通道开放引起的钙库释放。除胆汁酸等应激刺激物直接刺激细胞内钙库的释放及细胞外钙离子的内流引起胞内钙离子的持续增加外,Orai1 还是一种氧化还原敏感蛋白,对氧化应激十分敏感;胞内 IP3R 和雷诺丁受体也含有多个对 ROS 敏感的半胱氨酸残基,这意味着氧化应激是腺泡细胞中钙离子水平的重要调节因素。胞内大量增加的钙离子可引起线粒体通透性转换孔(mitochondrial permeability transition pore,MPTP)通道的开放,进而引起线粒体膜电位减少、肿胀及破裂,最终触发腺泡细胞的死亡,值得注意的是 MPTP 通道是由胞内钙离子和细胞 ROS 水平共同调节。此外,胞质内钙离子超载还会诱发腺泡内胰蛋白酶原激活增加,促进胰蛋白酶不适当的活化、空泡化和坏死,加重对胰腺的消化与损伤。

### (二)胰腺腺泡细胞器损伤

胰腺腺泡细胞及相关细胞器的紊乱与损伤是 AP 的标志反应,并在其早期的腺泡细胞坏死及炎症反应中占据重要地位。内质网在腺泡细胞中高度发达,是蛋白质合成、折叠、聚

集的重要部位。钙稳态的紊乱、ROS 的增多和 ER 内错误折叠蛋白的过度聚集皆会导致内质网应激（endoplasmic reticulum stress，ERS）。ERS 是细胞的一种早期自我保护机制，ER 可通过未折叠蛋白反应（unfolded protein response，UPR）减少内质网中错误折叠蛋白质减轻细胞负担，这一反应需要激活蛋白激酶 RNA 样内质网激酶（protein kinase RNA-like ER kinase，PERK）、激活转录因子 6（activating transcription factor 6，ATF6）、肌醇酶 1α（inositol-requiring enzyme 1α，IRE1α）这三种 ER 跨膜蛋白与葡萄糖相关蛋白 78/ 重链结合蛋白（glucose-regulated protein 78，GRP78/BiP）。研究人员发现，AP 发病早期 ER 结构发生显著变化，ERS 标志物促凋亡信号分子 CEBP 同源蛋白（C/EBP-homologous protein，CHOP）、GRP78 和 p-IRE1 显著上调，表明 ERS 参与了 AP 的早期阶段事件。事实上，当 ERS 超出细胞调节能力后，凋亡信号同样被启动，ER 可特异性介导 caspase-12 活化，进而通过激活 caspase-3 及 caspase-9 通路诱导细胞凋亡；同时 ER 膜相关蛋白（PERK、IRE1 和 ATF6）的活化则可显著上调前凋亡基因 CHOP 的表达，也会诱导细胞的凋亡。此外，ER 是细胞的钙离子储存库，与线粒体共同调节钙离子信号在腺泡细胞中的分泌和稳态。AP 中钙离子超载事件的一个重要诱导信号就是 CCK 受体激活下游信号导致 IP3 的产生，IP3 与 ER 中的 IP3 受体相互作用，开放钙库通道，钙离子从 ER 中大量被释放。因此，ERS 可持续引起钙离子在胞内增加，内质网-线粒体轴并可诱发 MPTP 的持续开放，进而诱使线粒体发生断裂、膜电位丢失及失去产生 ATP 的能力，触发腺泡细胞凋亡和坏死。溶酶体是一种限制细胞损伤的细胞器，通过将受损细胞器及大分子物质固定为自噬体，然后运送至溶酶体形成自溶体，最后被溶酶体水解酶降解。研究表明，自噬受损引发的空泡化已成为 AP 的标志性反应，溶酶体和酶原颗粒的自噬受损可过早地激活腺泡内胰蛋白酶，进一步导致细胞损伤或坏死。腺泡细胞在损伤或坏死后，可释放损伤相关分子模式（damage associated molecular patterns，DAMPs）如高迁移率族蛋白 B1（high mobility group box 1，HMGB1）等与下游受体结合，激活 NF-κB、MAPK 等炎症信号通路，扩大 AP 局部及全身的炎症级联反应。因而，AP 时腺泡细胞内线粒体、内质网及溶酶体等细胞器功能障碍与氧化应激、钙离子超载、胰酶激活等事件相互协调，密不可分，促进腺泡细胞坏死，并通过促使 SIRS 的发展进而对远处器官肠、肺造成严重损伤。

### （三）胰酶的激活

胰酶的激活是 AP 的起始事件之一，并被认为是引起肠道屏障损伤及 ALI 的直接因素。不同病因引起的 AP 虽有差异，但却均有共同的发病过程，即共同通道——胆胰壶腹梗阻，使胆汁排泄障碍，反流至胰管，导致胰管内压力增高和腺泡被破坏，胰酶异常激活诱发胰腺"自我消化"，而致 AP。近年研究发现，胰酶的激活不仅可以直接诱发胰外脏器损害，亦可通过诱导炎症级联反应间接引起远端器官损害。AP 时，磷脂酶 A2 过度激活与释放，一方面可破坏肺表面活性物质，并促进血小板活化因子及类二十烷酸的产生，对肺组织造成直接损伤；另一方面又可刺激巨噬细胞诱导型一氧化氮合酶（inducible nitric-oxide synthase，iNOS）表达，并促进 NO 产生，进而加重肺组织损伤。Maeda 等发现，胰蛋白酶及其特异性受体——胰蛋白酶激活受体 2（protease activated receptor-2，PAR2）在促炎因子的产生及远端器官损害的发生发展中起重要作用。Enrique 等亦证实，胰蛋白酶及受体 PAR2 在 AP 时可以促进肺组织中髓过氧化物酶（myeloperoxidase，MPO）的活性，而胰蛋白酶和受体 PAR2 抑制剂可以明显逆转这一现象。有学者认为，酶原激活是 AP 炎症级联反应的第一步，胰酶进入血液循环可刺激巨噬细胞释放大量白细胞介素-1（interleukin-1，IL-1）、IL-6 和肿瘤坏死因子-α（tumor necrosis factor-α，TNF-α），触发炎症级联反应，导致 SIRS。另外，在 AP 期间，大量的磷脂酶 A2 和 IL-1 在肠组织内释放并相互刺激，通过炎症介质血栓素 A2（thromboxane，TXA2）、血小板活化因子（platelet activating factor，PAF）和内皮素 -1 等引起肠血管痉挛、白细胞和血小板聚集、血栓形成和血管内皮细胞损伤，加重肠缺血缺氧，导致肠道通透性的增加和肠道屏障损伤。因此，活化的胰酶可能是 AP 由局部损伤发展至全身损伤的重要介质。

### （四）胰腺微循环障碍

胰腺微循环障碍是 AP 的始发和加重因子，不仅贯穿 AP 的发病过程，亦在远处肠、肺部损伤中发挥重要作用。AP 时，钙离子超载与胰酶异常激活等因素促进胰腺小叶内动脉括约肌和血管内皮细胞损伤，引起胰腺血管收缩、分流及灌注不足，诱使胰腺、胰周及腹膜后组织严重水肿，造成大量组织液渗出，导致"第三间隙"液体丢失；又因呕吐失液，可导致全身性低血容量；并在引起肾素-血管紧张素系统兴奋后，使得血管收缩及血液分流，促进其他器官如肠组织缺血缺氧的发生。肠黏膜是一种代谢活跃的组织，对肠缺血损伤非常敏感，在缺血过程中，黄嘌呤氧化酶和次黄嘌呤会在肠组织中积累，ATP 因氧化磷酸化不足而耗尽；再灌注后，由次黄嘌呤转化为黄嘌呤引起的大量超氧阴离子释放，超过血红素加氧酶-1（heme oxygenase-1，HO-1）的抗氧化能力，超氧阴离子导致更多的 ROS 的形成，通过脂质过氧化损伤细胞膜，损伤细胞结构和功能。肠缺血再灌注后，氧化应激显著增加，进一步损害细胞膜，可激活 NF-κB 信号，释放含有多种蛋白酶的溶酶来降解弹性蛋白、胶原蛋白（Ⅰ、Ⅱ、Ⅲ、Ⅳ）、纤维蛋白原、纤维连接蛋白、蛋白多糖等，从而加重肠道屏障损伤。NO 在正常情况下是一种抗氧化剂和信号分子，维持肠道微循环。但在缺血再灌注过程中，NO 被超氧自由基转化为具有细胞毒性的亚硝酸盐，耗尽肠道细胞 $NAD^+$ 和 ATP，损害上皮细胞，增加肠道通透性，进而诱导细菌移位，引发脓毒血症，加快 SIRS 及 ALI 的进展。此外，Liu 等在 SAP 模型中发现微循环障碍在 SAP 相关 ALI 起重要作用，其机制可能与微循环障碍导致的血管内皮功能损伤、肺血管内皮细胞凋亡及细胞间黏附分子 -1（ICAM-1）高表达等相关。

综上，在 AP 早期，多种应激因素引起胰腺内氧化应激、钙离子超载、细胞器(内质网、线粒体及溶酶体)功能障碍及胰酶异常激活等早期事件，诱发腺泡内 NF-κB、MAPK 等信号及炎症细胞的激活与释放，导致了腺泡细胞坏死、胰腺损伤及 SIRS 的发生，同时腺泡细胞坏死释放的 DAMPs、活化的胰蛋白酶渗漏及微循环障碍引起的血流量减少和灌注不足等因素损伤肠道屏障，改变肠黏膜通透性，诱发细菌移位及脓毒血症的发生，进一步促进了 SIRS 及 ALI 的发展。

## 二、APALI 发病的中继站——肠道屏障损伤

### （一）肠道机械屏障

肠道机械屏障由肠上皮细胞（intestinal epithelial cell，IEC）及细胞间的紧密连接（tight junctions，TJs）构成。绒毛部 IEC 由吸收细胞、杯状细胞和少量分泌细胞等多种功能细胞组成，连续和极化的单层 IEC 将管腔与固有层隔开，构成肠道的天然物理屏障。在肠道内，细胞凋亡引起 IEC 4~5 天的高速周期性更新对于确保食物的消化和有效肠屏障功能至关重要。大量研究表明，SAP 肠黏膜通透性增加与 IEC 凋亡加速相关，涉及 caspase 凋亡通路激

活、炎症因子如 TNF-α 爆发及内质网应激（ERS）失衡等经典机制。IEC 之间是通过连接复合物紧密连接而成，包括紧密连接（TJs）、粘连连接（AJs）和桥粒。TJs 由闭合蛋白（occludin）、密封蛋白（claudin）、连接黏附分子（JAMs）、闭锁小带-1（ZO-1）组成，位于细胞间连接的顶端，主要密封细胞间隙，是细胞旁通路的重要守卫。Sonika 等研究发现，AP 患者的十二指肠隐窝和绒毛中密封蛋白-4 的表达较低，他们认为 AP 中肠道通透性（intestinal permeability, IP）的增加可能是由于密封蛋白-4 蛋白表达不足所致。AP 时 IP 增加后，有害菌和内毒素经由受损的肠道屏障转运，然后迅速通过门静脉和淋巴系统传播，引发 SIRS 甚至 MODS。此外，SAP 最关键的病理生理变化之一是水代谢异常并伴有肺、肠水肿损伤。水通道蛋白（aquaporin, AQP）是一类膜水通道，其主要功能是促进水分被动运输，在维持呼吸系统和肠道的水稳态和甘油代谢中起着关键作用。Kang 等研究表明肺、肠组织中 AQP1、AQP5 和 AQP8 水平明显降低，并可能是 SAP 所致肺、肠水肿和损伤的关键因素。

### （二）肠道化学屏障

肠道化学屏障是由杯状细胞分泌的大量黏液素（mucin, MUC）、Paneth 细胞分泌的抗菌肽及其他消化酶组成。大量 MUC（特别是 MUC2）覆盖于 IEC 上，形成凝胶状筛网结构即黏液层。黏液层分为内外两层，外黏液层是肠黏膜的第一道屏障，在有效吸收营养物质的同时，可以限制病原体与其他糖蛋白的结合，抑制其对上皮层的黏附，维持肠道的屏障功能及通透性。Fishman 等研究发现，AP 期间肠道内氧化应激失衡，ROS 和活性氮中间体（RNI）侵蚀外黏液层，降低其阻隔性能，导致黏液流失，从而增加肠道通透性，加重肠道屏障功能衰竭。抗菌肽由 Paneth 细胞分泌，具有杀菌、抗炎和促进机体修复等功能。Chen 等发现 Paneth 细胞及抗菌肽的减少可能参与了 ANP 肠屏障功能障碍的发生。Guo 等发现消融 Paneth 细胞后显著加重了 ANP 的胰腺和肠道的病理损伤。Liu 等验证了这一结果，并发现 Paneth 细胞的数量减少与肠组织 BIP 和 ATF6 蛋白表达水平呈负相关。此外，Paneth 细胞的缺乏可能进一步加重肠 ERS，激活炎症信号通路，上调炎症细胞因子的表达，加重肠屏障功能障碍。

### （三）肠道生物屏障

肠道生物屏障是共生菌（如双歧杆菌、乳酸杆菌）在肠上皮黏膜表面紧密黏附形成的一层菌膜屏障，具有抵御病原菌的能力。研究表明，共生菌通过阻止病原体的定植、与 IEC 的直接相互作用以及将未消化的碳水化合物代谢成短链脂肪酸（short chain fatty acid, SCFAs）在调节肠道屏障功能和宿主健康方面起着重要作用。共生菌可促进肠黏液层的形成及免疫球蛋白 A（SIgA）的分泌从而维持肠道免疫反应；通过竞争黏膜位点黏附于 IEC 上，形成菌膜屏障，抵御外来病原体；增加 TJs 的增殖，维持肠黏膜通透性；参与抗炎反应的基因调节，减轻炎症反应对 IEC 的损伤，从而减少毒素从肠道向体循环的转移。除代谢产物 SCFAs 为 IECs 增殖发育提供主要能量来源外，Kelly 等研究发现丁酸可增加 IEC 线粒体依赖性氧消耗，稳定缺氧诱导因子（hypoxia-inducible factor, HIF）以及诱导其靶基因的表达，增强肠上皮屏障功能。Zheng 等研究发现丁酸可通过激活 STAT3 通路及抑制组蛋白脱乙酰酶（histone deacetylase, HDAC）以 IL-10RA 依赖的方式抑制 TJ 中密封蛋白-2 的表达，从而保护肠屏障功能。事实上，根据与宿主的相处关系，肠道菌群被分为共生菌、病原菌、条件病原菌。病理条件下，肠道病原菌繁殖增多，共生菌显著减少，菌群发生严重失调时，生物屏障受到损伤，毒素穿透黏液层,破坏肠道屏障,更甚者细菌移位至体循环,将会对机体造成严重危害。

大量研究表明,AP 期间肠道微生物群落结构发生改变。Tan 等研究发现 MAP 和 SAP 患者的肠道菌群都发生了显著的改变,表现为有益菌双歧杆菌减少,致病菌肠球菌增多,并与 AP 严重程度相关。Zhu 等研究也证实了这一点,且菌群变化与炎症反应和肠道屏障功能障碍密切相关。AP 期间肠道内菌群紊乱引起肠道屏障功能受损,一方面表现为 AP 内病原菌丰度增加,在体外实验中大肠杆菌可增加 TNF-α 诱导的炎症因子的产生和 IEC 中 TJs 的丢失,直接导致 IEC 的损伤。另一方面,有益菌的减少降低了 IEC 对病原菌的竞争性定植作用,大大增加了病原菌侵袭肠黏膜的机会。另外有研究发现,肠道内志贺氏杆菌的增加是 Paneth 细胞的消失引起的,Guo 等在消融 Paneth 细胞后发现 ANP 模型的胰腺和肠道损伤明显加重,并可能与肠道微生物群的变化有关。AP 期间有益菌减少及病原菌增多,导致肠道屏障失效,细菌移位至体循环,细菌及内毒素通过与先天免疫系统的模式识别受体(pattern recognition receptor,PRR)如 Toll 样受体和 NOD 样受体相互作用,介导下游转接蛋白髓样分化蛋白抗原(myeloid differential protein 88,MyD88)和 TRIF,激活 NF-κB、MAPK 和 IRF,刺激 TNF-α、IL-6、IL-12、IFN-α 和 IFN-β 等多种细胞因子和趋化因子的产生,放大炎症级联反应,造成"二次打击",促进 SIRS 和 MODS 的发生。Jin 等通过双歧杆菌联合早期肠内营养可以改善 SAP 患者急性期的营养状况,增强患者的免疫能力和身体对疾病的抵抗力。因此,肠道生物屏障受损及菌群失调是 AP 发展过程关键的一环,益生菌可能是 AP 必不可少的治疗措施。

### (四) 肠道免疫屏障

肠道免疫屏障由肠道相关淋巴组织(gut associated lymph tissue,GALT)和其产生的免疫球蛋白 A 组成。GALT 在功能上被划分为诱导部位与效应部位,肠道组织性淋巴样组织是肠道免疫的诱导部位,包括派尔集合淋巴结(PP)、孤立淋巴滤泡(ILF)和肠系膜淋巴结(MLN);效应部位包括上皮内淋巴细胞(IEL)和固有层淋巴细胞(LPLS)。肠道免疫系统与肠道菌群相互作用,经由 PPS-T 细胞依赖性、ILF-T 非细胞依赖性及 LP-T 细胞非依赖性三种途径,产生大量 sIgA。sIgA 是肠道内数量最多的免疫球蛋白,作为肠免疫系统的主要效应因子,通过免疫排斥抗原和病原体提供了抵御黏膜表面病原体的第一道防线,在维持肠道免疫中共生菌与黏膜表面病原菌之间的平衡中起着重要作用。有研究揭示,sIgA 缺乏的个体肠道微生物更容易通过渗漏屏障进入肠固有层和黏膜下组织,导致肠道细菌移位。SAP 期间肠黏膜缺血缺氧,改变肠道细胞生长微环境,IEC 与淋巴细胞代谢障碍,细胞数量明显下降;菌群失调、氧化应激及炎症因子爆发等激活凋亡通路又可引起淋巴细胞的大量凋亡,肠道免疫系统受到明显的抑制。Qiao 等研究发现 SAP 大鼠肠道淋巴细胞数量及 sIgA 明显下降,并与细菌及内毒素相关。Sun 等研究支持了这一点,并发现 SAP 患者外周血 sIgA 水平显著下降。另外,研究表明肠道微生物与 IgA 的关系是双向的,sIgA 塑造肠黏膜免疫和肠道微环境的稳态,微生物群也调节 sIgA 的产生与分布。Zhong 等发现肠内营养联合益生元可显著提高肠黏液 sIgA 水平,改善 SAP 大鼠肠道屏障功能。

肠-淋巴-肺轴在急性胰腺炎肺损伤病理机制中的作用在前面已经进行了深入的探讨。事实上,关于 AP 期间肠与肺之间的研究还有许多。如 Mittal 等研究发现在 AP 模型中只有胰腺、肺和空肠组织出现明显的早期线粒体功能障碍,但心脏、肝脏、肾脏和十二指肠线粒体未受影响,这种选择性的病理机制可能预示了 AP 期间肠与肺之间的潜在联系。再生基因Ⅰ(regenerating geneⅠ,RegⅠ)是 AP 相关 ALI 严重程度的一个有效的生物标志物,Hu 等研究发现 RegⅠ在 AP 模型肠组织中明显上调,并与 AP 严重程度有很强的正相关性,因而 RegⅠ可能是反映 SAP 所致肺和肠损伤严重程度的共同生物标志物,但其确切作用机制还有待进一步研究。此外,Guo 等研究发现电针可增加肠组织 CCK 的表达及提高肠推进速率(intestinal propulsion rate,IPR),从而促进肠道运动及调节炎症反应,可显著降低肺组织血管活性肠肽(vasoactive intestinal peptide,VIP)和髓过氧化物酶(myeloperoxidase,MPO)含量,减轻 SAP 引起的 ALI。

综上,肠道是 AP 期间容易受到损伤的远处器官之一,且与 AP 严重程度相关,肠黏膜通透性的改变更具有一定预后价值,其诱因包括 AP 引发的微循环障碍、炎症介质的过度释放、肠上皮细胞的过度凋亡和肠道微生态的改变等。然而,肠道不仅是 AP 期间的"受害者",还很可能成为心脏和肺等其他远隔器官遭受"二次打击"的"发动机"。肠道因 AP 期间出现的肠免疫功能缺陷、肠黏膜通透性增高及肠微生物菌群紊乱,促进机体出现细菌及内毒素移位,随后通过体循环及淋巴通道加剧了 AP 期间的 SIRS,从而经由以上病理轴将胰腺、炎症及肺联系起来,最终导致并加重了 ALI。

## 三、APALI 发病的枢纽——SIRS

AP 期间,转录因子 NF-κB 活化及胰酶异常激活等早期事件损伤胰腺组织及细胞,并释放 IL-1β、TNF-α 及 HMGB1 等介质将局部 AP 升级为全身的炎症反应;伴随着中性粒细胞、巨噬细胞和淋巴细胞的活化,细胞因子如 IL-6 和 IL-18、趋化因子如 IL-8、黏附分子、氧自由基、PAF 和内皮素的释放进一步活化 MAPK、Janus 激酶(JAK)/信号转导及转录激活因子(STAT)等炎性通路,形成复杂的炎症级联反应,大量的炎症介质影响肺组织内皮通透性,富含蛋白质的液体渗入间质和肺泡腔,严重影响肺内血气交换,直接导致 ALI;其次,由于 AP 时肠道屏障出现功能丧失,导致肠道细菌等有毒物质经由体循环及肠系膜淋巴液,导致对机体的"二次打击",维持并放大了细胞因子风暴,引发更为严重的 SIRS 或脓毒症,导致患者出现呼吸衰竭。此外,Bonjoch 等发现 AP 过程中产生的外泌体(一种新的细胞间通讯系统,能将蛋白质、脂质和 mRNA 传递到远隔的器官)能够到达肺泡腔并将肺泡巨噬细胞激活为 M1 表型,从而释放大量炎症因子加重 ALI。

### (一)细胞因子

**1. TNF-α** TNF-α 是由单核细胞/巨噬细胞分泌的一种强有力的促炎因子,在 APALI 中常与 IL-1β、IL-6 协同引发炎症级联反应。Zhu 等在一项小样本研究中发现,SAP 患者存在两种 TNF-α 水平,高水平 TNF-α 患者相比低水平时肺功能明显下降。Perides 等研究表明靶向单核细胞/巨噬细胞表达 TNF-α 对治疗 SAP 是一种有效的治疗策略。事实上,TNF-α 可从多个方面促进 APALI 的进程。SAP 期间,腺泡细胞在受到炎症信号或胰酶刺激后可促进 TNF-α 的大量释放,TNF-α 与促炎性受体(主要是 TNFR1)结合后形成受体复合物可启动细胞内促炎信号,触发 p38MAPK-AP-1 与 NF-κB 活化,这些细胞内炎症信号进一步释放炎症介质如 IL-1β、IL-6 及 TNF-α 本身,形成恶性循环维持并放大炎症级联反应。在肺部,一方面,TNF-α 破坏内皮细胞屏障的完整性,调节细胞间黏附分子-1(ICAM-1)、血小板 EC

黏附分子-1（PECAM-1）、血管细胞黏附分子-1（VCAM-1）表达,参与中性粒细胞的趋化、黏附和聚集,促进中性粒细胞的迁移及呼吸暴发;另一方面,响应 TNF-α 分泌的鞘磷脂酶损害肺表面活性物质膜的生物特性,从而抑制肺表面活性物质降低表面张力的作用,最近有研究揭示 TNF-α 可以刺激Ⅱ型肺泡细胞下调与表面活性物质和肺泡液清除相关的基因,从而促进肺水肿的形成。

**2. IL-1** IL-1 是一种来源于巨噬细胞的促炎细胞因子,由 IL-1α 和 IL-β 组成。其中 IL-1β 可与 TNF-α 互相促进分泌,并协同诱导白细胞和内皮细胞上黏附分子的上调,介导 AP 炎症级联反应;阻断 IL-1β 可显著减轻胰腺损伤和提高 SAP 存活率。炎症小体是由核苷酸结合寡聚化结构域样受体（NLRs）家族、凋亡相关斑点样蛋白（ASC）和 caspase-1 构成的大分子多蛋白复合物,NLRP3 是 AP 中研究最多的炎症小体,NLRP3 通过 ASC 的 CARD 结构域的协同作用激活无活性的 caspase-1 发生裂解,并调节 IL-1β 和 IL-18（AP 炎症反应的代表介质）裂解成活性形式,促进炎症反应。Hoque 等研究表明 ASC、caspase-1 和 NLRP3 是 AP 炎症发生的必要条件,抑制 NLRP3 其上游受体 TLR9 和 P2X7 可明显减轻胰腺水肿、胰腺白细胞浸润和胰腺细胞凋亡。Xu 等研究发现 NLRP3 可通过 caspase-1 途径参与到 SAP 的肠损伤中,IL-1β 抑制剂可减轻损伤,提示 IL-1β 可能是 NLRP3 在 SAP 相关肠损伤中的主要炎症因子。Wu 等观察发现血浆来源的外泌体可触发肺部 NLRP3 炎症小体的激活,诱导肺部 IL-1β 的产生及肺泡巨噬细胞（alveolar macrophage,AM）焦亡,最终导致 AP 相关的 ALI。IL-33 是 2005 年发现的 IL-1 超家族的新成员,有研究发现 IL-33 可通过刺激胰腺腺泡细胞中细胞外信号调节激酶（ERK）活化及 CXCL2/MIP-2α、趋化因子配体 2（CCL2/MCP-1）和 IL-6 的产生,诱发 AP 的发生。Liang 等研究表明体外 LPS 可通过 IL-33/STAT3/MMP2/9 途径诱导 ALI 的发生。Lin 等观察发现 IL-33 中和抗体可减轻 ARDS 模型中的肺部炎症和损伤。因此,IL-33 在 AP 中发挥重要作用,可能成为 APALI 的新靶点。

**3. IL-6** 血清 IL-6 是 AP 严重程度的可靠标志,可预测器官衰竭和 SAP。有报道称血清 IL-6 浓度为 160ng/ml 时,SIRS 对 SAP 的预测价值明显提高。JAK/STAT 通路是炎症反应的主要效应途径,促炎因子与相应受体结合后激活 JAK,JAK 选择性地磷酸化 STAT,激活的 STAT 移位到细胞核中,在细胞因子的转录中发挥关键作用。Zhang 等研究发现 AP 期间 IL-6 与可溶性 IL-6 受体（sIL-6R）形成复合物,通过反式信号转导激活胰腺中的 STAT3 通路,进一步释放炎症因子来放大炎症级联反应。JAK2/STAT3 是 AP 中重要的炎性通路。早期研究表明 JAK2/STAT3 通路的激活可促进 IL-1β 等细胞因子的生成参与 AP 的炎症反应。Zhao 等在 LPS 诱导的 ALI 模型中发现 STAT3 过度激活加速了炎症的严重程度,STAT3 抑制剂可抑制巨噬细胞、支气管肺泡灌洗液中炎症细胞和促炎因子的表达,包括 IL-1β、TNF-α、iNOS 和 CCL2 等,提示 STAT3 抑制途径治疗 SAP 相关 ALI 具有一定可行性。

### （二）高迁移率族蛋白 B1（HMGB1）

高迁移率族蛋白 B1（high mobility group box 1,HMGB1）是一种促炎介质,AP 时可由坏死或受损的腺泡细胞释放,诱发最早期的炎症反应。HMGB1 释放到细胞外后,可作为 DAMPs 构成一个危险信号触发并放大炎症反应。越来越多的证据表明 HMGB1 是 AP 发展进程中的重要标志物。Wang 等研究发现,胰蛋白酶原激活产生胰蛋白酶原激活肽（TAP）除诱导释放早期炎症介质如 TNF-α 和 IL-1 外,还可诱导释放 HMGB1,进而促进炎症因子如

TNF-α、IL-1 和 IL-6 的强力释放参与 SAP 和 SIRS 的发生。在 HMGB1 的炎症信号转导中，下游的晚期糖基化终末产物受体（RAGE）及 Toll 样受体特别是 TLR4、TLR9 及 TLR2 的作用越来越清晰。Toll 样受体是先天免疫系统的关键组成部分，在引发炎症反应方面发挥重要作用。研究表明重组 HMGB1 可上调 TLR4 表达，进而通过 MyD88 依赖途径活化 NF-κB 通路，促进 SAP 的发生。HMGB1-TLR4 通路也可以触发 TRIF 介导的下游通路，诱导 NF-κB 的延迟激活，激活巨噬细胞及释放细胞因子。胞外 HMGB1 还可诱导 JAK2/STAT3 信号通路的激活，放大 SAP 炎症级联反应。肠道是 AP 易受损的器官之一，同时也在 AP 导致的 SIRS 进程中发挥着核心作用。Chen 等研究发现，*HMGB1* mRNA 和 HMGB1 蛋白在 AP 小鼠肠黏膜中的表达均上调，并与肠道黏膜屏障障碍相关，抑制 HMGB1 后可明显改善肠黏膜屏障功能障碍。Huang 等研究发现阻断 HMGB1 可缓解肠道内氧化应激，增加肠道紧密连接蛋白密封蛋白-2 的表达，降低肠道通透性，并可能缓解 AP 引起的细菌移位。肺部是 AP 最易受到损害的器官之一。Luan 等研究发现 HMGB1 可以通过诱导 NF-κB 活化增加炎症反应，从而增加 SAP 与 ALI 相关的严重程度，下调 HMGB1 表达可抑制 AP 大鼠肺组织 NF-κB 活性及 MMP-9、ICAM-1 的表达，降低 SAP 大鼠炎症反应和 ALI 的严重程度。

### （三）非编码 RNA

**1. 微小 RNA** 微小 RNA（miRNA）是由 20~24 个核苷酸组成的单链非编码 RNA 分子，主要发挥转录后调节作用，是多种炎症性疾病发展和病理生理的重要介质。研究表明 miRNA 是 AP 炎症反应中的重要调节介质。Zhang 等在小鼠模型和临床患者血清中证实 miR-216a 水平与胰腺组织病理学严重程度相关，可作为 SAP 早期诊断的生物标志物。Zhao 等发现 miR-375 可通过靶向 ATG7 抑制细胞自噬，促进腺泡细胞的炎症反应和凋亡。Wang 等发现过表达 miR-21-3p 可促进 AHNP 模型中血清酶和炎症因子的表达，并通过激活瞬时受体电位（transient receptor potential，TRP）信号转导途径，加重了 AP 胰腺和肺部损伤。巨噬细胞（包括腹腔、肝脏及肺泡等组织在内）在 APALI 中起到重要免疫调节作用。Zhao 等研究表明 AP 可通过分泌携带差异表达 miRNAs 的外泌体增强巨噬细胞中 NF-κB 通路的活化促进炎症反应。Wang 等发现 miR-155 在 AP 患者的血清显著增加，抑制 miR-155 可能通过靶向 SOCS1，调节 Th17/Treg 细胞比率，抑制炎症因子的释放。Pasca 等认为 miR-155 既是促炎症信号的靶标，又是炎症反应的启动信号，同时对巨噬细胞向 M1 表型极化有重要影响。有趣的是，miRNAs 在 SAP 相关 ALI 病理生理中具有有益的一面。Wu 等研究证实过表达 miR-339-3p 可通过抑制 Anxa3 抑制 AKT/mTOR 信号通路，从而抑制炎症反应，减轻 APALI 模型组织水肿和损伤。Qian 等证实 *NFκB1* 基因是 miR-9 的靶基因，并发现骨髓间充质干细胞可向受损胰腺或外周血单个核细胞传递外源性 miR-9，进而抑制 NF-κB 通路的活性，降低促炎细胞介质（包括 TNF-α、IL-1、IL-6 和 HMGB1）的水平，增加抗炎细胞因子（包括 IL-4、IL-10 和 TGF-β）的水平，从而促进胰腺损伤组织的再生，显著减轻 SAP。

**2. 长链非编码 RNA** 长链非编码 RNA（lncRNAs）是基因组中最大的非编码 RNA 群体，lncRNAs 可以通过各种机制调节转录和转录后基因表达。近年来，lncRNAs 在 AP 中的作用逐渐被人们所注意到。Li 等在一项小样本研究中提出 lnc-ITSN1-2 可较好区分 SAP，并可能成为 SAP 治疗新靶点。Wang 等在其研究中发现与对照组相比，AP 患者 lncRNA B3GALT5-AS1 水平明显降低，并在进一步的体外实验中证明过表达 B3GALT5-AS1 可能通过调节 miR-203/NFIL3 轴和抑制 NF-κB 信号,减轻雨蛙素诱导的 AR42J 细胞损伤。Gu 等在 AP 细胞模型中证实过表达转移相关的肺腺癌转录本-1(metastasis associated lung adenocarcinoma transcript 1,MALAT1)或转录共激活因子相关蛋白-1(Yes-associated protein 1,YAP1)可显著增加 IL-6 和 TNF-α 的分泌,而 miR-194 可抵消这一作用,此研究表明 MALAT1、miR-194 和 YAP1 之间存在一个调节环,可动态调节 AP 的进展。因此,lncRNA 可能是 AP 的诊断及治疗干预方面的关键靶点,进行更深层次的探索研究具有重要价值。

### (四)其他

除上述炎症介质外,由坏死细胞释放的其他 DAMPs 同样在放大 AP 炎症反应及 ALI 中发挥重要作用。Dixit 等发现胞外 ATP 可通过与 P2X7 受体结合促进 TNF-α 和趋化因子的产生,从而放大全身炎症反应,并在后续实验中通过降解胞外 ATP,显著减轻了 AP 引起的器官衰竭。白三烯 B4(leukotriene B4,LTB4)是 AP 时发挥重要功能的趋化性和炎症介质,Li 等研究表明 P 物质可通过 PKCα/MAPK 途径调节 LTB4 的产生,从而促进中性粒细胞反向跨内皮细胞迁移进程,加大 ALI 的严重程度。

因此,AP 可表现为不断发展中的 SIRS,其早期/晚期并发症及病死率由 SIRS/MODS 的严重程度所决定,免疫反应的失控释放的大量炎症介质引起胰腺及肠道向 SIRS 发展的病理轴是导致 ALI 的重要过程。

## 四、APALI 发病的终点——ALI/ARDS

前文中提到,SAP 中的诸多因素可将局部的炎症升级为 SIRS,并指向器官衰竭,导致 10%~15% 的病死率。肺脏是 AP-SIRS 最常受累的器官之一。ALI/ARDS 引起的呼吸功能衰竭是 AP 患者早期死亡的主要因素。在 AP 期间,胰酶的激活、炎症介质的释放、炎症细胞的浸润及氧化应激启动 SIRS,损伤肺血管内皮细胞和肺泡上皮细胞,破坏肺气-血屏障,导致肺血管通透性增加,富含蛋白质的液体外溢至肺泡及肺间质,引发肺水肿以及弥漫性肺泡损伤(diffuse alveolar damage,DAD),最终形成以低氧血症为特征的 ALI/ARDS。因此,正确认识 AP 时肺气-血屏障损伤对明确 SAP 相关 ALI 的病理机制是非常重要的。

### (一)内皮细胞(endothelial cell,EC)

肺微血管 EC 是位于血液和肺间质之间的受体-效应屏障,在调节肺血管张力、维持血管舒缩平衡及控制炎症细胞的黏附和转移方面起着重要作用。事实上,由于处在血液与间质界面这一独特的位置,AP 时过度产生的炎症因子、淋巴或肠源性 LPS 及大量浸润的炎症细胞可在早期激活 EC,损害肺血管屏障,进而促进 ALI 的发展。SIRS 被认为是 AP 相关 ALI 的始动反应。首先,炎症介质包括 TNF-α、IL-1β 及 HMGB1 等可影响 EC 微管、肌动蛋白细胞骨架等结构,导致通透性增加、血管渗漏和水肿形成;随后 EC 被炎症因子激活可形成促炎表型释放更多炎症介质如 TNF-α、IL-1β、IL-8 及 IL-6;最后这些介质可促使 ROS 的产生、抗炎介质的减少和白细胞转移,对 EC 造成进行性损伤。在本节的第二部分提到 SAP 常引起肠道屏障受损,导致肠道通透性增加,细菌及 LPS 发生移位,并通过淋巴管及血液循环途径加重 AP 局部与全身的炎症反应,从而建立与肺的联系。有研究表明,LPS 移位入肺与 EC 表面结合后,可通过激活 EC 增加炎症因子水平,加大 EC 损伤及血管通透性。然而,LPS 及炎症因子在肺部的影响不止于此,大量炎症因子及 LPS 在肺部的聚集可改变中性粒细胞生物力学特性,使其变形能力下降,中性粒细胞被大量扣押在毛细血管内。炎症因子进而促进中性粒细胞与 EC 的趋化、黏附作用并激活释放细胞毒介质如蛋白水解酶、颗粒酶、活性氧类、细胞因子、趋化因子和中性粒细胞外诱捕网等细胞毒性物质,从而加重肺组织损伤,促进 ALI 的形成。

上述过程是 AP 相关 EC 损伤乃至 ALI 的重要机制,主要有以下几个方面:①TNF-α、IL-1β 等炎症因子可上调 EC 的 ICAM-1、VCAM-1 和 PECAM-1、E-选择素及 P-选择素的表达,促进中性粒细胞与 EC 的黏附与迁移。IL-18 是近来新发现的炎症因子,前文中提到 IL-18 可作为 AP 器官衰竭的早期替代指标,研究表明 IL-18 也可以增加中性粒细胞的招募,促进中性粒细胞与 EC 的黏附作用。②趋化因子、炎症因子与黏附分子所构建的炎症网络是调节中性粒细胞募集与活化的决定因素。研究表明,巨噬细胞炎症蛋白 -2(MIP-2)、单核细胞趋化因子蛋白-1(MCP-1)、IL-8(CXCL8)、趋化因子受体 3(CXCR3)及血小板因子 4(PF-4,或 CXCL4)是 SAP 期间肺组织中性粒细胞的激活及黏附最重要的内源性趋化因子,在促进中性粒细胞在肺组织的大量浸润中发挥重要作用。③中性粒细胞在肺部激活后,释放大量自由基(如 ROS、超氧阴离子)、花生四烯酸等直接损伤 EC 组织结构,破坏内皮屏障。④EC 在炎症因子、LPS 及中性粒细胞影响下发挥其效应作用,通过产生内源性 PAF、内皮素-1 及 iNOS 破坏自身细胞连接、使血管过度扩张增加其通透性进而加重 ALI。此外,近来研究揭示肺 EC 除在 AP 诱导后出现超微结构损伤外,EC 焦亡与 ALI 同样密切相关。Cheng 等研究发现 LPS 会触发 caspase-11 依赖性的 EC 焦亡,从而破坏内皮屏障,导致肺水肿和 ALI 的形成。冷诱导 RNA 结合蛋白(CIRP)是一种促炎细胞因子,有报道称其浓度的升高可反映 SAP 的严重程度和预后。Yang 等研究表明 CIRP 可通过激活 NIRP3 炎症小体诱导 caspase-1 介导的 EC 焦亡,从而引起内皮功能障碍和通透性改变。因此,EC 作为 AP 时 SIRS 的早期靶点,内皮屏障的损伤和通透性的改变可能是 SAP 相关 ALI 的早期病理基础,并在后续事件中发挥重要作用。

### (二)肺泡上皮细胞

肺泡上皮细胞是位于肺泡腔与肺循环之间的一层屏障,由 I 型肺泡细胞(AT I)和 II 型肺泡细胞(AT II)组成。肺泡上皮细胞通过其紧密的屏障特性、清除肺泡液的能力(ENaC 和 $Na^+$-$K^+$-ATP 酶)及分泌的肺泡表面物质(PS)从而降低肺泡表面张力、维持肺泡液体运输和增加肺顺应性,保证了肺泡正常结构及气体交换功能。I 型肺泡细胞是大的扁平细胞,占肺泡表面的 90%~95%。II 型肺泡细胞覆盖肺泡面积少但数量多,约占所有肺实质细胞的 16%,主要负责 PS 及表面活性物质相关蛋白(SP)的合成和释放、肺泡内液体清除及增殖分化功能。PS 是防止肺泡和远端气道塌陷的必要物质,任何干扰 PS 生成、分泌或代谢的因素都可能对肺功能造成灾难性的后果。Yu 等研究发现 SP-D 可通过抑制 SAP 模型中 NLRP3 炎症小体和 NF-κB 的激活,发挥对 ALI 的保护作用。Zhang 等报道 SAP 模型肺组织中 SP-A 明显降低,且与肺损伤程度呈显著负相关。Zhu 等报道血清 SP-A 水平有助于检测 SAP 诱发的 ARDS,可能具有一定的临床诊断价值。最初的研究认为,AP 时胰酶的激活特别是磷脂酶 A2 在肺部对 PS 的主要成分二棕榈酰卵磷脂的水解,影响肺泡表面张力,导致肺泡塌陷,是促进 SAP 肺不张的主要因素。事实上,AP 对 PS 的影响不止于此。近来研究表明,LPS 可通过结合 II 型肺泡细胞和 AM 上的 TLR2 和 TLR4 受体,触发 NF-κB 介导的促炎细胞因子的产生,干扰几乎所有的 SP 成分,影响 PS 的生成与分泌。中性粒细胞是肺部炎症的主要效应细胞,Schagat 等研究表明 SP-A 和 SP-D 通过促进中性粒细胞凋亡而促进肺部炎症的消退。然而,AP 时肺部大量积聚中性粒细胞脱颗粒释放大量弹性蛋白酶可以损伤或降解 AT 表面的 SP-A、SP-B 和 SP-C,引起 PS 等密度的降低,并对 PS 吸附的阻滞作用产生影响。Ⅱ型肺泡细胞通过 ENaC 和基底侧的 $Na^+$-$K^+$-ATP 酶发挥肺泡液清除功能。ENaC 是肺液清除的主要驱动力,Wynne 等在体外实验中发现 TNF-α 可明显降低Ⅱ型肺泡细胞 ENaC 蛋白水平的表达,从而影响 AT 肺水运输能力。同时 ALI 期间大量活化的炎症细胞释放的活性氧、蛋白酶及其他炎症介质也可下调 AT 的 ENaC 和 $Na^+$-$K^+$-ATP 酶表达,导致肺泡内液体的清除受阻。此外,AT 及 EC 可通过 TJs 形成一个限制水、电解质和小的亲水溶质通过的屏障,这是 AT 及 EC 维持其屏障通透性的主要原因。Xia 等在 AP 模型中发现肺组织中密封蛋白-4、密封蛋白-5 和闭合蛋白的表达水平显著降低,表明 AP 可通过破坏密封蛋白损害肺泡上皮及内皮屏障功能,增加细胞旁通透性,肺泡液清除能力恶化,导致肺水肿的形成和永久存在。研究表明,TJ 在 ALI 时的损伤受到多种因素的调节,如 LPS、炎性细胞因子、IFN-γ、基质金属蛋白酶(MMPs)、miRNA 和 ROS。这些刺激可以在 SAP 相关 ALI 中改变 AT 及 EC 屏障通透性,阻碍 AT 的肺泡液清除,从而促进肺水肿的形成。

综上所述,APALI 的发生发展是多器官、多通路、多因子共同参与的复杂机制,这也是 AP 相关性 ALI 病死率一直居高不下的重要原因之一。前文可知,胆石症、酒精源性、高甘油三酯血症等诱因可引起胰腺内胰酶异常激活、腺泡细胞内钙离子超载、氧化应激、NF-κB 的激活及相关细胞器的功能紊乱,导致腺泡细胞坏死及早期 SIRS 的发生;随后由于胰腺局部损伤及微循环障碍引起肠黏膜缺血缺氧,导致肠道屏障功能受损及肠黏膜通透性增加,细菌、内毒素及有关毒性因子通过淋巴通道入肺和体循环入血;经由 TLR、NOD、HMGB1、NF-κB、MPO、NLRP3 炎症小体等通路造成"二次打击",并与巨噬细胞、中性粒细胞等共同维持并放大 SIRS;损伤肺 EC 和 AT,破坏肺气-血屏障,引发肺水肿以及 DAD,最终导致 ALI 的形成。以上就是 AP 由早期炎症及肠道损伤向 SIRS 及 ALI 发展的具体病理环节,即本文提出的胰-肠-炎/毒-肺轴。该轴体现了 AP 发病时多环节、多层面的复杂机制,并为 AP-ALI 进一步的研究及多靶点施治(包括抑制细胞及组织内氧化应激、稳定细胞内钙稳态、恢复胰腺血流量、调节肠道菌群、恢复肠道屏障功能、抑制炎症通路激活及调节炎症细胞凋亡等)提供了一些可行的思路及建议。

# 第四节 针对急性胰腺炎肺损伤发病机制进行治疗的新策略

## 一、中西医结合治疗概况

急性胰腺炎合并肺损伤的治疗大部分效果并不是很确切。由于起病的根本原因在于胰腺,所以目前针对急性胰腺炎的常规治疗方法仍是重要的基础。在临床中,仅仅抑制胰腺分泌,治疗结果并不令人满意。尽管在 AP 中抗生素的应用以及营养支持都取得了不错的效果,但一旦出现肺顺应性降低和通气功能的损害,进而发展到 ARDS,最后导致多器官功能不全,各种措施很难起效,因此预防 ARDS 的发生尤其重要。通气治疗是目前基本的治疗及预防方法。在常规 SAP 治疗基础上,主要加强呼吸支持治疗,吸氧或呼吸机支持,如无禁忌证,可适当应用肾上腺皮质激素,减轻炎症反应,改善肺功能。但因发病机制不确切,西医无针对性治疗药物。部分学者做了一些有益的尝试,包括细胞因子调节剂,磷脂酶 A2 抑制剂、抗氧化剂、表面活性物质等的应用及一氧化氮(NO)吸入治疗,临床有一定效果,但经验不成熟。

目前中医药在这方面的治疗露出了可喜的苗头。根据中医肺与大肠相表里的基础理论,针对 SAP 时严重的麻痹性肠梗阻(中医阳明腑实证,"腑气不通,上逆则喘满"),应用以大承气汤为基础加减拟定的复方中药清胰汤、茵陈蒿合承气汤等以其通里攻下、活血化瘀和清热解毒之功效,引肺气下行,以止喘息。研究认为其防治作用的机制主要有:①通里攻下后可明显减轻腹胀,使膈肌下降,缓解对肺的机械性压迫,改善呼吸功能。②通下后,麻痹性肠梗阻解除,肠道屏障功能恢复,减少肠道内毒素吸收,从而减轻细胞因子和炎症介质的激活,对多器官起保护作用。③肠内压力降低,有利于胆汁和胰液的引流,阻止胰酶过度分泌和激活,起到釜底抽薪作用。④肠道蠕动增强,血液循环改善,并加快微循环血流速度,降低毛细血管通透性,提高肺通气、换气功能。⑤通腑泄热药如大黄等,通过抑制体温中枢前列腺素 E 的合成及扩张周围血管,增加散热而降低体温,并因此降低了氧耗,减轻了低氧血症。另外,李建生还从对中药清热解毒类(如金银花、大青叶等)、益气回阳救逆类(人参、附子等)、活血化瘀类(丹参、川芎等)及益气养阴和清热解毒类(人参、麦冬、鱼腥草等)几方面的药理学研究中归纳总结出中药对 APALI 的防治机制:①直接治疗 ALI 的原因或诱因。②对抗细胞因子和炎症因子过度释放所致的 ALI。③改善微循环及血液流变学。④保护肺组织细胞。

目前实验研究和临床观察已证实,中医药在 SAP 治疗中发挥着极为重要的作用。应当指出的是,既往研究仅从抗炎治疗角度阐明了中药及其复方某些方面的作用机制。但中医药疗法可能不是对单一致病因素的简单拮抗,而是整体调节。已有许多研究证实,柴胡、丹参、大黄、川芎嗪等对胰腺炎时的内毒素血症、血液流变学变化、TXA2/PGI2 失衡、清除氧自由基、抑制胰酶及脂质过氧化物活性、减轻胰组织损害等都有直接或间接的作用。这些都为中西医结合治疗奠定了必要的理论基础。在 SAP 多个病理环节中,根据中医辨证施治观点,灵活用药,取得明显效果。一般在早期以通里攻下、清热解毒法为主,活血化瘀法为辅;病情缓解、通下成功后,减少通里攻下药,继用清热解毒药,逐步转向将益气、回阳、救阴、开窍、活血等治法进行交叉联合应用。凉血化瘀、清热解毒药尤宜早期、长期应用,出现并发症时加大用量。在现代 ICU 综合救治的基础上,结合现代进展加以立法、组方、用药,则选择余地更广阔。深入研究,极有可能找到一个系列中医治法,为以后 SAP 及其并发症的治疗开辟了新的思路。但今后还要进一步加强对 APALI 的机制探索以及中药治疗 ALI 的药理研究。

## 二、针对 APALI 时炎症反应进行治疗的新策略

### (一)减少肺组织中中性粒细胞数量

应用抗中性粒细胞抗体来抑制中性粒细胞与内皮细胞黏附功能可防止 SAP 时肺损伤

的发生,清除循环血液中的中性粒细胞也可达此目的。国外学者 Bhatia 等在通过给动物喂食缺乏胆碱而辅加乙硫氨酸饮食(CDE)诱发的急性胰腺炎模型中,用抗中性粒细胞血清清除循环中的中性粒细胞,结果证实可以完全防止以中性粒细胞募集和肺血管内皮通透性增加为特征的胰腺炎相关性肺损伤的发展,但只是部分降低胰腺炎的严重性。Yamanaka 等发现,PGE1 对 AP 时肺损伤的保护作用也是通过降低中性粒细胞-内皮细胞之间的相互作用,从而减少中性粒细胞在肺组织的聚集而实现的。

**(二)炎症介质拮抗剂**

**1. 胰酶抑制剂**　在一项雨蛙素(50mg/kg,间隔 1 小时)诱发的急性胰腺炎的实验研究中,静脉注射一种羧酸胺盐衍化物(IS-741)可以防止动物肺脏广泛的中性粒细胞浸润、出血和细胞因子诱导的中性粒细胞化学趋化因子和 Mac-1 阳性细胞数量的增加。从受损的胰腺组织释放到血液循环中的胰酶被认为可以刺激补体系统的活化、白细胞系统的过度活化及多种炎症介质释放。预先应用胰酶抑制剂—抑肽酶(trasylol)可降低肺血管阻力、周围血中性粒细胞数、动脉纤维蛋白原浓度。这也意味着蛋白酶的产生和释放与肺内白细胞募集和内皮屏障功能不全的发展有关。

**2. 抗黏附分子抗体**　在中性粒细胞跨越内皮细胞屏障、聚集浸润于局部受损区域之前,首先须完成与血管内皮细胞的黏附。近年来研究表明,活化的中性粒细胞表面的整合素 CD11b/CD18β$_2$ 复合体与血管内皮细胞表面的细胞间黏附分子-1(ICAM-1)以受体-配体的形式相结合是细胞黏附过程中的关键环节。一些学者还发现急性胰腺炎时 ICAM-1 等黏附分子的异常表达较细胞因子出现晚,中性粒细胞浸润和器官损伤往往发生在 ICAM-1 表达上调之后,认为细胞黏附在治疗中是可以阻断的步骤。

抗黏附分子抗体(例如抗 ICAM-1 抗体和抗 P 选择素抗体)可以防止胰腺炎诱发的肺内白细胞的募集,而用抗氧化剂治疗不仅减轻了这种类型的炎症反应,还下调了肺内 P 选择素的表达。在一项特殊的研究中,抗 ICAM-1 抗体的预防作用非常明显,甚至在肺内没有发现 ICAM-1 的过表达。急性胰腺炎诱发后应用 ICAM-1 抗体进行治疗下调了肺组织 ICAM-1 的表达,减轻了胰腺炎相关性肺损伤的严重性、中性粒细胞浸润和血管通透性。与此同时,比较应用 ICAM-1、AP 和对照组动物,肺组织损伤和中性粒细胞浸润持续出现明显变化。

**3. 抗 IL-8 抗体**　有研究表明,在那些有中性粒细胞募集和活化风险的患者,特别是在那些严重脓毒症或 ANP 患者 ARDS 的发展过程中,IL-8 起了关键性的作用。Osman 等用经胰导管内逆行注射 5% 鹅脱氧胆酸盐并结扎胰管的方法制备 AP 模型。将 20 只兔子分为两组,治疗组在诱导 AP 前 30 分钟注射抗 IL-8 单克隆抗体(WS-4),对照组注射生理盐水。结果显示,治疗组血清 IL-8 和肿瘤坏死因子 -α(TNF-α)水平在诱导 AP 后 3~6 小时中性粒细胞明显减少,肺损伤程度减轻。用抗 IL-8 抗体预先处理可以部分防止重症胰腺炎时肺组织中 CD11/CD18 阳性细胞数量的增加、粒细胞浸润和肺组织水肿,但并未预防肺间质单核细胞浸润、白细胞在血管的募集及中性粒细胞在血管周围的浸润和肺血管血栓形成。结果表明,IL-8 部分地参与了胰腺炎诱发的全身并发症的发展。

**4. PAF 拮抗剂**　有研究发现,在胰腺炎动物模型中,PAF 水平明显增加,从而提示 PAF 可能是胰腺炎诱发的炎症反应的重要介质。PAF 可以诱发细胞内游离钙的迅速增加,而游离钙是细胞功能和损伤的重要信使分子,可以作为巨噬细胞活化的早期激发信号。在诱发胰腺炎前 30 分钟预先应用 PAF 拮抗剂（TCV-309），可以有效防止中性粒细胞浸润和肺出血的发展及细胞因子诱导产生的中性粒细胞化学趋化因子和 Mac 阳性细胞数量的增加。已经表明，PAF 可能代表导致 APALI 发展的肺巨噬细胞活化后细胞因子和黏附分子表达的预诱信号。Kingsnorth 等应用 PAF 拮抗剂来昔帕泛（Lexipafant）治疗 12 例 SAP 患者，其中 7 例恢复正常，5 例无效；而给予安慰剂治疗的 11 例患者只有 2 例恢复正常，9 例无效，同时发现该药具有减轻 SAP 肺损伤的功能，说明该药是一新型有效的治疗 SAP 及其肺损伤的药物。它可以恢复升高的胰腺血管内皮细胞的通透性，几乎达到了对照组的水平。但它也只是部分地降低了受损的肺内皮细胞通透性。研究证实，PAF 受体的特异性拮抗剂，如 BN52021、BB-882 等除了能降低胰酶活性、减轻胰腺组织病理损伤外，还能提高微循环的血流速度从而降低胰腺炎动物的病死率及延长平均存活时间。PAF 拮抗剂的主要作用机制可能有：①抑制中性粒细胞活性，降低髓过氧化物酶生成；②与 PAF 竞争靶位，抑制 PAF 活性的发挥；③抑制 AP 血中 PAF 含量的升高；④降低血管通透性，提高微循环的血流速度；⑤减少 IL-6、IL-8 等细胞因子和炎症介质；⑥降低胰酶活性，减轻胰腺组织自我消化等。

### （三）抗炎细胞因子 IL-10

IL-10 是人类炎症反应中最重要的强效抗炎细胞因子，它能通过多种机制抑制炎症因子从各种组织中释放，从而下调炎症反应，减轻炎症因子对肺组织的损伤作用。

IL-10 在肺内主要由单核巨噬细胞、T 细胞、B 细胞合成和分泌，它主要作用于巨噬细胞、中性粒细胞、淋巴细胞，能抑制中性粒细胞凋亡，抑制中性粒细胞和单核巨噬细胞分泌 TNF-α、IL-1β、IL-8、IL-12、粒细胞-巨噬细胞集落刺激因子（granulocyte-macrophage colony stimulating factor，GM-CSF）、G-CSF 及趋化因子；抑制 Th1 淋巴细胞产生 IL-2 和 IFN-γ 等。IL-10 与相应受体结合后能抑制酪氨酸激酶活性和 Ras 途径，能抑制 NF-κB 活化，从而抑制多种基因转录。

应用 IL-10 类似物可减轻实验性 AP 肺损伤的严重程度。有学者在实验中将转基因 IL-10 注入小鼠腹腔干预牛磺胆酸钠诱发的急性胰腺炎，发现用药组大鼠 7 天生存率显著增加，胰腺、肺脏和肝脏的损伤减轻。在 ARDS 初期死于 ARDS 患者发现，BALF 中 IL-10 浓度极低，推测 IL-10 不足，机体 CARS 反应不良，可能是其他细胞因子生成增多及肺内炎症反应加剧的原因之一。经气管吸入外源性 IL-10 可降低 ALI 小鼠模型支气管肺泡灌洗液中 TNF-α 含量，同时减轻细胞黏附分子的表达，下调单核细胞表达主要组织相容性复合物 II 类分子。这种抑制效应还可能与调节蛋白激酶 C 的活性有关。IL-10 能诱导 IL-1 受体拮抗剂的产生，从而与 IL-1 竞争受体。

### （四）过氧化物酶体增殖物激活受体（PPARs）配体

过氧化物酶体增殖物激活受体（peroxisome proliferator activated receptors，PPARs）是一种配体激活的核受体转录因子，具有转录激活和转录抑制作用。其中 PPARγ 配体能作用于炎症信号转导途径的多个环节，从而抑制细胞因子、趋化因子、黏附分子等的基因表达，减轻组织损伤。初步研究结果显示 PPARγ 配体对缺血再灌注和脓毒症等诱导的急性肺损伤有一定的保护作用，相信 PPARγ 配体可能会为急性胰腺炎引起的肺损伤提供一种新的治疗手段。鉴于 PPARγ 配体具有广泛的抗炎作用，人们开始应用不同的肺损伤模型研究 PPARγ 配体对急性肺损伤的防治效果。2002 年，Okada 等在小鼠肺缺血再灌注模型中证实，激活

PPARγ(曲格列酮预处理)可显著抑制转录因子早期生长反应基因-1(early growth response gene-1,Egr-1)的活性,下调靶基因 IL-1β、巨噬细胞炎症蛋白-2(MIP-2)和单核细胞趋化蛋白-1(MCP-1)的表达,同时显著减轻肺组织白细胞聚集,改善肺功能、提高存活率。

但由于 PPARγ 结构与作用的复杂性,现在仍然有很多未知领域如 PPARγ 配体抗炎的分子机制、急性肺损伤时 PPARγ 的表达调控及其意义等,都有待进一步研究和阐明。

### (五)炎症信号通路调节因子抑制剂

预先应用 CNI-1439(一种 p38MAPK 信号通道阻断剂)可以防止胰腺炎诱发的肺内皮屏障通透性的增加,改变肺组织学变化(肺泡内出血、肺泡膜增厚、间质水肿、纤维素沉积和炎症细胞募集),并能防止支气管肺泡内 TNF-α 水平的增加。

预先应用 PDTC(吡咯烷二硫代氨基甲酸酯,一种 NF-κB 活化抑制剂),可以防止诱发的肺 TNF-α 的产生和肺内皮屏障通透性的增加。在应用 5% 牛磺胆酸钠逆行胰胆管注射大鼠 SAP 肺损伤模型中应用 PDTC 后,NF-κB 活化水平下降,*TNF*、*IL6*、*ICAM1* mRNA 表达降低,肺组织的湿/干重比值下降,从而达到对肺组织的保护作用。为比较抗氧化剂和钙通道阻滞剂的治疗效应,预先应用 N-乙酰半胱氨酸(NAC)可以完全防止 APALI,而钙通道阻滞剂只表明有预防的倾向。进一步的努力可能要着重于在细胞水平上中断炎症的级联反应。细胞间信号的调节因子比如 p38MAPK 和 NF-κB 的抑制剂提供了潜在的药物治疗的方向,对于解决急性胰腺炎合并肺损伤这个临床难题具有重要意义。

在急性胰腺炎的发生发展过程中,机体内同时存在促炎细胞因子释放引起的 SIRS 与抗炎细胞因子释放引起的 CARS,但是 SIRS 占主要地位。文献报道,SIRS 与 CARS 相互作用,形成混合型拮抗反应综合征(mixed antagonistic response syndrome,MARS),MARS 的后果为心血管系统损害、机体内稳态异常、细胞凋亡、器官功能障碍及免疫抑制。当 SIRS 占主要地位时,机体主要表现为心血管系统损害、细胞凋亡及器官功能障碍。大量的研究结果已证实了在急性胰腺炎发生肺损伤时,是 SIRS 占主导地位。因此,急性胰腺炎时,维持机体促炎与抗炎因素的平衡,或维持细胞因子之间通过合成与分泌的互相调节、受体与配体的相互作用、生物效应的依存与制约而形成的细胞因子网络的平衡,而不是单纯调整 1 种或 2 种细胞因子的水平,可能更有利于胰腺炎肺损伤的治疗,这也可能是单一细胞因子拮抗剂临床疗效不佳的原因。

体内众多炎症介质与细胞因子相互作用构成彼此交错的"网络",在炎症反应和免疫调节中具有相互重叠及多方向性协同或拮抗效应。而在 APALI 的实验性免疫治疗中,以往只重视对促炎反应的调节而未注意抗炎反应变化,更是临床试验失败的主要原因。同样,有关内源性抑制物或抗炎性细胞因子对炎症瀑布效应和免疫调控异常可能产生的影响及其后果也知之甚少。有必要从整体、器官、细胞、分子、基因水平进行多层次综合研究,以精确了解炎症介质或细胞因子"网络"的关键环节和调控机制,不能孤立地探讨某个介质或单一因素的效应——SIRS 和 CARS 的发生绝不是某一种或几种细胞因子的增高或降低所能解释,也不会因某个炎症介质的阻断或补充而完全得以纠正。当务之急不应是致力于搜寻某种"魔弹",而应首先辨别患者所处的反应状态:何时 SIRS 占优势,则应用抗炎治疗可能有效;何时 CARS 为主导,则应用刺激免疫功能药物可能获益;何时两者已达到平衡,则无须干预;何时呈现 MARS 状态,则可试用布洛芬,因其既是一种抗炎药物,又可阻断合成前列环素(PGI2),

同时具备免疫刺激作用。

尽管目前关于 AP 时肺损伤的机制还未完全阐明,但有理由相信,随着研究的深入,新治疗措施的出现,SAP 肺损伤会得到有效控制,从而提高 AP 的疗效,降低病死率。

(陈海龙　葛　鹏　李海龙)

## 主要参考文献

[1] 李海龙,陈海龙.NF-κB 炎症通路在急性肺损伤发病过程中的调控机制[J].中华中西医临床杂志,2005,5(12):886-887.

[2] 闻庆平,陈海龙.中性粒细胞在急性胰腺炎肺损伤发病中的作用[J].中国医师进修杂志,2009,32(20):10-12.

[3] 陈海龙,关凤林,齐清会,等.急性胰腺炎相关性肺损伤的中西医结合治疗[J].中国医师进修杂志,2009,32(23):8-10,14.

[4] 陈海龙,关凤林,闻庆平,等.急性胰腺炎相关性肺损伤的发病机制[J].中国医师进修杂志,2009,32(23):4-8.

[5] GE P,LUO Y,OKOYE C S,et al. Intestinal barrier damage,systemic inflammatory response syndrome,and acute lung injury:A troublesome trio for acute pancreatitis [J]. Biomed Pharmacother,2020,132:110770.

[6] BANKS P A,BOLLEN T L,DERVENIS C,et al. Classification of acute pancreatitis—2012:revision of the Atlanta classification and definitions by international consensus [J]. Gut,2013,62(1):102-111.

[7] GUICE K S,OLDHAM K T,JOHNSON K J,et al. Pancreatitis-induced acute lung injury. An ARDS model[J]. Ann Surg,1988,208(1):71-77.

[8] WANG Y L,ZHENG Y J,ZHANG Z P,et al. Effects of gut barrier dysfunction and NF-kappaB activation on aggravating mechanism of severe acute pancreatitis [J]. J Dig Dis,2009,10(1):30-40.

[9] NOVA Z,SKOVIEROVA H,CALKOVSKA A. Alveolar-capillary membrane-related pulmonary cells as a target in endotoxin-induced acute lung injury [J]. Int J Mol Sci,2019,20(4):831.

[10] HARTWIG W,CARTER E A,JIMENEZ R E,et al. Neutrophil metabolic activity but not neutrophil sequestration reflects the development of pancreatitis-associated lung injury[J]. Crit Care Med,2002,30(9):2075-2082.

[11] SCHIETROMA M,PESSIA B,CARLEI F,et al. Intestinal permeability and systemic endotoxemia in patients with acute pancreatitis [J]. Ann Ital Chir,2016,87:138-144.

# 第九章
## 胰酶激活及肺表面活性物质相关蛋白的作用

### 第一节　胰酶的激活在急性胰腺炎肺损伤发生机制中的作用

急性胰腺炎是外科常见急腹症之一。病理上分为急性水肿性胰腺炎和急性出血坏死性胰腺炎,后者病情危重,病死率高,常伴有远隔器官的损伤或功能衰竭,其中急性肺损伤较为常见,表现为低氧血症、ARDS、肺膨胀不全等。研究发现在动物及人类胰腺炎中均有胰内酶原的病理性激活,在蛙皮素诱导的 AP 模型中有胰蛋白酶原激活,在模拟体内胰腺炎条件下刺激培养的胰腺腺泡细胞,发现在离体的细胞中酶原可以被病理性激活。胰酶的早期激活与 AP 肺损伤有密切的关系,血液循环中的胰蛋白酶、磷脂酶 A2(PLA2)、胰弹性蛋白酶、TNF-α、IL-1、IL-6、NO 等物质在 AP 肺损伤中的作用是近年研究的热点。现就胰蛋白酶、胰弹性蛋白酶和 PLA2 的激活在 AP 肺损伤发生机制中的作用作一介绍。

#### 一、胰蛋白酶与急性胰腺炎肺损伤(APALI)

通常胰腺分泌的消化酶(如蛋白酶、磷酸酶)以无活性酶原的形式合成,只有在分泌到十二指肠后才被激活。肠激酶将胰蛋白酶分解为两部分,即 N-末端部分胰蛋白酶原激活肽(trypsinogen-activation peptide,TAP)和有活性的胰蛋白酶,胰蛋白酶催化胰腺分泌的其他酶原转变为有活性的酶。AP 常表现为从胰腺释放蛋白水解酶和严重的炎性细胞因子级联反应,用不同浓度的大鼠胰蛋白酶培养腹膜巨噬细胞,均可发现蛋白水解酶刺激巨噬细胞产生细胞因子。胰蛋白酶在 AP 肺损伤时起重要的作用,中性粒细胞浸润和肺毛细血管内膜完整性缺失导致肺水肿是这种肺损伤的病理特征。通过检测 AP 模型不同部位血液标本,发现门静脉胰蛋白酶原和 TAP 浓度较动脉血高,证明门静脉是胰蛋白酶和酶原释放入血液进入肺循环的主要途径。胰蛋白酶导致急性肺损伤的可能原因:①损伤肺血管和增加内皮细胞的通透性:实验发现胰蛋白酶可以导致白细胞在肺血管内滞留,并加剧肺微循环血管内的血液凝聚。AP 患者的不同组织(包括肺组织)形成血管内纤维素血栓。②激活补体:胰蛋白酶还可以直接激活多种不同补体,后者可以导致细胞溶解和白细胞趋化,进而导致 ARDS。

Gukovskaya 等用胆囊收缩素类似物诱导的 AP 模型中发现胰腺的中性粒细胞浸润促使胰腺内胰蛋白酶原激活。特异性 TAP 免疫组织化学检查表明胰蛋白酶通过白细胞介导而在胰腺腺泡内激活。另外一个假设就是认为胰腺腺泡内激活胰蛋白酶分为两步,据此假设胰蛋白酶激活可能不依赖中性粒细胞而仅依赖胰腺腺泡细胞改变,这种胰蛋白酶激活导致胰腺腺泡早期损伤,而此损伤触发胰腺炎性反应。激活的中性粒细胞被细胞因子产物、肺泡巨噬细胞等吸引到肺泡毛细血管网,并增加肺毛细血管的通透性,使中性粒细胞进入肺实质,进入肺实质的中性粒细胞释放出导致 ARDS 的物质,缺乏 ICAM-1 的大鼠胰腺炎模型常表现为较轻的胰腺炎,而胰腺炎大鼠 ICAM-1 表达增高可以证实这一理论。

研究表明在 AP 早期释放出胰蛋白酶原和胰蛋白酶原前体,而 SAP 时激活的胰蛋白酶和未分解的胰蛋白酶原按比例释放入血液。这对评价疾病的严重程度有价值。胰蛋白酶、胰蛋白酶原与肺和胰腺损伤有剂量依赖性,应用抗蛋白酶药物可以减轻以上损伤。AP 的严重程度与胰腺释放胰蛋白酶原、胰蛋白酶呈正相关,AP 肺损伤的严重程度与循环中的胰蛋白酶浓度呈正相关。胰蛋白酶和循环中有活性的胰蛋白酶原在 AP 肺损伤中的作用及胰蛋白酶原与中性粒细胞的相互作用得到证实。胰蛋白酶原可能是导致 AP 肺损伤的重要原因之一。

## 二、胰弹性蛋白酶与 APALI

胰酶中胰弹性蛋白酶具有促使 NF-κB 激活和在大鼠巨噬细胞中产生大量 TNF-α 的功能。而且胰弹性蛋白酶还可以导致其他转录因子活化,包括人单核细胞白血病细胞系 THP-1 细胞的激活蛋白酶(AP-1)、激活 T 细胞核因子(nuclear factor of activated T cells,NFAT)。给大鼠腹腔内注射胰弹性蛋白酶可导致急性肺损伤,表现为肺中性粒细胞浸润增多,肺血管损伤和肺毛细血管渗漏,伴随肺 TNF 基因表达增加和血清 TNF-α 增高。对 TNF-α 缺失的大鼠给予胰弹性蛋白酶,肺损伤和 TNF-α 水平明显降低。大鼠腹腔内注射胰弹性蛋白酶还可以通过 NF-κB 途径导致肝脏炎性反应,表现为肝酶升高、肝中性粒细胞浸润和肝 TNF mRNA 表达增加。此外,在离体的肝库普弗细胞(Kupffer cell,KC)中,当 NF-κB 激活时胰弹性蛋白酶诱导 TNF-α 合成 TNF mRNA 表达增高。据以上结果,胰弹性蛋白酶被认为是 SAP 发生 SIRS 的重要原因。最近的研究认为胰弹性蛋白酶能分解乙酰肝素硫酸蛋白聚糖(heparin sulfate proteoglycan),后者可以激活 Toll-like receptor 4(TLR4),这样导致内生性 SIRS 启动。

Jaffray 等给实验大鼠经腹腔注射胰弹性蛋白酶、淀粉酶、脂肪酶和胰蛋白酶,治疗组给予 NF-κB 抑制剂吡咯烷二硫代氨基甲酸酯(pyrrolidine dithiocarbamate,PDTC),检测肺毛细血管通透性,肺泡灌洗液 IkBα、IkBβ、TNF-α 表达。发现胰弹性蛋白酶导致肺 IkBα、IkBβ 表达降低,NF-κB 活性增高,TNF-α 表达,中性粒细胞浸润、肺微血管通透性增高;而腹腔注射淀粉酶、脂肪酶和胰蛋白酶组无此改变,在 TNF 基因敲除的大鼠肺损伤明显减轻,NF-κB 抑制剂明显降低 TNF-α 和肺微血管渗漏。因此认为胰弹性蛋白酶导致细胞因子介导的肺损伤,并通过 NF-κB 第二信使系统途径发挥作用。

近期研究发现中性肽链内切酶(neutral endopeptidase,NEP)可以减轻胰弹性蛋白酶介导的肺损伤,可能是通过降解炎症介质起作用。在 *MME* 基因敲除的大鼠,胰弹性蛋白酶导致的肺损伤表现严重而且持久,用重组人 NEP 预处理可以明显减轻肺损伤。上调 NEP 的表达可能是 AP 相关性肺损伤有潜力的治疗方法。

## 三、PLA2 与 APALI

依据存在部位、氨基酸顺序同源性和生化特点的不同,PLA2 可以分为三种类型:分泌型(sPLA2,包括 PLA2 Ⅰ、Ⅱ、Ⅲ 等),胞质型(cPLA2,包括 PLA2 Ⅳ等),非 $Ca^{2+}$ 依赖型(iPLA2,包括 PLA2 Ⅵ、Ⅶ、Ⅷ等)。sPLA2 的共同特点均为胞外酶、低分子质量、$Ca^{2+}$ 依赖性,最大活性的理想 pH 值为 7~9。它们参与许多生物学反应,如类花生酸类物质生成的修饰、炎性反应等。cPLA2 在启动花生四烯酸代谢中发挥着重要作用。iPLA2 在膜磷脂重构成发挥主要作用。经气管给予大鼠 PLA2,可以造成急性肺损伤的动物模型,引起大鼠动脉血氧分压明显降低,肺泡灌洗液中蛋白含量和粒细胞计数明显增加,并能加速表面活化蛋白 A 合成以及以肺间质、肺泡内水肿、炎症细胞积聚、肺泡壁增厚等为特征的组织学改变。PLA2 导致豚鼠呼吸道固有细胞数的改变和炎症细胞的浸润,类花生酸类物质、血小板活化因子对此病理生理改变有作用。大鼠肺内滴入盐酸可发现支气管肺泡灌洗液中蛋白质浓度、低分子质量 PLA2 活性增加,提示低分子质量 PLA2 参与急性肺损伤的病理生理过程。在离体灌注的肺循环中加入 PLA2,很快引起肺充血、粒细胞浸润、肺毛细血管通透性增加,大量白蛋白漏出,肺泡内水肿形成等与 ARDS 相似的病理改变。

通常 PLA2 在十二指肠被胰蛋白酶激活,其功能是水解磷脂。AP 时,被激活的胰酶可经门脉系统进入血液循环至肺循环,导致肺损伤。可能作用机制如下:①降解肺表面活性物质:肺表面活性物质的主要成分为二棕榈酰磷脂酰胆碱,而其是 PLA2 的底物。PLA2 可能通过降解肺表面活性物质使肺泡表面张力增加、肺顺应性降低而损伤肺。②增加肺毛细血管的通透性:PLA2 可直接分解破坏肺泡上皮、肺毛细血管内皮细胞的完整性,使毛细血管的通透性增加,造成肺水肿。③通过化学介质损伤肺组织:PLA2 是合成血小板活化因子(PAF)、白三烯(LTs)和前列腺素类(PGs)的关键酶,PLA2 还可介导产生 NO 而致肺损伤。④诱导白细胞脱颗粒:当 PLA2 活性升高时,溶血磷脂合成增多,其为很强的膜融化剂,可使细胞膜流动性增大,使白细胞趋化、变形、游走、吞噬和释放作用加强,同时氧自由基生成增多,造成肺组织损伤。

Buehler 等研究表明 AP 时肺功能不全与血清中有活性 PLA2 明显相关。前瞻性研究表明,在 AP 第 1 周,合并肺损伤患者的血清中催化活性 PLA2 含量较无低氧血症患者显著增高,在 PLA2 同工酶中 PLA2 Ⅰ 来源于胰腺,同胰腺炎的严重程度及发生肺损伤无相关性,PLA2 Ⅱ来源于胰腺之外,与 AP 的严重程度相关,并可能与急性肺功能不全有关。PLA2 其他同工酶在 AP 中的作用尚未阐明,炎症细胞可能不是 PLA2 Ⅱ 的来源,但在 AP 时它们导致急性肺功能不全和 ARDS。研究表明低分子质量 PLA2 抑制剂可以降低 PLA2 Ⅱ 活性而对 PLA2 Ⅰ活性无影响。同时该抑制剂可以减轻组织损伤保护胰腺腺泡细胞。Friess 等在研究胰腺炎中 PLA2 的各种同工酶时发现,在早期(8 小时)急性水肿性胰腺炎和急性坏死性胰腺炎的大鼠组织中,sPLA2 的含量不变。但 24 小时后明显升高,7 天内有波动。证明 sPLA2 在胰腺的炎性反应中发挥作用。在仍然存活的胰腺腺泡细胞和导管细胞中发现有大量的 sPLA2,所以在 AP 中 sPLA2 可能来源于胰腺本身,而胰腺也可能是由 sPLA2 介导的炎性反应的调节者。检测 SIRS 和 SAP 合并全身并发症的患者血清 PLA2 Ⅱ 和 PLA2 Ⅰ,结果发现血清 PLA2 Ⅱ 增高与 SAP 相关的全身炎症反应有关。

# 第二节　肺表面活性物质相关蛋白 A 在急性肺损伤时的作用

急性肺损伤(acute lung injury,ALI)是由多种致病因素(如感染、脓毒血症、外伤、休克、中毒等)引起的,以炎症细胞浸润为主的一种肺组织的炎性反应和通透性增高的综合征,以弥漫性肺泡毛细血管膜损伤导致的肺水肿和肺不张为病理特征。Rubenfeld 认为,各种因素造成的肺表面活性物质(pulmonary surfactant,PS)继发性缺乏和活性下降是 ALI 发病的重要原因之一。PS 是一种脂质与特异蛋白结合而成的脂蛋白复合物,它能降低肺泡的液-气界面表面张力,以防止肺泡塌陷,对维持肺的正常功能至关重要。PS 减少和肺表面活性物质相关蛋白(pulmonary surfactant-associated protein,SP)等的基因改变与呼吸系统疾病密切相关。肺表面活性物质相关蛋白 A(SP-A)是在 Ⅱ 型肺泡细胞(AT Ⅱ)中强烈表达、信号最为丰富的蛋白,它是 PS 的重要组成部分,其功能及合成分泌调控复杂,在 ALI 的病理生理机制中临床意义重大。本节对 SP-A 的分子生物学特性、生理功能及其在 ALI 作用的研究现状作一介绍。

## 一、PS 的成分和功能

PS 分布于肺泡气液界面,是由 Ⅱ 型肺泡细胞的板层小体合成和分泌的脂质和蛋白复合物,脂质占 90%,其最有效成分为饱和磷脂酰胆碱(disaturated phosphatidyl choline,DSPC)。DSPC 是由二棕榈酰磷脂酰胆碱(dipalmitoyl phosphatidylcholine,DPPC)构成,表面活性物质蛋白(SPs)占 10%,包括 SP-A、SP-B、SP-C、SP-D。SP-A 约占 SPs 总量的 90%,SP-D 占 2%~5%。SP-A、SP-D 是亲水性糖蛋白,SP-B、SP-C 是疏水性糖蛋白。最初认为四种蛋白都对气-液界面的磷脂有吸附作用,后来的研究表明,仅 SP-B 能大为提高 PS 中脂类吸附于肺泡气-液界面,促进磷脂单分子层的形成。SP-A、SP-D 主要作用是调节磷脂的分泌和摄取,并具有介导宿主的免疫防御功能。SP-C 结合脂多糖,后者为细菌细胞壁的成分,如果基因突变易患间质性肺病。PS 各种成分保持合适的比例,是其发挥表面活性作用、维持生理功能的基础,PS 仅含磷脂并不能明显降低表面张力,只有在 SPs 同时存在时,PS 才能产生有效降低表面张力的效果。

## 二、SP-A 的分子生物学及生物学特性

SP-A 单体为相对分子质量 28~36kDa 的高度糖基化的大分子亲水性蛋白,成熟 SP-A 的主要结构高度保守。人类 SP-A 由 SP-A1 和 SP-A2 两种基因编码,两者有 94% 核苷酸序列相同和 96% 相同的氨基酸序列。SP-A 是由 6 个三联螺旋亚单位组成 18 聚体的大分子复合

物,它的一级结构包括 4 个区域:①N 端区,也称氨基端末端结构域;②胶原样结构域;③颈状物结构域;④C 端球形区,也称糖识别结构域(carbohydrate recognition domain,CRD)。在人类肺泡细胞内 SP-A 形成由 2 个 SP-A1 和 1 个 SP-A2 多肽链分子组成的三聚体。SP-A 蛋白是由 6 个 SP-A 三聚体组成的"花束"状结构,SP-A 分子的氨基末端是由 7 个氨基酸组成的短肽。SP-A 胶原样区域由 79 个残基组成,主要特点是由 23 个 Gly-X-Y 三肽结构重复而成,Y 通常以羟脯氨酸为多见,与三聚体形成有关的半胱氨酸残基也在这个区域,在第 13 个重复的 Gly-X-Y 三肽后出现中断,由脯氨酸残基插入后引起胶原端弯曲,这个弯曲导致三聚体在不同方向向外弯曲,使成熟的 SP-A 呈现花瓣结构,SP-A 与磷脂相互作用区域可能在此区域内。SP-A 颈状物区域由短疏水序列和两性螺旋组成,CRD 则包括钙依赖、碳水化合物结合位点。SP-A 从气道清除很快,巨噬细胞参与 PS 脂质的再摄取,使其在溶酶体中溶解,受体介导的 SP 和 PS 的结合与内在化也是清除方式,内在化本身不伴降解,说明 SP 和 PS 可再循环。

## 三、SP-A 的生理功能

### (一) 参与肺表面活性物质的代谢及再循环

SP-A 使 PS 磷脂类表面张力降低,调节表面磷脂的合成、分泌和循环,减轻肺损伤时血浆蛋白质渗出对 PS 的抑制作用。SP-A 和 SP-B 协同作用,促进 PS 板层体结构转化为管髓体结构。SP-A 在管髓体中有优先定位作用,因此,对管鞘(PS 的一种细胞外形态)的形成至关重要。研究表明,SP-A 发挥 PS 降低表面张力的作用,在 PS 的其他成分的浓度不在最适状态时尤为重要。当与低浓度的支气管肺泡灌洗液(bronchoalveolar lavage fluid,BALF)脂质提取物 PS 相结合时,SP-A 能显著加强吸附,并增加 PS 单分子层中的 DPPC 含量,促进 PS 的表面活性动态变化,由单层向多层转变。将 SP-A 加入含 SP-B 的二棕榈酰卵磷脂和磷脂酰甘油混合物中,可见类似管髓体结构形成。去除 SP-A 或 SP-B,均不能形成此结构,表明 SP-A 和 SP-B 是管髓体形成的必需成分。SP-A 可限制血浆蛋白进入肺泡腔,避免血浆抑制因子对 PS 的降解,保证其生理功能的发挥。

PS 在Ⅱ型肺泡细胞的内质网合成,在高尔基体形成板层小体,分泌在肺泡内转化为管状髓磷脂,在肺泡的气-液界面吸附,形成单分子层后起作用。PS 在气-液界面发挥作用后,脱离单分子层后转化为小囊泡体后被去除,其途径有以下几个方面:①通过气道排出;②通过淋巴系统或血液循环清除;③肺泡巨噬细胞吞噬后降解;④进入Ⅱ型肺泡细胞内分解后重新利用,形成再循环。再循环是 PS 的主要归宿。

SP-A 与巨噬细胞相互作用而加强巨噬细胞对 PS 的清除作用。SP-A 与Ⅱ型肺泡细胞上的受体相结合增加对 PS 的再摄取,从而参与了 PS 的再循环。在体外,SP-A 可以抑制大鼠Ⅱ型肺泡细胞对 PS 磷脂的分泌,结果表明,SP-A 参与了负性反馈回路,从而调节 PS 在肺泡内的平衡过程。

有体外研究还发现,SP-A 增加Ⅱ型肺泡细胞对脂质的摄取,并抑制磷脂的分泌,使 PS 水平下降,保证肺泡内 PS 水平的平衡,其作用机制可能通过Ⅱ型肺泡细胞表面 SP-A 受体介导。

## （二）SP-A 对肺表面活性物质表面活性的影响

肺表面活性物质（PS）降低表面张力的物质基础是二棕榈酰酸卵磷脂（DPPC），肺泡表面的 DPPC 形成单分子层，单分子层的形成包括吸附和扩展的复杂过程，这不是 DPPC 本身能够完成的，表面活性物质蛋白在其中起到重要作用。SP-A 可以增强磷脂的吸附，同时在呼吸循环中，SP-A 参与单分子层的压缩和再度扩展过程。

在 ARDS 引起的肺损伤时，血浆蛋白可以渗漏到肺泡空间，血浆蛋白无论在体内还是体外，对 PS 都有比较强的抑制作用。血浆蛋白抑制 PS 表面活性的原因主要是不同的血浆蛋白均含有极性/非极性的结构，当这些大分子蛋白吸附到气-液界面后，阻止了 PS 相关组分的吸附，由于血浆蛋白不具有像 PS 一样的能降低表面张力的能力，所以血浆蛋白的吸附降低了整体的表面活性。这种抑制通常可以通过升高 PS 的浓度加以对抗。SP-A 在体内和体外均可以对抗由血浆蛋白引起的 PS 的抑制。SP-A 可以改善血浆蛋白抑制时 PS 的吸附，使表面张力恢复到较低的水平。

## （三）调节宿主免疫防御和炎症反应

SP-A 是凝集素家族中 C 凝集素中的一员，参与机体的免疫防御功能。胶原凝素结合于细菌和病毒等病原体的表面特异的碳水化合物上，产生类似调理素的作用。所以，SP-A 通过先天性免疫细胞如巨噬细胞、中性粒细胞，通过调理、聚集细菌、激活配体、正调节免疫细胞中识别微生物的细胞表面受体的表达，以增强对微生物的吞噬作用。SP-A 缺失的鼠肺的呼吸功能没有明显异常，但其易于感染 B 族链球菌、铜绿假单胞菌、呼吸道合胞体病毒和肺支原体，对尿素支原体的炎症反应延长。另外，SP-A 抑制正常肺中分离出的肺泡巨噬细胞中脂多糖刺激后 NO 的产量，但能增加免疫反应性纤维结合素激活的巨噬细胞中 NO 的产量。因此，SP-A 可以调理巨噬细胞的功能，促进其趋化活性，增强其吞噬作用，并刺激其产生氧自由基。因为肺泡腔中补体、免疫球蛋白少，而 SP-A 含量较多，因而其对调节肺部炎症意义重大。SP-A 有直接杀灭细菌、真菌的功能，其机制尚不清楚。SP-A 缺乏的大鼠易感染细菌和病毒，脂多糖介导的炎症反应已证实 SP-A 在调节肺部免疫反应的作用。

CD14 是一个相对分子质量为 53kDa，以可溶性形式存在的糖基化磷脂酰肌醇（GPI）锚定蛋白锚固于细胞膜，是一种膜识别受体，也是各种细菌成分的主要受体。CD14（包括 mCD14 和 sCD14）的化学结构为糖蛋白，作为 LPS 受体，其生物学功能主要是识别、结合 LPS 或 LPS/LBP 复合物，介导 LPS 所致的细胞反应，在 LPS 性炎症反应、内毒素休克等病理反应中起重要作用。SP-A 通过颈结构域直接和 CD14 结合，这种结合阻止了光滑脂多糖和 CD14 的结合。Toll 样受体（toll-like receptor，TLR）是一类膜识别受体，参与了多种微生物的信号途径。SP-A 和 TLR2 受体相互作用抑制了肽多糖介导的反应。SP-A 和 TLR4 受体相互作用激活 NF-κB 旁路及上调细胞因子的合成。详细的作用机制尚需进一步的研究。

## （四）SP-A 连接先天性和获得性免疫

越来越多的证据表明，SP-A 结合于各种各样的非自身分子结构，包括抗原、脂多糖，以及细菌、病毒和真菌表面的其他成分等。这种结合中和、黏合和/或增加病原体被先天性免疫系统的吞噬细胞，如肺泡巨噬细胞和中性粒细胞所摄取。此外，SP-A 能通过结合于细胞膜受体直接与免疫细胞相互作用，调节免疫细胞的功能，如吞噬作用、趋化作用、增生、细胞因子产生、呼吸爆发及表面受体的表达等。

SP-A 有调节免疫细胞、树突细胞（dendritic cells，DCs）、T 细胞的功能。有研究认为，SP-A 可能通过 3 种方式结合免疫细胞：①通过凝集素介导，作用于单核细胞和巨噬细胞表面上的糖蛋白；②通过 SP-A 的 C 末端结合于肺泡巨噬细胞质膜上的凝集素；③通过 SP-A 胶原类似区结合于肺泡巨噬细胞表面的蛋白受体。DCs 在上呼吸道、肺实质和肺泡形成网状结构来阻挡吸入的抗原，炎症刺激时 DCs 密度增加。DCs 的功能根据其成熟状态而不同，未成熟的 DCs 是原始的吞噬细胞；当暴露于微生物产物和炎症信号时，DCs 分化或成熟，表现为表面主要组织相容性复合物Ⅱ表达增加，结合于 T 细胞受体的共刺激分子如 CD80、CD86 和 CD40 表达增加，这些同种相互作用的结果是，抗原呈递和刺激局部淋巴结的 T 细胞。SP-A 通过钙依赖形式结合于 DCs，在体外抑制 DCs 成熟、吞噬性和趋化性。SP-A 通过两种机制抑制 T 细胞增殖：在辅助细胞依赖 T 细胞，有丝分裂原和特殊抗原发现的 IL-2 依赖机制；另外，IL-2 独立结构抑制有可能参与减弱钙信号。近期研究表明，SP-A 介导的抑制 T 细胞增殖可能与转化生长因子在 SP-A 合成时出现有关。

SP-A 识别存在于抗原表面的多糖和其他的糖缀合物，如革兰氏阴性脂多糖、脂聚糖和存在于病原体表面的糖蛋白而与病原体表面结合发挥作用。一旦 SP-A 识别了病原体表面的非自身结构，会通过不同的机制对病原体进行中和及清除。SP-A 不仅可以调理免疫细胞对非自身结构进行处置，也可以黏合包括细菌、病毒和真菌在内的各种微生物。这种黏合易化了黏液纤毛将细菌从肺部的机械移除，并且增加了肺泡巨噬细胞对细菌的吞噬作用。

总之，这些研究表明，SP-A 可能是肺的器官特异性免疫调节的重要调节器。SP-A 的作用受到抑制，可能导致肺损伤和换气功能损害的炎症级联反应。

### （五）SP-A 受体

SP-A 抗炎和促炎功能的机制，是通过其球形头部结合 SPs 和微生物，进而引发吞噬作用和炎症反应。同 SP-A 协作 C1q 受体能与细胞表面的病原体发生作用，增强微粒的吸收。近期研究表明，C1q 和 SP-A 通过增强吞噬作用，能通过受体 CD93 先天性免疫细胞诱导来抑制炎症基因，并通过 SP 基因敲除的大鼠增强炎症介质激活得到证实。更多的近期研究表明，CD93 可以在多种炎症介质的诱导下从单核细胞表面脱落，但这种脱落的意义尚不清楚。

模式识别受体包括 Toll 样受体家族调节吞噬作用和诱导炎症性基因，从而促进病原体的清除。SPs 与 TLRs 和/ 或 TLR 相关分子 CD14 联合，可能是 SP 作为炎症介质的一种机制。研究表明，SP-A 直接作用于 TLR2 信号分子，从而抑制下游区基因激活。SPs 介导的免疫刺激效应通过不同的定位引起 CRD 结合于病原体、脂多糖或凋亡细胞，导致分子通过胶原域聚集，聚集后的分子逆转方向，与细胞表面 CRD-CD91 受体复合物相互作用，导致吞噬功能增强和促炎基因诱导。这些数据提供了 SP 分子可能对增强和抑制炎症反应的一种机制。

### （六）SP-A 等位基因变异与疾病关系的重要性

SP-A 等位基因改变蛋白的表达和功能与不同的肺部疾病（如 ARDS、支气管肺发育不良、肺泡蛋白沉积症、COPD、家族性间质肺炎、肺真菌感染、高度肺水肿）的易感性有关。人的 *SFTPA* 基因由 2 个功能基因（*SFTPA1*、*SFTPA2*）和 1 个假基因（缺乏功能性基因的前半部分）组成，定位在第 10 号染色体长臂中部。*SFTPA1*、*SFTPA2* 同源性高达 96%，仅 6 个位置残基不同。有实验已经区分出这两种基因的功能区别，如在增强炎症基因诱导和病原体清除时，*SFTPA2* 的活力比 *SFTPA1* 高，可能是由于增加蛋白的稳定性。SP-A 的遗传变异已明确与呼吸道合胞病毒易感性有关。*SFTPA2* 等位基因,可能改变其结合呼吸道合胞病毒抗原,而 Ala93Pro 变异 SP-A2 胶原区域的刚性,从而影响 SP-A 的先天性免疫功能。最近的研究表明,易感高原肺水肿的危险因素与 SP-A1(C1101T、T3192C、T3234C)和 SP-A2(A3265C)核苷酸多态性有关。同时这些等位基因导致总 IgE 显著增高,周边嗜酸性粒细胞增多,降低肺功能。

## 四、SP-A 在 ALI 时的代谢变化及作用机制

早在 1967 年,Ashbaugh 提出急性呼吸窘迫综合征(ARDS)概念时就发现,PS 异常与 ARDS 的病理生理有关,从 ARDS 患者肺内分离的 PS 体外活性明显降低。大量的临床和实验研究均证实,严重肺部感染、全身性炎症反应引起肺内炎症细胞聚集等,均可直接或间接损伤Ⅱ型肺泡细胞,干扰 PS 的合成和代谢,导致肺内 PS 含量、组分和功能的改变,包括 PS 总量的减少,SP 的减少或缺失、体外活性明显降低。Gregory 等发现,上述变化在 ARDS 早期就已出现,并随病情的发展而越加明显,且与肺损伤的严重程度密切相关。ALI 时各种致病因素引起 PS 继发性缺乏和灭活,尤其是其相关活性蛋白质和量的改变,更促进肺损伤的发生和发展,形成恶性循环。因此,SP-A 在 ALI 的发病机制中起重要的作用。

由于Ⅱ型肺泡细胞变性及破坏,SP 分泌下降,并且在感染性肺损伤中肺泡毛细血管通透性增加,造成血管内大分子和 PS 的双向渗漏。一方面,血管内的炎症细胞如中性粒细胞大量积聚、迁移,并释放出大量弹性蛋白酶及大量漏出的血浆蛋白均可分解 SP,使其变性失活,从而引起表面减张能力下降;另一方面,SP 可通过通透性增加的肺毛细血管膜进入血液循环,使血液循环中 SP 增高。Pison 等认为,多发性创伤后所致的 ALI 患者,BALF 中 SP-A 减少的程度与疾病的严重程度呈正相关,故可说明 SP-A 是反映Ⅱ型肺泡细胞功能的早期指标,也是判断各种原因所致的 ALI 或 ARDS 的诊断、病情判断、预后推断及决定治疗方案的重要指标。SP-A 含量与 ARDS 严重程度呈负相关,SP-A 含量下降可作为 ARDS 敏感标志,同时,因 SP-A 的含量变化先于 X 线胸片改变,因此,SP-A 含量下降可作为 ARDS 和 ALI 高危患者预警和预后指标,并可用于肺疾病的疗效监测。Haque 等在臭氧导致肺损伤模型中发现,SP-A 在调节炎症反应、减轻上皮细胞损伤方面起作用。同样,Greene 等在发生 ARDS 高危患者 BALF 中发现 SP-A、SP-B 明显降低,而 SP-A 异常低下的患者均发展为 ARDS,而 BALF 中 SP-A 浓度高于 1.2mg/ml 者均未发展成 ARDS。BALF 中的 SP-A 降低的主要原因为:①ALI 时Ⅱ型肺泡细胞受损伤和 TNF 等细胞因子的抑制作用使 SP-A 合成减少。②蛋白酶溶解增强导致 SP-A 降解增加。③SP-A 可通过受损伤的毛细血管膜渗透到血浆,使 SP-A 进一步降低。Mittal N 的研究表明,外源性 PS 能够抑制内毒素诱导的肺部炎症。外源性 PS 支气管灌注有望成为 ALI 治疗的一种新的有效方法。

综上所述,SP-A 参与 PS 的代谢及降低表面张力,在肺的宿主防御能力中扮演了重要角色,连接先天性和获得性免疫。同时 SP-A 能够抑制炎症和增强抗原清除。总之,SP-A 可能通过调节肺部免疫环境、增强宿主防御能力,同时阻止可能损伤肺和损害换气功能的炎症过度应答等方面在 ALI 的发病机制及防治中具有重要作用。

## 第三节　肺组织Ⅱ型分泌型磷脂酶 A2 的表达在大鼠急性胰腺炎肺损伤时的作用

急性肺损伤（ALI）是 SAP 早期高病死率的主要原因。有研究表明，分泌型磷脂酶 A2（sPLA2）与胰腺炎严重程度有关，并可能与肺功能不全的发生有关。清胰汤是经多年临床实践和动物实验证实治疗 AP 的有效中药方剂，其对改善 AP 临床结局进而防治 ALI 的作用及机制是近年来研究的热点之一。本节通过建立大鼠 SAP 诱发 ALI 模型，观察 SAP 合并 ALI 时肺组织Ⅱ型分泌型磷脂酶 A2（sPLA2-Ⅱ）的表达情况，并用清胰汤进行干预治疗，探讨清胰汤治疗 SAP 并发 ALI 的作用机制。

### 一、主要研究方法和结果

#### （一）研究方法

**1. 实验动物分组和模型制备方法**　健康成年雄性 SD 大鼠 30 只，体重 180~220g，随机分为假手术（sham operation，SO）组、模型组（SAP）、清胰汤（QYD）组，每组 10 只。采用经胰胆管逆行注入 1.5% 去氧胆酸钠溶液方法建立大鼠 SAP 诱发 ALI 模型；SO 组于开腹后翻动胰腺数次关腹；QYD 组制模后 30min 立即给予清胰汤灌胃（10ml/kg），12 小时后再灌胃 1 次。造模后 24 小时留取标本备检。

**2. 观察指标和检测方法**　颈动脉采血行动脉血气分析；经下腔静脉采血，用全自动生化分析仪检测血清淀粉酶活性；用检测试剂盒测定血清 sPLA2-Ⅱ 含量。取血处死动物后取右肺，测定肺湿/干重（W/D）比值用以观察肺水肿程度；取左肺中叶和胰腺组织，用中性甲醛水溶液固定，常规石蜡包埋、切片，HE 染色后显微镜下观察并照相。采用 Derks 和 Jacobovitz-Derks 描述的评分标准进行肺和胰腺组织学评分。采用 RT-PCR 法检测肺组织 *PLA2G1B* mRNA 和 *SFTPA1* mRNA 表达。电镜下观察Ⅱ型肺泡细胞形态；取部分肺组织，经戊二醛固定，常规脱水，浸透，包埋，超薄切片，经铖酸染色后在透射电镜下观察并照相。

#### （二）研究结果

**1. 动脉血气分析及血清淀粉酶活性水平**　与 SO 组比较，SAP 组动脉血氧分压（$PaO_2$）、pH 值明显下降，动脉血二氧化碳分压（$PaCO_2$）明显升高（$P$ 值均小于 0.05），表明 SAP 肺功能有明显损伤，模型制备成功。与 SAP 组相比较，QYD 组 $PaO_2$、pH 值明显升高，$PaCO_2$ 明显降低（$P$ 值均小于 0.05）。SAP 组血清淀粉酶活性显著高于假手术组（$P<0.05$）；QYD 组血清淀粉酶较模型组显著降低（$P<0.05$）。

**2. 肺组织 W/D 比值**　模型组肺 W/D 比值较假手术组显著增高（$P<0.05$）；清胰汤组肺 W/D 比值较模型组显著降低（$P<0.05$）。

**3. 血 sPLA2 水平及肺组织 *PLA2G1B* mRNA 和 *SFTPA1* mRNA 及两者蛋白表达**　与 SO 组相比，SAP 组血清 sPLA2 含量及肺组织 *PLA2G1B* mRNA 和 *SFTPA1* mRNA 及两者蛋白表达均显著增加（均 $P<0.05$）；与 SAP 组相比，QYD 组血清 sPLA2-Ⅱ 含量以及肺组织 *PLA2G1B* mRNA 和 *SFTPA1* mRNA 及两者蛋白的表达均显著降低（$P$ 值均小于 0.05）。

**4. 胰腺和肺组织病理改变**

（1）胰腺组织病理改变：SO 组胰腺结构大致正常；SAP 组可见胰腺弥漫性出血、片状坏死，胰腺间质及腺泡炎症细胞浸润；QYD 组胰腺病理改变较 SAP 组明显减轻。

（2）肺组织病理改变：SO 组肺组织结构清晰，肺泡壁薄，肺泡腔内偶见巨噬细胞，未见中性粒细胞浸润。SAP 组肺间质高度充血、水肿，大部分肺泡间隔明显增宽，较多的肺泡萎陷及邻近肺泡隔断裂形成肺大疱，肺间质大量中性粒细胞浸润，毛细血管扩张、充血，灶状肺泡内出血；组织学评分显著高于 SO 组（P<0.05）。QYD 组肺组织结构清晰，肺泡间质轻度充血，可见少量白细胞浸润，组织学评分显著低于 SAP 组（P<0.05）。

**5. 电镜下观察Ⅱ型肺泡细胞形态改变** SO 组Ⅱ型肺泡细胞形状较规则，细胞表面有很多长短不一、粗细不等的微绒毛，胞核明显，胞质内含有数量不等、大小不一的特征性板层小体，且可见到其不同的成熟阶段。SAP 组Ⅱ型肺泡细胞相对不规则，细胞变性甚至崩解，细胞表面微绒毛减少，胞质内板层小体排空明显增多而致空泡化，并可见脱落的板层小体。QYD 组Ⅱ型肺泡细胞形态较模型组明显好转，板层小体空泡化较模型组明显减轻。

## 二、研究结果的分析和意义

SAP 具有发病急、病程进展快、病死率高等特点，除引起胰腺局部损伤外，尚可出现胰外多器官的损伤，ALI 和 ARDS 是最常见的早期并发症。研究发现 AP 病程越久，ALI 发生率越高，且并发 ALI 者预后越差。有 13%~35% 的 SAP 患者合并有 ALI，一周内死亡的 AP 患者大约 60% 伴有 ALI 或 ARDS。

### （一）肺内 SP-A 表达减少可能在急性胰腺炎肺损伤时起重要作用

近年来，学者们越来越注意到 PLA2 在 AP 肺损伤发病机制中的作用。PLA2 致肺损伤的作用机制可能为：①降解肺表面活性物质（PS），PS 被水解主要是 sPLA2-Ⅱ的作用，但 sPLA2-Ⅱ的表达又受到 PS 抑制，发生 ARDS 时，PS 减少，sPLA2-Ⅱ产生增加，导致 PS 进一步减少从而形成恶性循环；②增加肺血管的通透性；③通过化学介质损伤肺组织；④诱导中性粒细胞脱颗粒。Büchler 等研究表明 AP 时肺损伤患者血清中催化活性 PLA2 含量较无低氧血症患者显著增高，PLA2-Ⅱ来源于胰腺外，与 AP 的严重程度相关，并可能与急性肺功能不全有关。Friess 等的研究表明，早期（8 小时）急性水肿性胰腺炎和急性坏死性胰腺炎大鼠组织 sPLA2 表达不变，24 小时后明显升高，7 天内有波动，证明 sPLA2 在胰腺炎症反应中发挥作用。近期研究发现，外源性 sPLA2 可导致大鼠发生 AP，其催化活性对肺有损伤作用，但对胰腺局部无损伤作用。

肺表面活性蛋白（surfactant protein，SP）是肺表面活性物质（pulmonary surfactant，PS）的有效活性成分。其重要功能是促进肺泡气-液界面的表面活性膜的形成和稳定，防止肺泡萎陷。SP-A 是 PS 含量最多的一种多功能糖蛋白，由Ⅱ型肺泡细胞及 Clara 细胞合成并分泌入呼吸道。其在维护并增强 PS 系统的表面活性、促进 PS 磷脂单分子层在气液界面的吸附扩展、调控 PS 系统的形成与稳定、参与宿主呼吸系统局部防御机制等方面都有非常重要的作用。近年来，人们认识到肺内 PS 活性成分的减少可能比总量的减少在肺损伤发病中更有意义。研究表明，随着 PS 系统及肺功能损害，肺内 SP-A 减少。SP-A 减少可使 PS 活性降低、代谢障碍，使 PS 对氧自由基和脂质过氧化物以及渗出血浆蛋白灭活作用的抵抗能力明显减弱。Mora 等在 LPS 引起鼠 ALI 的动物模型中发现，24 小时内鼠支气管肺泡灌洗液（BLAF）

内 SP-A 和 SP-B 含量减少,同时伴有 PS 功能和肺功能的障碍。本实验发现,SAP 合并急性肺损伤模型 24 小时后,PaO$_2$ 下降,肺 W/D 明显增加,病理检查见弥漫性肺实质损伤和肺水肿,符合急性肺损伤的病理改变。进一步检测肺组织 SP-A 的表达发现,肺组织 SP-A 表达减弱,蛋白质印迹法检查见肺 SP-A 蛋白表达减少,提示 SAP 并发 ALI 可致大鼠 PS 有效成分 SP-A 含量的减少,肺内 SP-A 表达降低。本实验以肺 W/D 比、肺组织病理评分来判定肺损伤程度,并将肺损伤程度与肺组织 SP-A 表达相关性进行分析,发现 SP-A 表达与肺损害程度呈负相关,提示肺内 SP-A 含量的减少可能发生在转录水平。电镜检查可见急性胰腺炎肺损伤后Ⅱ型肺泡细胞微绒毛减少甚至消失,细胞内线粒体水肿,嵴消失,板层小体空泡变性,Ⅱ型肺泡细胞结构的破坏可能是 SP-A 表达减弱的原因之一。本研究表明,肺内 SP-A 表达减少可能在急性胰腺炎肺损伤发病机制中起重要作用。

**(二)清胰汤通过抑制 sPLA2-Ⅱ 表达来维持 PS 功能,从而达到保护肺功能、防止肺损伤的目的**

本研究发现,在 SAP 合并 ALI 模型中,模型组血清 sPLA2 活性较假手术组明显增高,其增高程度与肺损伤程度呈正相关,与 Friess 等的研究结果一致;RT-PCR 和蛋白质印迹法检测可见肺组织 *PLA2G1B* 的 mRNA 和蛋白表达增高。提示在 AP 合并 ALI 时血清 sPLA2 增高可能由 sPLA2-Ⅱ 表达增加引起,后者主要来源可能是肺组织,sPLA2-Ⅱ 的激活而在 ALI 发病中起作用,sPLA2-Ⅱ 抑制剂可减轻肺损伤,与 Koike 等研究结果一致。本实验发现清胰汤组肺组织 *PLA2G1B* 的 mRNA 蛋白表达较模型组显著降低,PaO$_2$ 显著升高,PaCO$_2$、肺 W/D 比值显著降低,表明清胰汤可保护肺组织、减轻肺损伤,其途径之一可能在转录水平上通过抑制 sPLA2-Ⅱ 表达来维持 PS 功能,从而达到保护肺功能、防止肺损伤的目的。透射电镜下观察清胰汤组Ⅱ型肺泡细胞损伤较模型组明显减轻,同样证明清胰汤对肺有保护作用,保护Ⅱ型肺泡细胞,从而保持良好的肺表面张力,防止肺泡萎陷,维持肺功能可能是清胰汤治疗 AP 时 ALI 的又一重要机制。

**(三)清胰汤能够提高肺组织 SP-A 的表达从而减轻肺组织损伤**

本实验发现,QYD 组肺组织 SP-A 表达与 SAP 组比较有显著增高,蛋白质印迹法检测 SP-A 蛋白表达也较 SAP 组有显著增高。与 SAP 组比较,QYD 组 PaO$_2$ 显著升高、肺 W/D 显著降低,这表明清胰汤有保护肺组织、减轻肺损伤的功能。进一步电镜检查可见Ⅱ型肺泡细胞损伤较 SAP 组明显减轻,同样证明清胰汤对肺的保护功能。保护Ⅱ型肺泡细胞,维持其合成、分泌 SP-A 的功能,从而保持良好的肺表面张力,防止肺泡萎陷,维持肺功能可能是清胰汤治疗急性胰腺炎肺损伤的又一重要机制。中医理论认为,肺与大肠相表里,若肺气被邪毒所遏,失其宣肃,则喘促息数;传入阳明与肠道糟粕搏结,肺气不通而浊气又不能从下而出,扰乱了肺与大肠相表里的生理状态而出现喘满症,而清胰汤有通腑利肠泻肺实的作用,使肺气得以宣发肃降,在治疗肺系感染中有显著疗效。

**(四)清胰汤对 SAP 时 ALI 保护作用的可能机制**

1. 通里攻下有利于肠麻痹的解除,能促进腹腔内肠腔内血管活性及毒性物质的排除。

2. 已经证明通里攻下与清热解毒法是防治肠源性感染与内毒素血症的有效措施,有助于减轻坏死胰腺的感染及脓肿形成。

3. 通里攻下与清热解毒中药对内毒素具有降解作用,能抑制内毒素介导的细胞因子及其他炎症介质引起的过度炎性反应。

4. 通里攻下和活血化瘀药物能改善腹腔内器官的血液灌注,疏通微循环,防止过氧化损伤,并能促进炎性渗出物的吸收。

5. 减少中性粒细胞在肺组织中黏附和聚集,提高肺的通气和换气功能,对降低肺毛细血管通透性有积极作用。

6. 保护Ⅱ型肺泡细胞,促进肺表面活性物质相关蛋白SP-A的合成和分泌,从而防止肺泡萎陷,维持肺功能,可能是清胰汤治疗SAP时ALI的重要机制之一。

## 第四节 中性粒细胞弹性蛋白酶在急性胰腺炎肺损伤发病中的作用

国内外学者一致认为,ALI/ARDS是SAP最常见的早期并发症,也是SAP引发其他器官功能障碍的加速器。有报道SAP患者约1/3伴发ALI或ARDS,1周内死亡的SAP患者中60%~80%与ALI/ARDS有关,表明ALI是SAP早期死亡的首要原因。但是,目前对于APALI的病理生理机制尚未完全阐明,因此,针对APALI的发病机制、诊断和治疗的研究已成为SAP研究领域的一项重要课题。

目前认为,ALI在细胞水平表现为中性粒细胞及单核巨噬细胞等炎症细胞在肺组织的浸润和活化,在分子水平上表现为众多前炎症细胞因子过度表达及释放形成级联放大的瀑布样反应,进而造成肺组织的弥漫性损伤。中性粒细胞弹性蛋白酶(neutrophil elastase,NE)是丝氨酸蛋白酶超家族成员之一,主要来源于中性粒细胞,在单核细胞、T淋巴细胞和肥大细胞也有极少量存在,是机体内最具破坏性的酶类之一。生理情况下储存于细胞的嗜天青颗粒中或表达于被细胞因子初次激活的细胞表面,主要参与对G⁻杆菌的杀灭作用,构成机体防御的重要一环。在炎症刺激作用下,炎症细胞活化、呼吸爆发及细胞裂解时,NE被迅速释放到细胞外引起组织、细胞和血管基底膜的损伤,肺毛细血管通透性增加,导致出血性肺水肿及中性粒细胞的大量浸润,中性粒细胞激活后进一步释放NE,形成恶性循环加重肺损伤。

本节实验以逆行胆胰管注射4%牛磺胆酸钠溶液的方法建立重症胰腺炎急性肺损伤(APALI)模型,运用清胰汤对APALI大鼠进行干预治疗,通过对肺组织、BALF和血清的中性粒细胞弹性蛋白酶(NE)表达和炎症介质TNF-α、IL-1β含量变化,以及肺和胰腺组织湿/干重比和病理形态学变化的研究,探讨中性粒细胞弹性蛋白酶在APALI发病过程中的表达和意义及清胰汤的干预作用,为临床治疗重症胰腺炎急性肺损伤提供新思路和方法。

### 一、主要研究方法和结果

(一)研究方法

**1. 实验动物分组和模型制备方法** 健康SD大鼠,无特定病原动物(SPF)级,体重220~250g,40只,雌雄不限。随机分为4组。假手术组(sham operation,SO组,8只);模型组(APALI组,10只);中性粒细胞弹性蛋白酶组(NE处理组,13只);清胰汤治疗组(QYD组,9只)。采用胆胰管内逆行注射4%牛磺胆酸钠溶液(1ml/kg体重)方法制备SAP诱发急性肺损伤（APALI）模型。SO 组开腹后仅轻轻翻动胰腺及周围组织；NE 组造模后静脉输注 NE 0.5U/100g；QYD 组分别于造模后立刻、6h 清胰汤灌胃（10ml/kg）。术后 12 小时实验大鼠取血处死后，留取组织标本，进行相应处理，待测相关指标。

清胰汤：由柴胡 15g，黄芩 12g，木香 15g，延胡索 15g，栀子 15g，白芍 15g，大黄（后下）20g、芒硝（冲服）10g 组成，由医院中药制剂科制成浓度为 1：1 的药液，灭菌处理后冷藏存放。

**2. 观察指标和检测方法**

（1）各组于术后 12 小时处死动物前取颈总动脉血 1.5ml 进行血气分析测定 pH 值、$PaO_2$ 及 $PaCO_2$ 变化，经尾静脉分别取血 1.5ml 测 NE 和 TNF-α、IL-1β 含量变化。

（2）术后 12 小时将动物取血处死后，剖胸暴露肺，夹闭右主支气管。自气管插管灌入无菌生理盐水，每次 3ml，共 5 次，收集灌洗液。留待检测支气管肺泡灌洗液（BALF）中 NE 的变化。

（3）取胰腺和右肺下叶各 1 份，4% 甲醛溶液中保存，HE 染色后在光镜下进行形态学观察，并进行组织学病理评分。

（4）取右肺上叶组织计算肺组织湿/干重比（W/D）；取右肺中叶 RT-PCR 方法测定肺组织中弹性蛋白酶的表达；取右肺下叶用蛋白质印迹法测定 NE 的活性表达，RT-PCR 法检测肺组织中 *ELANE* mRNA 的表达。

**（二）研究结果**

1. 牛磺胆酸钠诱导后 12 小时 APALI 组大鼠胰腺和肺损伤病理组织学评分、肺组织湿/干重比、$PaCO_2$ 均较假手术组明显升高（$P<0.05$），动脉血 pH 值、$PaO_2$ 均较假手术组明显降低（$P<0.05$），胰腺表面广泛淤血、坏死，多处皂化斑；肺体积增大，肺组织点、片状出血及淤血改变，切面有大量暗红色血性液体流出。证明成功建立了大鼠 APALI 模型。

2. NE 处理组肺组织 NE、支气管肺泡灌洗液（BALF）和血清 NE 含量均较假手术组和 APALI 组大鼠明显增加（$P<0.05$），血清 TNF-α、IL-1β 含量亦明显增加（$P<0.05$）。

3. QYD 组肺组织 NE 表达较 APALI 组明显降低，BALF 和血清 NE 含量也明显降低（$P<0.05$），血清 TNF-α、IL-1β 浓度较 APALI 组显著降低（$P<0.05$）。

## 二、研究结果的分析和意义

### （一）中性粒细胞弹性蛋白酶（NE）在 APALI 发病机制中的作用

多年的研究表明，中性粒细胞在肺组织聚集、浸润，可能是 SAP 肺损伤的重要病理机制之一。中性粒细胞通过趋化作用聚集到病菌入侵的部位是机体抵抗细菌入侵的第一步，是内在免疫系统发挥作用的体现。但如果机体免疫系统功能紊乱，大量中性粒细胞的聚集就会导致不必要的组织损害。中性粒细胞和内皮细胞的黏附是中性粒细胞向肺聚集并造成组织损伤的关键步骤。中性粒细胞与内皮细胞的相互作用，最终导致内皮细胞通透性升高。大量中性粒细胞在肺实质内聚集，最终脱颗粒释放蛋白水解酶、氧自由基、血管活性物质等，从而启动炎症级联反应导致 ALI。中性粒细胞的大量激活，产生炎症介质损伤血管内皮和肺泡上皮细胞。肺内 NF-κB 激活，使中性粒细胞凋亡延迟，血管内皮和肺泡上皮细胞通透性增加，从而损伤肺泡毛细血管屏障，加重肺的病理改变。中性粒细胞成为 ALI 中最重要的致损细胞。Hartwig 等认为，应根据中性粒细胞代谢活性增强的程度，而不是中性粒细胞的净增数目来反映 SAP 并发 ALI 的程度,说明中性粒细胞释放的各种酶是引起 ALI 的关键。

中性粒细胞弹性蛋白酶(NE)是丝氨酸蛋白酶的糜蛋白酶超家族成员之一,基因定位于 19 号染色体的短臂末端,是 50kDa 的 DNA 片段,由 218 个氨基酸残基组成的多肽链糖蛋白,包括两条由天冬氨酰连接的糖侧链和四对二硫键,分子质量大约 25.9kDa,与其他丝氨酸家族蛋白酶具有 30%~40% 的同源性。NE 主要分布于中性粒细胞嗜苯胺蓝体的颗粒(嗜天青颗粒)中,在肥大细胞、成纤维细胞、单核细胞、嗜酸性粒细胞和角质形成细胞中也有分布。中性粒细胞内的 NE 浓度超过 5mmol/L,每个中性粒细胞含有大约 400 个弹性蛋白酶阳性颗粒,估计单个中性粒细胞内的总量大约在 3pg,并被严格地控制在中性粒细胞嗜天青颗粒内储存。当活化时,NE 迅速从颗粒内被释放到被细胞因子初次激活的细胞表面。

作为重要的炎性损伤因子,NE 是引起 ALI 的炎症级联反应的主要效应因子。正常情况下,中性粒细胞内的 NE 主要的生理功能是分解被中性粒细胞所吞噬的外源性有机分子,而释放到细胞外的弹性蛋白酶作用的主要靶分子是弹性蛋白。在生理情况下,NE 可以协助清除异源性物质,促进吞噬细胞消除有害病菌,并帮助消化受损组织,有助于伤口的愈合与组织再生。NE 能够分解几乎所有细胞外基质和许多重要的血浆蛋白,因此被认为是最具破坏力的酶类之一。除了分解弹性蛋白外,NE 还可分解细胞外基质,包括胶原蛋白 I~IV、层粘连蛋白、纤维连结蛋白、血小板 IIb/IIIa 受体、补体受体、凝血调节蛋白、肺表面活性物质和钙黏着蛋白。中性粒细胞 NE 还能够分解血浆蛋白,包括凝血因子(V、VIII、XI)和补体因子(C1s、C2-5、C9)以及免疫球蛋白(IgG、IgM),几种蛋白酶(激肽原、胶原酶、白明胶酶)和蛋白酶抑制剂(金属蛋白酶组织抑制剂),使其活化或丧失功能。

本实验研究结果显示,在 APALI 模型制备后 12 小时,大鼠血清和 BALF 中 NE 浓度高于假手术组大鼠的表达水平;同时通过 RT-PCR 方法检测肺组织中 ELANE mRNA 表达发现,假手术组只能检出很少量 ELANE mRNA 表达,用牛磺胆酸钠诱导 APALI 模型后肺组织中 ELANE mRNA 表达明显高于假手术组,表明中性粒细胞释放了大量的 NE 参与了 APALI 的发病过程。应用蛋白质印迹法对肺组织中 NE 进行检测,其结果也验证了上述结果。

目前普遍认为,ALI/ARDS 的实质就是由多种炎症细胞参与的肺脏炎症反应和炎症反应失控所致的肺毛细血管膜损伤。ALI 病理学的一个显著特点是肺组织有大量的白细胞聚集,主要是多形核中性粒细胞和巨噬细胞。白细胞从血管内的游出和激活是一个多步骤连续的过程。这一系列的复杂过程依赖于三个基本条件,即炎症因子的作用、白细胞和血管内皮细胞的激活、黏附分子的表达。本实验的结果显示,APALI 大鼠模型血清 TNF-α、IL-1β 浓度在术后 12 小时高于假手术组,NE 处理组大鼠血清 TNF-α、IL-1β 浓度较假手术组和 APALI 模型组显著升高。TNF-α 通过诱导 IL-1 等细胞因子生成,引发肺部肥大细胞与血液嗜碱性粒细胞脱颗粒,释放组织胺及白三烯等炎症介质,从而使内皮细胞内 $Ca^{2+}$ 明显增加并引起其收缩变圆,细胞间隙增加,使毛细血管通透性增加,而肺毛细血管通透性增加是 ARDS 重要特征。TNF-α 能动员骨髓内白细胞,并能诱导内皮细胞黏附分子的表达,使中性粒细胞在肺毛细血管中黏附、聚集,可以产生大量过氧化物和蛋白水解酶,造成血管壁损伤,血管通透性增高和炎性渗出。

**(二)中药清胰汤通过抑制 NE 的活化和功能而对 APALI 发挥治疗作用**

为了探究中药清胰汤对 NE 的影响和作用,应用清胰汤对 APALI 大鼠进行干预治疗发现,清胰汤干预后,大鼠血浆及支气管肺泡灌洗液中的 NE 含量均显著低于 APALI 模型组,同时 RT-PCR 及蛋白质印迹结果亦表明清胰汤能使肺组织 NE 表达明显降低,动脉血 pH 值、$PaO_2$ 及 $PaCO_2$ 出现好转,胰腺和肺组织学评分明显降低,从而减轻了急性肺损伤的程度。用酶联免疫吸附试验(ELISA)检测血清 TNF-α、IL-1β 含量发现,应用清胰汤后,血清 TNF-α、IL-1β 含量均显著低于 APALI 模型组和 NE 处理组,提示清胰汤通过抑制炎症细胞因子释放而抑制炎性细胞因子的级联反应,降低肺组织 TNF-α 含量,降低毛细血管通透性,减少肺组织内中性粒细胞的浸润和聚集从而减轻肺损伤。

实验结果表明,清胰汤通过抑制中性粒细胞 NE 的释放,减轻中性粒细胞在肺内浸润和大量聚集,降低中性粒细胞和内皮细胞的黏附性,保护肺微血管和上皮细胞,改善呼吸功能,从而减轻重症胰腺炎急性肺损伤。同时,清胰汤通过抑制炎症细胞因子释放而抑制炎性细胞因子的级联反应,降低毛细血管通透性,减少肺组织内中性粒细胞的浸润和聚集而减轻肺损伤,发挥对重症胰腺炎肺损伤的保护作用。

综上所述,SAP 时肺内大量中性粒细胞募集和激活,释放大量的中性粒细胞弹性蛋白酶,并刺激 TNF-α、IL-1β 等促炎因子的过度释放是导致急性肺损伤发生、发展的重要因素。应用清胰汤可明显抑制中性粒细胞弹性蛋白酶的活化,降低中性粒细胞和内皮细胞的黏附性,保护肺微血管和上皮细胞,改善呼吸功能,改善组织供氧,并通过抑制 TNF-α、IL-1β 促炎介质释放而引起的炎症级联反应,降低毛细血管通透性,减少肺组织内中性粒细胞的浸润和聚集同时抑制 NE 的释放,降低肺湿/干重比值,从而减轻急性肺损伤的程度。

(陈海龙　张雪梅　杨 斌)

## 主要参考文献

[1] 张雪梅,陈海龙.胰酶的激活在急性胰腺炎肺损伤发生机制中的作用[J].中国医师进修杂志,2009,32(20):7-9.

[2] 张雪梅,陈海龙.肺表面活性物质相关蛋白 A 在急性肺损伤时的作用[J].中国中西医结合外科杂志,2010,6:720-722.

[3] 张雪梅,陈海龙,王朝晖.急性胰腺炎肺损伤时肺组织Ⅱ型分泌型磷脂酶 A2 表达及清胰汤的干预作用[J].中国危重病急救医学,2010,22(9):518-521.

[4] 董声焕.肺表面活性物质基础与临床.北京:人民军医出版社,2012.

[5] 杨斌,陈海龙.中性粒细胞弹性蛋白酶在重症急性胰腺炎并急性肺损伤发病中的表达和意义[J].临床军医杂志,2012,40(4):765-769,封 4.

[6] 王中伟,文辉,王雨辰,等.人中性粒细胞弹性蛋白酶抑制剂的研究进展[J].药学学报,2023,58(4):909-918.

[7] LEE W L,DOWNEY G P. Leukocyte elastase:physiological functions and role in acute lung injury [J]. Am J Respir Crit Care Med,2001,164(5):896-904.

[8] KODAMA T,YUKIOKA H,KATO T,et al. Neutrophil elastase as a predicting factor for development of acute lung injury. Intern Med,2007,46(11):699-704.

# 第十章
# 肠道屏障损伤的作用

## 第一节　重症急性胰腺炎患者肠黏膜屏障功能改变

严重感染、创伤等应激情况下,肠黏膜屏障功能受到损伤和破坏,可使肠内大量细菌、内毒素经门静脉和淋巴系统侵入体循环,造成肠源性感染和内毒素血症,并在一定条件下激发细胞因子和其他炎症介质的连锁反应,引起全身各器官的损害。重症急性胰腺炎(severe acute pancreatitis,SAP)常可引起休克、ARDS、MODS而危及生命。本节应用双糖探针法测定急性重症胰腺炎患者肠黏膜通透性,观察SAP患者肠黏膜屏障损伤及其所引起内毒素血症和炎症细胞因子的变化。

### 一、主要研究方法和结果

（一）临床资料与观察指标

**1. 临床资料**　SAP患者20例,男11例,女9例。年龄39~68(44.5±15.6)岁。其中有胆道病史者9例,暴饮暴食者3例,饮酒者4例,余无特殊诱因。起病至入院时间5~36小时。均有不同急性腹膜炎、肠麻痹、血性腹水、淀粉酶升高、休克等症状。以上病例依据临床、生化、腹穿液、彩超及CT明确诊断,符合中华医学会外科学会关于SAP的诊断及分级标准。入院后当日留取静脉血。禁食水10小时后给予口服或胃管注入乳果糖、甘露醇混合液50ml(含乳果糖10g、甘露醇5g),留取口服糖探针后6小时尿液,计量后取20ml防腐保存。另以10名健康志愿者为对照组,年龄18~59(36.8±12.6)岁,同法留取尿液及血液标本。

**2. 血液指标**　血浆内毒素采用鲎试剂偶氮基质显色法定量检测;血清一氧化氮(nitric oxide,NO)采用硝酸还原酶法;血清肿瘤坏死因子-α(TNF-α)采用放免法;血清二胺氧化酶(diamine oxidase,DAO)采用比色法。

**3. 尿中乳果糖与甘露醇排泄率比值(L/M)**　采用带特殊电化学检测器的

高效液相色谱法(HPLCPED),根据标准曲线公式算出标本中甘露醇和乳果糖浓度,得出浓度后与摄入量相除而得出排泄率。

(二)研究结果

**1. 肠黏膜通透性** SAP时,肠黏膜通透性增高,患者尿中乳果糖与甘露醇排泄率比值较对照组明显升高,差异有统计学意义($P<0.01$)。

**2. 血清二胺氧化酶(DAO)活性** 是观察肠道屏障损伤的重要指标,SAP患者血清中DAO的浓度较对照组明显升高,差异有统计学意义($P<0.01$)。

**3. 血浆内毒素及血清TNF-α、NO的含量** SAP患者的血浆内毒素及血清TNF-α、NO的含量较对照组明显升高,差异有统计学意义($P<0.01$)。

## 二、研究结果的分析及意义

### (一)肠黏膜通透性增高是机体肠黏膜屏障功能受损的重要表现

肠黏膜屏障功能的丧失,破坏了机体内环境的稳定,给肠腔内细菌移位以可乘之机。在肠黏膜形态学出现明显变化之前,肠黏膜通透性增高已经发生,故肠黏膜通透性增高可反映早期肠黏膜屏障的损伤。当肠黏膜通透性增高到一定程度时,大分子物质如细菌和脂多糖即能穿越损伤后的肠黏膜进入组织,向肝、脾、骨髓、淋巴和血液系统发生细菌移位(bacterial translocation,BT)。目前,虽然肠黏膜通透性改变的路径及其机制尚未完全阐明,但由于肠黏膜通透性变化可反映肠黏膜屏障功能状态,对预示疾病过程转归具有重要意义。所以对危重患者进行肠黏膜通透性检测,对监测肠源性感染的发生并及早采取有效措施具有重要意义。

### (二)SAP患者肠黏膜通透性明显增高

肠黏膜屏障一般由机械屏障、免疫屏障、生物屏障和化学屏障四部分构成。肠黏膜通透性是评价肠黏膜屏障的重要指标之一。明确SAP时肠黏膜屏障功能的改变是研究SAP病理生理改变的重要环节之一。本部分研究以双糖探针法测定SAP患者肠黏膜通透性,结果显示在SAP时肠黏膜通透性明显增高,血中内毒素、肿瘤坏死因子、一氧化氮水平也明显增高。其增高机制可能为:在SAP时由于失液及感染等造成全身血容量减少及血液重新分布,肠黏膜缺血及再灌注引起肠黏膜的过氧化损伤、原发病引起的内毒素血症、呕吐与禁食等原因引起的肠黏膜营养状态下降共同造成了肠黏膜屏障的损害,导致肠黏膜通透性增高。肠道中的细菌和内毒素都能侵入体内形成肠源内毒素血症;内毒素血症又能反过来进一步增加肠黏膜通透性,促使肠道中的细菌和内毒素不断侵入体内形成恶性循环。另外内毒素能够激活体内多种炎症介质如肿瘤坏死因子、一氧化氮等,通过后者的作用加重肠黏膜的损伤,肠黏膜屏障功能进一步削弱,肠黏膜通透性进一步增高。

### (三)二胺氧化酶活性变化可反映肠黏膜屏障的功能状态

DAO是人类和所有哺乳动物肠黏膜上皮层绒毛细胞中具有高度活性的细胞内酶,肠黏膜和外周血中DAO活性能可靠地反映肠上皮细胞成熟度和完整性,其变化可反映肠黏膜屏障的功能状态。肠组织缺氧、缺血或营养障碍会引起肠黏膜DAO活性下降,继而导致血中DAO活性下降,但肠黏膜遭到严重损伤时,由于上皮破坏致大量DAO入血反而引起血中DAO一过性增高。本实验研究显示,急性重症胰腺炎患者发病初期血清DAO升高,并与血中内毒素及肿瘤坏死因子水平正相关,反映患者正处于肠黏膜破坏期,大量DAO入血。

### (四)乳果糖和甘露醇排泄率比值(L/M)是评价患者肠黏膜通透性的主要方法

用乳果糖和甘露醇排泄率比值来评价肠黏膜通透性的方法目前已广泛应用于临床。乳果糖和甘露醇在肠道不被代谢、无毒性,无免疫性,在尿中以原型代谢。甘露醇是单糖,分子较小,主要通过肠黏膜细胞膜上的水溶性微孔透过肠黏膜;乳果糖是双糖,分子较大,主要通过肠黏膜细胞间紧密连接直接通过细胞膜,这也是细菌及内毒素通过肠黏膜移位的途径。因此,乳果糖的通透性可反映肠黏膜屏障的功能。在疾病状态下肠黏膜可能萎缩,吸收面积减少,甘露醇通过减少,同时,细胞间紧密连接受到破坏,乳果糖通过增加,这样可使乳果糖与甘露醇排出率比值增加,并可排除一些非特异性因素如年龄、胃排空、肠蠕动、肠黏膜表面积、心排出量和肾清除率的影响。

## 第二节　重症急性胰腺炎大鼠肠道屏障损伤时sPLA2 的表达

SAP是一种外科常见急腹症,早期常可因为伴发SIRS和MODS而导致患者死亡,而这些严重并发症的形成往往是由于肠道屏障损伤后肠道内的大量细菌和内毒素,通过血液循环和淋巴途径作用于全身各个脏器,激活了体内单核巨噬细胞系统,释放大量的TNF-α、白细胞介素、血小板活化因子、氧自由基等炎症因子,通过"扳机样作用"触发炎症介质的"瀑布样级联反应",进一步加重组织损伤。分泌型磷脂酶A2(secreted phospholipase A2,sPLA2)能通过大量水解生物膜上的卵磷脂成分激发体内炎症介质的大量释放。本节的实验通过制备SAP大鼠模型,观察sPLA2在SAP大鼠肠组织的表达情况,探讨sPLA2在SAP肠道屏障损伤中的作用及清胰汤的干预作用,为临床有效调控炎症反应、保护肠道屏障提供理论基础。

### 一、主要研究方法和结果

#### (一)研究方法

**1. 实验动物分组和模型制备方法**　40只SPF级雄性SD大鼠随机分为四组,每组各10只:假手术组(SO组)、SAP模型组、清胰汤组(QYD组)、地塞米松组(DEX组),采用胆胰管逆行注入1.5%去氧胆酸钠方法,建立大鼠SAP模型。SO组于开腹后仅轻翻胰腺数次后关腹。DEX组于造模后立即、6小时和12小时静脉注射地塞米松(剂量10mg/kg,浓度5mg/ml)。QYD组造模前0.5小时、造模后6小时和12小时再次灌胃(剂量10ml/kg)。各组动物造模后24小时,在麻醉下开腹,腹主动脉采血,留血清于-80℃保存,待测血清淀粉酶、二胺氧化酶(DAO)、TNF-α的含量。迅速取胰腺、肠组织(距回盲部近端1cm)各100mg,-80℃保存,用于测量胰腺和肠组织中*PLA2* mRNA及蛋白的表达水平。剩余的胰腺、肠组织置入中性磷酸盐甲醛固定液中。

**2. 观察指标和检测方法**　常规HE染色观察胰腺和肠组织的病理形态学变化;采用试剂盒法检测DAO含量;全自动生化分析仪检测血清淀粉酶含量;采用ELISA法检测血清TNF-α含量;分别采用RT-PCR法和蛋白质印迹法检测肠组织*PLA2* mRNA及蛋白的表达水平。

（二）研究结果

**1. 胰腺和肠组织病理学改变** 各组大鼠的胰及肠组织病理改变差异明显,其中 SO 组胰腺小叶和肠黏膜结构清晰未出现水肿出血,SAP 组胰腺小叶结构模糊,大量炎细胞浸润出现大片出血,坏死面积超过 50%,肠黏膜上皮细胞出现片状坏死。而 QYD、DEX 组病理损伤较 SAP 组明显减轻,QYD 组肠黏膜上皮细胞肿胀但大体形态正常,DEX 组除细胞肿胀变形外还有不同程度的炎细胞浸润。

**2. 血中淀粉酶活性及 TNF-α、DAO 含量的变化** 与 SO 组相比较,SAP 组大鼠的血淀粉酶含量显著升高($P<0.01$)。与 SAP 组相比较,QYD 组、DEX 组大鼠血淀粉酶含量降低明显($P<0.05$),其中 QYD 组降低更为明显。与 SO 组相比较,SAP 组血清 TNF-α 含量显著升高($P<0.01$)。与 SAP 组相比较,QYD 组、DEX 组血清 TNF-α 含量显著降低($P<0.05$)。与 SO 组相比较,SAP 组血清二胺氧化酶(DAO)显著升高($P<0.01$)。与 SAP 组相比较 QYD、DEX 组血清 DAO 含量显著降低($P<0.05$),其中 QYD 组的 DAO 降低更为明显。

**3. *PLA2* mRNA 及其蛋白在肠组织中的表达水平的变化** 与 SO 组相比较,在 SAP 组肠组织 *PLA2* mRNA 的表达显著升高($P<0.01$)。与 SAP 组比较,QYD、DEX 组肠组织 *PLA2* mRNA 的表达显著降低($P<0.05$)。同时其在 QYD、DEX 组的表达较 SO 组有不同程度升高($P<0.01$)。与 SO 组相比较,sPLA2 蛋白在 SAP 组肠组织中表达显著升高($P<0.01$),与 SAP 组比较,QYD、DEX 组 sPLA2 蛋白的表达明显下降($P<0.05$),以 QYD 组表达下降更明显,QYD、DEX 组该蛋白表达较 SO 组有明显升高($P<0.05$)。

## 二、研究结果的分析和意义

### （一）sPLA2 在 SAP 肠道屏障损伤发病中具有重要作用

sPLA2 广泛存在于哺乳动物的组织和细胞中,其可以在磷脂重建、传递细胞信号等生理过程中发挥重要的作用。但在某些严重疾病,如 SAP 时,过度表达的 sPLA2,不仅降解肺表面活性物质,使肺顺应性下降,还能促进花生四烯酸(AA)、前列腺素(PG)、血小板活化因子(PAF)等生物活性介质的大量释放,加重全身损害和多器官功能障碍。现已证实肠黏膜中也含有大量 sPLA2,sPLA2 的过度表达,是小肠缺血再灌注损伤的重要因素。sPLA2 可以通过降解细胞膜的磷脂成分从而直接损伤肠黏膜,也可间接引起微循环障碍,从而对肠道屏障发起攻击。SAP 时,降低了肠管的运动能力,可引起麻痹性肠梗阻,肠道内致病菌大量繁殖,在大量炎症因子和致伤因素的联合作用下,肠黏膜上皮细胞大量凋亡和坏死,破坏了肠黏膜机械屏障,并释放大量如磷脂酶和二胺氧化酶等活性物质。本实验以血清 AMY 水平和胰腺病理变化来判定胰腺组织损伤程度,以血清 DAO 水平和肠组织病理变化来判定肠道屏障损伤程度。结果发现,在 SAP 大鼠模型建立 24 小时后,胰腺和肠组织损伤性病理变化明显,血清 AMY、TNF-α、DAO 水平明显升高,RT-PCR 和蛋白质印迹法检测 *PLA2* mRNA 和 sPLA2 蛋白的表达显著升高,且两者呈正相关关系。结果还显示,肠道屏障损伤程度与 *PLA2* mRNA 和 sPLA2 蛋白的表达呈正相关关系,sPLA2 的过度表达同时发生在转录和翻译水平,其在 SAP 肠道屏障损伤的发生过程中具有重要作用。

### （二）清胰汤能有效减轻 SAP 时胰腺和肠组织的损伤

实验结果显示,清胰汤、地塞米松两组药物均能减轻胰腺和肠组织的损伤,可以降低血清 AMY、TNF-α、DAO 水平,降低 *PLA2* mRNA 和 sPLA2 蛋白的表达,其中以清胰汤疗效更为突出。清胰汤以通里攻下、清热解毒、活血化瘀辅以益气营血为主要治则。组方中大黄、芒硝具有通里攻下、泄热通腑、涤荡积滞、通畅腑气、排出糟粕的作用,结合该方中延胡索理气活血止痛,柴胡、木香、白芍等可起到疏肝理气、缓急止痛之功效。通里攻下有利于减轻肠麻痹的症状,能促进肠腔内过度表达的磷脂酶、血管活性物质及毒性物质的排除,减少肠道细菌的增殖,降低因细菌移位及大量内毒素入血引起的毒性作用,对抗炎症介质过度表达的损伤作用。但清胰汤对 SAP 肠道屏障损伤时 sPLA2 表达水平的影响,尚未见深入研究。本实验通过观察清胰汤对 SAP 大鼠的干预效果发现,其可以在转录和翻译水平有效降低 sPLA2 的表达水平,减轻肠道屏障的损伤程度。而且,该前期实验结果显示,单位时间内肠黏膜内 sPLA2 表达明显高于肺组织内 sPLA2 表达,具有显著的统计学意义。表明 sPLA2 在肠道屏障损伤中的作用值得引起注意。

在对两种药物干预效果进行比较后,可以发现在大鼠 SAP 模型建立后的前 6 小时内,地塞米松干预组大鼠的生命活力优于清胰汤组,但在模型建立后 24 小时的生存状态明显差于清胰汤组。清胰汤组大鼠的病情进展较为平缓,清胰汤的治疗作用虽起效较慢,但其作用时间较长,且作用较地塞米松更为稳定。在临床对 SAP 特别是伴发肺损伤患者的治疗中,目前根据急性胰腺炎的临床分期、病情演变等特点,应用中医辨证论治和因人、因地、因时制宜的理论,充分利用中药的整体观和综合治疗作用,将清胰汤与地塞米松、胰酶抑制剂、抗氧化剂、抗生素等西药有机结合起来使用,并不失时机地选择外科手术引流、腹腔灌洗、床旁血液滤过等微创和介入治疗方法,发挥其各自的优点,降低 SAP 肺损伤等并发症的发生率和病死率。

## 第三节　重症急性胰腺炎肺损伤与肠道损伤的关系

SAP 的发生发展具有复杂的病理生理机制,有文献报道,SAP 约 60% 以上的死亡原因与急性肺损伤的病理过程密切相关,同时 SAP 常可引起全身炎症反应综合征,进而导致发生更为严重的多器官功能不全综合征,而其形成往往是由肠道屏障损伤后肠道内的大量细菌和内毒素,通过血液循环和淋巴途径作用于全身各个脏器,使病情进一步恶化,加重各器官和组织的损伤。因此,SAP 时肺损伤的发生与肠道屏障损伤的关系尤为引起人们的高度关注。分泌型磷脂酶 A2(secreted phospholipaseA2,sPLA2)能大量降解肺表面活性物质,使肺泡表面张力增大,导致肺泡壁塌陷,还能降解肠黏膜细胞的磷脂成分,损伤肠道屏障。清胰汤是临床治疗 SAP 的有效方剂,本实验通过同时观察其对 SAP 大鼠肺和肠组织中 sPLA2 活性影响,探讨肺损伤与肠道屏障损伤之间的关系,进一步丰富中医学脏腑相关理论中"肺与大肠相表里"的物质基础,以期提供一种更有效的中西医结合治疗方法。

### 一、主要研究方法和结果

#### (一) 研究方法

**1. 动物分组和模型制备方法**　同本章第二节重症急性胰腺炎大鼠肠道屏障损伤时

sPLA2 的表达。

**2. 观察指标和检测方法**

（1）组织切片常规:HE 染色,光镜下观察胰腺、肠和肺组织病理形态学变化。肠黏膜上皮细胞凋亡情况的检测按末端脱氧核苷酸转移酶介导的 dUTP 缺口末端标记（TUNEL）法检测试剂盒说明书进行操作,DAB 显色 10 分钟,经磷酸盐缓冲液（PBS）漂洗后苏木精复染,封片光镜下观察切片高倍下（×400）随机选取 5 个视野,统计每 500 个肠黏膜上皮细胞中褐色阳性细胞所占的百分比,即为凋亡指数（AI）。大鼠肺湿/干重（W/D）比值测定:取整个左肺立即称量组织重量即为湿重,于 60℃烘干箱中连续烘烤 24 小时后,称量的重量即为干重,即记录代表肺水肿程度的肺湿/干重（W/D）比值。

（2）血清淀粉酶（AMY）含量及动脉血 $PaO_2$:用全自动生化分析仪进行检测。血清 TNF-α 检测采用 ELISA 法。肺组织和肠组织 sPLA2 活性检测使用某公司的 sPLA2 活性检测试剂盒。

**(二) 研究结果**

**1. 光镜下胰、肠和肺组织的病理改变** 各组大鼠的胰及肠组织病理改变差异明显,模型组胰腺小叶结构模糊,广泛坏死,肺泡壁塌陷广泛融合,透明膜形成,大量中性粒细胞浸润,肠黏膜上皮细胞大量脱落,肠黏膜结构遭到严重破坏。而清胰汤、地塞米松组胰腺、肺和肠黏膜的损伤程度明显减轻。

**2. 血清淀粉酶活性及 TNF-α 水平变化** 与假手术组比较,模型组大鼠的血淀粉酶活性显著升高（$P<0.01$）。与模型组比较清胰汤组、地塞米松组血淀粉酶降低明显（$P<0.05$）,其中清胰汤组降低更为明显。与假手术组相比较,模型组血清 TNF-α 含量显著升高（$P<0.01$）;与模型组相比较,清胰汤组、地塞米松组血清 TNF-α 含量显著降低（$P<0.05$）。

**3. 动脉血氧分压及肺组织湿/干重（W/D）比值变化** 与假手术组比较,模型组 $PaO_2$ 显著下降（$P<0.05$）,SAP 造模成功后出现低氧血症。与模型组比较各治疗组 $PaO_2$ 均有不同程度升高（$P<0.05$）,其中地塞米松组升高明显。与假手术组比较,模型组的肺湿/干重比值显著增高（$P<0.01$）;与模型组比较,两治疗组的湿/干重比值明显降低（$P<0.05$）。

**4. 肠黏膜上皮细胞凋亡指数的变化** 与假手术组相比较,模型组肠黏膜上皮细胞的凋亡指数显著升高（$P<0.01$）。与模型组相比较清胰汤组、地塞米松组肠黏膜上皮细胞的凋亡指数（AI）显著降低（$P<0.05$）,其中清胰汤组的 AI 降低更为明显。

**5. 肺、肠组织的 sPLA2 活性变化** 与假手术组相比较,模型组大鼠肺和肠组织中 sPLA2 的活性均显著增高（$P<0.01$）;与模型组相比较,两治疗组 sPLA2 活性明显降低（$P<0.05$）。

**6. 相关关系分析** 将反映肠道屏障损伤程度指标的肠组织 sPLA2 活性与反映肺组织损伤程度及肺组织通透性指标的肺组织 sPLA2 活性、肺 W/D,进行 Pearson 相关性分析得出 r 值,可见肠组织 sPLA2 活性与肺组织 sPLA2 活性（$r=0.79$,$P<0.05$）及肺 W/D（$r=0.819$,$P<0.05$）有明显正相关关系。

## 二、研究结果的分析和意义

**(一) SAP 时出现明显肺损伤且病理机制复杂**

SAP 是一种病情凶险的外科急腹症,其早期致死的主要原因是多器官功能障碍综合征,其中以急性肺损伤(acute lung injury,ALI)最为常见。SAP诱发ALI的发病机制复杂,目前普遍认为其发病机制是急性胰腺损伤后,引起TNF-α等炎症因子的大量释放,使肺毛细血管内皮细胞的屏障功能遭到破坏,肺间质充血水肿,出现以呼吸困难和低氧血症为主要临床表现的ALI。同时学者们认为,肠道屏障功能损伤,肠道内细菌易位,内毒素、细菌不断进入血液循环和淋巴系统,是引发全身炎症介质过度表达的始动环节。实验结果显示,较假手术组,模型组大鼠肺湿/干重比值明显升高($P<0.05$),动脉血氧分压明显降低($P<0.05$),肺组织充血水肿,肺组织病理改变明显,血清TNF-α含量明显升高,肠黏膜上皮细胞凋亡指数明显升高($P<0.05$),肠黏膜结构遭到严重破坏,炎症细胞广泛浸润,上皮细胞出现片状坏死、大量脱落。这些指标的变化,也为上述理论提供了物质基础,但肺损伤与肠道屏障损伤之间的具体关系,还需要进一步的分析和探讨。

### (二)SAP时肠道屏障损伤与肺损伤相互影响

中医学认为,肺与大肠在人体的十二经脉及脏腑相互联系中存在密切联系,两者一阴一阳、一表一里,经络互相络属。其关系可概括如下:第一,大肠得以濡润是以肺主宣发的功能为基础的,使肠道不致因燥气太过而排便困难。第二,肺主肃降,这是大肠维持正常传导功能的动力。第三,肺主通调,是保持大肠干燥的前提条件。西医学同样认为肠与肺之间有许多相互联系的客观基础,在胚胎期气管、支气管来源于原始肠子的一个皱襞。这种胚胎发育上的同源性,就为肺损伤和肠道屏障损伤的发病机制提供了许多相同的物质基础。本实验发现,SAP模型建立24小时后,肺损伤严重,湿/干重比值明显升高的同时,肺sPLA2活性明显升高,并具有明显的正相关关系($P<0.05$),表明sPLA2在SAP所致急性肺损伤的发病机理中具有重要作用。与假手术组相比,模型组肠sPLA2活性明显升高的同时,与肠黏膜损伤程度和上皮细胞凋亡指数上升程度,具有明显的正相关关系($P<0.05$)。同时肠sPLA2活性,与代表肺损伤程度的肺湿/干重比值、肺sPLA2活性,也具有明显的正相关关系,进一步证实了肺损伤与肠道屏障损伤之间有着密切的联系,进一步支持了中医脏腑相关理论中"肺与大肠相表里"理论。

### (三)清胰汤对SAP时的肠道屏障损伤和肺损伤具有重要保护作用

清胰汤是中西医结合外科治疗急性胰腺炎的常用方剂,具有通里攻下、泄热通腑、涤荡积滞、通畅腑气、活血化瘀、疏肝理气、排出糟粕的作用。本实验以地塞米松作参照,发现清胰汤可使动脉血氧分压明显升高,使肺和肠组织sPLA2活性、肺湿/干重比值、肠黏膜上皮细胞凋亡指数明显降低,再一次证实了清胰汤可以通过多途径、多通路减轻肺和肠组织损伤,发挥其治疗作用。

总之,肺损伤与肠道屏障损伤之间相互影响,互为因果,涉及细菌移位、炎症介质连锁反应等多个环节,治疗上仍缺乏有效措施。根据"肺与大肠相表里"的理论,中西医结合的综合治疗方法可达到"釜底抽薪,菌毒并治"及肠肺同治的目的,结合抗菌、抑酶、扩容、纠酸、免疫调节等常规疗法,适时应用外科引流、微创和介入治疗手段,可有效地保护肠道屏障,防止或减轻急性肺损伤的发生和发展。

# 第四节 重症急性胰腺炎大鼠肠道菌群改变和细菌移位

有关 SAP 发病机制的研究越来越多,其中多项研究证实肠道黏膜屏障的破坏及菌群移位是 SAP 诱导全身感染脓毒症(sepsis)和 MODS 的重要因素。有关肠道菌群移位的机制尚未明确,目前普遍认为可能细菌通过血液循环、淋巴循环和直接跨肠壁等途径发生移位,伴有内毒素的移位,表现为肠源性内毒素血症。

肠道菌群与肠道屏障密不可分,肠道屏障的概念既是功能性的还是解剖性的。肠道屏障在功能上具有防止有害物质透过肠道黏膜,进入血液循环并布散至全身组织器官的作用。在解剖结构上包括 4 个部分:①由完整的肠黏膜上皮细胞及细胞间多种连接构成的肠道机械屏障;②由肠黏膜上皮分泌的黏液和消化液构成的肠道化学屏障;③由肠黏膜淋巴组织、浆细胞、肥大细胞及部分分泌物构成的肠道免疫屏障;④由肠道微生物群相互作用构成的肠道生物屏障。肠道菌群与肠道屏障之间存在着双向调控,肠道屏障的稳态能够影响肠道菌群的组成及数量,肠道菌群的稳态又能参与肠道屏障结构和功能的调控。SAP 患者通常有腹痛腹胀等胃肠道受累表现,大量研究也佐证在 SAP 中出现了肠道屏障结构和功能的障碍,肠道紧密连接减少、肠黏膜通透性增加、肠道自身免疫防御降低、肠道细菌微生态紊乱、有害代谢产物增加等,都为菌群移位和内毒素移位创造了有利条件。传统上认为血液是一个绝对无菌的环境,不含有其他形式的异物,比如细菌;但随着细菌检测技术的进步和发展,人们开始发现健康人的血液中也存在着细菌,最新研究显示 AP 患者的血液中也表现出肠道菌群的改变。肠-淋巴轴在肠道菌群与宿主免疫系统之间的共生关系中起着关键作用,能够通过肠源性树突状细胞摄取微生物,运输到肠系膜淋巴结(mesenteric lymph node,MLN),MLN 是微生物移位控制的关键免疫诱导位点,在已知不能有效消除细菌的情况下保留免疫系统的抗原信息。

中医学将 SAP 归属于"阳明腑实证"的范畴,其临床特征可表现为痞、满、燥、实、坚。中医理论认为"六腑以通为用",治疗上主要采用通里攻下法,以期达到"釜底抽薪,急下存阴"的功效。常用的方剂有大承气汤、大陷胸汤、清胰汤和大黄附子汤等,并被证实对 SAP 有明显的治疗效果。单味中药大黄及其衍生物大黄素等也被广泛用于临床和基础研究当中。研究发现,大黄通里攻下可以明显减轻肠源性内毒素血症,降低肠黏膜通透性,调整肠道细菌微生态,清泄内毒素池,抑制炎症反应,保护机体重要器官组织。大黄素是从中药大黄提纯出的蒽醌类衍生成分,能够对 SAP 起到治疗作用,其对 SAP 时肠道菌群的作用值得研究。

本节实验是以 SAP 大鼠为动物模型,以 SAP 肠道屏障损伤为切入点,以 16S rDNA 高通量测序为研究手段,研究血液、肠系膜淋巴结和盲肠内容物的肠道菌群改变及细菌移位情况,探究大黄素对肠道菌群的调控作用及对细菌移位的抑制作用。

## 一、主要研究方法和结果

### (一) 研究方法

**1. 实验动物分组和模型制备方法** 选取 SPF 级雄性 SD 大鼠 60 只(180~230g),先随机分成 2 个大组。第一大组为时间点组,主要目的为探索 SAP 肠道屏障损伤变化规律(设置不同时间窗口:6 小时、12 小时、24 小时、36 小时)。30 只大鼠随机分为 5 个亚组:对照(CON)组、SAP 6 小时组、SAP 12 小时组、SAP 24 小时组、SAP 36 小时组,每组 6 只。第二大组药物干预组,主要目的为探索 SAP 肠道菌群变化、细菌移位及大黄素干预的作用,30只大鼠又随机分为 5 个亚组:假手术(sham operation,SO)组、SAP 组、大黄素组、地塞米松(dexamethasone,DEX)组、氨苄青霉素(ampicillin,AMP)组。

采用经胆胰管逆行注射 5% 牛磺胆酸钠溶液(1ml/kg)方法制备 SAP 动物模型,CON 组不做处理,SO 组开腹后仅轻微翻动胰腺 3 次。大黄素组在术后 2 小时和 12 小时分两次予大黄素(40mg/kg)灌胃;DEX 组在术后 2 小时和 12 小时分两次腹腔注射地塞米松注射液(10mg/kg);AMP 组在术后 2 小时和 12 小时分 2 次腹腔注射氨苄青霉素钠溶液(30mg/kg)。观察记录各组大鼠术后的生理状态及活动改变,第一大组分别于术后按各时间点和第二大组于术后 24 小时麻醉并取材。

**2. 观察指标和检测方法** 开腹取材时观察各组大鼠的大体解剖情况,立即采集腹主动脉血液,分离血浆,ELISA 检测血浆淀粉酶(AMY)、内毒素、二胺氧化酶(DAO);收集胰腺和肠组织,苏木精-伊红(HE)染色观察组织病理损伤情况。此外,收集药物干预组所有亚组大鼠回肠组织、肠系膜淋巴结、盲肠内容物、血液,按要求保存,并采用蛋白质印迹法检测紧密连接蛋白 ZO-1 和闭合蛋白(occludin)的表达,16S rDNA 高通量测序检测肠系膜淋巴结、盲肠内容物、血液中菌群变化情况。

**(二)研究结果**

1. 与对照和假手术组相比较,各时间点 SAP 组大鼠各项一般状态表现都更差,腹腔大体观察也更加严重,苏木精-伊红染色切片上胰腺和回肠组织表现出不同程度的病理改变,病理评分明显升高($P<0.05$);血浆 AMY、DAO 和内毒素的水平明显升高($P<0.05$),大鼠病情随时间变化而逐渐加重,且在 24 小时达到高峰。与假手术组相比较,SAP 24 小时组肠组织紧密连接蛋白 ZO-1 和闭合蛋白-1 的表达显著降低($P<0.01$)。

2. 与 SAP 组相比较,大黄素、DEX、AMP 三个药物组大鼠一般状态表现明显减轻,且回肠及胰腺组织病理评分、血浆 AMY、DAO 以及紧密连接蛋白 ZO-1 和闭合蛋白-1 的表达均有不同程度的缓解($P<0.05$)。此外,血浆内毒素检测结果显示,与 SAP 相比较,大黄素和 DEX 可以明显降低其水平($P<0.05$),而 AMP 对内毒素的调控作用未见统计学差异($P>0.05$)。

3. 16S rDNA 高通量测序结果显示,SAP 组大鼠血液和肠系膜淋巴结中都存在着一定丰度的细菌,两者的菌群构成与盲肠内容物中的菌群构成有明显差异,主要优势菌都是厚壁菌门、拟杆菌门和变形菌门,但在比例上有明显不同。与假手术组相比较,SAP 组的拟杆菌属和变形菌属等致病菌增多,乳酸菌属和疣微菌科等优势菌减少。与 SAP 组相比较,大黄素组中乳酸菌属等优势菌有所回升;DEX 组对优势菌的改变较少且增加肠杆菌属等有害菌;AMP 组对有益菌和有害菌同时表现出降低作用。

## 二、研究结果的分析和意义

急性胰腺炎是临床上常见的一种以炎症反应为特征的急腹症。有 10%~20% 的 AP 患者发展为 SAP。SAP 发病急骤,病情凶险,并发症多,病死率高,治疗棘手。研究显示,SAP

时由于胰酶的激活、组织微循环障碍、氧自由基大量产生、血管活性物质和炎症介质过度释放引起肠黏膜屏障功能受损,细胞间紧密连接遭到破坏、肠黏膜通透性增加,肠道内的细菌或内毒素经由血液和淋巴系统等多途径发生移位,造成肠道细菌移位和肠源性内毒素血症,大量细菌和内毒素进入血液循环后,引起 SIRS/MODS,甚至引起死亡。可见肠道既是受邪之地,又是蕴生毒邪之所,是"二次打击"的源泉。

### (一) 肠道的生物屏障是肠黏膜屏障的重要组成部分

肠黏膜屏障由机械屏障、化学屏障、免疫屏障和生物屏障组成,各个屏障在结构上不能完全分离,功能上也存在相互作用。肠黏膜机械屏障是肠黏膜上皮细胞和细胞间连接复合体构成的,其结构和功能的完整对整个肠黏膜屏障维持正常的功能起到了重要作用。细胞间的连接方式包括桥粒连接、缝隙连接、中间连接和紧密连接 4 种,有 2 个及以上同时存在即为连接复合体,在上皮细胞中比较典型。闭锁小带(zonula occludin,ZO)是最早发现的特异性连接蛋白,属于外周膜适配器蛋白,闭锁小带能够将闭合蛋白、密封蛋白等跨膜连接蛋白连接到肌动蛋白细胞骨架上,多种蛋白的相互作用共同维持紧密连接的形成与功能。对闭锁小带、闭合蛋白和密封蛋白的研究有很多,肯定了三者在维持细胞连接并保持正常通透性方面的积极作用。二胺氧化酶(diamine oxidase,DAO)存在于哺乳动物的小肠黏膜上层绒毛中,是一种活性较高的细胞内酶,能够在多种胺代谢中起到解毒作用,其活性与肠黏膜细胞相关,因此能够反映出肠黏膜机械屏障是否受损,在一定程度上提示其损伤程度。人体内大约有 100 万亿个细菌在胃肠道内共生,所包含的细菌种类繁多,它们按照一定比例组合,不同菌种之间相互依存和制约形成相对稳定的肠道微生态,是一个高度复杂的生态系统,对人类的健康具有很大影响。肠道菌群的稳定存在与肠黏膜对有害细菌的定植抗性、肠腔内的微环境、肠道运动功能以及肠道免疫系统都具有相关性;同时,肠道菌群又作为生物屏障参与肠黏膜屏障的构成,帮助维持肠黏膜屏障的结构和功能的稳定。SAP 患者的肠道是受累器官之一,炎症介质和细胞因子过度释放、微循环障碍、免疫系统失调及缺血再灌注等导致肠道屏障功能障碍。肠道内环境的改变使得肠道菌群发生严重改变,致病菌大量增多,以革兰氏阴性菌($G^-$)为主,有害物质如内毒素等也随之增加,进一步加重肠黏膜屏障损伤,部分肠道细菌和内毒素穿过损伤的肠壁、血液和肠道相关淋巴组织发生移位,由此引发其他并发症。李燕等研究发现,SAP 大鼠肠腔内双歧杆菌、乳酸杆菌明显减少,大肠杆菌数量明显增加。Zhu 等发现,与 MAP、MSAP 患者相比,SAP 患者菌群有益菌丰度明显降低,且与 DAO 活性和 D-乳酸水平相关,提示肠道微生态紊乱与 SAP 的后续事件具有相关性。

SAP 的临床特征主要是 SIRS 和 MODS,非特异性炎性抑制剂地塞米松多在临床使用,抑制炎症细胞的聚集及炎症介质的释放对 SAP 起到明显的治疗效果。在实验中使用地塞米松作为西药组,作为大黄素组的对照,观察中西医不同方法的治疗效果。由于感染性并发症对 SAP 的病情影响严重,临床上也在早期进行抗生素治疗,但目前对抗生素在 SAP 的运用上有不同的说法。谢梦琦等人在对临床病例进行分析后认为早期预防性使用较高级的抗生素能够有效控制 SAP 的病情,我国的诊治指南也推荐使用抗生素。Ianiro G 等人认为抗生素的使用可能会加重肠道菌群的紊乱。此外,本次实验设立了使用氨苄青霉素的抗生素组,分析抗生素对 SAP 肠道菌群及细菌移位的作用。

### （二）大鼠 SAP 时肠黏膜屏障损伤出现内毒素血症

采用胆胰管逆行注射 5% 牛磺胆酸钠制备 SAP 大鼠模型。经观察发现,模型组大鼠在精神、行动、反应和毛发润泽度方面的表现都很差,腹部膨隆积液、胃肠胀气、腹腔钙化斑等也比较严重。胰腺组织病理显示胰腺小叶结构破坏、炎性浸润和出血坏死。模型组大鼠的胰腺组织病理评分和血浆 AMY 水平显著高于正常对照大鼠,表明本实验方法能够成功模拟重症急性胰腺炎,模型制备成功。SAP 组的回肠组织可见回肠绒毛水肿、破坏及剥脱,微血管出血和炎性浸润;回肠组织中的紧密连接蛋白 ZO-1 和闭合蛋白-1 表达明显降低;血浆 DAO 水平显著升高,血浆内毒素水平明显升高。这些数据统一表明本实验制备的 SAP 大鼠模型中出现了肠组织损伤,机械屏障破坏,肠道通透性增加,并发生了内毒素入血,同时随着造模时间的延长,大鼠的一般表现、组织病变逐渐加重,血淀粉酶活性明显增加。由此分析认为,在 SAP 大鼠模型中,病情的严重程度随时间加重,并在 24 小时达到高峰。大鼠的血浆 DAO 也在 24 小时达到了较高水平,同时出现了血浆内毒素水平的显著升高,表明了在 24 小时出现了肠黏膜机械屏障显著破坏,并有内毒素大量进入血液循环。另外,考虑到 36 小时 SAP 组大鼠后期状态较差,呈濒死状态,可能发生提前死亡,本实验选择状态相对稳定的 24 小时 SAP 模型进行药物干预的研究。

与 SAP 组大鼠相比较,使用大黄素和地塞米松对模型大鼠进行干预后,能够明显改善大鼠的生理状态和活动,腹腔积液、胃肠胀气及钙化斑也有所减轻,循环血量也有所增加。胰腺组织损伤减轻,血浆 AMY 含量降低,有效控制了大鼠的病情。氨苄青霉素（AMP）组也产生了一定的作用,对各方面病情的控制较大黄素和 DEX 组略差。大黄素和 DEX 组的回肠组织病理损伤明显减轻,而 AMP 组虽有所改善但效果不显著。在大黄素的作用下,肠道紧密连接蛋白 ZO-1 和闭合蛋白-1 的表达水平上调十分显著,血浆 DAO 的含量也明显下降,有效保护了肠黏膜屏障,降低了血浆内毒素的水平。DEX 组降低血浆 DAO 的效果与大黄素相同,对 ZO-1 和闭合蛋白-1 的作用较大黄素弱,可能是通过控制炎症反应等其他途径减少了内毒素入血。AMP 组并没有很好地保护肠黏膜屏障或控制内毒素入血。

### （三）利用 16S rDNA 高通量测序技术分析发现 SAP 时肠道菌群比例失调和细菌移位

利用 16S rDNA 高通量测序技术对药物干预各亚组大鼠的血液、MLN 和盲肠内容物进行了肠道菌群分析。在包括假手术组在内的所有样本中也发现了一定丰度的细菌。盲肠内容物和 MLN 的菌群更丰富,血液和 MLN 的菌群更多样。厚壁菌门在所有样本中占比最高,拟杆菌门在盲肠内容物中更多,变形菌门和放线菌门在血液和 MLN 中更丰富。

盲肠内容物中,SAP 组与假手术组相比较,拟杆菌纲、γ 变形杆菌纲、丹毒菌纲、螺杆菌属等有害菌增加,δ 变形杆菌纲、疣微菌科、乳酸杆菌目等有益细菌减少。大黄素组 δ 变形杆菌纲、疣微菌科等有益菌的丰度增加,放线菌门、丹毒菌纲的丰度降低。DEX 组变形菌门、拟杆菌门、γ 变形杆菌纲、肠杆菌科增加,对优势菌无明显助益仅在 δ 变形杆菌纲略有升高。拟杆菌门在 AMP 组增加最多,厚壁菌门和放线菌门明显降低,AMP 在降低有害螺杆菌、肠杆菌的同时也降低了乳酸杆菌、疣微菌科等多种有益菌的丰度。SAP 的血液中表现出厚壁菌门、放线菌门、疣微菌科、乳酸杆菌目、经黏液真杆菌属（Blautia）、粪杆菌属等有益菌的减少,变形菌门、丹毒菌纲和肠杆菌科增加。结果提示,大黄素减少变形菌门、肠杆菌科、疣微菌科并增加放线菌门、厚壁菌门、乳酸菌属、双歧杆菌的丰度。大黄素的有益作用在 DEX 组也有一定程度体现,但 DEX 组还增加了芽孢杆菌纲、肠杆菌属、拟杆菌属等有害细菌的丰度。AMP 组的肠杆菌科丰度显著升高,其他细菌与 SAP 几乎处于同一水平。SAP 组的 MLN 中变形菌门减少而厚壁菌门和拟杆菌门丰度增加,梭状芽孢杆菌纲和丹毒菌纲、螺杆菌属、肠杆菌属升高,乳酸菌属丰度减少。大黄素的变形菌门和芽孢杆菌纲丰度增加,拟杆菌门、丹毒菌纲、梭杆菌目、螺杆菌属减少且乳酸菌目丰度明显增加。DEX 增加了乳酸菌目和甲基杆菌属丰度,其他与 SAP 无明显差别。AMP 组厚壁菌门和拟杆菌门丰度降低而变形菌门明显升高,其他与 SAP 组无明显差别。

### (四) 大黄素能够在一定程度上减轻 SAP 时肠黏膜屏障损伤和调整肠道菌群

SAP 临床上常表现为突然发生的左上腹剧烈疼痛、腹胀便秘、恶心呕吐、肠鸣音减弱等症状,中医学没有胰腺炎的病名,普遍将其归入"脾心痛""胃脘痛""胰瘅"等。因邪气入里化热不解,邪热积滞于内,热实相结,表现为以痞、满、燥、实、坚为特点的阳明腑实证。吴咸中等学者在对 SAP 阳明腑实证的特点,根据"六腑以通为用""不通则痛,通则不痛"等中医理论,在"抓法求理"思想的指导下,发展了"通里攻下"为主的非手术疗法,并收到良好效果。SAP 的病位多在脾胃,涉及肝胆;病机主要是气机郁滞,湿热蕴结,邪实结聚,腑气不通。通里攻下的方法已经广泛应用于临床 SAP 的治疗,大量研究表明此法能够改善微循环、抑制机体炎症反应、促进胃肠道运动、保护肠黏膜屏障、减少血液内毒素以及调整肠道菌群,起到了多环节与多靶点的治疗作用。

大黄在《神农本草经》中的记载是"主下瘀血,血闭,寒热,破癥瘕积聚,留饮宿食,荡涤肠胃,推陈致新,通利水谷,调中化食,安和五脏"。大黄在中药里属于泻下类药物,具有泻下攻积、清热泻火、凉血解毒等功效。现代医学对大黄的认识包括改善肠麻痹、导泻通便、拮抗内毒素、抑菌抗炎、改善微循环、抗氧化等作用。临床上对大黄的导泻通便作用极其推崇,认为其保护肠黏膜屏障和调整肠道菌群的功效能够减少肠源性细菌移位和内毒素血症,降低因发生肠源性感染等对机体造成的"二次打击"及由此引起的 MODS。张英谦等在幼猪脓毒症模型中发现,使用大黄进行干预后肠黏膜上皮细胞凋亡显著降低,紧密连接蛋白 ZO-1 和闭合蛋白的表达水平明显升高,电镜下肠道的结构也相对完整。陈德昌等在早期对大黄的研究中发现,大黄能够促进肠黏膜杯状细胞增生,杯状细胞分泌的黏液一方面维持肠黏膜屏障,隔绝细菌和毒素,另一方面借流动性冲刷细菌。大黄素是从中药大黄中分离提取出的一种单体成分,研究发现大黄素也能抑制肠黏膜上皮细胞的凋亡,促进肠道紧密连接蛋白 ZO-1 和密封蛋白-5 的表达,维持肠黏膜屏障的结构。作为大黄的有效单体,大黄素能够发挥与大黄相似的作用,改善 SAP 肠黏膜屏障损伤和肠道菌群失调。

16S rDNA 测序研究的结果显示,在 SAP 大鼠模型中,血液、肠系膜淋巴结和盲肠内容物都出现了肠道菌群比例失调和细菌移位,由于不同部位的菌群有各自的特点,疾病模型中菌群移位的具体菌种也不尽相同。从药物干预的结果可知,大黄素对肠道菌群有明显的调控作用,总体上对优势菌群更加有利,能够减少致病菌的增殖,这可能与前述大黄素有效保护肠黏膜屏障的作用有关。地塞米松对肠道菌群的影响明显低于大黄素,对部分优势菌有调节作用。此外,氨苄青霉素的作用尚没有固定规律,它在降低肠道有害菌的同时也会降低优势菌,但本实验中的数据在统计学上没有明显差异,需要进一步的研究探讨。

本部分实验仍然存在不足之处,由于有关血液、肠系膜淋巴结和盲肠内容物的微生物群种类较多,本实验只选取了丰度排列靠前的、有明确"有益或有害"认识的菌种行了分析,不能全面解释整个肠道微生态的变化,仍需要进一步分析探讨。

# 第五节　从SAP时肠道屏障损伤角度对 "肺与大肠相表里"理论的再认识

人体是由多个器官和系统共同组成的一个有机的整体,各个器官和系统之间有着广泛的生理联系和病理作用。当机体发生某些严重疾病如SAP、脓毒症时常会导致MODS,其中以急性肺损伤(acute lung injury,ALI)发生最早,病死率最高。学者们认为,SAP是多种原因引起的机体胰酶活化,对组织发生"自我消化",进而引起胰腺炎及周围组织炎症、出血甚至坏死的系列病理变化,并引起机体发生SIRS,进而由于炎症和微循环障碍等导致肠道屏障功能损伤,出现肠道内细菌和内毒素移位,细菌、内毒素和多种炎症介质等通过门静脉和肠系膜淋巴管进入血液循环和淋巴系统,引发炎症介质的过度表达产生SIRS,并对包括肺在内的全身多个器官和组织造成不同程度的损害,并导致MODS,甚至DIC、休克、MOF等。本节从生理学和病理生理学等方面结合中医"肺与大肠相表里"的理论,探讨SAP时肠道屏障损伤与肺损伤的相关性,以期对APALI的发病机制及中西医结合治疗有更加深入的理解和认识。

## 一、SAP时肠道屏障损伤的研究

肠道不仅是维持机体物质代谢及免疫功能的重要器官,也是最危险的"储菌库"和"内毒素库"。肠道屏障由机械屏障、化学屏障、免疫屏障和微生物屏障共同组成,相互协同以防御肠腔内的细菌和内毒素等有害物质穿过肠黏膜层进入体内血液循环和淋巴系统。目前对肠道屏障损伤的研究主要集中在以下几个方面:

### (一)炎症介质与细胞因子的作用

严重疾病如重症急性胰腺炎时,由于机体自身胰酶活化,产生"自我消化",并由此引发SIRS,机体白细胞过度激活,产生大量包括TNF-α、ILs、PAF、ROS等细胞因子及炎症介质,导致肠黏膜产生严重的炎症反应和过氧化损伤等。TNF-α、IL-1、IL-6、IL-18等炎症因子的大量产生,不但激活其自身的活性,还可以提高其他炎性介质的表达水平,引起连锁反应,使其对组织的损伤以"瀑布效应"不断放大。同时,大量研究认为,NF-κB等在机体炎症反应发展过程中,可能起着决定性的作用。

### (二)肠黏膜微循环障碍

肠黏膜因其具有高代谢的特征,对缺血缺氧特别敏感。Inoue等研究证实,在肠组织缺血缺氧的情况下,机体循环系统复苏再灌注时激活的中性粒细胞,可以通过多种途径放大炎症反应的损伤作用,产生大量的氧自由基,超过机体的清除能力而使肠黏膜发生过氧化损伤,使肠黏膜紧密连接破坏、肠黏膜上皮细胞坏死脱落,肠黏液和sIgA分泌减少,免疫防御能力下降,肠黏膜通透性增加,进一步加重肠黏膜屏障功能障碍。

### (三)磷脂酶A2等活性物质过度激活

磷脂酶A2(phospholipase A2,PLA2)具有改造磷脂结构、降解入侵的微生物的功能。当肠道黏膜屏障受损时,细胞内外的很多炎症信号因子(例如 TNF-α、IL-1、IL-6 等)都可以激活 PLA2,水解肠黏膜上皮细胞的磷脂成分,并通过多种途径产生和释放花生四烯酸(AA)、溶血磷脂、白三烯等强效炎症因子进而加重肠道黏膜屏障的损伤,近年研究发现,SAP 时肠道黏膜 PLA2 表达量异常增高,及其在血液循环中的过度释放,可能是 SAP 时肺损伤的重要环节。

### (四)肠动力障碍

SAP 时肠屏障功能障碍,肠管蠕动减弱,可导致肠腔内致病菌的大量繁殖,肠道菌群紊乱,破坏肠道的生物屏障。Van 等报道,由于胰腺及胰腺周围组织发生严重的炎性坏死,强烈刺激了肠道自主神经,产生大量腹腔积液、出现严重的腹膜炎表现,降低肠管的运动能力,甚至引起麻痹性肠梗阻。肠腔内革兰氏阳性球菌、革兰氏阴性杆菌及兼性厌氧菌等均过度生长繁殖,大大增加了肠源性感染的机会。许多研究已证实 Cajal 间质细胞(interstitial cell of Cajal,ICC)是胃肠的起搏细胞,并具有传导神经递质、调控平滑肌活动的作用,因此在维持胃肠道正常运动功能中具有重要作用。ICC 作为胃肠动力的基本功能单位,与肠神经和肠平滑肌之间存在密切的联系并且彼此形成网状结构,在胃肠起搏和神经信号转导中起着重要作用。肠神经-ICC-平滑肌网络是提供起搏器活动、慢波传播途径、运动神经元输入的传导和机械敏感性的结构基础。Cajal 间质细胞的丢失及网状结构的破坏与胃肠道运动障碍密切相关。许多研究报道,ICC 减少和结构改变是 SAP 时胃肠道动力障碍的重要机制之一。Zhou 等通过建立急性胰腺炎模型进行实验研究发现,小肠 ICC 的数量明显减少,小肠网状结构受损,平滑肌收缩率下降。石亮亮等报道,急性坏死性胰腺炎大鼠胃肠动力减弱,ICC 结构被破坏(线粒体空泡化、胞质突起减少、与平滑肌细胞之间的连接不清),小肠 ICC 标志物酪氨酸激酶(c-kit)阳性细胞数目及蛋白表达减少,表明 ICC 的改变参与胃肠道动力障碍发生的机制,并且对坏死性胰腺炎小鼠使用奥曲肽可以保护 ICC 和减少肠道运动障碍。高孝鹏等发现,CCK 通过保护 ICC 网络结构,可减轻肠麻痹,促进肠蠕动,降低急性胰腺炎患者的并发症。

## 二、SAP 时肺损伤的研究

SAP 肺损伤是一个多层次、多环节、多靶点的病理生理过程,并与其他脏器损伤有着广泛联系的病理过程,发病机制主要表现为以下几方面:

### (一)内毒素血症对肺组织的致病作用

内毒素主要通过两条途径对肺内细胞造成损伤:一是间接途径,其可以通过激活机体的单核巨噬细胞系统,释放大量的 TNF-α、IL-1、IL-6、PAF 等炎症介质和细胞因子,引起肺泡上皮细胞结构和功能的破坏,进而破坏气血通透屏障,严重影响气体交换及离子、水和蛋白的通透,最终导致机体通气/血流比值异常,肺间质水肿和肺泡腔积液。二是直接作用于肺毛细血管内皮细胞,通过激活相应细胞内信号通路,引起内皮细胞功能的变化,如增加细胞间黏附分子-1(ICAM-1)的表达,从而使内皮细胞受损,导致血管通透性升高。研究表明,内毒素为刺激 NF-κB 活化的主要因素,NF-κB 是一种具有多向转录调节作用的蛋白质,在调节 TNF-α、IL-1、IL-6、IL-8 等细胞因子和血管细胞黏附分子-1(VCAM-1)等黏附分子的基因表达上发挥重要作用。ALI 动物模型中,血清中 TNF-α 含量较对照组持续升高,与血浆内毒素增高的水平呈正相关,并伴有明显肺部损害的病理学证据,是由于内毒素血症引起 TNF-α 产生增加,导致严重的肺部损伤。

### (二)肺泡上皮细胞凋亡对肺组织的致病作用

细胞凋亡是细胞在凋亡因素刺激下触发细胞程序性死亡的过程。细胞凋亡的过程受到一个非常复杂的信号网络系统调控,经过多年来对细胞凋亡的分子机制的研究,目前学者们广泛认可的主要涉及两种途径的三条凋亡通路,即外源性途径的死亡受体凋亡通路,内源性途径的线粒体凋亡通路和内质网凋亡通路,三条通路共同参与,三者之间既相互独立又相互联系。

外源性途径,即细胞外的途径,也被称为细胞表面受体的凋亡通路,主要通过 Fas 及 TNF-α 等死亡配体与其相对应死亡受体结合,而引起肺上皮细胞的凋亡。

死亡受体通路与急性肺损伤中肺泡上皮细胞的凋亡联系最紧密。常见的死亡受体有 Fas、TNFRI、TRAIL 等,其中,Fas 受体与急性肺损伤凋亡的发生机制密切相关。肺泡上皮细胞尤其是远端气道上皮细胞均可表达 Fas。Fas 蛋白是死亡受体的一种,属于肿瘤坏死因子受体家族的一类 I 型跨膜蛋白,它的配体为 FasL,属于 II 型跨膜蛋白,FasL 分为膜结合性(mFasL)和可溶性(sFasL)两种形式。sFasL 作为诱导死亡的介质,诱导肺泡上皮细胞的凋亡。在肺泡上皮细胞凋亡的过程中,活化 Fas/FasL 通路对其细胞凋亡具有非常重要的作用,已被证实是引起 II 型肺泡细胞凋亡的重要途径。陈海龙课题组的实验结果显示,Bcl-2/Bax 作为细胞凋亡通路中重要调节者,Bcl-2 蛋白在急性胰腺炎肺损伤时表达减少,Bax 蛋白在急性胰腺炎肺损伤时表达明显增加,Bcl-2/Bax 比值减小;Bcl-2/Bax 蛋白表达水平的比值在急性胰腺炎肺损伤中与 II 型肺泡细胞的凋亡成负相关。因此,抑制 Fas/FasL 通路可作为急性肺损伤的一种治疗策略。有研究显示地塞米松可通过抑制 Fas/FasL 系统活化而阻断、调控肺组织靶细胞凋亡,对 ALI 起到一定的防护作用。

内源性途径是指通过细胞内的各种具有细胞毒性的生物活性物质刺激肺泡上皮细胞的线粒体产生大量的细胞色素 C。

无论是内源性途径,还是外源性途径,这两条途径最后都通过激活 caspase 即半胱氨酸天冬氨酸特异性蛋白酶使肺泡上皮细胞发生裂解,造成组织损伤。在 ALI 的实验研究中还可发现凋亡通路中的 TNF-α、caspase-8、Bcl-2/Bax 蛋白在肺组织中的表达量升高,进而促进肺泡上皮细胞的凋亡加重肺损伤。近年来研究表明 NF-κB 可通过调节凋亡相关基因而抑制凋亡,NF-κB 参与抗凋亡的途径与细胞因子、"死亡受体"和凋亡调控基因有关。

细胞凋亡时发生典型的形态学改变,细胞体积缩小变圆,胞质浓缩,核固缩边集在核膜下呈月牙状或腰带状,胞膜芽生,凋亡小体形成。II 型肺泡细胞凋亡发生后,形态发生明显改变,胞质内嗜锇性板层小体数量减少、排空增多,线粒体肿胀、嵴断裂,次极溶酶体增多,细胞核呈多形性,核被膜外折或内陷、假包涵体形成,细胞膜上微绒毛减少或消失。II 型肺泡细胞凋亡,形态和结构发生改变,呼吸膜的完整性遭到破坏,导致其功能异常,主要表现为肺表面活性物质(PS)系统的异常,结果促使肺泡萎陷,微肺不张及肺水肿,最终导致肺功能改变和肺损伤发生。

### (三)磷脂酶 A2 等生物活性物质对肺组织的损伤作用

磷脂酶 A2(PLA2)具有促进机体坏死组织自体消化及调节肺表面活性物质代谢等一

系列的生理功能。在肺炎、脓毒血症、重症急性胰腺炎和急性肠梗阻等严重疾病的发展过程中,大量炎症介质的释放会刺激肺内磷脂酶的活化,PLA2 不仅通过破坏细胞膜的脂质成分,分解肺表面活性物质,使肺泡壁塌陷,损伤肺组织,同时还可提高血小板活化因子及前列腺素等具有强烈损伤活性的炎症介质的表达水平,从而促进肺组织的进一步损伤。近年研究发现 PLA2 除具有上调炎症介质的作用外,还能参与细胞内外的信号转导,血小板活化因子和白细胞介素等细胞因子又可以促进 *PLA2G1B* 的基因表达。

### 三、SAP 时肠道屏障与肺损伤的相关性

#### (一) 肠与肺在生理和解剖上的联系

"肺与大肠相表里"理论,蕴含着整体观念,涉及人体器官、组织细胞、基因和功能蛋白等不同层次物质之间的相互关系。中医学认为,在人体的十二经脉及脏腑相互之间的联系中,肺与大肠联系非常密切,两者一阴一阳,一表一里互相交合。其相互间的密切关系可概括如下:第一,大肠得以濡润是以肺主宣发的功能为基础,使肠道不致因燥气太过而排便困难。第二,肺主肃降,这是大肠维持传导功能的动力。第三,肺主通调水道,是保持大肠干燥的前提条件,肺通过促进水分代谢和维持机体水液的平衡及其自身的呼吸作用,使大肠不会因积聚过多水分而腹泻,以保证大肠的排泄功能。

西医学同样认为肠与肺之间有许多相互联系的客观基础,在胚胎期气管、支气管来源于原始前肠的一个皱襞。这种胚胎发育上的同源性,就为肺组织与肠组织存在广泛的联系提供了明确的发育学和生理学基础。同样,也为肺损伤和肠道屏障损伤的发病机制提供了许多相同的组织学基础。肺表面活性物质的主要作用是降低肺泡表面的张力,防止肺泡因张力过大而破裂或张力过小而萎陷,维持肺泡的稳定和肺正常的呼吸功能,并且能被 PLA2 降解,在肺内含量丰富。从目前的研究来看,中医"肺"的定位主要与呼吸系统相关,中医"大肠"的定位主要是与整个肠道相关。

#### (二) 肠损伤与肺损伤病理上的相互联系

**1. 肠道发病的"中心器官(central organ)"学说**　这个学说是由 Wilmore 等首次提出的,即认为肠道屏障损伤可能是引发 SIRS 或 MODS 的始动因素之一。大量的研究表明,机体遭受严重损伤或感染后的应激反应可造成肠黏膜上皮细胞大量凋亡,破坏肠黏膜机械屏障,释放大量磷脂酶和二胺氧化酶等活性物质,破坏肠道免疫屏障和化学屏障,抑制 T 淋巴细胞活性,降低机体免疫能力,肠内微生态失调,出现肠内细菌移位(bacteria translocation,BT)从而诱发 SIRS 及 MODS 的发生。大量炎症介质随血液循环和淋巴循环,迁移入肺引起肺组织内大量炎细胞浸润,肺泡壁塌陷出现肺大疱形成透明膜,肺毛细血管通透性增加,肺间质水肿,肺泡腔积液,组织肿胀出血,进而出现以进行性的呼吸困难和顽固性低氧血症为特征的弥漫性肺组织损伤(DAD),进而引起严重的 ARDS。最近有人在肠黏膜上皮中也发现了表面活性蛋白 A(SP-A)的表达。此外,SAP 模型大鼠肠黏膜 sPLA2 表达明显增加,而且与肺组织中 sPLA2 表达增加呈正相关关系。这些结果都表明,肠道和肺有密切的内在病理联系并能相互影响。

**2. 肺损伤对肠道屏障功能的影响**　肠黏膜下的血管紧张素 II 受体特别敏感,而且因为肠黏膜上皮细胞具有高代谢的特点与绒毛微血管结构的特征,对缺血缺氧等损伤性因素特

别敏感,肺损伤发生低氧血症时,能放大血管紧张素的作用而加重肠黏膜的缺血状态。呼吸困难时肺的舒缩受限,伴随膈肌的运动减弱,而影响肠蠕动。胸腔内积液,肺气不通,气滞于肠,使肠蠕动能力下降,肠道排泄能力减弱,肠内容物瘀滞,肠管扩张加大了细菌易位的风险,还可能出现肠道内微循环的障碍。

### (三)中医"肺与大肠相表里"理论的实践意义

中医理论提出,肺主肃降则六腑之气皆可畅通无阻,在肠道传化糟粕,完成了大肠的排泄功能。大肠以通为用,肺气以降为和,两者通和降是相互依赖,互为因果的。如痰火水饮壅肺,肺失肃降,腑气不通,则大肠变化失职,可引起大便干燥不易排出。大肠热结,上扰至肺,则肺气不利,可以出现咳嗽咳痰喘满等症状。当肺组织严重损伤影响到了肺的通气和换气功能,使血二氧化碳分压增高,肠管内积聚大量气体,抑制了肠管的蠕动,使肠道的排泄功能发生障碍。

当发生阳明腑实证时,肠中糟粕与热邪互结,出现肠管充气和腹胀,肠管内细菌过度繁殖,毒力增加,并产生大量内毒素,经门静脉进入血液循环扩散到全身各个组织和器官,形成肠源性的内毒素血症。血液中的内毒素又可对肠组织进行再次损伤,进一步加重了腑实证。因此,阳明腑实证与内毒素血症相互作用互为因果,形成恶性循环。肠源性有毒物质如内毒素等可以经血液及淋巴循环到达肺部引起肺组织损伤。

## 四、肠道屏障损伤与肺损伤的综合防治策略

通过对目前实验研究结果和临床治疗方案的分析,总结归纳出肠道屏障损伤及其肺损伤防治的策略主要有:①对能引起损伤的病因进行直接的有针对性的治疗。②针对SAP及其ALI的发病机制进行的治疗。如针对胰酶活化采取抑制胰腺外分泌的胰酶抑制剂的治疗,例如生长抑素及其类似物(施他宁、奥曲肽等)等;针对过度炎症反应采用如抑制细胞因子及炎症因子的抗体或抑制剂的治疗,以及糖皮质激素的应用。③提高整个机体的综合素质促进血液流通改善微循环的措施。④针对可能发生的肠源性感染及胰周坏死合并感染,采用预防性抗生素的应用。⑤对肺和肠等容易受损伤组织和器官进行必要的保护。

### (一)西医治疗

**1. 生长抑素**   多个器官或系统同时发生障碍时,炎症介质的表达水平与器官和系统的损伤程度呈明显的正相关关系。在抑制炎症介质的产生和促进其清除等方面所做大量的研究表明,生长抑素不但可以抑制急性胰腺炎等严重疾病时高表达的肿瘤坏死因子,还可以降低炎症介质的表达水平,对治疗严重疾病如ALI和肠道屏障损伤甚至是MODS均能起到一定的治疗作用。奥曲肽就是人工合成的生长抑素,在临床上已成为治疗胰腺炎等疾病的基本用药。

**2. 肾上腺皮质激素**   肾上腺皮质激素类药物,目前认为其对各种原因产生的炎症反应都有较强的抑制作用。其作用机制为:①减少炎性渗出,促进组织对水分的吸收减轻水肿程度,降低支气管和血管平滑肌的张力缓解其痉挛,维持溶酶体的膜的稳定性;②维持血管通透性;③还能抑制补体系统的激活,抑制中性粒细胞的大量聚集并使已聚集的中性粒细胞重新回到分散状态;④抑制巨噬细胞产生 TNF-α 等炎症因子的表达,但在治疗晚期常会出现严重的免疫抑制,在临床应用中存有利弊的两面性。

**3. 生物活性物质的应用** 重组人表皮生长因子(rhGH)可以对抗一氧化氮(NO)对肠黏膜和肺组织的损伤,通过 NOS-NO-cAMP 旁路途径降低肠道细胞内和肺内细胞的 NO 水平。rhGH 明显的促进 T 淋巴细胞的功能,可保护肠道的免疫防御体系。Jeay 研究发现生长激素经 NF-κB 及 PI3K 激酶/AKT 途径可对抗细胞凋亡。

**4. 抗氧化剂的应用** 氧自由基所引发的脂质过氧化损伤是 MODS 损害的重要因素。谷胱甘肽(GSH)是机体内一种具有清除超氧阴离子、对抗氧化作用和解毒作用的重要抗氧化剂,在维持机体内环境的稳定方面有极其重要的作用。GSH 已经广泛应用于临床,它能有效抑制 NF-κB 的高表达,降低白细胞介素和肿瘤坏死因子等的表达水平,在疾病发展的早期阶段应用可以有效地减轻组织损伤。

### (二) 中医药治疗的综合效应

多年的实验和临床研究已经表明,中医药在肠道屏障和肺损伤的防治方面具有很好的临床效果。应用中医的通里攻下、活血化瘀、清热解毒法来指导临床选方用药,治疗严重腹内感染和 SAP 等重型急腹症等所导致的肠道屏障功能障碍及引起的包括肺损伤在内的 MODS,已经在临床上得到广泛的应用,并取得了显著的治疗效果。清胰汤在 SAP 时对肠组织和肺组织具有全面而有效的保护作用,其主要作用总结归纳为以下几个方面:

1. 清胰汤可以有效抑制胰酶活化降低胰酶活性,减轻胰腺腺泡细胞和导管细胞的凋亡,减轻胰腺组织出血和坏死等病理变化,因而能减轻胰酶活化引起的胰腺局部和胰周组织的炎症反应而造成的损伤。

2. 清胰汤活血化瘀能够显著改善肠道微循环,减轻肠黏膜的过氧化损伤,促进肠黏膜对损伤部位进行修复,减轻或防止肠黏膜损伤造成的肠道机械屏障的破坏而引起的肠源性感染和内毒素血症。

3. 清胰汤方剂里有大黄和芒硝,具有通里攻下的作用,有利于肠麻痹的解除,可以促进肠腔内细菌及内毒素等毒性物质随肠道内容物排出体外,抑制肠道致病菌的增殖,调整肠道细菌微生态的平衡。

4. 清胰汤的通里攻下和清热解毒方药对内毒素有明显的降解作用,可有效降低血浆中内毒素的水平,抑制内毒素以损伤相关模式(DAMP)而导致的炎症连锁反应的活化和启动炎症介质所引起的过度炎性反应。

5. 清胰汤可以有效调控机体单核巨噬细胞系统的活化,阻抑过度表达的 TNF-α、IL-1、IL-6、IL-18、PAF、LTB4、PGI2/TXA2 及氧自由基等炎症介质,减轻炎症反应对胰腺组织、肠组织、肺组织及其他器官组织造成的损害。

6. 清胰汤能够有效抑制中性粒细胞与微血管内皮细胞的黏附、聚集、迁移和中性粒细胞胞外诱捕网(NETs)的形成,能有效抑制中性粒细胞的活化和由此引起的中性粒细胞弹性蛋白酶的活化和释放,能有效抑制中性粒细胞的活化引起"呼吸爆发"及其产生的大量氧自由基对重要器官组织造成的损伤。

7. 清胰汤通里攻下与清热解毒的作用是已经证明的防治肠源性感染及降低内毒素对机体的损伤程度的有效方法,有利于减轻胰腺和全身的感染和防止胰周脓肿的形成,从而可有效地减少感染性并发症的产生。

8. 清胰汤和地塞米松的联合应用在临床病例观察中可以显示出有效减少 SAP 并发症、

减少患者在 ICU 停留时间及呼吸机应用频次,有效减轻肺损伤和病亡率。

总之,SAP 时肠道屏障损伤与肺损伤之间相互影响,互为因果,涉及多方面的机制,包括内毒素血症、细菌移位、微循环障碍、过氧化损伤、炎症介质和细胞因子连锁反应等多个环节,治疗上仍缺乏有针对性的具体措施。在炎症细胞因子或炎症介质的基因转录水平阻断炎症反应的进展值得深入探索,但 SAP 时的炎症反应涉及十几甚或几十条炎症反应信号转导通路,涉及的炎症细胞因子、炎症介质很多,几个抗体或特异性抑制剂并不能解决所有问题;阻断 PLA2G1B 基因转录或使用 PLA2 的抑制剂可能减轻 AP 合并的 ALI;阻断 COX-2 可能在预防和治疗 AP 合并 MODS 中发挥一定的作用。中药清胰汤的作用特点是具有多层次、多环节、多靶点的综合效应。基于"肺与大肠相表里"的理论,中西医结合的综合治疗方法可达到"釜底抽薪,菌毒并治"及"肠肺同治"的目的,结合抗菌、抑酶、扩容、纠酸、免疫调节等常规疗法,适时应用外科引流、微创和介入治疗手段,可有效地保护肠道屏障,防止或减轻急性肺损伤的发生和发展,这是值得深入研究并在临床上广泛应用的,也给 21 世纪防治 SAP 及其引发的肺损伤甚至 MODS 带来了曙光和希望。

# 第六节　大黄对重症急性胰腺炎肠道屏障的保护作用

急性胰腺炎(AP)是临床常见的急腹症之一,临床表现为突发性左上腹剧痛、恶心呕吐、痞满拒按、发热,伴有早期血、尿淀粉酶典型增高。近年来,AP 发病率呈逐渐升高的趋势,其中 20%~30% 发展成为重症急性胰腺炎(SAP),病死率高达 15%~35%。肠道是 SAP 最早受损的功能器官之一,肠道屏障的损害导致其通透性增加是 SAP 引起肠源性内毒素血症和细菌移位的重要原因,可见肠道既是受邪之地,又是蕴生毒邪之所,是"二次打击"的源泉。因此,肠道屏障功能障碍是 SAP 引起"SIRS/MODS"的病理基础。目前,关于 SAP 肠屏障功能障碍的临床治疗并无特效药,而有关大黄保护胃肠屏障功能的研究越来越受到重视。

## 一、大黄概述

大黄,也被称为"将军"或者"黄良",是多种蓼科大黄属的多年生植物的干燥去皮根及根茎,始记载于《神农本草经》,本药色黄而纯正,故名大黄。陶弘景云:"大黄,其色也。将军之号,当取其骏快也。"李杲云:"推陈致新,如戡定祸乱,以致太平,所以有将军之号。"该药味苦,性寒。归脾、胃、大肠、肝经。沉而降,走而不守,入足太阴、手足阳明、手足厥阴五经血分之药。能入血分,兼入气分。

《神农本草经》记载大黄"主下瘀血,血闭,寒热,破癥瘕积聚,留饮宿食,荡涤肠胃,推陈致新,通利水谷,调中化食,安和五脏"。大黄是通里攻下法中药的典型代表,在《伤寒论》入 14 方次,在《金匮要略》入 23 方次。常入经方有:大承气汤、大陷胸汤、小承气汤、调胃承气汤、桃核承气汤、大柴胡汤、大黄硝石汤、大黄牡丹皮汤、大黄甘遂汤、大黄甘草汤、厚朴大黄汤、厚朴三物汤等。具有通里攻下作用的中药复方,比如清胰汤、清胰陷胸汤方中等也都离不开大黄这味药。

现代药理学研究表明,大黄的主要成分为蒽醌类(大黄素、芦荟大黄素、大黄酸、大黄酚等),双蒽酮类(番泻苷 A、B、C、D 等),还含有食用大黄苷、右旋儿茶精、左旋儿茶精没食子酸脂、葡萄糖没食子鞣苷等物质。大黄不同品种、不同制剂以及不同有效成分皆有泻下作用。大黄的泻下成分主要是番泻苷类。加热能够使泻下作用减弱,因为加热可使结合成分转变成游离成分。大黄的泻下作用部位在大肠。大鼠及豚鼠肠肌实验表明,游离大黄素有类似乙酰胆碱(acetylcholine,Ach)样作用,并可被阿托品所对抗。大黄的泻下作用特点是不妨碍小肠对营养物质的吸收。大黄口服后,在消化道被细菌代谢为具有生物活性的代谢产物而发挥泻下作用。研究表明,蒽苷到达大肠后被细菌的酶代谢为游离苷元,刺激大肠使排空运动增加而导致排便。研究又表明,大黄在体内真正起作用的物质系大肠内细菌代谢的还原产物大黄酮-8-葡萄糖苷及其分解产物失去糖基的大黄酸蒽酮。大黄在小肠吸收后进入血液,再运送到大肠,刺激大肠下黏膜神经丛,从而使更深部位神经丛兴奋,使肠运动亢进导致泻下。另外,动物灌服大黄能明显抑制肠道内水及电解质的吸收。大黄还有利胆作用、促进胰腺分泌的作用、抗炎作用、抗病原微生物作用、免疫调节作用等。

多项研究证实,大黄的通里攻下作用可以明显降低肠黏膜通透性,调整肠道细菌微生态,清泄内毒素池,减轻肠源性内毒素血症,起到"釜底抽薪,急下存阴"的作用。可见,大黄在临床急重症(脓毒血症)等的肠道屏障功能中发挥了重要的保护作用,其机制亦复杂多样,值得深入探讨。

## 二、大黄保护 SAP 肠屏障损伤的机制

肠道屏障是指肠道上皮具有防止有害物质透过肠道黏膜进入血液循环并布散至全身组织器官的作用。肠道屏障的构成主要包括四个部分:①由完整的肠黏膜上皮细胞及细胞间多种连接构成的肠道机械屏障;②由肠黏膜上皮分泌的黏液和消化液构成的肠道化学屏障;③由肠黏膜淋巴组织、浆细胞、肥大细胞及部分分泌物构成的肠道免疫屏障;④由肠道内固有菌群相互作用构成的肠道生物屏障。在 SAP 发生发展过程中,细胞凋亡、微循环障碍、炎症因子的过度释放与激活、缺血-再灌注损伤是引起肠道黏膜屏障功能障碍的主要因素,而中药大黄对 SAP 肠道屏障的作用机制充分体现了其多层次、多环节、多靶点的综合效应。

### (一) 机械屏障

由肠黏膜上皮细胞、细胞间的紧密连接和缝隙连接、基底膜及固有层等组成的结构和功能完整的肠道机械屏障是整个肠道屏障的最基本支撑,也是其他各层屏障的结构基础。研究表明,微循环障碍是 SAP 的重要特征之一,可引起肠道上皮细胞脱落、凋亡,促进 MLCK/p-MLC 通路的激活,增加 ZO-1、闭合蛋白等丝状肌动蛋白的丢失,破坏了细胞间的连接结构,肠道机械屏障的完整性受损,肠道黏膜通透性随之增加,某些大分子物质诸如细菌和内毒素能够穿过肠上皮经血液循环引起 Sepsis 或 SIRS/MODS。有研究发现,大黄多糖在调控肠上皮细胞增殖和凋亡平衡中发挥了重要作用,一方面上调 c-Myc 和 c-fos 的表达,促进肠上皮细胞的增殖、移行及分化;另一方面促进抑凋亡蛋白 Bcl-2 表达而减少 Bax 表达,并抑制 caspase-3 活化,从而抑制肠上皮细胞的凋亡,保护肠道屏障功能。Zhuang 等和 Wang 等证明大黄素能够上调 ZO-1、闭合蛋白、密封蛋白-5 等紧密连接蛋白的表达,下调 NF-κB/MLCK/p-MLC 通路的激活,从而抑制细胞骨架结构的重构,以维持肠黏膜的通透性,达到保护肠黏膜屏障的目的。此外,Jiao 等发现在大黄辅食喂养的山羊肠组织中密封蛋白-1 在 mRNA 和

蛋白水平均显著上调,可以促进肠绒毛生长,改善回肠黏膜形态。王荣荣等发现大黄牡丹汤可能对肠黏膜修复有促进作用,维持肠道机械屏障的结构和功能。

## (二) 化学屏障

肠黏膜屏障中表面黏液层的黏液与肠道水分、消化液等化学物质相互融合,共同作用将肠内容物与肠上皮细胞层相互隔绝,从而构成了保护肠黏膜免受微生物侵袭及酸碱腐蚀的化学屏障,该化学屏障可以伴随肠道蠕动的形式移动至肠道远端,并将内毒素、有害菌群等有害群体排出体外。相关研究显示,黏液层中的黏液主要由黏蛋白、抗菌肽、溶菌酶等组成,其中黏蛋白尤其是由杯状细胞合成并分泌的黏液蛋白 2(MUC2)是构成肠道黏膜化学屏障的核心骨架成分,具有维持黏液层凝胶样状态的特性。徐汇等研究发现在急性坏死性胰腺炎大鼠肠道通透性增加,黏液层变薄,MUC2 mRNA 显著下调。Grootjans J 等研究已经证实,在人和大鼠缺血再灌注的结肠组织损伤模型中促进杯状细胞的分泌活性(MUC2),可以明显促进细菌、内毒素的外排,抑制菌群移位,促进肠黏膜屏障的快速恢复。此外,研究显示 MUC2 敲除小鼠中自发结肠炎倾向,且在肠系膜淋巴结、脾脏中有细菌移位现象。大黄提取液可以促进大鼠肠道黏蛋白 MUC2 分泌,并且对大黄素的反应呈剂量依赖性。此外,Chen 等研究发现,大黄能促进肠黏膜内杯状细胞增殖并增加黏液分泌,进而保护肠道黏膜屏障。Kentaro Shimizu 等运用大黄治疗肠道动力障碍的研究中发现,大黄可以明显促进胃肠蠕动,而肠蠕动的增加与化学屏障的外排机制相结合,可以在胰腺炎肠屏障保护中发挥重要作用。

## (三) 免疫屏障

免疫屏障是由驻留在肠道内的大量免疫细胞提供的,这些细胞或固有组织的结构存在,如 Peyer's patch 和肠系膜淋巴结(MLN),或散布在肠道上皮细胞和固有层,如树突状细胞(DCs)、肥大细胞、巨噬细胞、上皮内淋巴细胞(IEL)、T 调节细胞(T Regs)、CD4[+] 淋巴细胞、B 淋巴细胞和浆细胞。肠的先天免疫系统在 SAP 胰腺炎的发展过程中扮演了各种不同的角色,既可以通过模式识别受体(TLRs)和 NOD 样受体(NLRs)激活核转录因子 κB(NF-κB),启动炎症反应,又可以通过 T 细胞免疫和浆细胞体液免疫作用,防止机会性病原体和原发病原体对机体的伤害。

其中,肠道相关淋巴组织(gut-associated lymphoid tissue,GALT)产生的特异性分泌型免疫球蛋白(sIgA)可以在肠道中选择性包被革兰氏阴性菌,所形成的抗原抗体复合物能够阻碍细菌结合上皮细胞上的受体,并刺激肠道蠕动和黏液分泌,能够明显抑制细菌对肠黏膜上皮的黏附。机体在感染、休克等应激状态时,表现出明显的 GALT 抑制现象,sIgA 分泌下降,细菌黏附的概率增加并进一步发生细菌移位。多项研究证实,大黄辅助早期肠内营养治疗 SAP 大鼠,可以显著降低血浆中内毒素、D-乳酸水平,更重要的是可以提高肠分泌的 sIgA 蛋白水平,从而抑制菌群移位,减轻肠黏膜损失。此外,Xiong 等和 Ning 等的实验表明大黄游离蒽醌(free total rhubarb anthraquinones,FTRAs)还通过下调 SAP 大鼠肠组织中 NLRP3 炎症小体及相关蛋白 caspase-1、IL-1β 的表达,增加 sIgA 的表达,减少 Tregs 的数量,降低血液中内毒素、IL-1β、TNF-α 和 NO 水平,恢复 Th1/Th2 的平衡来调节黏膜功能,即通过调节免疫功能来保护肠道损伤,改善肠黏膜屏障功能。

研究发现,大黄素可以减少 SAP 大鼠肠系膜肥大细胞脱颗粒率,进而抑制 TNF-α、IL-6、NF-κB 的表达与激活,限制了炎症反应的进一步扩散。此外,大黄素还可以通过上调 SAP

大鼠腹腔巨噬细胞细胞间 ICAM-3 的表达,促进其吞噬能力,进而减轻 SAP 炎症反应。因此,大黄对 SAP 免疫屏障的作用是多层次多方面的,不仅可以抑制病原体的移位,亦可以截断炎症反应的扩散途径。

### (四)生物屏障

肠道的生物屏障指的是肠道内与人体互利共生的微生物群落,也被称为人体内的又一个"器官"。本课题组较早证实了大鼠 MODS 状态下肠道菌群发生了明显的变化,表现为肠杆菌、肠球菌等需氧菌的数量明显增多,双歧杆菌、乳酸杆菌等厌氧菌的数量明显下降,革兰氏阴性肠杆菌和双歧杆菌的比例倒置,导致肠腔内游离内毒素含量增加,易于引起菌群及内毒素移位。研究证实,SAP 患者肠道微生物菌群处于紊乱的状态,其比例严重失调,主要表现为大肠埃希菌繁殖增加,双歧杆菌和乳酸杆菌生长受到抑制。专性厌氧菌本是肠道内的主导菌,可以稳定地栖息在肠道内的各种壁龛中,能够有效防止其他致病菌的对肠壁的黏附和定植,从而起到预防菌群移位的作用。由此可见,肠道菌群的紊乱和失调是诱发 SAP 肠源性感染和内毒素血症的主要原因之一。多项研究发现,与健康人群相比,肠道菌群比例改变较大的 SAP 患者并发症发生率、APACHE Ⅱ 评分值等均明显升高,而应用益生菌恢复 SAP 患者肠道菌群比例可以有效抑制菌群移位,降低患者的感染率和并发症发生率。Yao 等研究证实,SAP 大鼠肠道菌群出现紊乱,表现为乳酸杆菌和双歧杆菌数量明显下降、大肠埃希菌数量明显增加,而大黄可以在一定程度上使这一情况逆转。小鼠溃疡性结肠炎的实验中,大黄牡丹汤增加了有益菌的数量,减少了有害菌的数量,恢复肠道菌群的多样性和肠菌代谢物短链脂肪酸(SCFA)的量,并在肠道免疫防御系统 Th17/Treg 的平衡重建中发挥重要作用。此外,通过 16S rRNA 测序发现大黄衍生物能通过促进溶菌酶和防御素等分泌改变肠道微生物系统,并促进某些细菌参与肠道屏障功能。在脓毒症、SAP 等不同疾病模型中,均发现大黄及其衍生物能够纠正肠道菌群紊乱,抑制肠道菌群移位,维护肠道屏障功能等作用。

综上所述,各个肠道屏障层次之间实际上既是一种相互独立更是一种相互依存的关系,对于预防肠源性感染、多器官功能衰竭具有重要意义,大黄对肠道屏障的保护作用贯穿整个肠屏障结构,维持并修复肠道屏障的结构和功能,是多层次多靶点的综合效应。目前对胃肠屏障功能障碍诱发 MODS 的防治仍然缺乏针对性手段和方法,大黄是天然药材,资源储备量大,价廉易得,在急重症领域的药物开发和应用值得深入研究。

(陈海龙 张经文 刘欢欢)

## 主要参考文献

[1] 张经文,陈海龙,王玉玺,等. 重症急性胰腺炎肠道屏障损伤时 sPLA2 的表达及清胰汤的影响[J]. 世界华人消化杂志,2013,21(32):3537-3542.

[2] 李兆霞,许才明,罗亚岚,等. 大黄对重症急性胰腺炎肠道屏障保护的研究进展[J]. 中国中医急症,2020,29(4):732-734,752.

[3] 陈海龙,关凤林,裴德凯,等. 肠道屏障在多器官功能不全综合征中的发病学意义探讨[J]. 中华普通外

科杂志,1998,13(1):50-53.

[4] 陈海龙,关凤林,闻庆平,等.肺与大肠相表里的理论和现代研究[J].中国医师进修杂志,2006,29(27):71-73.

[5] 王婷,涂琴蓉,刘富林,等.Cajal间质细胞与消化系统疾病相关性研究进展[J].湖南中医杂志,2019,35(9):160-162.

[6] 石亮亮,刘明东,陈敏,等.急性坏死性胰腺炎大鼠肠道Cajal间质细胞以及c-kit mRNA表达的改变[J].中华胰腺病杂志,2010,10(6):408-411.

[7] HASSOUN H T,KONE B C,MERCER D W,et al. Post-injury multiple organ failure:the role of the gut [J]. Shock,2001,15(1):1-10.

[8] WILMORE D W,SMITH R J,O'DWYER S T,et al. The gut:a central organ after surgical stress [J]. Surgery,1988,104(5):917-23.

[9] GE P,LUO Y,OKOYE C S,et al. Intestinal barrier damage,systemic inflammatory response syndrome,and acute lung injury:A troublesome trio for acute pancreatitis [J]. Biomed Pharmacother,2020,132:110770.

# 第十一章
## 炎症介质及其信号通路的作用

### 第一节　NF-κB 炎性反应信号
### 通路的作用

急性胰腺炎相关性肺损伤（acute pancreatitis associated lung injury，APALI）是 AP 高病死率的主要原因。其发病机制错综复杂，迄今尚未完全阐明。随着失控的炎性反应引发多器官功能障碍综合征（MODS）理论的出现，使人们对 APALI 的认识转向对炎症发生和调控的认识，参与炎性反应的炎性细胞和细胞因子则成为研究的热点。这些细胞和细胞因子、炎症介质构成了 APALI 炎性反应和免疫调节的"细胞网络"和"细胞因子网络"。它们通过不同的信号转导途径，调控着机体的免疫反应，也与炎性反应的失控有关。NF-κB 是一种转录调节因子，与机体免疫、炎性反应和细胞再生、凋亡等过程密切相关，可调控肿瘤坏死因子 TNF-α、白细胞介素 IL-6、IL-1β、IL-8 等细胞因子和细胞间黏附分子 ICAM-1 等多种炎性基因的转录，参与炎性反应的多个环节，在 APALI 的发病过程中起重要作用。NF-κB 的激活可能是 APALI 发病过程中的关键因素。因此通过选用特异性 NF-κB 抑制剂阻断 NF-κB 的激活，降低其活性，阻断 NF-κB 调控炎性反应蛋白的合成，从而阻断炎症介质的连锁反应，有可能对今后 APALI 的有效防治起到重要作用。

### 一、NF-κB 的生物学特性

NF-κB 是 1986 年由 Sen 和 Baltimore 首先从 B 淋巴细胞核抽提物中检测到的一种蛋白转录因子。它是与免疫球蛋白轻链基因增强子 κB 序列（GGGACTTTTCC）特异性结合的核蛋白因子，可促进轻链基因的表达，发挥转录和调控作用。NF-κB 系由 NF-κB 家族及其抑制物 IκB 家族共同组成。该家族的绝大多数成员（RelB 除外）彼此之间都能形成同源和异源二聚体。在静止细胞内，NF-κB 与其抑制物 IκB 蛋白结合，存在于细胞质中。IκB 遮蔽着 NF-κB 的基因定位信号（nuclear localization signal，NLS）。目前研究结果表明，细菌内毒素、TNF-α、IL-1β、氧化剂、细菌毒性产物、病毒及其代谢产物、放射线、紫外线、一些化学药物(如依米丁、放线菌酮等)、抗原受体交联、钙离子载体、蛋白激酶 C(PKC)、抗原、植物血凝素(PHA)、刀豆素 A(ConA)、伏波醇酯(PMA)等与细胞分裂、增殖有关的因素都可以诱导 NF-κB 活化。当细胞受到外界信号刺激时,IκB 发生磷酸化并迅速降解,露出核定位信号区域,NF-κB 被释放和激活,并发生核易位,调控一系列基因的表达,并且在细胞凋亡过程中起着重要的生物学作用。

## 二、NF-κB 对细胞因子网络的调节

虽然细胞因子可以独立地发挥作用,但是炎性反应往往都是它们协同作用的结果。NF-κB 的转录活化作用已被证实,但其指导细胞因子产生的具体机制尚不十分清楚。NF-κB、其他种类的转录因子、抑制蛋白在启动区域相互作用,共同调节转录。并且 NF-κB 与结合在其他启动区域的转录因子的作用对细胞因子基因的表达也是很重要的。如 *IL8*、*IL6* 等的基因表达就需要 NF-κB 和 IL-6 共同参与。另外,NF-κB 与其他转录因子之间还存在有直接的蛋白-蛋白互相作用。例如,糖皮质激素受体改变 NF-κB 与 DNA 结合能力的作用方式就是这样。炎性反应刺激时,细胞因子的生成方式还与其他一些因素密切相关。它们决定着转录后 RNA 加工过程的速度、mRNA 稳定性及翻译效率。对于 TNF-α 来说,在决定其产生的量方面,转录后的过程要比转录活化更重要。而内毒素诱导巨噬细胞释放 IL-8 则主要依靠基因转录和 RNA 的转录后加工过程。另外,不同细胞会产生一系列不同的细胞因子。

由于 NF-κB 是细胞因子介导的炎性反应过程中重要的调节因子,因此 NF-κB 在体内的活化受到严格的调控。细胞外的炎性放大信号可以产生正、负反馈作用。NF-κB 活化后,能增强 TNF-α、IL-1β 的转录表达,同时这些因子又会反过来活化 NF-κB。许多研究结果也证实 NF-κB 的活化有瞬时和延时两个高峰期。负反馈在 NF-κB 活化的调控方面是必不可少的,这种调控作用在细胞内外均可发生。在细胞内,NF-κB 活化后可导致特异性基因转录上调,因为它们的基因启动子部位均含有 NF-κB 结合区域处。由于抑制物增加,大量捕获 NF-κB 并与之结合,从而下调了 NF-κB 的活化、终止了新的细胞因子的转录,限制了炎性反应。总之,细胞内、外存在调控 NF-κB 活化的错综复杂的反馈机制。由于 NF-κB 在炎性反应放大环路中作用重大,因此已成为抗炎治疗的新焦点。

## 三、NF-κB 在 APALI 中的作用

有较多实验证实,AP 时胰腺及肺组织内 NF-κB 激活伴有过度活化的炎症细胞,主要有中性粒细胞、单核巨噬细胞、内皮细胞等,它们可释放多种与 APALI 关系密切的炎症介质,这些炎症介质基因上的启动子和增强子中都存在一个或多个 κB 序列即 NF-κB 的结合位点,活化的 NF-κB 可单独或与其他转录因子协同参与上述炎症介质基因的诱导表达。NF-κB 活化及炎症因子的过度表达造成细胞因子网络失衡,导致扳机样细胞因子级联反应,是不同 AP 模型发生、发展并出现急性肺损伤(ALI)、急性呼吸窘迫综合征(ARDS)的共同机制。应用 NF-κB 抑制剂或调节其活性可明显降低 AP 过程中肺组织内的炎性反应。

已经明确中性粒细胞在组织中的大量浸润和过度激活在 APALI 的发生、发展中起关键作用。在大鼠 ALI 模型中,肺组织聚集的大量中性粒细胞中的 NF-κB 活性增高,可直接促

进中性粒细胞的趋化因子基因转录,使其产生增加;同时伴随着依赖 NF-κB 的多种前炎症细胞因子如 TNF-α、IL-1 含量的增加,则细胞因子诱导的中性粒细胞化学趋化因子(CINC)表达增加,而 CINC 与 IL-8 功能相似,间接促进中性粒细胞趋化因子的增加,又进一步促进中性粒细胞的聚集,放大炎性反应,导致 ALI。此外,NF-κB 可以促进多种黏附分子基因转录,促进中性粒细胞与肺内皮细胞黏附,中性粒细胞可通过释放氧自由基(ROS)引起内皮细胞损伤。亦可直接释放蛋白水解酶破坏内皮细胞,增加毛细血管通透性,中性粒细胞遂渗出血管,进一步引起肺组织损伤。

巨噬细胞是 APALI 发病机制中另一种重要的细胞。Lentsch 等应用二氯亚甲基二磷酸脂质体气道滴注使鼠肺泡巨噬细胞消耗,有效降低了炎症期间肺部 NF-κB 的活化及 TNF-α 的产生。近期应用经胆胰管逆行注入去氧胆酸钠复制大鼠 APALI 模型,结果发现模型组 NF-κB 活性增强,*NOS2* mRNA 高表达,相应的 TNF-α、NO、iNOS 均明显高于假手术组。同时,模型组病理结果为明显的肺损伤,肺湿/干重比值、血中内毒素、血中淀粉酶等指标均较假手术组显著升高。急性坏死性胰腺炎时,肺泡巨噬细胞内 NF-κB 活性、*NOS2* mRNA 的表达及 TNF、NO、iNOS 水平与肺组织损伤程度密切相关。Fujita 等将 AP 鼠的 PAAF 注入健康鼠的腹腔中,应用凝胶电泳迁移率改变法(EMSA)检测到肺组织白细胞内 NF-κB 活化,TNF-α 和 IL-1 的水平明显升高,肺内髓过氧化物酶(MPO)活性亦显著增高,抑制 NF-κB 活化可改善小鼠肺组织学变化,提高存活率,提示 PAAF 可通过 NF-κB 活化参与 APALI 的发展。

另外,在 APALI 的发病机制中,胰酶特别是胰蛋白酶活化、肺内浸润的炎症细胞,如中性粒细胞和巨噬细胞有凋亡延迟现象,肺微循环障碍等的作用过程都有 NF-κB 参与的证据。NF-κB 参与了 APALI 发生的整个过程和多个环节,可以说在 APALI 发生、发展过程中起着关键性的作用。

## 四、在 APALI 病程中阻断 NF-κB 活化的药物干预性治疗

NF-κB 参与 APALI 的发生、发展,因此阻断 NF-κB 的活化或降低 NF-κB 活性的手段将有助于改善疾病的严重程度,有利于 APALI 的治疗,为 APALI 的治疗提供了新的思路。

### (一)抗氧化剂

AP 时胰腺及肺组织中氧化物剧增,释放的活性氧自由基是 NF-κB 的强刺激因素。抗氧化剂能阻断多种因素对 NF-κB 的激活,切断正反馈环。许多研究证明,抗氧化剂 N-乙酰半胱氨酸(NAC)、吡咯烷二硫代氨基甲酸酯(PDTC)、二乙基二硫氨基甲酸钠(DDTC)、二甲基亚砜(DMSO)、谷胱甘肽(GSH)及维生素 C 和 E 衍生物等均可抑制 NF-κB 活性。其中 NAC、PDTC 等可以减轻 AP 时肺部炎性反应及微循环损害,改善 AP 肺损伤的程度,可能与其抑制肺泡巨噬细胞的 IκB 降解并阻碍 NF-κB 的 p50、p65 亚基向细胞核转移有关。

### (二)糖皮质激素(GC)

GC 与 NF-κB 竞争结合 KB 序列可降低 NF-κB 活性。其可能机制:GC 与其受体结合后进入细胞核,与靶基因启动子上的位点结合,增强其基因转录,使 IκB 蛋白产生增加,抑制 NF-κB 活性。同时,GC 受体可直接作用于 NF-κB 的 RelA 亚基,阻断其与调控基因结合,抑制其功能。鉴于 GC 对内分泌功能与代谢的不良反应,在临床上对于 GC 的使用必须慎重。

### （三）非甾体抗炎药

如吲哚美辛、水杨酸钠、阿司匹林等，现已证实可抑制 NF-κB 的活化，并呈剂量依赖效应，可能与 IκBα 的降解被阻止或延迟有关。通过阻断 COX-2 抑制前炎症介质前列腺素 E（PGE）的生成，因 COX-2 基因中含有 κB 序列，水杨酸钠可抑制 IκBα 的降解阻止 NF-κB 活化，减少 COX-2 的合成。Yu 等报道，使用奈醌衍生物 PPM-18 可以显著降低脂多糖（LPS）所致的感染性休克小鼠病死率，这是因为 NF-κB 是 NOS2 基因表达的主要转录因子，NF-κB 活化可促进 NOS2 基因的转录，NO 产生增多，导致小鼠循环衰竭。PPM-18 能稳定 IκB 并防止它与 NF-κB 分离，从而抑制 NF-κB 活化，阻断 iNOS 的表达，降低 NO 的合成。

### （四）NF-κB 抑制剂

如 IL-10 能增强肺泡巨噬细胞 IκB 的表达而抑制 NF-κB 的激活。外源性重组 IL-10 能预防和减轻 ALI 的发生。在 ALI 动物模型中，预先气管内滴入外源性重组 IL-10 能显著抑制 TNF 的释放并减轻 LPS 所致的肺部炎性反应。

### （五）基因治疗

有研究结果表明，$Ser^{32}$ 和 $Ser^{36}$ 对于 IκBα 的磷酸化和 NF-κB 的激活至关重要，$Ser^{32}$ 和 $Ser^{36}$ 突变后将不会被磷酸化和降解，从而与 NF-κB 牢固结合，阻止其转入细胞核内发挥核转录作用。由此构建的具有 $Ser^{32}$ 和 $Ser^{36}$ 位点突变的 IκB，作为 NF-κB 的超抑制物（IκBαM），为基因治疗的方法探索出一条 ALI 治疗的新途径。

近年来，研究人员应用 RNA 干扰技术将 IκB 蛋白激酶 NFKBIA 及 NFKBIB 基因沉默，发现 RAW264.7 小鼠巨噬细胞经 LPS 刺激后，NF-κB 的活化以及多种 NF-κB 依赖性的下游炎症因子的表达情况。结果发现 NFKBIA 及 NFKBIB 基因沉默后，可导致多种炎性相关基因表达的明显下调，如 TNF-α、iNOS、IL-10、IκBα，同时 NF-κB 的核移位也受到抑制。而且，NFKBIA 的基因沉默将引起 IκBγ 表达的代偿性增加，反之亦然。

### （六）中医药

在 APALI 的临床治疗上，中西医结合疗法得到了越来越高度的重视，某些中药方剂被证实有很好的疗效。如中药方剂清胰汤、复方清下汤，以及中药大黄等可以保护肠道屏障，减少细菌和内毒素移位，改善组织微循环，防止过氧化损伤，稳定细胞膜，有效抑制超强炎性反应，阻断细胞因子和炎症介质的连锁反应。

### （七）其他

蛋白小体抑制剂、NO、前列腺素 E1 等均能抑制 NF-κB 的激活。一些抗肿瘤药物如姜黄素、5-FU 等及某些抗生素如胶霉素、格尔德毒素及渥曼青霉素等均有抑制 NF-κB 作用。今后是否可应用到 AP 的治疗中，有待进一步研究。

综上所述，加深对 NF-κB 信号通路的研究，在寻找和选择特异性的 NF-κB 抑制剂以阻断 AP 及 APALI 发生的共同通路的同时，如何调节机体内部炎性细胞因子网络平衡，如何进一步将 NF-κB 抑制剂应用于临床将是今后治疗 AP、预防和改善 APALI 的一个发展方向。

（李海龙　陈海龙）

## 第二节　一氧化氮对 NF-κB 活化的调节作用

　　一氧化氮（NO）是一种内皮衍生的血管舒张因子，参与细胞内信号转导，具有舒张动脉、降低血小板黏滞性和抗炎作用，但过量 NO 及其代谢产物则可致机体损伤。诱生性一氧化氮合酶（iNOS）属于 NOS 的一种，只有在病理条件下才出现，其产生的 NO 不但量大，而且作用持久，对机体有损害。NF-κB 是一种可以调控多种炎症因子基因表达的核因子，在急性胰腺炎急性肺损伤中的作用已经成为目前研究的热点。本部分从离体细胞和大鼠模型两方面观察外源性 NO、NO 的前体和 iNOS 选择性抑制剂对 NF-κB 活化和相关炎症因子释放的影响，以进一步探讨 NO 调节作用的确切机制，为临床治疗提供新的理论依据。

### 一、主要研究方法和结果

#### （一）研究方法

　　**1. 实验动物分组及模型制备**　健康雄性 SD 大鼠。系列一，随机分为：假手术组、模型组、硝普钠组、左旋精氨酸（一氧化氮前体）组、氨基胍（iNOS 选择性抑制剂氨基胍）组，每组 10 只。系列二，随机分为：假手术组、模型组、地塞米松组、头孢他啶（凯复定）组、醋酸奥曲肽（善宁）组，每组 10 只。采用经胆胰管逆行注入 1.5% 去氧胆酸钠（1ml/kg）方法制备 SAP 诱发肺损伤模型；大鼠稍有活动即行干预，硝普钠组、左旋精氨酸组、氨基胍组干预剂量均为 0.5mg/100g；醋酸奥曲肽组剂量为 20μg/kg，地塞米松组剂量为 2mg/kg，各干预组于造模后立即给药一次，造模后 12 小时给药第二次，24 小时后采取标本做病理检查和各项指标检测。

　　**2. 肺泡巨噬细胞分离及处理**　采用大鼠支气管肺泡灌洗分离肺泡巨噬细胞。调至细胞浓度 $1×10^9$/L，孵育箱中培养 6 小时，细胞用于 iNOS、*NOS2* mRNA 及 NF-κB 活性检测，上清液用于 TNF-α 和 NO 检测。分离纯化的肺泡巨噬细胞以 $5×10^5$/L 的细胞浓度，接种于 24 孔培养板。加入脂多糖（LPS）和各种药物，分为对照组、刺激组（LPS 10mg/L）、硝普钠组（LPS+硝普钠，2mmol/L）、左旋精氨酸组（LPS+左旋精氨酸，2mmol/L）、氨基胍组（LPS+氨基胍，2mmol/L），于作用后 3 小时、5 小时、6 小时和 24 小时分别检测 NF-κB 活性、*NOS2* mRNA 含量、TNF-α 浓度和 NO 含量。用 RT-PCR 法检测分离后的肺泡巨噬细胞 iNOS 基因表达量及其与 β-actin 表达量的比值。

　　**3. 肺泡巨噬细胞核蛋白的提取及凝胶电泳迁移率实验**　取 2μl 含通用 κB 序列的双链寡核苷酸探针，依次加入放射性 $^{32}$P 标记的脱氧腺苷三磷酸（dATP），T4 多核苷酸激酶缓冲液（10×），T4 多核苷酸激酶，无核酸酶水，总体积 16μl。反应 10 分钟后，通过 G-25 核酸纯化柱去除游离的 $^{32}$P。取 5μg 细胞抽提液，依次加入电泳 5× 缓冲液、无核酸酶水、2μl 标记探针，在结合缓冲液中充分结合后，进行 60g/L 非变性聚丙烯酰胺凝胶电泳，电泳结束凝胶在干燥仪中烘干，−80℃放射自显影 24 小时。经凝胶扫描分析系统行吸光度扫描。计算核 NF-κB 的活性值。

　　**4. TNF-α、NO 和 iNOS 的检测方法**　测定采用放免法，单位 μg/L；NO 和 iNOS 测定采用比色法，单位 mmol/L 和 mmol/g 蛋白质。

### (二) 研究结果

**1. 大鼠外周血、肺泡灌洗液及肺泡巨噬细胞中 TNF-α、NO、iNOS 的检测结果** 造模后 24 小时,模型组血清和肺泡灌洗液中 TNF-α、NO 及肺泡巨噬细胞内 iNOS 蛋白水平显著高于假手术组($P<0.01$);除左旋精氨酸组外,分别给予硝普钠和氨基胍治疗后,TNFα、NO 及 iNOS 蛋白的表达与模型组相比明显降低($P<0.05$)。同时,经分离纯化正常大鼠肺泡巨噬细胞,并离体培养给予 LPS 刺激后,检测培养上清中 TNF-α、NO 水平及细胞内 iNOS 蛋白发现都显著高于对照组($P<0.01$);除左旋精氨酸组外,硝普钠和氨基胍处理组上述炎症介质的表达也都出现不同程度的减低。炎症时,由于诱生性一氧化氮合酶(iNOS)的活化导致了大量内源性 NO 的产生,而后者对机体有明显的损害作用。因此,对 *NOS2* mRNA 表达的情况进行了检测。实验中发现,模型组和经体外 LPS 刺激的肺泡巨噬细胞中 *NOS2* mRNA 表达比对照组均显著升高($P<0.01$),给予硝普钠治疗后,其表达情况受到明显抑制($P<0.05$),而左旋精氨酸组和氨基胍则没有显著的调节作用。

**2. 肺泡巨噬细胞中 NF-κB 活性的检测结果** 模型组肺泡巨噬细胞中 NF-κB 活性显著高于假手术组($P<0.01$),地塞米松和醋酸奥曲肽处理组低于模型组($P<0.05$),差异具有统计学意义;头孢他啶组无明显变化。离体细胞经 LPS 刺激后,肺泡巨噬细胞中 NF-κB 活性高于对照组($P<0.01$);地塞米松和醋酸奥曲肽处理组低于模型组($P<0.05$),差异具有统计学意义。

结果还显示,NF-κB 的活性状态与 TNF-α、NO 及 iNOS 的表达呈现明显正相关。当给予外源性 NO 或是 iNOS 选择性抑制剂氨基胍后,上述炎症相关指标均出现不同程度的降低,并且在大鼠模型和体外实验都得到了相同的结果。地塞米松和醋酸奥曲肽处理组低于模型组($P<0.05$),差异具有统计学意义。凯复定组作用较弱。

**3. 肺损伤的指标** 造模后 24 小时,采取大鼠肺组织分别进行肺损伤相应指标的检测和制作石蜡切片行病理检查。结果显示,模型组肺组织病理损害显著,肺损伤程度重。肺间质高度充血,大部肺泡间明显增宽,肺泡腔部分融合成肺大疱,部分萎缩;肺间质大量炎性粒细胞浸润,由以小静脉和小支气管上皮细胞脱落,腔内有红细胞,可见微血栓形成。硝普钠和氨基胍干预及地塞米松和醋酸奥曲肽处理后,可不同程度减轻其受损程度。

## 二、研究结果的分析和意义

### (一) NO 在 SAP 肺损伤的发病过程中起重要作用

目前,关于 NO 和 NOS 在 ALI 的发病过程中作用尚存争议。由于 NO 与损伤机制的多个环节有关,因此其作用表现为"双刃剑"。一方面 NO 具有调节血管张力、炎症细胞与内皮细胞间的相互作用,减少血小板聚集,抑制血小板、单核细胞、巨噬细胞、中性粒细胞与内皮细胞的黏附,还抑制中性粒细胞在肺组织聚集,维护肺血管内皮依赖性舒张功能,能抑制中性粒迁移并在减轻急性肺损伤时起有益作用。但是,另有研究发现,在脓毒血症并发急性肺损伤时,许多类型的肺细胞 iNOS 表达,产生大量的 NO 使肺损伤加重或在肺损伤的发病过程中起重要作用。注入 iNOS 抑制剂可减轻由内毒素血症导致的肺损伤和微血管渗漏,因而认为 NO 和 iNOS 是有害的。另据研究表明,在缺乏 *NOS2* 基因的大鼠肺损伤较轻,证明由 iNOS 表达产生大量的内源性 NO 是导致肺损伤的主要发病机制。近来研究揭示了三型 NOS 的基因定位,并提出了由 cNOS 合成的 NO 在正常机体就存在,主要起生理调节作用,对机体有益;而由炎症因子 LPS 活化巨噬细胞后产生的 iNOS 进而合成的大量 NO 则对机体有害,可加重肺损伤。NO 是炎症反应中炎症介质瀑布连锁反应的最终共同介质之一,也是导致感染性休克的关键介质。国外研究表明,NF-κB 在急性肺损伤的发病过程中,可以启动多种炎症因子、炎症介质的基因表达,是全身炎症反应过度失控的关键环节。应用经胆胰管逆行注入去氧胆酸钠复制大鼠 SAP 肺损伤模型,造模后 24h,肺泡巨噬细胞中 NF-κB 活性较假手术组明显增高,NOS2 mRNA 出现高表达,iNOS 含量、TNF-α 和 NO 的水平均明显升高,呈正相关。

## (二) NF-κB 活化导致 NOS2 mRNA 高表达,经 iNOS 催化生成大量 NO

基于以上关于 NO 作用的不同认识,本实验采用经胆胰管逆行注入去氧胆酸钠复制 SAP 肺损伤大鼠模型和经 LPS 刺激肺泡巨噬细胞复制离体情况的途径,并分别给予 NO 的供体硝普钠(SNP)、NO 的前体左旋精氨酸(L-Arg)及 iNOS 选择性抑制剂氨基胍(AG)处理。结果发现,外源性 NO 可以明显抑制 NF-κB 活化、降低 NOS2 mRNA 的表达、减少 NO、TNF-α 的释放,减轻模型大鼠肺组织的病理损害。同时,外源性 NO 还可以降低经 LPS 刺激活化离体培养肺泡巨噬细胞中的 NF-κB 活性,减轻上述指标的水平。这说明外源性 NO 对机体是有益的。Raychaudhuri 等的研究表明,NO 可以通过多个环节产生影响作用。本实验中,给予 iNOS 选择性抑制剂氨基胍(AG)后,可明显抑制内源性 NO 引发的 NF-κB 活化上调。但氨基胍对 NOS2 mRNA 的表达无影响,iNOS 蛋白的生成也无变化,说明氨基胍只能影响经 iNOS 催化生成的大量 NO,对 NOS2 基因表达无作用,但由于内源性 NO 显著下降,NF-κB 的继续活化受到抑制,进而减轻了肺组织的进一步损伤。而给予 NO 的前体左旋精氨酸后,由于 NF-κB 活化导致 NOS2 mRNA 高表达,可经 iNOS 催化生成大量 NO,后者对机体可产生过氧化损伤等多种损害,本实验的结果也恰恰证实了这一点。结果表明,SAP 时由于各种刺激因素导致包括肺泡巨噬细胞在内的机体单核巨噬细胞系统 NF-κB 等转录因子的活化,启动了包括 iNOS、TNF-α、IL-1 等多种炎症介质基因的转录。而由 iNOS 催化生成的 NO 作用时间长,可直接导致肺损伤和微血管渗漏,TNF-α、IL-1、NO 等各种炎症因子相互协同,最终导致瀑布样连锁反应,进而发展成 ARDS。

## (三) 地塞米松和醋酸奥曲肽可明显下调肺泡巨噬细胞 NF-κB 活性,降低 NOS2 mRNA 的高表达,减少 TNF-α、NO 等因子的过度释放,有效改善肺组织的病理状态

本实验研究还发现,地塞米松和醋酸奥曲肽可明显下调肺泡巨噬细胞 NF-κB 活性,降低 NOS2 mRNA 的高表达,减少 TNF-α、NO 等因子的过度释放,有效改善肺组织的病理状态,降低肺湿/干重比值等相关肺损伤生物学指标。地塞米松在临床上脓毒症和感染性休克时可以有效减轻内毒素吸收引起的临床症状,还可以从基因分子水平对急性肺损伤的发病进行调控,特别是它可以从基因分子水平影响 NF-κB 炎症信号通路的活化,减少 TNF 和 NOS2 mRNA 基因的表达,进而实现其治疗效用,而这可能是其作用的关键环节。但糖皮质激素应用的时机、剂量和疗程等对疾病的预后都有重要影响。善宁是一种生长激素类似物,在急性重症胰腺炎时,它不仅可以抑制胰酶分泌,而且也可以在分子水平对 NF-κB 活化引起的炎症反应进行调控,从而改善胰腺炎的临床进程。头孢他啶等抗生素对巨噬细胞活化和炎症介质的表达则无明显作用。但可以在预防和控制急性胰腺炎的继发感染中发挥作用。

(李海龙 陈海龙)

# 第三节 ASC 与重症急性胰腺炎肺损伤

SAP 发病早期即可伴有严重的重要脏器功能损伤,其中急性肺损伤极为常见,其发病机制尚未完全明了。大量研究证明,SAP 诱发急性肺损伤的发病机制与炎症介质和细胞因子的过度释放有关,特别是白细胞介素(IL)-1β 的释放。以往的资料提示,胱天蛋白酶(caspase)家族成员之一的 caspase-1 是导致 IL-1β 产生的重要物质。caspase-1 又称 IL-1β 转化酶(interleukin-1β converting enzyme,ICE),其主要功能之一是将分子质量为 31kDa 的 IL-1β 前体裂解为 17kDa 的具有生物学活性形式的 IL-1β 导致炎性反应。近来的一些研究证实,凋亡相关斑点样蛋白 ASC 是 caspase-1 信号通路中重要的上游物质,它能诱导 caspase-1 活化,从而参与炎性反应。而 SAP 肺损伤的发生与 IL-1β 密切相关,IL-1β 的产生与 ASC 有关,因此,ASC 在 SAP 肺损伤发病中起到一定的作用。

## 一、ASC 的结构与生物学特性

ASC 是新近被发现的凋亡相关斑点样蛋白,因为其与细胞凋亡有关,蛋白表达类似于斑点状,故称为凋亡相关斑点样蛋白。但是,ASC 更多的是参与炎性反应,特别是通过激活 caspase-1 进而活化 IL-1β 和 IL-18 参与炎性反应。

### (一) ASC 的发现

随着分子生物学和生物化学技术以及人们对炎性反应认识的不断提高,对 ASC 的结构、功能及其生物学特性的研究越来越多。1999 年,日本学者 Masumoto 等用反式视黄酸与 HL-60 细胞培育进行研究时,开发了抗 HL-60 细胞不溶于 TritonX-100 的多克隆抗体。在研究过程中发现,用药物诱导细胞凋亡的过程中,这种多克隆抗体特异性地识别一种蛋白质,其相对分子质量为 22kDa,在细胞凋亡的过程中,它在细胞质中聚合成中空的斑块。对这种蛋白质进行 cDNA 的克隆和测序结果发现,它是由 195 个氨基酸组成的,其 N 末端含有 caspase 寡集域(caspase recruitment domain,CARD),它参与细胞凋亡的信号转导过程,所以将其命名为 ASC。新近的研究表明,许多上皮细胞、毛囊、外周血淋巴细胞和中性粒细胞等都表达 ASC,在严重的炎性反应部位,中性粒细胞表达 ASC 升高。

### (二) ASC 的结构及其生物学特性

ASC 是由 195 个氨基酸组成的斑点样蛋白质,它的 C 末端含有 CARD,*PYCARD* 基因定位于人的第 16 号染色体上。它的 N 末端和 C 末端调节细胞凋亡及炎性反应信号途径中的信号传递复合物。ASC 主要在单核细胞、巨噬细胞和黏膜上皮细胞中表达。最初对 ASC 的功能了解很少,但发现 ASC 的 N 末端含 PYRIN 结构域,称为热蛋白结构域(pyrin domain,PYD)、DAPIN 结构域或 PAAD 结构域。PYD 是一种蛋白质之间相互作用的类似死亡结构域的结构。大部分炎症小体的受体蛋白在激活后能够通过自身的 PYD 与 ASC 的 PYD 结合从而激活 ASC,ASC 随即通过自身的 CARD 结构域与下游 caspase-1 的 CARD 结构域结合从而引发 caspase-1 的自切割与成熟化。2005 年美国 Thomas Jefferson 大学的 Yu 等通过实验证明热蛋白(pyrin)能通过 ASC 的寡聚作用来活化 caspase-1。病原体相关分子模型与该结构域相互作用可诱导热蛋白寡聚并结合 ASC,从而导致 caspase-11 的活化和 IL-1β 的加工。

## 二、ASC 与全身性炎症反应

机体在致炎因子的作用下会产生多种炎症介质及细胞因子,其中 IL-1β 是最重要的细胞因子之一,其参与炎性反应过程的同时,还激活其他炎症介质和细胞因子,以加重炎性反应过程中出现级联反应,从而导致全身炎症反应甚至是多器官功能障碍综合征,并可诱发急性肺损伤。其中 ASC 在诱发严重的炎性反应过程中起到很大的作用。

### (一) ASC 介导 caspase-1 参与炎性反应

研究发现 ASC 参与炎症反应是通过激活前炎性 caspase 来实现的,其中 caspase-1 能激活 IL-1β 和 IL-18。目前认为,IL-1β 在急性胰腺炎发病过程中起关键作用,而 IL-1β 的分泌依赖于 caspase-1 的激活。caspase-1 又称为 IL-1β 转化酶,主要参与炎症反应过程,是炎性反应过程中重要的信号转导物质。CASP1 mRNA 在粗面内质网内翻译成 caspase-1 前体,相对分子质量为 45kDa,不具有活性,然后在细胞内通过自动加工过程,形成具有活性的 caspase-1。活性的 caspase-1 主要功能是将 31kDa 的 IL-1β 前体裂解成为 17kDa 的具有生物学活性形式的 IL-1β。成熟的 IL-1β 通过细胞膜通道分泌至细胞外,有少量的 IL-1β 前体也可能通过细胞膜通道分泌至细胞外。在单核细胞系中,可发生 IL-1β 前体裂解,成熟的 IL-1β 从受刺激的细胞中分泌,参与炎症反应。一些研究表明,许多重要脏器损伤与 IL-1β 的过度释放有关。当 caspase-1 裂解 IL-1β 前体使其成熟过多时,就会出现过重的炎症反应,因而,一些研究者曾经应用 caspase-1 拮抗剂治疗炎性反应,已取得了一定的进展。因为 IL-18 的结构特性与 IL-1β 的结构和功能有明显相似性,caspase-1 除了活化 IL-1β 外,还可以通过活化 IL-18 而使炎性反应加重,甚至导致重要器官损伤。ASC 是使无活性的前 caspase-1 活化成有活性的 caspase-1 的重要物质,因而,ASC 是重要的炎性反应物质。

### (二) PYCARD 对 caspase-1 和 IL-1β 活化的调控作用

PYCARD 具有 PYRIN 和 CARD 两种结构域,它在 caspase-1 信号途径中发挥活化因子的作用。而 IL-1β 的分泌是 caspase-1 活化的结果之一。为验证这一假设,Srinivasa 等测量了 293 细胞中 IL-1β 的水平,结果显示全长的 PYCARD 以一种依赖剂量和 caspase-1 的方式在转染的 293 细胞中诱导 IL-1β 的分泌。caspase-1 产量的增加与 caspase-1 前体量减少有关,表明由 PYCARD 诱导的 IL-1β 的分泌是 caspase-1 前体自身加工或活化的结果。经分离的 PYCARD 能干扰 caspase-1 的活化,表明 PYCARD 通过直接与 caspase-1 前体的 CARD 结构域作用来发挥 PYCARD 的效应。PYCARD 的 CARD 结构域的显性负效应可能是由于它具有结合 caspase-1 和干扰其活化的能力。而 PYCARD 的 PYRIN 结构域能增加 IL-1β 的分泌,这一作用可能是由于经过分离的 PYCARD 的 PYRIN 结构域和内源性的 PYCARD 相互作用。从而增强了内源性 PYCARD 的寡聚和 caspase-1 的活化。此外,PYCARD 的 CARD 结构域不与 caspase-1 相关的 caspase-4 和 caspase-5 相互作用,说明 PYCARD 与 caspase-1 的 CARD 结构域间的相互作用具有特异性。

一些学者对 ASC 调控 caspase-1 的激活和 IL-1β 的活化进行了研究,证明应用 caspase-1 拮抗剂可以使 IL-1β 和 IL-18 分泌减少,应用脂多糖(LPS)刺激 PYCARD 基因缺失的小鼠肝枯否细胞,发现在 PYCARD 基因缺失的细胞内,即使经 LPS 进行处理,IL-1β 和 IL-18 也不再出现,而其他细胞因子如 TNF、IL-6、IL-10 等仍然出现,说明 ASC 特异性地使 IL-1β 和 IL-18

分泌增加,而和其他细胞因子无关。从而表明,ASC 是通过激活 caspase-1 起到促进 IL-1β 和 IL-18 分泌的作用。为了证明 caspase-1 的激活需要 ASC,有学者又应用腹腔渗出液细胞对其进行研究,发现应用 LPS 刺激细胞后,*PYCARD* 基因阳性的细胞内 p45kDa 的 caspase-1 前体的密度逐渐减少,而有活性分子质量为 p10kDa 的 caspase-1 随培养时间的延长逐渐增多,说明在 *PYCARD* 基因阳性的细胞内,caspase-1 前体(相对分子质量为 45kDa)逐渐被转化为有活性的 p10kDa 的 caspase-1。相反,*PYCARD* 基因阴性的细胞内,无活性的分子质量为 45kDa 的 caspase-1 并没有减少,而有活性的相对分子质量为 10kDa 的 caspase-1 没有增加。从而进一步证明了 ASC 的激活,caspase-1 是必不可少的。此结果也被应用 ASC 抗体进行研究得到证实,应用 ASC 抗体的情况下,有活性的 caspase-1 明显减少,从而表明 caspase-1 的激活需要 ASC 存在。有学者研究还发现,用 LPS 刺激的腹水细胞无活性的 IL-1β 前体无论是在 *PYCARD* 基因阳性还是阴性的细胞中均存在,但是有活性的 IL-1β(相对分子质量为 17kDa)在 *PYCARD* 基因阳性的培养液中明显增多,而在 *PYCARD* 基因阴性的培养液中却测不到。应用 ASC 抗体后,抑制了 IL-1β 的活化过程,从而进一步证明了 IL-1β 的活化需要 ASC,激活 caspase-1 前体是通过 ASC 而实现的,而不是通过其他渠道。Yamamoto 等将外源性的 ASC 加入 *PYCARD* 基因缺失的腹腔内渗出细胞,结果发现,细胞内 caspase-1 和 IL-1β 又逐渐恢复,且加入 ASC 抗体后两者又逐渐消失,这就更进一步证明了活化 caspase-1 进而使有活性的 IL-1β 分泌增加这一过程需要 ASC 的存在。Yamamoto 等将 *CASP1* 基因缺失的腹腔内渗出细胞进行研究,发现当 caspase-1 缺失时 IL-1β 前体的量并不减少,而有活性的 IL-1β 的分泌量却明显减少,这说明在 IL-1β 的活化过程中 caspase-1 是必不可少的。有趣的是,当 *PYCARD* 基因逐渐的在 *PYCARD* 基因缺失的小鼠体内增加时,IL-1β 的分泌量也逐渐增加,这就更证明了 IL-1β 的活化不仅与 ASC 相关,而且与其量的多少有直接相关关系。*PYCARD* 基因缺失的小鼠具有抵抗 LPS 刺激作用,其原因是当 *PYCARD* 基因缺失时 IL-1β 分泌量下降,因而,炎性反应减轻。当向小鼠体内注射致死量的 LPS 后,*PYCARD* 基因缺失的小鼠无一例死亡,而 ASC 正常和强化的小鼠半数以上死亡。这不仅说明了 ASC 在上述炎性反应中的作用,更说明了它是导致严重炎症反应的重要物质,细胞内和细胞外的抗原均可诱发 ASC 对 caspase-1 的活化。在一些细胞内由于早期的 ASC 免疫衰竭,前炎性 caspase 和 IL-1β 前体的激活受到抑制,炎性反应就会减轻。由于 ASC 在炎症反应信号通路中属于上游物质,因而可以认为 ASC 是炎症反应的始动因子。应用 LPS 分别注入 *PYCARD* 基因缺失和基因增强的小鼠体内,24 小时后检测肝功能,发现 *PYCARD* 基因强化的小鼠肝功能损害明显加重,从而进一步证明了 ASC 激活 caspase-1、活化 IL-1β 不仅导致炎症反应而且还造成了重要脏器的损伤。

总之,含 CARD 结构域与凋亡有关的蛋白 ASC 与多种致炎因子和相关蛋白作用,在炎症介导方面发挥重要作用。它参与 caspase-1 的活化过程,其中 ASC 启动炎症反应过程,成为炎症反应的始动因子。

## 三、ASC 与 SAP 肺损伤的关系

目前认为,SAP 实质上是一种严重的全身炎症反应综合征(SIRS),其机制是由于不同的致病因子引起胰腺细胞的损伤,引发活性胰酶的释放和单核巨噬细胞的激活。过度激活

中性粒细胞和巨噬细胞,释放大量炎症介质包括细胞因子,再通过这些炎症介质网络,引起连锁和放大效应,即所谓的级联效应,导致多器官损害,特别是肺功能的损害。IL-1β 是 SAP 时导致肺损伤重要的细胞因子,而 IL-1β 的活化有赖于 caspase-1。在炎症反应过程中,caspase-1 前体转变成有活性的 caspase-1 依赖于它的上游传导物质 ASC。

大量实验结果证明了 ASC 能诱导 caspase-1 的活化,从而证明了其参与炎性反应过程。通过大鼠 SAP 模型诱发急性肺损伤的研究,结果发现 ASC 在 SAP 损伤时起到非常重要的作用。实验结果显示,ASC 在 SAP 肺损伤大鼠肺组织和胰腺组织中较对照组表达明显增强,同时伴有 IL-1β 和肺组织内 MPO 以及血清淀粉酶和肺湿重与干重比值明显增高,从而证明了 ASC 在 SAP 肺损伤发病机制中起到一定的作用。通过 15g/L 去氧胆酸钠逆行注入胆胰管诱发 SAP 肺损伤模型发现,血清 IL-1β 水平明显升高;胰腺和肺组织 ASC 的表达显著增强,同时,血清淀粉酶水平增高。免疫组织化学结果显示 ASC 染色阳性细胞主要位于胰腺组织坏死区域和肺内炎症细胞浸润区。提示 ASC 的激活、IL-1β 分泌增加与 SAP 时肺损伤有密切关系。结合肺组织 MPO 水平及胰腺组织的病理形态学改变,推测 ASC 裂解 IL-1β 前体使之分泌增加在 SAP 诱发肺损伤发病过程中均起到一定的作用。具有活性的 IL-1β 发病早期在胰腺和肺组织内释放和合成,是介导中性粒细胞和巨噬细胞引起组织损伤的重要炎症介质,同时由于 SAP 的发生导致 SIRS 的出现,诱使肺组织内浸润大量的中性粒细胞和巨噬细胞,因而产生了大量的细胞因子,特别是 IL-1β 的大量产生,是导致肺损伤的重要因素之一。结果表明,肺损伤的严重程度与血清 IL-1β 水平以及肺组织内 *PYCARD* mRNA 和 ASC 蛋白的表达程度相平行。有学者采用中药清胰汤方剂加减对 SAP 肺损伤大鼠进行治疗,判定其是否对 ASC 及其相关的细胞因子具有影响。从实验结果看,中药清胰汤可以降低血清 IL-1β 水平,下调肺组织内 *PYCARD* mRNA 和肺及胰腺组织内 ASC 蛋白的表达,达到治疗的目的。

尽管到目前为止,对 ASC 的研究还不够深入,但是 ASC 在炎性反应过程中的作用已经被证实。由于 ASC 是在炎性反应早期阶段的调控因子,因此,对其深入研究有利于更进一步了解炎性反应过程,特别是 SAP 肺损伤的发病过程。因为 ASC 是炎性信号通路中的上游物质,是炎性反应的始动因子,因此,ASC 成为治疗 SAP 肺损伤的新靶点,可对其进行干预而达到早期干预炎性反应的目的。所以对其深入研究,有望开发一类新药来调控 ASC 激发的炎性反应,从而达到治疗的目的。

(任双义　陈海龙)

# 第四节　清胰汤抑制 ASC 介导的 caspase-1 活化的作用

SAP 合并急性肺损伤(ALI)的病死率较高,其发病机制尚未完全明了。研究证明,其发病机制与细胞因子特别是白细胞介素 -1β(IL-1β)的过度产生有重要关系,而 IL-1β 的产生依赖于胱天蛋白酶 -1(caspase-1),caspase-1 的活化有赖于凋亡相关斑点样蛋白 ASC(apoptosis-associated speck-like protein containing caspase recruitment domain),ASC 是否在 SAP 时 ALI 的发病机制中起一定的作用? 本节应用大鼠制成 SAP 诱发 ALI 模型,探讨 ASC 在

SAP 诱发 ALI 时的发病机制,并应用中药清胰汤对胰腺炎肺损伤大鼠进行治疗,通过观察 ASC 表达的变化,探讨清胰汤治疗胰腺炎肺损伤的机制,为临床更好的应用清胰汤治疗胰腺炎肺损伤奠定理论基础。

## 一、主要研究方法和结果

### (一) 研究方法

**1. 实验动物分组和模型制备方法** 健康 SD 大鼠 40 只,雌雄不限,清洁级,体质量 220~250g,随机分为 4 组,每组 10 只大鼠:假手术组(sham operation,SO 组),胰腺炎肺损伤组(ALI 组),中药清胰汤治疗组(QYD),醋酸奥曲肽治疗组(SS)。以 15g/L 去氧胆酸钠逆行注入胆胰管诱发胰腺炎肺损伤模型。术前动物禁食 12 小时,不禁水。用 20g/L 氯胺酮(100mg/kg)腹腔注射麻醉。

清胰汤治疗组在造模后立即灌胃给清胰汤,造模后 12 小时再次灌胃 1 次,剂量 10ml/kg。醋酸奥曲肽治疗组分别于造模后立即皮下注射 1 次及造模后 12 小时再次皮下注射 1 次,剂量 20μg/kg;在制模后 24 小时,下腔静脉采血 3~4ml,离心(4 000r/min,10 分钟),获血清,置 –70℃冷藏备用。取右肺下叶肺组织和相同部位胰腺组织行 RT-PCR 检测。另取胰腺组织和右上叶肺组织甲醛固定、石蜡包埋。

**2. 主要观察指标和检测方法** 取左肺叶进行肺湿/干重(W/D)比值测定;采用酶化学法进行肺组织 MPO 活性测定;采用酶法进行血清淀粉酶水平测定;采用 RT-PCR 法进行肺组织 *PYCARD* 表达检测;采用 S-P 法对胰腺和肺组织 ASC 蛋白进行免疫组织化学检测;采用 ELISA 法进行血清 IL-1β 定量测定。

### (二) 研究结果

**1. 肺组织病理形态学改变** 光镜下假手术组肺组织正常。ALI 模型组可见肺间质高度充血,大部分肺泡间隔明显增宽,肺泡腔部分融合,部分萎缩。肺间质大量中性粒细胞浸润,尤以小静脉和小支气管周围多见,部分小支气管上皮细胞脱落,腔内有红细胞。两治疗组肺组织炎症反应明显减轻。

**2. 肺组织湿/干重比值测定** ALI 组肺湿/干重比值明显增加,与对照组比有显著性差异($P<0.01$),两治疗组与 ALI 组比较有显著性差异($P<0.01$),而两组之间无明显差异($P<0.05$)。

**3. 肺组织 MPO 活性测定结果** ALI 组 MPO 活性明显增高,与假手术组比较差异有显著性($P<0.01$)。而两治疗组明显下降,与 ALI 组比较差异有显著性($P<0.01$)。两治疗之间差异无统计学意义。

**4. 血清淀粉酶活性的变化** 假手术组血清淀粉酶活性较低,ALI 组血清淀粉酶活性显著升高,与 SO 组相比,其差异有显著性($P<0.01$),两个治疗组血清淀粉酶活性较 ALI 组明显降低($P<0.01$)。

**5. RT-PCR 方法检测肺组织 *PYCARD* 的表达** 假手术组肺组织内 *PYCARD* mRNA 表达较弱;ALI 组肺组织内 *PYCARD* mRNA 的表达明显上调,而两治疗组与 ALI 组比较表达明显下调,两治疗组间 *PYCARD* mRNA 表达无明显差异。

### 6. 胰腺和肺组织 ASC 蛋白免疫组织化学检测结果

SO 组胰腺组织和肺组织内可见 ASC 蛋白表达；ALI 组胰腺和肺组织内 ASC 蛋白的表达明显上调，与假手术组比较，其灰度值差异均具有显著性（$P<0.01$），而两治疗组与 ALI 组比较差异有显著性（$P<0.01$），两组间 ASC 蛋白表达的差异无显著性意义（$P>0.05$）。

**7. 血清 IL-1β 水平的变化** 假手术组血清 IL-1β 水平较低；ALI 组血清 IL-1β 水平升高，与假手术组相比其差异有显著性（$P<0.01$）。两治疗组血清 IL-1β 水平较 ALI 组明显降低（$P<0.01$）；而两组之间无显著差异，两个治疗组与假手术组之间无显著差异。

## 二、研究结果的分析和意义

### （一）ASC 能诱导 caspase-1 活化参与炎症反应过程

目前认为，SAP 实质上是一种严重的全身炎症反应综合征（SIRS），其机制是由于不同的致病因子引起胰腺腺泡细胞的损伤，引发活性胰酶的释放和单核巨噬细胞的激活，过度激活中性粒细胞和巨噬细胞，释放大量炎症介质包括细胞因子，再通过这些炎症介质网络，引起连锁和放大效应，即所谓的级联效应，导致多器官损害，特别是肺功能的损害。在众多的炎症细胞因子中，IL-1β 和 TNF-α 在 SAP 发病过程中起着重要的作用。IL-1β 是 SAP 时导致肺损伤重要的细胞因子，而 IL-1β 的活化有赖于半胱氨酸蛋白酶 -1（caspase-1）。caspase-1 的主要功能之一是将相对分子质量为 31kDa 的 IL-1β 前体裂解为相对分子质量为 17kDa 的具有生物活性形式的 IL-1β，从而造成炎症反应。caspase-1 的这种参与炎症反应的功能已被很多学者证明，特别是在急性胰腺炎中，并且应用 caspase-1 抑制物治疗炎症已取得了一定的效果。caspase-1 作为炎症反应中的重要信号转导物质，也具有活化形式和非活化形式，在炎症反应过程中，caspase-1 前体转变成有活性的 caspase-1 依赖于其上游传导物质 ASC。ASC 是近几年发现的新的蛋白质，能诱导 caspase-1 的活化，从而与炎症反应有关。许多上皮细胞和白细胞、毛囊、外周血淋巴细胞都表达 ASC。在严重的炎症部位，中性粒细胞表达 ASC 升高。ASC 在 caspase-1 信号途径中发挥活化因子的作用而 IL-1β 的分泌是 caspase-1 活化的结果之一，ASC 通过直接与 caspase-1 前体或其 CARD（caspase-1 recruitment domain）作用，增加 IL-1β 的分泌。

### （二）ASC 诱导 caspase-1 的活化在 APALI 发病机制中具有重要作用

已有实验证明了 ASC 能诱导 caspase-1 的活化，从而证明了其参与炎症反应过程。但是，ASC 是否在胰腺炎肺损伤发病机制中起一定的作用，尚未见报道。本实验即是基于上述原理推测 ASC 在急性胰腺炎肺损伤发病机制中起到一定的作用，因而设计了上述实验。实验结果显示，ASC 在胰腺炎肺损伤大鼠肺组织和胰腺组织中较假手术组表达明显增强，同时伴有 IL-1β 和肺组织内 MPO 以及血清淀粉酶和肺湿/干重比值明显增高，从而证明了 ASC 在胰腺炎肺损伤发病机制中起到一定的作用。陈海龙课题组通过 15g/L 去氧胆酸钠逆行注入胰胆管诱发胰腺炎肺损伤模型发现，血清 IL-1β 水平明显升高，胰腺和肺组织 ASC 的表达显著增强，同时，血清淀粉酶水平增高。免疫组织化学结果显示 ASC 染色阳性细胞主要位于胰腺组织坏死区域和肺内炎症细胞浸润区。提示 ASC 的激活、IL-1β 分泌增加与 SAP 时肺损伤有密切关系。结合肺组织 MPO 水平及胰腺组织的病理形态学改变，推测 ASC 裂解 IL-1β 前体使之分泌增加在 SAP 诱发肺损伤发病过程中均起到一定的作用。具有活性的

IL-1β 发病早期在胰腺和肺组织内释放和合成,是介导中性粒细胞和巨噬细胞引起组织损伤的重要炎症介质,同时由于 SAP 的发生导致 SIRS 的出现,诱使肺组织内浸润大量的中性粒细胞和巨噬细胞,因而产生了大量的细胞因子,特别是 IL-1β 的大量产生,是导致肺损伤的重要因素之一。因而,SAP 时 IL-1β 产生的高低是判定胰腺炎肺损伤严重程度的重要指标。

### (三) 中药清胰汤能够抑制 ASC 介导的 caspase-1 的活化发挥对 APALI 的治疗作用

临床上 SAP 的治疗是个难点,目前通常采用个体化的综合治疗方案,其中,中医中药治疗 SAP 是一个很重要的方面,特别是中药清胰汤治疗胰腺炎,经过广大中西医结合急腹症外科的临床和科研工作者的不懈努力,已经证实了清胰汤在治疗 SAP 方面的有效作用。

中药清胰汤治疗胰腺炎肺损伤已有一些报道,但是其治疗机制研究较少。清胰汤是否可以通过影响 ASC 及其激活的细胞因子达到治疗胰腺炎肺损伤的作用,尚未见报道。既然 ASC 在胰腺炎肺损伤发病中具有一定的作用,那么应用中药清胰汤是否可以下调 ASC 的表达,从而达到治疗胰腺炎的作用呢? 采用临床上常用的中药清胰汤方剂对胰腺炎肺损伤大鼠进行治疗,通过设立阴性对照组(假手术组)和阳性对照组(醋酸奥曲肽治疗组)观察以上指标来判定中药清胰汤是否可以通过减少细胞因子来治疗胰腺炎肺损伤,判定其是否对 ASC 及其相关的细胞因子具有影响,从而达到治疗胰腺炎肺损伤的目的。醋酸奥曲肽(善宁)系生长抑素衍生物具有通过影响细胞因子治疗 SAP 肺损伤的作用,因而作为阳性对照组具有可靠性。为了判定肺损伤程度,本课题组通过测定肺组织内 MPO 活性和肺湿/干重比值这两项反映肺水肿程度的指标来判定肺损伤程度是否与血清内 IL-1β、肺组织内 *PYCARD* mRNA 和 ASC 蛋白的表达相平行,并且通过检测肺组织病理切片来判定肺损伤程度是否与细胞因子的测定值具有一致性。结果表明,肺损伤的严重程度与血清 IL-1β 值以及肺组织内 *PYCARD* mRNA 和 ASC 蛋白的表达程度相平行。从实验结果看,中药清胰汤可以减少血清内 IL-1β,下调肺组织内 *PYCARD* mRNA 和肺及胰腺组织内 ASC 蛋白的表达,并且与降低肺组织内 MPO 活性和肺湿/干重比值相平行。从而提示,减少血清内 IL-1β,下调肺组织内 *PYCARD* mRNA 和 ASC 蛋白的表达是中药清胰汤治疗胰腺炎肺损伤的重要机制之一。

(任双义　陈海龙)

## 第五节　P38MAPK 信号通路的作用

P38 是丝裂原活化蛋白激酶(mitogen-activated protein kinase,MAPK)家族中重要的成员之一,是介导细胞反应的重要信号转导系统。大量实验证实,P38MAPK 在介导多种炎症细胞因子产生的信号转导中起着十分重要的作用。如 IL-1、IL-6、IL-8 和 TNF-α、细胞间黏附分子(ICAM-1 等)、NO、趋化因子等。P38 特异性抑制剂 SB203580 能特异性地抑制 P38MAPK 的活性,显著降低炎症细胞因子的产生与释放。中药清胰汤是经过多年临床验证行之有效的治疗急性胰腺炎的方剂。利用其通里攻下、活血化瘀、清热解毒之功效,亦可显著降低血中内毒素水平,减轻重症急性胰腺炎肺损伤的程度。本节的实验旨在研究 APALI 时,通过对中药清胰汤与抑制剂 SB203580 作用的比较,探讨中药清胰汤在治疗重症急性胰腺炎肺损伤时与 P38MAPK 活性之间的关系,以及对肺组织 ICAM-1 活性的表达,肺组织 NO、TNF-α、血中内毒素、淀粉酶水平的影响,以期为临床上中西医结合防治重症急性胰腺炎肺损伤提供新的实验依据和理论指导。

## 一、主要研究方法和结果

### (一) 研究方法

1. 实验动物分组和模型制备方法　健康纯雄性 SD 大鼠,随机分为假手术组、模型组、清胰汤组、抑制剂组。每组 10 只。采用经胆胰管逆行注入 1.5% 去氧胆酸钠溶液(1ml/kg 体重)方法制备 SAP 诱发急性肺损伤模型。中药组分别于术前 1 小时及术后 12 小时给予灌胃,剂量为 1ml/100g 体重。抑制剂组则于术前 1 小时腹腔注射 SB203580,1mg/kg 体重。24 小时后采取标本行病理检查及各项相关指标检测。

2. 观察指标及检测方法　肺组织 ICAM-1 和 P38MAPK 蛋白表达的检测采用蛋白质印迹法;内毒素采用鲎试剂法进行定量检测,单位 EU/ml;肺组织匀浆液 TNF-α 含量检测采用放免法,单位 ng/ml;肺组织匀浆液 NO 含量检测采用硝酸还原酶法,单位 μmol/ml;血淀粉酶检测采用自动分析法,单位 IU。取右肺上叶进行肺组织病理学观察,HE 染色后以显微镜观察并照相。

### (二) 研究结果

1. 血中内毒素、淀粉酶水平和肺组织 TNF-α、NO　模型组血中内毒素、淀粉酶水平和肺组织 TNF-α、NO 水平显著高于假手术组($P<0.01$),清胰汤组及抑制剂组则显著低于模型组($P<0.05$),抑制剂组与清胰汤组接近。

2. 显著高于假手术组($P<0.01$),肺组织 P38 和 ICAM-1 活性水平　模型组肺组织 P38 和 ICAM-1 活性水平显著高于假手术组($P<0.01$),抑制剂组 P38 活性和清胰汤组 P38 活性显著低于模型组($P<0.05$)。

3. 各组肺损伤指标的观察　模型组肺组织病理损害最为显著。可见肺间质高度充血,大部分肺泡明显增宽,肺泡腔部分融合成肺大疱,部分萎缩;肺间质大量中性粒细胞浸润,小静脉和小支气管上皮细胞脱落,腔内有红细胞,可见微血栓。清胰汤组和抑制剂组肺组织病理学损害则显著改善。模型组肺组织湿/干重比值显著高于假手术组($P<0.01$),中药组和抑制剂组则显著低于模型组($P<0.05$)。

## 二、研究结果的分析和意义

### (一) P38MAPK 号传导通路在 SAP 肺损伤发病机制中的作用

P38MAPK 信号转导通路是 HAN 1993 年发现的巨噬细胞和中性粒细胞等炎症细胞中炎症信号传递的重要环节,并越来越受到 SIRS 研究领域的重视。随后的研究发现:炎症效应细胞(中性粒细胞、单核巨噬细胞等)在未受炎症刺激处于静息状态时,P38MAPK 亦处于未激活状态,弥漫性地分布于细胞胞质中;当炎症效应细胞受到 LPS 刺激后,P38MAPK 激酶活性即显著增强,并由胞质移位到胞核,P38MAPK 入核后转而激活核转录因子 NF-κB、活化蛋白-1(AP-1),进而启动炎症因子的基因转录,导致炎症继续发展和放大,发生全身炎症反应综合征(SIRS)或脓毒症、ARDS 等严重病症。其机制可能为:内毒素(LPS)与其受体 LBP、CD14、TLR4、TLR2,以及膜组织性伸展蛋白、白细胞整合素 CD11/CD18 等识别结合后,TLR4 在辅助受体 MD-2 的帮助下,通过酪氨酸蛋白激酶激活胞内转接蛋白 MyD88,随后通过磷酸化级联反应(三级级联反应)使 P38MAPK 双位点(即苏氨酸、酪氨酸)磷酸化激活 P38MAPK。有研究发现,通过应用 P38MAPK 特异性抑制剂 SB203580,能够显著抑制 P38MAPK 的活性,下调 NO 的水平,大量减少前炎症细胞因子 TNF-α,以及氧自由基、蛋白水解酶的释放,上调 PGE2 合成,有效抑制内毒素、TNF-α 对内皮细胞 ICAM-1 的活化;并且几乎可以完全抑制了 LPS、TNF-α 激活中性粒细胞释放 IL-8 及过氧化物的病理过程,从而实现对炎症反应信号的阻抑,减轻组织损伤,保护组织和器官,降低实验动物的病死率。

肺泡巨噬细胞(AM)是肺部炎症反应的重要效应细胞,其激活并释放内源性炎症因子产生瀑布样级联效应是导致炎症反应发生、发展的根本原因。LPS 与肺泡巨噬细胞膜上的 CD14 受体分子结合,通过保守的三级激酶级联 MAPKKK → MAPKK → MAPK 启动细胞内信号传递系统,介导蛋白酪氨酸激酶和 P38MAPK 的激活,活化转录因子,促使过度活化的 AM 释放大量的炎症因子和炎症介质,如 NO、肽类介质 TNF-α、脂类介质 PLA2、PAF、TXA2 等。而这些炎症产物又能进一步激活肺泡巨噬细胞、中性粒细胞,扩大炎症反应,加重炎症损伤。体外实验亦证实,LPS 诱导的 TNF-α 的基因转录活性由 P38MAPK 所介导。本实验结果显示,模型组大鼠肺组织 P38MAPK 活性以及 TNF-α、NO 水平显著高于对照组($P<0.01$);在使用了 P38 特异性抑制剂 SB203580 后,肺组织 P38MAPK 活性以及 TNF-α、NO 水平则显著下降,提示了重症急性胰腺炎肺损伤大鼠肺组织 P38MAPK 可能是肺泡巨噬细胞产生和释放 TNF-α、NO 的重要环节。

急性肺损伤的一个重要特征就是中性粒细胞穿越血管内皮细胞,在肺毛细血管内被扣押、聚集活化,释放多种炎症介质,产生瀑布样级联反应而在 ARDS 的发生和发展中发挥重要作用。P38MAPK 参与了中性粒细胞跨越内皮移行的全过程。重症急性胰腺炎急性肺损伤时,LPS 可通过激活肺微血管内皮细胞,进而诱导内皮细胞表面黏附分子免疫球蛋白超家族的细胞间黏附分子-1(ICAM-1)的活化,也可以直接激活 ICAM-1 分子。ICAM-1 在整个肺毛细血管床上的高表达与中性粒细胞在肺组织大量聚集密切相关,在中性粒细胞介导的肺损伤过程中起到十分重要的作用。只有中性粒细胞在完成与内皮细胞牢固黏附后,才能释放大量过氧化物、蛋白水解酶、磷脂酶 A2 以及髓过氧化物酶等炎症介质,直接损伤内皮或导致内皮细胞功能障碍,引发毛细血管渗漏综合征,肺间质水肿,直至肺损伤。有实验证实,内毒素休克动物模型,抑制 P38MAPK 活性能有效降低 ICAM-1 的表达。本实验发现,SAP 肺损伤大鼠模型组肺组织 P38MAPK 和 ICAM-1 的活性以及肺组织 TNF-α、NO 的含量显著高于假手术组($P<0.01$)。在使用 P38MAPK 特异性抑制剂 SB203580 后,P38 活性显著降低,ICAM-1 的活性也随之显著下降,两者呈正相关。证实了 APALI 时 P38MAPK 是 ICAM-1 表达上调的关键环节。

同时,本实验还观察到模型组肺损伤指标肺湿/干重比值显著高于抑制剂组和清胰汤组($P<0.05$),肺组织病理观察则表现为明显的肺损伤。由以上实验证明了重症急性胰腺炎肺损伤时,P38MAPK 信号转导通路在内毒素的刺激作用下,对于激活中性粒细胞、肺泡巨噬细胞,介导炎症细胞因子、炎症介质的产生和释放起到了至关重要的作用。

### (二)清胰汤可能通过调控 P38MAPK 信号通路减轻急性胰腺炎肺损伤

本实验结果显示,清胰汤能明显下调肺组织 P38MAPK 活性,降低肺组织 ICAM-1 的活性,显著减少前炎症细胞因子 TNF-α、NO 的释放;肺组织病理观察及肺微循环通透性指标肺组织湿/干重比值亦有明显改善;同时,实验动物血中内毒素水平和淀粉酶含量显著下降。结果表明中药清胰汤能有效降低急性重症胰腺炎动物血浆内毒素、淀粉酶含量,减轻肺损伤的诱发因素;并且还能通过抑制 P38MAPK 这一重要的炎症信号转导通路,使炎症信号不能传导,胞质内的核转录因子 NF-κB 则不能活化,没有出现核移位,也就没有启动炎症因子的基因表达,从而减少前炎症细胞因子及炎症介质的合成和释放,达到减轻肺损伤的目的。

(陈海龙　张庆凯)

# 第六节　PPAR-γ 的作用及清胰汤的影响

过氧化物酶体增殖物激活受体(peroxisome proliferator activated receptors,PPARs)是一类依赖配体活化的转录因子,属于核激素受体(nuclear hormone receptor)超家族成员,PPAR包括 PPARα、PPARβ/δ、PPARγ。近年研究发现,PPARγ 是一个炎症反应的调节剂,可调节炎症相关基因的表达,具有抗炎作用,PPARγ 受体活化能从转录水平抑制多种炎症介质的基因表达,PPARγ 激活剂在动物模型中能减轻急、慢性炎症。近年来,PPARγ 及配体在肺损伤的保护性作用已得到广泛关注,对肺损伤有一定的保护作用。据此根据上述论述推测 PPARγ 及其配体对急性胰腺炎肺损伤亦具有保护性的作用,目前国内外开展了一些利用PPARγ 激动剂治疗实验性急性胰腺炎的研究,但 PPARγ 在急性胰腺炎肺损伤中的作用目前鲜有报道,本节实验通过检测使用 PPARγ 配体后 SAP 动物模型肺组织病理改变,血清淀粉酶、$PaO_2$、$PaCO_2$、内毒素、TNF-α、肺组织湿/干重比值、细胞因子诱导中性粒细胞化学趋化因子(CINC)、*CXCL1* mRNA 表达量等相关指标的变化,以探究 PPARγ 及配体在急性胰腺炎肺损伤中的作用,并观察清胰汤(QYD)对各项指标的影响,从而为防治急性胰腺炎肺损伤提供新的思路及治疗手段。

## 一、主要研究方法和结果

### (一) 研究方法

**1. 实验动物分组和模型制备方法**　健康雄性 Wistar 大鼠 60 只,随机分为六组:假手术组、SAP 组(模型组)、PPARγ 配体罗格列酮(ROSI)处理组、PPARγ 拮抗剂 GW9662 处理组、中药清胰汤处理组、PPARγ 拮抗剂 GW9662+ 中药清胰汤处理组,每组 10 只。模型制备方法及清胰汤应用同本章第三节 ASC 与重症急性胰腺炎肺损伤。各组动物在制模成功并给药后均在 6 小时后抽血并处死动物取材。

**2. 各组动物处理方法**　假手术(sham operation,SO)组:腹部手术开腹后仅轻轻翻动胰腺,不行胆胰管内给药,其他操作与 SAP 组相同,后于颈外静脉注射生理盐水 2ml/kg 补液。PPARγ 配体罗格列酮(ROSI)处理组:造模成功后 10 分钟,通过颈外静脉注射罗格列酮(ROSI),0.3mg/kg(溶解于 10% 二甲基亚砜),后于颈外静脉注射生理盐水 2ml/kg 补液,大鼠均自由饮水、禁食。PPARγ 拮抗剂 GW9662 处理组:造模成功后 10 分钟,通过颈外静脉注射 GW9662 0.3mg/kg,经过第二个 10 分钟后颈外静脉重复注射罗格列酮 0.3mg/kg。后于颈外静脉注射生理盐水 2ml/kg 补液。清胰汤处理组:造模成功后立即灌胃给清胰汤,剂量为

1ml/100g 体重,后于颈外静脉注射生理盐水 2ml/kg 补液。PPARγ 拮抗剂 GW9662+QYD 处理组:造模成功后立即灌胃给 QYD,剂量为 1ml/100g 体重,造模成功后 10 分钟于颈外静脉注射 GW9662 0.3mg/kg,后于颈外静脉注射生理盐水 2ml/kg 补液。

3. 观察指标和检测方法 血清淀粉酶采用自动分析法,单位 IU;动脉血气分析仪检测 $PaO_2$、$PaCO_2$,单位 mmHg;内毒素检测采用鲎试剂法,单位 EU/ml;TNF-α 检测采用放免法,单位 ng/ml;肺组织湿/干重(W/D)比值测定采用真空干燥法用以观察肺水肿情况;肺组织 CINC 含量测定采用 ELISA 法试剂盒检测;肺组织 *CXCL1* mRNA 的表达检测采用 RT-PCR 法;肺组织病理观察取右肺除上下叶的其余肺叶制作标本,肉眼观察肺脏的大体病变后,用 10% 福尔马林磷酸盐缓冲液固定 24 小时后,常规石蜡包埋,切片,HE 染色,光学显微镜下观察。

(二) 研究结果

1. 一般情况的比较 各组大鼠 6 小时内无死亡,假手术组一般情况良好,SAP 组大鼠一般情况较差,出现精神萎靡、反应迟钝、倦怠懒动、呼吸急促、浅快等表现。PPARγ 配体罗格列酮(ROSI)处理组及 QYD 处理组一般情况较 SAP 组有所改善,术后恢复较快,精神活动和呼吸情况明显改善,PPARγ 拮抗剂 GW9662 处理组一般情况与 SAP 组无明显差别,PPARγ 拮抗剂 GW9662+ QYD 组一般情况较 PPARγ 拮抗剂组好。

2. 病理检查结果 大体观察可见,假手术组大鼠肺脏颜色鲜红,质地柔软,富有弹性,胰腺透明度好,无充血水肿,腹水量少或没有。SAP 模型各组,肺脏均有不同程度的肿胀,表面可见暗红色点状病灶,切面可有淡红色或白色泡沫样液体溢出,胰腺表面呈暗黄色、质硬、粘连,胰腺组织轮廓消失,出血坏死灶明显,腹水量多,呈淡黄色偶见血性腹水,其中 PPARγ 配体组及 QYD 处理组较轻,PPARγ 拮抗剂处理组及 PPARγ 拮抗剂 + QYD 处理组较重。

肺组织石蜡切片,HE 染色后光镜下观察可见,假手术组肺组织结构清晰,间质血管无充血,肺泡腔内未见中性粒细胞浸润,偶见轻度水肿。SAP 组大鼠肺间质炎症细胞浸润、出血、肺间质水肿,肺泡结构破坏。PPARγ 配体组及 QYD 处理组肺泡腔内炎症细胞浸润减轻,渗出减少,PPARγ 拮抗剂处理组病理改变同 SAP 组相似,PPARγ 拮抗剂 +QYD 处理组病理改变较 PPARγ 拮抗剂组明显减轻。

3. 动脉血气 $PaO_2$、$PaCO_2$ 的变化 与假手术组相比较,SAP 模型组 $PaO_2$ 显著下降,$PaCO_2$ 显著升高($P<0.05$);PPARγ 配体罗格列酮(ROSI)处理组 $PaO_2$ 显著升高,$PaCO_2$ 显著下降($P<0.05$);PPARγ 拮抗剂 GW9662 处理组与 SAP 模型组相比 $PaO_2$、$PaCO_2$ 变化差异无统计学意义($P>0.05$);QYD 处理组与 SAP 模型组相比 $PaO_2$ 显著升高,$PaCO_2$ 显著下降($P<0.05$);PPARγ 拮抗剂 GW9662+QYD 处理组与 PPARγ 拮抗剂组相比 $PaO_2$ 显著升高,$PaCO_2$ 明显降低($P<0.05$)。

4. 肺组织湿/干重(W/D)比值的变化 与假手术组相比较,SAP 模型组肺组织湿/干重比值显著升高($P<0.05$);与 SAP 模型组相比较,PPARγ 配体罗格列酮(ROSI)处理组显著下降($P<0.05$),而 PPARγ 拮抗剂 GW9662 处理组无统计学意义($P>0.05$),QYD 处理组显著下降($P<0.05$);与 PPARγ 拮抗剂组相比,PPARγ 拮抗剂 GW9662+ QYD 处理组有所降低($P<0.05$)。

5. 血清淀粉酶(AMY)的活性的变化 与假手术组相比,SAP 模型组血清淀粉酶活性显著升高（$P<0.05$）；与 SAP 模型组相比较，PPARγ 配体罗格列酮（ROSI）处理组血清淀粉酶活性显著下降（$P<0.05$），PPARγ 拮抗剂 GW9662 处理组差异无统计学意义（$P>0.05$）；QYD 处理组血清淀粉酶活性显著下降（$P<0.05$）；与 PPARγ 拮抗剂组相比较，PPARγ 拮抗剂 GW9662+ QYD 处理组血清淀粉酶活性明显降低（$P<0.05$）。

6. **血清肿瘤坏死因子-α（TNF-α）含量、血中内毒素水平、肺组织中 CINC 含量、肺组织中 CXCL1 mRNA 的表达的变化**　均与血清淀粉酶活性的变化呈现相同的趋势。

## 二、研究结果的分析和意义

本实验通过建立大鼠重症急性胰腺炎合并肺损伤模型，旨在探讨 PPARγ 及其配体对急性胰腺炎肺损伤的保护性作用，并以此为基础挖掘中药清胰汤治疗急性胰腺炎的机理，从而为防治急性胰腺炎肺损伤及降低重症急性胰腺炎的病死率开拓新的思路及治疗手段。

### （一）重症急性胰腺炎合并肺损伤模型

**1. 大鼠一般情况及肺脏病理观察结果**　从本实验模型中可以看到，假手术组大鼠一般情况好，而模型组大鼠一般情况较差，出现精神萎靡、反应迟钝、倦怠懒动、呼吸急促、浅快等表现，造模后 6 小时肺组织在光镜下表现为：肺间质炎症细胞浸润、出血、肺间质充血水肿，肺泡结构破坏，部分肺泡腔塌陷，肺泡腔内可见浆液性渗出，上述临床表现及病理学改变与临床上观察到的 SAP 患者的表现是相吻合的。

**2. 肺组织湿/干重比值、血清淀粉酶及 $PaO_2$、$PaCO_2$ 的变化**　肺湿/干重比值可以比较准确地反映肺组织含水量，且操作简单。本实验模型组肺湿/干重比明显增加，表明全身炎症反应可以导致肺泡-毛细血管膜通透性增高，肺间质和肺泡水肿，肺水含量增加，而肺水肿的发生正是 ALI 合并肺损伤的主要表现之一。模型组血清淀粉酶与假手术相比明显升高，而血清淀粉酶愈高对于诊断急性胰腺炎的正确率也越大。模型组 $PaO_2$ 下降明显，$PaO_2$ 明显低于假手术组，而 $PCO_2$ 明显高于假手术组，$PaO_2$ 下降和 $PaCO_2$ 升高提示肺功能受损，肺通气、换气功能障碍。

**3. 血清肿瘤坏死因子-α（TNF-α）**　TNF-α 是一种具有广谱生理和病理效应的可溶性多肽，相对分子质量为 17kDa，是一种重要的前炎症介质，在体内主要由单核巨噬细胞产生，可由多种物质诱导产生，如 IL-1、GM-CSF、PAF、神经肽等。TNF-α 具有双重作用，适量释放可提高白细胞对病原体的清除能力，但过量释放对机体具有强烈的毒性。TNF-α 能作用于多种细胞，作为重要的"起始因子"在细胞和亚细胞水平上激发一系列级联反应，诱导 IL-1、IL-6、IL-8 及自身的产生；上调内皮细胞黏附因子表达，增加中性粒细胞内皮黏附；增强中性粒细胞吞噬功能，诱导其产生血小板活化因子、白三烯 B4、血栓素 A2 及氧化代谢产物和蛋白水解酶，导致组织损伤。TNF-α 能增强巨噬细胞的活性和杀伤能力、增强巨噬细胞促进免疫应答的能力，对炎症局部的中性粒细胞的活性和聚集也有促进作用。肺血管内皮细胞连续性衬覆于血管内，是构成气-血屏障的主要成分，不但是 ALI 过程中致炎因子作用的主要靶细胞，更是活跃的炎症和效应细胞。有研究证实，TNF-α 可以造成血管内皮细胞的损伤，内皮细胞是其作用靶细胞之一。急性胰腺炎肺损伤是 ARDS 病程的早期阶段，其病理生理过程与 ARDS 相似，主要表现为肺毛细血管内皮细胞的损害。在动物实验观察到，ALI 时肺血管内聚集了大量的中性白细胞，通过释放毒性物质如花生四烯酸、颗粒成分及氧化代谢产物,特别是弹性蛋白酶和氧自由基参与肺组织损害。实验研究发现,重症急性胰腺炎时肺内出现 TNF-α 的过度表达,可能是发生肺损伤的重要原因。

本实验观察到 TNF-α 在模型组动物中的血浓度远比假手术组高,这表明 SAP 合并 ALI 时 TNF-α 起着重要的作用,是引起肺损伤出现及加重的重要因素。

**4. 血中内毒素水平的变化** 近年来的研究表明,AP 发展成重症急性胰腺炎(SAP)的病理变化很可能是消化酶的异常激活、机体过度炎症反应和继发细菌性感染共同作用的结果。这些病理生理改变是 SAP 临床上早、晚期出现两个病死率"高峰"的病理基础。在 SAP 的早期,胰酶的活化,炎症介质、细胞因子和氧自由基的诱生以及机体高凝状态引发的机体超强的炎症反应,即全身炎症反应综合征(SIRS)是造成人体器官损害和死亡的第一个"高峰"。而来自肠源性细菌的严重感染和内毒素血症对细胞因子诱生及 DIC 的形成导致了后期病理生理的恶性循环,造成严重的多脏器衰竭,形成 SAP 病死率变化的第二个"高峰"。早期内毒素的升高可能是由于手术造模所致,而与胰腺炎症反应程度无明显相关关系,其后由于胰腺炎症导致的肠功能障碍,致使胃肠道扩张、淤滞和肠黏膜屏障损伤、肠道菌群移位,促使大量的内毒素释放入血,是重症急性胰腺炎后期出现严重的内毒素血症(ETM)的直接原因,而且内毒素血症的程度和胰腺炎的严重程度相关。

国内外大量研究表明,内毒素激活炎症细胞释放致炎因子是临床引起全身炎症反应综合征(SIRS)、急性肺损伤(ALI)和呼吸窘迫综合征(ARDS)的关键环节。重症急性胰腺炎所致全身炎症反应综合征(SIRS)时,中性粒细胞及单核巨噬细胞作为最重要的炎症效应细胞,由于内毒素的激活作用过度活化而加重了炎症反应。有研究表明,内毒素在诱发中性粒细胞"呼吸爆发"导致急性肺损伤中起重要作用。而由内毒素休克或内毒素血症引发的多脏器损伤中,肺脏往往是最先受累的器官之一。本实验结果显示,模型组血中内毒素水平显著高于假手术组,与之相对应,肺组织病理显示模型组为明显的肺损伤,肺组织湿/干重比值显著升高。其机制可能为:内毒素及内毒素诱导产生的炎症因子,如 TNF-α、IL-1、PAF 等均可诱导内皮细胞表达大量黏附分子(CINC、ICAM-1 等),使中性粒细胞黏附于血管内皮细胞,经随机运动而进入肺泡间隔或肺泡腔。中性粒细胞在肺组织的聚集、黏附、迁移是 LPS 引发 ALI 的最突出特征。内毒素亦可引起肺内微血栓形成;内毒素作用于机体产生 TNF-α、IL-1、TXA2、PAF 等,可引起肺毛细血管通透性增加而引起肺水肿。因此,本实验亦进一步证实了内毒素在重症急性胰腺炎所引起的肺损伤的发病机制中起重要作用。

**5. 肺组织中 CINC 蛋白的含量及 *CXCL1* mRNA 的表达** 趋化因子(chemokines)是机体内能使细胞发生趋化运动的小分子细胞因子,其相对分子质量多在 8~12kDa 之间,对中性粒细胞、淋巴细胞、单核细胞等多种细胞具有趋化作用。趋化因子主要通过以下途径影响白细胞的作用:与白细胞受体结合后,引起白细胞表面整合素表达上调,细胞活化,白细胞黏附到血管内皮细胞;趋化因子促进黏附的白细胞通过血管内皮和细胞外基质游走至炎症部位;刺激损伤部位白细胞的活化等。此外,趋化因子还可以引起细胞内钙离子浓度升高,细胞形态改变,脱颗粒、呼吸爆发,增强细胞黏附和组织损伤能力。CINC 最早由 Watanabe 等于 1989 年首先在 IL-1β 刺激的正常大鼠肾脏上皮细胞系(NRK-52E)中纯化获得。其相对分子质量为 8kDa,含有 72 个氨基酸,具有强烈的趋化中性粒细胞的活性。研究表明,急性胰腺炎并发内毒素血症时,大鼠血清中 CINC 浓度显著升高。Blackwell 等通过 Northern 斑点杂交研究发现,内毒素诱导肺损伤大鼠肺组织内 CINC 表达显著增加,因此推测 CINC 表达增加与急性肺损伤(ALI)发生过程中,肺组织内以中性粒细胞为主的炎症过程有关。Liang 等通过研究铃蟾肽诱导的并发内毒素血症的胰腺炎大鼠发现,静脉给予新型酰胺衍生物 IS-741 能够有效减轻胰腺炎大鼠肺损伤程度,降低血清 CINC 浓度以及循环中 CD11/CD18 阳性细胞的数量,并认为胰腺炎大鼠肺组织内巨噬细胞产生的 CINC 不仅具有强烈的趋化中性粒细胞的活性作用,而且能够诱导中性粒细胞的活化,包括中性粒细胞表面黏附分子 CD11b/CD18 的表达和中性粒细胞的呼吸爆发。Bhatia 等研究发现,用抗 CINC 抗体治疗铃蟾肽(一种含有 14 个氨基酸残基的生物活性肽)诱导的胰腺炎大鼠,虽然对铃蟾肽引起的胰腺损伤无明显作用,但是可以显著降低铃蟾肽引起的肺内髓过氧化物酶(MPO)活性的升高程度,降低肺组织内血管的通透性,因此认为,CINC 在 AP 引起的全身炎症反应中起重要作用。

本实验结果显示,正常大鼠肺组织内几乎无 CINC 蛋白及 *CXCL1* mRNA 的表达;诱导胰腺炎 6 小时后,大鼠肺组织内 CINC 蛋白及 *CXCL1* mRNA 表达明显增加,此研究结果提示,胰腺炎大鼠肺组织内巨噬细胞产生的 CINC 在胰腺炎相关性肺损伤的发生中起重要作用,可能正是因为趋化因子 CINC 对白细胞的黏附、活化等系列作用,引起了肺组织的损伤。有研究表明,应用抗 CINC 抗体仅能部分减轻而不能完全避免胰腺炎肺损伤,这提示在大鼠胰腺炎肺损伤过程中,可能还有其他趋化因子起作用。同样,AP 患者中,也可能有多种趋化因子如 IL-8、ENA-78、GRO-α 参与了胰腺炎和胰腺炎肺损伤的过程,因此,应当重视包括 IL-8、ENA-78、GRO-α 在内的多种趋化因子形成的趋化因子家族在 AP 及 ALI 中的作用。

### (二) PPARγ 及其配体对急性胰腺炎肺损伤的保护作用

过氧化物酶体增殖物激活受体(PPARs)是核因子受体家族的配体激活转录因子。在过去的 20 余年里科学家们对 PPARs 在调节脂蛋白和脂质的代谢、炎症反应、葡萄糖的平衡和细胞分化等一些生理过程中的作用做了大量的研究。迄今为止,已发现了 3 种 PPAR 异构体:PPARα、PPARβ 和 PPARγ,每一种由不同的基因编码,有不同的表达方式。PPARγ 配体通过 PPARγ 依赖和非依赖性机制,从不同水平调控细胞内多个炎症信号转导途径,其中负性调节巨噬细胞分化和活化时诱导的促炎症因子基因的表达,是其抗炎效应的分子基础。研究已证实,PPARγ 激动剂可抑制人类外周血中的炎症细胞产生 IL-1β、IL-6、TNF-α。同时,另一些研究表明,活化的腹膜巨噬细胞明显上调 PPARγ 表达,PPARγ 配体抑制 iNOS、明胶酶 B 和清道夫受体 A 基因的表达,PPARγ 活化还可通过抑制 NF-κB 活化和转位而抑制环氧合酶 2 的表达。T 细胞中 PPARγ 的活化抑制 IL-2 的表达可能与反式阻抑 NFAT 表达有关。大鼠循环中单核细胞的 PPARγ 活化可下调单核细胞趋化蛋白-1(MCP-1)受体(CCR2)表达。炎症诱导的 C/EBPδ 表达上调 PPARγ 的转录和蛋白表达,再反过来通过 STAT-3 信号转导通路抑制 C/EBPδ,负性调节炎症过程。虽然 AP 病因各不相同,但都有共同的病理生理基础。即几种致病因素引发胰腺腺泡损伤,其内部的消化酶被异常活化,随后活化的消化酶对正常腺泡产生自身消化,触发胰腺内单核巨噬细胞的激活并级联"瀑布式"反应释放出大量炎症细胞因子,如 TNF-α、IL-10、IL-6 和 ICAM-1 等。抑制这些炎症介质能明显改善胰腺的炎症程度。与 AP 有关的细胞因子和促炎介质也受到 NF-κB 的调节。近年来的研究表明,PPARγ 激动剂具有强大的抗炎特性,但是 PPARγ 在 AP 中的作用尚未完全阐明。Hashimoto 等对 AP 大鼠干预性应用 15d-PGJ2 后,胰腺组织学改变明显减轻,15d-PGJ2 主要是通过抑制 IκB 蛋白的降解而发挥效应的,因此认为 PPARγ 配体可能是治疗 AP 的一种崭新有效的治疗手段。Cuzzocrea 等在用雨蛙素诱导的小鼠 AP 模型中发现,在 PPARγ 激动剂罗格列酮的干预下,胰腺的炎症和组织损伤、硝基酪氨酸和 ICAM-1 的表达、中性粒细胞的浸润均较 AP 组显著减轻或明显降低。Konturek 等在用雨蛙素诱导的大鼠 AP 模型中发现,在 PPARγ 吡格列酮干预下,胰腺组织炎症和损伤减轻,胰腺蛋白表达上调,并和吡格列酮呈剂量依赖关系,认为吡格列酮的这种作用与其抑制炎症细胞因子 IL-1β 的释放和热激蛋白 -70(HSP-70)的过度表达有关,这表明 PPARγ 对 AP 早期的炎症级联瀑布式反应起直接抑制作用。此外,大量的实验证据表明 PPARγ 在调控内毒素肺损伤时效应细胞活化和炎症介质的合成、分泌中起到重要的作用,PPARγ 配体有可能成为治疗内毒素肺损伤的新方法。Cuzzocrea 等利用角叉菜胶胸膜炎模型,腹腔注射罗格列酮预处理后观察到 PPARγ 有潜在的抗炎作用,可抑制肺内中性粒细胞、单核细胞聚集和脂质过氧化,降低硝基酪氨酸生成和 ADP-核糖聚合酶(PARP)活性;抑制肺组织中 iNOS、COX-2、ICAM-1 和 P-选择素的表达,明显减轻肺组织损伤程度。作者进一步用 PPARγ 拮抗剂 BADGE(30mg/kg)预处理,发现罗格列酮的保护作用消失,证实了 PPARγ 配体在肺损伤中的抗炎作用。由上可见,PPARγ 及其配体在不同动物模型中体内外试验已显示抗炎特性,对肺损伤有一定的保护作用。

综上所述,本实验应用逆行胆胰管注射脱氧胆酸钠复制大鼠重症急性胰腺炎肺损伤模型,并通过 SAP 组、PPARγ 配体罗格列酮(ROSI)处理组、PPARγ 拮抗剂(GW9662)处理组三组比较可以发现:PPARγ 配体组相对于 SAP 组,肺组织湿/干重比、血清淀粉酶、$PCO_2$、TNF-α、内毒素、肺组织中 CINC 蛋白含量及 *CXCL1* mRNA 的表达均显著下降,$PaO_2$ 显著升高,因而表明 PPARγ 及其配体对急性胰腺炎肺损伤具有良好的保护性作用,与文献报道相符。PPARγ 拮抗剂处理组相对于 SAP 组,肺组织湿/干重比、血清淀粉酶、$PaO_2$、$PaCO_2$、TNF-α、内毒素、肺组织中 CINC 蛋白含量及 *CXCL1* mRNA 的表达均差异无统计学意义,由此说明 PPARγ 及其配体对急性胰腺炎肺损伤的保护性作用可被 PPARγ 拮抗剂所逆转,亦从另一个角度证明了 PPARγ 及其配体对急性胰腺炎肺损伤的保护性作用。

### (三)中药清胰汤治疗 SAP 及相关肺损伤的优势和其与 PPARγ 的关系

**中药清胰汤治疗 SAP 及相关肺损伤的机制及优势** 中药清胰汤治疗急性胰腺炎的优势,是取其通里攻下、活血化瘀、清热解毒之功,不仅可以直接中和内毒素,还可以保护肠道屏障,减少肠源性内毒素的产生和吸收,防止过氧化损伤,改善微循环,并且有利胆、降酶、抑菌等功用,对急性胰腺炎及多器官功能不全综合征治疗常收显效。

本实验通过 QYD 处理组与 PPARγ 拮抗剂 +QYD 处理组比较可以发现:拮抗剂 + 中药处理组相对于 PPARγ 拮抗剂组,肺组织湿/干重比、血清淀粉酶、$PaCO_2$、TNF-α、内毒素、肺组织中 CINC 蛋白含量及 *CXCL1* mRNA 的表达均显著降低,$PaO_2$ 显著升高,此结果表明,中药清胰汤可以逆转 PPARγ 拮抗剂对于 SAP 及相关肺损伤的病理作用,使其相关指标好转。结合以上分析可以做出如下推断:中药清胰汤治疗急性胰腺炎肺损伤的机理在一定程度上可能是通过激活 PPARγ 而起作用,起到配体激动剂的作用,并能逆转 PPARγ 拮抗剂的作用,从而间接地证明了中药清胰汤治疗急性胰腺炎肺损伤的部分机制。SAP 及相关肺损伤的特征之一便是机体全身性过度的炎症反应以及促炎介质的大量释放,而 PPARγ 是一个炎症反应的调节剂,可下调相关促炎基因的表达,具有抗炎作用,中药清胰汤可能通过激活 PPARγ 而抑制机体过度的炎症反应,从而达到治疗作用。这与中药治疗疾病的基本机制即"以偏纠偏"以及中医的基本理论"阴阳对立制约""阴阳平衡"观是相吻合的,从而达到"纠偏求平""阴平阳秘"的目的。其中促进机体过度的炎症反应以及促炎介质的大量释放的因素如 NF-κB 等属"阳",而抑制机体炎症反应以及促炎介质释放的因素如 PPARγ 等属"阴",这或许又为研究如何防治急性胰腺炎及其相关肺损伤提供了新的思路,即如何进一步挖掘体内的抗炎因素,并通过激活这些抗炎因素,以抑制机体过度的炎症反应,达到机体炎症反应和抑炎反应动态平衡,恢复机体的"阴阳平衡",以达到防治急性胰腺炎及其相关肺损伤的目的。但是,由于中药复方成分本身的复杂性,故对其药理效应产生的理论基础和作用机制均尚缺乏深入的了解,而且中药清胰汤治疗 SAP 及相关肺损伤亦并不是单一的通过激活 PPARγ 而起作用,还有其他许多机制和相关的炎症通路。

(皮园园 陈海龙)

# 第七节 PBEF 的生物学功能和病理作用

前体 B 细胞克隆增强因子(pre-B-cell colony-enhancing factor,PBEF)最早是因为发现它具有促进前体 B 细胞成熟的功能而命名的。后来的研究表明,PBEF 还参与细胞代谢、炎症和免疫调节。PBEF 在细胞内外皆有表达。以细胞内形式存在的 PBEF 具有烟酰胺磷酸核糖酰基转移酶(nicotinamide phosphoribosyl transferase,NAMPT)的作用;细胞外形式的 PBEF 本身是一种促炎细胞因子,同时也可促进其他炎症因子如 TNF-α、IL-1β、IL-16、TGF-β1 或趋化因子受体 CCR3 的表达。PBEF 可增加 CD14+ 单核细胞、巨噬细胞、树突细胞分泌 IL-6、TNF-α 及 IL-1β,增强 T 细胞的效力,对 B 细胞和 T 细胞的发育至关重要。本节概述 PBEF 在近年来炎症和代谢的相关研究进展。

## 一、简述

PBEF 首次发现于 1994 年,作为前体 B 细胞克隆增强因子被命名为 PBEF。后来发现 PBEF 具有烟酰胺磷酸核糖转移酶作用,并命名为烟酰胺磷酸核糖转移酶(nicotinamide phosphoribosyl transferase,NAMPT);由于发现内脏脂肪可以分泌 PBEF,于是又称其为内脂素(visfatin)。PBEF 有细胞内和细胞外两种存在形式,并具有 3 种主要的生理功能,即参与细胞代谢、炎症和免疫调节。在细胞内部,PBEF 发挥了 NAMPT 的作用,它在烟酰胺腺嘌呤二核苷酸(NAD+)的补救途径中是第一个调控限速步骤的酶。在其作用下,NAD+ 转化成 NADP,再转换成 NADPH。细胞外部的 PBEF 可增加炎症细胞因子如 IL-8、IL-6、IL-1β 及 TNF-α 的分泌。PBEF 在细胞内外均可发挥免疫调节作用,同样参与着先天免疫和适应性免疫反应。除了上述生理功能,在很多炎症性疾病病理状态下(例如银屑病、类风湿关节炎和溃疡性结肠炎等)也发现 PBEF 的表达上调。此外,还见于动脉硬化,脓毒症患者的急性肺损伤以及早产和 2 型糖尿病(type 2 diabetes mellitus,T2DM)。通过其 NAMPT 的活性,PBEF 也参与到多种癌症疾病的发生发展过程中。除了已知报道,回顾性研究和临床数据表明 PBEF 与这些疾病之间的关系仍具有一定的争议。

## 二、PBEF 的基因特点与蛋白质结构

Samal 等确定了 *NAMPT* 基因可转录 3 种 mRNA 变异体,长度分别为 2.0、2.4 以及 4.0kb。PBEF 蛋白有 6 个半胱氨酸残基,因此暗示其可形成一个锌指结构的蛋白,此外它有 2 个天冬酰胺糖基化位点、4 个肌酸激酶 2 磷酸化位点、1 个疏水性氨基端。在 2001 年,Ognjanovic 及其同事在 Samal 原有工作的基础上进行了扩展,发现编码 *NAMPT* 2.4kb 的 mRNA 有 11 个外显子和 10 个内含子。与其他蛋白相比,其基因组结构类似于促性腺激素释放因子受体(GNHRH)。2000 年,Martin 等人在杜克雷嗜血杆菌中发现了 *NAMPT* 是唯一一种能独立编码 NAD 的基因。该基因被确定能够编码 NAD 生物合成途径中的烟酰胺磷酸核糖酰基转移酶。Kitani 等人研究了大鼠的 PBEF,发现其 mRNA 变异体有 2.3kb,2.6kb 和 4.5kb 3 种长度。McGlothlin 与其同事对犬的 PBEF 进行了测序,发现与人类 PBEF 具有 96% 同源性,与小鼠和大鼠有 94% 的同源性。2006 年,Bae 与其同事对人类 PBEF 进行了进一步的研究,他们采用 NAMPT 抑制剂 FK866 确定了小鼠 PBEF 的存在和大鼠 PBEF 自身与复合物形式存在的晶状体结构。对猪 *NAMPT* 基因进行测序后,也发现了 3 种剪接变异体。

## 三、PBEF 的位置及表达调节

### (一) PBEF 的组织分布和调节

PBEF 存在于多种组织和细胞中。Samal 等人报道人类 PBEF 在骨髓、肝组织和肌肉细胞中呈现高表达,也在其他组织如胎盘、肾脏、心脏和肺组织中表达。2001 年,Ognjanovic 发现 PBEF 定位于胎儿羊膜和绒毛以及母体蜕膜细胞中。Kitani 等研究了 PBEF 在人类和大鼠组织中的分布,发现在白细胞中表达最高,其次是肝和肺组织。这与大鼠类似,但大鼠 PBEF 在心脏中的表达高于肺组织。McGlothlin 等人利用犬 PBEF 抗体发现 PBEF 主要表达在肝脏中,其次是肌肉细胞和肺组织。2007 年,Revollo 等研究了小鼠细胞内 PBEF 的定位,即在棕色脂肪组织、肝脏和肾脏的表达最高,心脏表达呈中等水平,白色脂肪、肺、脾、睾丸和肌肉表达水平最低。

人类 PBEF 的基因组结构中存在一些调节元件,可与 NF-1、AP-1 和 NF-κB 结合。cAMP 反应元件结合蛋白(CREB)和 AP-2 结合位点的存在表明 PBEF 可受激素和磷酸化途径调节,TNF-α、IL-1β、IL-6 都可促进 PBEF 表达。PBEF 启动子区域存在一些糖皮质激素反应元件(GREs)。地塞米松是一种糖皮质激素,因此可抑制 IL-1β 和 TNF-α 对 PBEF 的作用,这也暗示了 PBEF 是一种炎症分子。在寻找新的脂肪细胞时,Fukuhara 等检测了人类和小鼠的内脏及皮下脂肪中 mRNA 的表达情况,发现内脏脂肪的 *NAMPT* mRNA 水平比皮下脂肪高很多。β-肾上腺素能抑制剂及 cAMP 可下调 PBEF 表达,也有报道称 PI3K 激酶可能在维持 PBEF 表达的正常水平中发挥作用。在前体脂肪细胞中,胰岛素、三碘甲状腺原氨酸($T_3$)、孕酮、睾酮棕榈酸和油酸可增加 PBEF 表达,然而在分化的脂肪细胞中,胰岛素可降低 PBEF 的表达。油酸和性激素对脂肪细胞中的 PBEF 的表达没有任何影响,但 TNF-α 和 PPAR-γ 抑制剂可降低其表达。抗甲状腺治疗前后,$T_3$ 对 PBEF 的抑制作用已在 Graves's 病患者中

得到证实。TNF-α 可增加单核细胞中的 PBEF 表达,且氧化 LDL 可加强 TNF-α 的这种作用。

### (二) 亚细胞定位

**1. 细胞外**  Samal 等人通过发现对放线菌酮发生反应的新型蛋白质来寻找新的细胞因子。因此 PBEF 被确定为一种细胞因子。Ognjanovic 通过报道 *NAMPT* 基因组结构中含有 NF-1、AP-1、NF-κB 这些细胞因子转录元件证实它是一种细胞外细胞因子。Fukuhara 发现 PBEF 是内脏脂肪高表达的一种分泌型因子,而 Revollo 证实小鼠血液循环中可发现 PBEF 的存在。

**2. 细胞内**  2002 年,Rongvaux 验证了 PBEF 具有免疫调节功能,尤其与抗体介导的免疫反应有关。在这些实验中,PBEF 被发现主要存在于脾细胞的胞质中。类似的,Revollo 发现 HIB-1B 和 3T3-L1 分化细胞细胞内 PBEF 水平呈现高表达。也有报道称 PBEF 存在于细胞质基质而非胞质的囊泡中。

**3. 细胞核**  Kitani 发现增殖细胞中的 PBEF 在核中的表达高于胞质中,然而非增殖细胞也是这样一种情况。但 Kitani 没能观察到分泌型 PBEF,并推测 PBEF 不是一种细胞因子。Kralisch 和 MacLaren 报道地塞米松增加 PBEF 的表达。在近年报道中发现内脏脂肪中 PBEF 表达最高,且活体小鼠脂肪组织中的含量比 3T3-L1 细胞的表达低 6 倍。根据 Hector 的结论,PBEF 也可能在活体细胞的作用不同于体外细胞系,即在体外细胞系中,PBEF 是 TNF-α 作用下生成的炎性细胞因子,而在体内,PBEF 是脂肪细胞所分泌的能够结合胰岛素受体的类胰岛素样物质。

## 四、PBEF 的胞外作用

### (一) PBEF 和细胞因子的关系

Samal 等人早先报道 PBEF 是一种细胞因子,因放线菌酮可刺激外周血淋巴细胞 PBEF 的表达。且 Ognjanovic 等人发现羊膜 WISH 细胞中的 PBEF 确实是一种分泌的细胞因子。Ognjanovic 随后进行的基因测序和生物学功能测定为 PBEF 是一种细胞因子提供了更多的证据,并证实了 Samal 所观察到的 PBEF 缺乏细胞因子分泌序列的现象。PBEF 细胞因子的序列中也发现了一些重要的调节元件包括 NF-κB 和 AP-1 以及一些糖皮质激素调节元件。

PBEF 可与大量炎症细胞因子和抗炎细胞因子相互作用。以 PBEF 刺激人类外周血单核细胞,发现 IL-1β、TNF-α、IL-10、白介素受体拮抗剂表达都上调,但似乎对 IL-6 的作用最为强大。因为实验发现 PBEF 在浓度低至 5ng/ml 时仍可上调 IL-6 的表达,而在浓度为 50ng/ml 时,PBEF 可显著增加 IL-1β 和 TNF-α 的表达。250ng/ml 和 100ng/ml 的 PBEF 可上调抗炎细胞因子 IL-10 和白介素受体拮抗剂的表达。在小鼠体内实验中,通过腹腔注射重组小鼠 PBEF 可不同程度增加实验动物血清和组织中 IL-6、IL-1β 和 TNF-α 的表达。Ognjanovic 的体外实验结果与之相似。PBEF 对 IL-8 的促生成作用在单核 THP-1 细胞中得到了证实。虽然细胞内到细胞外的 PBEF 分泌途径是未知的,但已知的是 PBEF 的分泌并不依赖高尔基体或微囊泡。PBEF 可上调 TGF-β1 的表达,后者是调控免疫细胞生长、分化、凋亡的一种重要的细胞因子,并在最近被发现可影响 IL-16 与 CCR3 的表达。正是由于 PBEF 对细胞因子诱导物或一些常见的细胞因子调节元件产生反应,才能上调一些主要的细胞因子如 IL-6、TNF-α、IL-1β 或 TGF-β1 的表达。除了炎性细胞因子的生成外,高水平的 PBEF 也可促进抗炎细胞因子生成。虽然这与 PBEF 的促炎作用相矛盾,但可能是由于 PBEF 在炎症早期发挥促炎作用,随着炎症反应的进展,PBEF 的水平上升到一定程度由促进炎症反应的正反馈作用转换到负反馈作用并伴随着促进抗炎细胞因子的生成。

### (二) PBEF 和白细胞

PBEF 的首次命名是根据观察到 PBEF 可协同 IL-7 与干细胞因子对前 B 细胞克隆有增强作用而命名的。这与 CD4$^+$ T 细胞和巨噬细胞活化有关,并且通过微阵列研究发现 PBEF 可通过钙依赖的信号在 T 细胞中受到调控。Rongvaux 在 2002 年发现 PBEF 在适应性免疫反应中的表达是上调的。在炎症介质 LPS、IL-1β、TNF-α 刺激外周血单核细胞后发现了 *NAMPT* mRNA 的表达增高。PBEF 也可增加人类单核细胞系 THP-1 中 MMP-9 的活性,并增加外周血单核细胞分泌 TNF-α 和 IL-8 的含量。有趣的是,PBEF 对 MMP-9、TNF-α 和 IL-8 的作用在胰岛素受体阻断后消失,说明 PBEF 可与胰岛素受体相结合而发挥这些促炎作用。反之,PBEF 对 CD14$^+$ 单核细胞中 IL-1β、TNF-α 和 IL-6 的分泌呈剂量依赖性作用,但不能促进单核细胞源性巨噬细胞和树突细胞中的 IL-1β、TNF-α 分泌。

近年来,发现 PBEF 对 T 细胞和 B 细胞的发育至关重要。在免疫细胞中也发现了 PBEF 的 NAMPT 活性,在氧化和基因毒性应激的环境下使自身得以存活。细胞外 PBEF 在应激时通过 STAT3 生存途径抑制巨噬细胞凋亡。PBEF 总的作用效果是加重炎症反应。许多细胞在 PBEF 作用下生成 IL-6,也增加 CD54 和 CD40 细胞的表达。CD54,也称为 ICAM-1,属于黏附分子中免疫球蛋白超家族中的成员,是介导黏附反应的一个重要黏附分子,可促进炎症进展,白细胞浸润;CD40 抗原是属于 TNFR 超家族的细胞表面分子,广泛表达于 B 淋巴细胞的所有发育和分化阶段及一些其他特定细胞类型上。B 细胞表达的 CD40 分子主要通过与表达在活化 CD4$^+$T 细胞上的 CD40 配体(CD40L)相互作用传递信号,从而调控 B 细胞的分化,特别是免疫球蛋白(Ig)的同型转换和生发中心的形成。值得注意的是,PBEF 只增加 CD80 而不增加 CD86 的表达。CD80 和 CD86 是共刺激分子都可与 CD28 结合,这种结合在 T 细胞活化过程中是必不可少的。虽然 IL-10 是诸如 IL-1、IL-6 和 TNF-α 等细胞因子的主要抑制剂,但这种作用主要是通过抑制 CD80 和 CD86 而来的。另一方面,即便 IL-10 可通过 CD28 来抑制 CD4$^+$,但也可帮助 B 细胞活化,延长 B 细胞生存时间并刺激某些 CD8$^+$ T 细胞的增殖。

## 五、PBEF 的胞内作用

细胞内形式存在的 PBEF,其功能主要表现为烟酰胺磷酸核糖转移酶(NAMPT),在哺乳动物烟酰胺腺嘌呤二核苷酸(NAD$^+$)生成的补救途径中是一个重要的限速酶。NAD$^+$ 是很多不同反应中的重要底物,比如沉默信息调节蛋白脱乙酰化组蛋白发挥生物学作用,ADP 核糖合成、NADP 合成都依赖 NAD$^+$ 来进行等。在哺乳动物中,已知有 2 种生物合成途径生成 NAD$^+$,即从头合成途径和补救途径。从头合成途径从色氨酸开始,通过多个步骤转换为烟酸单核苷酸(nicotinic acid mononucleotide,NAMN),再转化为烟酸腺嘌呤二核苷酸(nicotinic acid adenine dinucleotide,NAADP),随后转换为 NAD。而补救途径被认为是 NAD 生成的主要途径。即烟酰胺由 NAMPT 转化为烟酰胺单核苷酸(NMN),然后通过烟酰胺单核苷酸腺苷酰转移酶(nicotinamide mononucleotide adenylyltransferase,NMNAT)将其转化成 NAD$^+$。然后 NAD 可以转换回烟酰胺或 NADH 或 NADP⁺。沉默信息调节蛋白 2（SIR2）能够将 NAD 转换回烟酰胺。NAD 也可以通过醇脱氢酶转换成 NADH 或由 NAD 激酶转化成 NADP⁺。在这里，NADP⁺ 是 NADPH 的氧化形式。在氧化 NADP⁺ 的过程中，NADPH 氧化酶（NOX）产生 ROS。沉默信息调节蛋白家族基因已被显示出具有许多有益作用。例如，Sir6 和 Sir1 解毒 ROS，修复 DNA，并降低细胞对凋亡的敏感性。SIR1 可通过抑制 Foxo1 导致这些效应。Foxo1 的抑制也下调了凋亡因子 Fas 和 Bcl-2 的表达，并增加超氧化物歧化酶 2 的生成。PBEF 的细胞内效应已经显示保护细胞免受损伤，因此有人提出 PBEF 是哺乳动物衰老的主要调节分子。然而，由于其具有炎性细胞因子和免疫调节的作用，尚未确定 PBEF 的过度表达是否将是有益的。

## 六、PBEF 与炎症性疾病

除了它的 3 个不同的生理作用外，PBEF 还涉及许多病理过程。PBEF 已被提出在炎性疾病，如脓毒症机械通气所致的急性肺损伤、类风湿关节炎、骨关节炎、炎性肠疾病和脓毒症发挥作用。

### （一）PBEF 和急性肺损伤

PBEF 加重 ALI 的机制可能与它促进细胞因子的释放有关。疾病状态下，PBEF 最初是由 Ye 在急性肺损伤（ALI）中发现的；采用微阵列研究发现，*NAMPT* 基因在 ALI 的犬模型（单侧支气管盐水灌洗）、小鼠模型（LPS 滴注气管）以及 ALI 患者的肺组织中 mRNA 的表达增加最多，分别为 5.79 倍、2.13 倍和 3.67 倍。PBEF 还被推测为机械拉伸和炎症状态下肺组织的感受体。Ye 接下来的研究采用特异性 *NAMPT* 基因沉默技术，以人肺动脉内皮细胞为研究对象，发现 PBEF 在凝血酶（是导致内皮细胞屏障渗透性增强的重要因素）诱导的内皮细胞炎症反应中是必不可少的，即沉默 PBEF 表达后，凝血酶所诱导的 CXCL1 生成大大降低；并且 PBEF 的一个新型作用为可调控胞外 Ca²⁺ 依赖的细胞骨架重排和内皮功能障碍。PBEF 后来被证明在人肺血管内皮细胞内可与 NADH 脱氢酶亚单位 1（ND1）、铁蛋白轻链和干扰素诱导跨膜蛋白 3（interferon-inducible transmembrane protein，IFITM3）相互作用。ND1 和 IFITM3 已被发现参与炎症和氧化应激反应，其作用也在呼吸机诱导性肺损伤（VILI）中得到了证实。

### （二）PBEF 和其他炎性疾病

有学者采用 RT-PCR 的方法发现银屑病患者皮肤细胞中的 *NAMPT* 基因水平比正常人上调超过 5 倍，并推测与银屑病的病理进程有关。此外，其转录活性可能是评估银屑病治疗效果的一个分子标志。另有研究者发现，外周血单核细胞中的 *NAMPT* 基因表达上调，暗示了其可能是银屑病治疗所针对免疫发病机制的一个潜在的候选基因靶点。Moschen 发现克罗恩病和溃疡性结肠炎患者 PBEF 的血浆水平比健康对照组，其表达显著增加；并提出假设——巨噬细胞、树突状细胞和结肠上皮细胞可能是 PBEF 的另一个来源。

Gosset 等研究了 PBEF 在骨性关节炎中的作用，PBEF 被证明可引发前列腺素 E2 的过量释放。PBEF 的这些作用是通过增加微粒体前列腺素 E 合酶-1（mPGES-1）的合成和减少 15-羟基 PG 脱氢酶（15-PGDH）的表达而实现的。在炎性疾病中，PGE 2 通过 COX2 和 mPGES-1 合成，并在 NAD⁺-15-PGDH 依赖性反应中进行分解代谢。PBEF 还可释放 ADAMTS-4、ADAMTS-5、MMP-3 和 MMP-13。

PBEF 也可能促进类风湿关节炎的发生和发展。IL-6 反式信号与 IL-6 样细胞因子抑瘤素 M 可以介导 PBEF 在 RA 发病中的作用。在 RA 患者中,PBEF 通过滑膜成纤维细胞中的 Toll 样受体配体和细胞因子被上调。滑液中 PBEF 的水平与炎症和疾病活动度相关,RA 患者血浆中 PBEF 的水平显著增高。PBEF 在临床脓毒症中通过 caspase-3 和 caspase-8 抑制中性粒细胞的凋亡,并且进一步推测 PBEF 是迟发相的全身炎症反应的一种介质。

ScMffler A 对急性胰腺炎患者进行研究,发现患者血中 PBEF 水平与急性胰腺炎的严重程度、胰腺和胰腺周围组织的坏死程度呈正相关。且 PBEF 浓度为 1.8ng/ml,其坏死程度的阳性预测值为 93.3%,并以此作为预测临界值。因此 PBEF 可以作为一个急性胰腺炎严重程度和其是否有严重组织坏死的早期预测指标。

MoschenAR 首次发现肝炎患者的血清和肝脏细胞有 PBEF 表达。在刀豆凝集素 A 和半乳糖胺/内毒素(LPS)诱导的肝炎动物模型中,发现 PBEF 在血清中和肝脏细胞上均有表达增高。而 Huang JF 发现 PBEF 血清水平与丙型肝炎患者的严重程度呈明显正相关。

在 Lee KA 的临床研究中发现 113 例重度脓毒症患者中有 50 例发展为急性肺损伤(ALI)。血清 PBEF 水平与脓毒症患者病死率和严重程度呈正相关但与此类患者是否发展为 ALI 无相关性。Cekmez F 等研究者观察了血培养阳性的 62 例脓毒症患儿与 43 例健康新生儿比较,发现血 PBEF 与白细胞计数、IL-6、CRP 和 PCT 等明显升高,而且 PBEF 与这些常用指标呈正相关;基于这些数据,作者认为 PBEF 可与白细胞计数、IL-6、CRP 和 PCT 等作为新生儿脓毒症的预测指标。

慢性低度炎症是代谢性疾病如 2 型糖尿病(T2DM)等的危险因素。PBEF 可能在 T2DM 发挥作用。Fukuhara 描述 PBEF 是一种具有结合胰岛素受体和模仿胰岛素作用的脂肪细胞因子。研究发现 2 型糖尿病患者血浆 PBEF 的水平比正常人高,正常人的水平为 15.8~16.7ng/ml,T2DM 患者为 31.9~31.7ng/ml。PBEF 水平的升高是独立的且与 2 型糖尿病显著相关。已发现代谢综合征或颈动脉粥样硬化患者血清 PBEF 水平升高。动脉粥样硬化患者 NAMPT 基因在颈动脉斑块的表达增加,并且该蛋白质定位于富含脂质的巨噬细胞区域。氧化低密度脂蛋白和 TNF-α 可大大增加 PBEF 在单核细胞的表达,急性心肌梗死时 PBEF 的表达也大大增加。然而,在最近的动脉粥样硬化血液透析患者的研究中显示,PBEF 水平与动脉粥样硬化的变化不相关,而与患者的炎症状态有关。后来的研究发现,PBEF 诱导人内皮细胞 MCP-1 和 CCR2 蛋白质分泌,这两种蛋白质被发现有助于 PBEF 促进血管生成的能力,且 MCP-1 是一种炎症因子,而 CCR2 也是趋化因子受体之一,因此说明动脉硬化在一定程度上与炎症相关,这为从炎症入手治疗该病提供了靶标。

此外,研究人员还发现,已发生贫血和转移癌的结直肠癌患者,其 PBEF 在肠和血清中表达增加的同时,炎症因子如 IL-1β、HIF-1α、IL-8、CCL2 和 CCL4 在转录水平也是增加的。以 KF866 抑制 PBEF 时,上述炎症因子的表达下降。因此认为,循环中的 PBEF 与淋巴结转移和炎症以及血管生成指标相关,且是结直肠癌病情加重的相关因素。显著正常的结直肠组织中的 PBEF 表达上调也反映了疾病的状态。

## 七、PBEF 作为炎症疾病治疗靶点的意义

鉴于 PBEF 在细胞内主要发挥烟酰胺磷酸核糖酰基转移酶的作用,在细胞外主要发挥

促炎症因子的作用,PBEF 业已明确参与到多种炎症性疾病的发病机制当中,逐渐成为临床试验当中区别正常与炎症一个重要的标志物或炎症介质。有报道称,抑制 PBEF 烟酰胺磷酸核糖酰基转移酶催化 NAD 的生物合成同样可以下调中性粒细胞的活性,减少 ROS 生成;加之白细胞也是 PBEF 的一个重要来源,由此可见 PBEF 通过自身的不同生理功能可能成为引发炎症性疾病中组织损伤的一种潜在的、重要的原因。而且之前的研究证实作为 NAMPT 抑制剂的 FK866(又称 APO866)可降低炎性细胞因子的生成。此外,有报道认为 PBEF 在某些炎症刺激物作用下,可受成熟 microRNA,如 miR-374a 和 miR-568 的表观遗传调控而表达上调,因此为揭开 PBEF 在炎症中的作用机制提供了一条线索。尤为重要的是,炎症与多种病理机制相关,如胰岛素抵抗、动脉硬化、肿瘤形成、肺损伤等,因此 PBEF 成为令人关注的潜在的临床疾病治疗靶点将具有重大意义。

综上,尽管 NAMPT/visfatin/PBEF 在临床和实验中针对同一种疾病模型可能有不一致的研究结论,这可能是由于研究方法、研究时间以及对象的种属差异所致,但可以明确的是 NAMPT/visfatin/PBEF 的表达受脂肪组织多少与分布、炎症状态、神经、激素以及一些其他因素的影响。由此可知进一步明确 NAMPT/visfatin/PBEF 的合成、释放机制以及发挥病理生理功能的机制将使其成为具有重要临床意义的治疗靶点。

(李　舒　陈海龙)

# 第八节　PBEF 在急性胰腺炎肺损伤发病机制中的作用

2005 年,有学者对 ALI 动物模型和患者的前 B 细胞克隆增强因子 *NAMPT* 基因多态性进行了研究,发现 PBEF 在 ALI 诊断中具有生物标志作用,也提示其在急性肺部疾病的基因诊断中具有潜在的应用价值。自 1994 年 PBEF 最初从外周血活化的淋巴细胞的 cDNA 文库被分离出来,并确定为一个具有促进 B 前体细胞成熟功能的细胞因子之日起,引起了很多研究者的兴趣,PBEF 与疾病的关系更是引起了众多的关注。早期有体外实验表明人类羊膜上皮细胞在承受急性机械延伸,或受到一些炎症因子,如脂多糖、IL-1、IL-6、TNF-α 等的刺激后,PBEF 表达增高,PBEF 表达在患绒膜羊膜炎的早产患者的胎膜中也增高,皆提示 PBEF 可能是引起早产的炎症因子之一。继而发现脓毒症患者的 PBEF 亦高表达,并得出 PBEF 具有通过抑制 caspase-8 和 caspase-3 途径抑制中性粒细胞凋亡的功能。近年更有研究表明 PBEF 可能在炎性通路中是一个重要的信号传递者或是始发者,它作为一个炎性细胞因子,可以通过调节其他炎性细胞因子的表达,在 ALI 的发病机制中起着重要的作用,但具体机制尚待进一步研究。目前,国内外尚无对 APALI 中 PBEF 的表达及功能,特别是清胰汤对其影响的研究报道。

本节实验旨在通过应用 1.5% 去氧胆酸钠逆行胆胰管内注射诱发大鼠 SAP 合并 ALI 的模型,检测血清中的 PBEF 水平,观察肺组织中 *NAMPT* mRNA 和 PBEF 蛋白表达,以及血清 AMY、内毒素、TNF-α、IL-1β、IL-8 等指标的变化。实验设立清胰汤组,同时设立临床常用药物糖皮质激素地塞米松组、抗生素头孢哌酮钠舒巴坦钠(铃兰欣)组、生长抑素醋酸奥曲肽(善宁)组,在比较的基础上,研究 PBEF 和内毒素、TNF-α、IL-1β、IL-8 等介质在 APALI 发病机制中的作用,观察中药清胰汤的干预作用。

## 一、主要研究方法和结果

### (一) 研究方法

**1. 实验动物分组和模型制备方法** 健康雄性 SD 大鼠 144 只,随机分为 6 组:SAP 模型组、假手术组、地塞米松组、头孢哌酮钠舒巴坦钠组、醋酸奥曲肽组和清胰汤组,每组 24 只。各组又分为 6 小时、12 小时和 24 小时三个时相点亚组,分别在造模后 6 小时、12 小时、24 小时剖杀取材。模型制备采用经胆胰管逆行注射 1.5% 去氧胆酸钠方法(1ml/kg)。

地塞米松组:造模后立即经尾静脉注射地塞米松磷酸钠注射液(5mg/ml)10mg/kg,24 小时组于 12 小时时再次给药。头孢哌酮钠舒巴坦钠组:模型制备同 SAP 组,造模后立即经尾静脉注射头孢哌酮钠舒巴坦钠注射液(0.5g)0.1g/kg,24 小时组于 12 小时时再次给药。醋酸奥曲肽组:模型制备同 SAP 组,造模后立即经尾静脉注射醋酸奥曲肽注射液 20μg/kg,24 小时组于 12 小时时再次给药。清胰汤组:造模后立即予清胰汤灌胃一次 10ml/kg 体重,24 小时组于 12 小时时再次给药。

**2. 观察指标和检测方法** 采用全自动干化学分析仪测定血清中 AMY 活性;放免试剂盒检测血清 TNF-α、IL-1β 及 IL-8 含量;鲎试验偶氮基质显色法检测血清内毒素含量;ELISA 法测定大鼠血清中 PBEF 含量。真空干燥法测定肺组织 W/D 比值。肺组织切片在光镜下进行病理形态观察。分别采用 RT-PCR 法和蛋白质印迹法观察肺组织中 *NAMPT* mRNA 和 PBEF 蛋白表达情况。

### (二) 研究结果

**1. 肺组织病理形态学变化** 光镜下可见,假手术组大鼠肺组织结构清晰,肺泡壁薄,无中性粒细胞浸润。SAP 组 6 小时、12 小时、24 小时可见肺组织病理损害显著,肺损伤程度重,肺间质高度充血,大部分肺泡间明显增宽,肺泡腔部分融合成肺大疱,部分萎缩,肺间质大量中性粒细胞浸润由以小静脉和小支气管上皮细胞脱落,腔内有红细胞,可见微血栓形成,并随时间延长逐渐加重。除头孢哌酮钠舒巴坦钠组外,各治疗组病理损伤明显改善,肺组织肺泡腔内炎症细胞浸润减轻,渗出减少,较 SAP 组不同程度的减轻,清胰汤组肺组织病理学改善显著。

**2. 肺组织湿/干重(W/D)比值的变化** SAP 模型组 W/D 值较相同时相点假手术组显著升高($P<0.01$)。除头孢哌酮钠舒巴坦钠组外,各治疗组 W/D 值较相同时相点 SAP 模型组显著下降($P<0.05$)。地塞米松组较相同时相点其他药物组明显下降($P<0.05$)。

**3. 血清 AMY 活性的变化** SAP 模型组各组血清 AMY 值较相同时相点假手术组显著升高($P<0.01$);并随时间的延长血清 AMY 值逐渐升高;除头孢哌酮钠舒巴坦钠组外,各治疗组显著低于模型组($P<0.05$);醋酸奥曲肽组较相同时相点其他药物组降低血中 AMY 活性值效果最好($P<0.05$)。

**4. 动脉血气分析的变化** SAP 组大鼠造模后出现明显的低氧血症,SAP 模型组 $PaO_2$ 值较相同时相点假手术组显著下降($P<0.01$)。药物干预组 $PaO_2$ 值较相同时相点 SAP 模型组显著升高($P<0.05$);地塞米松组较其他药物组明显升高($P<0.05$)。SAP 模型组 $PaCO_2$ 值较相同时相点假手术组显著升高($P<0.01$)。除头孢哌酮钠舒巴坦钠组外,各治疗组 $PaCO_2$ 值

较相同时相点 SAP 模型组显著下降（$P<0.05$）。地塞米松组较相同时相点其他药物组明显下降（$P<0.05$）。

### 5. 大鼠肺组织中 PBEF 的表达的变化

（1）血清 PBEF 水平：SAP 模型组各组血清 PBEF 值较相同时相点假手术组显著升高（$P<0.01$）；并随时间的延长血清 PBEF 值逐渐升高；除头孢哌酮钠舒巴坦钠组外，醋酸奥曲肽组与地塞米松组血清 PBEF 值较相同时相点模型组明显下降（$P<0.05$）；清胰汤 6 小时组 PBEF 值较醋酸奥曲肽和地塞米松组升高，12 小时与 24 小时组 PBEF 值较相同时相点醋酸奥曲肽组和地塞米松组显著下降（$P<0.05$）。

（2）肺组织中 PBEF 免疫组织化学分析结果：免疫组织化学染色结果以 IOD 值表示。假手术组大鼠在少许肺泡上皮细胞和血管内皮细胞胞核上偶见有淡黄色颗粒，PBEF 轻度表达。而诱发 SAP 的各组大鼠在肺血管内皮细胞、肺泡上皮细胞胞核甚或胞质上及气管黏膜上皮细胞上都有广泛的棕黄色颗粒，PBEF 高表达；除头孢哌酮钠舒巴坦钠组外，醋酸奥曲肽组与地塞米松组肺组织 PBEF 表达较相同时相点 SAP 模型组明显下降（$P<0.05$）；清胰汤 6 小时组 PBEF 表达较相同时相点醋酸奥曲肽组和地塞米松组升高，12 小时与 24 小时组较相同时相点醋酸奥曲肽组和地塞米松组显著下降（$P<0.05$）。

（3）肺组织中 *NAMPT* mRNA 表达：经 RT-PCR 扩增，分别获得 PBEF 和 β-actin 目的片段。条带灰度分析表明，*NAMPT* mRNA 在 SAP 组大鼠肺组织中表达明显较假手术组升高（$P<0.01$），而在药物治疗组大鼠肺组织中除头孢哌酮钠舒巴坦钠组外，醋酸奥曲肽组与地塞米松组 *NAMPT* mRNA 表达较相同时相点模型组明显下降（$P<0.05$）；清胰汤 6 小时组 *NAMPT* mRNA 表达较相同时相点醋酸奥曲肽组和地塞米松组表达升高，清胰汤 12 小时组与 24 小时组较相同时相点醋酸奥曲肽组和地塞米松组表达则显著低于 SAP 组（$P<0.05$）。

（4）肺组织中 PBEF 蛋白的表达检测：蛋白质印迹法检测发现，PBEF 的蛋白条带出现在 54kDa 附近，GAPDH 蛋白条带出现在 36kDa 附近。条带灰度分析表明，PBEF 的蛋白在 SAP 组大鼠肺组织中表达明显较假手术组升高（$P<0.01$），而在药物治疗组大鼠肺组织中除头孢哌酮钠舒巴坦钠组外，醋酸奥曲肽组与地塞米松组 PBEF 蛋白表达较相同时相点模型组明显下降（$P<0.05$）；清胰汤 6 小时组 PBEF 蛋白表达较相同时相点醋酸奥曲肽组和地塞米松组表达升高，而 12 小时组与 24 小时组 PBEF 蛋白表达较相同时相点醋酸奥曲肽和地塞米松组则显著降低（$P<0.05$）。

### 6. 血清内毒素水平的变化

SAP 模型组各组血清内毒素值较相同时相点假手术组显著升高（$P<0.01$）；并随时间的延长内毒素值逐渐升高；除头孢哌酮钠舒巴坦钠组外，各治疗组显著低于模型组（$P<0.05$）；清胰汤组血中内毒素水平较相同时相点头孢哌酮钠舒巴坦钠和醋酸奥曲肽下降显著（$P<0.05$）。

### 7. 血清 TNF-α、IL-1β、IL-8 水平的变化

SAP 模型组各组血清 TNF-α、IL-1β、IL-8 较相同时相点假手术组显著升高（$P<0.01$）；并随时间的延长逐渐升高；药物组血清中三个指标较相同时相点模型组明显下降（$P<0.05$；各药物治疗组织间相比，清胰汤组 TNF-α 值较相同时相点其他药物组明显降低（$P<0.05$）。

## 二、研究结果的分析和意义

### (一)重症急性胰腺炎肺损伤(APALI)模型

本试验采用经典的经胆胰管逆行注射 1.5% 去氧胆酸钠制备重症急性胰腺炎合并肺损伤大鼠模型的方法。制模后发现,大鼠一般情况差,出现精神萎靡、反应迟钝、懒动、竖毛、呼吸急促等症状及体征,动脉血气分析结果显示 $PaO_2$ 明显降低,$PaCO_2$ 明显升高,表明大鼠模型存在明显肺内氧交换障碍和低氧血症表现。血清 AMY、PBEF、肺组织 *NAMPT* mRNA 及 PBEF 蛋白、内毒素、TNF-α、IL-1β、IL-8 水平、$PaCO_2$ 和肺湿/干重比值随着时间的推移逐渐增高,较相同时间点假手术组显著增高。肺脏亦表现为间质性水肿和炎症细胞浸润 ALI 特征性病理变化。模型 24 小时组大鼠的病死率在 20% 左右,与文献报道相符合。这些皆表明本试验复制重症急性胰腺炎肺损伤大鼠模型是成功的。

### (二)PBEF 可能是 APALI 的标志物

2005 年,有学者对 ALI 时 *NAMPT* 基因多态性进行了研究,他们首先对 ALI 动物支气管肺泡灌洗液和血清以及富含细胞因子的肺微血管内皮进行动态聚合酶链式反应(PCR)和免疫组织化学检测,发现有 PBEF 表达。之后他们又对白种人的严重脓毒症和脓毒症性 ALI 患者以及健康受试者标本进行基因分析,发现含有 SNPs T-1001G 和 C-1543T 两种基因型单倍体的患者比无这两种单倍体者患 ALI 的概率高 7.7 倍($P<0.001$);进一步基因分析发现,含 SNP C-1543T 基因型单倍体的患者比无此单倍者患 ALI 的概率高 1.8 倍,因此认为 PBEF 在 ALI 诊断中具有生物标志作用,也提示其在急性肺部疾病的基因诊断中具有潜在的应用价值。本实验采用 ELISA 法及免疫组织化学染色的方法测定肺组织中 PBEF 的含量和在肺组织的定位。结果显示,SAP 时肺组织的 PBEF 的表达较对照组明显增加。免疫组织化学染色结果显示假手术组大鼠只在少许肺泡上皮细胞和血管内皮细胞胞核上有淡黄色颗粒,PBEF 轻度表达,而诱发 SAP 的各组大鼠在肺血管内皮细胞、肺泡上皮细胞、中性粒细胞及气管黏膜上皮细胞胞核甚至胞质中都有广泛的棕黄色颗粒,PBEF 高表达。这与血清 PBEF 含量、肺组织 *NAMPT* mRNA 及 PBEF 蛋白表达皆随病情进展而逐渐上调是相一致的。因此,这些结果也从 APALI 这个角度验证了 PBEF 可能是肺损伤的一个主要生物标志物。

### (三)PBEF 在大鼠 APALI 中的作用机制

**1. PBEF 与促炎因子** 大量研究表明 PBEF 是一个具有多种生物学功能的炎性细胞因子。众多研究显示 PBEF 在炎症反应中扮演了重要角色。Moschen 等通过共聚焦显微镜(laser scanning confocal microscope)观察到 PBEF 在巨噬细胞、树突细胞、结肠上皮细胞中表达。体外研究发现,血浆 PBEF 可反映机体的炎症状态。重组 PBEF 可诱导 CD14+ 单核细胞产生 IL-1β、TNF-α。而 ARDS 的特征是由肺间质急性炎症反应而导致的肺微血管内皮和肺泡上皮细胞屏障损伤,而炎症因子作为重要的信号因子,启动、放大和延续全身或局部的炎症反应。在 ALI 早期,有两个主要的炎症因子 TNF-α 和 IL-1β,而在 ALI 进展期,IL-8 则起到了重要作用。有学者发现 PBEF 过表达可以显著增加 IL-1β 刺激后的 A549 和 HPAT 细胞中 IL-8 的分泌;而 PBEF 的 siRNA 所引起的 PBEF 表达下调则可以显著降低 IL-1β 刺激后的 A549 和 HPAT 细胞中 IL-8 的分泌,表明 PBEF 作为 IL-1β 所引发的炎症反应中一个重要的上游炎性细胞因子,通过调节 IL-8 的表达,在 ALI 的发病机制中起着重要的作用。

因此,本实验选择了 TNF-α、IL-1β 和 IL-8 这三个细胞因子进行检测以观察 PBEF 在 ALI 的作用机制。

（1）TNF-α:TNF-α 是炎性反应中释放最早、最重要的内源性介质,主要由单核巨噬细胞产生,既可以直接损伤血管内皮细胞,增加其通透性,又可进一步诱导肺泡上皮细胞产生其他的细胞因子和趋化因子,如 IL-1、IL-6、GM-CSF、PAF、神经肽等。TNF-α 的具体作用机制见本章第三节 ASC 与重症急性胰腺炎肺损伤。

（2）IL-1β:单核巨噬细胞是产生 IL-1β 的主要来源,内毒素是 IL-1 产生的主要刺激物。IL-1β 能引起中性粒细胞脱颗粒,损伤内皮细胞,促进肝细胞合成急性期蛋白和产生发热,是急性胰腺炎局部和全身组织破坏的主要病理性细胞因子。最近研究发现,IL-1β 与急性胰腺炎的严重程度呈显著相关。IL-1β 不能直接活化白细胞,但是可以引起 IL-8 的分泌,通过改变炎症介质或抗炎症细胞因子的表达和影响组织中性粒细胞聚集而促进炎症的发展。IL-1靠 IL-1R 连接蛋白 -2（IL-1Rrp2）来活化 NK-κB,而 NK-κB 活化后能提高 IL-1β 的基因转录和合成。而 NAMPT 基因序列中内含子 5、8、9、10 恰巧具有类 NF-κB 的调节元素。本实验结果 IL-1β 与 PBEF 呈正相关亦支持上述结论。

（3）IL-8:IL-8 是由单核巨噬细胞激活后分泌,是中性粒细胞的趋化因子,吸引中性粒细胞至炎症反应区域,促使中性粒细胞脱颗粒及释放弹性蛋白酶;激活中性粒细胞产生呼吸爆发,释放大量氧自由基等极具组织破坏性的物质。研究发现,IL-8 与急性胰腺炎严重程度相关。最近,Osman 等应用 WS-4（IL-8 的单克隆抗体)治疗兔胰腺炎,结果显示血清中 IL-8 显著降低,肺组织中 CD11 和 CD18 阳性细胞及间质中的中性粒细胞也显著减少,表明 IL-8 在急性胰腺炎中发挥重要作用,尤其是在急性胰腺炎并发的肺损伤中。实验结果显示,血清PBEF 含量、肺组织 NAMPT mRNA 及 PBEF 蛋白表达皆随病情进展而逐渐上调,与相应时间点的血清 TNF-α、IL-1β、IL-8 等指标的变化是相一致的。PBEF 可能是通过调节 TNF-α 和IL-1β、IL-8 来激活炎症反应的早期始动因了。因此,如果能抑制 PBEF 的过度表达,则可能有效控制 ALI 的进展。

2. PBEF 与内毒素 动物试验和临床研究表明,在内毒素刺激下产生的大量中性粒细胞中,发现 PBEF 的表达增强。特别是在临床的脓毒症患者身上,中性粒细胞的凋亡速度大大减慢,其血浆的 PBEF 浓度增加明显。而恰恰内毒素对引发中性粒细胞产生"呼吸爆发"导致急性肺损伤具有重要作用。因为内毒素引发的多器官功能衰竭的过程中,肺脏常是最先受损器官之一。本实验结果显示,模型组各时相点血中内毒素显著高于假手术组（P<0.01),与之相对应,肺组织病理显示模型组有明显的肺损伤。血清 PBEF 水平、肺NAMPT 的 mRNA 和 PBEF 蛋白表达均显著升高,其机制可能为内毒素及内毒素诱导产生的炎症因子,诸如 TNF-α、IL-1、PAF 等均可诱导内皮细胞表达大量黏附分子,使中性粒细胞黏附于血管内皮细胞,而后迁移进入肺泡间隔或肺泡腔。中性粒细胞迁移到肺组织并聚集是内毒素引发 ALI 的最突出特征。内毒素作用于机体刺激炎症细胞活化产生 TNF-α、IL-1、TXA2、PAF 等,可引起肺毛细血管通透性增加而引起肺水肿。

根据以上结果可以推断,过度表达的 PBEF 通过诱发各种炎症介质和细胞因子的连锁式释放,介导中性粒细胞聚集,从而抑制中性粒细胞的凋亡;同时其增加血管通透性促进组织炎性渗出作用造成组织水肿、肺泡浆液性渗出,小气道陷闭、肺泡萎陷不张。结果表明,

PBEF 参与了 APALI 的发生发展,并且是其中重要的始动环节,是决定 SAP 以及 APALI 严重程度的重要因素。提示 PBEF 在 APALI 中的作用不容忽视,也为临床治疗 SAP 及 APALI 提供了新的研究思路和靶向目标。

### (四)不同药物对 PBEF 表达及功能影响

**1. 清胰汤的作用** 临床上,SAP 病程大体可以分为三期,第一期(初期、急性反应期、结胸里实期)临床上常可出现休克、ARDS、急性胃肠功能衰竭、急性肾衰竭、胰性脑病等并发症。中医见证上具备少阳阳明合病的临床特征,如寒热往来,胸胁苦满,嘿嘿不欲饮食,心烦喜呕等与痞、满、燥、实、坚的症状和体征。第二期(进展期、全身感染期、热毒炽盛期)以胰腺、胰周或相关部位感染所致的全身性细菌感染、深部真菌感染或二重感染为其主要临床表现。中医见证为热腐成脓、毒热炽盛,临床上可出现热深厥深、热入心包,甚至亡阴亡阳。第三期(恢复期、邪去正虚期)主要临床表现为全身营养不良,存在后腹膜或腹腔内残腔,常常引流不畅,窦道经久不愈,有时伴有消化道瘘。中医见证多见气阴两伤或脾胃不和或脾虚湿困或余邪未尽,湿热留恋或热血相结而遗留癥瘕积聚等证。

清胰汤由柴胡 5g、大黄(后下)20g、芒硝(冲)20g、栀子 20g、木香 15g、延胡索 15g、白芍 15g、当归 15g 等组成,是治疗急性胰腺炎的有效验方,对于 SAP 具有良好的治疗效果。此方具有通里攻下、活血化瘀、疏肝理气等作用。方中大黄、芒硝通里攻下泄热,涤荡积滞,通畅腑气,排出糟粕;柴胡、白芍、木香起到疏肝理气、缓急止痛的功效;延胡索活血行气止痛,当归活血止痛、润肠通便。中医学认为"肺与大肠相表里",若肺气被邪毒所遏,失其宣肃,则喘促气急,传入阳明,与肠道糟粕相搏结,肺气不通,而浊气又不能从下而出,扰乱了"肺与大肠相表里"的生理状态,从而出现"喘""满"症状。而清胰汤可泻下热结,涤荡积滞,通畅腑气,使肺气得以宣发,这是清胰汤治疗 SAP 肺损伤的理论基础。现代药理学实验也证实,通里攻下中药有利于肠麻痹的解除,从而有助于顺利通过第一个 MODS 高峰为下一步治疗创造条件。另外通里攻下可以排出肠道积滞,使肠道内细菌和内毒素随肠内容物而排出体外,减少内毒素的产生和吸收,继而抑制内毒素介导的细胞因子及其他炎性介质引起的过度炎症反应。课题组以前的实验研究已经证明,*AQP1* mRNA 和 AQP1 的蛋白表达与 TNF-α 的水平呈负相关性,并得出结论认为清胰汤通过抑制 TNF-α 的释放,上调 AQP1 的表达,从而减轻急性胰腺炎时的肺损伤。李海龙实验研究表明,中药清胰汤可以通过下调 NF-κB 活性,减轻肺泡巨噬细胞的过度激活,减少了 TNF-α、iNOS、NO 等炎症因子的表达,降低血中的内毒素水平和淀粉酶活性等多个环节的调节对机体起到保护作用。

本实验结果显示,与 SAP 组相比较,清胰汤对各个指标都具有明显的改善作用($P<0.05$)。①清胰汤组内毒素、TNF-α、IL-1β 和 IL-8 水平较其他药物组相同时相点明显下降,清胰汤 12 小时与 24 小时组 *NAMPT* mRNA 表达较相同时相点药物干预组显著下降,表明肺组织中炎症细胞聚集程度降低;②清胰汤组 $PaO_2$ 较模型组明显上升($P<0.05$)、$PaCO_2$ 与肺组织的湿/干重比值明显降低($P<0.05$),说明肺组织的顺应性改善,水肿程度减轻。肺组织的病理切片也证实了清胰汤组肺脏炎性渗出明显减少,间质水肿明显减轻;③清胰汤 6 小时组 PBEF 表达较其他药物干预组上调,但在 12 小时与 24 小时组表达较相同时相点药物干预组有所下降($P<0.05$)。结果提示,清胰汤在治疗 SAP 时直接或间接抑制了 PBEF 的产生,从而减轻了 APALI。具体是通过什么机制来发挥作用,尚需要进一步的实验来证实。

**2. 地塞米松的作用**　在临床上应用地塞米松治疗 ARDS 已多年,地塞米松具有减轻炎症反应和中毒症状、缓解支气管痉挛、稳定溶酶体膜、增加肺表面活性物质的合成、减轻微小肺不张等作用。Andreasson 等研究表明使用大剂量糖皮质激素可以抑制中性粒细胞在内皮上的黏附和聚集,有利于改善 ARDS 患者的预后。闻庆平在实验中观察发现地塞米松对中性粒细胞表面的整合素 CD11/CD18 与血管内皮及肺泡上皮细胞表面的配体 ICAM-1 的表达在 6 小时有明显抑制作用,糖皮质激素可通过抑制黏附分子的表达减少肺内中性粒细胞的聚集。可见早期大量使用地塞米松对抑制中性粒细胞在肺组织中的黏附聚集具有重要意义。本实验结果显示,地塞米松对 W/D、$PaO_2$、$PaCO_2$ 指标作用明显,地塞米松可通过多种途径抑制炎症介质的表达,减少炎性渗出,从而有效减轻肺水肿,改善肺顺应性。肺组织的病理切片也证实了地塞米松组肺组织炎性渗出明显减少,间质水肿明显减轻;但是,糖皮质激素具有一定免疫抑制作用,在其控制炎症反应有利方面的同时,长期应用会降低机体的抵抗力,所以本实验结果也提示了在 12 小时与 24 小时地塞米松组对各个指标的改善并不如醋酸奥曲肽组与清胰汤组那么明显,并且病死率未得到明显改善。所以临床上地塞米松对APALI 是有选择地应用,SAP 的全身炎症反应期,由于存在全身炎症反应综合征和糖皮质激素减少的情况,因此主张适当应用地塞米松。

**3. 头孢哌酮钠舒巴坦钠的作用**　以革兰氏阴性菌为主的肠道菌群引起的胰腺及其周围组织感染是导致 SAP 进展期死亡的主要原因,预防性应用抗生素可能降低坏死性胰腺炎胰腺感染发生率及患者病死率,因此有研究者提倡在坏死性胰腺炎时预防性应用抗生素。可选择在胰腺组织分布浓度高并能覆盖引起胰腺感染常见细菌的抗生素,如碳青霉烯类抗生素、氟喹诺酮或三代头孢菌素联合甲硝唑。本实验头孢哌酮钠舒巴坦钠为临床常用的三代头孢类抗生素,临床上常用于明确胰腺坏死和感染时。本实验在 SAP 早期使用,结果显示其对 SAP 相关 ALI 治疗有一定作用,但未明显下调 PBEF 的表达,对内毒素和 AMY 无明显作用,也未能降低整体病死率,但在调节促炎细胞因子时较相同时相点模型组血清 TNF-α、IL-1β、IL-8 水平都有下降,尚有一定作用。

**4. 醋酸奥曲肽的作用**　胰酶激活是胰腺炎发生机制的一个重要方面,故长期以来应用生长抑素及其类似物(奥曲肽)治疗胰腺炎以抑制胰腺外分泌,降低胰酶水平和活性。但大规模随机对照研究及临床循证研究并未发现此类药物(生长抑素及其类似物、抑肽酶、加贝酯等)能改善 SAP 患者的预后。李海龙等研究发现醋酸奥曲肽可以下调 NF-κB 活性,减少iNOS 表达。还有研究发现 SAP 早期(发病 72 小时内)应用醋酸奥曲肽有效。本实验结果显示其对血清淀粉酶具有明显抑制作用以及对 APALI 治疗有效,同时也下调了 PBEF 的表达,可能与减轻胰腺炎严重程度和下调 NF-κB 有关。

综合分析来看,地塞米松、头孢哌酮钠舒巴坦钠和醋酸奥曲肽对 SAP 时 ALI 通过不同途径发挥一定作用,对不同指标有不同影响。地塞米松能抑制超强炎症反应,下调 PBEF 表达,对减轻 ALI 程度作用明显;头孢哌酮钠舒巴坦钠对 ALI 有一定保护作用,但效果不如其他药物组,对降低内毒素含量、下调 PBEF 表达和降低 AMY 水平作用较弱。

醋酸奥曲肽应用可明显降低血 AMY 含量,也可以部分降低内毒素含量,下调 PBEF 表达,减缓胰腺炎进程,对 SAP 时 ALI 具有一定的保护作用。清胰汤具有多方面的综合功效,可以明显降低血内毒素水平,下调 PBEF 表达,降低血中细胞因子 TNF-α、IL-1β 和 IL-8 水平,同时有较明显的降低血淀粉酶水平的功效,减轻胰腺炎程度,对 ALI 具有明显的保护作用。

### (五) 中西医结合方法治疗急性胰腺炎肺损伤的优势

中医学中虽然没有明确胰腺炎的病名的记载,但根据其典型临床症状可知当属"胃脘痛""脾心痛""厥心痛""腹痛"等病,且文献记载常因肝胆等疾病或不当饮食而诱发。《素问·五常政大论》:"少阳司天,火气下临,肺气上从……心痛胃脘痛,厥逆膈不通,其主暴速。"这类因肝胆疾病引发,以胃脘部及两胁剧痛、暴仆、昏厥为特征的病症,颇似重症急性胰腺炎的临床特点。《金匮要略》更有处方论药的明确记载:"按之心下满痛者,此为实也,当下之,宜大柴胡汤。"《伤寒论》亦有记载:"从心下至少腹硬满而痛不可近者,大陷胸汤主之。"

由于目前对其发病机制及病理演变过程的实验研究和临床观察、影像学诊断技术的进步、抗生素及新的胰酶抑制剂的不断发展、治疗水平和重症监护技术的提高、中医药得到认知及广泛应用,使 SAP 的治愈率有明显的提高。大量的实验和临床实践证明,中西医结合综合疗法是治疗 SAP 肺损伤的有效方法。中西医结合疗法是由内科治疗、内镜治疗、中医药治疗及手术治疗等有机配合组成的综合治疗方法。吴咸中院士归纳了以下三个治疗阶段:①以防止非感染性 MODS 为主要内容的早期治疗;②以控制细菌感染,防治感染性并发症为主要内容的进展期治疗;③恢复期的中西医结合治疗。在这三个阶段的治疗过程中,中医中药在每个阶段都发挥着重要的作用。早期治疗包括积极的全身支持治疗,包括吸氧、静脉输液、纠正酸碱平衡失调、禁食、胃肠减压等。常规给予抑酸药物,预防应激性溃疡的发生,使用醋酸奥曲肽(善宁)、施他宁等及预防应用抗生素。根据中医辨证分期,早期为少阳阳明合病或阳明腑实证,重者为结胸里实证,治法以通里攻下为主辅以活血化瘀、疏肝理气。进展期阶段,加强营养支持及抗感染治疗,通过 B 超及 CT 检查及时发现胰腺、胰周组织及腹膜后的病理变化,确认有脓肿形成时,应及时进行手术引流,此期多为邪实热盛、热结腑实证,治法以清热解毒为主,辅以活血化瘀、通里攻下。恢复期为邪去正虚期,治法为调理脾胃,补益气血,恢复胃肠的消化吸收功能,增强机体的免疫抗病能力,择期手术解决胰腺坏死所遗留下的问题。清胰汤在 APALI 的治疗中是尤为值得关注的是,它联合应用了中医通里攻下、活血化瘀、清热解毒等方法,较好地解除肠麻痹,促进腹腔内肠腔内血管活性物质及毒性物质的排除,从而有助于顺利度过第一个 MODS 高峰;防治肠源性感染与内毒素血症,减少感染性并发症及缓解第二个 MODS 高峰;抑制内毒素介导的细胞因子及其他炎症介质引起的过度炎症反应;改善腹腔内器官的血液灌注,疏通微循环,防止过氧化损伤,并能促进炎性渗出物的吸收。应该说清胰汤对于 SAP 肺损伤是一种多方面、多环节行之有效的综合治疗方法,在 SAP 肺损伤的中西医结合治疗中有着重要地位,在整个治疗过程中充分体现了中医的整体观念和辨证论治的指导思想,值得在临床实践中总结和完善、继承和发展。

(陈海龙　杨　琦)

# 第九节 PBEF 与 IL-6/STAT3 反式信号通路的作用

前体 B 细胞克隆增强因子（pre-B cell-colony-enhancing factor，PBEF）又称内脂素（visfatin）或烟酰胺磷酸核转移酶（NAMPT），是最早于人类骨髓中发现并被确定为一种细胞因子样的分子，可由活化的淋巴细胞所分泌并可刺激早期 B 细胞的形成。后来很多研究证实 PBEF 作为促炎因子可由多种活化的组织细胞或免疫细胞，如单核巨噬细胞、肺泡上皮细胞、血管内皮细胞等生成，并可在 IL-6、LPS、IL-1β 以及 TNF-α 等促炎细胞因子的刺激下加重组织器官损伤或进一步上调炎症因子的表达。除此之外，作为 NAD 合成过程中催化限速步骤的酶，PBEF 参与到了多种炎症性疾病的发病机制中，如急性肺损伤、银屑病、类风湿关节炎、溃疡性结肠炎。并且 PBEF 的酶活性被认为能够通过调节 $NAD^+$ 来调控免疫反应，采用该酶的特异性非竞争性抑制剂——FK866，使细胞内 $NAD^+$ 合成减少降低、炎症因子表达降低从而可减轻组织细胞的炎症损伤。

IL-6 是一种具有多功能的细胞因子，在先天和获得性免疫反应中发挥了重要的促炎作用，参与到多种炎性疾病，包括急性胰腺炎、类风湿关节炎等。临床上 IL-6 在评估急性胰腺炎病情严重程度上是一个可靠的指标。IL-6 通过与膜结合的受体——IL-6R 以及广泛表达于生物体细胞的糖蛋白 gp130 相结合而进行下游信号转导。生物体内，IL-6 通过两种方式与活化的 gp130 共同进行信号转导，即与细胞膜结合的 IL-6R 相结合或与可溶性 IL-6R（sIL-6R）相结合，前者称为经典信号通路，后者称为反式信号通路。由于 IL-6R 仅仅在肝细胞和白细胞上少量表达，因此 IL-6 反式信号通路的作用就显得尤为重要。但这两种不同的信号通路有着不同的功能，反式信号通路被认为具有调节急、慢性炎症和促进癌症发展的作用，因此也成为了临床炎症性和癌症性疾病的一个治疗干预的靶点。近期研究发现，IL-6/STAT3 反式信号在急性胰腺炎相关的肺损伤的发病机制中发挥了重要的作用，且与远隔器官损伤及 ALI 病死率相关。

JAK/STAT 通路是细胞因子信号转导过程中起重要作用的信号通路。Janus 激酶（JAK）是非受体酪氨酸激酶之一。JAK 可以在细胞因子受体与相应配体结合后活化，进而激活其下游信号蛋白分子——信号转导及转录激活因子（signal transduction and activator of transcription，STAT），从而进行细胞内信号传递。STAT3 是 IL-6 激活的主要转录因子。异常的 STAT3 活性与炎症性疾病密切相关，并参与调控多种细胞因子、趋化因子以及抗凋亡基因的表达。作为内皮细胞功能的一个生物标志物和调节分子，STAT3 的激活离不开内皮细胞、炎症细胞、平滑肌细胞等所致的应激刺激。有研究表明，类风湿关节炎中的 PBEF 也可显著上调 IL-6 表达，表明 PBEF 在 IL-6 相关的病理状态下是一种重要的调节分子，这也在多种急慢性炎性疾病，例如脓毒症、炎性肠疾病、心肌梗死和动脉硬化中得到了证实。

本节的实验应用 FK866 干预 APALI 动物模型，从肺功能、病理学等宏观和微观角度观察 PBEF 及其 NAMPT 活性在 APALI 发病机制中的作用。

## 一、主要研究方法和结果

### (一) 研究方法

**1. 实验动物分组和模型制备方法** SPF 级健康成年雄性 SD 大鼠共 36 只,体重 250~300g 随机分为 3 组:假手术组(sham operation group,SO 组),SAP 模型组(severe acute pancreatitis group,SAP 组),PBEF 抑制剂组(FK866-treated group,FK866 组),每组 12 只。SAP 致肺损伤模型制备采用经胆胰管逆行注射 5% 牛磺胆酸钠(1mg/ml)方法。PBEF 抑制剂组大鼠采用 FK866 按 10mg/kg(0.01ml/100g 体重,浓度 100mg/ml)剂量经尾静脉缓慢注射。其他组以 0.01ml/100g 体重经尾静脉注射相应剂量的溶剂。且每组实验动物分别在造模后即刻、6 小时、12 小时用同样的方法给药/生理盐水。采集的支气管肺泡灌洗液(BALF)经离心(300g,10min),上清液分装后于 −20℃ 保存。

**2. 观察指标和检测方法**

(1)动脉血气分析:采用全自动动脉血气分析仪检测。

(2)血清淀粉酶及血清和灌洗液中的 PBEF、IL-1β、TNF-α、IL-6、sIL-6R、CXCL1 采用 ELISA 方法检测,严格按试剂盒说明书操作。

(3)肺组织、胰腺组织 H&E 染色及病理学评分:取右肺下叶、胰腺组织用 10% 中性甲醛固定液于干燥阴凉处固定 24 小时后石蜡包埋,然后以 5μm 厚度制作标本用于 H&E 染色后显微镜观察并照相,病理医师读片。为了量化胰腺和肺的损伤程度,每张组织切片于光学显微镜下随机选取 5 个视野进行评价。胰腺组织损伤的评估基于 Schmidt 的方法进行描述。

病理学得分包括以下 4 个主要指标:水肿、炎性浸润、出血和腺泡坏死得出,每个指标按 0~4 分进行评价。在 Hofbauer B 等人方法的基础上测定评估肺组织的病理变化。根据水肿、炎症和出血的程度按 0~3 分对肺组织病理进行评分。

(4)肺湿/干重(W/D)比值测定:W/D 是反映肺水肿程度较好的观察指标之一。具体测定方法如下:待腹主动脉取血完毕,解剖大鼠胸腔,剪取右肺上叶先称湿重,再于 72℃烘干箱中烘烤 24 小时后称重。大鼠肺水肿程度的评估根据湿/干重比值,即湿重/干重的值来确定,其中湿重为初始肺组织重量,干重为烘干后肺组织的重量。

(5)伊文思蓝(Evans blue,EB)法检测肺毛细血管通透性:根据文献所描述使用 EB 染料进行大鼠肺微血管通透性的测定。大鼠处死前 30 分钟,将 5% 的 EB 染料按 2mg/100g 体重的剂量通过颈内静脉进行注射。大鼠死亡后,通过肺动脉以 4℃生理盐水进行灌洗以清除残留血和 EB,立即收集左肺,并以生理盐水冲洗肺表面,烘箱中 90℃烘烤 24 小时。干燥的肺组织称重,置于 2ml 甲酰胺溶液于 37℃水浴 24 小时。在 1 000g 条件下离心 5 分钟,取上清液。上清液 EB 量采用分光光度测定法,在 620nm 和 740nm 处测定(以排除血液对 EB 吸光值的影响)。根据公式:620nm 处校正吸光值 = 620nm 测定吸光值[1.426×(740nm 处吸光值)−0.03]。根据已知量的 EB 建立一个标准曲线进行计算。由此计算出干燥肺组织中 EB 渗入量,以 EB(mg)/干燥肺组织(g)表示。

(6)试剂盒法检测大鼠肺组织髓过氧化物酶(myeloperoxidase,MPO)活性、丙二醛(malondialdehyde,MDA)含量及超氧化物歧化酶(superoxide dismutase,SOD)活性。

(7)免疫荧光法检测 P-STAT3 在肺组织细胞核的转位情况,RT-PCR 技术检测肺组

织 *IL6*、*CXCL1* 在 mRNA 水平的表达情况,采用蛋白质印迹法检测肺组织 JAK2、P-JAK2（Y1007+1008）、STAT3、P-STAT3（Y705）蛋白表达情况。

（二）研究结果

**1. 各组大鼠动脉血气、血清 AMY 的变化**　与假手术组比较,模型组血氧分压（$PaO_2$）和二氧化碳分压（$PaCO_2$）明显下降（$P<0.05$）,抑制剂组大鼠干预后有所缓解（$P<0.05$）,表明 FK866 可改善 SAP 大鼠肺间质、肺泡损伤引起的换气障碍;此外,与模型组大鼠相比,抑制剂组大鼠血清 AMY 活性降低,说明 FK866 可减轻胰腺损伤（$P<0.05$）。

**2. 各组大鼠肺 W/D 的变化**　造模 24 小时后,与假手术组大鼠相比,模型组和抑制剂组大鼠肺组织的 W/D,显著增加（分别为 $0.61\pm0.03$、$3.12\pm0.83$、$2.26\pm0.03$）（$P<0.001$）。而抑制剂组大鼠肺组织 W/D 值比 SAP 组大鼠有所降低（$P<0.01$）。由此可见,FK866 可以缓解 SAP 大鼠肺水肿。

**3. 各组大鼠肺组织 EB 含量的变化**　与假手术组大鼠组比较,模型组和抑制剂组大鼠肺组织 EB 含量度均有增加,分别为（$3.17\mu g/g\pm0.67\mu g/g$、$36.37\mu g/g\pm2.16\mu g/g$、$32.43\mu g/g\pm0.73\mu g/g$）（$P<0.001$）。与模型组比较,抑制剂组 EB 含量降低,差异有统计学意义（$P<0.05$）。由此可见,FK866 可有效地改善肺微血管通透性。

**4. 各组大鼠肺组织 MPO 活性的变化**　MPO 可特异性地反映肺组织中中性粒细胞浸润的情况。在造模 24 小时后,与假手术组大鼠相比,模型组和抑制剂组大鼠肺组织中的 MPO 活性显著升高分别为（$4.36U/g\pm0.57U/g$、$35.31U/g\pm1.61U/g$、$11.49U/g\pm0.87U/g$,）（$P<0.001$）。然而经 FK866 干预后,该组大鼠肺组织的 MPO 活性低于模型组大鼠,差异有统计学意义（$P<0.05$）。结果表明 FK866 可以抑制 PBEF 的酶活性,有效地抑制中性粒细胞浸润到肺组织中。

**5. 各组大鼠肺组织 MDA 水平和 SOD 活性的变化**　由于 SOD 的活力高低间接反映了机体清除氧自由基的能力,而 MDA 的水平又间接反映了机体细胞受自由基攻击的严重程度,所以本实验通过 SOD 与 MDA 的结果分析以了解 SAP 以及 FK866 干预后肺组织细胞的受氧化损伤的程度以及机体抗氧化能力。

在造模 24 小时后,与假手术组大鼠相比,模型组和抑制剂组大鼠肺组织中的 MDA 含量显著升高,分别为（$1.38nmol/U\pm0.39nmol/U$、$5.00nmol/U\pm1.17nmol/U$、$3.15nmol/U\pm0.87nmol/U$）（$P<0.001$）。然而经 FK866 干预后,该组大鼠肺组织的 MDA 含量低于模型组大鼠,差异有统计学意义（$P<0.01$）。结果表明,抑制 PBEF 的酶活性后,可有效地降低肺组织受氧化损伤。

在造模 24 小时后,与假手术组大鼠相比,模型组和抑制剂组大鼠肺组织中的 SOD 活力显著降低,分别为（$74.90U/g\pm6.29U/g$、$37.07U/g\pm3.65U/g$、$46.37U/g\pm1.99U/g$）（$P<0.001$）。然而经 FK866 干预后,该组大鼠肺组织的 SOD 活力高于模型组大鼠,差异有统计学意义（$P<0.05$）。结果表明,FK866 可有效提高大鼠肺组织抗氧化能力。

**6. 各组大鼠 BALF 中 TNF-α、IL-1β、IL-6、CXCL1、PBEF 水平**　炎症因子在全身和局部炎症反应的启动、增强和维持过程中发挥了重要的作用。首先观察 SAP 组大鼠 BALF 中 PBEF 与 TNF-α、IL-1β、IL-6 水平的相关性,结果发现 PBEF 与 TNF-α、IL-1β、IL-6 的 Pearson 相关系数分别为 0.582、0.613、0.772（$P<0.05$）。表明在 APALI 大鼠的 BALF 中,PBEF 与以上三者均呈正相关相关系。为了观察 PBEF 的酶活性抑制剂 FK866 对 SAP 大鼠肺脏局部炎症

因子的作用,故采用ELISA法检测各组大鼠BALF或血清中CXCL1、TNF-α、IL-1β以及IL-6的水平。与假手术组大鼠相比,模型组和抑制剂组大鼠BALF中的TNF-α、IL-1β、IL-6以及CXCL1的蛋白水平均显著升高($P<0.001$)。而与模型组大鼠相比,在使用FK866干预后,不同程度地降低了四种炎症因子的表达水平(分别为$P<0.01$;$P<0.001$;$P<0.05$;$P<0.001$);SAP组大鼠的血清IL-6($253.63\pm5.02$)ng/L和CXCL1水平($199.35\pm45.98$)ng/L高于假手术组大鼠的两个指标($151.09\pm5.72$)ng/L和($92.28\pm4.05$)ng/L;($P<0.05$,$P<0.001$]);而与SAP组大鼠相比,FK866组大鼠血清IL-6和CXCL1水平分别为($151.99\pm6.43$)ng/L和($135.50\pm26.44$)ng/L,出现显著下降($P<0.01$);与此同时,FK866也降低了SAP大鼠细胞外PBEF水平,包括血清($65.37\pm8.00$)ng/L和BALF($64.45\pm7.89$)ng/L,($P<0.01$)。以上结果表明FK866具有抗炎作用,可改善SAP大鼠肺部的炎症反应。

**7. 各组大鼠血清及BALF中IL-6、sIL-6R的水平比较** sIL-6R可实现缺乏IL-6R的细胞完成下游分子活化,即完成IL-6反式信号通路的活化。为了观察SAP时,大鼠血清和BALF中sIL-6R的表达水平,因此采用ELISA方法进行检测。结果发现,与假手术组大鼠相比,SAP大鼠的血清和BALF中sIL-6R均升高($P<0.01$),且BALF中sIL-6R与PBEF呈正相关($r=0.690$,$P<0.05$)。但血清中增加的倍数较BALF有增高的趋势;而与模型组相比,抑制剂FK866组大鼠血清和BALF中的sIL-6R表达有所降低(分别为$P<0.01$,$P<0.05$);且血清中的sIL-6R下降更明显。

**8. 各组大鼠肺组织中IL6和CXCL1的mRNA的表达比较** 鉴于PBEF对众多炎症因子中IL-6的作用最为显著,因此为了从mRNA水平观察PBEF抑制剂FK866是否能够影响IL-6的表达,故采用RT-PCR对各组大鼠肺组织中IL6 mRNA的表达进行检测。结果发现,模型组大鼠IL6 mRNA表达较CON组增强($P<0.01$);而与模型组相比,FK866的使用虽未使IL6 mRNA恢复至CON组水平,但使其有所降低($P<0.05$)。结合上述实验结果,提示FK866可从分泌型的蛋白水平以及mRNA水平降低SAP大鼠肺IL-6的表达。与此同时,为了进一步从mRNA水平观察FK866对SAP大鼠肺组织CXCL1的表达的影响,故同样采用RT-PCR方法观察各组CXCL1的mRNA的表达。结果发现SAP大鼠的CXCL1的mRNA的表达显著高于CON组($P<0.001$),且在FK866干预之后也有所降低($P<0.01$)。由此推测PBEF的酶活可能参与调控CXCL1的表达。

**9. 各组大鼠肺组织中JAK2、P-JAK2、STAT3以及P-STAT3的蛋白表达比较** 由于CXCL1的表达依赖于STAT3的活化,且IL-6也通过JAK2/STAT3发挥其促炎作用,因此在这部分实验中验证JAK2/STAT3是否在SAP大鼠的肺组织中活化以及抑制了PBEF的酶活性后是否影响其活性。为了观察FK866对JAK2/STAT3的影响作用,首先采用蛋白质印迹法检测各组大鼠肺组织中JAK2、P-JAK2、STAT3以及P-STAT3的蛋白表达。采用免疫荧光法观察FK866对大鼠肺组织中STAT3核转位的影响。结果显示,模型组大鼠P-JAK2、P-STAT3表达较CON组显著增强($P<0.001$);而与模型组相比,抑制剂FK866组大鼠肺组织中的P-JAK2、P-STAT3表达有所降低(分别为$P<0.05$,$P<0.01$)。为了进一步观察STAT3的活化,采用免疫荧光法观察STAT3在肺组织细胞核中的表达,发现FK866组大鼠STAT3转位至胞核的数量大大下降。提示抑制了PBEF酶活性后可降低SAP大鼠肺组织中JAK2、STAT3的活化。

## 二、研究结果的分析和意义

SAP 进程中多器官功能障碍的第一个标志即为急性肺损伤。由于全身炎症反应综合征的原因,中性粒细胞在循环内活化并损伤肺血管内皮和肺上皮细胞。中性粒细胞在急性胰腺炎中胰腺局部损伤波及其他器官损伤的过程中发挥了重要作用。胰腺和肺组织病理损伤、MPO 与 MDA 水平增加、肺水肿以及炎症因子水平上升都是急性胰腺炎的表现。FK866 是一种强大的、特异性的低相对分子质量 NAMPT 抑制剂。对 FK866-NAMPT 复合物的晶体结构分析表明,FK866 与烟酰胺竞争结合位点,从而抑制 NAMPT 的催化生成 $NAD^+$ 作用。鉴于 PBEF 在很多炎症性疾病中发挥了重要作用,故在本部分实验中观察 FK866 对 SAPALI 的作用。结果发现 FK866 可减轻胰腺和肺组织的病理损伤、肺水肿、降低 MPO 活性以及多种炎症因子水平,同时降低 IL-6/STAT3 的反式信号通路上关键分子的活化。由此证实了 FK866 可从多角度对 APALI 大鼠起到保护作用。

### (一) FK866 对 5% 牛磺胆酸钠诱导的急性胰腺炎大鼠肺损伤的保护作用

在这部分实验研究中,课题组发现以 10mg/kg 体重的剂量与 5% 牛磺胆酸钠胆胰管注射造模后通过尾静脉注射 FK866 能够减轻大鼠胰腺和肺的病理损伤,并提高大鼠的 24 小时存活率。在造模后的动物一般情况观察中,发现 FK866 组大鼠的整体精神状态较模型组佳。且造模后立即观察大鼠,尤呼吸急促这一表现在 FK866 组大鼠中得到显著改善;而 24 小时,FK866 组大鼠呼吸加快,而模型组大鼠呼吸微弱已至濒死状态。类似的,通过比较 FK866 组大鼠和模型组大鼠的肺功能和肺组织病理状况,推测损伤的组织得以改善可能并不是由于 FK866 对其的直接作用,而是 FK866 通过抑制 PBEF 酶活性减少炎症细胞浸润、减轻肺组织炎症反应来对 APALI 大鼠起到了保护作用,即升高 $PaO_2$,降低 $PaCO_2$ 以及减轻肺实质结构的破坏。

APALI 动物模型的肺组织主要以炎症和肺水肿为主要病理特征。微血管内皮细胞和肺泡上皮细胞组成了肺泡毛细血管屏障。发生在肺微血管内皮细胞周围的炎症反应是上百种炎症细胞和炎症因子间的一个复杂的网络调控过程,而肺泡毛细血管屏障通透性增加是肺损伤早期——渗出阶段的主要特点。由于肺泡毛细血管屏障的破坏,通透性增加,肺泡腔中液体量异常增加,故在临床上表现为气体交换功能下降,而 W/D 值和肺组织 EB 含量检测是用来评价肺血管通透性的常用指标,且肺 W/D 与 EB 渗漏在评价非心源性肺水肿时是两个有重要意义的指标。本实验中,SAP 组大鼠在 5% 牛磺胆酸钠造模后 24 小时,由 W/D 值代表的肺水肿程度和 EB 所代表的肺组织蛋白渗漏程度显著高于假手术组,而在应用 PBEF 抑制剂 FK866 干预后,发现大鼠肺组织 W/D 和 EB 含量明显下降,因此 FK866 具有减轻肺泡毛细血管屏障功能损伤、缓解肺水肿严重程度的作用,这也是改善 SAP 大鼠肺功能障碍的直接原因。

生物体中每个中性粒细胞中存在的 MPO 量是一定的,约占细胞干重的 5%,该酶具有使过氧化氢还原的能力,利用这一特定可以分析酶的活力,并定量测定中性粒细胞的数目,以反映肺组织中中性粒细胞的浸润程度,而 MDA 是脂质过氧化的终产物之一,其在组织的含量与活性氧代谢物所引发的细胞损伤成正比。SOD 是内源性抗氧化酶之一,可催化高活性超氧阴离子歧化为 $O_2$ 和 $H_2O_2$,因此 SOD 可以保护哺乳动物细胞对抗氧化损伤,其活性间接反映了脂质过氧化水平。在本实验中,课题组观察到模型组大鼠肺组织中 MPO 的活性在造模后 24 小时显著升高,与之相比较,造模前后使用 FK866 能显著降低 MPO 活性以及 MDA 水平。模型组大鼠肺组织 SOD 活性显著低于假手术组大鼠,但是 FK866 组大鼠其 SOD 活性高于模型组大鼠。鉴于 MPO、MDA、SOD 是反映体内氧化应激的重要指标,FK866 所表现出的抗氧化作用,是通过抑制白细胞浸润并提高体内抗氧化物质活性来实现的。这些实验结果表明,FK866 可通过抗氧化作用抑制白细胞浸润到肺组织中来缓解 SAP 所致的 ALI,因此对 5% 牛磺胆酸钠诱导的 APALI 大鼠具有保护作用。

### (二) FK866 对 5% 牛磺胆酸钠诱导的 APALI 大鼠肺部炎症因子的影响

在急性胰腺炎的初期和进展过程中促炎介质水平均有升高,并参与到随后继发于腺泡细胞损伤所致的炎症级联反应中。血浆(清)或 BALF 中所检测到的促炎细胞因子水平升高,正是由于炎症细胞活化或死亡时的异常释放所致。IL-1β 和 TNF-α 出现在炎症早期阶段,在 ALI 的发病机制中发挥了重要作用。TNF-α 常常在 ARDS 患者的 BALF 中、脓毒症肺损伤早期患者的血清中大量表达。TNF-α 生物活性在 ARDS 发生的第 1 周持续升高,并与 BALF 中 TNF-α/ 可溶性 TNF 受体及 ALI 的严重性(肺顺应性和低氧血症的程度)密切相关。在肺的病理生理状态下人们对 TNF-α 的认识较为充分,包括诱导细胞炎症反应、增加氧化应激以及多种促炎分子的表达。而 IL-1β 具有触发进一步炎症反应的作用,可以刺激许多化学趋向细胞因子的产生,包括 IL-8、上皮细胞来源的中性粒细胞活化分子、单核细胞趋化蛋白-1 以及巨噬细胞炎性蛋白-1α,因此被称为"早期反应细胞因子"。

在本部分实验结果显示,APALI 大鼠 BALF 中 PBEF 与 TNF-α、IL-1β、IL-6 的水平呈正相关,且 PBEF 与 IL-6 的 Pearson 相关系数的绝对值在三者中较大,说明 PBEF 与 IL-6 的相关性更为密切。进一步地,FK866 的使用大大降低了 SAP 大鼠 BALF 中炎症因子 IL-1β 和 TNF-α 的水平。说明 FK866 有效地干预了这些能够募集白细胞至肺部的炎症介质的生成,并且 FK866 所发挥的抗炎作用可能依赖于 PBEF 的 NAMPT 酶的特性,这与之前所报道的关于从细胞能量合成受阻角度来干预多种炎症相关疾病有类似之处——即 FK866 通过抑制 PBEF 的酶活性缓解炎症反应、减轻炎症损伤。课题组的实验结果也支持了以往相类似研究中 PBEF 的促炎作用与其 NAMPT 酶活性相关的结论——如在已发生转移、贫血的结直肠癌患者中,其 PBEF 在肠和血清中表达增加的同时,炎症因子如 IL-1β、HIF-1α、CXCL1、CCL2 和 CCL4 在转录水平也是增加的,而以 KF866 抑制 PBEF 时,上述炎症因子的表达下降。因此认为,循环中的 PBEF 与炎症、淋巴转移以及肿瘤血管生成指标相关并且与 NAMPT 酶的活性密切相关。再如,FK866 可保护刀豆素/LPS/ 氨基半乳糖诱发的小鼠爆发性肝炎损伤,予 FK866 静脉注射后,与模型组相比,小鼠肝损伤面积减小、谷丙转氨酶和谷草转氨酶水平下降,以及肝组织内 IL-1β、IL-6、TNF-α、IFN-γ 表达下降。

### (三) FK866 对 5% 牛磺胆酸钠诱导的 APALI 大鼠血清和肺部 CXCL1 和 IL-6 的影响

IL-6 常于炎症进展期大量表达,IL-6 作为评价 SAP 病情严重程度及 ALI 预后的重要指标,因此成为了潜在的治疗靶点。鉴于体内外实验表明重组 PBEF 以剂量依赖的方式对小鼠和人类白细胞表达 IL-6 的作用最为显著,早期和进展期炎症反应也是急性胰腺炎治疗失败的部分原因。CXCL1(在人类的功能性同系物为 IL-8),属于小促炎蛋白超家族一类,它由巨噬细胞和/或上皮细胞生成,迅速释放入血后,引导循环中性粒细胞从血管内募集进入到感染部位。作为一种强大的白细胞趋化因子,在 ALI/ARDS 中发挥了重要作用。1992 年

Miller 及其同事发现在 ARDS 患者的 BALF 中其浓度显著高于健康人群，且 BALF 中 CXCL1 浓度高的患者较浓度低的患者病死率大大升高。本实验所见到的 FK866 对 IL-6 与 CXCL1 的作用结果也证实了其他研究中 FK866 的相同作用。而且本实验中 FK866 不仅从蛋白水平降低 IL-6 和 CXCL1 的表达，也在 mRNA 水平下调了两者表达，不仅降低了血清中 IL-6 和 CXCL1 的表达，也降低了其在 BALF 中的表达，并推测在大鼠 APALI 时，PBEF 对 IL-6 和 CXCL1 的作用是多角度的，即基因水平、蛋白水平、循环以及局部，因此缓解肺组织损伤和肺功能下降的分子机制在于 FK866 所调节的炎症因子、趋化因子水平下降，另一方面，也说明 PBEF 可能是上述炎症细胞因子一个重要的上游影响因子。

### （四）FK866 对 5% 牛磺胆酸钠诱导的 APALI 大鼠肺部 IL-6/STAT3 反式信号通路的影响

IL-6 与 sIL-6R 结合活化 JAK 以及 STAT。在 IL-6/sIL-6R 的作用下 STAT3 被磷酸化的 JAK2 活化，并诱导靶基因生成趋化因子，进而募集白细胞，使之穿透血管屏障，进入肺组织中，因此进一步促发局部炎症。参与调节肺炎症反应的下游信号转导通路包括 NF-κB、MAPK 和 PI3K 通路。NF-κB 在人类和动物的 ALI 模型中皆呈现表达上调。转录因子所在的信号转导与转录活化子家族与 NF-κB 有着相似的免疫调节与炎症基因谱，但 STAT 在 ALI 发病机制中的作用尚未完全阐明。STAT3 的靶基因包括细胞因子、黏附分子以及炎症介质。近年来有研究表明，JAK2/STAT3 的活化参与了磷脂酸诱导的炎症因子释放，包括 IL-6、IL-1β 的生成，而在感染所致的炎症反应中 CXCL1 的生成也依赖于 STAT3 的活化。因此为了进一步探讨 PBEF 酶活性抑制剂 FK866 降低 SAP 大鼠肺内炎症因子水平的分子机制，在本实验中着重观察其对 IL-6/STAT3 反式信号通路的影响作用。

首先观察到在 5% 牛磺胆酸钠经胆胰管注射引发大鼠 SAP 的 24 小时后，大鼠肺组织中 STAT3 于 Y705 处磷酸化水平增加，与此同时，JAK2 在 Y1007+1008 处磷酸化水平也是上升的。在这里，STAT3 酪氨酸残基的磷酸化是在 JAK2 的活化下形成的，使胞质中潜活形式（latent form）的 STAT3 活化并通过自身的磷酸化 Tyr-SH2 区域相互作用，转位到细胞核中与 DNA 结合并调节特异性基因的表达。免疫荧光染色显示，SAP 组大鼠肺组织中活化的 STAT3 进入细胞核的数量增多。而 FK866 组大鼠肺组织中，P-STAT3 和 P-JAK2 的表达下降，同时 P-STAT3 转位至细胞核的数量也见减少。同时也对 sIL-6R 有抑制生成作用，这就削弱了 IL-6/sIL-6R 进行下游信号转导的作用。因此推测 SAP 大鼠在 FK866 干预后，肺组织损伤减轻是由于 FK866 影响了 IL-6/STAT3 反式信号通路的活化，使 CXCL1 表达下降，进而削弱组织内中性粒细胞的损伤作用并减轻 SAP 大鼠肺水肿和肺血管通透性。由此可见，PBEF 作为细胞外的炎症因子以及细胞内 NAMPT 在 APALI 等炎症相关疾病的发生发展过程中都发挥了重要作用。

综上，本部分实验证实了以 10mg/kg 剂量，造模后即刻、6 小时、12 小时通过尾静脉予以 SAP 大鼠 FK866 可有效地缓解大鼠肺损伤。这可能是通过抑制 PBEF 的 NAMPT 酶活性干扰早期炎症因子的生成，以及干扰大鼠肺部炎症进展期 IL-6、sIL-6R 和 CXCL1 的生成，抑制下游反式信号通路上重要分子 JAK2/STAT3 活化，进而减少中性粒细胞募集活化以及减弱氧化应激反应来保护肺微血管屏障、减轻肺水肿而最终达到改善肺损伤的作用。

（陈海龙　李　舒）

# 第十节　清胰汤下调 PBEF 表达的作用

中药清胰汤是经多年动物实验和临床实践证实治疗急性胰腺炎的有效方剂,由于中药复方成分本身的复杂性,故对其药理效应产生的理论基础和作用机制缺乏深入的了解。通过本实验,进一步阐释中药清胰汤治疗重症急性胰腺炎肺损伤的机制,从而为从中药复方制剂中提取有效活性成分及中药新药研发提供新的线索和启示。

SAP 大鼠模型肺损伤的特点表现为肺微血管内皮屏障功能障碍、形态学异常、白细胞浸润以及炎症介质的释放。急性炎性反应中细胞因子和其他促炎介质的释放关乎着单一或多器官功能障碍以及全身并发症的发生发展。在 SAP 相关的肺损伤发生的病理机制中,细胞因子与趋化因子如 IL-1β、IL-6、CXCL1 以及 TNF-α 发挥了重要作用。PBEF 作为细胞外的促炎因子在肺损伤及其他与炎症相关的疾病(如溃疡性结肠炎、肝炎、银屑病、2 型糖尿病等)中发挥了不可忽视的作用。研究表明,干扰 PBEF 的表达或抑制其 NAMPT 酶活性可减轻组织、细胞炎症反应,这与降低 IL-6、TNF-α、CXCL1 等炎症因子的水平有关。

随着人们逐渐意识到中医药在改善多种重大炎症性疾病中发挥了有益作用,因此对中药在人类和动物上的疗效研究越来越引人注目。清胰汤(Qingyi decotion,QYD)一方来源于东汉末年著名医家张仲景所著的《伤寒杂病论》。课题组前期研究表明,清胰汤能够通过针对多个炎症靶点而大大改善患者和实验动物的 SAP 病情及其并发症。如通过抑制小肠 sPLA2 减轻肠道屏障损伤减轻,通过抑制Ⅱ型肺泡细胞凋亡减少肺损伤,阻断缺氧诱导因子-1α(HIF-1α)和基质金属蛋白酶-9(MMP-9)的表达来减轻肺泡毛细血管屏障功能障碍和肺水肿。基于前期实验结果,本部分将继续从炎症角度探索清胰汤对促炎细胞因子 PBEF 及肺损伤的作用,从而为明确清胰汤治疗 APALI 的病理基础提供更多的线索。

## 一、主要研究方法和结果

### (一) 研究方法

**1. 实验动物分组和模型制备方法**　清洁级健康成年雄性 SD 大鼠共 48 只,体重 250~300g,随机分为 4 组:假手术组(sham operation group,SO 组),SAP 模型组(SAP),清胰汤干预组(QYD-treated group,QYD 组),地塞米松干预组(dexamethasone-treated group,DEX 组)。SAP 造模方法同本章第九节。

清胰汤组大鼠造模前 30 分钟,按 10ml/kg 大鼠体重进行清胰汤灌胃,其他组则予以等量生理盐水灌胃。地塞米松组大鼠于造模后即刻尾静脉缓慢注射地塞米松注射液,按 10mg/kg 体重(0.1ml/100g 体重,浓度 5mg/ml)。且每组实验动物分别在造模后 6 小时、12 小时用同样的方法给药。

**2. 清胰汤方剂**　本实验所用方剂来源于《新急腹症学》清胰汤Ⅰ号并加减化裁而来。清胰汤的组成:大黄(后下)20g,芒硝(冲)20g,茵陈 20g,栀子 20g,延胡索 15g,木香 15g,柴胡 5g,当归 15g,白芍 15g,金银花 20g,连翘 20g,甘草 6g。由医院中药科制成浓度为 1∶1(w/v)的药液(生药含量:1.91g/ml),4℃冷藏存放。使用时,取出清胰汤进行水浴,使温度保持在 37℃左右。

### 3. 观察指标和检测方法

（1）动脉血气分析采用全自动动脉血气分析仪检测。

（2）血清淀粉酶及血清和灌洗液中的 PBEF、IL-1β、TNF-α、IL-6、CXCL1 含量：采用 ELISA 方法检测，严格按试剂盒说明书操作。

（3）肺组织、胰腺组织 H&E 染色及病理学评分、肺组织 W/D 值测定、肺组织通透性测定（EB 法）（同本章第九节）。

（4）大鼠肺组织 MPO 活性的测定、MDA 含量的测定、大鼠肺组织 SOD 活性的测定（同本章第九节）。

（5）免疫荧光法检测 P-STAT3 在肺组织细胞核的转位情况（同本章第九节 PBEF 与 IL-6/STAT3 反式信号通路的作用）。

（6）RT-PCR 技术检测肺组织 *NAMPT*、*IL6*、*CXCL1* 在 mRNA 水平的表达情况；采用蛋白质印迹法检测肺组织 PBEF、JAK2、P-JAK2、STAT3、P-STAT3 蛋白表达情况。

### （二）研究结果

**1. 各组大鼠胰腺组织及肺组织病理变化及评分** 假手术组大鼠胰腺和肺组织未见损伤；模型组大鼠病理切片可见胰腺组织水肿、小叶间隙增宽、腺泡细胞水肿、灶状出血、片状坏死、大量炎症细胞浸润；模型组大鼠肺泡壁细胞水肿、肺泡壁增厚、肺泡腔缩小，甚至多个肺泡腔萎缩塌陷闭塞或融合成肺大疱、肺泡破裂等结构破坏表现，呈现肺组织实性变和部分囊泡样变并存的现象；肺泡腔内及间质可见大量红细胞及炎细胞浸润；清胰汤组大鼠胰腺和肺与地塞米松组大鼠的胰腺和肺损伤均比模型组有好转。清胰汤组胰腺组织和肺组织的病理评分与模型组大鼠相比显著降低，而清胰汤和地塞米松组相比，在改善胰腺出血、水肿、坏死以及肺组织出血、水肿炎症上未见统计学差异，而地塞米松组在改善胰腺炎症方面效果优于清胰汤（$P<0.05$）。

**2. 各组大鼠动脉血气、血清淀粉酶活性变化** 与假手术组的血氧分压（$PaO_2$）（110.2mmHg）和二氧化碳分压（$PaCO_2$）（25.95mmHg）比较，模型组 $PaO_2$（70.08mmHg）和 $PaCO_2$（46.98mmHg）明显下降（$P<0.001$），清胰汤（$PaO_2$ 和 $PaCO_2$ 分别为 90.97mmHg 和 34.93mmHg）和地塞米松干预后（$PaO_2$ 和 $PaCO_2$ 分别为 94.64mmHg 和 33.68mmHg）有所改善（分别为 $P<0.001$，$P<0.01$），表明两者可大大改善 SAP 大鼠肺泡损伤引起的换气功能障碍；此外，与模型组大鼠相比，清胰汤和地塞米松两组大鼠血清 AMY 活性降低，表明两者可减轻胰腺损伤（$P<0.001$）。而清胰汤与地塞米松组相比，两组在改善 $PaO_2$ 和 $PaCO_2$ 以及血清 AMY 活性上差异无统计学意义。

**3. 各组大鼠肺组织 W/D 比较** 造模 24 小时后，与假手术组大鼠肺组织的 W/D（$0.61\pm0.03$）相比，模型组、清胰汤组以及地塞米松组大鼠肺组织的 W/D 显著增升高（分别为 $3.12\pm0.83$，$1.96\pm0.05$，$1.85\pm0.05$）。清胰汤和地塞米松干预后，SAP 大鼠肺组织 W/D 有所下降（$P<0.01$），但这两种药物在改善肺组织的 W/D 上差异无统计学意义（$P>0.05$）。

**4. 各组大鼠肺组织毛细血管通透性的比较** 与假手术组大鼠肺组织 EB 含量（$3.17\pm0.67$）μg/g 比较，模型组和药物组大鼠肺组织 EB 含量度均有增加，分别为（$36.37\pm2.16$）μg/g，（$27.49\pm1.33$）μg/g，（$30.39\pm1.02$）μg/g。与模型组比较，清胰汤组和地塞米松组大鼠肺组织 EB 含量降低，差异有统计学意义（$P<0.01$）。但地塞米松组大鼠肺组

织 EB 含量较清胰汤组略高（$P<0.05$），表明清胰汤在改善肺泡毛细血管通透性、降低炎症对肺泡微血管内皮损伤的效果上优于地塞米松。

**5. 各组大鼠肺组织 MPO 含量、MDA 水平和 SOD 活性的比较**  为了观察中药清胰汤在改善肺组织中性粒细胞浸润上的效果，在造模 24 小时后，取 4 组大鼠肺组织以比色法检测 MPO 活性。与假手术组大鼠肺组织中的 MPO 活性（$4.36\pm0.57$）U/g 相比，模型组和清胰汤组与地塞米松组大鼠肺组织中的 MPO 活性显著升高，分别为（$35.31\pm1.61$）U/g，（$20.32\pm1.57$）U/g，（$14.08\pm1.12$）U/g，（$P<0.01$）。而与模型组大鼠相比，经两组药物干预后，大鼠肺组织的 MPO 活性降低，差异有统计学意义（$P<0.01$）。间接说明中药清胰汤与地塞米松可有效地抑制中性粒细胞浸润到肺组织中。而此两者相比，地塞米松抑制 MPO 活性的效力优于清胰汤（$P<0.05$）。

为了观察两者在改善 SAP 大鼠机体清除氧自由基的能力以及保护机体细胞免受自由基攻击的程度，本实验通过测定大鼠肺组织 SOD 与 MDA 的活性与含量以了解清胰汤和地塞米松干预后 SAP 大鼠肺组织细胞的受氧化损伤的程度以及机体抗氧化能力。

在造模 24 小时后，与假手术组大鼠肺组织 MDA（$1.38\pm0.39$）nmol/U 相比，模型组、清胰汤组和地塞米松组大鼠肺组织中的 MDA 含量显著升高分别为（$5.00\pm1.17$）nmol/U，（$3.57\pm0.63$）nmol/U，（$3.10\pm0.84$）nmol/U，（$P<0.01$）。而经清胰汤和地塞米松干预后，两组大鼠肺组织的 MDA 含量低于模型组大鼠，差异有统计学意义（分别 $P<0.01$，$P<0.001$）。而地塞米松组和清胰汤组大鼠 MDA 的含量相比差异无统计学意义（$P>0.05$）。

在造模 24 小时后，与假手术组大鼠肺组织 SOD 活性相比（$74.90\pm6.29$）U/g，模型组，清胰汤以及地塞米松组大鼠肺组织中的 SOD 活力显著降低，分别为（$37.07\pm3.65$）U/g，（$44.54\pm3.01$）U/g，（$51.42\pm5.95$）U/g，（$P<0.01$）。而经清胰汤和地塞米松干预后，两组大鼠肺组织的 SOD 活力高于模型组大鼠，差异有统计学意义（$P<0.05$，$P<0.01$）。而地塞米松组的大鼠肺组织 SOD 活性高于清胰汤组大鼠（$P<0.05$）。

**6. 各组大鼠血清和 BALF 中 IL-6 以及 sIL-6R 的水平以及肺组织中 *IL6* mRNA、*CXCL1* mRNA 含量比较**  为观察清胰汤对 SAP 大鼠肺脏局部以及全身 IL-6 及其可溶性受体 sIL-6R 的作用，采用 ELISA 法检测各组大鼠血清和 BALF 中 IL-6 以及 sIL-6R 的水平。与假手术组大鼠相比，模型组、清胰汤和地塞米松组大鼠血清和 BALF 中 IL-6 以及 sIL-6R 的平均显著升高（$P<0.001$）。而与模型组大鼠相比，在使用清胰汤和地塞米松干预后，不同程度地降低了两者表达水平，差异具有统计学意义（$P<0.01$）；且肺组织中 IL-6、CXCL1 在 mRNA 水平的表达在清胰汤和地塞米松干预后也显著下降（分别为 $P<0.05$ 和 $P<0.01$），但清胰汤组大鼠肺组织 IL-6 mRNA 的表达高于地塞米松组（$P<0.05$），对 CXCL1 mRNA 的表达影响，两者相比差异无统计学意义（$P>0.05$）。

**7. 各组大鼠肺组织中 JAK2，P-JAK2，STAT3 以及 P-STAT3 的蛋白表达比较**  为观察清胰汤和地塞米松对 IL-6/STAT3 反式信号通路上的主要分子表达变化的影响，采用蛋白质印迹法检测各组大鼠肺组织中 JAK2、P-JAK2、STAT3 以及 P-STAT3 的蛋白表达。并采用免疫荧光法观察清胰汤和地塞米松对大鼠肺组织中 P-STAT3 核转位的影响。结果显示，模型组大鼠 P-JAK2、P-STAT3 表达较假手术组显著增强（$P<0.001$）；且 P-STAT3 核转位大大增加；而与模型组相比，清胰汤组大鼠肺组织中的 P-JAK2 和 P-STAT3 表达有所降低（$P<0.05$）；

P-STAT3 转位至胞核的数量大大下降。地塞米松组大鼠肺组织 P-JAK2 和 P-STAT3 的表达较模型组相比均下降（$P<0.01$），且 P-STAT3 转位至胞核的数量亦下降。清胰汤和地塞米松两组药物相比，在降低 P-JAK2 和 P-STAT3 的表达上以及影响 P-STAT3 核转位的程度未见差异。清胰汤和地塞米松两种药物均未影响 SAP 大鼠肺组织中总的 JAK2 和 STAT3 的表达。

**8. 各组大鼠肺组织中 PBEF 的表达比较**　为观察清胰汤和地塞米松 PBEF 表达变化的影响，采用蛋白质印迹法检测各组大鼠肺组织中 PBEF 蛋白表达。结果发现，模型组大鼠 PBEF 表达较假手术组显著增强（$P<0.01$）；与模型组相比，地塞米松和清胰汤干预后可降低大鼠肺组织 PBEF 表达（分别为 $P<0.05$，$P<0.01$）但清胰汤下调 PBEF 的程度略大于地塞米松组。结合上述结果，推测两者可能通过影响 PBEF 表达而影响 IL-6/STAT3 反式信号通路的活化，进而减轻 SAP 大鼠肺组织中的炎症反应，缓解肺损伤。

## 二、研究结果的分析和意义

### （一）基于"肺与大肠相表里"论治重症急性胰腺炎肺损伤的理论依据

在人体十二经脉和脏腑的相互联系中，手太阴经属肺络大肠，手阳明经属大肠络肺，通过经脉的相互络属，肺与大肠构成表里关系。最早"肺与大肠相表里"的理论在《灵枢·经脉》中描述："肺手太阴之脉，起于中焦，下络大肠，还循胃口，上膈属肺……""大肠手阳明之脉……下入缺盆络肺，下膈属大肠……"又《素灵微蕴》有："肺与大肠，表里同气，肺气化精，滋灌大肠，则肠滑便易。"唐容川在《医经精义·脏腑之官》说："大肠之所以传导者，以其为肺之腑。肺气下达，故能传导。"

肺与大肠的生理联系主要体现在肺气肃降与大肠传导功能之间的相互为用的关系。肺气清肃下降，气机调畅，并布散津液，能促进大肠的传导，有利于糟粕的排出。大肠之气通降，则腑气通畅，糟粕下行，也有利于肺气的清肃下降，使呼吸调匀、功能正常。两者配合协调，从而使肺土气可呼吸及大肠传导功能均正常。因有结构上的相互关联所以两者病变时也会相互影响。肺气壅塞，失于肃降，气不下行，津不下达，可引起腑气不通，肠燥便秘。若大肠实热，传导不畅，腑气阻滞，也可影响到肺的宣降，出现胸满咳喘。正如《黄帝内经灵枢集注》中所言"大肠为肺之府而主大便，邪痹于大肠，故上则为中气喘争"，以及《素问·咳论》所载"肺咳不已，则大肠受之，大肠咳状，咳而遗矢"，以六经辨证，急性胰腺炎多属少阳与阳明合病；以八纲辨证急性胰腺炎又属里证、热证、实证、阳证。

现代研究当中证实，气管、支气管与原始肠道组织有着胚胎发育上的共同起源。由此也说明肺和大肠在结构上的有着微妙而确凿的联系。在 SAP 肺损伤发病机制的研究中，肠道屏障功能的削弱或损伤也备受关注。除了肠动力下降，肠黏膜微循环障碍外使细菌移位，在 SAP 时由过度激活的白细胞生成释放大量炎症介质与细胞因子，并经损伤肠黏膜而入血液循环或淋巴循环到肺部导致严重的炎症反应，也是肺损伤发生的重要病理基础；而且肠道屏障功能障碍以及肠腔所释放的多种有害物质是 SAP 时发生多器官功能障碍综合征的共同因素之一。

### （二）"阳明腑实证"是重症急性胰腺炎的主要中医证候

中医学中虽无"重症急性胰腺炎"之专名，但有类似描述。《杂病源流犀烛·心病源流》中言："腹胀胸满，胃脘当心痛，上支两胁，咽膈不通，胃心痛也。"《灵枢·厥病》载："厥心痛，痛如以锥针刺其心,心痛甚者,脾心痛也。"《三因极一病证方论》有:"脾心痛者,如针锥刺其心腹,蕴蕴然气满。"文中对胃心痛和脾心痛的症状描述与 SAP 的临床表现较为符合。故依据 SAP 诸如腹痛暴作、痛无间断、腹满拒按、大便秘结、恶心呕吐等症状,可以归属于"腹痛""脾心痛""胃心痛"等范畴,然而脾心痛的疼痛程度似乎又甚于胃心痛。

SAP 的病位在肝、胆、脾、胃,八纲辨证为里、实、热、阳证。然而又有本虚标实之象。因脾胃功能失常,运化失司,故在本属虚;气滞、血瘀、湿热蕴结,在标为实。病因上有内因与外因之分,即外邪侵袭、蛔虫上扰、胆石梗阻为外因;饮食不节(如过食肥甘厚味、过饮酒浆)、情志失调为内因。病机为湿邪困于中焦,气机不得畅达,气滞则血运迟滞;湿热互结蕴毒,热毒炽盛,热灼血络,则可发为重症。如正虚不能胜邪而致邪毒内陷,则可出现气血逆乱之厥证。

"阳明之为病,胃家实是也。"是东汉末年著名医家张仲景《伤寒论》中阳明病辨证的纲要。所谓"胃家"实指胃与大肠而言,因《灵枢·本输》曰:"大肠小肠,皆属于胃。"《素问·通评虚实论》曰"邪气盛则实","实"即邪气盛实。"胃家实"是仲景对阳明热证、实证病理机制的高度概括,后世医家将其称为阳明病的提纲。

阳明为多气多血之腑,阳气昌盛,是以邪入阳明,多从燥化。胃肠燥热亢盛,其病变每以热实为特征,但分而言之,又有热证、实证之别。然而无论是热证还是实证,均属于为燥热实证,故仲景以"胃家实"统括之。尤在泾《伤寒贯珠集·阳明上篇》说:"胃家实者,邪热入胃与糟粕相结而成实,非胃气自盛也。"又如余无言在《伤寒论新义·阳明篇》中所言:"胃家实之实字,约有二义,食物积滞而实者,实也;表热传里而实者,亦实也。食滞而实者,是为承气汤证;热入而实者,是为白虎汤证。故承气、白虎,均为阳明病正治之方也。"孟秋菊等人对 483 例急性胰腺炎患者的临床表现进行中医辨证,总结为以下四型:①肝郁气滞证:中上腹阵痛或胀痛,痛及两胁右肩背,口苦咽干,嗳气呕恶,胸胁苦满,舌淡红苔薄白脉弦紧。②胆胰湿热证:突发中上腹胀痛拒按,两胁痛引肩胛,发热,烦渴不欲饮,恶心呕吐,便干尿赤或黄疸,纳呆腹胀,口苦口腻,舌红苔黄腻或黄燥,脉弦或滑数。③胃肠热结证:全腹胀满作痛、按之痛甚、拒按、牵及腰背,便秘,尿黄,口苦咽干,高热烦渴,呕吐剧烈或黄疸腹水,舌红赤苔黄腻或黄燥,脉沉实弦滑数。④热毒炽盛证:腹痛加剧,且出现寒战高热、黄疸以及肌肤紫斑,严重者可发生厥脱。而其中以胆胰湿热为主(63.7%),其次为胃肠热结(20.8%)。

结合上述中西医学对 SAP 时的主要发病机制研究,即由于 SAP 时肠道屏障功能损伤,导致肠源性内毒素血症以及肠道内细菌移位,成为炎症开关促发因子使机体炎症反应失控,进而使炎症介质表达、生成以及过度释放,致使成组织损伤、功能障碍,最终致休克、脓毒症、MODS 引起死亡。不难看出,急性胰腺炎在急性期时应归属于"阳明腑实证"。治疗上法当"通里攻下、活血化瘀、清热解毒",清胰汤宜为首选。

### (三)清胰汤组方理法与 SAP 肺损伤治疗的中医理论基础和现代研究

清胰汤一方源于东汉末年张仲景所著经典论著《伤寒杂病论》中的大承气汤和大柴胡汤加减化裁而来,具有通里攻下、清热解毒、活血化瘀之功效。多年来,是国内用于治疗急性胰腺炎的经验方,效果得到一致肯定。方中大黄苦寒泄热,祛瘀通便,荡涤肠胃邪热积滞;芒硝咸苦而寒,邪热通便,润燥软坚,协大黄则峻下热结之力尤增。两者合用既可以苦寒泻下,又能软坚润燥,泄热推荡之力颇峻。茵陈苦寒降泄,清利脾胃肝胆湿热;栀子泄热降火,清利三焦湿热;上四味药利湿与泄热同用,通腑与逐瘀并行,使二便通利,湿热与瘀滞前后分消,使邪去有路。金银花、连翘二药气味芳香,清热解毒,避秽化浊;木香辛行苦泄,善行大肠滞气又能疏肝利胆,行气止痛。延胡索辛散温通,为活血行气止痛之良药;当归辛甘温,活血止痛,润肠通便;柴胡辛苦微寒,善条达肝气,疏肝解郁。白芍酸敛肝阴,养血柔肝缓急止痛;甘草缓急,调和诸药,生用亦可助清热解毒之力。

采用清胰汤治疗 SAP 肺损伤实为针对肺损伤主要病因病机,于早期以攻邪为主,施以通里攻下、清热解毒、活血化瘀三法联用,旨在清泻肺经邪热,使其从腑下泄,通过泻下以达到宣上的目的,从而治疗肺之喘证。正如《景岳全书·喘证》所云"实喘者有邪,邪气实也",重症急性胰腺炎时肺损伤应为实喘,此邪实不外乎缘于阳明肠腑之糟粕之实邪。

根据课题组前期研究结果,总结归纳出清胰汤对 SAP 肺损伤治疗的具体机制可能如下:

1. 诱导胰腺腺泡细胞的凋亡,上调 *BAX* mRNA 表达水平,减轻胰腺组织损害,改善胰腺微循环。

2. 抑制炎症介质的释放。下调 NF-κB 的活化水平,抑制肺泡巨噬细胞过度激活,降低炎症因子的过度释放,以及血中内毒素和炎症介质的浓度;下调肺组织 P38MAPK 活性;下调炎症反应的调节因子 PPARγ 及其下游靶基因 *ANGPTL4* 在肺组织的表达;减少与 TNF-α 相关的 P 物质及其受体在胰腺与肺组织的表达;减少 TNF-α 表达从而上调肺组织中 *AQP1* 基因和蛋白表达,使肺组织液体及时、有效清除,缓解肺水肿。

3. 从基因和蛋白质水平抑制肠道 $sPLA_2$ 的表达,从而保护肠黏膜屏障,抑制肠黏膜上皮细胞凋亡,促进肠道蠕动,降低肠道通透性,减少肠内细菌移位,从而改善肺功能。

4. 抑制Ⅱ型肺泡细胞内游离 $Ca^{2+}$ 浓度,抑制 caspase-8、caspase-9 相关凋亡蛋白的表达,促进 Bcl-2 蛋白的表达并抑制肺组织 Bax、caspase-3、阻滞钙离子通道,减少钙离子的细胞内流。

综上,清胰汤方对 SAP 肺损伤具有积极的疗效,其作用机制是多层面、多途径、多靶点的综合效应。主要包括:诱导胰腺腺泡细胞的凋亡,减少因细胞坏死而引起的病变恶化;抑制细胞炎症介质的释放,减轻炎症反应,减少胰腺及肺组织损伤;保护肠道黏膜屏障,减少肠道细菌和内毒素移位,保护胰腺及肺脏功能;减少肺组织细胞钙离子内流,从而阻断 SAP 肺损伤的加重。

**(四) 不同药物对 PBEF 和 IL-6/STAT3 反式信号通路活化的影响以及对 SAP 肺损伤的防治作用**

**1. 地塞米松的作用**　细胞因子、趋化因子以及黏附分子是急性胰腺炎发病过程中机体的重要产物。在急性胰腺炎肺损伤时,这些分子通过活化,吸引以及募集而使白细胞浸润到胰腺外远隔器官——肺。浸润的白细胞又会通过产生活性氧族活化促炎因子生成而加重炎症。糖皮质激素是治疗人类急性呼吸窘迫综合征的常用药物,作为抗炎和免疫抑制药物常用于急性胰腺炎的治疗过程中,其主要治疗机制为干扰促炎介质的合成。地塞米松是非特异性炎症介质拮抗剂,是一种效力很强的长效糖皮质激素,是急性胰腺炎肺损伤时的重要治疗药物。

本部分将地塞米松作为清胰汤的阳性对照药物,以 10mg/kg 体重的剂量干预大鼠发现,可大大改善 SAP 大鼠的生存率。地塞米松通过抑制多种炎症因子在大鼠全身以及肺组织、支气管肺泡灌洗液中的表达,改善大鼠肺功能和病理损伤。

随着SAP病情严重程度的进展,中性粒细胞浸润到肺组织中导致微血管功能障碍以及局部炎症反应,肺泡毛细血管屏障渗透性增加,肺泡间质水肿。本实验观察到地塞米松组大鼠肺组织湿/干重比值以及伊文思蓝含量较SAP大鼠明显降低,而肺组织中MPO活性和MDA含量也是降低的,除此之外,肺组织SOD的含量是增加的,表明地塞米松减少SAP肺组织中的中性粒细胞浸润,减少脂质过氧化并会加强肺组织中抗炎抗氧化物质的作用。

血AMY水平增高是临床诊断急性胰腺炎常用的实验室指标,虽然其活性不一定与胰腺组织损伤程度相关,但一般情况下AMY活性升高越明显,组织损伤越严重。实验发现SAP大鼠在予以地塞米松后血清AMY水平大大降低,胰腺组织的病理切片结果也进一步验证了该组大鼠胰腺组织损伤减轻。

PBEF是一个具有多种生物学功能的炎性细胞因子。大量研究显示它在多种炎症性疾病的发病机制当中扮演了重要角色。而且NAMPT基因的启动子区域处也被发现存在有一些糖皮质激素反应元件(GREs)。作为一种强效的糖皮质激素,地塞米松可抑制IL-1β和TNF-α对PBEF的诱导生成,这也进一步说明了PBEF是一种炎症分子。在本实验中,SAP大鼠在予以地塞米松尾静脉注射干预后,PBEF蛋白在肺组织的表达下调。

IL-6主要由单核巨噬细胞、T细胞、B细胞等生成,并可参与多种机体急性反应,如烧伤、脓毒症和重大手术。急性胰腺炎病情严重程度与血清IL-6水平呈正相关,业已得到很多研究证实。但是课题组既往实验,更多关于SAP肺损伤的研究也仅仅停留在IL-6与其他炎症因子水平的监测上,并未对IL-6/STAT3反式信号通路上重要分子的活化进行研究。在这部分实验中,为了观察地塞米松对SAP肺损伤大鼠IL-6/STAT3反式信号通路的作用,采用造模后即刻、6小时、12小时静脉注射地塞米松,结果发现该用药方式下不仅可以降低血清中IL-6及sIL-6R的浓度,也大大抑制了两者在BLAF中的含量,且结合对其他炎症因子的作用着实说明地塞米松在SAP时所发挥的重要抗炎作用。此外,地塞米松对IL-6/STAT3反式信号通路的抑制作用也体现在对其mRNA表达的抑制,以及下游Y705处磷酸化的STAT3的核转位作用,最终使CXCL1的表达下调。

**2. 清胰汤的作用** 纵观清胰汤组方12味药的药性特点,按归经比统计,归属脾经的药物最多,占18%,其次分别为胃经(15%),肝经(15%),心经(10%),肺经(8%)。按药味比统计,以苦味药最多(48%),其次为辛味(26%),甘味(16%);而药性上,以寒和微寒为主(34%、33%),温(25%)为辅;从中医理论角度剖析急性胰腺炎肺损伤发病的病位(由腑及脏,由脏及腑,脏腑同病),病因以及病性,不难看出清胰汤是针对急性胰腺炎的主要病因、发病部位以及病机特点而组方的。急性胰腺炎的发病以内因为主,即情志不畅、饮食不节、虫石内积导致邪阻气滞,肝胆疏泄不利;或脾胃功能障碍,运化失司;而发为肝胆脾胃湿热证,或胃肠热结之证,这也是本病最先出现、最常见的证候。

方中苦味药使用最多。苦,"能泄、能坚、能燥",即具有清泄火热、通泄大便,泻火存阴、燥湿等作用。而辛味多以"行散"为功。因属阳明实热证,故应邪热首当其冲,正如《素问·至真要大论》所言"寒者热之,热者寒之",故寒性药在清胰汤方中体现出最重要的地位。清胰汤的组方也体现出了仲景临证"识病机、抓主证"之思想。

急性肺损伤(ALI)/急性呼吸窘迫综合征(ARDS)是SAP最早出现和最常见的严重并发症,虽清胰汤方中肺经药物所占比并未位居前位,但依据SAP在急性炎症反应期未有效控制则可能会进入继发全身感染期,而出现肺损伤这一病情发展规律,提示患者在急性炎症反应期的症状过后,还是有很大可能进入全身感染状态,而使病情加重。且肺损伤的出现与重症急性胰腺炎时肠黏膜屏障受损、肠道细菌移位,造成对靶器官的"二次打击"是密切相关的。因此重视荡涤胃肠之糟粕,清散周身之邪热,行气活血化瘀需贯穿在整个 SAP 的治疗过程中。已有研究提示通腑导滞法能保护受损的肠黏膜、促进肠蠕动、拮抗肠道细菌移位,从而防治 SIRS 以及 MODS。

在本实验中,清胰汤中所蕴含的清、下、活之要法遵从了胃肠之腑"以通为用,以降为顺"的生理特性,切合"肺与大肠表里"之理论,而最终使肺之宣发肃降功能正常。从微观角度探究,并结合既往课题组研究结果,清胰汤通腑宣肺并防治 SAP 肺损伤可能的生物学机制可归纳为以下几个方面:

(1)大黄芒硝等通腑泻下的中药能增强胃肠道运动功能,峻下肠道热结,在减少肠源性内毒素的产生和吸收,减少细菌移位的基础上,清热解毒类药物抑制单核巨噬细胞活性,下调 TNF-α、IL-1β、IL-6 的表达。

(2)从基因和蛋白水平上抑制多功能细胞因子 PBEF 的表达,并体现出与 PBEF 酶活性抑制剂有类似的作用,从而减轻上述炎症细胞因子对组织的损伤。

(3)抑制 IL-6/STAT3 反式信号通路分子活化,包括下调血清和 BALF 中 sIL-6R 的水平,以及肺组织 P-JAK2、P-STAT3(Y705)的表达以及抑制后者向细胞核内转移,从基因和蛋白水平降低中性粒细胞趋化因子 CXCXL1 的表达。

(4)降低肺组织 MPO 活性和 MDA 的水平以及增加 SOD 活性,从而减少中性粒细胞在肺组织中的浸润与募集,并增强肺组织抗氧化的能力,从而进一步防止或减轻肺组织的过氧化损伤。

(5)确实改善了肺组织病理损伤,减少炎症细胞浸润,减轻组织水肿、坏死,降低肺泡毛细血管通透性,从而改善肺通气和换气功能。

肺损伤是严重的全身炎症反应在肺部的表现,多种炎症细胞、炎症介质和细胞因子参与了这一复杂的病理过程。炎症反应引起肺毛细血管内皮细胞和肺泡上皮细胞损伤,以及肺间质和肺泡水肿,破坏肺气-血屏障的结构和功能,进而导致严重的气血交换障碍。清胰汤通过发挥通里攻下、清热解毒以及活血化瘀的功效,减轻并有效控制 SAP 肺损伤的炎症反应,这也是其有效的治疗机制所在。

但是由于中药复方成分复杂,故对其药效产生机制缺乏深入而明确的了解,且中药清胰汤治疗 SAP 及相关肺损伤亦可能并不是单一地通过抑制 PBEF 及 IL-6/STAT3 反式信号通路而发挥作用,必然还存在着其他复杂的作用机制,因此需要进一步深入研究清胰汤在 SAP 肺损伤多层次、多途径的治疗机制。尽管以上的实验结果表明清胰汤对 SAP 肺损伤的作用机制可能是通过抑制 PBEF 生成以及 IL-6/STAT3 反式信号通路而发挥作用的,然而,目前还有待说明清胰汤的哪味药、药物之间怎样相辅相成发挥主要治疗作用,以及主要药物中的何种成分会直接对 PBEF 或 IL-6/STAT3 反式信号通路上的分子起到抑制作用。因此,有必要对清胰汤治疗重症急性胰腺炎肺损伤的具体有效成分及作用机制进行更加深入细致的探索和研究,从而为从中药制剂中提取有效活性成分及中药新药研发提供新的线索和启示。

(李　舒　陈海龙)

# 第十一节　P 物质在急性胰腺炎肺损伤发病机制中的作用

近年来在肺损伤的发病机制中 P 物质(substance P,SP)的作用备受关注,P 物质既是一种神经递质,又是一种由炎症部位神经末梢释放的前炎症介质,主要通过神经激肽受体作用于内皮细胞,增加肺血管的通透性、促进周围组织水肿形成,参与急性胰腺炎引起肺损伤的过程。但具体机制尚待进一步研究。本节旨在通过 1.5% 去氧胆酸钠逆行胆胰管内注射诱发大鼠 SAP 合并肺损伤的模型,检测肺组织中 P 物质和 TNF-α 水平、免疫组织化学方法观察肺神经激肽-1 受体(neurokinin-1 receptor,NK-1R)和水通道蛋白 1(AQP1)蛋白表达,以及血清 AMY、肺 MPO 等指标来验证 SAP 模型的建立;并设立 P 物质 I 型受体拮抗剂物质肽(spantide)组和清胰汤干预组,通过 SAP 时及各时相点相对应的治疗组肺组织中 P 物质浓度与 TNF-α 浓度变化的相关性分析来研究 SAP 合并肺损伤的机制,为临床 SAP 合并肺损伤的中西医结合治疗提供实验和理论依据。

## 一、主要研究方法和结果

### (一)研究方法

**1. 实验动物分组和模型制备**　健康 SD 大鼠 96 只,雌雄不拘,随机分为四组(SAP 模型组、假手术组、拮抗剂组和清胰汤治疗组)每组 24 只。各组又分为 6 小时、12 小时、24 小时三个时相点亚组,分别在造模后 6 小时、12 小时、24 小时剖杀取材。

SAP 模型组采用经胆胰管逆行注射 1.5% 的去氧胆酸钠溶液(0.1ml/100g 体重)的方法。拮抗剂组:造模成功后,经尾静脉注射 NK-1R 拮抗剂物质肽(spantide)(0.001 25%)0.5ml。清胰汤组:在造模后用清胰汤灌胃一次 1ml/100g 体重,24 小时组在 12 小时重复灌胃一次。

**2. 观察指标和检测方法**　采用 ELISA 法测定大鼠肺组织中 P 物质及 TNF-α 含量;免疫组织化学方法检测 NK-1R 和 AQP1 在肺组织中的表达及组织定位(SABC 法);真空干燥法测定肺组织湿/干重(W/D)比值;用 HITACHI 自动生化分析仪采用酶法测定血清淀粉酶活性。

### (二)研究结果

**1. 组织病理观察**

(1)HE 染色观察:假手术组,肺组织结构清晰,间质血管无充血,肺泡腔内未见中性粒细胞浸润,偶见轻度水肿。SAP 模型组大鼠肺间质炎症细胞浸润、出血、肺间质水肿,肺泡结构破坏。拮抗剂组和清胰汤组肺泡腔内炎症细胞浸润减轻,渗出减少。

(2)免疫组织化学观察:AQP1 在假手术组正常肺组织见高水平表达,染色呈棕黄色颗粒,可见在气道周围毛细血管和肺泡毛细血管内皮细胞上呈明显棕黄色颗粒分布;SAP 模型组肺组织 AQP1 表达明显下降,可见 AQP1 的染色与对照组相比变浅;清胰汤治疗组和拮抗剂组各时限 AQP1 表达较模型组明显升高,两者之间,AQP1 的表达无明显差异。假手术组大鼠只在少许肺泡上皮细胞和血管内皮细胞胞膜上有淡黄色颗粒,NK-1R 轻度表达。而诱发 SAP 的各组大鼠在肺血管内皮细胞、肺泡上皮细胞、中性粒细胞胞膜上及气管黏膜上皮细胞上都有广泛的棕黄色颗粒,NK-1R 高表达;清胰汤治疗组和拮抗剂组各时限 NK-1R 表达较模型组明显降低,两者之间未见明显变化。

**2. 肺组织湿/干重(W/D)比值的变化**　SAP 模型组各组肺 W/D 值与相同时间点假手术组相比显著升高($P<0.01$);拮抗剂组和清胰汤组与相同时间点模型组相比肺 W/D 值明显下降($P<0.01$);而各时间点清胰汤组与拮抗剂组肺 W/D 值无明显差别($P>0.05$)。

**3. 肺组织髓过氧化物酶(MPO)活性的变化**　SAP 模型组各组肺 MPO 值较相同时相点假手术组显著升高($P<0.01$);并随时间的延长 MPO 值逐渐升高;两药物干预组 MPO 值较相同时相点模型组明显下降($P<0.01$);各时相点清胰汤组较拮抗剂组 MPO 值显著下降($P<0.05$)。

**4. 血清淀粉酶(AMY)活性的变化**　SAP 模型组各组肺 AMY 较相同时相点假手术组显著升高($P<0.01$);两药物干预组 AMY 值较相同时相点 SAP 组明显下降($P<0.01$);各时相点清胰汤组较拮抗剂组 AMY 值显著下降($P<0.05$)。

**5. 肺组织中 TNF-α 水平的变化**　SAP 模型组各组肺 TNF-α 值较相同时相点假手术组显著升高($P<0.01$);两药物干预组肺 TNF-α 值较相同时相点模型组明显下降($P<0.01$);各时相点清胰汤组较拮抗剂 TNF-α 值显著下降($P<0.05$)。

**6. 肺组织中 P 物质(SP)水平的变化**　模型组各组肺 SP 值较相同时相点假手术组显著升高($P<0.01$);两药物干预组肺 SP 值较相同时相点模型组明显下降($P<0.01$);各时相点清胰汤组较拮抗剂组 SP 值显著下降($P<0.05$)。

**7. 肺组织 TNF-α 与肺组织 P 物质**　SAP 模型组随着时间的延长肺组织 TNF-α 与肺组织 P 物质的值持续升高,而在使用 P 物质受体拮抗剂物质肽(spantide)时,发现两者具有同步降低的特征,具有明显的相关性。各时间点肺组织中 TNF-α 水平与肺组织中 P 物质水平呈明显的相关性($P<0.05$)。

## 二、研究结果的分析和意义

### (一) 重症急性胰腺炎肺损伤的病理机制复杂

在 SAP 合并肺损伤时,肺脏的病理变化主要表现为间质性水肿和炎症细胞浸润。本实验选择测定大鼠血清 AMY、肿瘤坏死因子-α、肺髓过氧化物酶(MPO)和肺湿/干重比值以及 AQP1 的表达,结果显示,应用胆胰管逆行注射 1.5% 去氧胆酸钠制造大鼠 SAP 肺损伤模型是成功的。24 小时组大鼠的病死率在 20% 左右,与文献报道是基本一致的。

**1. 肿瘤坏死因子-α(TNF-α)**　TNF-α 的病理生理作用在前面的章节里已作过讨论。

本实验观察到 TNF-α 在模型组动物肺组织中的浓度远比相同时相点假手术组高,并随时间的延长其浓度继续升高。与其相对应的则是 AQP1 表达下调、肺组织水肿、白细胞浸润程度的渐进性异常升高,肺组织的湿/干重比值和血清淀粉酶也持续升高。表明在 SAP 合并 ALI 时 TNF-α 起着重要的作用,是引起肺损伤发生和发展的重要因素。迄今为止,TNF-α 导致血管内皮细胞损伤的分子机制还不十分清楚。TNF-α 可通过内皮细胞中的 NF-κB 途径,诱导潜在的短暂受体通道 1(TRPC1)使细胞内的 $Ca^{2+}$ 浓度增高,高浓度 $Ca^{2+}$ 可能触发了内皮细胞内的纤维型肌动蛋白(F-actin)收缩,从而使内皮细胞体积小,细胞间隙增大,通透性增加。TNF-α 是一种可以引起细胞凋亡的细胞因子,可通过受体途径(TNFR1)引起细胞凋亡,但对于其诱导内皮细胞凋亡的意见不统一,有研究发现大剂量 TNF-α 可提高体外培养的大鼠肺微血管内皮细胞的原癌基因 *FAS* 表达,在 TNF-α 作用下 Fas 的激活进一步促进细胞凋亡。体外研究发现,TNF-α 可引起内皮细胞表面细胞型纤维连接蛋白(Fn)减少,而 Fn 是内皮细胞间、内皮细胞和基底膜之间的一种粘连分子,对保持微血管完整性和通透性有重要作用。由此可见,TNF-α 既可以通过中性粒细胞等间接损伤血管内皮细胞,也可以直接造成血管内皮细胞的损伤。TNF-α 主要产生于被激活的巨噬细胞,是急性胰腺炎发病后较早产生的细胞因子,有动物实验证实在急性胰腺炎被诱发 1 小时后,胰腺组织及血清 TNF-α 即可检测到,并在其后的 6 小时内迅速上升,其升高的程度是与胰腺损伤及炎症程度直接相关联的。

**2. 肺组织髓过氧化物酶(MPO)** 有研究发现,SAP 时激活的中性粒细胞参与胰腺及胰外组织的损伤,是 SAP 时胰腺局部及远隔器官功能损伤的重要病理因素。MPO 是中性粒细胞特有的还原酶,它主要存在于中性粒细胞中,而且每个细胞所含酶的量是恒定的,约为细胞干重的 5%,故而可通过组织 MPO 活性来定量测定中性粒细胞的数目,肺组织 MPO 活性高低可定量反映中性粒细胞聚集的程度。中性粒细胞与血管内皮的黏附依赖于炎症部位中性粒细胞和血管内皮细胞膜表面的黏附分子的表达和功能。CD11/CD18-ICAM-1 是介导中性粒细胞与血管内皮黏附的主要途径。

实验性 SAP 大鼠早期肺组织中便有中性粒细胞浸润,应与肺脏特殊的解剖学和生理学特点有关。因为肺脏不仅是一个重要的代谢器官,同时又是全身静脉血液的滤过器官,各组织脏器所产生并释放到血液中的代谢产物、活性物质都要从肺经过,且肺脏毛细血管分支少、血管长、灌注压低、血流缓慢,流经肺毛细血管活化的中性粒细胞易与内皮细胞接触并黏附,在黏附后不易被缓慢的血流冲走,因此中性粒细胞易聚集于肺脏。活化并浸润于肺组织中的中性粒细胞则可通过"呼吸爆发",释放出大量氧自由基,从而引发脂质过氧化作用增强,导致生物膜基本特性如变构、离子传递、酶活性发生改变,还可引起肺组织细胞钙超载和DNA 断裂、蛋白质变性等,最终导致肺组织损伤。此外肺组织中活化的中性粒细胞经脱颗粒作用,释放弹性蛋白酶、髓过氧化物酶和基质金属蛋白酶等多种蛋白酶,分解胞外纤维与基质,亦可损伤肺组织。这些因素都是造成 SAP 急性肺损伤的重要原因,因此有人认为 SAP 早期即有激活的中性粒细胞在肺脏中大量聚集是诱发 ALI 的主要原因。另外,氧自由基还可以诱导炎症因子的过度释放造成细胞因子网络失衡,导致扳机样细胞因子级联效应,可进一步加重肺组织损伤。

本实验结果证实 SAP 大鼠早期已有着显著的肺部炎症反应,SAP 模型组大鼠各时相点的 MPO 值与假手术组相比显著增高,并随时间的延长有着与 TNF-α 浓度同步升高的特征。同时有肺组织水肿、肺组织的湿/干重比值和血清淀粉酶也持续升高。这表明肺脏在 SAP 时受到了相当程度的损伤。

**3. 水通道蛋白 1(AQP1)** 绝大多数 ALI 患者的肺泡水清除率受到损害,水清除率高的患者预后较好。水通道蛋白(AQPs)作为膜主体内在蛋白(major intrinsic protein,MIP)家族成员,具有增加细胞膜水通透力的功能,可以提供快速液体转运的途径。分布在肺组织中的 AQPs 主要有四种:AQP1、AQP3、AQP4 和 AQP5。AQP1 是第一个被鉴定的水通道蛋白,AQP1 分布广泛,已证明 AQP1 除分布于红细胞膜、肾脏、眼、内耳、脑外,在肺组织中也有较强的表达。在肺脏 AQP1 主要表达于胸膜脏层周围毛细血管内皮细胞腔膜面和基侧膜面及脏层胸膜的间皮细胞。有研究显示,在大鼠肺泡上皮也有 AQP1 表达,主要表达在Ⅱ型肺泡细胞的顶膜面及Ⅰ型肺泡细胞的腔膜面和基侧膜面,但明显弱于毛细血管内皮。有文献报道,*AQP1* 敲除的小鼠肺泡毛细血管水的通透性较野生型显著降低。King 等的研究发现在2 个先天缺乏 *AQP1* 基因的个体和 5 个健康对照个体中,用生理盐水静脉灌注后,用高分辨CT 扫描测定在液体灌注前后气管壁和肺血管面积的变化,肺血管面积在 2 个缺乏 *AQP1* 基因的个体与正常个体均增加 20%;正常个体气道壁增厚 44%,而无 *AQP1* 基因的个体气道壁厚度却没有变化。表明静脉灌注后气管壁厚度增加反映细支气管周围水肿的形成。因此,AQP1 在肺血管通透性中有重要作用。Towne 等利用某种呼吸道腺病毒感染小鼠造成病毒性肺炎,发现 AQP1 在鼠肺中表达降低,提示水通道蛋白的减少可能是肺水在肺间质聚集的重要原因,这显示 AQP 与肺水肿有关。以上研究表明,AQP1 参与了肺组织水平衡的调节。

急性肺损伤病理学上的一个显著特点就是肺组织有大量的白细胞聚集,主要是多形核中性粒细胞和巨噬细胞。大量实验研究证实,在 SAP 合并肺损伤时,肺脏的病理变化主要表现为间质性水肿和炎症细胞浸润,肺组织的通透性发生改变。本实验通过肺组织免疫组织化学染色观察到,AQP1 在假手术组正常肺组织见高水平表达,染色呈棕黄色颗粒,可见在气道周围毛细血管和肺泡毛细血管内皮细胞上呈明显棕黄色颗粒分布;SAP 模型组肺组织AQP1 表达显著下降,可见 AQP1 的染色与对照组相比变浅,对 SAP 模型大鼠的肺脏病理学观察也证实了这一点。

### (二) P 物质及其受体 NK-1R 在 APALI 发病机制中具有重要作用

P 物质(SP)是最早发现的一种神经肽,属于哺乳动物速激肽家族。P 物质来源于前速激肽原(preprotachykinin,PPT)A(*TACA1*)基因编码的三种 PPT:α-PPT、β-PPT、γ-PPT。P 物质与神经激肽 A 及神经激肽 B 同属速激肽族,P 物质广泛分布于哺乳动物中枢和周围神经系统以及外周组织中,与三种 G 蛋白偶联的神经激肽受体结合,分别为 NK-1R、NK-2R、NK-3R,其中与 NK-1R 的亲和力最大,因而 NK-1R 又称为 P 物质受体。P 物质实际上是脊髓神经和消化道神经末梢释放的一种神经传递因子蛋白,也是神经纤维与炎症细胞之间相互作用的介质,是神经内分泌途径参与炎症反应即神经源性炎症反应的重要因子。在炎症细胞如 T 淋巴细胞、B 淋巴细胞、单核巨噬细胞、中性粒细胞、嗜酸性粒细胞以及神经细胞、血管内皮细胞、成纤维细胞上均可见 NK-1R 的表达。NK-1R 在毛细血管后微静脉内皮细胞上表达最为丰富,神经源性因子 P 物质通过 NK-1R 介导而诱发毛细血管后静脉血浆性物质渗出而产生组织损伤。局部炎症反应等刺激神经末梢去极化后释放 P 物质,与炎症细胞及血管内皮细胞等效应细胞表面的 NK-1R 结合,导致中性粒细胞聚集、增加血管通透性、促进血浆外渗。P 物质还可以诱导中性粒细胞趋化和脱颗粒,刺激呼吸爆发反应,产生大量 $H_2O_2$ 和小颗粒物质,增加中性粒细胞对肺上皮细胞的黏附,并使许多细胞因子分泌增加,介导炎症反应,加剧各组织器官的病理损伤。

近些年来,P 物质及其受体已经成为研究 SAP 发病机制的一个热点,P 物质在 SAP 及APALI 中的作用机制也有了越来越清晰的了解。Salvia 等已经在研究中证实,P 物质作为炎症因子,通过 NK-1R 对急性胰腺炎及相关肺损伤起重要的前炎症介质作用。Grady 等在研究中发现,诱发胰腺炎的大鼠,与注射盐水的对照组相比,P 物质及 NK-1R 特异性激动剂的注射均可以明显增加大鼠胰腺血浆渗出,并且这种作用可以被 NK-1R 的拮抗剂阻断,证实 P 物质通过激活 NK-1R 引起胰腺血浆外渗。不仅如此,Hc Donald 等实验发现,P 物质通过与血管内皮细胞上分布的 NK-1R 结合,引起毛细静脉内皮细胞间隙形成,蛋白和液体渗出,形成肺炎症性水肿。证实了 P 物质在肺组织同样可诱发血浆渗出作用。Bhatia 等研究认为,P 物质在 APALI 发病过程中起重要的决定作用。在急性胰腺炎大鼠模型中,敲除 PPTA 基因几乎可以完全阻止 APALI,而对胰腺损伤只起部分保护作用。在急性胰腺炎大鼠模型中,NK-1R 和 P 物质在胰腺中的表达均增加,大鼠在敲除 TACR1 基因后胰腺炎和 APALI 的严重程度均明显减轻,高淀粉酶血症、高脂肪酶血症、胰腺细胞坏死情况和胰腺部位的中性粒细胞浸润情况均明显减轻,肺内中性粒细胞的聚集也减少,肺泡毛细血管的通透性明显改善。这些相似的研究均表明,P 物质在决定胰腺炎及其相关肺损伤的严重程度方面有着重要作用。

本实验采用 ELISA 法及免疫组织化学染色的方法测定肺组织中 P 物质的含量和 NK-1R 在肺组织的定位。结果显示 SAP 时肺组织的 NK-1R 的表达较对照组明显增加。免疫组织化学结果显示对照组大鼠只在少许肺泡上皮细胞和血管内皮细胞胞膜上有淡黄色颗粒,NK-1R 轻度表达;而诱发 SAP 的各组大鼠在肺血管内皮细胞、肺泡上皮细胞、中性粒细胞胞膜上及气管黏膜上皮细胞上都有广泛的棕黄色颗粒,提示 NK-1R 高表达。同时肺组织中 P 物质含量在 SAP 模型的各组之间的差异也同肺 TNF-α 值、肺 MPO 活性、肺的湿/干重比值结果变化趋势基本一致,随着时间的延长显著增加。从病理结果看,NK-1R 表达高的分组大鼠胰腺和肺组织的出血、炎症、水肿也更加明显,并且出现肺泡塌陷、肺泡内浆液性渗出等,出现肺的正常结构破坏。相反,拮抗剂组应用 P 物质受体拮抗剂物质肽(spantide)发现,肺组织中 P 物质含量降低,肺 TNF-α 水平、肺 MPO 活性、肺的湿/干重比值也随其降低。

结合以上结果可以推断,过度表达的 NK-1R 通过介导中性粒细胞聚集,诱发各种炎症介质和细胞因子的连锁式释放,介导炎症反应;同时其增加血管通透性促进组织渗出作用造成组织水肿、肺泡浆液性渗出,肺表面活性物质(PS)合成减少或质变,致使小气道陷闭、肺泡萎陷不张。结果显示,P 物质参与了 APALI 的发生机制,而且是其中重要的一个环节,是决定 SAP 及以 APALI 严重程度的重要因素。这就提示 P 物质在重症急性胰腺炎及其相关肺损伤中的作用不容忽视,为临床治疗 SAP 及 APALI 提出了新的研究思路和方向。

### (三) 肺组织中 P 物质与 TNF-α 表达的相关性

实验已经证实肺组织中 P 物质的含量在 APALI 时显著升高,其受体 NK-1 表达增强,相应的肺损伤指标如 TNF-α、MPO、肺 W/D 值同时明显升高,AQP1 表达下降。肺脏出现间质性水肿和炎症细胞浸润等病理变化。前面已经讨论 TNF-α 作为 SAP 中最重要的炎症因子之一,在 APALI 时起着非常重要的作用,MPO、AQP1 等重要指标都与其有直接关系。实验中,ALI 组大鼠肺组织中 TNF-α 浓度和随着 P 物质的含量升高而升高。而使用 P 物质受体拮抗剂物质肽(spantide)后发现大鼠肺组织中 TNF-α 浓度与 SAP 模型组相比明显降低。清胰汤治疗组大鼠 P 物质与 TNF-α 值与 SAP 模型组相比均明显减低。又有文献报道在动物实验中敲除肿瘤坏死因子受体基因或敲除 PPTA 基因均能减轻甚至避免肺损伤。那么 P 物质与 TNF-α 是否有着某种密切的关系呢? 为此,本部分对两者进行了相关性分析。旨在从新的角度探讨 SAP 诱发 ALI 的机制,为寻找有效的治疗提供理论依据。经过相关性检验分析,结果提示具有正相关关系。

推测 TNF-α 与其受体结合刺激肺组织的感觉神经末梢释放神经肽 P 物质,而 P 物质又与其受体 NK-1 结合加重细胞损伤,使 TNF-α 释放增加,在两者相互促进产生的过程中,使 SAP 的炎症程度及肺损伤成倍放大,直至进展到 ARDS 这一终末结局。至于两者相互作用的具体机制还有待进一步研究。

### (四) 清胰汤对 SAP 大鼠肺组织中 P 物质表达的影响

中医认为 SAP 系由肝胆失疏、湿热蕴结之病机,进一步演变为热毒炽盛、瘀热内阻,或上迫于肺,或内陷心包,或热伤血络所致。其病机之关键是"实热血瘀",所以治法应以"通腑泄热,活血化瘀"。临床上中医中药治疗 SAP 疗效肯定,特别是清胰汤(方剂组成:茵陈 20g、栀子 20g、大黄 20g、芒硝 20g、木香 15g、柴胡 5g、延胡索 15g、白芍 15g、甘草 6g、15g、金银花 20g、连翘 20g)是治疗急性胰腺炎的有效中药方剂,对于 SAP 有良好的作用。清胰汤有通里攻下、活血化瘀、清热解毒、疏肝理气等作用。方中大黄、芒硝通里攻下泄热,涤荡积滞,通畅腑气,使糟粕排出体外。在该方中通里攻下是主要治则。本章前面已有充分讨论。

本部分实验结果显示,与 SAP 组相比,清胰汤各时相组血清 AMY 与肺组织中 P 物质含量明显降低($P<0.01$);TNF-α、MPO 也随之降低($P<0.01$),表明肺组织中炎症细胞聚集程度降低;AQP1 的表达明显上升($P<0.01$)、肺组织的湿/干比值明显降低($P<0.01$),表明肺组织的水肿程度减轻。从肺组织的病理切片观察也证实了清胰汤组肺组织炎性渗出明显减少,间质水肿明显减轻。这提示,清胰汤在治疗 SAP 时直接或间接地抑制了 P 物质的产生,从而减轻了 SAP 引起的肺损伤。具体是通过什么确切机制来发生作用,尚需要进一步的实验来证实。

倪绍忠等的临床研究证实,SAP 患者早期应用清胰汤除能促进肠功能恢复以外,还能显著降低血中 TNF-α、IL-6、IL-8 水平。其他多项研究提示清胰汤可有效降低急性胰腺炎时血中细胞因子水平,对胰外器官起到保护作用。李东华等实验研究表明,清胰汤治疗组不同时间血清及肺组织中 TNF-α 水平显著降低,肺泡巨噬细胞中 NF-κB 活性显著下降,肺组织及血中 PLA2 水平亦降低,同时肺组织病理改变也明显减轻,提示清胰汤能有效抑制 PLA2 活性,从而阻止 NF-κB 的活化,进而减少相关炎性细胞因子的过度分泌,减轻肺损伤,降低实验动物病死率。

(宋长满　陈海龙)

# 第十二节　CIRP 在炎症反应中的作用

## 一、CIRP 简介

冷诱导 RNA 结合蛋白(cold-inducible RNA binding protein,CIRP,也称作 CIRBP 或 A18 hnRBP)是一种相对分子质量约为 18kDa 的进化保守的 RNA 伴侣蛋白,它由一个氨基端的 RNA 识别亚基和富含甘氨酸的羧基端结构域组成,其结构与一类在植物中发现的应激诱导的 RNA 结合蛋白类似,它主要存在于细胞核中,参与多种细胞活动,如在细胞核中转录和加工 mRNA,在细胞质中翻译和降解 mRNA。CIRP cDNA 于 1997 年首次在小鼠中分离出,随后也在人和大鼠中克隆并表征了 CIRP cDNA。人类编码 CIRP 的基因定位于人类 19 号染色体 p13.3 区,其氨基酸序列与小鼠相似度为 95.3%;而大鼠与小鼠 CIRP 的氨基酸序列则完全相同。CIRP 广泛表达于人类和小鼠的多种组织和细胞中,包括大脑、肺、心脏、肾脏、视网膜、睾丸、肝脏、卵巢、神经系统、淋巴细胞和子宫内膜。CIRP 在胞质中合成,然后进入细胞核,调控 RNA 的转录。当处于细胞应激反应时,CIRP 受其 C 端结构域甲基化调控由细胞核易位至细胞质。不同定位的 CIRP 发挥着完全不同的功能,因此明确细胞内 CIRP (intracellular CIRP,iCIRP)和细胞外 CIRP(extracellular CIRP,eCIRP)的不同特性至关重要。随着对 iCIRP 的深入研究,揭示了其在多种细胞应激反应中的调控作用,包括维持 mRNA 稳定性、调控细胞增殖、调控细胞生存、调控生物钟基因、维护端粒酶、适应应激以及肿瘤的形成和进展。与研究 iCIRP 相对较长的历史相比,eCIRP 是近年来才被发现的一种损伤相关的分子模式(damage-associated molecular pattern,DAMP)分子,具有促炎和加剧损伤的效应。

## 二、CIRP 的表达、易位和释放

冷诱导 RNA 结合蛋白(CIRP)正如其名,它的转录和翻译被轻度的低体温(如睾丸的生理温度)所诱导,而被升高的体温所抑制。CIRP 的表达还可被紫外线照射、急性缺氧及酒精等刺激所上调。此外,糖原合成酶激酶 3β(glycogen synthase kinase 3β,GSK3β)以及胰岛素样生长因子 1(insulin-like growth factor 1,IGF1)的激活均可以增加 CIRP 的表达。最近的一项研究揭示亚低温时 CIRP 的表达机制为:瞬时感受器电位香草素受体亚家族 3(transient receptor potential vanilloid3,TRPV3)和瞬时受体电位阳离子通道亚家族 M 8(transient receptor potential cation channel subfamily M,TRPM)的离子通道蛋白参与其中,但与它们的离子通道活性无关。已发现由缺氧诱导的转录因子特异性蛋白 1(sp1)与 CIRP 的冷反应元件结合提示其可能介导缺氧诱导的 CIRP 转录。近来发现在长时间缺氧条件下 miRNA-23a 的过表达也被证明与诱导 CIRP 的表达有关,推测其可能是通过与 CIRP 的转录增强子结合而发挥作用。此外,还有研究表明,低温可以通过 TRPV4 增加细胞内的钙水平,从而调节 CIRP 在寒冷应激时的表达。

除了在转录和翻译水平上的调控,CIRP 的功能还被其亚细胞定位所调控。应激源,如氧化应激、内质网应激、渗透压应激和热应激可导致 CIRP RGG 域的精氨酸残基甲基化,随后由细胞核易位至胞质应激颗粒。虽然低温可以明显诱导多种细胞合成 CIRP,但却不会引起 CIRP 在应激颗粒(stress granules)中的聚集,同样,紫外线辐射可以诱导应激颗粒的生成,促进 CIRP 由细胞核易位而出,但不会进一步组装应激颗粒。这些现象表明,不同的应激源可能通过其对 CIRP 转录表达和亚细胞定位的独特调节,以不同的方式影响 CIRP 的翻译重编程。利用 GFP 标记的 CIRP 表达系统,研究缺氧巨噬细胞中 CIRP 的核-质转运和释放。生理常氧条件下,用 GFP 标记的 CIRP 蛋白主要集中在细胞核内,而缺氧则使其在胞质内富集,然后释放到细胞外空间。CIRP 的释放并非因细胞坏死所致,因为缺氧后培养液上清中也未检测到其他胞内蛋白,由于 CIRP 不含信号肽,不能通过传统的内质网-高尔基体依赖的经典途径介导其分泌。通过生化分馏法显示 CIRP 在缺氧状态下的巨噬细胞溶酶体腔室中富集,提示 CIRP 是由溶酶体分泌释放的。但目前还不清楚 CIRP 是如何进入溶酶体腔室并在不破坏细胞膜的情况下被释放到胞外的。巨噬细胞的体外研究实验表明:细胞坏死不会导致 CIRP 的释放,因此,认为在缺氧或内毒素血症时,被动释放并不是 eCIRP 的主要来源。但是在体内遭受损害的情况下,如:脓毒症时,eCIRP 可能像其他 DAMPs 一样,来源于细胞坏死后的被动释放。进一步对炎症小体诱导的消皮素 D(gasdermin D)所致的细胞膜孔隙形成,以及炎症过程中 ER 应激分子激活 CIRP 的释放展开研究,可能有助于进一步理解 eCIRP 是如何分泌到细胞外空间的。

iCIRP 需要通过翻译后的修饰调控其亚细胞定位,如前所述,iCIRP 向胞质内易位依赖于其被甲基化。此外,实验证明:应用 GSK3β 或 CK2 抑制剂可减少被紫外线照射的细胞中的 CIRP 向胞质中易位,提示:CIRP 被 GSK3β 及 CK2(casein kinase 2,酪蛋白激酶 2)磷酸化也影响其亚细胞定位,对缺氧、内毒素血症及酒精刺激后 CIRP 表型的变化进行进一步研究有望揭示炎症疾病的病理生理过程,并为抑制 CIRP 细胞核-质易位和分泌从而治疗炎症性疾病提供潜在的可能。

## 三、CIRP 在炎症反应中的作用

### (一) CIRP 是一种新的炎症介质

在生理条件下,CIRP 主要存在于细胞核中。然而,在缺氧和炎症等应激条件下,CIRP 从细胞核转移到细胞质,并逐渐释放到细胞外空间。近来许多研究探讨了 eCIRP 作为一种 DAMPs 在炎症性疾病中的作用。2013 年的一项研究首次将 CIRP 与炎症联系起来,该研究发现在失血性休克和脓毒症患者的血清中 CIRP 明显升高,且 CIRP 水平升高的患者病死率明显高于 CIRP 水平未升高的患者,这也是第一次在细胞外观察到 CIRP。该项研究发现在失血性休克小鼠的心脏和肝脏中 CIRP 表达上调并通过溶酶体分泌、释放到胞外,应用重组 CIRP 在体内、体外实验中均可以诱导出炎症反应,而应用抗 CIRP 血清中和 CIRP 后则可以缓解脓毒症及失血性休克,由此认定 eCIRP 是一种内生型 DAMPs,它可与细胞表面的 TLR4-MD2 受体复合物结合进而促进 TNF-α 及 IL-6 等炎症因子的释放,此研究还首次提示 eCIRP 可能是脓毒症及失血性休克预后不佳的标志物。近年有研究证实,eCIRP 还通过 TLR4 受体激活脾脏 T 细胞,CIRP 同时刺激 CD8⁺ 和 CD4⁺T 细胞,使 CD4⁺T 细胞趋向于 Th1 炎症反应谱,并导致 CD8⁺T 细胞趋向于细胞毒性谱,提示 CIRP 是一种促炎介质,在脓毒症时以 TLR4 依赖的方式通过引起 T 细胞功能失调而发挥重要作用。除了与急性炎症性疾病有关,eCIRP 还被证实与慢性炎症性疾病也有关,例如:在类风湿关节炎和骨关节炎患者血清和滑膜液中也发现 CIRP 水平升高,且在 2 项独立研究中发现滑膜中 CIRP 水平升高程度与疾病的活动性相关。通过对结肠炎相关性肿瘤小鼠模型进行研究证实,CIRP 缺失导致促炎细胞、凋亡细胞和干细胞表达减少,进而减弱致瘤潜能。有研究认为 CIRP 是 NF-κB 通路的一个正性调节子,该研究发现 CIRP 能激活小胶质细胞中的 NF-κB,并进一步造成神经系统炎症和神经元凋亡,但目前造成这一后果的直接的机制尚不十分清楚,这一研究有力地证明了 CIRP 是 NF-κB 通路的一个正性调节子。进一步的研究发现 CIRP 可以通过 NF-κB 通路上调 TNF-α,而 TNF-α 也被证明通过非经典的 RelB NF-κB 通路负性调节 CIRP,提示存在一个负反馈循环。以上的众多研究揭示了 eCIRP 作为一种 DAMPs 介导众多急性及慢性炎症性疾病时的炎症反应及其调节机制。

### (二) CIRP 加剧炎症反应的可能机制

eCIRP 作为一种关键的炎症介质,在各种炎症性疾病中都受到了广泛的关注。*CIRBP*

基因缺失对失血性休克、脓毒症及缺血再灌注损伤模型小鼠显示出保护作用,即改善器官功能障碍和提高生存率,提示 eCIRP 在这些疾病的炎症和损伤的发展中起着重要作用。研究显示将重组 CIRP 注入健康 SD 大鼠体内足以明显地增加血清中 TNF-α、IL-6 和 IIMGB1 的水平,并诱导肝损伤及血清中器官损伤标志物天冬氨酸氨基转移酶(AST)、丙氨酸氨基转氨酶(ALT)的升高。此外,注射重组 CIRP 的健康小鼠也可诱导出肺组织损伤,eCIRP 诱导的肺损伤的特征是中性粒细胞浸润肺组织、肺血管内皮细胞活化、功能失调及通透性增加。eCIRP 对巨噬细胞、淋巴细胞、中性粒细胞和树突状细胞等多种免疫细胞以及内皮细胞和上皮细胞等一系列细胞的作用及其作用机制已经展开了广泛的研究,深入研究其作为一种DAMPs 如何介导炎症并加剧炎症,有助于为炎症性疾病的治疗提供一个潜在的靶点。

### (三) CIRP 的细胞效应

eCIRP 被证实是一种 DAMPs,它通过一系列细胞效应介导并加剧炎症,下面通过几个例子简介 CIRP 所致的细胞效应。

**1. CIRP 与内质网应激** 蛋白质折叠和组装通常发生在内质网(endoplasmic reticulum,ER),未折叠或错误折叠的蛋白质被跨内质网膜的哨兵蛋白 IRE1α、PERK 及 ATF6 所感受,触发集成信号通路,导致未折叠蛋白质反应(unfolded protein response,UPR)。UPR 包括转录和翻译重组,增加折叠蛋白和伴侣蛋白的表达,引起细胞周期停滞,并下调整体基因表达和蛋白合成,如果蛋白表达和伴侣蛋白的改变仍不能缓解内质网应激,则凋亡级联反应被激活。IRE1α 通路将内质网应激信号与炎症反应整合在一起。IRE1α 激活后,通过其核糖核酸内切酶活性产生剪接型 XBP1(sXBP1)。sXBP1 是一种高效的转录因子,是 UPR 的关键调控因子。一旦磷酸化,胞质域 IRE1α 可以招募 TRAF2 激活 INK 和 IKK,导致 AP-1 和 NF-κB 核易位,并转录众多参与炎症反应的基因。

许多研究观察到,当出现脓毒症和脓毒症相关的 ALI 时,常存在有循环的内毒素,它可通过 TLR4 诱导内质网应激。内质网应激时通过激活炎症小体诱导炎性细胞因子的释放而加剧炎症。一项研究证明脓毒症时释放的 CIRP 也可以通过激活 TLR4 触发内质网应激,加重肺部炎症、细胞凋亡和组织学损伤。

**2. CIRP 诱导线粒体 DNA(mtDNA)降解介导巨噬细胞自噬及坏死** 除了为细胞提供能量,线粒体还参与信号转导、调控细胞分化、死亡,以及细胞周期和细胞生长。人的 mtDNA 为 16 569 个碱基对组成的环状 DNA,编码 37 个基因,其中包括编码呼吸复合体 I、III、IV 和 V 的 13 个基因。在脓毒症时,细胞外的 mtDNA 作为一种已知的 DAMPs 介导炎症反应。已有研究证明内切酶 G(Endonuclease G)具有降解 mtDNA 的功能。核酸内切酶 G 的前体是一种相对分子质量约为 33kDa 的不活跃蛋白,它的激活须将其酶切成 28kDa 大小的形式。Li 等人的研究显示:创伤后,损伤组织中的 CIRP 通过 TLR4-MyD88 通路诱导 NADPH 氧化酶激活及增加活性氧的释放,并因此导致内切酶 G 的激活,激活的内切酶 G 将 mtDNA 降解为碎片,最后由 mtDNA 碎片触发巨噬细胞 P62 相关的自噬和坏死。

**3. CIRP 与中性粒细胞逆向跨内皮迁移(rTEM)** 脓毒症是感染时的一种剧烈的炎症反应,会引起组织损伤和器官功能障碍。中性粒细胞是血液中占比最高的白细胞,在宿主对病原体的抵抗中起着至关重要的作用。中性粒细胞是通过吞噬、脱颗粒、活性氧(ROS)和中性粒细胞胞外诱捕网(neutrophil extracellular traps,NETs)发挥作用。中性粒细胞也通过释放细胞因子、蛋白酶、活性氧和 NETs 促进组织损伤,尽管中性粒细胞被认为是具有明确功能的终末分化细胞的同质群体,但越来越多的证据表明,中性粒细胞的表型异质性和功能多样性是由于其不同的迁移行为而产生的。

中性粒细胞从脉管系统向组织层迁移是一种不可逆的单向机制。然而,最近的研究报道了迁移到血管外空间的中性粒细胞可以通过一种被称为逆向跨内皮迁移(reverse transendothelial migration,rTEM)的过程返回到血流中,逆向迁移的中性粒细胞的表型为细胞间黏附分子-1(ICAM-1 或 CD54)$^{hi}$ 和 CXCR1$^{lo}$,而循环和停留在组织中的中性粒细胞的表型分别为 ICAM-1$^{lo}$ CXCR1$^{hi}$ 和 ICAM-1$^{lo}$ CXCR1$^{lo}$。经历了 rTEM 的中性粒细胞呈现出促炎表型,其特征是超氧化物和 ICAM-1 高水平表达,逆向迁移的中性粒细胞具有较长的寿命,并与小鼠提睾肌缺血再灌注损伤后的肺部炎症有关。这些结果表明,逆向迁移的中性粒细胞可能将局部炎症转变为全身性炎症反应。

内皮细胞表面表达的连接黏附分子(JAM-C)是中性粒细胞逆向跨内皮迁移(rTEM)的重要调节子,在小鼠提睾肌缺血再灌注损伤模型中,炎症组织中脂质趋化剂白三烯 B4(LTB4)上调,导致中性粒细胞产生过量的中性粒细胞弹性蛋白酶(neutrophil elastase,NE),而过量产生 NE 可能导致内皮细胞表面 JAM-C 减少,进而促进中性粒细胞 rTEM。Jin 等人的研究发现脓毒症时释放的 CIRP 有诱导中性粒细胞 rTEM 的作用,脓毒症时 CIRP 通过上调 NE 在肺中的表达调节内皮细胞 JAM-C 水平,从而直接诱导小鼠中性粒细胞 rTEM。

**4. CIRP 与肺血管内皮细胞焦亡** 焦亡是一种受调节的细胞死亡形式,具有炎性和免疫原性。细胞焦亡保护多细胞生物免受病原微生物的侵袭。然而,焦亡可引起局部和全身性炎症,甚至导致致命的感染性休克。焦亡依赖于 caspase-1(含半胱氨酸的天冬氨酸蛋白水解酶-1)或 caspase-11/4/5 的激活,它们可裂解活化消皮素 D(GSDMD)而使其具有造孔活性。GSDMD 的裂解导致其 N 端的成孔域(PFD)从 C 端抑制域分离,PFD 聚合并在细胞膜上形成大孔,引起细胞肿胀和膜破裂。因此,焦亡被定义为一种消皮素介导的细胞死亡。

炎症小体是一种蛋白质复合体,可激活 caspase-1 及促进细胞因子 IL-1β 和 IL-18 的成熟、分泌,是促进细胞焦亡的机制之一。炎症小体由 NOD 样受体(NLRP1,3,6,7,12、NLRC4)、AIM2、热蛋白(Pyrin),以及凋亡相关斑点样蛋白(apoptosis-associated speck-like protein containing caspase-recruitment domain,ASC)和 pro-caspase-1 组成。Pro-caspase-1 通过 CARD(caspase-recruitment domain)间的相互作用导致其被近端诱导蛋白水解加工成两个亚基 p10 和 p20,从而被激活。被激活的 caspase-1 能裂解活化 pro-IL-1β、pro-IL-18 以及 GSDMD。

近期一项关于 CIRP 的体内、体外实验中,通过将重组小鼠 CIRP(rmCIRP)注入小鼠体内及利用 rmCIRP 刺激原代小鼠肺血管内皮细胞(MLVECs),发现 rmCIRP 可直接导致肺血管内皮细胞激活的标志物(细胞表面黏附分子 E-selectin 和 ICAM-1)的表达增加,并激活了 MLVECs 中的 NADPH 氧化酶,还刺激 MLVECs 内组装 NLRP3 炎症小体及激活 caspase-1,从而诱导 MLVECs 焦亡并释放 TNF-α、IL-1β,并在体外实验中观察到小鼠肺部血管渗透性增强,引起了显著的组织水肿和中性粒细胞浸润。因此,CIRP 可诱导 MLVECs 焦亡加剧肺部炎症。

**(四) CIRP 与炎症性疾病**

在一些缺血性和炎症性疾病中,组织和血清中 CIRP 水平的升高已被报道。在健康志愿者的血清中无法检测到 CIRP,但在 ICU 住院的失血性休克患者的血清中 CIRP 水平升高;在失血性休克动物模型中,血清 CIRP 也升高,且与心脏和肝脏 mRNA 和蛋白表达水平升高有关。同样,在多种以无菌性炎症为特征的器官缺血再灌注模型中,如肝缺血、肠系膜缺血、急性肾损伤(AKI)、脑卒中等模型的组织和血清中 CIRP 水平也升高了。此外,脓毒症时,血清和组织中 CIRP 水平也升高。在一项基于 ICU 患者的研究中,未存活的脓毒症患者的循环 CIRP 水平明显高于存活者,且与 APACHE Ⅱ 和 SOFA 评分、血清肌酐水平、降钙素原水平和病死率相关。在慢性炎症性疾病中,同样也检测到血清和组织中的 CIRP 水平升高。慢性阻塞性肺疾病(COPD)患者的气道和肺泡上皮细胞中 CIRP 表达增加。在类风湿关节炎小鼠和骨关节炎小鼠的血清和滑液中 CIRP 的水平也升高,且升高程度与病情严重程度相关。在结肠炎动物模型中,*CIRBP* 基因缺失小鼠对结肠炎的易感性降低,与野生型小鼠相比,其结肠固有层细胞中促炎因子的表达较低。在溃疡性结肠炎患者结肠黏膜中,CIRP 的表达与促炎细胞因子、抗凋亡蛋白和干细胞标志物的表达相关。研究表明,急性胰腺炎时,eCIRP 可以促进中性粒细胞胞外诱捕网(neutrophil extracellular traps,NETs)的形成,加剧胰腺组织损伤,且血清中 CIRP 的水平与重症急性胰腺炎的严重程度及预后密切相关。此外,多项研究证实 eCIRP 可以通过诱导中性粒细胞逆向跨内皮迁移(rTEM)、激活肺微血管内皮细胞 NLRP3 炎症小体、触发内质网应激等机制引起或加剧肺部的炎症反应。综上,这些观察结果表明 eCIRP 水平升高,与许多缺血及炎症性疾病有关,且其升高程度与病情的严重程度可能存在相关性。

## 四、靶向 CIRP 的几种方案及其重要意义

### (一) 敲除 *CIRBP* 编码基因

各种炎症性疾病中释放的 eCIRP 通过与 TLR4-MD2 受体复合物结合,诱导促炎因子的表达,激活白细胞和内皮细胞,并进一步导致肺损伤和全身炎症,从而加剧炎症。相比之下,*CIRBP* 基因敲除显示出对小鼠遭受炎症性疾病有明显的保护作用。

### (二) 抗 CIRP 血清

对失血性休克大鼠应用抗 CIRP 血清中和 eCIRP 能够有效地降低其血清及肝脏中的 TNF-α、IL-6 水平,此外还可以降低血清中 AST、ALT 水平及肝脏中髓过氧化物酶(MPO)活性,最终减轻炎症反应提高大鼠的生存率,而且该法在脓毒症小鼠模型中也取得了相同的结果,即缓解了炎症、减轻了脏器损伤并提高了生存率。

还有研究证明应用 CIRP 中和抗体治疗也使得肝脏缺血模型小鼠获益。该研究中用 CIRP 中和抗体治疗肝缺血小鼠可明显减轻炎症及中性粒细胞浸润并缓解肝细胞和肝组织的损伤,CIRP 中和抗体还显著地减少了凋亡细胞的数量和氧化应激。总之,用 CIRP 中和抗体能显著提高肝缺血后的存活率。

### (三) C23:CIRP 衍生的一个多肽

重组 CIRP 可与 TLR4-MD2 受体复合物以及与 TLR4 和 MD2 受体分别结合。为了确定与 MD2 结合的 CIRP 区域,合成了 32 个覆盖整个人类 CIRP 氨基酸序列的寡肽(15-mer),并进行了一系列表面等离子共振(surface plasmon resonance,SPR)分析。最终发现三个寡肽,残基 101~115、106~120 和 111~125 与 rhMD2 结合,亲和力高,其中 C23 寡肽(残基 111~125:

GRGFSRGGGDRGYGG）对 MD2 亲和力最高。通过模型计算预测 C23 寡肽与 MD2 适配,且初步研究表明,C23 能够降低重组 CIRP 刺激血管内皮所致的 ICAM-1 表达和 IL-1β 的释放,此外,对失血性休克大鼠模型注射 C23 能显著降低大鼠肺部血管内皮细胞的激活。这些结果揭示了 C23 作为 eCIRP 的竞争性拮抗剂治疗 eCIRP 介导的炎症的潜能。

进一步的研究表明,C23 剂量依赖性地抑制重组 CIRP 诱导的巨噬细胞活化,重组 CIRP 可以诱导巨噬细胞中 IKBα 的降解,并促进 NF-κB 核易位,而 C23 寡肽则可抑制上述效应,进而减少促炎因子(IL-1β、IL-6 及 TNF-α)的释放和降低器官损伤标志物(ALT、AST)水平,最终发现 C23 寡肽降低了脓毒症时全身、肺、肾的损伤和炎症,提示 C23 寡肽可能成为脓毒症的一种新的治疗方法。此外,对于 C23 寡肽能够发挥减轻炎症反应、减轻组织器官损伤并提高 SAP 的生存率这一系列作用已在肾脏缺血再灌注损伤、失血性休克及肠缺血再灌注损伤等疾病模型中得到了验证。

### (四) M3:另一种 CIRP 衍生的寡肽

髓系细胞触发受体(receptor expressed on myeloid cells-1,TREM-1)是一种主要表达于中性粒细胞及巨噬细胞的天然免疫受体,它的激活可以触发炎症。最近的一项研究显示 eCIRP 可以与 TREM-1 结合促进炎症反应,而 M3 寡肽,一种源自 CIRP(残基 101~107:RGFFRGG)的寡肽可以作为 TREM-1 的拮抗剂抑制 eCIRP-TREM-1 的相互作用,减轻了脓毒症所致的全身性炎症反应及组织损伤。

### (五) 目前研究的局限性

eCIRP 作为一种新奇的 DAMPs,通过一系列分子机制在脓毒症、缺血再灌注损伤、失血性休克及风湿性关节炎、骨关节炎等众多炎症性疾病中导致炎症反应加剧,而 eCIRP 的作用受体在炎症的发展中也存在积极的一面,因此综合考虑,靶向 eCIRP 而不是盲目地完全阻断其受体可能具有更好的效果。目前靶向 eCIRP 方式主要有:基因敲除、应用 CIRP 中和抗体及 C23 寡肽和 M3 寡肽拮抗,其中后两种方式的实施相对简单便捷。目前对 C23 寡肽的研究相对较多,但 C23 寡肽的最佳使用剂量尚不清楚,更高的剂量或持续输注是否会获得更好的结果还不明确。此外,C23 的药物毒理学尚未进行研究,但考虑到既往的研究中 CIRP 敲除的小鼠尚未见明显不良表型,因此推测 C23 应是安全的,不太可能产生显著的副作用,但C23 的药理毒理学仍值得进一步研究以排除潜在的不良影响,加之 C23 对 CIRP 的阻断效率尚未进行相关研究,是否存在更高效的阻断方式值得进一步研究。

CIRP 最早是在 1997 年由 Nishiyama 等在研究基因转录过程中发现的。2013 年,CIRP 被认定为一种新的炎症介质,在失血性休克和脓毒症时从心脏和肝脏释放入血,结合 TLR4-MD2 复合体,刺激 TNF-α 和 HMGB1 分泌,从而触发炎症反应。现已明确 CIRP 广泛分布于哺乳动物的几乎所有细胞中。在不同的生理状态下,CIRP 有着不同的亚细胞分布。iCIRP 作为一种 RNA 伴侣在维持细胞稳态中发挥重要作用。当应对应激情况时,CIRP 由核易位至胞质,并被溶酶体释放到细胞外,此时 eCIRP 作为一种 DAMPs 促进和放大炎症,参与到各种急性和或慢性炎症疾病中,并可能成为反映病情轻重的一种分子标志物。而众多靶向 CIRP 的研究显示这些措施能够缓解炎症和由此导致的脏器损伤,进一步证实了 CIRP 在炎症的发病机制中的重要作用。

尽管目前的研究揭示了 eCIRP 在炎症性疾病中的作用,但其在其他众多急性无菌性炎症以及慢性炎症疾病(如:阿尔茨海默病、纤维化、哮喘和自身免疫性疾病)中的作用仍有待探索。

此外,由于 miRNA 在调节基因的表达和功能方面发挥着重要的作用,因此研究健康和疾病状态下 miRNA 对 iCIRP 的调控机制是十分有价值的。不同的 miRNA 通过 RNA 结合蛋白被运送到多泡体(multivesicular bodies,MVBs)并被载入外泌体,再到达质膜分泌至胞外。因此,上述过程中的诸多环节,如:CIRP 在 miRNA 加工、外泌体加载以及 MVBs 分泌 miRNA 中的作用也值得研究。更深入地了解 CIRP 如何通过外泌体、微囊泡或胞吐作用分泌到胞外有助于发现治疗炎症的其他靶点。

为探讨对抗 eCIRP 在炎症中的不良影响,近年来的研究主要集中在基因敲除 *CIRBP* 的编码基因以及利用 eCIRP 的中和抗体、拮抗剂 C23 寡肽上,以上方式均证明可以有效缓解炎症反应。此外,虽然 CIRP 由细胞内释放至胞外的机制仍未完全阐明,然而已有研究发现 CIRP 的释放是由溶酶体介导的,因此进一步研究抑制溶酶体释放的分子机制对于 eCIRP 及其他由溶酶体释放的 DAMPs 所致的炎症性疾病具有重大意义。

总之,自 eCIRP 被发现是一种新的 DAMPs 以来,使人们进一步拓展了对炎症性疾病的认识。虽然目前对 eCIRP 的研究取得了部分意义重大的成果,但仍然存在许多亟待解决的问题:一是,可逐步扩大 eCIRP 研究范围,增加病种,针对 eCIRP 的研究可能会使更多的疾病获益;二是,进一步挖掘 eCIRP 作为一种 DAMPs 的分子机制,以便开发特异性以及效率更高且更加安全可行的 CIRP 靶向治疗策略;三是,基于以往的发现,可进一步探讨 eCIRP 作为一种评估某些疾病的严重程度,对治疗的反应以及判断预后的标志物的可能性。

(徐秋实　陈海龙)

## 主要参考文献

[1] 陈海龙,李海龙.NF-κB 炎性反应信号通路在急性胰腺炎肺损伤发病机制中的作用[J].中国医师进修杂志,2009,32(20):1-4.

[2] 李海龙,陈海龙,张波,等.一氧化氮对急性肺损伤发病过程中核因子-κB 活化的调节作用[J].世界华人消化杂志,2006,14(3):273-279.

[3] 任双义,陈海龙.ASC 与重症急性胰腺炎肺损伤[J].中国医师进修杂志,2009,32(23):1-4.

[4] TAK P P,FIRESTEIN G S. NF-kappa B:a key role in inflammatory diseases[J]. J Clin Invest,2001,107(1):7-11.

[5] LENTSCH A B,CZERMAK B J,BLESS N M,et al. Essential role of alveolar macrophages in intrapulmonary activation of NF-kappaB [J]. Am J Respir Cell Mol Biol,1999,20(4):692-698.

[6] ZULUETA J J,SAWHNEY R,KAYYALI U,et al. Modulation of inducible nitric oxide synthase by hypoxia in pulmonary artery endothelial cells [J]. Am J Respir Cell Mol Biol,2002,26(1):22-30.

[7] STEHLIK C,LEE S H,DORFLEUTNER A,et al. Apoptosis-associated speck-like protein containing a caspase recruitment domain is a regulator of procasepase-1 activation [J]. J Immunol,2003,171(11):6154-6163.

[8] YAMAMOTO M,YAGINUMA K,TSUTSUI H,et al. ASC is essential for LPS-induced activation of

procaspase-1 independently of TLR-associated signal adaptor molecules [J]. Genes Cells,2004,9(11): 1055-1067.

[9] ROLLINS M D,SUDARSHAN S,FIRPO M A,et al. Anti-inflammatory effects of PPAR-γ agonists directly correlate with PPAR-gamma expression during acute pancreatitis [J]. J Gastrointest Surg,2006,10(8): 1120-1130.

[10] JIA S H,LI Y,PARODO J,et al. Pre-B cell colony-enhancing factor inhibits neutrophil apoptosis in experimental inflammation and clinical sepsis [J]. J Clin Invest,2004,113(9):1318-1327.

[11] YE S Q,SIMON B A,MALONEY J P,et al. Pre-B-cell colony-enhancing factor as a potential novel biomarker in acute lung injury [J]. Am J Crit Care Med,2005,171(4):361-370.

[12] BHATIA M,SALUJA A K,HOFBAUER B,et al. Role of substance P and neurokinin 1 receptor in acute pancreatitis and pancreatitis-associated lung injury [J]. Proc Natl Acad Sci U S A,1998,95(8):4760-4765.

[13] GRADY E F,YOSHIMI S K,MAA J,et al. Substance P mediates inflammatory oedema in acute pancreatitis via activation of the neruokinin-1 receptor in rats and mice [J]. Br J Pharmacol,2000,130(3):505-512.

[14] LINDERS J,MADHI R,RAHMAN M,et al. Extracellular cold-inducible RNA-binding protein regulates neutrophil extracellular trap formation and tissue damage in acute pancreatitis[J]. Lab Invest,2020,100(12): 1618-1630.

[15] YANG W L,SHARMA A,WANG Z,et al. Cold-inducible RNA-binding protein causes endothelial dysfunction via activation of Nlrp3 inflammasome [J]. Sci Rep,2016,6:26571.

# 第十二章
## 炎症小体及细胞焦亡的作用

### 第一节　NLRP3 炎症小体与急性肺损伤

急性肺损伤（ALI）本质是由各种致病因素导致的急性低氧性呼吸功能不全，其病理改变表现为弥漫性肺血管内皮和肺泡上皮细胞损伤、肺毛细血管通透性增加、炎症细胞浸润以及广泛的肺间质和肺泡水肿，导致临床上出现进行性低氧血症和顽固性呼吸困难。1992 年，美国和欧洲共识会议（AECC）制定了新的 ALI/ARDS 临床诊断标准，新增氧合指数作为评估指标之一，氧合指数（$PaO_2/FiO_2$）≤300 时为 ALI，发展至严重阶段（≤200）时则被称为 ARDS。一项来源于美国华盛顿州严格基于 ATC 标准的人群研究发现 ALI 和 ARDS 的发病率分别为每年每 10 万人中 78.9 例和 58.7 例，并且发病率随着年龄的增长而增加，在 75~84 岁人群之间达到每年每 10 万人 306 例。目前临床上常用糖皮质激素和机械通气等治疗手段来控制全身炎症反应，改善呼吸功能，但 ALI/ARDS 的病死率仍居高不下。可见，深入探索 ALI/ARDS 的发病机制及有效治疗靶点具有深远意义。

经过半个世纪，ALI/ARDS 发病机制的相关研究已取得长足进展。30 多年前国内外关于 ALI/ARDS 的研究多集中在探讨细胞因子网络失衡，研究各种细胞因子拮抗剂在 ALI/ARDS 中的临床疗效，但始终没有重大突破性进展。20 世纪 90 年代后，细胞信号转导的分子机制及基因调控逐渐成为研究热点，大量实验表明炎症细胞内各促炎信号通路紊乱在 ALI/ARDS 发病机制中具有重要作用。本节介绍国内外有关 NLRP3 炎症小体与 ALI/ARDS 的研究进展，以期更加全面地揭示 ALI/ARDS 的发病机制并为其临床治疗提供新的思路。

### 一、NLRs 和 NLRP3 炎症小体

经典的炎症小体是由 NOD 样受体家族（nod-like receptors，NLRs）、PYHIN 家族成员 AIM2、凋亡相关斑点样蛋白（apoptosis-associated speck-like protein containing a CARD，ASC）和 pro-caspase-1 在细胞质内组装形成的蛋白质复合

体,通过活化 caspase-1,进而促使 pro-IL-1β 和 pro-IL-18 切割成熟并释放 IL-1β 和 IL-18,参与先天免疫防御,是机体固有免疫系统的重要组分。NLRs 是一类胞质模式识别受体,能够快速识别各病原体及其产物,即病原体相关分子模式(pathogen-associated molecular patterns,PAMPs)以及体内各种非生物危险因素,即损伤相关分子模式(damage-associated molecular patterns DAMPs),从而触发炎症信号转导通路。到目前为止,在人类中已发现 22 个 NLRs 家族成员,它们都具有 3 个特征性结构域——中央 NACHT 结构域,通过介导寡聚化作用激活炎症小体,是所有 NLRs 唯一共有的结构域;C 末端为富含亮氨酸的重复序列(leucine-rich repeats,LRRs),参与配体识别与自身调节;N 末端结构域可变,包括 pyrin 结构域(PYD)、caspase-1 募集结构域(CARD)和 BIR 结构域,负责通过同型相互作用介导下游信号转导。根据 N 末端结构域可将 NLRs 分为 CIITA、IPAF/NAIP、NOD、NLRX、NLRP 蛋白等 5 个亚家族。其中 NLRP1、NLRP3、NLRP6、NLRP7、NLRP12 以及非 NLRs 蛋白 AIM2 都能够与衔接蛋白 ASC、pro-caspase-1 结合形成相应炎症小体。

目前研究最多的是 NLRP3 炎症小体。生理条件下,NLRP3 的 LRRs 通过与 SGT1 和热激蛋白 90(HSP90)结合维持自身稳定。NLRP3 识别 PAMPs/DAMPs 后表达上调,其 NACHT 结构域发生寡聚化,使 N 末端 PYD 结构域聚集并与含 PYD 和 CARD 的 ASC 蛋白相互作用,活化的 ASC 通过 CARD 结构域募集 pro-caspase-1,并自动切割形成活性 caspase-1(p10/p20 四聚体),进而参与 pro-IL-1β 和 pro-IL-18 的活化和释放,具体机制是激活的 caspase-1 能够在 Asp275 处特异性切割 GSDMD,其 N 末端结构通过识别并结合胞膜磷脂分子,在细胞膜上形成孔洞从而介导细胞焦亡和炎症因子的释放。

## 二、NLRP3 炎症小体的激活

NLRP3 炎症小体的激活主要有两种细胞外信号的共同参与(图 12-1)。首先,细胞膜模式识别受体(pattern recognition receptors,PRRs),如 Toll 样受体(Toll-like receptor,TLR)等,可以通过激活 NF-κB 途径,促进 NLRP3、pro-IL-1β、pro-IL-18 的表达,为 NLRP3 炎症小体的激活奠定物质基础。其次,NLRP3 炎症小体在胞内的组装和活化受到多种刺激物介导,目前有三种经典激活模式被广泛接受:①K⁺ 离子外流是多种刺激(包括胞外 ATP、颗粒物质和成孔毒素)诱导 NLRP3 炎症小体活化的共同上游信号。颗粒物质通过吞噬作用引起溶酶体膜损伤,触发一个或多个 K⁺ 膜孔的开放。ATP 作为 DAMPs 的典型代表通过刺激 P2X7 配体门控通道,引起 K⁺ 外流,诱导泛连接蛋白 1(pannexin-1)膜孔逐渐募集形成大孔,使细胞外 PAMPs、DAMPs 进入胞质激活炎症小体。通常认为 NLRP3 并不直接与刺激物作用,而是通过感测胞内低 K⁺ 信号从而激活炎症小体,有最新报道提出 nek7 是 NLRP3 响应于 K⁺ 外流而活化的重要偶联蛋白。②结晶或颗粒结构的活化剂(如尿酸钠、二氧化硅、石棉)被吞噬细胞吞噬后引起溶酶体内容物的释放激活 NLRP3 炎症小体。该模型提出了溶酶体中组织蛋白酶 B 在直接激活 NLRP3 炎症小体方面具有一定作用。③细胞内活性氧(ROS)在 NLRP3 炎症小体的活化过程中至关重要。有学者研究证实,多种 NLRP3 激动剂在激活 NLRP3 的同时产生了大量的 ROS,而加入 ROS 化学清除剂后可以明显抑制 NLRP3 炎症小体的活化。细胞内 ROS 的来源途径目前较明确的是线粒体在缺氧等应激条件下会引起功能障碍,产生大量 mtROS,进而引起"蝴蝶效应",损伤周围的其他线粒体并出现"ROS 现象"。这种现象

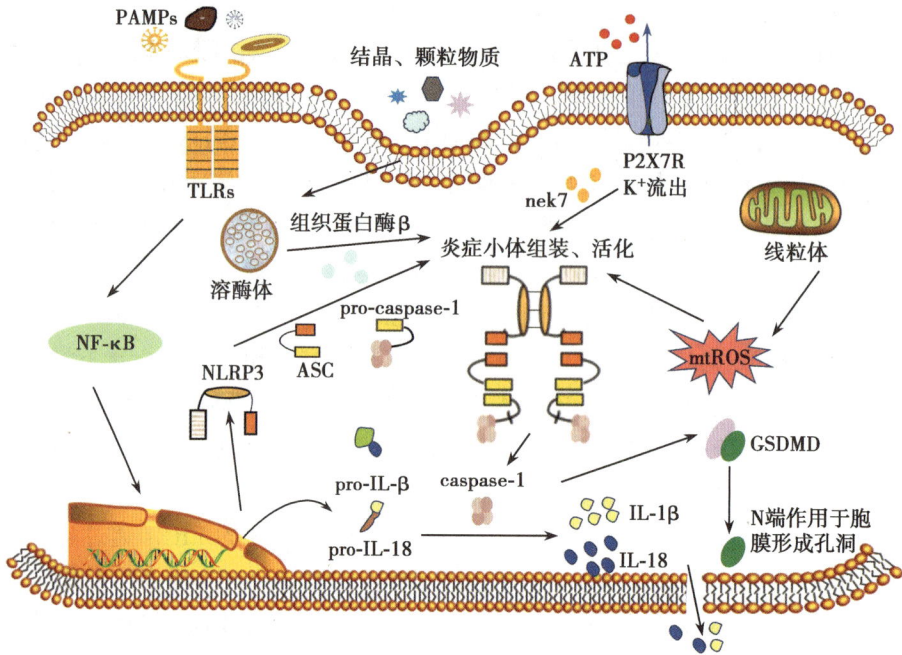

图 12-1　巨噬细胞中 NLRP3 炎症小体激活模式图

NLRP3 炎症小体的激活依赖两种胞外信号的共同参与。信号 1 主要来源于胞外的病原体相关分子模式（pathogen-associated molecular patterns，PAMPs），通过激活胞膜模式识别受体（TLRs 等）及其下游信号转导通路促进 NLRP3、pro-IL-1β 和 pro-IL-18 的表达，为 NLRP3 炎症小体的激活奠定物质基础。信号 2 主要来源于组织损伤后产生的损伤相关分子模式（danger-associated molecular patterns，DAMPs），通过多种机制介导 NLRP3 炎症小体在胞内的组装和活化，目前公认的经典激活信号包括 K$^+$ 外流、溶酶体组织蛋白酶 B 和活性氧的释放等。

会触发机体自噬机制，清除损伤的、产生 ROS 的线粒体，在一定程度上防止 NLRP3 炎症小体的过度激活。

## 三、NLRP3 炎症小体与肺损伤

现已有众多研究证明 NLRP3 炎症小体激活通路及其相关产物在炎性、代谢性、自身免疫性疾病的发生发展中发挥着重要作用。其中，NLRP3 炎症小体与 ALI/ARDS 的相关关系已经成为当前炎症领域的研究热点。

### （一）NLRP3 炎症小体下游通路与肺损伤

NLRP3 炎症小体响应于机体各种危险状态（包括感染和代谢失常）而活化后，主要通过细胞焦亡的方式释放炎性细胞因子（IL-1β、IL-18）引起肺损伤。IL-1β 与其特异性受体结合后，上调肺毛细血管内皮细胞中黏附因子的表达，进而促使炎症细胞向肺组织中趋化并被激活，释放大量的炎症因子，引发炎症"瀑布式"级联放大效应；同时还可通过促进内吞作用破坏血管内皮细胞钙黏蛋白（VE-cadherin）的细胞表面定位，增加毛细血管通透性，促进肺水肿。Peteranderl C 等研究发现 IL-1β 还能通过下调肺泡上皮细胞中 Na$^+$-K$^+$ 泵等离子通道蛋白的表达,引起细胞水肿和肺泡液清除受损,导致呼吸膜功能障碍,影响正常的气体交换,出现缺氧性肺损伤。IL-18 也可表现出促炎细胞因子的特征,例如通过增加血管内皮细胞中黏附分子-1(VCAM-1)的表达、NO 的合成和趋化因子的产生参与炎症反应。此外,有最新实验观察到在脂多糖(LPS)诱导的巨噬细胞损伤模型和 ALI/ARDS 小鼠模型肺组织中,NLRP3、IL-1β、caspase-1、丝裂原活化蛋白激酶(p38 MAPK)的表达均增加,而阻断 p38 MAPK 信号通路可以明显抑制巨噬细胞焦亡,减轻肺组织的损伤程度,为 ALI/ARDS 中炎症小体依赖性细胞焦亡损伤机制提供了依据。

### (二) NLRP3 炎症小体与机械通气诱导的急性肺损伤

张维康等在机械通气诱导的急性肺损伤(VILI)大鼠模型中发现,与对照组和正常潮气量组相比,高潮气量组大鼠肺组织湿/干重(W/D)比值明显升高,血清和支气管肺泡灌洗液(BALF)中 IL-1β、IL-18 也明显升高,肺泡巨噬细胞中 *NLRP3*、*PYCARD*、*CASP1* 和 *NFKB1* 的 mRNA 及 NLRP3、ASC、caspase-1 和 NF-κB 蛋白表达均显著增加,表明了 NLRP3 炎症小体在 VILI 中起重要作用。目前已有研究发现多巴胺、红景天苷等物质可以通过抑制 NLRP3 信号通路减轻炎症反应,从而在 VILI 中起保护作用。此外,Kuipers MT 等还发现在 VILI 小鼠肺组织中尿酸水平亦明显升高,证实了机体内 DAMPs 可能通过刺激溶酶体释放组织蛋白酶这一途径激活炎症小体。Wu 等亦发现 VILI 小鼠肺组织中 NLRP3 炎症小体激活和 IL-1β 释放高度依赖 mtROS 的产生。

### (三) NLRP3 炎症小体与输血相关急性肺损伤

输血相关急性肺损伤(TRALI)已成为临床输血死亡的主要原因之一。越来越多的证据表明 NLRP3 炎症小体作为机体先天免疫防御的重要组分,在输血过程中能够响应于各种 PAMPs、DAMPs 而活化,与 TRALI 发病机制密切相关。PAMPs 可能来自输血前机体本身的危险状态,如感染、创伤、手术和机械通气等侵入性治疗方式;DAMPs 主要是由红细胞在加工和储存过程中裂解释放。目前已有研究发现,大量溶血后释放的 ATP 可激活 T 细胞上的 P2X7 受体,ATP 对 P2X7 受体的激活与 K⁺ 流出的关联提示输血导致 NLRP3 炎症小体激活的一种可能性。

### (四) NLRP3 炎症小体与高氧诱导的急性肺损伤

众多实验研究报道关注 NLPR3 炎症小体在高氧诱导的急性肺损伤(HALI)中作用。Fukumoto 的实验中发现,与野生型小鼠 HALI 模型相比,基因敲除的 NLRP3⁻/⁻ 型小鼠 HALI 肺组织损伤明显减轻,BALF 中巨噬细胞、中性粒细胞的数量和 IL-1β 的水平被显著抑制,提示 HALI 中 NLRP3 能够通过调节巨噬细胞、中性粒细胞的募集趋化作用以及 IL-1β 的水平导致肺损伤。然而,Mizushina Y 等研究发现在高氧条件下,与野生型(WT)和 IL-1β⁻/⁻ 型小鼠相比,NLRP3⁻/⁻ 型小鼠表现出更轻的肺部炎症,炎症细胞浸润和 STAT3 蛋白表达减少,但是却表现出更高的病死率,并且 WT 型和 NLRP3⁻/⁻ 型小鼠肺组织中 IL-1β 的表达没有差异。研究中还发现高氧条件下肺泡巨噬细胞和中性粒细胞均可以促进肺泡上皮细胞中 STAT3 的活化,然而 NLRP3 缺乏会损害巨噬细胞和中性粒细胞中趋化因子的表达,进而影响其向血管内皮细胞的迁移,进而抑制 STAT3 的激活。这些结果表明 NLRP3⁻/⁻ 型 HALI 小鼠高致死性可能与 NLRP3 能够独立于 IL-1β 而通过活化肺泡上皮细胞 STAT3 信号通路在 HALI 中发挥保护作用有关,其具体机制尚未明确。

### (五) NLRP3 炎症小体与其他肺损伤

近来有研究发现炎症小体在创伤性脑损伤(TBI)诱导的继发性急性肺损伤中起关键作用。Kerr N 等采用小鼠制备 TBI 模型,发现 TBI 脑组织中含有炎症小体成分蛋白的细胞外囊泡(EV)可以经血液循环系统进入肺组织进而引起肺损伤,颈静脉注射低相对分子质量肝素(EV 摄取阻断剂)或抗凋亡相关斑点样蛋白的单克隆抗体(anti-ASC)治疗后可以明显减轻肺损伤,因此靶向提供了 TBI 诱导的 ALI 新的治疗方向。He DK 等也在暴露于光气 6 小时后的大鼠肺组织中观察到大量炎症细胞浸润,NLRP3 阳性细胞增多,肺组织中 *NLRP3* 和 *CASP1* mRNA 和 NLRP3、caspase-1 蛋白表达水平显著升高,血清和 BALF 中 IL-1β、IL-18、IL-33 蛋白含量显著升高,表明了 NLRP3 介导的炎症反应也可能是光气诱导的急性肺损伤发病机制之一。此外,Jie Yang 等的实验还证实了出血性休克时 LPS 与 HMGB1 能够共同通过 ROS 激活 NLRP3 炎症小体,诱导肺血管内皮细胞焦亡,在出血性休克后急性肺损伤的发展中起着重要作用。

综上所述,ALI/ARDS 起病急、病情进展迅速、病死率高,临床上亟需特效治疗手段。本书综合论述了多种因素引起的肺损伤中 NLRP3 炎症小体作用的证据,发现 NLRP3 及其组装形成的炎症小体在 ALI/ARDS 疾病发生发展中的作用复杂且多元化,有待于进一步完善。目前已有研究者提出一些生物制剂或天然植物蛋白(如利拉鲁肽、白藜芦醇、苍术素和水飞蓟宾等)在肺组织中通过抑制 *NLRP3*、*PYCARD*、*CASP1* mRNA 和 NLRP3、caspase-1 蛋白表达以及 NLRP3 炎症小体激活从而减轻肺部炎症,对 ALI/ARDS 靶向治疗药物的开发与临床应用具有指导意义。

## 第二节　P2X7/NLRP3 炎症小体信号通路的作用

SAP 诱发肺损伤的机制复杂且多元化,涉及胰腺的自身消化及高胰酶血症、肠道屏障功能障碍、脓毒血症以及炎症因子"瀑布式"级联反应等多个环节,也涉及多条炎症因子信号转导通路。有学者提出 ALI 时肺部过度的失控的炎症反应可能与 NLRP3 炎症小体在肺部的激活及其下游效应密切相关。NLRP3 炎症小体是由 NOD 样受体 NLRP3、凋亡相关斑点样蛋白(apoptosis-associated speck-like protein containing a CARD, ASC)和 pro-caspase-1 在细胞质内组装形成的大分子多蛋白复合体,能够快速识别各病原体及其产物(PAMPs)以及体内各种非生物危险因素(DAMPs),从而触发下游炎症信号转导通路,在机体固有免疫防御中发挥重要作用。NLRP3 炎症小体感受上游激活信号后在细胞质中组装活化,通过自身切割形成活性 caspase-1(p10/p20 四聚体),继而参与炎症因子(IL-1β、IL-18)的释放和细胞焦亡。

P2X7 受体是一种以三磷酸腺苷(ATP)为配体的非选择性阳离子门控通道,研究表明其在多种炎性病理状态下表达上调,通过影响炎症因子的表达和释放,参与炎性和免疫反应,诱导细胞损伤、凋亡等。2006 年,Pelegrin 等在 EMBO 杂志上发表一篇文章,提出 ATP 能够通过刺激巨噬细胞膜上 P2X7 配体门控通道,引起 $K^+$ 外流,诱导泛连接蛋白 1 膜孔逐渐募集形成大孔,使细胞外 PAMPs、DAMPs 进入胞质激活 NLRP3 炎症小体,引起促炎细胞因子 IL-1β 的释放,导致细胞损伤和组织炎症。此外,Wang S 等的实验研究也发现在 LPS 诱导的 ALI 小鼠肺组织中,P2X7/NLRP3 炎症小体通路相关蛋白表达显著上调,且 P2X7 拮抗剂 A438019 和 BBG 能够抑制 NLRP3、ASC、caspase-1 的活化,IL-1β、IL-17A、IFN-γ 的释放以及中性粒细胞的浸润,表明 P2X7/NLRP3 途径的药理学阻断可能成为 ALI 患者的潜在治疗策略。

陈海龙课题组长期从事 SAP 肺损伤发病机制及清胰汤干预机制的研究,发现中药清胰汤以其通里攻下、清热解毒、疏肝理气、活血化瘀等功效在急性胰腺炎及其并发症的治疗中起到了至关重要的作用。清胰汤方剂主要是由柴胡、白芍、大黄、黄芩、栀子、木香、延胡索、芒硝组成。基于中医辨证基础,尤适合肝郁气滞、脾胃湿热证型的患者,目前临床上已广泛应用于急性胰腺炎的治疗并且取得较好疗效,但是基于 SAP 所致肺损伤发病机制的复杂性以及清胰汤方剂成分的多元化,对于其中有效的作用成分以及具体的药物作用靶点仍然需要深入研究。中药大黄是清胰汤的主要组成药物,是中医常用的典型的通里攻下药之一,具有峻下热结、推陈致新、破瘀除满等功效。而大黄素是大黄主要有效成分之一,已被证实具有抗炎、抗病毒及抗肿瘤等多种药理学作用。因此本节的实验主要探讨大黄的主要活性成分大黄素是否通过抑制 "P2X7-NLRP3 炎症小体信号通路" 的激活而对 SAP 发挥治疗作用,以期从新的角度探讨急性胰腺炎肺损伤的发病机制,进一步探究清胰汤治疗 SAPALI 的作用机制,为临床上中西医结合治疗 SAP 肺损伤提供进一步的实验依据。

本节实验应用 SD 大鼠通过胆胰管逆行注射 5% 牛磺胆酸钠制备 SAP 模型,应用 P2X7 受体拮抗剂抑制 SAP 大鼠肺组织中 P2X7 受体的表达活化,从而抑制 NLRP3 炎症小体及下游通路的激活,并通过观察各项指标的变化,探究 "P2X7/NLRP3 炎症小体通路" 在 SAP 所致 ALI 发病中的作用。同时观察大黄素及地塞米松是否能通过 "P2X7/NLRP3 炎症小体通路" 对重症急性胰腺炎肺损伤起调节作用,为临床上中西医结合治疗 SAP 肺损伤提供一条新的思路。

## 一、主要研究方法和结果

### (一) 研究方法

1. **实验动物分组和模型制备方法**　采用随机数字表法将 40 只 SD 雄性大鼠随机分成 5 组($n=8$):假手术(sham operation,SO)组,SAP 模型组,地塞米松(dexamethasone,DEX)组,P2X7 受体抑制剂亮蓝 G(brilliant blue G,BBG)组,大黄素组。其中,SO 组仅开腹后翻动胰腺数次;SAP 组采用经胆胰管逆行注射 5% 牛磺胆酸钠(50mg/kg)的方法建立 SAP 大鼠模型;DEX 组大鼠于造模 2 小时、12 小时后经腹腔给予地塞米松注射液(剂量:10mg/kg,浓度:5mg/ml);BBG 组于造模后 0.5 小时灌胃(剂量:30mg/kg,浓度:3mg/ml);大黄素组大鼠于造模 2 小时、12 小时后给予 40mg/kg 的大黄素灌胃。各组大鼠于术后 24 小时在麻醉下开腹、取材。

2. **观察指标和检测方法**　取部分肺脏、胰腺组织进行 HE 染色并评估组织病理损伤程度。使用真空干燥法进行肺湿/干重比值测定,用于评估肺组织水肿、血管通透情况。使用全自动动脉血气分析仪测定各组大鼠动脉血气指标:氧分压($PaO_2$)和二氧化碳分压($PaCO_2$)。用酶联免疫吸附试验(ELISA)检测各组大鼠血清中促炎因子(TNF-α、IL-1β、IL-18)水平。全自动生化分析仪检测血清淀粉酶(amylase,AMY)含量。蛋白质印迹法检测肺组织中 P2X7、NLRP3、ASC、Pro-caspase-1、caspase-1p20 蛋白的表达;应用 RT-qPCR 检测肺组

织中 *P2X7*、*NLRP3*、*CASP1* 的基因水平的表达。

**(二) 研究结果**

**1. 各组大鼠生存状态和大体解剖情况** SO 组大鼠生存率为 100%,生命状况较好。肉眼观察到胰腺及周围组织结构清晰,无水肿、坏死、出血和腹水。肺组织呈淡粉色,表面光滑,无出血、坏死。SAP 组大鼠存活率约为 50%,呼吸微弱,精神萎靡,运动减少,口鼻黏膜发绀,四肢末端缺血,腹部膨隆,开腹后肉眼可见胰腺实质大部消化,散在钙化斑,胰周渗出显著,形成积液和脓肿,腹腔大量血性腹水。肺组织体积增大,水肿,表面大量深红色出血灶,偶见红色泡沫样液体渗出。BBG 组、DEX 组和大黄素组与 SAP 组相比,存活率有所提高,达60%~80%,精神状态和活动能力也有所改善。胰腺组织水肿、渗出、坏死程度有所减轻,腹水量减少。肺组织肿胀、出血的程度也较 SAP 组减轻。

**2. 各组大鼠胰腺、肺组织 HE 染色病理观察及评分** 结果显示,SO 组大鼠的胰腺和肺组织结构清晰完整,未见出血坏死等表现。而在 SAP 组大鼠中可见胰腺组织结构严重破坏,腺泡细胞大面积水肿、坏死,间质弥漫性出血并伴有大量炎症细胞浸润;肺组织中间质大片充血水肿,炎症细胞浸润,肺泡间隔增厚、断裂,部分肺泡腔融合形成肺大疱。而经过BBG、DEX 和大黄素处理的大鼠胰腺和肺组织损伤明显减轻,出血、组织水肿、坏死等情况明显缓解。由此可见,BBG、DEX 以及大黄素可以减轻 SAP 引起的肺损伤。

**3. 各组大鼠血清淀粉酶活性水平比较** 血清淀粉酶是诊断急性胰腺炎的重要指标之一。在本实验中,通过检测血清淀粉酶活性水平验证大鼠 SAP 模型的建立,同时检验 BBG、DEX 以及大黄素对血清淀粉酶水平的影响。与 SO 组大鼠相比,SAP 组大鼠血清淀粉酶的含量显著升高,表明大鼠 SAP 模型建立成功。与 SAP 组大鼠相比,BBG、DEX 以及大黄素处理后的大鼠血清淀粉酶的含量均有不同程度的降低。结果表明 BBG、DEX 和大黄素给药能够抑制 SAP 大鼠中血清淀粉酶的活性水平。

**4. 各组大鼠肺组织湿/干重 (W/D) 比值的比较** 肺血管通透性在某种程度上能够通过肺水肿程度反映出来,而肺 W/D 比值是反映肺组织含水量的较好指标,因此,在本实验中,通过对比各组大鼠肺组织的 W/D 比值,反映肺组织水肿以及血管通透性等情况。与SO 组相比,SAP 组大鼠的肺组织湿/干重比值明显上升。与 SAP 组相比,经 BBG、DEX 和大黄素处理的大鼠其肺组织湿/干重比值均显著降低,表明 BBG、DEX 和大黄素能够缓解SAP 造成的肺组织水肿。

**5. 各组大鼠动脉血气分析结果** 通过血气分析测定血液中氧和二氧化碳分压,反映各组大鼠肺通气和换气功能状况,并用于酸碱平衡的评估。与 SO 组相比,SAP 组大鼠动脉血氧分压 (PaO$_2$) 显著降低,二氧化碳分压 (PaCO$_2$) 明显升高。与 SAP 组相比,经 BBG、DEX和大黄素处理的大鼠动脉血氧分压 (PaO$_2$) 有所升高,二氧化碳分压 (PaCO$_2$) 有所降低,表明 BBG、DEX 和大黄素能够有效改善大鼠通气、换气功能障碍。

**6. 各组大鼠血清中促炎因子 IL-18、IL-1β 和 TNF-α 的含量** 结果显示,与 SO 组相比,SAP 组大鼠血清中 IL-18、IL-1β 和 TNF-α 的含量显著升高。而与 SAP 组相比,经 BBG、DEX和大黄素处理的大鼠血清中 IL-18、IL-1β 和 TNF-α 的含量明显降低。

**7. 各组大鼠 "P2X7-NLRP3 炎症小体通路" 相关蛋白 P2X7、NLRP3、ASC、Pro-caspase-1、caspase-1 的表达** 结果显示,与 SO 组相比,P2X7、NLRP3、ASC,以及活性 caspase-1p20 片

段在 SAP 组大鼠肺组织中的表达水平明显增高,而 BBG 和 DEX 能够拮抗这种作用,4 种蛋白的表达量均有不同程度的降低,而经大黄素处理的大鼠肺组织中 NLRP3、ASC,以及活性 caspase-1p20 蛋白的表达量都有所降低,P2X7 受体蛋白的表达却无明显变化,表明"P2X7-NLRP3 炎症小体通路"在 SAP 肺损伤的发病机制中至关重要,且 BBG 和 DEX 能够通过拮抗嘌呤能受体 P2X7 从而有效抑制 NLRP3 炎症小体的激活,而大黄素对 NLRP3 炎症小体的抑制作用则可能不依赖于 P2X7 受体。

**8. 实时荧光定量反转录聚合酶链反应(RT-qPCR)法检测肺组织中 *P2X7* 和 *NLRP3* 基因表达** 本实验从各组大鼠的肺组织中提取总 RNA,反转录得到 cDNA 进行 Real-time PCR 实验,检测 *P2X7* 和 *NLRP3* 在 mRNA 水平上的相对表达量。结果显示,与 SO 组相比,SAP 组中 P2X7 和 NLRP3 表达大幅度增加,在给予了 BBG 和 DEX 药物处理后,P2X7 和 NLRP3 表达量与 SAP 组相比显著下降,表明在 SAP 大鼠中 BBG 和 DEX 能够通过下调 P2X7 受体蛋白从而抑制 NLRP3 炎症小体的激活;在给予了大黄素处理后,NLRP3 的表达明显下降,而 P2X7 的表达却无明显变化,表明大黄素对 NLRP3 炎症小体的表达有抑制作用,但可能不是依赖于 P2X7 受体。

## 二、研究结果的分析和意义

### (一) SAP 肺损伤大鼠模型的建立

急性胰腺炎是临床常见的急腹症之一,其起病急,进展快,约 20% 的患者最终会发展成为 SAP,此时胰腺腺泡细胞由于出现大量炎症细胞浸润,腺小叶片状坏死、出血,常并发 SIRS 和 MODS,进而导致死亡,病死率高达 10%~30%。急性肺损伤(ALI)是 SAP 最常见最严重的一种早期并发症,主要表现为肺水肿、胸腔积液和呼吸困难,成为 SAP 早期高病死率的主要原因,入院 7 日内死亡患者中有 60% 主要死于呼吸功能衰竭。急性胰腺炎肺损伤发生机制复杂,众多研究显示,胰酶活化、肠源性内毒素血症、微循环障碍、炎症介质激活、细胞凋亡等都可能与 APALI 的发病密切相关。目前临床上常通过减少胰酶分泌、抑制胰酶活性、控制炎症反应、纠正水电解质等对症和营养治疗保护和支持器官功能,但其病死率仍然居高不下,因此深入研究 APALI 发病机制及药物干预具有重要的理论意义和实用价值。

本实验采用经胆胰管逆行注射 5% 牛磺胆酸钠制备 SAP 大鼠模型,进一步揭示 SAP 肺损伤的发病机制,以期为临床治疗寻找潜在靶点。SAP 损伤后,胰腺组织会出现小叶片状坏死,大量炎症细胞浸润,腺泡结构破坏等病理特征,血中淀粉酶明显升高,而当病情进展引起急性肺损伤时,肺组织会发生水肿、坏死、炎性浸润等改变,出现缺氧、呼吸困难等症状。造模 24 小时后开腹取材对组织器官的病理变化及相关诊断指标进行观察和检测,结果发现与假手术组大鼠相比,模型组大鼠胰腺腺泡细胞大片坏死,结构模糊,融合成片状,炎症细胞大量浸润,动脉血中淀粉酶显著增加,肺泡腔出血、炎症细胞浸润、间隔增厚,并伴有 $PaO_2$ 降低,$PaCO_2$ 升高,肺湿/干重比值增高,提示 SAP 模型大鼠制备成功,并且引起了急性肺损伤。

### (二) P2X7/NLRP3 炎症小体信号通路在 SAP 肺损伤发病中的作用

迄今为止,已有研究提出 NLRP3 炎症小体及其上游激活信号 P2X7 受体与多种炎症、代谢、免疫性疾病的发生密切相关。Zhang GX 等的研究表明 P2X7 受体拮抗剂 OxATP 和 BBG 可预防慢性胰腺炎小鼠模型中的 NLRP3 炎症小体激活和纤维化,提示 P2X7/NLRP3 炎症小体信号通路的阻断可能成为慢性胰腺炎及其纤维化过程的潜在治疗策略。Leonardo C 和 Guo Y 的实验研究也证实 P2X7 受体参与了炎症和免疫反应,它的激活能够诱导巨噬细胞促炎因子的产生,并且 Wnt3a 能够通过减少 P2X7 受体介导的 I 型肺泡细胞死亡来减轻急性肺损伤。Roberta Fusco 和 XuFeng 等的研究结果也表明,用 NLRP3 炎症小体阻断剂治疗可以显著减少角叉菜胶/肉桂醛诱导的急性肺损伤。本实验结果显示,与假手术组相比,SAP 模型组大鼠肺组织中 P2X7、NLRP3、ASC 和 caspase-1 活性片段的表达显著增加,血中促炎细胞因子 IL-1β、IL-18 的含量明显升高,在使用 P2X7 受体特异性抑制剂 BBG 和临床常用的免疫抑制剂地塞米松干预后,疾病的损伤程度、"P2X7/NLRP3 炎症小体"通路相关蛋白的表达及其下游活化的炎症因子含量都有不同程度的减轻,这些结果表明 P2X7 受体介导的 NLRP3 炎症小体激活通路在 SAP 引起的肺部损伤中具有重要作用,阻抑这条通路很有可能成为临床治疗疾病的潜在治疗策略,但仍需更多的实验支持。

### (三) 大黄素对重症急性胰腺炎肺损伤的干预作用

目前临床上对于急性胰腺炎的治疗存在一定的局限性,而中医中药由于其相对安全、低毒的特点受到医学科研工作者的广泛关注。SAP 根据其腹痛、腹胀、恶心、呕吐的主要临床表现及其腹痛的部位和性质,中医学上一般认为本病属于"胃脘痛""膈痛""腹痛""胃心痛""脾心痛"等病症范畴。而 SAP 患者多表现为腹痛、呕吐、便结、黄疸等症状,属于中医"结胸""厥脱""阳明腑实症"等范畴。中医理论认为"肺为娇脏""肺与大肠相表里"。大肠实热,上熏于肺,导致肺失肃降,而肺气上逆,则出现喘满证候。热入阳明,与肠道糟粕搏结,肺气不通,而浊气又不能从下而出,则腹满痞胀益甚,如此恶性循环,扰乱了"肺与大肠相表里"的生理状态,引起下满上喘的病理变化。两者彼此相互影响互为因果,愈满愈喘,愈喘愈满,病情恶化,喘促息数,呼吸窘迫,最后因喘满造成正气脱竭而亡。

清胰汤是经过多年动物实验和临床实践证实能够有效治疗急性胰腺炎的方剂。清胰汤方剂由柴胡、大黄、白芍、木香、黄芩、延胡索、栀子和芒硝组成,有效成分包括柴胡皂苷、芍药苷、大黄素、青蒿素等。方中大黄通里攻下,芒硝软坚润燥;柴胡、木香疏肝理气;黄芩、栀子清热凉血;白芍、延胡索行气止痛。对 SAP 患者本方具有通里攻下、活血化瘀、清热解毒、疏肝理气之功。陈海龙等经过多年的临床观察和实验研究发现,大黄不仅可以抑制胰酶活化,直接中和内毒素,还可以保护肠道屏障,减少肠源性内毒素的产生和吸收,减少肠源性细菌移位,减轻肠黏膜、胰腺、肺组织等重要器官的过氧化损伤,有效地抑制全身炎症反应等,从而有效阻抑炎性细胞因子和炎症介质"细胞因子风暴(cytokine storm)"带来的"第二次打击(second hit)"而造成的 MODS 或 MOF。因而,大黄对急性胰腺炎所致的肺损伤提供多靶点、多途径、多器官的全面保护作用。

大黄素是中药大黄的主要有效成分,BBG 是 P2X7 受体特异性抑制剂,DEX 是一种经典的糖皮质激素,临床上常用于控制炎症反应。本实验结果显示,与假手术组相比,SAP 组大鼠的胰腺和肺组织病理损伤明显,血清淀粉酶显著升高,并且出现了不同程度的呼吸功能障碍;应用大黄素灌胃后,组织水肿、坏死、炎症浸润等情况都得以减轻,血清淀粉酶含量显著下降,呼吸功能障碍得以缓解,表明大黄素可以在 SAP 时的肺损伤中起到保护作用。此外,与 SAP 组相比,大黄素组大鼠肺组织中的 NLRP3、ASC、caspase-1p20 片段表达明显降低,但 P2X7 蛋白的表达却无明显变化。因此,大黄素能够通过抑制 NLRP3 炎症小体信号通路的激活从而对 SAP 肺损伤发挥保护作用,但其对 NLPR3 炎症小体的抑制作用并不依赖 P2X7 受体,具体机制有待于进一步研究。

# 第三节 ENO2/NLRP3 炎症小体信号通路的作用

重症急性胰腺炎(SAP)是临床常见的急危重症,常并发 SIRS 和 MODS,病死率高达 10%~30%。急性肠黏膜屏障损伤则是 SAP 中早期常见的并发症之一。SAP 时炎症介质的过度释放、氧化应激及细胞凋亡、微循环障碍和缺血再灌注损伤等因素共同介导了肠道黏膜屏障的损伤。肠道作为人体最大的免疫器官,其黏膜还发挥着防止肠道细菌及其代谢物进入血液等重要的屏障作用。肠道黏膜屏障主要由四部分组成,即由上皮细胞、细胞间紧密连接、微绒毛等组成的机械屏障,由浆细胞、淋巴组织等组成的免疫屏障,由消化道分泌液及肠上皮细胞分泌的黏液组成的化学屏障和以肠道菌群为主的生物屏障。其中机械屏障损伤引起的肠道黏膜上皮细胞损伤和细胞间紧密连接的破坏直接导致了肠道通透性的增加。研究认为,由于肠道黏膜屏障损伤,通透性增加等因素引起肠道细菌及内毒素进入血液或淋巴循环后,激活中性粒细胞、单核/巨噬系统再次释放大量的白细胞介素、TNF-α、干扰素等炎症因子,是导致 MODS 和诱发感染的始动因素。

NLRP3 炎症小体是由 NLRP3、ASC 和 caspase-1 组成的蛋白质复合物,是目前研究最为广泛的炎症小体类型,有研究表明其参与了 SAP 肠道黏膜屏障损伤。NLRP3 炎症小体各组分广泛表达于巨噬细胞、中性粒细胞等肠道固有免疫细胞中,其活化及发挥生物效应的过程是肠道炎症的核心。炎症状态下,各种内源性或外源性危险信号刺激 NLRP3 炎症小体组装,活化的 NLRP3 炎症小体中 caspase-1 裂解,进一步促进 IL-1β、IL-18 等效应分子成熟并释放到胞外,参与机体炎性反应、抵御病原微生物感染。在 SAP 进程中,肠道受到缺血缺氧等多种刺激,机体固有免疫系统被过度激活,NLRP3 炎症小体的过度活化和 IL-1β、IL-18 等炎症因子过度释放,引发炎症级联反应,加重肠黏膜屏障损伤。因此靶向 NLRP3 炎症小体对于 SAP 肠黏膜屏障损伤的改善可能是一个有效途径。

近年来,关于代谢与炎症反应的关系研究日益深入,诸多的研究结果证实了能量代谢方式及代谢中间物、产物等参与了错综复杂的炎症信号调控。糖酵解作为三大能量代谢方式之一,是将葡萄糖分解产生丙酮酸的代谢途径。缺氧或供氧不足时,乳酸脱氢酶(lactate dehydrogenase,LDH)可将丙酮酸直接还原为乳酸并产生少量 ATP。最新研究发现,激活的炎症细胞在有氧条件下仍采用糖酵解方式供能,丙酮酸不进入三羧酸循环,这种有氧糖酵解的方式普遍存在于激活的炎症细胞中(中性粒细胞、M1 型巨噬细胞等)。多项研究证实 NLRP3 炎症小体的激活对糖酵解代谢产物 ATP、乳酸具有明显的依赖性,而糖酵解关键酶抑制剂可在一定程度上抑制 NLRP3 炎症小体的激活,进而限制炎性反应的扩散。例如,Xie 等在一项研究中发现,PKM2 介导的糖酵解通过调节巨噬细胞中 EIF2AK2 的磷酸化来促进炎症小体的激活。PKM2 或 EIF2AK2 的药理和遗传抑制可减弱 NLRP3 和 AIM2 炎症小体的激活,从而抑制巨噬细胞释放 IL-1β、IL-18 和 HMGB1。抑制 PKM2-EIF2AK2 通路的药理作用可以保护小鼠免受致死性内毒素血症和细菌败血症的侵袭。此外,有条件地敲除髓系细胞中的 PKM2 可以保护小鼠免受 NLRP3 和 AIM2 炎症小体激活引起的脓毒症死亡。另外一项关于己糖激酶 1（HK1）的研究同样证明，通过抑制 HK1 来抑制糖酵解，从而抑制了 LPS 和 ATP 诱导的巨噬细胞对中 NLRP3 炎症小体的激活及 caspase-1 的活化和 IL-1β 的释放。

除丙酮酸激酶和己糖激酶外，有氧糖酵解还受多种糖酵解酶控制。烯醇化酶（enolase）是催化 2-磷酸甘油酸形成磷酸烯醇式丙酮酸的酶，是调节糖酵解通路的关键酶之一，在哺乳动物的细胞中持续和丰富表达。ENO2（enolase-2）是一种神经元特异性烯醇化酶，又称 γ 烯醇化酶，是糖酵解烯醇化酶同工酶的一种，是一种多功能蛋白质。ENO2 主要表达于神经元和神经内分泌细胞的胞质，尤其是在垂体、甲状腺、胰腺、肠和肺等细胞中表达更明显，除了在细胞质中具有成熟的糖酵解功能外，也与感染、炎症、自身免疫性疾病和癌症等多种病理过程密切相关。此外，烯醇化酶可能通过促进糖酵解对促炎症反应的细胞代谢起主导作用。

本实验采用清胰汤制成的清胰颗粒进行相关研究，以方便临床患者使用及标准化治疗。

## 一、主要研究方法和结果

### （一）研究方法

**1. 实验动物分组和模型制备方法** SPF 级健康成年 SD 大鼠 30 只，体质量 180~220g，雄性，随机分成 5 组：假手术组（sham operaton，SO 组）6 只，SAP 模型组（SAP 组）6 只，ENO2 抑制剂氟化钠（sodium Fluoride，NAF）组（NAF 组）6 只，地塞米松（dexamethasone，DEX）组（DEX 组）6 只，清胰颗粒组（QYKL 组）6 只。

采用胆胰管逆行注入 5% 牛磺胆酸钠溶液（1ml/kg 体质量）的方法制备 SAP 肠黏膜屏障损伤的模型。CON 组开腹后仅轻微翻动胰腺；NAF 组、DEX 组为造模后 2 小时、12 小时分别经腹腔给予 NAF 溶液（剂量：6.7mg/kg，浓度：1.34mg/ml）、地塞米松注射液（剂量：10mg/kg，浓度：5mg/ml）；QYKL 组为造模后 2 小时、12 小时分 2 次用清胰颗粒灌胃。

用 5ml 注射器在经腹主动脉取血，分离血清并用酶联免疫吸附测定法（ELISA）来检测其中 IL-1β、IL-18、TNF-α、D-乳酸、二胺氧化酶（diamine oxidase，DAO）水平；淀粉酶等生化指标采用生化分析仪测定；蛋白质印迹法和 RT-qPCR 分别用于肠道 ENO2、NLRP3 等蛋白和 ENO2、NLRP3 mRNA 表达的检测。

**2. 观察指标和检测方法** 造模后 24 小时所有大鼠再次麻醉、抽血、取材，剪取部分胰腺、回肠组织固定、染色，显微镜下病理评分。经腹主动脉采血，以全自动生化分析仪检测淀粉酶水平；ELISA 法检测大鼠血清 DAO、D-乳酸、TNF-α、IL-1β、IL-18、表达水平；RT-qPCR 法检测肠组织中 ENO2、NLRP3 的基因表达的水平；蛋白质印迹法检测肠组织 ENO2、NLRP3、casepase-1 等蛋白的表达。应用 ENO2 抑制剂 NAF 检测 SAP 大鼠肠道 NLRP3 炎症小体活化情况，观察其对 NLRP3 炎症小体通路活化诱发的炎症因子释放及炎症瀑布效应的阻断作用；同时观察清胰颗粒在调节 SAP 时致炎/抗炎平衡及防治肠黏膜屏障损伤中的重要作用。

### （二）研究结果

1. 与 SO 组相比较，SAP 组大鼠胰胰出现肿胀、充血，小叶结构缺失，大量炎症细胞浸润，肠道绒毛萎缩、坏死，肠黏膜结构不完整；大鼠肠道和胰腺组织的病理评分均升高（P<0.05），符合 SAP 肠黏膜屏障损伤的病理学特征。

2. 与 SO 相比较，SAP 组大鼠血清淀粉酶、IL-1β、IL-18、TNF-α、D-乳酸、DAO 含量均上升（P<0.05）。

3. 与 SO 组相比较，肠道组织的 ENO2、NLRP3、caspase-1 等蛋白表达增高 P<0.05）；肠道组织中 ENO2、NLRP3 的 mRNA 表达增高（P<0.05）。

4. 与 SAP 组比较，QYKL 治疗组及 NAF 和地塞米松处理组的上述各指标在不同程度上均有所改善。

## 二、研究结果的分析和意义

### （一）SAP 肠黏膜屏障损伤发病机制探讨

SAP 是一种病死率高、病情进展迅速、并发症多的临床急危重症，临床上约 50% 的患者伴有胰腺以外的远隔组织器官损伤，且其多脏器受损与肠道黏膜破坏引起的细菌、内毒素入血，继而引发的失控性全身炎症反应密切相关。SAP 肠黏膜屏障损伤引发的肠源性感染本身就属于感染性因素引起的 SIRS 的一种，也就是内毒素血症，是引起多器官功能障碍的始动因素。而 SAP 肠黏膜屏障损伤的发病机制复杂，涉及多种因素，包括：①肠道机械屏障损伤。SAP 时肠道黏膜炎症因子过度激活释放、引起炎症级联反应，损伤固有细胞，血液循环障碍导致组织缺血缺氧等。②肠道生物屏障损伤。肠道是人体最大的免疫器官，由多种微生物共同构成，SAP 病理状态破坏了肠道菌群之间原本精细复杂的平衡系统，用于抑制细菌移位的生物屏障遭到破坏。③肠道免疫屏障损伤。肠黏膜淋巴细胞和免疫球蛋白为主体的肠道免疫屏障主要用于捕获黏膜内细菌、防止其穿过肠壁，从而对肠道抵御细菌、上皮细胞起保护作用。SAP 时肠道免疫球蛋白遭到破坏而减少，可能是由于 TNF-α 直接损坏肠黏膜上皮细胞引起的组织缺血缺氧，免疫细胞分泌功能减退。④肠道化学屏障损伤。SAP 时由各种肠道消化液（肠液、胆汁、胃酸、胰液等）组成的化学屏障受禁食等因素影响严重分泌不足，肠上皮新陈代谢减慢，绒毛缩短，抵御细菌内毒素功能受损。NLRP3 炎症小体广泛表达于肠黏膜固有免疫细胞中，SAP 时受到病原体相关分子模式（pathogen-associated molecular patterns，PAMPs）或损伤相关分子模式（damage-associated molecular patterns，DAMPs）刺激，通过其上游受体 PRRs（TLRs、NLRs）激活，进而其组分 NLRP3、ASC、pro-caspase-1 组装活化，Pro-caspase-1 成熟并切割成活性 caspase-1 片段，释放炎症因子 IL-1β、IL-18。有研究表明这种炎症小体的过度激活并释放炎症介质的机制参与 SAP 肠道黏膜屏障损伤。DAO，小肠黏膜上皮细胞中内催化二氨的酶，活性较高且对肠黏膜有保护作用，小肠屏障功能损伤时血清 DAO 水平升高。因此，血液中的 DAO 活性可反映肠黏膜屏障损伤状态。D-乳酸，肠道内细菌发酵时产生的代谢物质，在肠道黏膜破坏，肠屏障通透性增加时进入血液循环，血清 D-乳酸、DAO 含量检测通常一同使用来反映肠道屏障功能。

本节实验结果显示，5% 牛磺胆酸钠逆行胆胰管注射法制备的 SAP 大鼠模型，相较于假手术组显示出了明显的基本状况差，胰腺及肠道组织病理变化明显等特征。其血清淀粉酶活性明显升高，肠道 DAO、D-乳酸含量明显增加，表明 SAP 时肠黏膜屏障功能受到损伤。SAP 组血清 TNF-α 含量明显增多，表明在 SAP 时炎性细胞因子表达增加。SAP 组血清 IL-1β、IL-18 含量增高，表明 NLRP3 炎症小体激活，下游细胞因子表达增加。因此本模型成功模拟了 SAP 时肠黏膜屏障损伤的病理发展过程，证实在此模型上作进一步机制及药物干预研究真实可靠。

## （二）ENO2/NLRP3 炎症小体通路在肠黏膜屏障损伤发病机制中的作用

由于代谢方式、代谢通路与炎症反应相互交错、互相影响，一些学者在研究 NLRP3 炎症小体的激活途径时发现其激活对糖酵解代谢产物 ATP、乳酸具有明显的依赖性。而激活的炎症细胞已被证实出现了能量代谢方式的转换，M1 型巨噬细胞、活化的中性粒细胞等通过快速的有氧糖酵解方式供能，同时线粒体氧化磷酸化受到抑制，导致大量乳酸、ATP 的积累。诸多糖酵解关键酶抑制剂已被证明可在一定程度上抑制 NLRP3 炎症小体的激活，进而限制炎性反应的扩散。烯醇化酶（enolase）是催化糖酵解反应倒数第二步 2-磷酸甘油酸生成磷酸烯醇式丙酮酸的代谢酶，是调节糖酵解速率的关键酶之一。ENO2 是 enolase 同工酶的一种，参与感染、炎症、自身免疫性疾病等多种病理过程。通过对糖酵解关键酶 ENO2 的调节控制炎症反应中细胞糖酵解速率，从而减少糖酵解产物的生成及控制炎症细胞供能，抑制 NLRP3 炎症小体激活及其相关炎症介质的释放，进而抑制 SAP 时炎症瀑布效应是本节实验对 SAP 肠黏膜屏障损伤机制研究及干预的基本思路。

实验结果显示，在 SAP 模型组中大鼠肠道组织 ENO2、NLRP3 炎症小体表达水平较正常组明显升高。未活化的 pro-caspase-1 蛋白在各组表达无明显差异。应用 ENO2 的拮抗剂后，大鼠肠道组织中 ENO2 水平明显降低；同时，*NLRP3* 基因和 NLRP3 蛋白的表达同步下调，相应的 NLRP3 相关炎症因子 IL-1β、IL-18 也释放减少，表明 SAP 肠道组织中 NLRP3 的组装激活一定程度上依赖于 ENO2 的表达。对于 pro-caspase-1 的无差异表达，可能与 SAP 肠黏膜屏障损伤模型中仅影响 caspase-1 的活性而不从基因水平上调控其前体的表达有关。同时，应用 ENO2 抑制剂 NAF 组处理的 SAP 大鼠病理损伤减轻，肠道屏障功能得到改善，炎症水平降低，说明抑制 ENO2/NLRP3 炎症小体通路对 SAP 大鼠肠黏膜屏障损伤起保护作用。

## （三）中药清胰颗粒对 SAP 肠黏膜屏障损伤的保护作用

中医理论体系中，肠道属于六腑之中"以通为用"的典型，其功能主要为小肠受盛化物、泌别清浊，大肠传导糟粕，其功能以"通降为顺"。SAP 的胃肠功能障碍的中医病机主要概括为"腑气不通，瘀毒内蕴"，具体是指湿、热、瘀、毒蕴结中焦，邪毒壅塞肠腑，毒络入血，故治疗主要以通下活血，清热解毒为主。清胰汤为陈海龙课题组几十年来重点研究治疗急性胰腺炎的中药方剂，其组成为：柴胡 15g，黄芩 9g，白芍 15g，栀子 15g，木香 15g，延胡索 15g，生大黄（后下）15g，芒硝（冲）10g。组方源自大承气汤和大柴胡汤两个仲景经典方，主要功效为通里攻下、清热解毒、疏肝理气，主治少阳阳明证，经多年临床实践对 SAP 疗效明显。全方以大黄、柴胡共为君药，大黄通里攻下，使腑气得通，热泄浊排；柴胡疏肝理气，配以栀子、黄芩、木香、白芍等泻火逐热、行气活血、养血柔肝、缓急止痛之药，以攻为主，寓补于攻，以促进 SAP 胃肠道蠕动，清除肠道内积滞及有毒物质，控制炎症反应，减轻肠黏膜屏障损伤。清胰颗粒经过多年来的临床观察和实验研究，功效和作用机制不断明确，其在 SAP 及其引起的多器官损伤中表现出多层次、多途径、多靶点的综合功效。综合多年的研究成果，清胰颗粒改善肠黏膜屏障损伤的作用机制主要包括：①减轻 SAP 时炎症介质对肠黏膜上皮细胞的直接损伤，促进肠黏膜上皮的修复；②改善组织微循环，减少氧自由基的产生，防止肠黏膜过氧化损伤；③降低肠道毛细血管通透性，减少炎性渗出及细菌和内毒素移位；④通里攻下，排出胃肠积滞,使过度繁殖的细菌和内毒素随肠道内容物排出体外,减少内毒素产生的来源;⑤调整肠道内细菌微生态平衡和调动肠道免疫防御机制等。

从本实验结果可以看出,与模型组相比,清胰颗粒组大鼠肠道绒毛排列相对整齐,肠黏膜几乎无坏死、脱落,水肿情况减轻,炎症细胞的浸润减少;血清中 TNF-α、IL-1β、IL-18 的含量明显下降,肠道屏障损伤指标 DAO、D-乳酸含量明显减少,表明清胰颗粒对于重症急性胰腺炎及其肠道功能损伤有明显的改善作用。另外,QYKL 组大鼠肠道 ENO2、NLRP3 基因和蛋白表达相较于 SAP 组均有所下降,表明清胰颗粒在 SAP 中通过 ENO2/NLRP3 通路有效地抑制了肠黏膜屏障的炎症反应,减少了肠黏膜损伤,降低了肠黏膜屏障通透性,对 SAP 肠道功能起保护作用。

# 第四节 NLRP3/caspase-1 信号通路的作用

多种炎症因子过度产生被认为是诱导急性胰腺炎肺损伤发病的机制。近年的实验表明,NLRP3 炎症小体和 caspase-1 下游的活化在失血性休克、脂多糖(LPS)和机械通气等多种病因引起的急性肺损伤中发挥了重要作用。研究表明 NLRP3 基因缺失对高氧诱导的急性肺损伤具有保护作用,表明 NLRP3 的激活对急性肺损伤的发生很重要,因此 NLRP3 有可能成为治疗急性肺损伤的一个靶点。研究发现 caspase-1、IL-1β 和 IL-18 在急性肺损伤的患者血清中表达增高,证明在患者体内 NLRP3 激活,其中 IL-1β 能诱导黏附因子表达。IL-1β 可能通过 NF-κB 信号途径上调巨噬细胞表面 IL-1R1 表达,进而使巨噬细胞焦亡,加重炎症。NF-κB 信号通路在 NLRP3 的转录水平上起重要调控作用,阻断 NF-κB/NLRP3 信号通路可以防止脓毒症的发生。

急性肺损伤(ALI)是一种严重的肺部炎症性疾病,疾病特征包括内皮完整性破坏和中性粒细胞浸润等。中性粒细胞在急性肺损伤的发病过程中具有重要的作用,它是被招募到损伤部位的第一个应答细胞。研究还发现急性胰腺炎患者伴有多器官功能障碍,患者的循环白细胞中含有异常信号转导,并增加了中性粒细胞的移行特性。这表明中性粒细胞不仅参与早期急性胰腺炎的发生,而且对全身和终末器官的损伤也有作用。

本章前面的实验证实了大黄素可有效缓解急性胰腺炎肺损伤和肠黏膜损伤,本节的实验旨在从 NLRP3/caspase-1 通路与中性粒细胞之间的作用来探讨大黄素的作用机制。

## 一、主要研究方法和结果

### (一) 研究方法

1. **实验动物分组和模型制备方法** SD 大鼠随机分成假手术组(sham operation.SO 组)、急性胰腺炎模型组(SAP 组)、大黄素干预组(大黄素组)和地塞米松干预组(DEX 组),每组 10 只。使用 4% 苯巴比妥(30~40mg/kg)麻醉,假手术组开腹后仅轻轻翻动胰腺 3 次后关腹。SAP 组、大黄素组、DEX 组大鼠组均经胆胰管逆行灌注 5% 牛磺胆酸钠(1ml/kg)建立 SAP 模型。大黄素组在造模后 2 小时、12 小时分别给大鼠大黄素混悬液灌胃,剂量为 40mg/kg。DEX 组在造模后 2h 给大鼠腹腔注射地塞米松,剂量为 10mg/kg。

2. **观察指标和检测方法** 采用 ELISA 法测定各组大鼠血清中炎症因子 IL-1β 和 IL-18

水平;采用蛋白质印迹法检测 NLRP3/caspase-1 信号通路蛋白 NLRP3、ASC、cleaved-caspase-1 的蛋白表达水平;采用免疫组织化学法测定各组大鼠肺组织中性粒细胞特异性抗体 Ly6G 的数量来判断肺组织的中性粒细胞浸润情况;磁珠分选法提取外周血的中性粒细胞,采用蛋白质印迹法检测中性粒细胞的迁移蛋白 ICAM 和 IL-8 的表达变化。

**(二) 研究结果**

1. **大鼠血清 IL-1β 和 IL-18 水平** 与假手术组相比,SAP 模型组血清中的 IL-1β 和 IL-18 的水平含量显著升高($P<0.05$)。与 SAP 模型组相比,大黄素组和地塞米松组血清中的 IL-1β 和 IL-18 的水平含量显著降低($P<0.05$),且大黄素组的降低水平比地塞米松组更加显著($P<0.05$),结果表明大黄素和地塞米松都能减少血清里的炎症因子水平,且大黄素的效果更加明显。

2. **大鼠肺组织中 NLRP3、cleaved-caspase-1、ASC 蛋白表达水平** 与假手术组相比,SAP 模型组大鼠肺组织中 NLRP3、cleaved-caspase-1、ASC 蛋白表达水平显著升高($P<0.05$)。与 SAP 模型组相比,大黄素组大鼠肺组织中 NLRP3、cleaved caspase1、ASC 蛋白表达水平显著降低($P<0.05$),DEX 组大鼠肺组织中 NLRP3、cleaved-caspase-1、ASC 蛋白表达水平不显著($P>0.05$),结果表明大黄素能抑制 NLRP3/caspase-1 炎症分子通路蛋白的活化。

3. **大鼠肺组织中性粒细胞特异性抗体 Ly6G 的表达** 与假手术组相比,SAP 模型组肺组织中 Ly6G 的表达分布水平显著升高($P<0.01$)。与 SAP 模型组相比,大黄素组和地塞米松组肺组织 Ly6G 的表达水平显著降低($P<0.05$),大黄素组的降低水平比 DEX 组更加显著($P<0.05$),结果表明大黄素和地塞米松都能减少肺组织中性粒细胞的浸润水平,大黄素的效果更加明显。

4. **大鼠外周血中性粒细胞 ICAM 和 IL-8 蛋白表达水平** 与假手术组相比,SAP 模型组中性粒细胞的 ICAM 和 IL-8 的蛋白表达量显著升高($P<0.05$)。与 SAP 模型组相比,大黄素组和地塞米松组外周血中性粒细胞 ICAM 和 IL-8 蛋白的表达水平均显著降低($P<0.05$),且大黄素组的降低水平比 DEX 组更加显著($P<0.05$),结果表明大黄素和地塞米松都能降低血液里中性粒细胞的迁移能力,并且大黄素的效果更加明显。

## 二、研究结果的分析和意义

SAP 作为临床常见的急腹症,并发症多且病死率高。急性肺损伤(acute lung injury, ALI)是 SAP 最常见的早期并发症,也是早期高病死率的主要原因。既往研究显示,内毒素移位、微循环障碍、炎症介质激活、胰酶活化、细胞凋亡等可能与 APALI 发病密切相关,但其确切发病机制尚不明了,有必要进行深入研究。

### (一) NLRP3/caspase-1 通路激活在 APALI 的发病机制中的作用

多种炎症因子过度产生被认为是诱导急性胰腺炎肺损伤发病的机制。其中成熟的 IL-1β 是一种有效的促炎细胞因子,参与诱导细胞炎症反应。而 NLRP3 炎症小体作为调节先天免疫的一种多蛋白复合物,可活化产生大量炎症因子如 IL-1β 和 IL-18。近年的实验表明,NLRP3 炎症小体和 caspase-1 下游因子的活化在失血性休克、脂多糖(LPS)和机械通气等多种病因引起的急性肺损伤中发挥了重要作用。本部分检测了 SAP 模型组大鼠肺组织的 NLRP3/caspase-1 通路的相关蛋白 NLRP3、ASC、caspase-1,以及大鼠血清中的炎症因子

IL-1β 和 IL-18 水平,结果都表明相对于假手术组,NLRP3/caspase1 通路在 SAP 模型组中明显活化,促进炎症进展,加重急性胰腺炎肺损伤。

### (二) NLRP3 炎症小体可能通过促进中性粒细胞浸润而增强炎症反应

由于 SIRS 的原因,中性粒细胞在循环内活化并损伤肺血管内皮和肺上皮细胞。中性粒细胞在急性胰腺炎中胰腺局部损伤波及其他器官损伤的过程中发挥了重要作用。据报道,中性粒细胞通过跨内皮细胞的迁移在肺部炎症的急性期起着重要作用。活化的中性粒细胞被促炎细胞因子吸引到损伤的一侧。随后,中性粒细胞呼吸爆发与过度的促炎细胞因子释放共同作用,进一步加剧炎症反应和肺组织损伤。相反地,中性粒细胞的减少可以减轻肺损伤。实验显示在 SAP 模型组中中性粒细胞的迁移能力显著增强,这与既往研究相一致,表明 NLRP3 炎症小体可促进中性粒细胞的迁移。

不仅如此,最近的研究表明,在不同的实验模型中,NLRP3 在中性粒细胞募集中也起着重要作用。在痛风小鼠模型中,NLRP3 能够介导中性粒细胞的募集。此外,在肝 I/R 损伤小鼠模型中,NLRP3 调节趋化因子介导的功能和中性粒细胞的募集,从而导致肝损伤。总之,NLRP3 炎症小体通过促进中性粒细胞浸润而增强炎症反应。

虽然在本研究没有明确 NLRP3 触发中性粒细胞向肺中募集的机制,但 IL-1β 信号通路可能是一个潜在的靶点。NLRP3 的一个主要功能是将 IL-1β 切割成其活性分泌形式。IL-1β 和 IL-1 受体(IL-1R)信号对诱导黏附分子的表达至关重要,而黏附分子是中性粒细胞黏附到血管内皮细胞以进一步浸润所必需的。最近的研究表明,IL-1β 信号通路不仅在感染性炎症中启动中性粒细胞的募集,而且在无菌性炎症反应中触发中性粒细胞的募集。在小鼠局灶性肝坏死模型中,用 IL-1R 的重组拮抗剂对 IL-1β 的作用进行阻断的小鼠中显示中性粒细胞聚集减少。此外,与野生型小鼠相比,*NLRP3* 基因敲除小鼠的坏死区中性粒细胞数量显著减少。提示 IL-1β 信号通路可能参与了 NLRP3 诱导的中性粒细胞募集。

在人体十二经脉和脏腑的相互联系中,手太阴经属肺络大肠,手阳明经属大肠络肺,通过经脉的相互络属,肺与大肠构成表里关系即"肺与大肠相表里"。肺与大肠的生理联系主要体现在肺气肃降与大肠传导功能之间的相互为用关系。在重症急性胰腺炎肺损伤发病机制的研究中,认为肠道屏障功能的削弱、肠黏膜微循环障碍外使细菌移位,炎症介质与细胞因子在重症急性胰腺炎时由过度激活的白细胞生成释放,并刺激损伤肠黏膜而入血经血液循环到肺部导致严重的炎症反应也是肺损伤发生的病理基础。所以减少炎症细胞的浸润和炎症介质的释放是治疗急性胰腺炎肺损伤的关键。

### (三) 大黄素能够抑制 NLRP3/caspase1 通路及肺组织中性粒细胞浸润从而减轻肺损伤

大黄素是中药大黄的主要活性成分,在抗炎方面具有显著的作用。有研究表明,大黄素干预可显著降低肺组织中血清淀粉酶和炎症介质及细胞因子的产生。本部分通过对 SAP 模型组大鼠加入大黄素干预,发现肺组织中的 NLRP3/caspase1 炎性通路被明显抑制,血清中的炎症因子 IL-1β 和 IL-18 明显减少,并且肺组织中的中性粒细胞浸润亦显著减少,明显减轻了肺组织炎症反应,对 APALI 大鼠起到了保护作用。值得注意的是,本实验中大黄素的干预效果要明显好于地塞米松。地塞米松作为传统的抗炎药物,是一种非特异性的免疫抑制剂,用于抑制多种炎症介质的基因合成,增加抗炎蛋白的合成。地塞米松在 SAP 相关

ALI 中的治疗作用已被证实。然而,地塞米松对患者常产生一些不良反应,包括免疫抑制、真菌感染、高血糖、睡眠失眠、体重迅速增加等。以上结果表明大黄素可以通过抑制 NLRP3/caspase-1 信号通路减少中性粒细胞的迁移及募集到肺组织中来缓解 SAP 所致的 ALI,因此对 5% 牛磺胆酸钠诱导的 APALI 大鼠具有保护作用。

# 第五节　中性粒细胞 NLRP3/caspase-1 信号通路的作用

急性胰腺炎肺损伤是一种以弥漫性肺泡损伤、水肿、出血、透明膜形成和中性粒细胞浸润为特征的呼吸系统疾病,具有发病快、预后差、病死率高的特点。急性肺损伤发生时的一个明显的病理特征为中性粒细胞浸润,因此,控制中性粒细胞的募集和活化被认为是治疗急性肺损伤的主要策略之一。

中性粒细胞作为白细胞的一种,一般是免疫细胞中最先到达炎症部位发挥抗炎功效的,常常在先天免疫中发挥重要作用。中性粒细胞在骨髓中产生,在循环中性粒细胞和血管内皮细胞之间进行以捕获、滚动、黏附与迁移为代表的连续过程后,它们通过释放髓过氧化物酶和活性氧等蛋白水解酶,渗入炎症组织,消除侵入的病原体,形成中性粒细胞细胞外陷阱促进吞噬。然而,炎症组织中活化中性粒细胞的大量迁移和过度活化,不仅会杀死细菌,还会导致周围组织损伤和炎症失控,导致器官功能障碍和死亡。在急性胰腺炎时,体内循环中性粒细胞会产生很高的数量。大量中性粒细胞通过血液循环在经过肺血管时在肺部会释放促炎介质,这些炎症介质不受控制的过度产生会导致微血管损伤、肺泡弥漫性损伤、肺内出血、水肿和纤维蛋白沉积,最终导致坏死和肺损伤。因此,调节中性粒细胞的功能及其对组织的不受控制的浸润可作为治疗急性肺损伤的手段。

本章第四节探讨了 NLRP3/caspase1 通路在 APALI 模型中被激活,并促进中性粒细胞的迁移及在肺组织中的浸润,进而加重肺损伤,而大黄素通过抑制 NLRP3/caspase-1 信号通路的活化可明显缓解 SAP 时的肺损伤。为探究 NLRP3/caspase-1 炎症信号在中性粒细胞内的表达及大黄素的影响,本节实验中采集正常 SD 大鼠外周血,分离培养中性粒细胞,用 LPS 诱发中性粒细胞炎症模型,分别加入 NLRP3 抑制剂(MCC950)、地塞米松(DEX)和大黄素处理细胞,然后对 NLRP3/caspase-1 信号通路在 RNA 及蛋白水平进行检测,探讨中性粒细胞 NLRP3/caspase-1 信号通路相关蛋白的表达及大黄素的影响。

## 一、主要研究方法和结果

### (一)研究方法

**1. 从大鼠血液中提取中性粒细胞**　正常 SD 大鼠 15 只,每只大鼠腹主动脉采血 5ml,用磁珠分选中性粒细胞,分选完毕的细胞立即放入准备好的预热的细胞培养基里,放入 37℃,含 5% 二氧化碳的细胞孵箱进行培养。留取部分中性粒细胞用作中性粒纯度的检测。

**2. 中性粒细胞体外培养及分组处理**　将上述离心获得的中性粒细胞,细胞计数大约为 $1 \times 10^6$ 个/ml,用含 10% 胎牛血清(FBS)的 DMEM 培养基重悬,转移至 37℃孵箱中培养,一共分为五组:对照组(CON 组)、LPS 组、LPS+NLRP3 抑制剂 MCC950 组(LPS+ MCC950

组)、LPS+DEX 组、LPS+ 大黄素组。按照组别分别加入对应终浓度的 50ng/ml LPS、400nmol MCC950、100nmol DEX、30μg/ml 大黄素,孵育反应 24 小时,收取细胞分为 4 份进行相关实验,其中一份用作 RNA 的提取检测 *TNF*、*NLRP3*、*PYCARD*、*CASP1*、*IL1B* 基因的 mRNA 的表达,第二份提取蛋白检测 TNF-α、NLRP3、ASC、caspase-1、IL-1β 的蛋白表达水平,剩下的两份冻存于 –80℃ 冰箱。剩余部分中性粒细胞继续培养,用作重复实验。其中用于提取 RNA 的细胞立即放在冰上,进行下一步实验。提取蛋白的细胞存于 –80℃ 待检测,提取的中性粒细胞的纯度为 99.1% 和 99.2%,达到实验要求。

**3. 观察指标和检测方法**　RT-PCR 检测中性粒细胞中 *TNF*、*NLRP3*、*PYCARD*、*CASP1*、*IL1B* 基因的 mRNA 表达;蛋白质印迹法检测中性粒细胞中上述各项指标蛋白的表达。

**(二) 研究结果**

**1. 中性粒细胞 *TNF*、*NLRP3*、*PYCARD*、*CASP1*、*IL1B* mRNA 表达**　与对照组相比,LPS 细胞模型组 *TNF*、*NLRP3*、*PYCARD*、*CASP1*、*IL1B* 的 mRNA 表达水平均显著升高($P<0.05$)。与 LPS 细胞模型组相比,LPS+MCC950、LPS+DEX 和 LPS+ 大黄素干预组 *TNF*、*NLRP3*、*PYCARD*、*CASP1*、*IL1B* 的 mRNA 表达水平均显著下降($P<0.05$)。并且与 LPS+DEX 组相比,LPS+MCC950 和大黄素组的 mRNA 表达显著降低($P<0.05$)。说明 NLRP3 抑制剂 MCC950 和大黄素可以更有效地抑制 NLRP3/caspase-1 通路在中性粒细胞内的活化。

**2. 中性粒细胞 TNF-α、NLRP3、caspase-1、IL-1β 和 ASC 的蛋白表达**　与对照组相比,LPS 细胞模型组 TNF-α、NLRP3、ASC、caspase-1、IL-1β 的蛋白表达水平均显著升高($P<0.05$)。与 LPS 细胞模型组相比,LPS+MCC950、LPS+DEX 和 LPS+ 大黄素组 TNF-α、NLRP3、ASC、caspase-1、IL-1β 的蛋白表达水平均显著下降($P<0.05$)。并且与 LPS+DEX 组相比,LPS+MCC950 和大黄素组的蛋白表达显著降低且有统计学意义($P<0.05$)。

## 二、研究结果的分析和意义

由于急性胰腺炎肺损伤的病死率高且治疗方法有限,所以研究其发病机制寻找新的治疗方法尤为迫切。研究证明,过度的炎症介质及细胞因子的激活可以引起肺部微血管细胞损伤,增加血管内皮细胞的通透性,促进肺部炎症产生,从而增加肺部的损伤程度。研究表明,NLRP3 炎症小体可被多种组织损伤相关信号激活,并且与炎症反应密切相关,然而目前很少关于 NLRP3 参与急性胰腺炎肺损伤的相关报道。虽然 NLRP3 炎症小体研究广泛且热门,但主要集中在淋巴细胞、树突细胞和巨噬细胞中,在中性粒细胞中的研究很少。

**(一) NLRP3/caspase-1 信号通路在中性粒细胞引发的炎症反应中具有重要作用**

NLRP3 炎症小体受到外源刺激物、内源危险信号、PAMPs 和病原体刺激而激活,与 ASC 发生同型相互作用,招募 caspase-1 并形成炎症小体,激活 caspase-1,使 IL-1β 和 IL-18 成熟并释放,这个过程在炎症反应中发挥重要作用,且在巨噬细胞和树突状细胞中早已经被证明。释放的炎症因子 IL-1β 参与慢性炎症性疾病(包括糖尿病和缺血性损伤疾病)的发生。Forchhammer 等人研究报道,IL-1β 和 IL-18 都可以诱导某些黏附分子和趋化因子的表达,吸引、黏附、激活中性粒细胞、单核细胞和淋巴细胞等,参与血管内皮细胞的破坏。IL-1β 和 IL-18 还可以刺激其他致炎因子的生成,共同促进组织损伤。根据以上可以推断 NLRP3 炎症小体及其激活的下游信号分子可能是引起急性肺损伤的主要因素。因此本实验研究了

NLRP3/caspase-1 通路在中性粒细胞内的表达来探讨对急性胰腺炎肺损伤的作用机制。

中性粒细胞是循环免疫细胞的主要组成部分,在炎症或感染早期可集中于问题部位发挥作用。中性粒细胞具有独特的多功能性,能够将蛋白质从细胞内储存物转移到细胞表面,或与含病原体的吞噬体融合。这种灵活性为中性粒细胞提供了一种快速适应其变化的微环境的工具。因此,颗粒释放、迁移和抗微生物宿主防御之间的微调平衡决定了中性粒细胞炎症的结果。

在急性胰腺炎肺损伤的发展过程中,促炎介质的水平不断升高,引起这种升高的原因是炎症细胞活化或死亡异常释放造成的。在急性组织损伤阶段,释放损伤相关分子模式,并激活组织内的中性粒细胞和巨噬细胞。这些活化的炎症细胞分泌 TNF-α 并激活细胞内的 NLRP3 炎症小体,活化的 NLRP3 释放大量炎症因子如 IL-1β、IL-6 和 IL-18,这些细胞因子又将中性粒细胞招募到受损组织中,并加剧细胞死亡信号的级联反应,这种炎症级联反应导致细胞因子过度释放、中性粒细胞浸润和细胞死亡。

关于 NLRP3/caspase1 信号通路在中性粒细胞中的表达研究虽然不多,但也提供了一定依据。Martina Bakele 等人报道在人中性粒细胞的炎症因子中 ASC 表现出显著的表达。Mankan 等人实验发现用 NLRP3 激活剂刺激小鼠后,在小鼠的中性粒细胞里发现 NLRP3 mRNA 的表达。这与本实验结果相一致,通过提取并纯化了大鼠血液里的中性粒细胞进行培养,在大鼠中性粒细胞中,RT-PCR 和蛋白质印迹法都检测了 NLRP3/caspase-1 通路的 mRNA 和蛋白的表达,并发现在 LPS 刺激中性粒细胞后,NLRP3/caspase-1 通路相关蛋白表达均明显升高,加入 NLRP3 抑制剂(MCC950)后炎症通路明显被抑制,减少了炎症因子的释放。虽然本实验未进一步验证 NLRP3 导致的中性粒细胞死亡方式,但有研究证实 Mausita Karmakar 等人通过肺炎链球菌角膜感染的模型证实了 NLRP3 炎症小体在中性粒细胞内表达增强,且抑制了中性粒细胞的凋亡,促进了炎症反应。急性肺损伤作为一种极端的炎症过程,中性粒细胞过度浸润肺组织,释放促炎因子,导致肺内皮和上皮细胞损伤,引起肺水肿和气体交换障碍。表明大量炎症因子的释放是引起急性肺损伤的重要机制。

**(二)大黄素对中性粒细胞 NLRP3/caspase-1 信号通路具有调节作用**

大黄作为一种传统中药,其性苦寒,归脾胃、大肠、肝和心包经。中医认为大黄是将军之药,可泻下攻积,泻下功效较强。本节实验研究了作为大黄的主要有效成分的大黄素对中性粒细胞 NLRP3/caspase-1 通路的调节作用。

虽然 NLRP3/caspase-1 通路在中性粒细胞中 LPS 刺激下可被明确激活,但值得关注的是,在加入 NLRP3 抑制剂(MCC950)、地塞米松及大黄素干预后,炎症通路可被明显抑制,并且大黄素及 MCC950 的干预效果尤其可观,比地塞米松更有效,可显著减少炎症因子的释放,明显缓解急性胰腺炎肺损伤。且地塞米松作为传统抗炎药物,也有免疫抑制、体重增加等副作用,所以大黄素有望成为治疗急性胰腺炎肺损伤的新型有效的药物。大黄素通过调控 NLRP3/caspase1 这一新型炎症反应的通路靶点,通过通里攻下、清热解毒、活血化瘀的机制,减轻并有效控制 SAP 肺损伤的炎症反应,这也是其有效的治疗靶点所在。

# 第六节 CIRP 对 NF-κB 及 NLRP3 信号通路的调节作用

ALI 是 SAP 早期最常见的并发症,ALI 可进一步发展为 ARDS,而 ARDS 是导致 SAP 死亡的首要原因。这种由急性胰腺炎所引起的肺损伤被称为急性胰腺炎相关性肺损伤(APALI)。目前对于 APALI 的治疗仍然缺乏有力的措施,因其所致的病死率仍居高不下。因此亟待探索新的治疗靶点并以此开发有效的治疗策略。

近年来的许多研究显示,损伤相关分子模式(damage-associated molecular pattern,DAMP)在炎症性疾病中发挥了重要作用,如冷诱导 RNA 结合蛋白(cold inducible RNA-binding protein,CIRP)、高迁移率族蛋白 B1(High mobility group box 1 protein,HMGB1)、热激蛋白(Heat shock proteins,HSPs)、ATP 等均在炎症性疾病中加剧了炎症反应,导致病情恶化。损伤相关分子模式(DAMP)是一种内源性的并可以导致模式识别受体(Pattern recognition receptors,PRRs)活化的分子。相关的识别受体有:Toll 样受体(Toll-like receptors,TLRs)、NOD 样受体(nucleotide binding oligomerization domain-like receptors,NLRs)、糖基化终产物受体(receptor for advanced glycation endproducts,RAGE)以及 P2X7 受体等,可以通过激活相应的受体而参与调节相应的信号级联反应。2013 年的一项研究首次将 CIRP 与炎症联系起来,该研究发现在失血性休克和脓毒症患者的血清中 CIRP 明显升高,且 CIRP 水平升高的患者病死率明显高于 CIRP 水平未升高的患者,这也是第一次在细胞外观察到 CIRP。该研究发现在失血性休克小鼠的心脏和肝脏中 CIRP 表达上调并通过溶酶体分泌、释放到胞外。应用重组 CIRP 在体内、体外实验中均可以诱导出炎症反应,而应用抗 CIRP 血清中和 CIRP 后则可以缓解脓毒症及失血性休克,由此认为 eCIRP 是一种内生型 DAMPs,它可与细胞表面的 TLR4-MD2 受体复合物结合进而促进 TNF-α 及 IL-6 等炎症因子的释放,此研究还首次提示 eCIRP 可能是脓毒症及失血性休克预后不佳的标志物。有研究显示,在 SAP 时,eCIRP 可以促进中性粒细胞胞外诱捕网(NETs)的形成,加剧胰腺组织损伤,并发现血清中 CIRP 的水平与 SAP 患者病情的严重程度呈正相关,高水平的血清 CIRP 提示预后不良。此外还有多项研究显示 eCIRP 可以通过诱导中性粒细胞逆向跨内皮迁移(reverse transendothelial migration,rTEM)、激活肺微血管内皮细胞 NLRP3 炎症小体、触发内质网应激(endoplasmic reticulum stress,ERS)、诱导线粒体 DNA(mtDNA)降解介导巨噬细胞坏死等机制诱发肺损伤。然而,eCIRP 是否参与 SAP 肺损伤的病理生理过程尚无报道,有必要进行研究探索。

理论上,CIRP 作为一种 DAMPs,可以通过激活 NOD 样受体激活 NLRP3 炎症小体。NLRP3 炎症小体是一个蛋白复合物,它可以直接与凋亡相关斑点样蛋白(apoptosis-associated speck-like protein containing CARD,ASC)相互作用,激活 caspase-1,激活的 caspase-1 裂解活化消皮素 D(GSDMD)、pro-IL-1β 和 pro-IL-18,导致细胞焦亡和 IL-1β 以及 IL-18 的分泌和释放。细胞焦亡是近年来发现的一种细胞死亡形式,与炎症有关,可导致疾病进程恶化。较多证据表明,包括肺泡巨噬细胞在内的肺内常驻巨噬细胞是急性肺损伤/急性呼吸窘迫综合征发病的关键因素。大量研究显示肺泡巨噬细胞的焦亡可诱导或加剧肺内炎症。一方面焦亡的巨噬细胞可能通过 IL-1β 以及 IL-18 等促炎介质加剧炎症,另一方面上述释放的促炎介质可能通过触发相应的信号级联反应，导致其他促炎介质的合成与释放，进一步放大炎症反应。总之，eCIRP 极有可能参与了 SAP 时肺泡巨噬细胞焦亡和炎症细胞因子的调控，进而导致肺损伤，有必要进行研究和探索。

　　大黄素是大黄的天然成分，是中药大黄的主要活性成分之一，具有多种药理作用，包括抗炎、抗氧化、免疫抑制和抗纤维化等。既往的研究显示，大黄素可以有效抑制 NF-κB 信号的激活，并能抑制 NLRP3 炎症小体的组装和活化，从而发挥抗炎作用。Xiang 等的研究显示，大黄素可以通过上调 microRNA-30a-5p 的表达和抑制 HTRA1/TGF-β1 信号激活，减轻胰腺腺泡细胞的损伤，从而缓解胰腺炎。Xu 等的研究显示，大黄素可以通过抑制中性粒细胞蛋白酶而缓解 APALI。深入系统地探索大黄素缓解 SAP 及 APALI 的分子机制，寻求关键药物作用靶点可能对今后制定有效的治疗策略至关重要。

　　目前针对 APALI 的治疗，尚无针对性的特效疗法，主要为对症支持治疗措施，如积极治疗原发病、液体管理、呼吸支持等。既往常用的抗炎药物，如糖皮质激素，虽然在治疗各类炎症性疾病中显示出强大的抗炎作用，具有良好的治疗效果，而在用于 APALI 时却并未获得满意的效果。而且考虑到长期大剂量应用糖皮质激素反而可能因免疫抑制、代谢紊乱、继发感染、消化道溃疡出血、股骨头坏死等不良反应而使病情恶化，另一方面低剂量的糖皮质激素不仅不能缓解 ALI/ARDS，甚至可能增加病死率。因此，积极开展中西医结合治疗，优势互补，这可能成为治疗 APALI 的有效手段和措施。本部分实验以 APALI 大鼠模型为研究对象，采用病理观察、ELISA、蛋白质印迹、RT-qPCR、免疫组织化学、免疫荧光等方法，探究 CIRP 在 APALI 发病机制中的作用及大黄素的干预及其机制。

## 一、主要研究方法和结果

### (一) 研究方法

**1. 实验动物分组及模型制备方法**　将 40 只雄性 SD 大鼠，随机分为 4 组：假手术组（sham operations，SO）、重症急性胰腺炎组（SAP）、CIRP 拮抗剂 C23 寡肽干预组（C23）、大黄素干预组，每组 10 只。采用 5% 牛磺胆酸钠溶液（sodium Taurocholate，STC）经胆胰管逆行注射（1ml/kg，0.1ml/min）诱导 SAP 大鼠模型，SO 组大鼠经胆胰管逆行注入等体积无菌生理盐水。C23 干预组于造模后 2 小时经尾静脉注入 C23（8mg/kg）。大黄素干预组于术后 2 小时及术后 12 小时分别灌胃给予大黄素（40mg/kg）。造模 24 小时后，将各组大鼠麻醉后，开腹经腹主动脉采血，并收集胰腺及肺组织。

**2. 观察指标和检测方法**　组织切片 HE 染色观察胰腺及肺组织病理改变，并进行胰腺和肺组织病理评分来评价 C23 和大黄素对 APALI 的保护作用；酶联免疫吸附试验（Enzyme-linked immunosorbent assay，ELISA）测定血清中 CIRP、淀粉酶、IL-1β；应用全自动血气分析仪进行动脉血气分析测定；免疫组织化学染色观察胰腺和肺组织内 CIRP 表达情况及肺组织中 Ly6G+ 细胞；采用 RT-qPCR 测定胰腺和肺组织中的 *CIRBP* mRNA 水平及肺组织中的 *NLRP3*、*IL1B* 和 *CXCL1* 的 mRNA 表达水平；以蛋白质印迹法检测 CIRP、p-P65、t-P65、p-IKBα、t-IKBα、NLRP3、ASC、caspase-1、GSDMD、IL-1β、CXCL1 蛋白在各组大鼠中的表达；采用多重荧光染色观察胰岛中 CIRP 及肺内常驻巨噬细胞（F4/80+ 细胞）NLRP3 和 CXCL1 的表达。

## (二) 研究结果

**1. 各组大鼠一般状态的比较** 对各组大鼠的一般状态进行观察比较,SO 组大鼠一般状态良好,与术前比较无明显变化,该组大鼠动作敏捷,精神略紧张,呼吸正常;与 SO 组相比较,SAP 组大鼠精神萎靡、口鼻黏膜及四肢发绀、动作呆滞、反应迟钝、呼吸微弱或急促等;与 SAP 组相比较,C23 组和大黄素组大鼠的一般状态改善明显。

**2. 各组大鼠胰腺及肺组织的病理学观察** 观察各组大鼠大体标本可发现,SO 组大鼠无腹水,无明显胃、肠腔扩张,肺组织大体未见明显异常。与 SO 组相比,SAP 组大鼠腹部明显膨隆、腹腔可见严重粘连、出现大量腹水、皂化斑以及明显的肠梗阻、胃和肠管呈节段性扩张、局部肠壁变薄、肠壁颜色变浅、胰腺出现明显水肿、可见大片出血坏死;此外,肺组织表面暗淡无光泽,可见血性渗出及片状瘀血斑。与 SAP 组相比,C23 组和大黄素组实验大鼠上述的腹腔、胰腺及肺组织的大体变化均明显得以改善。通过光镜下观察 HE 染色可见,SO 组大鼠腺泡小叶完整,偶可见轻度间质水肿,红细胞渗出,白细胞浸润罕见。与 SO 组相比,SAP 组大鼠胰腺组织可见大量腺泡细胞坏死、小叶轮廓模糊显示不清,甚至出现大片小叶溶解性坏死及小叶缺失,伴有明显的间质水肿、大量红细胞渗漏及白细胞浸润,病理评分显著升高($P<0.001$);光镜下观察肺组织可见肺泡壁明显增厚并伴有大量血性渗出及炎症细胞浸润,病理评分显著升高($P<0.001$)。与 SAP 组相比较,C23 和大黄素组大鼠的胰腺及和肺组织病理损伤评分显著下降($P<0.001$)。

**3. 各组大鼠肺功能的变化** 与 SO 组相比,SAP 组大鼠的动脉血中 $PaO_2$ 水平显著下降而 $PaCO_2$ 水平均显著上升($P<0.001$)。而与 SAP 组相比,大黄素和 C23 组大鼠动脉血中 $PaO_2$ 水平明显升高,同时动脉血中 $PaCO_2$ 的水平明显下降($P<0.001$),可见 C23 寡肽和大黄素明显改善了 SAP 大鼠的肺功能。

**4. 各组大鼠血清中的淀粉酶、IL-1β 及 CIRP 水平的变化** 血清淀粉酶水平是临床诊断胰腺炎的重要指标,而血清 IL-1β 水平反映了全身性炎症反应的严重程度。通过 ELISA 法检测各组大鼠血清中淀粉酶、IL-1β 及 CIRP 水平,结果显示,与 SO 组相比较,SAP 组血清淀粉酶、IL-1β 及 CIRP 水平均显著升高($P<0.001$)。而与 SAP 组相比,C23 寡肽和大黄素组的血清淀粉酶、IL-1β 及 CIRP 水平显著降低($P<0.001$)。结果显示,血清中 CIRP 的水平可能与胰腺炎及全身性炎症反应的严重程度具有相关性。

**5. 各组大鼠胰腺和肺组织中 *CIRBP* mRNA 的表达** 与 SO 组相比,SAP 组大鼠胰腺及肺组织组织中 *CIRBP* mRNA 表达水平显著升高($P<0.001$),而 C23 寡肽和大黄素可以显著降低胰腺组织($P<0.001$)和肺组织($P<0.05$ vs $P<0.001$)中 *CIRBP* mRNA 的表达水平。

**6. 各组大鼠胰腺和肺组织中 CIRP 蛋白的表达** 与 SO 组相比,胰腺和肺组织中总的 CIRP 蛋白表达在 SAP 组显著增高($P<0.001$),但在 C23 寡肽或大黄素组大鼠胰腺($P<0.01$ vs $P<0.001$)和肺组织($P<0.01$)中总的 CIRP 蛋白表达较 SAP 组相比明显下降。

**7. 免疫组织化学观察各组大鼠胰肺组织中 CIRP 的表达** 免疫组织化学结果显示,CIRP 在胰腺中的表达定位于胰岛组织及小叶间浸润的炎症细胞,腺泡细胞中基本没有表达。在细胞水平上,可见 CIRP 主要位于细胞核,在模型组中胞质也可见 CIRP 的表达。尽管在 SO 组大鼠的胰腺和肺组织中有少量的 CIPR 表达,但 CIRP 在 SAP 组大鼠的胰岛和肺中的表达水平显著性增高;与 SAP 组相比,C23 寡肽及大黄素组大鼠的胰岛和肺组织中

CIRP 的表达水平明显降低。

**8. 免疫荧光观察各组大鼠胰岛中 CIRP 的表达** 通过免疫荧光观察各组大鼠胰岛中 CIRP 的表达情况,用抗胰高血糖素抗体标记胰岛 A 细胞(绿色)、抗胰岛素抗体标记胰岛 B 细胞(粉色)。结果显示,胰岛 A 细胞和胰岛 B 细胞均表达 CIRP。与 SO 组大鼠相比,SAP 组大鼠的 CIRP 表达水平显著增高,而 C23 寡肽或大黄素显著抑制了 CIRP 在胰岛的表达,其中大黄素的抑制作用尤为明显。

**9. 各组大鼠肺组织 NF-κB p65 和 IKBα 酸化水平的比较** 既往研究显示,CIRP 可以结合 TLR4 激活核因子 κB(NF-κB)。NF-κB 的激活可以诱导 NLRP3、pro-IL-1β 和其他许多细胞因子的表达,导致 NLRP3 炎症小体的激活。为了探究 CIRP 在 APALI 发病机制中的病理潜在作用及大黄素的干预机制,本实验研究通过拮抗 CIRP 及应用大黄素进行干预,检测大黄素对 APALI 大鼠肺组织中 NF-κB p65 和 IKBα 磷酸化的影响。实验中用 NF-κB p65 亚基的磷酸化水平反映 NF-κB 的活性,IKBα 是 NF-κB p65 的抑制蛋白,IkBα 发生磷酸化可以导致 p65 与之解离并被磷酸化而易位至细胞核,而导致 NF-κB 的活化。与 SO 组相比,SAP 组肺组织中检测到的 NF-κB p65 和 IKBα 蛋白的磷酸化水平显著升高($P<0.001$),而在大黄素组或 C23 组的肺组织中 NF-κB p65($P<0.001$ vs $P<0.01$)和 IKBα($P<0.001$)蛋白的磷酸化水平显著降低。结果表明,在 APALI 的发生发展过程中 CIRP 可能参与了 NF-κB 的激活增加 *IL1B* 等基因的表达,进而促进了肺组织炎症反应,大黄素可能对 SAP 所诱导的肺组织内 NF-κB 的激活具有抑制作用。

**10. 各组大鼠肺组织内 NLRP3 及 IL1B mRNA 的表达** 应用 RT-qPCR 检测各组大鼠 *NLRP3* 及 *IL1B* mRNA 的表达变化,结果显示,与 SO 组相比,SAP 组肺组织内 *NLRP3* 及 *IL1B* mRNA 的表达水平显著增高($P<0.001$),C23 寡肽及大黄素组 *NLRP3* 及 *IL1B* mRNA 的表达水平较 SAP 组明显下降($P<0.001$)。

**11. 各组大鼠肺组织内 NLRP3 炎症小体的组装与活化水平** 通过蛋白质免疫印迹法检测到 SAP 组大鼠的肺组织中与 NLRP3 炎症小体活化相关的蛋白 NLRP3、ASC(多聚体、二聚体和单体)、caspase-1(p20)、GSDMD-N、pro-IL-1β、IL-1β(p17)的表达与 SO 组相比显著升高($P<0.001$),而 C23 和大黄素显示出对 SAP 时 NLRP3、ASC、caspase-1(p20)、GSDMD-N、pro-IL-1β、IL-1β(p17)蛋白的表达具有抑制作用。F4/80 是肺内常驻巨噬细胞的标志物。应用抗 NLRP3 抗体和抗 F4/80 抗体进行双重免疫荧光分析结果显示,在 SAP 大鼠肺组织中 NLRP3 的表达主要定位于肺中的常驻巨噬细胞(F4/80 标记),在 SO 组大鼠肺组织内检测到较低水平的 NLRP3 表达,与之相比,SAP 组大鼠肺组织内 NLRP3 表达明显增高。相比于 SAP 组,大黄素组及 C23 组肺内 NLRP3 的表达显著降低。上述结果表明,CIRP 在 APALI 的发生发展过程中可能参与了 NLRP3 炎症小体的组装与活化。

**12. 各组大鼠肺组织中 CXCL1 表达水平的比较** CXCL1(C-X-C motif chemokine ligand 1)是重要的中性粒细胞趋化因子,在中性粒细胞向肺组织中迁移浸润的过程中起重要作用。为了探索 CXCL1 在 APALI 发病机制中的作用及大黄素干预作用,本实验检测了各组大鼠肺组织中 CXCL1 的表达水平。与 SO 组大鼠相比,SAP 组大鼠肺组织中的 *CXCL1* mRNA 和 CXCL1 蛋白表达水平显著增高($P<0.001$);而与 SAP 组相比,在大黄素及 C23 组大鼠肺组织中 *CXCL1* mRNA($P<0.001$)和 CXCL1 蛋白($P<0.001$ vs $P<0.01$)表达水平显著降低。双重

免疫荧光染色显示,SAP 大鼠肺组织切片中 CXCL1 与 F4/80 的表达共定位,CXCL1 的表达在 SAP 组肺组织中较高,在 SO 组的肺中几乎没有检测到,而大黄素和 C23 组 CXCL1 的表达介于上述两组之间。这些数据表明,在急性胰腺炎肺损伤的发病过程中,肺内常驻巨噬细胞(F4/80)的 CXCL1 表达水平明显增高,且是其表达的主要来源,而大黄素及 C23 寡肽显示出具有抑制巨噬细胞表达 CXCL1 的作用。

**13. 各组大鼠肺内中性粒细胞浸润的比较**　应用中性粒细胞的标志物 Ly6G 的抗体进行免疫组织化学染色显示,SO 组大鼠肺组织中 Ly6G+ 细胞极为少见,与之相反,在 SAP 组大鼠的肺和肺泡中存在许多 Ly6G+ 细胞,而在 C23 和大黄素组大鼠肺内 Ly6G+ 细胞明显减少。综上可见大黄素和 C23 寡肽均可显著降低了 SAP 所引起的肺内中性粒细胞的浸润。

## 二、研究结果的分析和意义

### (一) 急性肺损伤是 SAP 早期高病死率的主要原因,亟需寻求有效的治疗方法

急性胰腺炎(AP)是临床常见的腹部急症。随着世界范围内肥胖的流行和胆结石发病率的增加,急性胰腺炎的发病率在近年来呈上升趋势。多数研究认为 AP 是由于胰腺腺泡细胞内的胰酶异常激活所致。腺泡内的胰酶异常激活后导致胰腺组织的自身消化,并因此导致炎症细胞因子的释放,进而引起炎症的级联反应,严重的级联反应可导致胰腺局部出血及坏死,导致全身炎症反应综合征(SIRS)甚至多器官功能障碍综合征(MODS)。临床上根据病情常分为轻型急性胰腺炎(mild acute pancreatitis,MAP)和重症急性胰腺炎(severe acute pancreatitis,SAP),其中重症急性胰腺炎约占急性胰腺炎患者的 20%。根据 2012 年修订的亚特兰大分类和定义,重症急性胰腺炎的特征是存在持续的器官衰竭(超过 48 小时)。重症急性胰腺炎常因严重的并发症导致死亡,其病死率可高达 13%~35%。

急性肺损伤是重症急性胰腺炎最常见的早期胰外并发症,急性肺损伤可进一步发展为 ARDS,而 ARDS 是导致 SAP 死亡的首要原因。尽管已有许多关了 APALI 的发病机制及药物干预方面的研究,然而,由于 APALI 发生发展所涉及的分子机制十分复杂,目前对于 APALI 发生发展所涉及的分子机制仍不十分清楚,尚未找出确切可靠的治疗靶点、缺乏有效的治疗措施。因此,迫切需要进一步探讨 APALI 的发病机制以探索潜在的治疗靶点和新的治疗策略。

### (二) 中西医结合治疗 APALI 具有重要临床价值及应用前景

"肺与大肠相表里"是中医学的特色理论,体现了中医理论体系的整体观念,是中医脏腑表里学说的重要理论之一。中医学一直强调"人是一个有机整体""肺与大肠相表里",体现了脏腑器官是相互沟通的,而非孤立的个体。"肺与大肠相表里"理论最早见于《灵枢·本输第二》:"肺合大肠,大肠者,传道之腑。"后世医家将这一理论不断完善,运用于临床诊疗中。医圣张仲景所著《伤寒杂病论》中说:"病人小便不利,大便乍难乍宜,时有微热,喘冒不能卧者,有燥屎也,宜大承气汤。""阳明病,脉迟,虽汗出不恶寒者,其身必重,短气,腹满而喘,有潮热者……大承气汤主之。"论述了阳明病实热,燥屎结于胃肠,腑气不降,出现腹满而喘、脉沉而喘满、喘冒不能卧等肺脏实证,治疗给予大黄、芒硝等咸苦寒凉沉降之品,腑通气利,肺热随之而泻,大肠通则肺气得降。宋代杨士瀛《仁斋直指方论·大便秘涩方论》说:"大肠与肺为表里,大肠者,诸气之道路关焉……风壅者疏其风,是固然尔,孰知流行肺

气,又所以为四者之枢纽乎？ 不然,叔和何以曰肺与大肠为传送。"现代医家亦将这一理论运用于急性呼吸窘迫综合征、重症肺炎、慢性阻塞性肺病急性发作期等疾病中,通过通腑泄热达到降气平喘的效果。通里攻下法的代表方剂大承气汤经过后世的医家对其理论不断充实完善,并且通过临床实践,证明其良好的疗效,使得该理论在临床中得到普遍而广泛地运用。有研究表明,SAP 导致的肠道黏膜通透性增高导致大量来自肠道内的细菌与内毒素吸收入血,可以引发肺部损伤,影响肺功能。由此可见,其生理病理过程与中医学中强调肺与大肠的联系不谋而合,故有"腑气不通,上乘于肺"的说法。

中医有"六腑以通为用,不通则痛"。故防治 APALI 的核心与关键便是疏导肠胃,推陈致新,在早期给予通里攻下法,则邪去自安。蔡玲等的研究显示,早期应用清胰汤干预 APALI,可以有效抑制肺组织炎症因子的释放及中性粒细胞的趋化和激活,从而减轻气道炎症,缓解肺损伤。王宏飞等的研究表明,大承气汤能够降低机体炎性指标,改善机体氧合状况,降低 ALI/ARDS 患者腹内压。此外,还有研究显示应用生大黄灌肠治疗急性胰腺炎具有显著的效果,它能够有效加快肠道功能的恢复,抑制患者体内炎症因子的释放,并缩短住院时间。由此可见,深入发掘中医药这个宝库中的精华将为提高 SAP 及 APALI 的救治能力提供可能。中药大黄成分复杂,作用靶点不明确,因此,研究大黄中的重要活性成分大黄素,对探索 APALI 的机制具有重要意义。

### (三) CIRP 可能在 APALI 发病的过程中发挥了重要的病理作用

CIRP 是一种进化保守的 RNA 伴侣蛋白,由一个含有氨基末端共有 RNA 结合结构域和一个富含甘氨酸的羧基端结构域组成。正常生理状态下,CIRP 主要定位于细胞核中。在缺氧、炎症等应激条件下,CIRP 从细胞核转移到细胞质,并逐渐释放到细胞外,在炎症性疾病的病理过程中发挥重要作用。

为探究 eCIRP 与 APALI 发病的关系,本研究以 5% 牛磺胆酸钠胆胰管逆行注射制备的 APALI SD 大鼠模型为研究对象,探索 CIRP 在 APALI 发病机制中的作用。通过免疫组织化学染色分析显示 CIRP 在 SAP 大鼠的胰岛组织及肺组织中表达明显升高,在胰岛中可观察到细胞核和细胞质中均有表达,以细胞核为主,这与既往文献相符合,即 CIRP 在细胞核中合成,当出现应激状态时,CIRP 从细胞核易位至细胞质。而且 CIRP 在 SAP 大鼠血清中的含量明显增高,进一步通过多重免疫荧光染色观察到胰岛 A 细胞和 B 细胞均表达 CIRP,这可能是解释 SAP 时血清 CIRP 水平升高的原因,即 SAP 时,胰岛 A 细胞和 B 细胞 CIRP 表达增高,它们作为内分泌细胞可以将合成的 CIRP 释放到血液中从而导致血清 CIRP 含量增高,这是对既往研究的一个重要补充。此前的研究显示休克和急性缺氧可以导致 CIRP 的表达上调。而 SAP 可以引起低血容量、低血压和微血管血栓形成,从而导致组织灌注不足和缺氧,这与休克和急性缺氧的病理生理过程相似,这可能是 SAP 导致 CIRP 表达上调的原因。

研究表明,SAP 时 eCIRP 作为一种炎症介质可以通过促进中性粒细胞胞外诱捕网(NETs)的形成,加重胰腺组织的炎症反应与损伤程度。此外,还有研究显示血清 CIRP 升高的程度与 SAP 患者病情的严重程度及预后密切相关,血清中高水平 CIRP 提示患者的预后不良。加之此前的多项研究证实 eCIRP 可以通过诱导中性粒细胞反向跨内皮迁移(neutrophil reverse transendothelial migration,rTEM)、激活肺微血管内皮细胞 NLRP3 炎症小体、触发内质网应激(endoplasmic reticulum stress,ERS)等机制诱导或加剧肺损伤。因此,课题组推测 SAP 诱导的 eCIRP 可能在 APALI 的发病过程中发挥重要作用。

CIRP 可以结合 TLR4 受体激活 NF-κB 和 NLRP3 炎症小体,这将加剧胰腺炎的炎症反应使病情恶化。NF-κB 的激活将促进 NLRP3、pro-IL-1β 及其他细胞因子的表达并促进 NLRP3 炎症小体的激活,后者的激活可导致细胞焦亡并引起 IL-1β、IL-18 和 HMGB1 的释放,而上述因子的上调与系统性炎症反应密切相关。肺内常驻巨噬细胞(lung resident macrophages),如肺泡巨噬细胞(alveolar macrophage,AM)是急性肺损伤/急性呼吸窘迫综合征发病的关键因素。AMs 的焦亡可通过释放炎性细胞因子 IL-1β、IL-18 等,加重肺部炎症。此外,诸多研究显示巨噬细胞可以通过分泌 CCL2、CXCL1、IL-1β 和其他促炎介质来介导和放大 SAP 病理过程中的炎症级联反应而在调控 SAP 的炎症反应中发挥重要作用。本实验研究结果显示 SAP 时,肺内 NLRP3 及 CXCL1 等蛋白的表达主要定位于肺内常驻巨噬细胞(即 F4/80+ 细胞)提示肺内常驻巨噬细胞在 APALI 的发病过程中发挥了重要作用。CXCL1 是趋化中性粒细胞的重要因子,可趋化中性粒细胞向肺组织内浸润诱发肺损伤。浸润到肺组织中的中性粒细胞可产生活性氧(reactive oxygen species,ROS)、蛋白酶、细胞因子和趋化因子,加剧肺损伤。

在本实验中运用 CIRP 拮抗剂 C23 寡肽干预 SAP 大鼠,以探索拮抗 CIRP 对 SAP 大鼠的影响。本研究结果显示,通过应用 C23 寡肽拮抗 CIRP 可以有效缓解 SAP 大鼠的胰腺及肺组织病理损伤,改善肺功能,降低血清中淀粉酶、IL-1β 以及 CIRP 的含量。此外还发现 C23 可以抑制 SAP 大鼠肺组织中 NF-κB 及 NLRP3 炎症小体(主要定位于肺内常驻巨噬细胞)的活化、降低肺组织内(以肺内常驻巨噬细胞为主)CXCL1 的表达并减少了肺内中性粒细胞的浸润。

因此有理由认为,SAP 时上调的 eCIRP 可能是通过激活肺内常驻巨噬细胞内的 NF-κB 信号和 NLRP3 炎症小体、促进其焦亡并释放 IL-1β 以及上调 CXCL1 的表达,进而促进中细粒细胞向肺组织内浸润,从而在 APALI 的发病机制中发挥重要作用。

### (四) 大黄素可能通过抑制 CIRP 的表达及抑制 CIRP 介导的炎症信号发挥治疗 APALI 的作用

为了探索大黄素治疗 APALI 可能的分子机制及作用靶点,本研究通过应用大黄素干预 SAP 大鼠,并检测被其干预后的 SAP 大鼠的 CIRP 表达变化,以及可能与 CIRP 有关联的 NF-κB 和 NLRP3 炎症小体活化相关的蛋白以及 CXCL1 的表达变化。本研究显示大黄素显著抑制了 SAP 大鼠胰腺及肺组织中 CIRP 的表达上调,同时也显著降低了血清中 CIRP 和 IL-1β 的含量,并且明显缓解了 SAP 大鼠胰腺及肺组织的病理损伤并改善了 SAP 大鼠的肺功能。此外,大黄素与 C23 一样,显示出具有抑制 SAP 大鼠肺内 NF-κB 的活化、NLRP3 炎症小体的组装与激活、CXCL1 的表达上调以及中性粒细胞的浸润的作用。

上述结果提示 CIRP 可能是大黄素治疗 APALI 的一个重要作用靶点。一方面,实验结果显示大黄素具有抑制 SAP 所诱导的 CIRP 的表达上调,这可能是大黄素缓解 APALI 的重要机制之一。另一方面,大黄素还可能通过抑制 eCIRP 所致的细胞效应发挥作用。研究表明大黄素可以抑制急性胰腺炎和其他炎症疾病所致的 TLR4 的上调,结合既往的多项研究证实 eCIRP 是通过 TLR4 受体而介导引起相应的损伤效应。总之,大黄素可能通过抑制 TLR4 而减轻 eCIRP 所致的损伤效应。此外,研究显示大黄素具有多种分子作用靶点及药物活性,例如其可以在炎症性疾病模型中抑制 NF-κB 和 NLRP3 炎症小体的活化及中性粒细胞的浸润。结合本研究中的证据表明,SAP 时 CIRP 可能通过激活大鼠肺组织中的 NF-κB 信号和 NLRP3 炎症小体,并促进中性粒细胞向肺内浸润而在 APALI 的发生发展中发挥作用。简而言之,大黄素一方面可能通过抑制 SAP 诱导的 CIRP 的上调,另一方面还可能通过抑制 eCIRP 介导的细胞效应发挥了治疗 APALI 的作用。

综上所述,本研究结果显示,SAP 时 CIRP 的表达显著性上调以及因其所致的 NF-κB 信号和 NLRP3 炎症小体的活化、IL-1β 的活化和释放、CXCL1 的表达上调及中性粒细胞向肺组织内的浸润可能是 APALI 发病的重要分子机制之一。此外,研究结果还表明,大黄素能显著抑制 SAP 时 CIRP 的表达上调并且还可以抑制 CIRP 介导的炎症信号,提示大黄素可能是通过抑制 CIRP 介导的炎症信号通路而发挥治疗 APALI 的作用(图 12-2)。

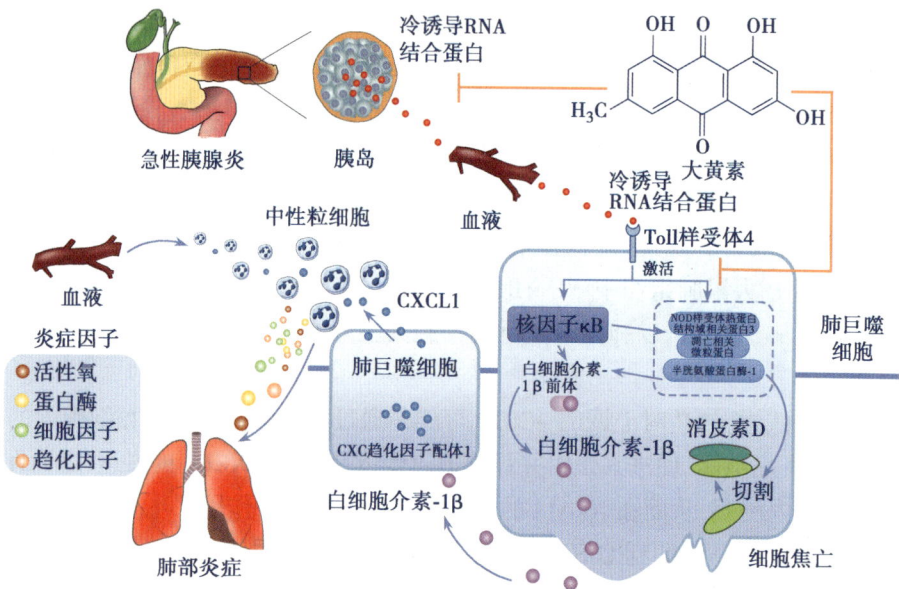

图 12-2  冷诱导 RNA 结合蛋白在 APALI 发病机制中可能的作用示意图

SAP 时,CIRP 从胰岛释放到血液中,并循环到肺组织,导致肺常驻巨噬细胞 NF-κB 信号的激活和 NLRP3 炎症小体的形成以及细胞的焦亡进而释放 IL-1β。随后,IL-1β 诱导肺常驻巨噬细胞中 CXCL1 的表达,CXCL1 的表达增加促进了中性粒细胞浸润到肺中,在肺中浸润的中性粒细胞产生 ROS、蛋白酶、细胞因子和趋化因子,损害肺组织,从而引起肺损伤。大黄素可抑制 CIRP 表达和 CIRP 相关的 NF-κB 信号转导和 NLRP3 炎症小体的形成,抑制 CIRP 所致的 IL-1β 和 CXCL1 的表达,减轻中性粒细胞向肺中浸润和 APALI。

# 第七节  CIRP 对 NR8383 细胞 NF-κB 及 NLRP3/IL-1β/CXCL1 信号通路的影响

急性肺损伤(ALI)及其严重形式急性呼吸窘迫综合征(ARDS),可因直接的肺部损伤所致,也可由败血症、创伤及重症急性胰腺炎等间接因素所致的全身性炎症反应所引起。而肺内常驻巨噬细胞,如肺泡巨噬细胞是 ALI/ARDS 发病的关键因素之一。肺泡巨噬细胞可以通过合成和释放多种炎症介质在感染性或非感染性因素所致的 ALI 中发挥重要作用。近年来的研究证据表明肺泡巨噬细胞的死亡及死亡形式对肺部炎症的进展有着极其重要的影响。

细胞焦亡是近年来发现的一种新的细胞死亡形式,可导致局部或全身性炎症加剧,使病情恶化。NLRP3 炎症小体是一个蛋白复合物,NLRP3 可以直接与凋亡相关斑点样蛋白(apoptosis-associated speck-like protein containing caspase-recruitment domain,ASC)相互作用,而导致 caspase-1 的激活,激活的 caspase-1 裂解活化 GSDMD、pro-IL-1β 和 pro-IL-18,GSDMD 裂解形成 N 端的成孔域及 C 端的抑制域,成孔域在细胞膜上聚合使细胞膜破裂,进而导致细胞膨胀死亡,并从破孔释放 IL-1β 和 IL-18 等促炎介质。NF-κB 信号的活化将促进 NLRP3、pro-IL-1β 和炎症小体的表达,这对 NLRP3 炎症小体的形成非常重要。

此前的实验初步发现,SAP 时 CIRP 可能通过激活肺组织中 NF-κB 信号及 NLRP3 炎症小体,促进 IL-1β 的活化与释放、CXCL1 的表达及肺内中性粒细胞的浸润,在 APALI 发病中发挥重要作用。大黄素可能通过抑制 CIRP 的表达上调及 CIRP 介导的上述炎症信号发挥对 APALI 大鼠的保护作用。通过免疫荧光染色发现 SAP 大鼠肺内的 NLRP3 及 CXCL1 蛋白主要表达于肺内常驻巨噬细胞(F4/80+ 细胞),因此,本节实验以大鼠肺泡巨噬细胞株(NR8383 细胞)为研究对象,通过重组大鼠 CIRP 蛋白诱导 NR8383 细胞损伤以及应用大黄素干预,探讨 CIRP 在肺泡巨噬细胞损伤机制的作用及大黄素的干预作用及其机制。

## 一、主要研究方法和结果

### (一)研究方法

以大鼠肺泡巨噬细胞珠 NR8383 细胞为研究对象,观察重组大鼠 CIRP 对肺泡巨噬细胞焦亡及炎症小体相关分子基因和蛋白表达的影响及大黄素的干预作用。

**1. 实验一** NR8383 细胞随机分为 5 组:对照组(CON 组)、重组 CIRP 处理组(CIRP 组)、TAK-242(一种 TLR4 受体特异性抑制剂)处理组(CIRP+ TAK242)、C23 寡肽处理组(CIRP+C23)、大黄素处理组(CIRP+ 大黄素)。其中,对照组不予特殊处理,其余各组在采用重组大鼠 CIRP(1.5μg/ml)处理 NR8383 细胞 6 小时的同时,分别予应用 TAK-242(500μmol/L)预处理 24 小时、应用 C23 寡肽(300ng/ml)预处理 1 小时以及同时给予大黄素(20μmol/L)干预。应用流式细胞术检测各组细胞的焦亡(caspase-1 以及 PI 双染率)。采用 RT-qPCR 测定各组细胞 *NLRP3*、*IL1B* 和 *CXCL1* 的 mRNA 表达水平。采用蛋白质印迹法检测 p-P65、t-P65、p-IKBα、t-IKBα、NLRP3、ASC、caspase-1、GSDMD、IL-1β、CXCL1 蛋白在各组细胞中的表达。

**2. 实验二** 细胞分为 CON 组、CIRP 组、CIRP+Si-IL-1β 组和 CIRP+NC(Negative control)组,应用 NC siRNA 或 IL-1β 特异性 siRNA,在 Lipofectamine 2000 的介导下转染 NR8383 细胞 48 小时后,用 1.5μg/ml 的 CIRP 处理 CIRP 组、NC 组及 Si-IL-1β 组 6 小时。此外,分别用不同浓度(0、1ng/ml、5ng/ml、10ng/ml)的重组大鼠 IL-1β 和应用 10ng/ml 的 IL-1β,以不同的时间点(0 小时、6 小时、12 小时、24 小时)处理 NR8383 细胞,然后收集细胞,提取蛋白和 RNA,采用 RT-qPCR 法和蛋白质印迹法研究 IL-1β 在 CIRP 诱导 CXCL1 表达中的作用。

**（二）研究结果**

**1. 大黄素对 NR8383 细胞增殖活性的影响** 大黄素对 NR8383 细胞的毒性检测结果显示，与对照组相比，大黄素的浓度≥40M 时，显示出对 NR8383 细胞的增殖具有明显的抑制作用（$P<0.05$）。与对照组相比，5μmol/L、10μmol/L、20μmol/L 的大黄素对 NR8383 细胞的增殖活性的影响差异无统计学意义（$P>0.05$），表明上述浓度的大黄素对 NR8383 细胞增殖无明显抑制作用，即≤20μmol/L 为大黄素在 NR8383 细胞中的安全药物浓度范围，故本研究中选择 20μmol/L 作为大黄素干预实验的药物作用浓度。

**2. 各组 NR8383 细胞 NF-κB p65 和 IKBα 磷酸化水平的比较** 为探索 CIRP 处理对 NR8383 细胞 NF-κB 信号的影响及大黄素的干预作用，用重组大鼠 CIRP 处理 NR8383 细胞 6 小时，然后检测各处理组 P65、p-P65、IKBα、p-IKBα 的蛋白表达变化。结果显示，CIRP 处理组 p-IKBα 和 p-P65 的表达水平显著增加（$P<0.001$），这是 NF-κB 信号激活的显著性标志。TLR4 受体抑制剂 TAK242 处理组 IKBα 和 p65 的磷酸化水平出现明显下降（$P<0.001$），表明 TAK242 显著抑制了 NF-κB 信号在 NR8383 细胞内的激活；CIRP 拮抗剂 C23 处理组和大黄素处理组 p-IKBα（$P<0.001$ vs $P<0.05$）和 p-P65（$P<0.01$）的表达水平出现明显下降，表明两者均可抑制 CIRP 诱导的 NF-κB 的活化。

**3. 各组 R8383 细胞的 NLRP3 和 IL-1β mRNA 的表达水平** 既往文献报道，NF-κB 的激活将促进 NLRP3 和 IL-1β 的转录与表达，它作为 NLRP3 炎症小体的第一信号在 NLRP3 炎症小体的组装与活化的过程中发挥了重要作用。通过 RT-qPCR 检测了各组细胞的 *NLRP3* 和 *IL1B* mRNA 表达情况。结果显示，与 NF-κB 在各组细胞中的激活结果相一致，CIRP 处理显著促进了 NR8383 细胞 *NLRP3* 和 *IL1B* mRNA 的转录（$P<0.001$），而 TAK242 处理几乎完全抑制了上述变化；C23 和大黄素两者均能明显抑制 CIRP 诱导的 NLRP3 和 IL-1β 的转录（$P<0.001$）。

**4. 各组 NR8083 细胞内 NLRP3 炎症小体的组装与活化水平** 为了探讨 CIRP 处理对 NR8383 细胞 NLRP3 炎症小体的组装与活化的影响及大黄素的干预作用，通过蛋白质印迹法检测 NLRP3、ASC（单倍体、二聚体和多聚体）、caspase-1（pro-caspase-1 和 p20）、GSDMD-N、IL-1β［pro-IL-1β 和 cleaved-IL-1β（p17）］蛋白的表达变化。CIRP 处理显著提高了 NR8383 细胞内 NLRP3、ASC（单倍体、二聚体和多聚体）、caspase-1（p20）、GSDMD-N、pro-IL-1β 和 cleaved-IL-1β（p17）的表达（$P<0.001$），表明 CIRP 促进了 NR8383 细胞内 NLRP3 炎症小体的组装与活化。而 TAK242 明显抑制了 CIRP 所致的上述细胞效应，此外大黄素、C23 也有效地抑制了 CIRP 所诱导的 NLRP3 炎症小体的组装与活化。

**5. 各组 NR8383 细胞焦亡率的比较** NLRP3 炎症小体的组装与活化是导致细胞焦亡的一个重要的分子机制。如上文中所述，CIRP 促进了 NR8383 细胞内 NLRP3 炎症小体的组装与活化。本实验进一步通过流式细胞术检测各处理组 NR8383 细胞的焦亡率，以 caspase-1 和 PI 双阳性细胞认定为焦亡细胞。结果显示，与 CON 组相比，CIRP 组细胞焦亡率显著性增高（$P<0.001$），而大黄素、TAK242 以及 C23 显著抑制了 CIRP 所致的 NR8383 细胞焦亡（$P<0.001$）。

**6. 各组 NR8383 细胞 CXCL1 的表达水平比较** 通过蛋白质印迹和 RT-qPCR 法检测各组细胞 CXCL1 的表达情况。结果显示，CIRP 明显促进了 NR8383 细胞内 *CXCL1* mRNA 和

CXCL1 蛋白的表达（$P<0.001$），而大黄素和 TAK242 以及 C23 均能显著抑制 CIRP 所诱导的 NR8383 细胞 CXCL1 的表达。

**7. RNA 干扰 IL-1β 对 CIRP 诱导 NR8383 细胞 CXCL1 表达的影响** 如前所述，CIRP 诱导了 NR8383 细胞内 NLRP3 炎症小体的组装与活化、细胞的焦亡以及 IL-1β 和 CXCL1 的表达，通过 RNA 干扰的方法使 *IL1B* 的基因沉默，以观察 IL-1β 是否在 CIRP 诱导的 NR8383 细胞内表达 CXCL1 的过程中发挥了关键作用。结果显示，RNA 干扰 *IL1B* 基因，明显抑制了 CIRP 所诱导 NR8383 细胞 *CXCL1* mRNA 和 CXCL1 蛋白的表达（$P<0.001$）。这项结果表明，IL-1β 是 CIRP 诱导 NR8383 细胞表达 CXCL1 的关键介质。

**8. IL-1β 促进 NR8383 细胞表达 CXCL1 的剂量和时间依赖性关系** 为了进一步证实 IL-1β 是促进 NR8383 细胞表达 CXCL1 的关键介质，采用不同浓度梯度的重组大鼠 IL-1β（0，1ng/ml，5ng/ml，10ng/ml）处理 NR8383 细胞 24 小时，以及采用相同浓度的重组大鼠 IL-1β（10ng/ml）按不同的时间梯度（0 小时，6 小时，12 小时，24 小时）处理 NR8383 细胞。然后通过蛋白质印迹和 RT-qPCR 法检测各组细胞的 CXCL1 表达情况，结果显示，IL-1β 以浓度及时间依赖的方式促进 NR8383 细胞表达 CXCL1。上述结果进一步证实 IL-1β 是 CIRP 诱导 NR8383 细胞表达 CXCL1 的关键介质。

## 二、研究结果的分析和意义

SAP 具有起病急骤、进展迅速及病死率高等特点。SAP 除引起胰腺局部组织损伤外，亦可引起胰外多器官的损伤，而 ALI 及其严重形式 ARDS 是 SAP 最常见的早期并发症。APALI 是导致 SAP 患者早期死亡最常见的并发症。SAP 发病机制极其复杂，近年来的许多研究表明炎性细胞因子在 APALI 的发病过程中发挥了重要作用。SAP 时，某种炎性细胞因子的活化，可能进一步促进其他炎性细胞因子的产生，炎症反应放大并引起连锁的细胞效应，即联级效应，进而导致 SIRS，甚至发展为 MODS、MOF 而导致死亡。

### （一）CIRP 作为一种损伤相关分子模式（DAMP）在急性胰腺炎肺损伤过程中发挥作用

巨噬细胞作为先天免疫细胞，与中性粒细胞、淋巴细胞和其他免疫细胞一起介导和放大 SAP 病理过程中的炎症级联反应，巨噬细胞的激活是决定胰腺炎的严重程度的一个重要因素之一。当发生 AP 时，来自肝脏或胰腺的促炎介质激活肺泡巨噬细胞并促进巨噬细胞的 M1 极化，导致 CCL2、CXCL1、IL-1β 和其他促炎介质的表达，从而加剧炎症反应。近年来的研究显示，肺泡巨噬细胞死亡通过其对肺部其他免疫细胞的影响在肺部炎症的发展中起重要作用，细胞死亡和组织炎症形成正反馈循环，最终导致炎症的加剧和疾病的发展。

细胞焦亡是新近发现的一种新的细胞死亡形式，具有炎性及免疫原性，它的发生可加剧炎症反应。NLRP3 炎症小体在组装与活化的过程中导致 caspase-1 的激活，激活的 caspase-1 裂解活化 pro-IL-1β 和 pro-IL-18 使之成熟、活化。此外，活化的 caspase-1 还可以将 GSDMD 裂解形成 N 端的成孔域及 C 端的抑制域，成孔域在细胞膜上聚合形成大孔，导致细胞膨胀死亡，并释放 IL-1β 和 IL-18 等促炎介质。

多项研究亦显示 eCIRP 可以诱导或加剧肺损伤，然而 eCIRP 是否参与 APALI 的发病过程尚未见报道，值得研究。从本章第六节动物实验的研究结果显示，当发生 SAP 时，大鼠胰岛、肺组织 CIRP 的表达显著增高，且伴有血清 CIRP 的明显增高，通过拮抗 CIRP，明显抑制了肺组织内 NF-κB 信号的激活、NLRP3 炎症小体的组装与活化(主要定位于肺内常驻巨噬细胞),此外还抑制了肺组织及血清中 IL-1β 含量的升高、肺内常驻巨噬细胞 CXCL1 的表达)及肺内中性粒细胞的浸润。这些结果表明,SAP 时,CIRP 可能通过促进肺内巨噬细胞 NF-κB 信号的激活、NLRP3 炎症小体的组装与活化、IL-1β 的释放以及 CXCL1 的表达进而促进中性粒细胞向肺内浸润在 APALI 发病机制中发挥重要作用。而应用大黄素明显抑制了 SAP 所致的 CIRP 表达上调,并抑制了上述的一系列效应,提示大黄素可能通过抑制 CIRP 的表达上调及 CIRP 介导的上述炎症信号通路发挥对 APALI 大鼠的保护作用。

### (二) CIRP 通过激活大鼠肺泡巨噬细胞的 NF-κB 及 NLRP3/IL-1β/CXCL1 信号通路 APALI 中发挥重要作用

在体外研究中,应用重组大鼠 CIRP 处理大鼠肺泡巨噬细胞(NR8383 细胞)并进一步验证 CIRP 所诱导的上述细胞效应及大黄素的干预作用。体外研究结果显示,CIRP 可以促进 NR8383 细胞 NF-κB 信号的激活及 NLRP3 炎症小体的组装与活化、引起细胞的焦亡、IL-1β 的表达与活化,并以 IL-1β 依赖的方式促进 CXCL1 的表达。而大黄素和 C23 一样,抑制了 CIRP 激活的 NF-κB 和 NLRP3/IL-1β/CXCL1 信号。

既往的研究显示,大黄素可以抑制 NF-κB 信号的活化及与之有关的炎症反应,亦有研究表明 NF-κB 的活化可以促进 NLRP3 炎症小体的活化。这些结果提示大黄素可能通过抑制 CIRP 诱导的大鼠肺泡巨噬细胞 NF-κB 活化来抑制 CIRP 所诱导 NLRP3 炎症小体的组装。

趋化因子 CXCL1 在中性粒细胞向肺内的迁移过程中发挥了至关重要的作用,浸润的中性粒细胞可产生活性氧(reactive oxygen species,ROS)、蛋白酶、细胞因子和趋化因子,加剧炎症和肺损伤,且巨噬细胞是 CXCL1 重要的来源之一。本部分研究结果表明,SAP 时 CIRP 表达明显增高,并导致了 NF-κB 信号和 NLRP3 炎症小体被活化以及肺内 IL-1β 和 CXCL1 的表达增加,进而促进了中性粒细胞向肺内浸润加剧肺组织损伤。此外,研究还显示 CIRP 在 IL-1β 沉默的 NR8383 细胞中只诱导了非常低水平的 CXCL1 表达以及 IL-1β 处理以剂量和时间依赖的方式促进 NR8383 细胞表达 CXCL1。上述结果表明 CIRP 通过激活 NLRP3/IL-1β 途径促进巨噬细胞中 CXCL1 的产生。IL-1β 可能通过 IL-1 受体激活下游的 NF-κB 和 AMPK 信号转导,诱导巨噬细胞表达 CXCL1,这需要在以后的研究中进一步验证。

### (三) 大黄素可能通过抑制 CIRP 介导的 NF-κB 和 NLRP3/IL-1β/CXCL1 信号通路发挥其治疗 APALI 的作用

Gao 等的研究显示,大黄素可以通过抑制 NLRP3 炎症小体的激活来减轻 SAP 相关的肺损伤。研究结果亦表明,大黄素通过抑制 CIRP 诱导的 NLRP3 炎症小体的激活而减少细胞焦亡和 IL-1β 的产生以及 CXCL1 的表达,这可能是大黄素减轻 SAP 大鼠肺损伤的关键机制。用大黄素干预可以抑制模型动物和细胞模型中 CIRP 所诱导的生物效应,起到与 CIRP 拮抗剂 C23 一样的作用。此外,体外细胞学实验发现用 TLR4 抑制剂 TAK242 干预几乎消除了 CIRP 所诱导的 NR8383 细胞的生物效应,表明 CIRP 通过 TLR4 激活了巨噬细胞中的 NF-κB 信号和 NLRP3 炎症小体的形成,这与此前的报道相符合,即 CIRP 通过 TLR4 受体发挥生物效应。既往的研究显示大黄素在 SAP 和其他炎症疾病过程中抑制了 TLR4 表达上调。因此,大黄素可能具有 CIRP-TLR4 信号通路抑制剂的作用。

　　本部分研究结果表明,CIRP 通过 TLR4 受体诱导了 NR8383 细胞内 NF-κB 及 NLRP3/IL-1β/CXCL1 信号的激活,该结果与前面体内实验结果相符合,这揭示了 CIRP 在 APALI 发生发展过程中可能的作用机制,而大黄素对 CIRP 诱导的上述细胞效应显示出抑制作用。上述发现可能为 APALI 发病机制及大黄素在 APALI 过程中抑制炎症反应的药理作用提供新的观点。综上,大黄素可能是干预急性胰腺炎肺损伤及其他炎症性疾病的有前途的潜在药物。

(徐秋实　姜　囡　罗亚岚)

## 主要参考文献

［1］罗亚岚,许才明,李兆霞,等. NLRP3 炎性小体——急性肺损伤的发病核心. 中国急救医学,2019,39(3):285-289.

［2］LI D,REN W,JIANG Z,et al. Regulation of the NLRP3 inflammasome and macrophage pyroptosis by the p38 MAPK signaling pathway in a mouse model of acute lung injury［J］. Mol Med Rep,2018,18(5):4399-4409.

［3］HOSSEINIAN N,CHO Y,LOCKEY R F,et al. The role of the NLRP3 inflammasome in pulmonary diseases［J］. Ther Adv Respir Dis,2015,9(4):188-197.

［4］XU Q,WANG M,GUO H,et al. Emodin alleviates severe acute pancreatitis-associated acute lung injury by inhibiting the cold-inducible RNA-binding protein(CIRP)-mediated activation of the NLRP3/IL-1β/CXCL1 signaling［J］. Front Phamacol,2021,12:655372.

［5］YANG W L,SHARMA A,WANG Z,et al. Cold-inducible RNA-binding protein causes endothelial dysfunction via activation of Nlrp3 inflammasome［J］. Sci Rep,2016,6:26571.

［6］ZHANG F,BRENNER M,YANG W L,et al. A cold-inducible RNA-binding protein(CIRP)-derived peptide attenuates inflammation and organ injury in septic mice［J］. Sci Rep,2018,8(1):3052.

［7］DING Y,LIU P,CHEN Z L,et al. Emodin attenuates lipopolysaccharide-induced acute liver injury via inhibiting the TLR4 signaling pathway in vitro and in vivo［J］. Front Pharmacol,2018,9:962.

# 第十三章
## 中性粒细胞和细胞凋亡的作用

### 第一节　中性粒细胞与急性胰腺炎肺损伤

肺循环的中性粒细胞占全身循环的 45%,机体一旦发生感染、创伤等变化,中性粒细胞在细胞因子和炎症介质作用下就会迅速进入肺泡腔,进入肺组织的中性粒细胞能触发和放大炎症反应,过度炎性反应可导致肺血管内皮细胞和肺泡上皮细胞广泛破坏,实验和临床研究都注意到中性粒细胞与急性胰腺炎肺损伤(APALI)的发生具有密切关系。

#### 一、中性粒细胞募集在 APALI 中的作用

中性粒细胞在肺组织中的募集是一个多因素参与的病理生理过程,其中黏附分子起重要作用。中性粒细胞与肺血管内皮细胞黏附是炎性反应的最初现象,是其进一步移行进入肺组织的基础,是导致血管内皮细胞、肺组织损伤的关键。目前发现的细胞黏附分子包括 5 大类,即选择素家族、整合素家族、免疫球蛋白超家族、钙黏素及其他未分类的黏附分子,与炎性反应关系密切的主要是前 3 类。

应用抗体阻断、基因重组及靶基因突变技术研究显示 L-选择素分子与其配体 E-选择素的结合对于中性粒细胞与血管内皮细胞的最初黏附起了重要作用。选择素启动了中性粒细胞在炎性反应部位的黏附。但在随后发生的中性粒细胞与血管内皮细胞加强黏附并穿越血管内皮细胞的过程中,L-选择素分子与其配体的结合则几乎不起任何作用,此时整合素 CD11/CD18 与其配体的相互作用对肺内中性粒细胞聚集起主导作用。整合素是由 α 亚单位和 β 亚单位组成,其 α 亚单位分别由 3 个糖蛋白 CD11a、CD11b、CD11c 组成,而 β 亚单位均是 CD18。Gillinov 等报道在炎性物质刺激下 CD11b 是中性粒细胞表达的主要表面受体,CD11c 在黏附中作用甚少,CD11a 可能在低剪切力条件下的黏附中起作用。另有学者报道在缺血再灌注损伤中应用 CD11b mAb 由于抑制了中性粒细胞的黏附而明显减轻组织的损伤。CD11b/CD18 的内源性配体即为内皮上的细

胞间黏附分子（ICAM）-1（CD54）。正常情况下，内皮细胞、淋巴细胞、上皮细胞都可产生少量的 ICAM-1，但在炎症介质作用下肺组织中 ICAM-1 表达最多，LPS 刺激引起内毒素休克时，肺 ICAM-1 表达可比正常高 4 倍，并显著高于其他脏器，肺组织 ICAM-1 的高表达促进中性粒细胞的黏附、激活和释放，并且增加了肺损伤的易感性。ALI 时中性粒细胞与血管内皮细胞相互作用及介导其穿越血管壁过程中 ICAM-1 表达起了重要作用。

CD11b/CD18 和 ICAM-1 表达的增多，一方面有助于中性粒细胞与血管内皮细胞的稳固黏附，使中性粒细胞在肺组织中募集。另一方面中性粒细胞与靶细胞黏附结合后形成了中性粒细胞与靶细胞间一个较为紧密且相对稳定的微环境，使得中性粒细胞释放的毒性介质在局部能保持较高浓度，可见 CD11b/CD18 和 ICAM-1 表达的增多对 SAP 时 ALI 的发生具有重要作用，因此调控中性粒细胞表面 CD11b/CD18 和肺内 ICAM-1 表达，对抑制中性粒细胞在肺内的聚集和减轻 ALI 具有重要意义。

## 二、中性粒细胞凋亡在 APALI 中的作用

聚集于肺内的中性粒细胞对机体炎性反应及 ALI 的发生、发展和转归都有着重要意义。生理条件下，中性粒细胞生存周期很短，中性粒细胞通过发生凋亡且其凋亡小体被巨噬细胞或组织细胞识别并吞噬而清除；此识别、吞噬和清除过程非常平稳，不会引发炎性反应，这是凋亡作为一种正常的细胞生理死亡方式区别于坏死的重要之处。但如果聚集在炎性部位的中性粒细胞不发生或延迟发生凋亡，就会导致中性粒细胞毒性内容物的持续释放或继发性组织坏死，从而引起周围组织损伤。可见，肺内中性粒细胞凋亡减少或时相延迟引起其功能和数量上的变化是导致肺部过度炎性反应和 ALI 的重要机制。中性粒细胞凋亡的调控机制主要包括胞外刺激、胞内信号转导及核内基因转录活化三个环节，其中胞内信号转导为调控的核心环节，而各种凋亡信号分子与促进或抑制型信号转导通路共同组成中性粒细胞凋亡的胞内信号转导通路。

Fas/Fas 配体（FasL）通路是促进中性粒细胞凋亡的重要胞内信号转导通路，Fas/FasL 通路是多种细胞凋亡的基本信号转导通路。Fas/FasL 的结合可迅速引发白细胞介素（IL）-1β 转换酶（interleukin-1β converting enzyme，ICE）相关蛋白酶的水解活性。ICE 家族在细胞凋亡中起核心作用，其表达与中性粒细胞凋亡具有密切关系。生理状态下血管内皮细胞能通过 FasL 诱使进入血管壁表达 Fas 的免疫细胞凋亡，从而有效阻止中性粒细胞的渗出，给予 FasL 能促进这种反应，而减少血管内皮细胞 FasL 表达会导致中性粒细胞渗出增多。中性粒细胞本身也以自分泌和旁分泌的方式表达 Fas 和 FasL，调控自身凋亡，保持数量的稳定。Fas/FasL 表达对 ALI 具有双重作用，一方面 Fas/Fas 高表达促进肺泡灌洗液中中性粒细胞凋亡而减少中性粒细胞造成的肺损伤。另一方面可能诱导肺泡上皮、血管内皮凋亡而破坏肺泡毛细血管膜的完整性，因此，保持 Fas/FasL 系统功能稳定对疾病的发生和发展、预后和转归都具有重要意义。其他研究表明 p53 依赖性通道、丝裂原激活蛋白激酶（mitogen activated protein kinase，MAPK）信号转导通路也参与细胞生长、分化及死亡的调控，与中性粒细胞凋亡关系密切。

致病因素活化中性粒细胞后不仅释放 ROS、蛋白酶和炎症介质等直接损伤肺组织，还可通过激活 NF-κB 诱导 IL-1β 和 IL-8 等前炎性细胞因子的释放引起瀑布样反应，因而 NF-κB

可能在 ALI 的发生和发展中起核心作用。Nolan 等仅将严重创伤后 24~72 小时患者的外周血中性粒细胞在体外培养 18 小时,发现其凋亡率显著低于健康人的中性粒细胞,患者的血浆能够引起正常中性粒细胞凋亡延迟和 IκB 的降解,预先使用 NF-κB 抑制剂(gliotoxin,SN-50,PDTC)能够扭转这种作用,且呈时间和剂量依赖性。细胞外调节蛋白激酶(extracellular regulated protein kinase,ERK)信号转导通路是迄今研究最为透彻的一条抑制中性粒细胞凋亡的信号转导通路,使用 ERK 特异性抑制剂 PD098059 可促进中性粒细胞凋亡。磷脂酰肌醇 3-激酶(PI3K)-AKT 通路也是抑制中性粒细胞凋亡的信号转导通路,PI3K 的一个重要作用是使 AKT 磷酸化,进而阻止细胞凋亡而维持其存活。AKT 是与 PKA、PKC 家族同源的丝氨酸/苏氨酸蛋白激酶,PI3K 是信号转导通路下游的一个效应分子。Klein 等报道 GM-CSF 和 IL-8 通路激活 PI3K/AKT,显著抑制体外培养的人血中性粒细胞凋亡,使用 PI3K 抑制剂 LY294002 能逆转其作用。Tudan 等报道 ERK 和 PI3K/AKT 信号转导通路抑制中性粒细胞自发凋亡和 TNF 诱导的凋亡是通过抑制 Fas/FasL 通路中 CPP32(即 caspase 3)而实现的。到目前发现 cAMP 依赖性通路和 $Ca^{2+}$ 依赖性通路也都对中性粒细胞凋亡具有抑制作用。cAMP 和 $Ca^{2+}$ 都是重要的第二信使。Parvathenani 等发现 cAMP 通过激活 cAMP 依赖性蛋白激酶(cAMP-dependent protein kinases,cAPKs)能延缓体外培养人血中性粒细胞的自发凋亡和 Fas 抗体诱导的凋亡。Rubel 等发现纤维蛋白原延迟体外培养的中性粒细胞凋亡的同时提高中性粒细胞中的 $Ca^{2+}$ 浓度。

因此,明确 SAP 时肺组织中性粒细胞凋亡过程中涉及的凋亡信号分子或信号转导机制的变化,找到中性粒细胞凋亡的调控点,并通过相应措施促进炎性部位的中性粒细胞发生凋亡,缩短其存活时间,减少毒性物质的释放,对防治重症急性胰腺炎时 ALI 具有重要意义。

### 三、中性粒细胞呼吸爆发在 APALI 中的作用

中性粒细胞抵御细菌侵入是通过识别出受体分泌的小肽或细菌与血清中抗体形成的复合体,经膜上受体介导引起中性粒细胞激活,产生大量的超氧阴离子和活性氧,以消灭入侵的微生物,这种现象称为呼吸爆发(respiratory burst,RB)。浸润于肺组织中的中性粒细胞呼吸爆发并释放毒性内容物可能是导致肺组织损伤的启动因素。外界许多刺激可通过不同的信号途径激活中性粒细胞并引起呼吸爆发,其膜上的 NADPH 氧化酶激活后即可产生氧自由基,氧自由基在杀死入侵细菌的同时也可以对周围正常组织造成损伤。氧自由基作用于肺组织和中性粒细胞膜本身引起脂质过氧化反应,可使 BALF 中 MDA 含量增高,而其内源性抗氧化剂 SOD 活性降低,氧自由基的升高或内源性抗氧化剂(如 SOD)消耗可导致细胞的凋亡。还有研究表明中性粒细胞呼吸爆发的发生与细胞内钙有关,中性粒细胞胞质游离钙升高出现细胞内钙超载是中性粒细胞激活过程中最早被观察到的现象。细胞内钙超载使线粒体功能受损,细胞色素氧化酶系统功能失调,以至进入细胞内氧经单电子还原形成氧自由基增多。中性粒细胞呼吸爆发在 AP 时 ALI 的发生中具有双重作用,一方面可通过呼吸爆发产生超氧阴离子杀死入侵细菌,起保护作用;另一方面也可以促进炎症介质释放、损伤血管内皮细胞和血管外组织细胞,导致组织过氧化损伤,而成为破坏因素。

基于对以上研究现状的认识,如果能明确 AP 时肺组织中中性粒细胞聚集的机制、中性粒细胞的凋亡变化规律以及凋亡过程中涉及的信号分子或信号转导机制,不仅有助于深入

理解 AP 病情不断加重的机制,而且为 AP 的早期诊断、病情评估提供了新的依据,同时在临床治疗中可针对各调控点来抑制中性粒细胞聚集、促进炎性部位的中性粒细胞发生凋亡和限制中性粒细胞过度呼吸爆发导致的组织损伤,从而达到保护肺组织,防止 AP 时 ALI 的发生。

## 第二节 中性粒细胞募集的作用

据报道,入院 2 周内死亡的中重症急性胰腺炎病死患者中有 60% 以上与急性呼吸窘迫综合征(ARDS)有关,而 ARDS 是急性肺损伤(ALI)的一个终末结局。早期预防和治疗 ALI 对降低急性胰腺炎的病死率及改善疾病的预后具有重要意义。ALI 发病机制十分复杂,目前尚未完全阐明,多年临床和实验观察发现在重症急性胰腺炎时肺组织中有大量中性粒细胞黏附,聚集,其与急性肺损伤的发生密切相关。因此,中性粒细胞在肺组织中的募集机制是 ALI 发病机制中的研究重点。

### 一、中性粒细胞募集的分子基础

中性粒细胞在肺组织中的募集是一个多因素参与的病理生理过程,其中黏附分子起了重要作用。细胞黏附分子是一类能介导细胞间黏附以及细胞与细胞外基质黏附的糖蛋白,在炎症反应、免疫应答等多种生理、病理过程中发挥重要作用。中性粒细胞与肺血管内皮细胞黏附是炎症反应的最初现象,是其进一步移行入肺组织的基础,是导致内皮细胞、肺组织损伤的关键。目前发现的细胞黏附分子包括五大类,即选择素家族、整合素家族、免疫球蛋白超家族、钙黏素及其他未分类的黏附分子,与炎症反应关系密切的主要是前 3 类。

#### (一) 选择素家族

选择素家族黏附分子又称白细胞黏附分子家族,是一类涉及白细胞与内皮细胞黏附的分子族。此族分子均为高度糖基化的单链跨膜糖蛋白,其结构特点是氨基端有钙依赖的凝集素样区(约含 120 个氨基酸),接着为表皮生长因子(EGF)样区(约含 40 个氨基酸)、跨膜区和细胞质区。凝集素和 EGF 结合域介导配基结合。凝集素样区在淋巴细胞黏附于毛细血管和后微静脉内皮上发挥重要作用;EGF 样区调节凝集素样区构型并增加其黏附的亲和力和特异性。短的胞内区与信号转导蛋白连接。

属于此族的成员有内皮细胞-白细胞黏附分子-1(endothelial leukocyte adhesion molecule-1,ELAM-1)也称 E-选择素(E-selectin),颗粒膜蛋白-140(granule membrane protein-140,GMP-140)也称 P-选择素(P-selectin),白细胞黏附分子(leukocyte adhesion molecule,LAM)也称 L-选择素(L-selectin)。它们主要参与中性粒细胞的滚动和黏附,无须中性粒细胞的活化。L-选择素表达于所有的白细胞表面;P-选择素存在于内皮细胞的怀布尔-帕拉德小体(Weibel-Palade body,简称 WP 小体)中以及血小板的 α 颗粒中,当细胞被组胺、凝血酶、氧自由基等激活后,P-选择素迅速转移至细胞表面,介导中性粒细胞的滚动和黏附,在炎症早期发挥重要作用;E-选择素仅分布于受刺激后的内皮细胞上。

糖蛋白是这一家族黏附分子最适合的配基,有 fucosylated、sialylated、sialyl-Lewis X 等,通常是硫酸多聚糖。分布于所有白细胞上的 P-选择素糖蛋白配基-1(P-selectin glycoproteinligand-1，PSGL-1）都是 P-选择素的配基，但也可与 E-选择素及 L-选择素以低亲和力结合，参与中性粒细胞的聚集。糖蛋白类细胞黏附分子-1（glycoprotein cell adhesion molecule-1，Gly-CAM-1）、CD34 和 MAdCAM-1 是 L-选择素的配基。推测 L-选择素可以辅助提供 sialyl-Lewis X 分子与 E-选择素及 P-选择素结合。

### （二）整合素家族

是由 α 和 β 链构成的异二聚体蛋白，根据 β 链的不同分为 β1、β2、β3 等亚族，各亚族的 β 链可结合不同的 α 链，β1-整合素又称 VLAs（very late antigens），其中 VLA4（$\alpha_4\beta_1$）参与淋巴细胞、单核细胞与活化内皮细胞的黏附；β2-整合素主要表达于中性粒细胞表面，根据 α 链的不同分为淋巴细胞功能相关抗原-1（LFA-1），即 CD11a/CD18；巨噬细胞分化抗原-1（Mac1），即 CD11b/CD18 和 GP150/95，即 CD11c/CD18）。由 β2 亚基构成的黏附分子的配体为免疫球蛋白超家族的细胞间黏附分子。中性粒细胞通过改变细胞表面整合素的结构和功能来调控与其他细胞的相互作用。

### （三）免疫球蛋白超家族

免疫球蛋白超家族的黏附分子是一组含有多个 Ig 样细胞外结构域的糖蛋白，其中参与中性粒细胞-内皮细胞黏附的主要有细胞间黏附分子-1（ICAM-1）、血管细胞黏附分子-1（VCAM-1）和血小板内皮细胞黏附分子-1（PECAM-1）。ICAM-1 主要分布于血管内皮细胞表面，正常情况下表达水平较低或不表达，当内皮细胞激活后其表达增强，与白细胞表面 β2-整合素受体相结合，介导白细胞的紧密黏附及游出；血清中存在一种可溶性 ICAM-1（sICAM-1），通常认为是 ICAM-1 的胞外区脱落至血液循环中的片段，其水平可反映血管内皮细胞表面 ICAM-1 的表达水平，并可作为中性粒细胞活化的标志。VCAM-1 是血管内皮细胞表面的另一重要黏附分子，与淋巴细胞、单核细胞表面的 β1-整合素 VLA4 相结合，介导这些细胞的黏附及游出。PECAM-1 表达于白细胞、血小板和内皮细胞表面，在中性粒细胞-内皮细胞黏附中控制白细胞激活信号的启动和白细胞游出。

### （四）钙依赖黏附分子超家族（cadherin）

钙依赖黏附分子是一类依赖 $Ca^{2+}$ 参与而发挥作用的跨膜糖蛋白，当缺乏 $Ca^{2+}$ 时被蛋白酶迅速降解。结构上包括 3 个部分：大的细胞外区域、特殊的疏水跨膜区和胞质内区域。该家族包括了 16 个以上的成员，分子质量在 120~140kDa。钙依赖黏附分子的分子中氨基和羧基区含有调节内皮屏障功能的序列。钙黏附分子家族包括 N-钙黏附分子（neural N-cadherin）、P-钙黏附分子（placental P2 cadherin）、E-钙黏附分子（epithelial E-cadherin）和 VE-钙黏附分子（cadherin-5）。内皮细胞上有 N-钙黏附分子、E-钙黏附分子和 VE-钙黏附分子。其中，E-钙黏附分子见于成人上皮细胞，N-钙黏附分子见于成人神经和肌肉组织，P-钙黏附分子主要见于胎盘和上皮组织，但亦可在发育阶段见于其他组织。钙黏附分子在分子连接方面具有特异性并参与选择性细胞黏附。VE-钙黏附分子是内皮细胞特有的一种钙黏附分子，也是内皮细胞间连接所必需的。

钙依赖黏附分子的特性是介导相邻的同型细胞间通过细胞外氨基末端相互作用黏附（细胞间同源性黏附）。为完成特定的黏附功能，钙黏附分子必须和胞质内的钙紧张素（catenin）及肌动蛋白丝的细胞骨架连接蛋白形成网络。钙紧张素分为 α、β、γ 3 个亚型，不同亚型的钙紧张素的磷酸化调控细胞的不同功能，参与细胞的变形，传导由细胞表面黏附受体引发的信号,调控和介导细胞间相互作用等。

### (五)未分类黏附分子家族

未分类黏附分子家族又称 H-CAM 超家族。该家族的分子为单向跨膜蛋白,成分类似蛋白聚糖的核心蛋白质和软骨细胞外部分的连接蛋白,其中某些成员本身就是蛋白聚糖。这类分子主要包括作为选择素分子配体的 CD15、CD15s、Mad、MLA 以及 CD44 等。其中钙黏附分子、N-CAM、CD31 等分子通过自身黏附,以及与细胞基质黏附参与细胞发育、分化、附着与移动。CD44 是透明质酸类的主要受体,在内皮、上皮、软骨细胞、成纤维细胞及白细胞上均有表达,介导内皮、上皮、软骨细胞、成纤维细胞及白细胞与透明质酸的黏附,同时可调节细胞移动和细胞的形态。

## 二、中性粒细胞募集的过程

中性粒细胞在肺组织中募集,包括着边、捕获、滚动、活化、稳固的黏附和移动几个阶段。不同黏附分子在黏附过程的不同阶段所起的作用不同。在体内由于血液处于不断流动状态,白细胞与血管内皮细胞的黏附作用是在血液流动产生的切力作用下进行的,因此白细胞与血管内皮细胞的相互黏附作用有其特殊性。体内白细胞与血管内皮细胞的黏附作用包括白细胞沿血管壁滚动的最初黏附作用,以及随后的加强黏附和穿越内皮细胞的过程。

急性炎症反应中介导内皮细胞和白细胞黏附的一系列分子主要是选择素家族的分子,整合素家族中的 β-整合素亚家族和免疫球蛋白家族中的 ICAM 和 PECAM-1。活体显微镜观察已证明,中性粒细胞移行始于松散分布或在血管内沿内皮细胞表面高速滚动;经过一段时间的滚动后中性粒细胞牢固黏附于内皮细胞表面呈现铺展状;进而发生中性粒细胞跨内皮细胞移行。在白细胞与内皮细胞黏附的不同阶段由不同类别的黏附分子按一定的顺序发挥作用。黏附的初始相——滚动阶段由选择素家族的黏附分子介导,包括 P-选择素、L-选择素和 E-选择素。在 P-选择素、L-选择素上调的几分钟内就出现中性粒细胞的滚动,在 E-选择素的影响下滚动可以持续数小时。牢固黏附受存在于中性粒细胞上的 $\beta_2$-整合素分子(CD11b/CD18)与其内皮细胞上的配基 ICAM-1 相互作用调节。而中性粒细胞跨单层内皮细胞移行则需要趋化梯度以及中性粒细胞与其他黏附分子如 PECAM-1 的相互作用实现。黏附过程中每一步起作用的黏附分子可以相互作用而加强黏附过程。如 L-选择素与 PSGL 的结合可以刺激 $\beta_2$-整合素的功能上调而加强牢固黏附。$\beta_2$-整合素与 ICAM-1 作用后介导的牢固黏附在内皮细胞损伤中具有重要意义。首先,稳固黏附的中性粒细胞在贴近内皮细胞处形成一个相对密闭的微环境,血清抗蛋白酶和自由基清除剂不能中和其中的有害物质;其次,由 CD18 介导的黏附机制使 TNF-α 作用于中性粒细胞后更容易损伤内皮细胞。白细胞上的整合素不仅介导白细胞与内皮细胞形成紧密黏附从而造成组织损伤,且在防御反应中也具有重要意义。因此,如果中性粒细胞的黏附不依赖于 CD18 的参与,拮抗 CD18 就可以在减轻内皮细胞损伤的同时而不影响组织中性粒细胞的聚集,从而既避免内皮细胞损伤又不影响中性粒细胞的防御功能。

发生重症急性胰腺炎时循环血液中 IL-6、TNF-α 等细胞因子水平增高,这些细胞因子一方面激活肺血管内皮细胞,使之表达选择素家族与免疫球蛋白超家族,即 ICAM-1、ICAM-2、E-选择素、P-选择素,活化的内皮细胞表达的 E-选择素、P 选择素与中性粒细胞表达的 L-选择素相互作用,促使中性粒细胞产生滚动效应;另一方面激活中性粒细胞表面的整合素受体,使淋巴细胞功能相关抗原-1(lymphocyte function-associated antigen-1,LFA-1)在中性粒细胞表面表达增加,这样中性粒细胞上的整合素受体与其配体(内皮细胞表面的 ICAM-1、ICAM-2)相互作用,导致中性细胞迅速黏附到内皮细胞上,并随血流冲击移至肺组织。

为了模拟体内血液流动状态,在体外研究白细胞与血管内皮细胞的黏附作用时,采用了特殊的实验装置,使培养液中的中性粒细胞不断流动通过培养状态的单层内皮细胞。实验表明,在流体产生的切力作用下,CD11/CD18 与其配体 ICAM-1 对于中性粒细胞与血管内皮细胞的最初黏附几乎不起作用,相比之下,L-选择素分子与其配体 E-选择素的结合则发挥重要的作用,应用抗体阻断、基因重组及靶基因突变技术研究显示选择素启动了中性粒细胞在炎症部位的募集。在随后发生的中性粒细胞与血管内皮细胞加强黏附并穿越血管内皮细胞的过程中,L-选择素分子与其配体的结合则几乎不起任何作用,而 CD11/CD18 与其配体的相互作用上升到关键地位。已经黏附于血管内皮细胞的中性粒细胞 L-选择素分子表达水平显著下降,在趋化因子(如膜结合 IL-8)的诱导下,CD11/CD18 表达水平则明显升高。可见介导中性粒细胞穿越血管内皮细胞的过程主要是中性粒细胞上的整合素受体与其配体(内皮细胞表面的 ICAM-1)相互作用。

中性粒细胞的黏附能力取决于其表面的糖蛋白复合物 CD11/CD18,其 α 亚单位分别由 3 个糖蛋白 CD11a、CD11b、CD11c 组成,而 β 亚单位均是 CD18。当暴露于炎症细胞因子及内毒素下,细胞表面这一黏附分子的表达是快速的(2~4 分钟)、优先的、持久的。Gillinov 等报道在体外循环中,表达 CD11b 的中性粒细胞数量大增,其所占比例可达 87%,CD11b 是中性粒细胞黏附的主要表面受体,CD11c 在黏附中作用甚少,CD11a 可能在低剪切力条件下的黏附中起作用。抑制 CD11b/CD18 受体能改善肺功能,减少肺组织的 MPO 活性,减少自由基介导的脂质过氧化反应。

CD11b/CD18 的内源性配体即为内皮上的 ICAM-1(CD 54)。正常情况下,内皮细胞、淋巴细胞、上皮细胞都可表达少量的 ICAM-1,在炎性细胞因子作用下,内皮活化,这一蛋白质受体的表达明显上调。一些临床研究提示,在移植排斥反应、败血症等急性炎症中,局部 ICAM-1 表达增加。Shigeatesu 等研究表明,严重创伤患者复苏早期就有 ICAM-1 的增加,随着多器官功能衰竭的发生而持续增高,并与多器官功能衰竭严重度相关。实验研究中注入 RR1/1(抗 ICAM-1 的单克隆抗体)能使 60% 的肺组织 MPO 活性下降,抑制肺的毛细血管通透性增加以及肺水肿的发生,提示 ICAM-1 在中性粒细胞介导的 ALI 中作用重大。

综上所述,ALI 的发病机制主要是细胞因子介导的中性粒细胞与内皮细胞同时激活、黏附。在创伤、感染等刺激下,循环中出现高水平的 LPS、TNF-α、IL-1 等进而协同诱导 IL-8 的释放,攻击中性粒细胞使之活化,其表面的 CD11b/CD18 在功能上、数量上发生调整,即其胞外配体结合区构型改变而获得与配体的亲和能力。同时,作为分子配体的内皮上 ICAM-1 在细胞因子作用下也表达上调,从而介导了中性粒细胞的黏附,这一循环重复并维持下去,损伤内皮,中性粒细胞得以跨内皮游走至肺泡上皮,基于中性粒细胞的呼吸爆发和降解作用所产生的一系列髓过氧化物酶、氧自由基、弹性蛋白酶等损伤肺泡上皮,导致气体交换功能下降。

### 三、细胞黏附分子表达的病理意义

黏附分子表达上调是白细胞内皮细胞相互作用增强从而介导炎症反应的基础。与黏附分子介导白细胞内皮细胞的连锁反应类似,参与此过程的黏附分子的表达也是有序的,并受到炎症介质的调控。在介导白细胞滚动的选择素家族中,首先起作用的 L-选择素呈结构性表达;继而发挥作用的 P-选择素储存在血小板的 α-颗粒和内皮细胞的 WP 小体中,在补体产物、氧自由基或各种炎性细胞因子刺激后几分钟内迅速移至细胞表面,与白细胞上的 PSGL-1 相互作用;而最终维持白细胞滚动并贴附于血管的 E-选择素则在暴露于炎性细胞因子 4~6 小时后才表达至峰值。由选择素介导的白细胞滚动并不一定会进一步形成坚固黏附,只有内皮细胞上免疫球蛋白超家族的黏附分子上调并进而在 TNF-α 等因素的协同下诱导中性粒细胞中的整合素转位至细胞表面,才能实现白细胞和内皮细胞的牢固黏附。最后,在局部趋化因子的吸引和 PECAM-1 的协助下白细胞跨膜移行。在上述过程中有物理因素、微生物及其成分、感染部位的趋化因素和多种炎症介质参与调节。

Inoue 等发现正常大鼠肺脏几乎无 ICAM-1 和淋巴细胞功能相关因子-1(LFA-1)的表达,而在急性胰腺炎(AP)诱导后 3 小时肺泡上皮细胞表面出现广泛的 ICAM-1 阳性表达,肺间质中有大量 LFA-1 表达上调,Werner 等也发现 AP 时大鼠胰腺及肺脏的 ICAM-1 表达上调,与水肿性胰腺炎相比,急性坏死性胰腺炎(ANP)时 ICAM-1 的高表达出现较早,持续时间较长。Folch 等的研究则表明,AP 早期大鼠胰腺和肺脏的 P-选择素明显升高,而 ICAM-1 的表达未见明显改变,但 Folch 认为肺脏基础水平的 ICAM-1 即可介导中性粒细胞的黏附和浸润。Frossard 等采用雨蛙素皮下注射与 CDE 食物诱导法建立两种不同的小鼠 AP 模型,发现这些 AP 小鼠的胰腺、肺脏及血清中 ICAM-1 水平均明显增高,同时胰腺和肺脏有大量中性粒细胞浸润,而胰腺炎的 *ICAM1* 基因敲除小鼠其胰腺和肺脏中性粒细胞聚集数目较前者显著减少,组织损伤也明显减轻。也有临床研究发现,AP 早期血浆 sICAM-1 水平明显高于对照组,而且与胰腺坏死性组织损伤程度密切相关。因此可以认为,各种促炎因子的产生和释放以及炎症细胞的激活与募集在决定 AP 的最终严重程度上起着关键作用,其中黏附分子介导的中性粒细胞黏附、浸润是加重胰腺细胞损伤和导致远隔器官并发症的中心环节。ANP 时由于组织局部黏附分子表达上调,毛细血管后微静脉的中性粒细胞-内皮细胞相互作用加剧,一方面机械性阻塞毛细血管导致静脉阻力增加、微循环障碍,另一方面黏附的中性粒细胞过度激活,通过释放大量蛋白水解酶、细胞因子及氧自由基损伤内皮细胞屏障,进一步加重 ANP 的病理损伤,最终导致休克、脓毒血症及 MODS 等严重后果。

细胞黏附分子表达在 SAP 的诊断及预后判断中具有重要意义。1996 年 Kaufmann 等在对 25 例腹痛发作 48 小时以内 AP 患者的研究中发现,坏死性胰腺炎时循环 ICAM-1(sICAM-1)水平明显高于无胰腺坏死的轻度胰腺炎及对照组,并发现 sICAM-1 与 ANP 早期标志物 C 反应蛋白的水平显著相关。1999 年他们再次对 29 例 AP 患者入院后前 6 天的血浆 sICAM-1 水平进行动态观察,结果发现 88% 的轻度胰腺炎 sICAM-1 呈逐渐下降或单峰曲线,峰值($574\pm59$)μg/L 略高于正常上限(400μg/L),其中 24% 发生局部胰腺坏死,但无一例死亡;而重症胰腺炎时 sICAM-1 呈迅速上升或降而复升曲线,峰值高达($1\,453\pm136$)μg/L,与轻度胰腺炎相比有显著差异,其中 75% 发生胰腺坏死,病死率为 58%,以血浆 sICAM-1 水平诊断重症胰腺炎的敏感性为 92%,明显高于 C 反应蛋白(42%)。据此 Kaufmann 认为,重症胰腺炎早期中性粒细胞-内皮细胞相互作用加强,大量中性粒细胞聚集并释放多种毒性递质,造成胰腺及周围组织的严重损伤,而此时血管内皮细胞上 ICAM-1 表达异常增高,释放入血的 ICAM-1 也相应增多,故血浆 sICAM-1 水平可以反映病情的严重程度及发展趋势,入院早期监测 AP 患者血浆 sICAM-1 水平,有助于预后的判断,并为重症患者及时采取有效的治疗方案提供依据。

### 四、细胞黏附分子表达的调控

黏附分子的表达受物理、化学及生物等多种因素的影响,有多种转录调控因子参与其表达调控的。

#### (一)上调黏附分子表达、增强白细胞与内皮细胞黏附的因素

主要有内毒素、细胞因子、脂类介质和趋化因子等几条主要途径:

**1. 内毒素** 全身和局部感染时革兰氏阴性菌产生 LPS,通过血浆中的 LBP 桥接与单核细胞、巨噬细胞及中性白细胞膜上的 CD14 受体相互作用,导致大量促炎细胞因子 TNF-α、IL-1、II-6 和抗炎细胞因子 IL-10、IL-12,以及白细胞的 CD11b/CD18 等表达。内皮细胞的黏附分子 E-选择素、ICAM-1 和 VCAM-1 表达也增多。由于内皮细胞上并不表达 CD14,因此推测内皮细胞能通过识别 LPS 分子的特异性结构而被激活,或通过 sCD14 途径被激活。

**2. 炎性细胞因子** SAP 合并 ALI 甚或 MODS 时,包括内毒素、细菌感染等多种病理因素刺激机体白细胞和内皮细胞炎症介质表达上调后,通过旁分泌和自分泌途径又作用于白细胞和血管内皮细胞,活化转录调控因子 NF-κB、AP-1 等,引发瀑布效应,进一步上调炎症因子和黏附分子的表达,从而介导急性炎症反应的失控。能够上调黏附分子表达的细胞因子有 TNF-α、IL-1、IL-6、IFN-γ,它们能够增强内皮细胞中 E-选择素、ICAM-1、VCAM 等多种黏附分子的表达,是一种延迟反应。TNF-α 上调中性粒细胞上 CD11b/CD18 的表达从而介导的中性粒细胞黏附增强是一种速发反应,此过程中并不出现新的蛋白质合成,而是存在于中性粒细胞中的嗜中性颗粒在 TNF-α 作用下与细胞膜融合,引起黏附分子构型变化而增强黏附效应。

SAP 时血中 IL-1、IL-6、IL-8、TNF-α 等细胞因子可刺激血管内皮细胞表达 E-选择素、ICAM-1、VCAM-1 等黏附分子,同时激活中性粒细胞表面的整合素受体,通过黏附分子-配体的相互结合促进中性粒细胞迅速黏附于血管内皮细胞上。预先使用这些细胞因子的单克隆抗体可明显降低肺脏黏附分子的表达,抑制肺脏中性粒细胞的聚集。血小板活化因子(PAF)作为内皮细胞膜上的生物活性磷脂,有促进中性粒细胞滚动黏附及游出的作用。Blackstone 等研究发现,坏死性胰腺炎大鼠的腹水(PAAF 可上调人脐静脉内皮细胞(HUVEC)上 ICAM-1、VCAM-1 的表达,而将煮沸后蛋白变性的 PAAF 作用于 HUVEC,发现黏附分子的表达上调受到抑制,认为 PAAF 中可能存在调控黏附分子转录活性的可溶性因子,其中转录调控蛋白家族中的核因子-κB(NF-κB)起关键作用。NF-κB 是处于信息调控下游中心地位的一种核蛋白分子,静息状态下 NF-κB/IκB 是以复合物的形式存在于胞质中。①细胞在肿瘤坏死因子、白细胞介素、脂多糖等内外源性刺激剂的刺激下,经信号转导通路激活 IκB 激酶(IKK),使 IκB-α 的 N 端在 Ser32 和 Ser36 位点被磷酸化,随后被泛素-蛋

白酶体途径降解,释放 p65 与 p50 组成的异二聚体;②IκB-α 的降解使 NF 上的核定位序列(NLS)暴露,活性 p65 与 p50 异二聚体进一步由翻译后修饰(磷酸化、乙酰化、糖基化)作用而被进一步激活,并经核孔进入核内,与相应的 DNA 特定序列(κB 位点)结合,发挥其对靶基因的转录调控功能。

NF-κB 是调控炎症介质及黏附分子基因表达最重要的转录因子之一。有证据表明,G 蛋白偶联受体(G-coupled-receptor,GPCR)在转录调节水平上发挥重要作用。白细胞上这些受体的激活与炎性细胞因子和经典的趋化因子释放增加有关。在内皮细胞和上皮细胞中,GPCR 在转录水平调节细胞因子、黏附分子和生长因子表达。近来的研究表明,GPCR 也是通过几条不同的途径激活 NF-κB 发挥作用。

**3. 脂类介质**　内皮细胞在一些因素如凝血酶、补体成分 C5a 等刺激下释放 PAF、白三烯(LT)等多种脂质介质,增强白细胞和内皮细胞的黏附。研究发现,经 PAF 刺激后,与血管内皮细胞黏附的白细胞数目增多;当给予抗 CD18 单克隆抗体后,白细胞和内皮细胞的黏附率下降 60%,说明 PAF 介导的白细胞和内皮细胞黏附率增加是通过作用于 CD18 途径实现的。PAF 和 TNF-α 可能通过不同途径上调白细胞和内皮细胞的黏附能力。白三烯类(LTs)可以改变白细胞上 CD18 的表达,增强白细胞与内皮细胞的黏附。TNF-α 和 IL-1 与 LTB4 共同作用比前两者单独作用更强。

Engelman DT 应用 L-精氨酸预处理缺血/再灌注的过程,发现 NO 的含量始终较对照组低,氧自由基的释放特别是血浆中各种黏附分子如 ICAM-1、ELAM-1 和 VCAM-1 均较对照组下降。Jones SP 的研究表明内皮源性 NO 合成酶基因缺失(ecNOS$^{-/-}$)大鼠,在经历再灌注损伤时,P-选择素的表达则明显增强。

**4. 化学趋化物和趋化因子**　N-甲酰亮氨酰苯丙氨酸(FMLP)和佛波醇酯(PMA)可诱导膜表面 CD18 的表达,激活白细胞,增强其对内皮细胞的黏附性,属于速发反应。乙醇和内源性阿片也能增强白细胞与内皮细胞的黏附,其作用可能是通过 CD11/CD18 实现的。

趋化因子通过肝素结合域与内皮细胞上的蛋白多糖结合,并递呈给在内皮细胞上滚动的中性粒细胞,引起中性粒细胞上 CD11b/CD18 的上调,并增强呼吸爆发。已有研究观察到,在大鼠 CLP 模型中,肝脏中中性粒细胞比循环中中性粒细胞上的 CD11b/CD18 多,提示组织局部产生的化学趋化物影响中性粒细胞上黏附分子的分布。

**5. 其他**　近年来发现的脓毒症"晚期介质"——高迁移率族蛋白 B1(HMGB1)作用于体外培养的人微血管内皮细胞,可以引起剂量和时间依赖性 ICAM-1 和 VCAM-1 表达上调,其作用与 MAPK 通路中 ERK、JNK 和 p38 的短暂磷酸化,以及转录因子 NF-κB 的核移位有关,部分由 TNF-α 的自分泌作用介导。

**(二) 下调黏附分子表达、抑制白细胞和内皮细胞黏附的因素**

针对强大的致炎反应体系,机体内天然地存在抗炎反应系统,以维持内环境稳定。炎症反应过程中,在大量炎症介质上调黏附分子表达的同时,也有一些神经内分泌因素对黏附分子表达有抑制作用。而采取一些措施下调黏附分子表达是抑制过度炎症反应、干预某些病理过程的手段。

**1. 神经内分泌因素**　神经内分泌因素介导的黏附分子表达下调在调控炎症反应的平衡中发挥重要作用。

（1）糖皮质激素：是一种强有力的抗炎和免疫抑制物质。据报道，使用甲泼尼龙的患者1小时后白细胞黏附率由49.2%±7.4%降为14.7%±9.9%，8小时可降至3.4%±3.3%，14~16小时后基本恢复。地塞米松也可抑制白细胞的黏附。糖皮质激素的作用途径有多种，传统观点认为其抗炎活性主要是由脂皮素合成所致，而免疫抑制效应与几种细胞因子和趋化因子合成受抑有关。大量证据提示，糖皮质激素能抑制细胞黏附事件，在炎症和免疫反应中发挥重要调节作用。糖皮质激素调节细胞黏附的机制是复杂和多因素的，已明确是它是通过经典的糖皮质激素受体途径直接调节细胞黏附分子基因转录激活，包括干扰激活转录因子如AP-1和NF-κB，并且糖皮质激素-糖皮质激素受体复合物与被称作糖皮质激素反应元件的特异性DNA序列结合，使细胞黏附分子基因表达受抑。除基因机制外，糖皮质激素的作用还存在非基因机制，以快速反应（几秒或几分钟）和对基因转录和蛋白合成的抑制剂不敏感为特征。这种非基因作用机制可能是由于糖皮质激素与细胞膜成分（离子通道和膜相关蛋白）直接的生理化学相互作用所致，这将导致细胞内参与黏附分子活化和细胞骨架重建的信号通路的抑制。

（2）其他内分泌因素：有报道，雌激素、促黑激素（melanocyte stimulating hormone，MSH）、抗炎素等也具有一定抗炎和免疫调节特性，能够不同程度抑制白细胞与内皮细胞的黏附。抗炎素的这一作用是通过抑制IL、TNF-α和PAF等的活性和生成，还是直接影响白细胞和内皮细胞黏附分子的表达，目前尚不清楚。

**2. 内源性调节物**　腺苷是一种内源性白细胞-内皮细胞相互作用的调节物，能抑制中性粒细胞介导的内皮细胞损伤。乳铁传递蛋白是炎症反应时由中性粒细胞颗粒释放的一种LPS整合糖蛋白，感染时血中浓度升高，对脓毒性休克动物具有保护作用。进一步研究发现，乳铁传递蛋白可以与sCD14及sCD14-LPS复合体相互作用，减轻内皮细胞激活，调节E-选择素和ICAM-1在内皮细胞上的表达。有研究报道，组胺能下调单核细胞ICAM-1表达。

**3. 其他药物**　己酮可可碱通过降低CD18表达抑制白细胞与内皮细胞的黏附，从而提高动物失血性休克的存活率。血浆铜蓝蛋白能抑制被佛波醇活化的白细胞黏附于内皮细胞，中华眼镜蛇毒和含氟化合物能明显抑制白细胞与内皮细胞的黏附。免疫抑制剂环孢素和他克莫司（tacrolimus，KF506）可减少LPS攻击小鼠白细胞的扣押和激活。

甲磺酸加贝酯是一种合成的蛋白酶抑制剂，在LPS攻击所致脓毒症动物模型中通过抑制白细胞激活减轻肺血管损伤。体外试验显示，甲磺酸加贝酯可抑制TNF-α介导的内皮细胞黏附分子的表达，进一步发现系通过阻止IKB的降解而抑制NF-κB活性、抑制黏附分子表达。还有研究表明酪氨酸激酶抑制剂和外源性C1脂酶抑制剂（C1 INH），核酶（多聚ADP核糖合成酶，PARS），参与内皮细胞黏附分子表达的信号转导，亦是治疗急性肺损伤的一个重要环节。Altavilla DT研究认为tyrophostin AG 556是酪氨酸激酶抑制剂，可明显降低TNF-α和ICAM-1分子的表达。Buerke M和Zingarelli B的研究认为外源性C1 INH、核酶的活性抑制均使内皮细胞表面的P-选择素和ICAM-1分子的表达降低，从而减轻内皮细胞和中性粒细胞的黏附性。

Inoue等发现，AP早期用抗LFA-1、ICAM-1mAb预处理，可明显降低大鼠血液和腹水中中性粒细胞产生超氧阴离子（$O^{2-}$）的能力，而抗LFA-1mAb有直接抑制$O^{2-}$产生的作用，组织学显示抗黏附处理后肺脏中性粒细胞聚集及肺损伤程度减轻。Wang等报道，采用抗

ICAM-1、PECAM-1mAb 及 PAF 拮抗剂 lexipafant 可抑制内皮细胞膜上中性粒细胞的活化与聚集,同时 AP 大鼠血浆 IL-1 水平下降,肠黏膜屏障损伤得到不同程度的改善,这说明早期抗黏附治疗能有效降低中性粒细胞聚集、黏附及毒性递质的释放,减轻胰腺炎并发远隔脏器的组织损伤。Werner 等发现 AP 时 ICAM-1 等黏附分子的异常表达较细胞因子出现晚,中性粒细胞浸润和远隔器官损伤往往发生在 ICAM-1 表达上调之后,认为细胞黏附是治疗中可以阻断的步骤,黏附分子拮抗剂有较好的临床应用前景。但应该指出的是,急性胰腺炎的发病机制错综复杂,采用黏附分子拮抗剂或直接耗竭中性粒细胞能使病情部分缓解,并不能完全阻止病情的发展,可能存在不依赖于这些黏附分子和中性粒细胞的其他黏附机制。

总之,细胞黏附机制的初步阐明不仅有助于深入理解重症急性胰腺炎病情不断加重的机制,同时也为重症急性胰腺炎的早期诊断、病情评估和治疗提供了新的依据,进一步研究急性胰腺炎时细胞黏附分子的表达规律及调控机制,寻找有效的抗黏附治疗手段和恰当的抗黏附时机无疑具有重要意义。

## 第三节　中性粒细胞功能改变的发病学意义

SAP 时 ALI 是 SAP 时机体过度炎症反应导致肺血管内皮细胞和肺泡上皮细胞广泛破坏的结果,而中性粒细胞能触发和放大炎症反应,在炎症反应中起着关键作用,是炎症反应的重要标志。既往研究多从中性粒细胞释放的各种细胞因子和炎症介质的角度探讨 SAP 时 ALI 的发病机制,但是,中性粒细胞在 SAP 时 ALI 的发病学意义远不仅于此。

目前人们开始关注中性粒细胞在肺内大量聚集这一 SAP 时 ALI 发病过程中的早期事件。已有研究结果显示,SAP 时,中性粒细胞在肺内黏附聚集,导致肺血管内皮细胞、肺上皮细胞广泛损伤,致通透性增加、肺水肿及微血栓形成,进而发展成 ALI。中性粒细胞在肺内聚集是 SAP 时 ALI 发病的最初环节,如果能采取干预措施阻断中性粒细胞在肺内的聚集过程,就能早期预防急性肺损伤。有学者研究表明,黏附分子是介导中性粒细胞与内皮细胞黏附的基础,因此,控制黏附分子的表达可能降低中性粒细胞与内皮的黏附,进而减少中性粒细胞在肺内聚集,对防治 SAP 时 ALI 的发生具有重要意义;但目前黏附分子介导中性粒细胞在肺内黏附聚集的机制及意义仍有待于深入研究。

聚集于肺内的中性粒细胞对机体炎性反应及 ALI 的发生、发展和转归都有着重要意义。生理条件下,中性粒细胞生存周期很短,中性粒细胞通过发生凋亡且其凋亡小体被巨噬细胞或组织细胞识别并吞噬而清除;此识别、吞噬和清除过程非常平稳,不会引发炎症反应,这是凋亡作为一种正常的细胞生理死亡方式区别于坏死的重要之处。但如果聚集在炎性部位的中性粒细胞不发生或延迟发生凋亡,就会导致中性粒细胞毒性内容物的持续释放或继发性组织坏死,从而引起周围组织损伤。可见,肺内中性粒细胞凋亡减少或时相延迟引起其功能和数量上的变化是导致肺部过度炎性反应和 ALI 的重要机制。中性粒细胞凋亡的调控机制主要包括胞外刺激、胞内信号转导及核内基因转录活化三个环节,其中胞内信号转导为调控的核心环节,而各种凋亡信号分子与促进或抑制型信号转导通路共同组成中性粒细胞凋亡的胞内信号转导通路。因此,明确重症急性胰腺炎时肺组织中性粒细胞凋亡过程中涉及的凋亡信号分子或信号转导机制的变化,找到中性粒细胞凋亡的调控点,并通过相应措施促进炎性部位的中性粒细胞发生凋亡,进而促进肺部炎症的吸收,对防治 SAP 时 ALI 具有重要意义。

中性粒细胞是人体抵御细菌侵入的重要防线,当中性粒细胞识别出受体分泌的小肽或细菌与血清中抗体形成的复合体后,经膜上受体介导引起细胞的激活,能产生大量的超氧阴离子和活性氧,以消灭入侵的微生物,这种现象称为呼吸爆发;中性粒细胞通过呼吸爆发产生超氧阴离子杀死入侵细菌的同时,也可以促进炎症介质释放、损伤血管内皮细胞和血管外组织细胞,导致组织过氧化损伤,而成为破坏因素。重症急性胰腺炎时肺组织中中性粒细胞大量聚集,中性粒细胞呼吸爆发情况是如何改变?

基于对以上研究现状的认识,如果能明确 SAP 时肺组织中中性粒细胞聚集的机制、中性粒细胞的凋亡变化规律以及凋亡过程中涉及的信号分子或信号转导机制,就可以针对各调控点来抑制中性粒细胞聚集、促进炎性部位的中性粒细胞发生凋亡和限制中性粒细胞过度呼吸爆发导致的组织损伤,从而保护肺组织,防止 SAP 时 ALI 的发生。

以往临床和实验研究表明,乌司他丁和地塞米松虽然药理作用不同,但都对 SAP 时 ALI 有良好的治疗作用。而中药清胰汤以清热解毒、疏肝理气、活血化瘀和通里攻下为治则,有抑菌、抗炎、利胆和促进肠蠕动的作用,被证明是治疗急性胰腺炎的有效方剂。如果中性粒细胞在 ALI 发病中具有重要意义,清胰汤又如何影响肺组织中中性粒细胞而对肺组织起到保护作用呢?乌司他丁、地塞米松与清胰汤对中性粒细胞功能的影响和对 SAP 时 ALI 的保护作用是否相同呢?

因此,本实验以大鼠为研究对象,经胆胰管逆行注入 1.5% 的去氧胆酸钠制备大鼠 SAP 时 ALI 模型,探讨以下四个方面的问题。一是 SAP 时 ALI 大鼠肺泡灌洗液中性粒细胞表面的整合素 CD11b/CD18 与血管内皮、上皮细胞表面 ICAM-1 配体的表达以及血清中 sICAM-1 的表达;二是 SAP 时 ALI 大鼠肺组织中性粒细胞凋亡的变化规律以及凋亡的信号转导机制;三是 SAP 时 ALI 大鼠肺组织中性粒细胞呼吸爆发的变化,试图从上述三个方面阐明 SAP 时 ALI 大鼠肺泡灌洗液中性粒细胞功能的变化,及其在 SAP 时 ALI 中的发病学意义。四是比较中药清胰汤、地塞米松和乌司他丁对 SAP 时 ALI 大鼠肺组织中性粒细胞功能的影响,阐述清胰汤的治疗作用及可能机制,为 SAP 时 ALI 的治疗提供新的方法和理论依据。

## 一、主要研究方法和结果

### (一) 研究方法

**实验动物分组和模型制备方法** 选用雄性健康 Wistar 大鼠共 138 只,随机分成五组,每组又分为造模 6 小时、12 小时、24 小时三个时相点,对照组每时相点 6 只大鼠,各治疗组每时相点 10 只大鼠;假手术对照组(sham operation,SO,n=18),SAP 模型组(SAP,n=30),SAP+ 乌司他丁治疗组(ULI,n=30),SAP+ 地塞米松治疗组(DEX,n=30),SAP+ 清胰汤治疗组(QYD,n=30)。采用胆胰管内逆行注入 1.5% 去氧胆酸钠复制大鼠 SAP 时 ALI 模型。清胰汤治疗组造模后立即灌胃给药一次,造模后 12 小时再次灌胃一次,剂量 10ml/kg 体重。乌司他丁治疗组于造模后立即静脉注射乌司他丁注射液一次及造模后 12 小时再次静脉注射一次,剂量 5 万 U/kg。地塞米松治疗组造模后立即静脉注射地塞米松注射液一次及造模后 12 小时再次静脉注射一次,剂量 10mg/kg。

### （二）标本采集及处理方法

**1. 支气管肺泡灌洗液（BALF）中中性粒细胞的分离**　常规消毒实验大鼠颈部皮肤，解剖颈部并分离气管到胸骨柄上缘，预制两道结扎线，于胸骨柄上缘用套管针穿刺，使套管针深入至支气管分叉水平，结扎穿刺以上气管，并结扎固定套管以防冲洗液倒灌。每次用37℃生理盐水 3ml 缓慢注入肺脏后轻柔按摩胸部，回吸抽冲洗液，如此反复冲洗 3 次，抽出冲洗液集中于离心管中，回收率达 90%。收集肺泡灌洗液在 1 700rpm，离心 7 分钟，留取上清液 –80℃保存备用，用 Hanks 缓冲液洗沉淀细胞一次，加入适量 PBS，调整细胞数 $1×10^6$/ml。将淋巴细胞分离液 2ml 加入离心试管中，将重悬好的肺泡内细胞缓慢加入淋巴细胞分离液界面上，可见明显分层，离心 1 700rpm，20 分钟，弃上清。低渗法溶解红细胞，沉淀中性粒细胞，将中性粒细胞以 PBS 洗 2 次，中性粒细胞重悬于 0.05mol/L，pH 值 7.4 PBS 中，调整细胞数，检查中性粒细胞纯度 >95%，锥虫蓝染色活细胞 >95%。

**2. 大鼠外周血中中性粒细胞的分离**　经大鼠腹主动脉采血，肝素抗凝（100U/ml），加入到 Histopaque1119 及 Hist opaque1083 进行密度梯度离心，离心 30 分钟取中性粒细胞富集层，用 0.01M PBS（pH 值 7.2~7.4）洗 2 遍，低渗法溶解红细胞，将中性粒细胞重悬于 0.05mol/L，pH 值 7.4 PBS 中，调整细胞数到 $1×10^6$/ml，检查中性粒细胞纯度大于 95%，锥虫蓝染色活细胞 >95%。

### （三）观察指标和检测方法

**1. 血清中可溶性细胞间黏附分子（sICAM-1）测定**　采用 ELISA 法。肺组织石蜡切片采用免疫组织细胞化学法检测 ICAM-1 的表达。

**2. BALF 中中性粒细胞表面 CD11b/CD18 的表达**　取浓度为 $1×10^6$/ml 的中性粒细胞悬液 1ml，加入 20μlPE 标记的抗鼠 CD11b 和 FITC 标记的 CD18 单克隆抗体，室温避光静置 15 分钟，1 500rpm 离心，5 分钟，弃上清，加 PBS（含 1% 叠氮钠）2ml 振荡混匀，1 500rpm 离心，5 分钟，弃上清，加 1% 多聚甲醛 0.5ml 固定。光源为 488nm 亚离子激光，上机前以标准微球调整仪器的变异系数 <2%，用 Cell Quest Pro 软件进行分析，共检测 1 万个细胞，计算阳性细胞平均荧光强度（mean fluorescence intensity，MFI）。

**3. BALF 中中性粒细胞凋亡和坏死定量检测**　采用膜联蛋白-V 和碘化丙锭（PI）双标流式细胞仪检测法。流式细胞仪双通道检测 5 000 个细胞，激发波长 488nm，发射波长 515nm 和 610nm。膜联蛋白 V 阳性为凋亡早期细胞，PI 阳性为坏死细胞，膜联蛋白 V、PI 双阳性为凋亡晚期/坏死细胞。

**4. BALF 中中性粒细胞内游离钙浓度（$[Ca^{2+}]i$）测定**　将分离的中性粒细胞（$1×10^6$ 个/ml）悬浮于 4-羟乙基哌嗪乙磺酸液（HEPES）中，洗涤细胞并重悬，加 Fluo-3（溶于 40μl 含 1% 聚氧化乙烯-聚氧化丙烯-聚氧化乙烯三嵌段共聚物（Pluronic F-127）的二甲基亚砜中）0.4μl，室温避光 30 分钟，洗涤重悬后使用流式细胞仪检测 5 000 个细胞，激发波长 488nm，发射波长 530nm，计算阳性细胞平均荧光强度（MFI）。

**5. BALF 中性粒细胞内 NF-κB 检测**　采用 Elivision Plus 免疫组织化学染色法。每张细胞涂片随机选取 5 个高倍视野，共计数 500 个细胞。计算胞核阳性的细胞数占细胞总数的百分比，胞质中有棕色颗粒的细胞为阳性。

**6. 中性粒细胞呼吸爆发测定**　采用流式细胞仪，单通道检测 5 000 个细胞。激发波长

88nm,发射波长 510~550nm,计算阳性细胞平均荧光强度。BALF 中性粒细胞中 *FAS/FASLG* mRNA 检测采用 RT-PCR 法。BALF 中 MDA 测定采用硫代巴比妥法,单位以 nmol/mg 蛋白表示。

**7. BALF 中 SOD 测定** 采用黄嘌呤氧化酶法测定 SOD 活力,单位以 $U/10^6$ 中性粒细胞表示。

**8. 肺组织病理学检查** 取左肺上叶置于 10% 中性福尔马林固定液中,石蜡包埋制作厚度为 $5\mu m$ 的病理切片,HE 染色后以显微镜观察并照相。

**(四)研究结果**

**1. 大鼠胰源型性肺损伤模型的评估**

(1)SAP 大鼠一般状况及病死率:SAP 组造模后 6 小时大鼠开始出现呼吸急促,口唇发绀,鼻腔可见血红色泡沫性分泌物并随时间延长进行性加重。SAP 组大鼠在 6 小时、12 小时、24 小时各时间点病死率分别为 30%、40% 和 50%。

(2)动脉血气的水平:各时间点 SAP 模型组与 SO 组比较 $PaO_2$ 明显下降($P<0.05$),肺泡-动脉血氧分压差($A\text{-}a\ DO_2$)与 $PaCO_2$ 明显升高($P<0.05$),pH 值显著下降($P<0.05$),$HCO_3^-$ 明显减少($P<0.05$),SAP 组动态比较 24 小时 $PaO_2$、$A\text{-}a\ DO_2$、$PaCO_2$ 检测值与相应组 6 小时、12 小时值比较有显著差异($P<0.05$)。

(3)肺组织湿/干重(W/D)比值:SAP 组大鼠在 6 小时、12 小时、24 小时各时间点肺 W/D 值均较 SO 组显著增加($P<0.05$),随造模时间延长各时间点 W/D 值逐渐增加,但差异无统计学意义。

(4)大鼠肺组织病理改变:SO 组肺泡结构正常,肺组织内未见中性粒细胞浸润。SAP 组在各时间点均可见肺间质高度充血,肺泡间隔明显增宽,肺泡腔部分融合成肺大疱,部分萎缩;肺间质大量中性粒细胞浸润,尤以小静脉和小支气管周围多见;部分小支气管上皮细胞脱落,腔内有红细胞,可见微血栓形成。随造模时间延长镜下病理损伤逐渐加重。

**2. SAP 大鼠肺组织黏附分子表达及中性粒细胞肺内募集的结果**

(1)肺泡灌洗液中中性粒细胞 CD11b/CD18 定量:SO 组中性粒细胞表面 CD11b/CD18 有少量表达,SAP 组与 SO 组比较肺灌洗液中中性粒细胞表面 CD11b/CD18 表达 6 小时已明显增加($P<0.05$),持续到 12 小时($P<0.05$),24 小时略有降低($P<0.05$)。各治疗组与 SAP 组相应时相点比较肺灌洗液中中性粒细胞表面 CD11b/CD18 表达明显降低($P<0.05$),DEX 组在 6 小时与其他治疗组比较中性粒细胞表面 CD11b/CD18 表达降低显著($P<0.05$),QYD 组与其他治疗组比较在 24 小时中性粒细胞表面 CD11b/CD18 表达降低显著($P<0.05$)。

(2)肺组织 ICAM-1 蛋白表达强度:SO 组肺泡上皮细胞和血管内皮细胞表面均无染色,ICAM-1 的表达为阴性。SAP 组术后 6 小时部分血管内皮细胞表面有淡黄色或棕黄色颗粒,少数肺泡上皮细胞也有轻度染色,肺组织 ICAM-1 蛋白表达为弱阳性,术后 12 小时血管内皮细胞表面有黄色或棕黄色颗粒,肺泡上皮细胞可见黄色颗粒,肺组织 ICAM-1 表达为阳性,术后 24 小时肺组织 ICAM-1 蛋白表达为强阳性,各治疗组 ICAM-1 表达与分布较 SAP 组相应时间点减少,造模后 24 小时 QYD 组 ICAM-1 表达积分数降低最显著($P<0.05$)。

(3)血清中可溶性细胞间黏附分子(sICAM-1)测定:造模后各时间点 SAP 组与 SO 组比较血清中 sICAM-1 明显升高($P<0.05$),随时间延长血清中 sICAM-1 表达增加,24 小时血

清中 sICAM-1 浓度升高最明显。各治疗组与模型组相应时相点比较血清中 sICAM-1 明显降低（$P<0.05$），造模后 6 小时 DEX 组血清中 sICAM-1 降低最明显（$P<0.05$），在 24 小时 QYD 组血清中 sICAM-1 降低最显著（$P<0.05$）。

**3. 信号分子对 SAP 大鼠肺泡中中性粒细胞凋亡延迟的调控及不同药物的影响**

（1）肺泡灌洗液中中性粒细胞凋亡和存活细胞定量：造模后各时间点 SAP 组与 SO 组比较肺泡灌洗液中中性粒细胞凋亡比例明显降低（$P<0.05$），中性粒细胞存活比例明显升高（$P<0.05$），造模后 12 小时中性粒细胞凋亡比例降低显著。各治疗组与 SAP 组相应时相点比较肺灌洗液中中性粒细胞凋亡比例显著增加（$P<0.05$），中性粒细胞存活比例均明显降低（$P<0.05$）。

（2）肺泡灌洗液中中性粒细胞 *FAS/FASLG* mRNA 定量：SAP 组肺泡灌洗液中中性粒细胞几乎检测不到 *FAS/FASLG* mRNA，各治疗组与 SAP 组相应时相点比较肺泡灌洗液中中性粒细胞 *FAS/FASLG* mRNA 表达显著增加（$P<0.01$），各治疗组与 SO 组比较肺泡灌洗液中中性粒细胞 *FAS/FASLG* mRNA 表达增加，但没有统计学意义。

（3）肺泡灌洗液中中性粒细胞 NF-κB 测定：SO 组肺泡灌洗液中有少量中性粒细胞胞质中有棕色颗粒，占肺泡灌洗液中中性粒细胞总数的比例不足 10%，为阴性。SAP 组术后 6 小时胞质中有棕色颗粒的细胞明显增加，术后 12 小时增加最显著（$P<0.05$）各治疗组相应时间点与 SAP 组相比较中性粒细胞胞质中有棕色颗粒的细胞百分比明显减少（$P<0.05$），各治疗组间无明显差异。

（4）肺泡灌洗液中中性粒细胞内游离钙浓度测定：造模后各时间点 SAP 组与 SO 组比较肺泡灌洗液中中性粒细胞胞质游离钙浓度明显增加，术后 12 小时达到高峰（$P<0.05$），治疗组相应时间点与 SAP 组相比较胞质游离钙浓度的浓度明显减少（$P<0.05$），24 小时各治疗组基本恢复正常水平。

**4. SAP 大鼠肺泡中中性粒细胞呼吸爆发的变化及不同药物的影响**

（1）大鼠肺泡灌洗液中性粒细胞呼吸爆发结果：SAP 组在各时间点肺泡灌洗液中中性粒细胞呼吸爆发均比 SO 组明显增强（$P<0.05$），造模后 6 小时肺泡灌洗液中中性粒细胞呼吸爆发明显增加（$P<0.05$），12 小时达到高峰（$P<0.01$），24h 中性粒细胞呼吸爆发作用基本恢复到正常水平（$P<0.05$）。在 6 小时、12 小时各治疗组与模型组相应时相点比较肺泡灌洗液中中性粒细胞呼吸爆发显著降低（$P<0.05$），24 小时时基本恢复到正常。

（2）大鼠肺泡灌洗液中 SOD、MDA 水平变化：SAP 组肺泡灌洗液 MDA 水平在各时相均显著高于游离钙浓度组（$P<0.05$），而 SOD 活性较游离钙浓度组明显降低（$P<0.05$）。各治疗组与 SAP 模型组相比较 MDA 水平明显降低（$P<0.05$），SOD 活力明显升高（$P<0.05$）。

## 二、研究结果的分析和意义

### （一）大鼠 APALI 模型的评估

本研究采用经胆胰管逆行注射 1.5% 去氧胆酸钠溶液制备大鼠 SAP 诱发肺损伤模型的方法，结果发现造模后各时间点大鼠均出现呼吸困难，口唇发绀，动脉血气分析结果显示 $PaO_2$ 明显降低，$PaCO_2$ 明显升高，$A\text{-}aDO_2$ 明显升高，表明大鼠模型存在明显肺内氧交换障碍和低氧血症表现。肺脏大体表现有明显充血，水肿。肺组织病理显示微血管通透性升高，肺组织中有大量中性粒细胞浸润,肺组织渗出、出血明显,表明用 1.5% 去氧胆酸钠溶液制备的大鼠 SAP 模型伴有急性肺损伤的存在。

### (二) 中性粒细胞功能改变在 SAP 时 ALI 发病中的作用

已有研究表明储藏在肺组织中的粒细胞是整个边缘池的最大部分之一,肺循环中粒细胞占全身循环的 45%,机体一旦发生感染、创伤等变化,粒细胞在细胞因子和炎症介质作用下就会迅速进入肺泡腔,进入肺组织的中性粒细胞一方面机械性阻塞毛血管导致静脉阻力增加、微循环障碍;另一方面黏附的中性粒细胞过度激活,通过释放大量蛋白水解酶、细胞因子及氧自由基损伤内皮细胞屏障,进一步加重肺组织的病理损伤,募集在肺组织中的中性粒细胞是造成 SAP 时 ALI 发生的重要原因。本节实验从中性粒细胞黏附分子的表达、凋亡的变化及呼吸爆发的改变三个方面探讨了中性粒细胞在 SAP 时 ALI 中的作用。

**1. 黏附分子表达在大鼠 SAP 时 ALI 中的作用** 前文已明确选择素启动了中性粒细胞在炎症部位的募集,但在随后发生的中性粒细胞与血管内皮细胞加强黏附并穿越血管内皮细胞的过程中,L-选择素分子与其配体的结合则几乎不起任何作用,此时整合素 CD11/CD18 与其配体的相互作用对肺内中性粒细胞聚集具有重要作用。因此,本实验选择检测中性粒细胞表面的 CD11b/CD18 的表达来反映中性粒细胞表面的黏附分子水平。结果显示,SAP 组中性粒细胞表面 CD11b/CD18 在各时间点表达均较 SO 组增高,造模后 6 小时已明显升高,并且一直持续到 24 小时,这与国外文献报道是吻合的。CD11b/CD18 的表达通常认为是中性粒细胞受到刺激后脱颗粒,使储存于细胞内池的 CD11b/CD18 迅速转移到细胞膜表达所致。应用蛋白合成抑制剂不能抑制 CD11b/CD18 在中性粒细胞表面的表达,表明该过程不是一个诱导合成的过程,而是一个迅速持续表达的快相过程。造模后 24 小时中性粒细胞表面 CD11b/CD18 略有降低,这可能与中性粒细胞活化后内源性蛋白水解酶水解中性粒细胞表面的整合素蛋白,使中性粒细胞表面的整合素蛋白 CD11b/CD18 脱落有关。

CD11b/CD18 的内源性配体即为内皮上的 ICAM-1(CD54)。正常情况下,内皮细胞、淋巴细胞、上皮细胞都可产生少量的 ICAM-1,LPS 刺激引起内毒素休克时,肺 ICAM-1 蛋白表达比正常高 4 倍,并显著高于其他脏器,肺组织 ICAM-1 的高表达促进中性粒细胞的黏附、激活和释放,并且增加了肺损伤的易感性。ALI 时中性粒细胞与血管内皮细胞相互作用及介导其穿越血管壁过程中 ICAM-1 表达起了重要作用。CD11b/CD18 和 ICAM-1 表达的增多,一方面有助于中性粒细胞与血管内皮细胞的稳固黏附,中性粒细胞在肺组织中募集;另一方面中性粒细胞与靶细胞黏附结合后形成了中性粒细胞与靶细胞间一个较为紧密且相对稳定的微环境,使得中性粒细胞释放的毒性介质在局部能保持较高浓度。因此调控中性粒细胞表面 CD11b/CD18 和肺内 ICAM-1 的表达,对抑制中性粒细胞在肺内的聚集和减轻 ALI 具有重要意义。

本研究结果显示在 SO 组 ICAM-1 有少量的表达,但在 SAP 组,肺组织 ICAM-1 在造模后 6 小时较 SO 组明显增加,随造模时间延长逐渐升高,24 小时达到高峰。Shigeatesu 等研究表明 ICAM-1 的表达随着多器官功能衰竭的发生而持续增高,并与多器官功能衰竭严重度相关。有学者应用 RR1/1(抗 ICAM-1 的单克隆抗体)注入模型组动物体内,发现它能使 60% 的肺组织 MPO 活性下降,抑制肺的毛细血管通透性的增加以及肺水肿的发生,提示 ICAM-1 在中性粒细胞介导的 ALI 中作用重大。

本实验还发现在 SAP 组肺组织 ICAM-1 表达增强的同时,血清 sICAM-1 的表达水平也随之升高,并且两者的表达是一致的。通常认为可溶性 ICAM-1(sICAM-1)是 ICAM-1 的胞外区脱落至血液循环中的片段,其水平可反应血管内皮细胞表面 ICAM-1 的表达水平,并可作为中性粒细胞活化的标志。临床研究也发现,AP 早期血浆 sICAM-1 水平明显高于对照组,而且与胰腺坏死性组织损伤程度密切相关。Kaufmann 等在对 AP 患者的研究观察中发现,SAP 时循环中 ICAM-1(sICAM-1)水平明显高于 SO 组($P<0.001$),以血浆 sICAM-1 水平诊断重症急性胰腺炎的敏感性为 92%,明显高于 C 反应蛋白(42%)。据此可以认为,SAP 早期中性粒细胞-内皮细胞相互作用加强,大量中性粒细胞聚集并释放多种毒性递质,造成胰腺及周围组织的严重损伤,而此时血管内皮细胞上 ICAM-1 表达异常增高,释放入血的 ICAM-1 也相应增多,故血浆 sICAM-1 水平可以反映病情的严重程度及发展趋势,入院早期监测 AP 患者血浆 sICAM-1 水平,有助于预后的判断,并为重症患者及时采取有效的治疗方案提供依据。

**2. SAP 时 ALI 大鼠肺组织中性粒细胞凋亡及凋亡信号转导** 近年来,急性肺损伤(ALI)发病过程中中性粒细胞凋亡的作用日益受到重视。SAP 时在内毒素、炎症介质、细胞因子等因素作用下,肺组织中中性粒细胞异常增多,虽然中性粒细胞在机体非特异性防御反应中具有重要作用,但中性粒细胞在炎症灶内被过度激活、延迟清除或继发坏死,可通过释放氧自由基和蛋白水解酶及其他有害内容物加重炎症反应和周围组织损伤,甚至使炎症迁延和慢性化。因而,适当适度清除中性粒细胞可控制炎症的发生、发展和转归。细胞凋亡是将中性粒细胞从炎症区域清除,并对周围组织损伤最小的一个重要的清除途径,中性粒细胞凋亡的失调,可能是 ALI 的发病重要机制,因此深入研究中性粒细胞凋亡的变化规律,对治疗中性粒细胞引起的 ALI,避免炎症的加重和迁延具有重要意义。

(1)SAP 时 ALI 大鼠肺组织中性粒细胞凋亡的发生规律及其与肺损伤的关系:分析本实验结果,SAP 组与 SO 组比较,肺泡灌洗液中中性粒细胞在 6 小时凋亡比例明显降低,存活细胞比例升高,持续到 12 小时,肺泡灌洗液中中性粒细胞凋亡减少、存活比例增加这种变化主要表现为凋亡延迟,导致中性粒细胞游出血管到达肺组织后不能被及时清除,存活时间延长,释放毒性内容物增多,中性粒细胞的这种变化与肺损伤的发生可能有密切关系。Bello 等观察 ARDS 患者 BALF 中中性粒细胞凋亡的变化,结果发现在 ARDS 整个发病过程中中性粒细胞凋亡率明显下降,患者 BALF 中补体 C5、白细胞介素、TNF、PAF 等明显升高,将正常人中性粒细胞与 ARDS 患者 BALF 共同培养,发现中性粒细胞的凋亡率明显下降。可见募集到肺组织的中性粒细胞凋亡在 BALF 中出现延迟,存活时间延长,持续释放毒性内容物,造成周围组织损伤。综上,通过诱导凋亡来清除这些中性粒细胞也许可以避免继发性组织损伤,保护器官功能。

(2)信号分子在 SAP 时 ALI 大鼠肺组织中性粒细胞凋亡的调控作用:近年的研究发现,细胞增殖和分化过程中的一些基因、信使分子、蛋白激酶或磷酸化酶是细胞凋亡过程中的调节因子,细胞凋亡与细胞增殖、分化的信号途径有着某些共同的信号分子。中性粒细胞凋亡过程中涉及的信号分子或信号转导途径,与其他细胞相比有不同的特点。在本研究中选择 $Ca^{2+}$、NF-κB、Fas/FasL 作为研究对象,观察它们与中性粒细胞凋亡的关系。

1)$Ca^{2+}$ 浓度的变化及其意义:细胞内 $Ca^{2+}$ 浓度的改变涉及多种效应,包括细胞的增殖、分化和凋亡。对胞质游离 $Ca^{2+}$ 的作用已有很多研究,一般认为细胞内水平升高首先是细胞内钙储库的释放,然后是外钙的内流,从而导致细胞内钙的进一步提高,细胞内钙超载是 SAP 是导致多器官功能衰竭的一个重要机制。本实验发现 SAP 模型组 6 小时肺泡灌洗液中性粒细胞胞质游离 $Ca^{2+}$ 浓度与对照相比有显著差异,12 小时达到高峰,24 小时已基本恢复到对照水平,并且肺泡灌洗液中性粒细胞中游离 $Ca^{2+}$ 浓度升高与中性粒细胞凋亡改变一致。这些结果提示这种细胞内 $Ca^{2+}$ 浓度的短暂升高对凋亡的发生可能有特殊的意义,Whyte 在体外实验中发现胞质游离 $Ca^{2+}$ 浓度的短暂升高可以抑制中性粒细胞凋亡,他认为 $Ca^{2+}$ 之所以能影响凋亡,主要是因为某些核小体 DNA 的降解为钙依赖性。$Ca^{2+}$ 是涉及细胞内多种生理或病理变化的共同物质,在细胞凋亡中发挥一定的作用,但是 $Ca^{2+}$ 浓度影响中性粒细胞凋亡的作用究竟有多大,尚需深入的研究。

2)Fas/FasL 通路:Fas(CD95/APO-1)与 Fas 配体(fasligand,简称 FasL)通路是多种细胞凋亡的基本信号转导通路。Fas/FasL 的结合可迅速引发白细胞介素-1β 转换酶(interleukin-1βconverting enzyme,ICE)相关蛋白酶的水解活性。ICE 家族在细胞凋亡中起核心作用,其表达与细胞凋亡具有密切关系。生理状态下血管内皮细胞能通过 FasL 诱使进入血管壁表达 Fas 的免疫细胞凋亡,从而有效阻止中性粒细胞的渗出,FasL 能促进这种反应,而减少血管内皮细胞 FasL 表达会导致中性粒细胞渗出增多。中性粒细胞本身也以自分泌和旁分泌的方式表达 Fas 和 FasL,调控自身凋亡,保持数量的稳定。Fas/FasL 表达对 ALI 具有双重作用,一方面 Fas/FasL 高表达促进肺泡灌洗液中中性粒细胞凋亡而减少中性粒细胞造成的肺损伤。另一方面可能诱导肺泡上皮、血管内皮凋亡而破坏肺泡-毛细血管膜的完整性,因此,保持 Fas/FasL 系统功能稳态对疾病的发生和发展、预后和转归都具有重要意义。本研究采用 RT-PCR 技术检测肺泡灌洗液中中性粒细胞的 *FAS* 和 *FASLG* mRNA 水平,结果显示正常中性粒细胞有一定的 *FAS* 和 *FASLG* mRNA 表达,SAP 模型组肺泡灌洗液中性粒细胞几乎检测不到 *FAS* 和 *FASLG* mRNA 表达,可见抑制 *FAS* 和 *FASLG* mRNA 表达是延迟中性粒细胞凋亡的一个重要因素。

3)NF-κB 存活蛋白(survival protein)通路:NF-κB 是一组重要的转录调节因子,功能性 NF-κB 结合序列存于多种细胞基因的启动子和增强子中活化的 NF-κB 能与 DNA 特定的 κB 序列结合,启动和调节众多与免疫和炎症反应相关的基因转录,在机体的免疫应答、炎症反应及细胞的生长调控等方面发挥重要作用。中性粒细胞内 NF-κB 活化与 ALI 的关系也是许多学者研究的热点。致病因素活化中性粒细胞后不仅释放 ROS、蛋白酶和炎症介质等直接损伤肺组织,还可通过激活 NF-κB 诱导 IL-1β 和 IL-8 等前炎性细胞因子的释放引起瀑布样反应,因而 NF-κB 对 ALI 的发生和发展中起中心作用。本研究结果显示 SAP 组与 SO 组各时间点比较肺泡灌洗液中性粒细胞中 NF-κB 明显增加,随时间延长中性粒细胞内 NF-κB 表达增多,肺泡灌洗液中性粒细胞增加,提示 NF-κB 与 ALI 时中性粒细胞聚集扣押、迁移密切相关。研究发现多种 NF-κB 抑制剂,例如 gliotosin、SN-50、吡咯烷二硫代氨基甲酸酯(PDTC)能够促进体外培养人血中性粒细胞的自发凋亡,且呈时间和剂量依赖性并且对 TNF-α 诱导中性粒细胞凋亡有协同作用,提示 NF-κB 是调控中性粒细胞凋亡的重要转录因子,炎症介质致中性粒细胞凋亡延迟与 NF-κB 的激活有关。Nolan 等将严重创伤后 24~72 小时患者的外周血中性粒细胞在体外培养 18 小时,发现其凋亡率显著低于正常人的中性粒细胞,该患者的血浆能够引起正常中性粒细胞凋亡延迟和 IκB 的降解,预先使用 NF-κB 抑制剂 PDTC 能够扭转这种作用。Ethridge 研究发现选择性抑制 NF-κB 可以明显降低肺组织中中性粒细胞的凋亡,改善 SAP 的预后。

　　既然 NF-κB 是调控中性粒细胞凋亡的重要靶点,因此通过抑制 NF-κB 表达将对促进中性粒细胞凋亡具有重要意义。目前人们针对 NF-κB 的治疗越来越多,但仍有一些问题亟待解决:①如何阻断 NF-κB 激活剂(如 LPS)与相应的细胞膜受体的结合;②阻止 NF-κB 激活所需的细胞膜-细胞质间的信息传递;③抑制 IκB 的磷酸化、IκB 与 NF-κB 的解离及 NF-κB 二聚体的核移位过程;④对 NF-κB 进入细胞核后启动的生存蛋白的合成及功能的发挥加以干预。因此,继续深入研究 NF-κB 不仅有利于从分子水平上阐明 ALI 的发生机制,对于临床确定 ALI 的主要病因和制定合适的治疗方案均有所裨益。

　　**3. SAP 时 ALI 大鼠肺组织中性粒细胞呼吸爆发的改变**　本研究发现 SAP 时 ALI 大鼠肺组织中性粒细胞呼吸爆发在 6 小时明显增强,到 12 小时达到高峰,24 小时恢复到对照组水平,各时相点与对照组比较差异显著。结果提示,浸润于肺组织中的中性粒细胞呼吸爆发并释放毒性内容物的功能与肺泡灌洗液中中性粒细胞凋亡延迟,活细胞比例增加的变化是一致的,并且可能是导致肺组织损伤的启动因素。在 24 小时肺组织中中性粒细胞凋亡和呼吸爆发基本恢复到正常,这可能说明中性粒细胞在胰源性肺损伤早期起了重要作用。外界许多刺激可通过不同的信号途径激活中性粒细胞并引起呼吸爆发,其膜上的 NADPH 氧化酶激活后即可产生氧自由基,氧自由基在杀死入侵细菌的同时也可以对周围正常组织造成损伤。氧自由基作用于肺组织和中性粒细胞膜本身引起脂质过氧化反应,可使 BALF 中 MDA 含量增高,而其内源性清除剂 SOD 活性降低。本实验中 BALF 中 MDA 含量明显升高,SOD 活力明显降低。有研究表明氧自由基的升高或内源性抗氧化剂(如 SOD)消耗可导致细胞的凋亡,氧自由基诱导细胞凋亡可能与细胞过氧化或调节凋亡相关基因有关。还有研究表明中性粒细胞呼吸爆发的发生与细胞内钙有关,中性粒细胞胞质游离钙升高出现钙超载是中性粒细胞激活过程中最早被观察到的现象,细胞内钙超载使线粒体功能受损,细胞色素氧化酶系统功能失调,以致进入细胞内氧经单电子还原形成氧自由基增多。本实验中细胞内钙离子浓度在 6 小时、12 小时有明显升高,中性粒细胞呼吸爆发作用也明显增强这与文献报道是吻合的。

　　由于凋亡是多基因参与的细胞"自杀"过程,在不同的时间、地点发挥主要作用的基因或蛋白都可能不同,所以力图找到某一个关键的"凋亡基因"或"凋亡蛋白"是不现实的,对凋亡本身乃至调控的研究仍需进一步深入。

　　**(三) 不同药物对 SAP 时 ALI 的防治及肺组织中性粒细胞功能的影响**

　　**1. 乌司他丁对 SAP 时 ALI 的防治和肺组织中性粒细胞功能的影响**　乌司他丁(ULI)是一种从新鲜人尿中提取的广谱蛋白酶抑制剂,其具有抑制多种胰蛋白酶、脂蛋白酶、透明质酸酶的活性并能稳定溶酶体膜,抑制多种炎症介质释放的药理作用。经 ULI 治疗后大鼠各时相点肺泡灌洗液中的中性粒细胞表面 CD11b/CD18 和肺血管内皮、肺泡上皮中 ICAM-1 的表达明显减低。Kawamura 通过实验发现 ULI 可以抑制 IL-6、IL-8 的产生从而减少中性粒细胞与内皮细胞黏附分子的表达,减少中性粒细胞在肺组织中活化、黏附和聚集,对肺泡上皮细胞和血管内皮细胞具有一定的保护作用;ULI 的抗黏附作用为 ANP 合并肺损伤提供了一条新的治疗途径。ULI 治疗组肺泡灌洗液中 MDA 水平降低间接说明它对清除氧自由基有明显作用并且降低了机体自身产生的保护性因子 SOD 的消耗，Abe 等学者通过临床观察证实乌司他丁对清除氧自由基有较明显作用。中性粒细胞弹性蛋白酶是导致组织坏死较重要的酶，是反映 ARDS 的一个重要指标，与病死率有关。ULI 可以抑制中性粒细胞弹性蛋白酶和其他炎症介质的产生。ULI 对胰源性肺损伤的保护作用主要是通过抑制多种蛋白酶的活性和炎症介质的产生从而影响中性粒细胞功能达到的。

**2. 地塞米松对 SAP 时 ALI 的防治和肺组织中性粒细胞功能的影响**　糖皮质激素（glucocorticoid，GC）具有强大的抗炎作用。可以从多个环节上阻断或抑制炎症反应过程。因此，在理论上 GC 可以有效地防治 ALI/ARDS。GC 作用广泛而复杂。生理情况下所分泌的 GC 主要影响物质代谢过程，超生理剂量的 GC 还有抗炎、抗免疫等药理作用。GC 是磷酸二酯酶 A2 和一氧化氮合成酶的天然抑制剂，已有多年应用的历史，包括治疗 ARDS、支气管哮喘、特发性肺间质纤维化等。其治疗机制主要有：①内毒素性肺损伤与白细胞介素-8（IL-8）募集、活化中性粒细胞有关。地塞米松可降低 IL-8 的水平，减少中性粒细胞在肺组织中的聚集，减轻肺组织的病理改变。②GC 可保护毛细血管内皮细胞，防止白细胞和血小板聚集、黏附管壁形成微血栓。③可稳定溶酶体，降低补体活性，抑制细胞膜上磷脂代谢，减少花生四烯酸的合成，阻止前列环素（PGI2）及血栓素 A2（TXA2）的生成。④具有抗炎和促进肺间质液体吸收，促进Ⅱ型肺泡细胞分泌表面活性物质，缓解支气管痉挛，抑制肺纤维化等多种功能。⑤可有效抑制体内自由基的生成，对脂质过氧化反应具有剿灭作用。GC 很早就被用于 ALI 的治疗，基础与临床研究也已证实了 GC 在 ALI 综合救治中的作用。但由于 GC 应用中存在抑制免疫反应，大剂量长时间应用可导致炎症扩散、骨质疏松和股骨头坏死等不良反应。目前 ARDS 和 ALI 是临床危重症治疗的难点，糖皮质激素类药物在 ARDS 和 ALI 治疗中的应用始终存在争议。

Andreasson 等研究表明使用大剂量糖皮质激素可以抑制中性粒细胞在内皮上的黏附和聚集，有利于改善 ARDS 患者的预后。在 SAP 并发 ALI/ARDS 的研究中蔡笃雄等认为氢化可的松治疗能显著降低急性坏死性胰腺炎（ANP）肺组织中髓过氧化物酶的水平及 6 小时、12 小时肺组织湿/干重比值，并能明显减轻各时间点肺组织的病理损伤，进一步提示给予氢化可的松治疗能明显减少肺组织中中性粒细胞的浸润，减轻肺组织炎症反应及肺水肿，改善肺组织损伤。宋志芳等研究认为，GC 能改善 SAP 致 ARDS 的患者顽固性缺氧和休克，常规机械通气和药物治疗不佳时可考虑应用。刘学民等研究了大剂量地塞米松治疗 SAP 肺损伤，用药后肺组织炎症明显受到了抑制，肺水肿明显改善，白细胞的浸润程度也明显减轻。涂发玖等研究结果表明，应用乌斯他丁联合大剂量激素及改善微循环药物低分子右旋糖苷预防性治疗 SAP 合并肺损伤，可通过抑制细胞炎症因子介导的急性肺损伤等对肺脏起预防性的早期保护，能有效地降低并发症，从而提高 SAP 的治愈率。

在本节实验中观察发现地塞米松对中性粒细胞表面的整合素 CD11b/CD18 与血管内皮、上皮细胞表面的配体 ICAM-1 的表达在 6 小时有明显抑制作用。糖皮质激素可通过抑制黏附分子的表达减少肺内中性粒细胞的聚集。可见早期大量使用地塞米松对抑制中性粒细胞在肺组织中的黏附聚集具有重要意义。

研究表明地塞米松是通过其广泛存在的糖皮质激素受体（glucocorticoid receptor，GR）而发挥作用的,地塞米松与 GR 结合后,受体被激活并移位到细胞核中,活化的糖皮质激素和 GR 形成复合物,激活免疫活性,抑制 NF-κB 活性及 IκBα 的降解,抑制 NF-κB 活性就可以抑制炎性细胞因子 mRNA 的转录,减少炎症细胞因子的生成。本实验发现地塞米松能明显抑制肺泡灌洗液中性粒细胞内 NF-κB 的活化,并伴有中性粒细胞凋亡比例的增加。提示地塞米松通过抑制 NF-κB 的表达对中性粒细胞的凋亡也具有促进作用。Wong 等在大鼠 ALI 模型中用大剂量 GC 治疗发现 GC 可明显抑制 NF-κB 激活。Nathalie 在实验中发现,IκBα 的表达可以显著引起细胞核内活化的 P65 亚单位重新回到胞质中形成失活状态的复合物,地塞米松通过诱发 IKBα 的表达终止了 NF-κB 活化而促进中性粒细胞的凋亡。

本部分实验发现地塞米松治疗组在 6 小时治疗效果明显优于其他治疗组。这可能有如下两方面原因:一是用药时机早,在造模后立即静脉预防使用地塞米松,而不是在症状出现后使用。O'Leary 在鼠 ARDS 实验中也发现预先腹腔给予地塞米松 BALF 中 TNF 水平比对照组降低 70%,肺泡内中性粒细胞明显减少。二是用药剂量大(10mg/kg),前面已简述 GC 是通过与胞质中 GCR 起作用,在 ARDS 患者 GR 减少,对 GC 发生抵抗,为临床采用大剂量 GC 治疗 ARDS 似乎可提供解释,但是 GC 没有备用受体(spare recepter),一旦受体减少即使应用大剂量 GC 也不能取得疗效。后来人们在实验观察中发现体内存在低亲和力的糖皮质激素受体($GCR_L$),ARDS 时若 GR 减少不超过 50%,则 GC 浓度只要达到 $10^{-7}$mmol/L,就可以与约 90% 的 GR 结合,使 GC-GR 的功能得以满足机体的需要,但若 GR 减少超过 50% 时,则必须借助 $GCR_L$ 的结合才能使 GC-GR 功能得以恢复,为此血中 GC 浓度必须达到 $10^{-7}$mmol/L 才能发挥作用。因此,选用大剂量地塞米松治疗也有一定疗效。

从本实验的初步结果来看,早期应用 GC 对肺组织还是具有一定的保护作用,但如何科学合理使用 GC 治疗 APALI 还有待于进一步探讨。

**3. 清胰汤对 SAP 时 ALI 的防治作用及对肺组织中性粒细胞功能的影响**

(1)SAP 的中医分期辨证治疗:根据 SAP 的病程变化时中医证候的特点将其分为阳明腑实期、邪实热盛期、邪去正虚期三期。阳明腑实期症见腹痛腹胀、痞满拒按、大便秘结、频繁呕吐、口干肢冷、脉细数、苔白或薄黄;主症属少阴阳明合病或阳明腑实证;中药治疗主要采用通里攻下,辅以疏肝理气活血化瘀药物。邪实热盛期中医辨证除舌红,苔黄脉洪数等邪实热盛的见证外,还可见毒热炽盛,热深厥深,胃热炽盛,迫血妄行,结胸里实,热结阳明,热血相搏,热腐成脓,热血相结,血瘀成块;根据其邪实热盛的特点中药治疗以清热解毒剂活血化瘀为主,辅以通里攻下。邪去正虚期中医辨证为气虚、血虚或阳虚、阴虚,治疗是针对邪去正虚采取的调补措施。

(2)清胰汤对 SAP 时 ALI 防治作用的机制:SAP 时肠道屏障功能受损,肠道菌群失调,细菌移位及内毒素血症无论通过血行还是淋巴的运输,首先遭受打击的靶器官是肺,"肺朝百脉""肺与大肠相表里"的中医整体理论为胰源性肺损伤并发症高发生率提供了合理解释,同时也为临床施治提供了理论依据。

应用清胰汤对 SAP 时 ALI 进行干预治疗,发现清胰汤能有效降低模型动物病死率,改善动脉血气,肺组织病理学检查也证实肺微血管和上皮细胞得到了有效的保护,水肿和渗出均明显减少,表明清胰汤对 SAP 时 ALI 有很好的防治作用。

清胰汤对胰源性肺损伤的保护机制可能是通过对全身和局部共同调节实现的。①通里攻下法可以保护肠黏膜屏障,促进肠蠕动,减少细菌移位和肠源性内毒素血症,并能直接降解或减少内毒素的生成从而减轻内毒素的后续效应防止细胞因子网络的过度激活。②清热解毒法对内毒素所致溶酶体和线粒体损害有保护作用,能稳定溶酶体酶,清除自由基,抑制过氧化脂质生成,减轻过氧化损伤。③活血化瘀法可以改善微循环,增加组织供氧,减少纤维蛋白原的渗出,抑制纤维组织增生和促进纤维组织降解。④清胰汤可以通过抑制肺泡灌洗液中中性粒细胞表面 CD11b/CD18 与其配体 ICAM-1 黏附分子在肺血管内皮和肺泡上皮细胞上表达,减少中性粒细胞在肺组织的聚集。⑤清胰汤通过抑制中性粒细胞内 NF-κB 活性和细胞内钙超载,增加 Fas/FasL 表达,促进了肺组织中中性粒细胞凋亡,减少肺组织中中性粒细胞的存活比率,减轻肺泡内中性粒细胞释放毒性内容物。⑥清胰汤还具有稳定肺毛细血管通透性作用从而减少中性粒细胞的游走和渗出。

因此可以说,中药清胰汤通过多层次、多环节、多靶点的综合治疗作用正是其治疗上的优势。SAP 时 ALI 的病因是多方面的,阐明清胰汤对 SAP 时 ALI 其他致病因素的影响以及如何将辨证应用清胰汤与西药有机结合治疗,更好发挥中西医结合治疗优势仍有待于进一步研究。

# 第四节　细胞凋亡的作用与调控机制

急性胰腺炎(acute pancreatitis,AP)是一种胰酶在胰腺组织异常激活导致自身消化的炎性反应性疾病,常致全身炎症反应综合征(SIRS)。特别是重症急性胰腺炎(sever acute pancreatitis,SAP)发病急、危、重,病死率高,早期容易并发多器官功能衰竭,尤其是急性肺损伤(acute lung injury,ALI)。对 AP 动物模型研究显示,AP 所致肺损伤的特征为弥漫性肺内皮屏障功能破坏(表现组织水肿、血浆外渗、细胞活化等)、白细胞大量浸润、各种炎症介质释放、肺出血和肺泡细胞损害等。因而认为致肺损伤的关键一步是各种原因所致肺上皮和内皮屏障破坏,从而导致肺毛细血管通透性增加,肺水肿和肺不张。肺损伤是 SAP 最常见和最严重的全身并发症之一,呼吸功能障碍的程度表现从轻度的氧合作用不足到 ARDS,一周内死亡病例中约 60% 并发 ALI 或 ARDS。SAP 并发 ALI 发病机制复杂,中性粒细胞激活、胰酶活化、过氧化损伤、内毒素及炎症介质、P 物质等参与其发病,其确切发病机制尚未完全阐明。细胞凋亡(apoptosis)是由基因调控的主动而有序的细胞死亡过程,起初认为凋亡是在胚胎发生和组织增生过程中机体为清除过度增殖和不需要的细胞的一种机制。后来,人们发现细胞凋亡参与体内许多重要的病理与生理反应过程,并已成为全身炎症性疾病的研究热点。细胞凋亡既参与 AP 发病过程,也参与 ALI 发病机制的调节,在 AP 并发ALI 的发生和发展中扮演着重要的角色。

## 一、细胞凋亡的特征、意义与调控机制

1972 年 Kerr 等详细描述并正式用 apoptosis 定义了一种不同于坏死的细胞特殊死亡方式——凋亡。凋亡过程由基因调控,由导致促凋亡和抗凋亡因素失衡而诱发细胞死亡的信号所引发。凋亡细胞经历有序的形态学改变和分子变化,包括细胞骨架重排、核膜崩解、染色质凝聚、DNA 断裂、细胞皱缩、胞膜出泡及形成凋亡小体,短时间内被周围的细胞吞噬而

不释放细胞内容物,不引起炎性反应。与其相反,坏死细胞发生肿胀和溶解,向间质释放细胞内容物而引发炎性反应。细胞凋亡在发育生物学、损伤过程的组织重塑和一些疾病的病理进展中具有重要作用,自发现到当今日益受到基础和临床研究者的重视。细胞凋亡的共同途径由胱天蛋白酶(cysteinyl aspartate-specific proteases,caspase)所介导。Caspases 激活后对底物天冬氨酸羧基端产生酶切作用,使细胞具有凋亡的特征而被称为凋亡的关键效应酶和分子执行者。目前至少已鉴定出 14 种 caspases 家族成员,其中与凋亡密切相关的成员分为起始 caspases(caspase-2、caspase-8、caspase-9 和 caspase-10)和效应 caspases(caspases-3、caspase-6 和 caspase-7)。诱导 caspases 激活的经典途径有两条,一条是死亡受体途径由位于胞膜的死亡受体(death receptor,DR)介导,DR 属于肿瘤坏死因子受体(TNFR)超家族,包括 Fas/CD95(与 FasL 结合)、TNFRⅠ和 TNFRⅡ及 DR 4 和 DR5;另一条由线粒体途径介导,Bcl-2 家族促凋亡因子(Bax、Bak、Bim、和 Bid)与抗凋亡因子(Bcl-2、Bcl-xL 和 Mcl-1)参与调节,在促凋亡的应激作用下,线粒体内细胞色素 C 释放到胞质内而激活 caspases。不同的凋亡调控通路和各种影响因子相互联系形成一个存在交叉的庞大的网络系统,其复杂性需要研究者细致探讨在特定环境下特定细胞发生凋亡的调控机制以选择合适的干预措施,促进或抑制凋亡的发生达到治疗的目的。

## 二、细胞凋亡在 AP 并发 ALI 中的作用

人们早已认识到 AP 容易诱发 SIRS/MODS,并发胰腺外器官如肺与肾等功能衰竭时病死率非常高。从实验动物及临床病例的胰腺组织切片中都发现有特征性的大量中性粒细胞浸润,且在发病早期肺组织内亦出现大量中性粒细胞聚集,推测中性粒细胞凋亡延迟对胰腺和肺组织的损伤起到非常重要的作用。在炎性反应中,细胞因子和其他炎性产物对不同类型细胞的凋亡发生调节作用。在肺脏的炎性反应部位,中性粒细胞凋亡延迟而上皮细胞凋亡增多。有效调控凋亡通路中的关键环节成为一种新的治疗性干预措施来限制炎症反应对肺组织造成的损伤。

### (一) 中性粒细胞的凋亡

利用不同胰腺炎动物模型(饮食诱导、胰胆管注射胆酸盐及静脉注射雨蛙素等)的研究结果均表明中性粒细胞激活在肺损伤发生中起到重要作用。结果显示提前给予实验动物抗中性粒细胞血清处理后能减轻胰腺炎严重程度并阻止了肺损伤的发生,耗竭循环系统中的中性粒细胞可以起到改善胰蛋白酶激活导致的胰腺炎相关肺损伤程度的作用。一项临床研究表明,AP 并发 ALI 与不并发 ALI 的患者比较,血清 IL-8 和 IL-6 浓度及中性粒细胞 CD11b 的表达均明显增高。中性粒细胞在肺实质浸润,脱颗粒释放蛋白水解酶、活性氧族(ROS)、NO 及花生四烯酸等有害物质而产生肺损伤的特征性改变。ARDS 患者 BALF 及血浆中存在抑制中性粒细胞凋亡的物质。中性粒细胞凋亡的抑制延长了炎性反应的时间,造成过度的炎性反应而损伤肺组织。因此中性粒细胞凋亡的失调,可能是 ALI 致病与转归的重要影响因素。Dunican 等用正常人外周血中性粒细胞与 IL-8 共同培养 4 小时后发现中性粒细胞凋亡明显减少。细胞因子对中性粒细胞表面 CXCR1、CXCR2 的调节可能打破促凋亡和抗凋亡的平衡,导致中性粒细胞凋亡的失常。Sweeney 等用不同浓度的脂多糖(LPS)刺激中性粒细胞,发现其凋亡明显延迟,并呈剂量依赖性。预先加入酪氨酸激酶抑制剂,可阻断 LPS 延缓

中性粒细胞凋亡的作用。LPS可能通过细胞内酪氨酸磷酸化信号途径抑制中性粒细胞凋亡。Mcl-1,一个抗凋亡的Bcl-2家族成员,表达在中性粒细胞的细胞核和细胞质中,用反义寡核苷酸(antisense oligonuleotides)减少Mcl-1表达,则中性粒细胞凋亡增加,证实Mcl-1在中性粒细胞的凋亡中起重要的作用。Serrao等研究指出,中性粒细胞释放可溶性Fas配体(sFasL)诱导肺上皮细胞凋亡,说明中性粒细胞还可能通过诱导其他细胞的凋亡参与ALI的发病过程。目前对炎症介质如何抑制中性粒细胞凋亡的机制尚不完全清楚,对如何调控AP并发ALI/ARDS过程中中性粒细胞的凋亡尚待进一步研究。

### (二)Ⅱ型肺泡细胞的凋亡

肺泡上皮细胞由两种具有不同形态和功能的上皮细胞组成,Ⅰ型肺泡细胞形态大而扁平,并覆盖肺泡95%的表面积,参与构成气-血屏障,是进行气体交换的部位;Ⅱ型肺泡细胞体积较小,呈立方形或圆形,含有圆形细胞核和细胞器,该种细胞能合成和分泌肺表面活性物质,该物质有降低肺泡表面的张力、维持稳定肺泡大小及结构以维持肺正常功能的重要作用。在正常肺组织的发生、成熟以及在ALI病理过程中,都伴随着Ⅱ型肺泡细胞的凋亡,凋亡是使细胞保持正常生理功能和动态平衡的一种形式。有研究认为,Fas/FasL通路介导的Ⅱ型肺泡细胞凋亡在ALI的发病中至关重要,且在ALI的起始和恢复期都存在Ⅱ型肺泡细胞的凋亡。一是,Ⅱ型肺泡细胞表达Fas,Fas激活可诱导其凋亡。其次,在LPS诱导的鼠ALI中Ⅱ型肺泡细胞的凋亡实验中,利用抗体阻断Fas后既减轻了LPS诱导的肺泡上皮细胞凋亡又减轻了肺泡的炎症反应。二是,ALI动物模型研究表明Fas介导的凋亡是导致Ⅱ型肺泡细胞损伤和肺部炎性反应的重要机制。给予C57BL/6小鼠Fas激活抗体,在24小时肺组织出现中性粒细胞浸润、肺泡出血、肺泡壁增厚和Ⅱ型肺泡细胞凋亡,表明Fas在ALI的发病中具有促凋亡和促炎性反应的双重作用。给予兔可溶性FasL处理后同样诱发ALI和炎性反应,进一步支持Fas/FasL系统在ALI发生中的作用。三是,临床研究证实从ALI患者发病前和发病时得到的BALF中可溶性FasL显著增多,而且这种BALF能在体外诱导肺泡上皮细胞凋亡,其诱导凋亡的作用可被Fas或FasL抗体所抑制。总而言之,这些研究均支持Fas介导的肺泡上皮细胞凋亡在ALI/ARDS的发病中起到重要作用。实验研究证实在AP并发ALI中存在肺泡上皮细胞凋亡增加,同NO合酶的表达可能相关,相关的研究报道还不多,深入阐明其调控机制对于临床防治具有重要意义。

### (三)肺血管内皮细胞的凋亡

内皮细胞是衬于脉管系统内壁的单细胞层,因其位于血液和周围组织之间的界面而暴露于各种生化分子和应激刺激中,如LPS、内毒素、TNF-α及氧化应激等,诱导内皮细胞凋亡是以上各种应激刺激对血管的病理作用之一。有研究者用TNF-α刺激牛肺血管内皮细胞(bovine pulmonary arterial endothelial cell,BPEC),以观察它的损伤效应。结果发现,TNF-α能够诱导BPEC凋亡,随着作用时间的延长和浓度的增加,BPEC凋亡率也相应增加,并在一定的范围内呈剂量、时间-效应关系。正常的情况下,血管内皮细胞的凋亡与生成处于一个动态平衡的状态,但如果短时间内血管内皮细胞大量凋亡将使平衡失调,导致内皮细胞屏障功能障碍,造成血管通透性增加。在急性肺血管损伤的修复期,内皮细胞的凋亡还限制了血管的生成。因此血管内皮过多凋亡可能是ARDS的发生机制之一。AP并发ALI患者体内产生大量的TNF-α,可能作用于肺血管内皮细胞诱导其凋亡,造成内皮细胞屏障功能障碍,血管通透性增加,而导致非心源性肺水肿和进行性呼吸困难等 ARDS 的临床表现。另有研究认为,LPS 诱导的血管内皮细胞凋亡与 caspase-3 的表达增加有关,NO 可能通过抑制其活性而起到抗凋亡的作用。

### (四) 其他靶细胞的凋亡

AP 并发 ALI 时,各种病理因素除对肺脏内中性粒细胞、肺泡上皮细胞和肺血管内皮细胞的凋亡产生作用诱发或加剧肺损伤外,作为全身性炎症反应,胰腺腺泡细胞、肝细胞及肾脏细胞也可能发生凋亡异常,成为 MODS 发生和发展的重要影响因素。

AP 并发 ALI 确切的发病机制仍然存在争议,目前没有特效的治疗方法,病死率仍很高。细胞凋亡作为机体在生理和病理反应中的一种重要调节机制,在 AP 及 ALI 的发生发展中发挥重要作用,这也为研究 AP 并发 ALI 的发病机制和探索新的治疗措施带来了新的思路和希望。在疾病过程中,中性粒细胞凋亡延迟而肺泡上皮细胞和肺血管内皮细胞凋亡异常增加,提示在相同的病理环境中凋亡的发生具有细胞特异性和各自不同的调控机制。因此,需要进行大量的动物实验和临床研究来适时适量抑制或促进特定细胞的凋亡以达到治疗目的。

# 第五节　中性粒细胞丝氨酸蛋白酶抑制物的作用

急性肺损伤(ALI)与急性呼吸窘迫综合征(ARDS)属于同一病理过程中的两个不同阶段,具有病因繁多、起病迅速、机制复杂等特点。中性粒细胞是人体内含量最丰富的白细胞,在 ALI/ARDS 病理变化的大部分过程中都发挥了主要作用,由粒细胞所释放的中性粒细胞丝氨酸蛋白酶(neutrophil serine proteases,NSPs)与丝氨酸蛋白酶抑制物(serine protease inhibitor,serpin)之间的关系对 ALI/ARDS 的进展和预后有重要影响。本节从这一方面介绍丝氨酸蛋白酶抑制物在 ALI/ARDS 中的作用。

## 一、NSPs 在 ALI/ARDS 炎症反应中的作用机制

ALI/ARDS 是严重威胁患者生命的临床常见病之一,其病死率为 27%~ 45%。全身炎症反应综合征(systemic inflammatory response syndrome,SIRS)在 ALI/ARDS 发展过程中起到了重要的作用,由炎症细胞主导的肺内炎症反应失控是导致肺微血管通透性增高而形成肺水肿的病理学基础。中性粒细胞在向肺部的聚集和激活过程中释放了活性氧(reactive oxygen species,ROS)、抗菌肽、NSPs、溶菌酶、髓过氧化物酶(myeloperoxidase,MPO)及胶原蛋白酶等物质,其中发挥主要作用的蛋白酶是 NSPs。NSPs 在参与凝血、纤维蛋白溶解、炎症反应、细胞凋亡和肿瘤的发生过程中有重要作用,它包括了中性粒细胞弹性蛋白酶(neutrophil elastase,NE)、组织蛋白酶 G(cathepsin G,CG)、蛋白酶 3(proteinase 3,PR3)以及中性粒细胞丝氨酸蛋白酶 4(neutrophil serine proteinase 4,NSP4)等,并储存在嗜天青颗粒内。除 NSPs 外,嗜天青颗粒还包含 MPO 和防御素等成分。

中性粒细胞弹性蛋白酶(NE)是由 218 个氨基酸组成且相对分子质量约为 25.9kDa 的多肽链糖蛋白,在中性粒细胞中的浓度超过 5mmol/L。NE 只在未成熟的骨髓细胞中合成,成熟的单个粒细胞中约含有 400 个 NE 颗粒。易受 NE 水解的底物种类很多,包括细胞外基质蛋白(如纤维蛋白、纤维连接蛋白、弹性蛋白、胶原蛋白、血小板 IIb/IIIa 受体和钙黏蛋白)

和各种可溶性蛋白(如凝血因子、免疫球蛋白、补体和许多蛋白酶抑制剂)。NE 还能诱导上皮细胞分泌粒细胞-巨噬细胞集落刺激因子(granulocyte-macrophage colony stimulating factor,GM-CSF)、白细胞介素(interleukin,IL)来增强中性粒细胞的迁移,并介导中性粒细胞黏附至内皮表面。

组织蛋白酶 G(cathepsin G,CG)的基因位于 14q11.2 号染色体上,其基因组结构类似于 NE,在中性粒细胞成熟的过程中高水平的 *CTSG* mRNA 表达越来越少。CG 主要表现为胰凝乳蛋白酶和胰蛋白酶样活性,此外,CG 在细胞凋亡、凝血过程及趋化作用中均有重要作用。在调节趋化方面,CG 切割趋化因子配体 5(chemokine ligand 5,CXCL5)和 CCL15 的 N 末端残基,分别为中性粒细胞和单核细胞产生更有效的趋化因子。膜表面蛋白 PR3 与急性炎症反应密切相关,可以参与调节细胞的增殖或凋亡。PR3 在凋亡的过程中外化并损害了巨噬细胞对凋亡细胞的清除从而加剧炎症反应。NSP4 的相对分子质量较低,且含量为 CG 含量的 5%,由 Perera 等于 2012 年发现并命名,参与炎症反应的机制目前尚不明确。在病原体入侵的过程中,NSPs 能吞噬并杀死病原体以保护肺组织,然而它们的过度活化则会破坏先天性免疫防御分子导致肺组织损伤引发 ALI/ARDS。在 ALI/ARDS 发展过程中,维持蛋白酶与蛋白酶抑制剂之间的平衡是保护肺组织的关键因素。

## 二、丝氨酸蛋白酶抑制物的结构概述

丝氨酸蛋白酶抑制物(serpin),又称丝酶抑制蛋白,其家族成员大部分是由 350~500 个氨基酸组成的蛋白质,作为蛋白酶抑制因子家族中最重要的成员之一,在炎症反应调控中不可或缺。丝氨酸蛋白酶抑制物通过折叠成保守结构,并采用独特的自杀底物样抑制机制结合靶酶,与靶酶形成非常稳定的共价复合物令其失活,无活性状态的丝氨酸蛋白酶复合物将会迅速从体内清除。丝氨酸蛋白酶抑制物家族成员拥有共同的特殊核心结构域,该核心结构域由 3 个 β 折叠和 8~9 个 α 螺旋以及 1 个暴露的反应中心环组成,该家族大部分蛋白表现出丝氨酸蛋白酶抑制特性,并因此而得名。但随着研究的深入,发现少数蛋白也可表现出胱天蛋白酶、木瓜蛋白酶抑制特性。自然界中的丝氨酸蛋白酶抑制物家族以 A~P 命名分为 16 大类,另有 10 多种未分类。而人类的丝氨酸蛋白酶抑制物家族主要分为丝氨酸蛋白酶抑制物 A~I 这 10 大类,在 ALI/ARDS 中起主要作用的是丝氨酸蛋白酶抑制物 A 支成员和丝氨酸蛋白酶抑制物 B 支成员。A 支丝氨酸蛋白酶抑制物位于细胞外,在 ALI/ARDS 过程中起作用的主要包括:丝氨酸蛋白酶抑制物 A1〔α1-抗胰蛋白酶(α1-antitrypsin,AAT)〕、丝氨酸蛋白酶抑制物 A3〔α1-抗胰凝乳蛋白酶(α1-antichymotrypsin,ACT)〕和丝氨酸蛋白酶抑制物 A4〔人内源性激肽抑制素(kallistatin,PI4)〕。B 支丝氨酸蛋白酶抑制物位于细胞内,在 ALI/ARDS 过程中起作用的主要包括:丝氨酸蛋白酶抑制物 B1〔单核粒细胞弹性酶抑制剂(monocyte neutrophil elastase inhibitor,MNEI)〕和丝氨酸蛋白酶抑制物 B6〔蛋白酶抑制剂-6(proteinase inhibitor-6,PI6)〕。以下介绍丝氨酸蛋白酶抑制物在 ALI/ARDS 发展过程中的作用。

## 三、丝氨酸蛋白酶抑制物在 ALI/ARDS 中作用

### (一)丝氨酸蛋白酶抑制物在 ALI/ARDS 中的首要作用是抑制 NSPs 活性

正是由于在抑制丝氨酸蛋白酶活性方面体现出的与众不同,人们将这一大类蛋白质命

名为丝氨酸蛋白酶抑制物。但在 ALI/ARDS 的过程中,丝氨酸蛋白酶抑制物家族则以抑制 NSPs 的活性为主,这种抑制活性在 ALI/ARDS 中起到了最关键的保护作用。丝氨酸蛋白酶抑制物家族 A 支的成员 AAT 是相对分子质量为 51.8kDa 的糖基化蛋白,主要在肝脏内合成,它能抑制 NE、PR3 和 CG 的活性,并以抑制 NE 和 PR3 为主。而只能抑制 NE 和 CG 活性的 ACT 则优先靶向 CG,两者均是急性期蛋白,在炎症反应过程中肝脏内的表达增加了 2~5 倍,最终导致血浆中 AAT 和 ACT 蛋白水平也显著增加。Kurdowska 等发现在 AAT-CG 复合物培育的肺成纤维细胞中,IL-6 的合成增加了约 5 倍,提示血浆丝氨酸蛋白酶抑制物及其靶酶之间形成的蛋白酶-蛋白酶抑制剂复合物可能在响应损伤时急性期蛋白合成的信号转导中起到重要作用。

　　MNEI 同样有保护细胞免受应激过程中释放到细胞质中蛋白酶侵害的作用,虽与 AAT 有着几乎相同的蛋白酶抑制作用,但与 AAT 的不同在于 AAT-NE 复合物在 3 小时,甚至 18 小时内都能保持完整,而 MNEI-NE 复合物在 3 小时内则完全降解,且它们的反应中心序列也有所不同。MNEI 有较广泛的抑制活性,除了能抑制 NSPs 中的 NE、CG 和 PR3 外,还能抑制颗粒酶 H 和组织蛋白酶 D 及其他胰凝乳蛋白酶样蛋白酶(如糜蛋白酶和胰凝乳蛋白酶)。另外,MNEI 主要通过拮抗细胞内 CG 活性而对维持骨髓中健康的中性粒细胞储备至关重要,以此应对炎症反应后中性粒细胞的动员。与此相比,由肥大细胞大量表达的 PI6 能抑制 CG 却不抑制 NE 或 PR3,而 PI6 还能清除溶酶体蛋白酶的泄漏以保护细胞免受溶酶体蛋白酶的蛋白水解破坏。

### (二) 丝氨酸蛋白酶抑制物在 ALI/ARDS 中的其他作用

　　除了抑制 NSPs 的活性外,丝氨酸蛋白酶抑制物亦表现出了其他如抑制炎症因子释放、调控细胞凋亡以及保护肺组织结构完整性等的作用,这些作用是防止 ALI/ARDS 病理学损害的关键环节。

　　**1. 抑制炎症因子的释放**　在对抗 ALI/ARDS 炎性因子的释放过程中,丝氨酸蛋白酶抑制物亦发挥了显著作用。AAT 通过抑制肺中性粒细胞浸润、减少细胞死亡及降低血浆炎症因子水平,包括白细胞介素-1α(interleukin-1α,IL-1α)、白细胞介素-4(interleukin-4,IL-4)、白细胞介素-12p70(interleukin-12p70,IL-12p70)、单核细胞趋化蛋白-1(monocyte chemoattractant protein-1,MCP-1)和 TNF-α,从而减少肺水肿和肺损伤,改善肺氧合功能与顺应性。AAT 的遗传缺陷还会导致中性粒细胞向肺组织的趋化,Bergin 等探讨了血清 AAT 可以通过发散途径来协调趋化因子受体 1(chemokine receptor 1,CXCR1)和可溶性免疫复合物(soluble immune complex,sIC)受体介导的趋化性。其作用机制为(图 13-1):首先,糖基化的 AAT 通过与 IL-8 的 CXCR1 配体结合,形成 AAT-IL-8 复合物从而阻止 IL-8 与 CXCR1 相互作用。其次,AAT 能控制糖基磷脂酰肌醇锚定蛋白(glycosylphosphatidylinositol-anchored protein,GPI)Fcγ 受体 ⅢB(FcγR ⅢB)的膜表达来调节 sIC 诱导的中性粒细胞趋化性,这一过程是通过抑制解整合素-金属蛋白酶 17(a disintegrin and metalloprotease 17,ADAM-17)酶活性来介导的。

　　在 CD14 的表达和释放过程中,AAT 亦是重要的调节剂,并参与了脂多糖(lipopolysaccharide,LPS)的中和及单核细胞过度活化的预防。将单核细胞与 AAT/LPS 联合长期孵育(18h)会导致 CD14 和 Toll 样受体 4(Toll-like receptors 4,TLR4)的表达显著降低,且 LPS 诱导的 *TNF*、*IL1*、*IL8* mRNA 和 TNF-α、IL-1、IL-8 蛋白表达也会受到抑制。Burgener 等的研究表明,

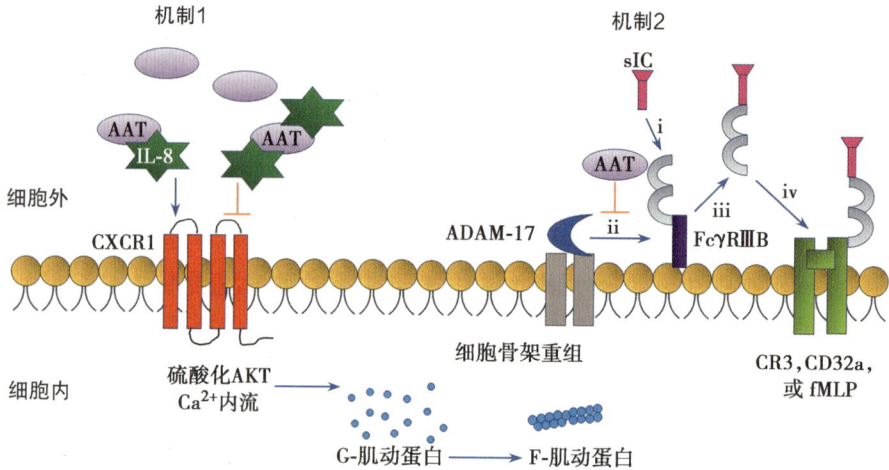

**图 13-1 α1-抗胰蛋白酶调节中性粒细胞趋化性的机制**

AAT:α1-抗胰蛋白酶;IL-8:白细胞介素-8;CXCR1:趋化因子受体1;AKT:蛋白激酶B;sIC:
可溶性免疫复合物;ADAM-17:解聚素金属蛋白酶17;FcγRⅢB:Fcγ受体ⅢB;CR3:补体
受体;CD32a:Fcγ受体Ⅱ;fMLP:N-甲酰-甲硫氨酰-亮氨酰苯丙氨酸。

MNEI 和 PI6 以 CG 和消皮素 D 依赖性方式调节内毒素介导的炎症反应,是中性粒细胞和
单核细胞体内存活的重要因素。Donovan 等也发现,内源性蛋白酶抑制剂不足可能是引发
中性粒细胞介导肺损伤的原因,且重组蛋白酶抑制剂(如 ACT)的应用对 ALI 有治疗作用。
Caiming 等通过蛋白质组学分析发现,AAT 和 MNEI 在大黄素保护重症急性胰腺炎所致肺损
伤过程中起重要作用。

**2. 调控细胞凋亡** 衰老的中性粒细胞凋亡依赖于效应子胱天蛋白酶-3(caspase-3)的
活化,而 caspase-3 的裂解与激活是由 PR3 介导的,并与外在和内在凋亡途径无关。在成熟
的中性粒细胞中,PR3 以颗粒形式储存在嗜天青颗粒内,并在中性粒细胞衰老过程中逐渐释
放到细胞质中,PR3 释放取决于溶酶体膜的通透性(lysosomal membrane permeability,LMP)。
一旦进入细胞质,PR3 在 caspase-3 裂解位点上游的位点裂解 caspase-3 酶原导致 caspase-3
活化。胞质中的 MNEI 通过抑制 PR3 的活性,调节了 caspase-3 活化以及炎症期间中性粒细
胞的存活。通过免疫荧光显微镜对人类 AAT 和 caspase-3 进行共定位的方法表明:在用星
形孢菌素处理的小鼠和大鼠微血管肺内皮细胞中,人类 AAT 与促凋亡的 caspase-3 之间存
在相互作用。这表明,AAT 在肺部通过抑制 caspase-3 活性从而起到抗凋亡的作用,AAT 与
caspase-3 的相互作用需要完整的丝氨酸蛋白酶反应中心环参与,通过这一机制以保护原发
性肺微血管内皮细胞免于凋亡。

丝氨酸蛋白酶抑制物 A4 又称为内源性激肽抑制素(kallistatin,PI4),是一种内源性血浆
蛋白。PI4 对细胞凋亡、血管生成、炎症反应、纤维化和肿瘤生长具有多效作用。在 LPS 刺激
的人肺上皮细胞中,kalistatin 可减少细胞凋亡,下调凋亡相关蛋白 Fas/Fas 配体(fas ligand,
FasL)的信号转导,抑制细胞内活性氧(ROS)的产生和 ROS 介导的 NF-κB 活化及炎症反
应。这些发现表明,PI4 对脓毒症相关 ALI/ARDS 有治疗潜力,通过 *SERPINA4* 基因片段或
蛋白质治疗可明显提高 LPS 诱导的 ALI 小鼠存活率。

**3. 保护血管内皮细胞及肺表面活性蛋白-D（SP-D）**　肺毛细血管膜通透性增加导致的血管外富含蛋白质的水肿液积聚是 ALI/ARDS 的典型病理生理改变。Sorokin 和 Woo 研究发现，ACT 水平升高与白细胞计数（WBC）、红细胞沉降率（ESR）和 C 反应蛋白（CRP）水平之间存在明显的相关性。血管平滑肌细胞（vascular smooth muscle cells，VSMC）可能是 ACT 发生区域相关细胞因子的最初来源，并且 ACT 在血管壁生物学中起着重要的作用。艾发祥和王海英研究发现，MNEI 能参与调控血管新生及内皮细胞增殖，并激活细胞外调节蛋白激酶 1/2（extracellular signal-regulated kinase1/2，ERK1/2）通路，从而减轻内皮细胞凋亡，表明 PI4 通过抑制氧化应激和炎症反应在抵抗血管损伤中显示出新的作用。SP-D（pulmonary surfactant-associated glycoprotein D，SP-D）为Ⅱ型肺泡细胞分泌的胶原糖蛋白，具有天然免疫防御功能。除能抑制过度产生的 NSPs 对肺组织的损伤外，MNEI 还能通过维持 SP-D 对肺组织起到保护作用。SP-D 是由Ⅱ型肺泡细胞产生的多聚体胶原 C 型凝集素，与宿主防御分子高度相关，并作用于肺泡巨噬细胞以调节抗炎细胞因子的产生。SP-D 的缺失会减少对细菌和凋亡性中性粒细胞的清除。由于 SP-D 在体外会被 NSPs 降解，所以 MNEI 通过对 NSPs 的抑制作用，以此达到保护 SP-D 的目的。

## 四、外源性丝氨酸蛋白酶抑制物在 ALI/ARDS 中的应用

由于内源性抑制剂和机体自身调节的局限性，人们对于开发外源性抑制剂用于临床治疗具有迫切的需求。目前发现的外源性丝氨酸蛋白酶抑制物包括天然抑制剂、化学合成抑制剂和一些重组多肽抑制剂。

### （一）天然抑制剂

天然丝氨酸蛋白酶抑制物大部分从中药中提取和血制品中分离。黄烷醇（−）儿茶素 3-五倍子酸盐是一种从绿茶中提取出来的植物因子，其半数抑菌浓度（half maximal inhibitory concentration，IC50）为 0.4mmol/L，其抑制作用比 AAT 高 30 倍，在非细胞毒性浓度下对 NE 具有非竞争性抑制作用，并且还能阻断 NE 介导的基质金属蛋白酶-9（matrix metallo proteinase-9，MMP-9）的活化。PL3S 是提取自长寿紫花中的化合物，其 IC50 为 0.48μmol/L，通过蛋白激酶 B（protein kinase B，AKT）和 p38 信号通路抑制中性粒细胞的脱颗粒，进而抑制 NE 的释放。其他抑制剂还包括从血液产品中分离出的抗凝血酶Ⅲ（antithrombin Ⅲ，ATⅢ）、由转基因山羊奶制成的重组抗凝血酶和黏液瘤病毒衍生的分泌性黏液瘤病毒丝氨酸蛋白酶抑制物，均在人和动物模型中显示出抗炎和促炎作用，这些免疫调节药物都可以作为新型抗炎药用于治疗肺部过度活跃的炎症反应。

### （二）化学合成抑制剂

西维来司钠于 2002 年在日本批准上市。相关的荟萃分析显示，西维来司钠疗法能改善 ALI/ARDS 患者的氧合指数（PaO₂/FiO₂）水平，但对 28~30 天的病死率、通气时间和 ICU 停留时间几乎没有影响。NE 的选择性口服抑制剂 AZD9668，这种抑制剂与 NE 的相互作用是快速可逆的。AZD9668 对 NE 引起的小鼠肺损伤有明显的保护效果，并且减少了支气管肺灌洗液（BALF）中的基质蛋白降解产物。氯甲基酮类人中性粒细胞弹性蛋白酶抑制剂 ICI 200 355 是在大鼠中合成的另一种 NE 抑制剂，在外源性凝血酶诱导的肺损伤过程中，ICI 200 355 通过降低增强的血管通透性来降低凝血酶诱导的大鼠肺水肿发生率。与天然存在的蛋白酶

比较,ICI 200 355 的相对分子质量较小,可以允许其渗透到大分子难以接近的区域。此外,ICI 200 355 还具有抗氧化性,在高氧张力或自由基产生增加的情况下仍可保持活性。

### (三)重组多肽抑制剂

中性粒细胞的弹性酶抑制剂 EPI-hNE4 是一种由 58 个氨基酸残基组成的重组多肽,能抵抗 NSPs 的水解以及防止肺上皮细胞被 MMP-9 降解,在完全抑制 NE 后与其形成可溶性复合物 EPI-hNE4-HNE。即使在 PR3 和 CG 的存在下,也不能改变 EPI-hNE4 抑制 NE 的活性,因此,EPI-hNE4 作为气雾剂用药能更有效地到达肺部组织,并且减轻蛋白水解和氧化等不利因素。

综上所述,虽然 ALI/ARDS 的发病机制迄今尚未完全阐明,但损伤过程中炎性反应与抗炎反应之间微妙的平衡与失衡关系在其发病过程起着重要作用。本节介绍了丝氨酸蛋白酶抑制物的生物学功能及其在 ALI/ARDS 炎症反应过程中的机制以及在临床应用方面的进展。ALI/ARDS 的发病机制错综复杂,包含了细胞凋亡、氧化应激、失控性炎症反应、凝血/纤溶系统失衡、肺泡液体清除异常等多方面因素,是多种因素相互联系、相互影响的复杂细胞网络或细胞因子网络,深入探讨丝氨酸蛋白酶抑制物在 ALI/ARDS 中的作用机制有利于人们从其中一个特有的角度理解疾病的病理过程,并希望在今后这一领域的研究中能有所突破。

（闻庆平　张桂信　张金权）

## 主要参考文献

[1] 闻庆平,陈海龙.中性粒细胞在急性胰腺炎肺损伤发病中的作用[J].中国医师进修杂志,2009,32(20):10-14.

[2] 张桂信,陈海龙,纪军,等.细胞凋亡在急性胰腺炎肺损伤中的作用与调控机制[J].中国医师进修杂志.2009,32(20):4-7.

[3] 张金权,许才明,张桂信,等.丝氨酸蛋白酶抑制剂是急性肺损伤/急性呼吸窘迫综合征发病过程中的重要保护因子[J].中华危重病急救医学,2021,33(3):368-372.

[4] 姚永明主编.急危重症病理生理学[M].北京:科学出版社,2013.

[5] FROSSARD J L,SALUJA A,BHAGAT L,et al. The role of intercellular adhesion molecule 1 and neutrophils in acute pancreatitis and pancreatitis-associated lung injury [J]. Gastroenterology,1999,116(3):694-701.

[6] NAPOLITANO L M. Pulmonary consequences of acute pancreatitis:critical role of the neutrophil [J]. Crit Care Med,2002,30(9):2158-2159.

[7] LU Q,HARRINGTON E O,ROUNDS S. Apoptosis and lung injury [J]. Keio J Med,2005,54(4):184-189.

[8] PHAM C T. Neutrophil serine proteases:specific regulators of inflammation[J]. Nat Rev Immunol,2006,6(7):541-550.

[9] POLVERINO E,ROSALES-MAYOR E,DALE G E,et al. The role of neutrophil elastase inhibitors in lung diseases [J]. Chest,2017,152(2):249-262.

[10] XU C,ZHANG J,LIU J,et al. Proteomic analysis reveals the protective effects of emodin on severe acute pancreatitis induced lung injury by inhibiting neutrophil proteases activity [J]. J Proteomics,2020,220:103760.

# 第十四章
## 肺泡上皮细胞损伤的作用

### 第一节　急性肺损伤时Ⅱ型肺泡细胞
### 凋亡信号通路及其与细胞内钙离子的关系

急性肺损伤(ALI)是重症监护室最常见的危急重症,病死率高达13%~35%,常由肺内外各种因素(严重感染、创伤、重症急性胰腺炎、输血、休克等)引起肺血管内皮细胞和肺泡上皮细胞损伤,导致肺水肿、顽固性低氧血症,甚者并发严重的进行性呼吸衰竭。急性肺损伤的发病特点主要表现为由肺组织中性粒细胞(polymorphonuclear,PMN)、肺泡巨噬细胞(alveolar macrophage,AM)、肺血管内皮细胞(pulmonary vascular endothelial cell,PVEC)等密切参与的爆发性、连续性炎症反应。有研究证实,肺泡上皮细胞(alveolar epithelial cells,AT)、肺微血管内皮细胞的凋亡在急性肺损伤的发生发展中起重要作用,此外有研究证实中性粒细胞的凋亡延迟,可能通过炎症因子的过度释放从而加重肺组织损伤的程度。

### 一、Ⅱ型肺泡细胞的功能及凋亡与 ALI

肺泡上皮细胞的组成包括Ⅰ型肺泡细胞(alveolar epithelial type Ⅱ cells,ATⅠ)和Ⅱ型肺泡细胞(alveolar epithelial type Ⅱ cells,ATⅡ),两者具有不同的功能和形态结构;其中Ⅱ型肺泡细胞是肺泡上皮细胞的原始干细胞,具有重要的生理功能。Ⅱ型肺泡细胞具有很强的分化、增生能力,ALI 时可以分化为Ⅰ型肺泡细胞,在 TGF-β1 的诱导作用下可以转化为间充质细胞、成纤维细胞,从而起到增殖、修复肺组织损伤的作用。Ⅱ型肺泡细胞内含有嗜锇性板层小体,可以合成、分泌肺表面活性物质。此外,肺泡上皮细胞还具有维持水电解质的平衡、参与机体免疫调节等的功能。Ⅱ型肺泡细胞不仅具有各种重要的生物学功能,还是肺泡壁重要的组成部分之一。因此,在 ALI 时Ⅱ型肺泡细胞的凋亡将加重上皮屏障的损伤、破坏呼吸膜的完整结构,Ⅱ型肺泡细胞胞质内嗜锇性板层小体数量明显减少,肺表面活性物质分泌减少,进而导致肺泡内液体清除能力下降、肺泡表面张力增大,表现为肺水肿、肺萎缩、肺不张,从而加重肺组织的损害。

## 二、Ⅱ型肺泡细胞凋亡的信号通路

细胞凋亡是细胞在凋亡因素刺激下触发细胞程序性死亡的过程。细胞凋亡的过程受到一个非常复杂的信号网络系统调控,目前主要涉及死亡受体凋亡通路、线粒体凋亡通路、内质网凋亡通路的共同参与,三者之间既相互独立又相互联系。

### (一)死亡受体凋亡通路与Ⅱ型肺泡细胞的凋亡

死亡受体凋亡通路为细胞外信号所诱导的细胞凋亡途径,因此被称为外源性细胞凋亡通路。TNF-α 等因子通过与肿瘤坏死因子受体家族成员(Fas、TNFR1、TNFR2、TRAIL 等)特异性结合,进而通过改变自身结构实现自我激活,进一步激活细胞胞质内胱天蛋白酶-8(cysteine-containing aspartate-specific proteases-8,caspase-8),活化的 caspase-8 随后启动一系列"级联反应",激活下游 caspase 效应酶,从而诱导细胞凋亡。此外,caspase-8 的激活可以将重组人 BH3 结构域凋亡诱导蛋白(Bcl-2 inhibitory BH3-domain-containing protein,Bid)切割为截短的 Bid(truncated Bid,tBid),tBid 转移到线粒体内,可以通过改变线粒体外膜通透性促使细胞色素 C(cytochrome C,CytC)等线粒体蛋白向细胞胞质释放,依赖线粒体途径诱导细胞凋亡。Han 等研究发现在海水进入肺内所致 ALI 的肺组织以及海水刺激的 A549 细胞中 Fas、FasL、caspase-8、caspase-3 均表达增加,并诱导Ⅱ型肺泡细胞凋亡;使用 FasL 抗体及 caspase-8 抑制剂之后,可以明显减少Ⅱ型肺泡细胞的凋亡。此外,Ma 等使用 siRNA 沉默 FAS 基因,发现在 LPS 所致 ALI 中Ⅱ型肺泡细胞凋亡率明显降低。陈海龙课题组的实验研究证实 CASP8 mRNA 及 caspase-8 蛋白分别在急性胰腺炎的Ⅱ型肺泡细胞和肺组织中表达增加,且 CASP8 mRNA 及 caspase-8 蛋白的表达水平与Ⅱ型肺泡细胞的凋亡呈正相关性。由此推断死亡受体信号通路在急性肺损伤Ⅱ型肺泡细胞的凋亡中起重要作用。

### (二)线粒体凋亡通路与Ⅱ型肺泡细胞的凋亡

线粒体凋亡通路为细胞内信号所诱导的细胞凋亡途径,因此被称为内源性细胞凋亡通路。凋亡刺激因子改变细胞线粒体内外膜通透性,促使线粒体内 CytC 向细胞胞质内释放,释放到胞质中的 CytC 可以与 Apaf-1、procaspase-9 共同结合形成凋亡小体,进而激活 caspase-9,进一步活化 caspase-3 等下游效应酶,从而诱导细胞凋亡。Bcl-2 家族成员中抗凋亡基因与促凋亡基因比值的改变可以调节细胞线粒体 CytC 的释放。陈海龙课题组的实验研究发现,在急性胰腺炎相关性急性肺损伤中肺组织 caspase-9、caspase-3、Bax 均表达上调,且它们的表达水平在急性胰腺炎相关性急性肺损伤中与Ⅱ型肺泡细胞的凋亡呈正相关性。此外,Chuang 等研究证实,在 LPS 刺激的 A549 细胞中,caspase-9、caspase-3 活性明显增加,且 CytC 表达明显增加,表明线粒体凋亡通路参与急性肺损伤Ⅱ型肺泡细胞的凋亡,并起着重要的调节作用。Li 等研究表明 NF-κB 可以通过抑制 Bcl-2 蛋白的表达,降低 Bcl-2/Bax 的比值,促进Ⅱ型肺泡细胞的凋亡;使用 siRNA 沉默 NFKB1 基因表达之后,可以明显减少 TNF-α 诱导的Ⅱ型肺泡细胞的凋亡。Xu 等研究证实,叉头框 A1(forkhead box,FOX A1)转录因子也可以通过抑制 Bcl-2 蛋白表达,促进Ⅱ型肺泡细胞凋亡,使用 miR-17 抑制 FoxA1 表达之后,可以明显降低 LPS 所致 ALI 中Ⅱ型肺泡细胞的凋亡。此外,有研究表明 JNK 信号通路可以通过调节 Bax 蛋白的表达,进而调节Ⅱ型肺泡细胞的凋亡。由此可见,在急性肺损伤时,线粒体凋亡通路在众多炎症因子、相关蛋白的共同调节下作用于Ⅱ型肺泡细胞的凋亡。

### (三) 内质网凋亡通路与Ⅱ型肺泡细胞的凋亡

内质网是细胞钙离子主要的储存库，又是蛋白质合成的重要场所之一。内质网钙离子稳态失衡或者蛋白质的过度积累可以促进 caspase-12 的激活，进而激活下游 caspase 效应酶，从而诱导细胞凋亡；此外，内质网钙离子储存库钙离子的释放，可以通过线粒体凋亡通路作用于细胞凋亡的过程。

## 三、钙离子与Ⅱ型肺泡细胞的凋亡

内质网作为细胞内最主要的钙库，储存了细胞中 80%~90% 的钙离子。在内质网膜上含有许多钙离子通道，将 $Ca^{2+}$ 从胞质内逆浓度差泵入内质网的通道主要有钙泵，内质网膜上用于释放 $Ca^{2+}$ 的通道主要有肌醇三磷酸受体（inositol trisphosphate receptor，InsP3R）和兰尼碱受体（ryanodine receptor，RyR）。其中，InsP3R 与肌醇三磷酸（inositol trisphosphate，InsP3）结合，就成为一种对细胞胞质钙离子浓度的变化极其敏感的钙离子释放通道。线粒体是细胞内最重要的钙离子调控者，可以通过吸收和释放钙离子来维持细胞胞质钙离子浓度处于正常生理水平，两者之间具有密切的联系。

### (一) 钙离子与细胞凋亡

钙离子作为人体内重要的信号转导因子之一，在细胞凋亡过程中起着十分重要的作用。钙离子在三条经典凋亡通路中均起到重要的调节作用，可能直接参与Ⅱ型肺泡细胞的凋亡过程。

凋亡的早期阶段在活性氧、肿瘤坏死因子、神经酰胺等凋亡因素刺激下，细胞膜上的 G 蛋白发生结构变化进而激活磷脂酶 C（phospholipase C，PLC），活化的 PLC 可以将磷脂酰肌醇 4,5 二磷酸催化水解为 InsP3 和甘油二酯（diglyceride，DAG）。InsP3 由胞质内向内质网转移并与 InsP3R 结合，促进内质网钙库中钙离子向胞质内释放，继而引起线粒体通透性转换孔（mitochondrial permeability transition pore，MPTP）开放，导致线粒体内 $Ca^{2+}$ 超载以及线粒体肿胀，最终导致线粒体外膜破坏，促使位于膜间隙的 CytC 等促凋亡蛋白向胞质内释放，最终导致细胞凋亡。有研究证实从内质网释放的钙离子还可以激活钙离子/钙联蛋白调节的钙调神经磷酸酶，促使凋亡蛋白 Bad 活化并转移至线粒体继而激发 CytC 的释放。此外，从内质网释放的 $Ca^{2+}$ 还可以激活钙蛋白酶及其相关的死亡相关蛋白（dynamin-related protein 1，DRP-1）。其中，DRP-1 的激活不仅可以调节线粒体膜断裂的相关发动蛋白，并促使线粒体结构破坏；还可以调节 Bax 介导的 CytC 的释放过程。由此可见，钙离子将内质网凋亡通路和线粒体凋亡联系在一起，共同参与了细胞凋亡的信号转导。有研究表明，Fas 触发的死亡受体凋亡机制与早期细胞内 $Ca^{2+}$ 浓度的升高密切相关，凋亡早期 Fas 和细胞内 $Ca^{2+}$ 是相辅相成的。Oshimi 等研究发现，Fas 可以激活细胞内蛋白酪氨酸激酶，进而引发细胞内钙库向胞质内释放钙离子，从而通过激发 CytC 的释放、激活 $Ca^{2+}$ 依赖型蛋白酶等介导细胞凋亡。陈海龙等的研究发现急性胰腺炎肺损伤时Ⅱ型肺泡细胞钙离子超载，且钙离子浓度与Ⅱ型肺泡细胞的凋亡呈正相关性。Liu 等在吉祥草乙醇提取物诱导 A549 细胞凋亡的研究中也证实，药物刺激后细胞内钙离子浓度增高，在使用一种钙离子螯合剂 BAPTA-AM 之后可以明显抑制 A549 细胞凋亡。由此可见钙离子可能通过三条经典凋亡通路在Ⅱ型肺泡细胞的凋亡中发挥重要的作用。

### （二）Bcl-2/Bax 对钙离子的调节作用

Bcl-2/Bax 广泛分布于内质网膜和线粒体膜,可以通过调节钙离子来调节细胞凋亡。有研究表明 Bcl-2 蛋白可以调节内质网中钙离子稳态,从而使胞质内钙离子浓度维持在正常的生理水平,从而起到抑制细胞凋亡的作用。Bcl-2 可以通过以下两个方面调节内质网钙离子稳态:一方面,Bcl-2 蛋白可以通过改变内质网膜对钙离子的通透性来调节内质网钙库的储存量,并提高钙离子的释放速度;Bcl-2 表达增加时可以增加内质网膜对 $Ca^{2+}$ 的渗透性,降低内质网 $Ca^{2+}$ 浓度,使得细胞对钙离子释放信号的敏感性降低。另一方面,Gillissen 等研究证实 Bcl-2 蛋白可以调控钙离子的转运过程,抑制钙离子从内质网向胞质内释放,进而直接抑制了凋亡信号的传导,维持了内质网功能结构的完整性,从而抑制了细胞凋亡的发生。此外,有研究证实细胞凋亡时 Bcl-2 可以通过与 InsP3R 结合,抑制钙离子释放通道的开放,从而降低钙离子释放的速度,进而抑制细胞凋亡。而 Bax 促凋亡蛋白可以通过与 Bcl-2 抑制蛋白结合,改变 Bcl-2 蛋白的活性,从而抑制 Bcl-2 通过调节钙离子抑制细胞凋亡的作用。有报道表达于线粒体膜的 Bcl-2 可以通过增加线粒体对钙离子的负荷来抑制凋亡的发生;敲除 *BAX*、*BAK1* 基因的细胞可以降低线粒体对钙离子的摄取,从而抑制细胞凋亡。

由此可见,Bcl-2/Bax 可以从调节内质网钙离子的释放和线粒体钙离子的摄取两个方面来维持细胞内钙离子稳态。陈海龙等的研究也证实,*BAX* mRNA 及 Bax 蛋白的表达与 Ⅱ 型肺泡细胞钙离子浓度具有正相关性。综上,Bcl-2/Bax 可能在 Ⅱ 型肺泡细胞钙离子的调节中扮演着重要的角色。

### 四、Ⅱ型肺泡细胞凋亡的干预及意义

急性肺损伤的发生发展是多因素、多因子、多介质参与的复杂过程,而其发病机制至今未完全阐明。目前,临床工作中尚无针对 ALI 的特效疗法及药物,救治工作非常棘手。在急性肺损伤的发病过程中,Ⅱ型肺泡细胞的凋亡扮演了非常重要的角色,已经成为当前研究的热点。Ⅱ型肺泡细胞凋亡为急性肺损伤发病机制的研究和临床防治提供了新的思路。深入研究Ⅱ型肺泡细胞凋亡机制,有利于为临床急性肺损伤的治疗提供新的理论依据和实验基础,并且可能在临床上针对 ALI 患者给予合适的调控细胞凋亡的特异性治疗,调节Ⅱ型肺泡细胞的增殖、分化及凋亡,从而能有效的降低急性肺损伤患者的病死率。

## 第二节　重症急性胰腺炎时Ⅱ型肺泡细胞凋亡相关基因和蛋白的表达

重症急性胰腺炎(SAP)属于急性胰腺炎中的一个特殊类型,是一种病情凶险、并发症多、病死率高的急腹症。急性肺损伤是重症急性胰腺炎患者最多见、最严重的并发症,甚至导致 ARDS 而引起患者死亡。急性肺损伤在病理学上表现为弥漫性肺微血管内皮损伤、肺泡上皮细胞的损伤、炎症细胞(中性粒细胞、巨噬细胞等)的浸润、肺出血、肺水肿等。细胞凋亡在细胞生存与死亡中起重要作用,在急性肺损伤的发病过程中发挥了重要的作用。一方面急性肺损伤时中性粒细胞的大量凋亡可防止其过度释放炎症因子,从而保护肺组织;另一

方面,三条经典的细胞凋亡途径(外源性凋亡通路即死亡受体途径、内源性凋亡通路即线粒体途径和内质网途径)可以同时诱导肺泡上皮细胞及肺微血管内皮细胞的凋亡,引起肺泡壁结构完整性的破坏,从而加重肺损伤的程度。

Ⅱ型肺泡细胞是肺泡上皮的原始干细胞,可以补充和分化Ⅰ型肺泡细胞,起到修复肺组织损伤的作用。在正常的肺组织中,肺泡上皮细胞可以通过自我更新,修复其正常的凋亡;而在急性胰腺炎肺损伤时,Ⅱ型肺泡细胞成为最主要的损伤靶细胞,其分化和凋亡都将受到影响。

本节实验应用 15g/L 去氧胆酸钠逆行注射法制备大鼠急性胰腺炎肺损伤模型,分离、纯化各组大鼠Ⅱ型肺泡细胞(ATⅡ)。针对纯化的Ⅱ型肺泡细胞,检测其细胞凋亡率;观察Ⅱ型肺泡细胞线粒体超微结构的改变,检测其细胞内游离 $Ca^{2+}$ 的浓度变化、*CASP8* 及 *BAX* mRNA的表达情况,检测肺组织 Bcl-2、Bax、caspase-3、caspase-8、caspase-9 蛋白表达情况,探讨Ⅱ型肺泡细胞在急性肺损伤发生发展过程中的重要作用,以及Ⅱ型肺泡细胞内 $Ca^{2+}$ 在细胞凋亡通路中的重要作用。

## 一、主要研究方法和结果

### (一) 研究方法

**1. 实验动物分组和模型制备方法**　雄性健康 SPF 级 SD 大鼠,共 60 只。随机分为 5组:重症急性胰腺炎(SAP)组,假手术(sham operation,SO)组,清胰汤(QYD)组,硝苯地平(NIF)组,地塞米松(DEX)组,每组 12 只。采用经胆胰管逆行注入 15g/L 脱氧胆酸钠的方法制备 SAP 诱发肺损伤动物模型。清胰汤组则在实验前 30 分钟按体重 10ml/kg 予清胰汤灌胃,其他组则相应的按体重 10ml/kg 予生理盐水灌胃;硝苯地平组则经尾静脉按体重0.5ml/kg 注射硝苯地平注射液;地塞米松组则经尾静脉按体重 0.5ml/kg 注射地塞米松注射液。每组实验动物分别在造模后 6 小时、12 小时用同样的方法继续给药。术后 24 小时腹主动脉取血,留取左肺组织留作湿/干重比值测定及病理观察和评分,右肺作支气管肺泡灌洗进行Ⅱ型肺泡细胞分离与鉴定。

**2. Ⅱ型肺泡细胞的分离与鉴定**　首先行大鼠肺动脉灌洗减少肺内红细胞,离体后经支气管灌洗去除肺泡腔内的白细胞,将胰蛋白酶、胶原酶灌入肺内消化分离细胞,采用免疫贴附法纯化细胞。Ⅱ型肺泡细胞的鉴定采用电子显微镜和 SP-A 免疫组织化学法。分离纯化的Ⅱ型肺泡细胞重悬后检查细胞纯度为(92.3±2.1)%,使用细胞计数法进行细胞计数,并用10% 胎牛血清的 DMEM 液调节细胞浓度至 $(2\sim3)\times10^9$ 个 /ml。然后平均分为四份:一份用于流式细胞仪检测Ⅱ型肺泡细胞凋亡率;一份用于激光共聚焦显微镜检测Ⅱ型肺泡细胞内游离的 $Ca^{2+}$ 浓度;一份用于提取目的基因 mRNA,检测Ⅱ型肺泡细胞中 caspase-8、Bax mRNA 的表达;一份固定于 2% 戊二醛,在透射电镜下行Ⅱ型肺泡细胞的鉴定并观察细胞中线粒体超微结构的变化。

**3. 观察指标和检测方法**　血清 TNF-α 的检测采用放射免疫试剂盒测定;血清淀粉酶活性的检测采用日产全自动生化分析仪法;全自动动脉分析仪进行动脉血气分析,主要检测$PaO_2$ 和 $PaCO_2$ 的变化。左上叶肺组织标本进行肺湿/干重比值测定;流式细胞仪检测Ⅱ型肺泡细胞凋亡比例;肺组织及胰腺组织进行 HE 观察及病理评分。RT-PCR 法检测Ⅱ型肺泡细胞中 *CASP8*、*BAX* 基因的表达情况;免疫组织化学法检测肺组织 caspase-8 蛋白及 Bax 蛋白表达情况;蛋白质印迹法检测肺组织中 Bax、Bcl-2、caspase-3、caspase-9 蛋白量的表达;应用激光扫描共聚焦显微镜检测Ⅱ型肺泡细胞内游离钙离子的浓度。

**(二) 研究结果**

**1. 各组大鼠病理改变的比较**　组织病理学检测是直接反映组织结构形态损伤程度的指标,在一定程度可以直接反映大鼠肺组织、胰腺组织受损伤的程度。与 SO 组比较,SAP 组肺病理损伤以及胰腺损伤明显加重($P<0.01$)。与 SAP 组比较,三个治疗组肺病理损伤以及胰腺损伤显著减轻($P<0.01$)。其中,清胰汤组(QYD 组)比较显著,其次为硝苯地平组,地塞米松组较差。三组之间差异有统计学意义($P<0.01$)。结果显示,SAP 爆发全身炎症反应时,炎症因子等因素促发急性肺损伤;三种药物治疗可以减轻急性肺损伤的程度,并可在一定程度上保护胰腺,减缓疾病的发生发展,促进病情的恢复。

**2. 肺组织湿/干重(W/D)比值的变化**　肺湿/干重比值是直接衡量肺水肿程度的指标,可以在一定程度上反映肺血管通透性的大小。与 SO 组比较,模型组(SAP 组)肺湿/干重的比值显著上升($P<0.01$)。与 SAP 组比较,三个治疗组肺湿/干重比值均有显著下降($P<0.01$)。其中,硝苯地平组(NIF 组)肺湿/干重比值下降比较显著($P<0.01$)。清胰汤组(QYD 组)与地塞米松组(DEX 组)比较,肺湿/干重比值没有统计学意义($P>0.05$)。结果表明,急性胰腺炎爆发全身炎症反应时,肺血管的通透性明显增加;三种药物治疗可以显著降低肺血管的通透性,尤其以硝苯地平的效果为佳,清胰汤和地塞米松对改善肺血管的通透性的效果无明显差异性。

**3. 大鼠动脉血气分析的变化**　与 SO 组比较,模型组 $PaO_2$ 水平明显下降($P<0.01$)而 $PaCO_2$ 水平均明显上升($P<0.01$)。与模型组比较,三个治疗组 $PaO_2$ 均明显上升($P<0.01$)而 $PaCO_2$ 均明显下降($P<0.01$)。NIF 组和 DEX 组的 $PaO_2$ 与 QYD 组比较,上升明显($P<0.01$)而 $PaCO_2$ 下降明显($P<0.01$)。与 DEX 组相比,NIF 组的 $PaO_2$ 则明显上升($P<0.05$),而其 $PaCO_2$ 下降则不明显($P>0.05$)。结果表明,在重型急性胰腺炎急性肺损伤时,大鼠呼吸功能(通气、换气)发生严重的障碍,使机体发生缺氧和二氧化碳潴留,从而进一步加重疾病的发展;三种药物治疗可以显著改善大鼠呼吸功能,缓解呼吸窘迫症状,尤其硝苯地平组对改善呼吸功能的效果为佳,地塞米松组的效果次之;清胰汤对于大鼠呼吸功能的改善不如硝苯地平和地塞米松。

**4. 大鼠血清淀粉酶活性的比较**　与 SO 组比较,模型组血清淀粉酶活性显著下降($P<0.01$)。其中,硝苯地平组比较显著,其次为地塞米松组,清胰汤组较差。三组之间差异有统计学意义($P<0.01$)。结果表明,在 SAP 时,血清淀粉酶活性明显增加;三种药物治疗均可以明显降低淀粉酶的活性;尤其硝苯地平组的效果为佳,地塞米松组的效果次之。

**5. 血清 TNF-α 含量的变化**　与 SO 组比较,模型组血清 TNF-α 的含量明显上升($P<0.01$)。与 SAP 组比较,三个治疗组血清 TNF-α 的含量均显著下降($P<0.01$)。其中,硝苯地平组比较显著,其次为地塞米松组,清胰汤组较差。三组之间差异有统计学意义($P<0.01$)。结果表明,在 SAP 发生全身炎症反应时,以 TNF-α 为代表的炎性细胞因子大量释放,通过一系列病理过程加重肺损害的程度。三种药物治疗可以显著降低血清中 TNF-α 的含量,从而减轻肺损害的程度;尤其硝苯地平组的效果为佳,地塞米松组的效果次之;清胰汤组的效果不如硝苯地平和地塞米松。

**6. 电镜观察Ⅱ型肺泡细胞凋亡时的线粒体结构变化** SO 组线粒体双层膜结构完整,形态规则,无肿胀。与 SO 组比较,SAP 模型组Ⅱ型肺泡细胞内大量线粒体的形态发生严重破坏,线粒体双层膜结构模糊,线粒体肿胀、脊大量断裂。与 SAP 组比较,三组药物干预组Ⅱ型肺泡细胞内的破损的线粒体数量明显减少,线粒体的肿胀程度减轻。

**7. 流式细胞仪检测Ⅱ型肺泡细胞凋亡率的比较** 与 SO 组比较,模型组Ⅱ型肺泡细胞的凋亡率明显增加($P<0.01$)。与 SAP 组比较,三个治疗组Ⅱ型肺泡细胞的凋亡率均显著下降($P<0.01$)。其中,硝苯地平组比较显著,其次为地塞米松组,再次为清胰汤组。三组之间差异有统计学意义($P<0.01$)。结果表明,在重症急性胰腺炎时,Ⅱ型肺泡细胞的凋亡率明显增加;三种药物治疗均可以明显降低Ⅱ型肺泡细胞的凋亡率。尤其硝苯地平组的效果为佳,地塞米松组的效果次之;清胰汤组的效果不如硝苯地平和地塞米松。

**8. Ⅱ型肺泡细胞 CASP8 和 BAX mRNA 表达的比较** 与 SO 组比较,模型组的 *CASP8*、*BAX*/ACTB mRNA 表达明显上升($P<0.01$);与 SAP 组比较,三个治疗组 *CASP8*、*BAX*/ACTB mRNA 表达均明显下降($P<0.01$);其中,NIF 组的 *CASP8*、*BAX*/ACTB mRNA 表达下降最为显著($P<0.01$);其次为 DEX 组,再次为 QYD 组。

**9. 免疫组织化学检测大鼠肺组织 caspase-8 和 Bax 蛋白表达平均光密度的比较** 与 SO 组比较,模型组 caspase-8 蛋白及 Bax 蛋白表达的平均荧光强度明显增加($P<0.01$);与 SAP 组比较,三个治疗组 caspase-8 蛋白及 Bax 蛋白表达的平均荧光强度显著下降($P<0.01$);NIF 组和 DEX 组 Bax 蛋白表达比 QYD 组的平均荧光强度显著下降($P<0.01$),而 NIF 组 caspase-8 蛋白表达比 QYD 组的平均荧光强度明显下降($P<0.01$)DEX 组 caspase 蛋白表达与 QYD 组的平均荧光强度相比在统计学上没有差异性($P>0.05$);与 NIF 组比较,DEX 组 caspase-8 蛋白及 Bax 蛋白表达的平均荧光强度明显增加($P<0.01$)。

**10. 蛋白质印迹检测肺组织 Bcl-2、Bax、caspase-3、caspase-9 表达的比较** 结果显示,与 SO 相比较,肺组织 Bcl-2 蛋白表达明显下降($P<0.01$),肺组织 Bax、caspase-3、caspase-9 相关凋亡蛋白表达显著增多($P<0.01$);与 SAP 组相比较,三个治疗组中肺组织 Bcl-2 蛋白表达均有显著升高($P<0.01$);肺组织 Bax、caspase-3、caspase-9 相关凋亡蛋白表达显著下降($P<0.01$)。

**11. 激光共聚焦显微镜(CLSM)检测Ⅱ型肺泡细胞内游离 $Ca^{2+}$ 的比较** 与 SO 组比较,模型组Ⅱ型肺泡细胞胞内荧光强度(FI)明显上升($P<0.01$)。与 SAP 组比较,三个治疗组 FI 均显著下降($P<0.01$);其中,以 DEX 细胞内 FI 下降最为显著,其次为 NIF 组,再次为 QYD 组。

**12. 相关性分析**

(1)*CASP8* mRNA、*BAX* mRNA 与Ⅱ型肺泡细胞凋亡的相关性:采用 SPSS 11.5 统计软件,将 *CASP8*、*BAX* mRNA 的表达与实验大鼠Ⅱ型肺泡细胞的凋亡指数进行相关性统计学分析,结果显示:*CASP8*、*BAX* mRNA 的表达与Ⅱ型肺泡细胞的凋亡指数呈显著的正相关性。

(2)Ⅱ型肺泡细胞内游离钙离子浓度与Ⅱ型肺泡细胞凋亡的相关性:采用 SPSS11.5 统计软件,将细胞内游离钙离子浓度分别与实验大鼠Ⅱ型肺泡细胞的凋亡指数进行相关性统计学分析,结果发现,细胞内游离钙离子浓度与Ⅱ型肺泡细胞的凋亡指数均呈显著的正相关性。

（3）血 TNF-α 含量与Ⅱ型肺泡细胞凋亡的相关性：采用 SPSS 11.5 统计软件，将血清 TNF-α 含量与实验大鼠Ⅱ型肺泡细胞的凋亡指数进行相关性统计学分析，结果发现：血清 TNF-α 含量Ⅱ型肺泡细胞的凋亡指数均呈显著的正相关性，$r = 0.987$，$P < 0.01$。

## 二、研究结果的分析和意义

### （一）急性胰腺炎肺损伤发病机制研究意义重大

重型急性胰腺炎一直是腹部外科的一个危急重症，病死率可高达 30%~ 50%。而急性肺损伤是重症急性胰腺炎时出现较早、病死率较高的并发症。急性肺损伤的发生发展过程中主要表现为肺组织爆发式、连续性炎症反应，这与中性粒细胞、肺微血管内皮细胞（pulmonary microvascular endothelial cell，PMVEC）、肺泡巨噬细胞（alveolar macrophage，AM）等的参与有密切的相关性。

研究显示，在急性胰腺炎时，机体肠道功能紊乱，甚则出现肠麻痹、肠梗阻，导致肠道内革兰氏阴性菌大量释放内毒素；同时肠黏膜屏障被破坏，以致肠黏膜通透性增加，进而触发肠道内菌群、内毒素移位，引起内毒素血症，进入血液内的内毒素可以激活多种炎症细胞，引发过度炎症反应，导致急性肺损伤。此外，研究显示肺表面活性蛋白 A（surfactant protein A，SP-A）、分泌型磷脂酶 A2-Ⅱ（secreted phospholipase A2，sPLA2-Ⅱ）、水通道蛋白-1、NF-κB、P38MAPK、P 物质等在急性胰腺炎肺损伤的发病过程中发挥了重要的作用。当前对于中性粒细胞的凋亡、Ⅱ型肺泡细胞的凋亡、肺微血管内皮细胞的凋亡在 SAP 相关肺损伤中的研究为该病发病机制的全面认识提供了新的理论基础和实验依据。

本节实验应用 15g/L 去氧胆酸钠逆行胆胰管注射法制备大鼠急性胰腺炎肺损伤模型。模型制备 24 小时，从一般生命状况观察，腹腔和胸腔大体病理观察及器官组织的切片染色光镜下观察并进行病理评分，结合血液中淀粉酶的测定，表明 SAP 模型制备是成功的。通过实验动物血气分析出现明显的低氧血症，以肺组织湿/干重比值代表肺组织含水量，结合肺组织病理评分改变，表明 SAP 时出现了明显的急性肺损伤。通过实验动物血中 TNF-α 的测定发现模型组含量明显增高，表明 SAP 时急性全身性炎症反应的存在。应用 15g/L 去氧胆酸钠逆行胆胰管注射，则很好地模拟了临床上急性胆源性胰腺炎的发生发展过程。这些都为进一步深入研究 SAP 时肺损伤的发病机制及观察清胰汤和不同药物的治疗或干预机制提供了坚实的基础。

### （二）Ⅱ型肺泡细胞的凋亡在 ALI 发生发展过程中具有重要作用

随着医学的发展，研究证实 ALI 时大量的炎症介质和炎症因子的产生、释放，可以促进肺泡上皮细胞以及肺毛细血管内皮细胞的损伤，从而加快了肺损伤的病理过程。分泌肺表面活性物质的Ⅱ型肺泡细胞的凋亡参与了急性胰腺炎相关性 ALI 的病理发展过程，并起到至关重要的作用。

**1. Ⅱ型肺泡细胞凋亡相关基因和蛋白的表达**　Caspase-8、caspase-9、caspase-3 在急性胰腺炎相关性肺损伤时表达明显增加。

Caspase-8 是细胞凋亡起始期的起始因子，存在于细胞线粒体、胞质和胞核中。Procaspase-8 共含有 479 个氨基酸，其相对分子质量为 55kDa。caspase-8 参与细胞凋亡的起始，通过自身活化或者颗粒酶 B 激活。此外，caspase-8 对 caspase-7、caspase-3 等蛋白具有激活的作用。在死亡受体凋亡途径中,caspase-8 是关键的启动型 caspase。caspase-8 可以使死亡受体凋亡通路间接作用线粒体凋亡通路,从而增强了细胞凋亡的信号。本实验结果显示,作为死亡受体凋亡途径及线粒体凋亡途径的关键启动因子,*CASP8* mRNA 在急性胰腺炎相关性肺损伤时表达明显增加,并且 *CASP8* mRNA 的表达水平在急性胰腺炎相关性肺损伤中与 II 型肺泡细胞的凋亡呈正相关性。

Caspase-9 是线粒体细胞凋亡通路中重要的细胞凋亡信号转导效应分子,它的活化与其他 caspase 有所不同,它的活化并没有进行自我剪切,而是通过其特殊的 CARD 结构域起作用。此外,在 caspase-8 以及内质网细胞凋亡途径通过诱导 CytC 的释放来促进细胞凋亡的通路中,caspase-9 也参与其中,促进凋亡小体的形成诱导凋亡。因此,caspase-9 是线粒体凋亡通路中的效应分子,在死亡受体细胞凋亡途径和内质网细胞凋亡途径间接作用的线粒体细胞凋亡的途径中起到非常重要的作用。本实验结果显示,作为线粒体凋亡途径的关键效应分子,caspase-9 蛋白在急性胰腺炎相关性肺损伤时表达明显增加。

Caspase-3 前体可以被 caspase-8、caspase-9、caspase-10 以及颗粒酶 B(granzyme B,GZMB)激活,是细胞凋亡的执行者之一。在 caspase 家族介导的细胞凋亡信号转导途径中,线粒体介导的细胞凋亡途径和死亡受体介导的细胞凋亡途径的交汇点也在 caspase-3,是凋亡通路中最重要的终末剪切酶,是各个细胞凋亡途径的汇集点,也是细胞凋亡重要的效应分子,在细胞凋亡中扮演重要角色。本实验结果显示,作为细胞凋亡通路中的重要执行者,caspase-3 蛋白在急性胰腺炎相关性肺损伤时表达明显增加。

**2. Bcl-2/Bax 在急性胰腺炎相关性肺损伤时表达出现明显变化** Bcl-2 家族由以 Bcl-2 为代表的抗凋亡因子和以 Bax 为代表的促凋亡因子共同组成。Bcl-2/Bax 作为调节细胞凋亡的重要分子,可以通过多种途径调节细胞凋亡,如调节钙离子的释放、调节 CytC 蛋白的释放、调节氧自由基的产生等。Bax 蛋白在这个结合体中扮演了重要的角色,可以直接抑制 Bcl-2 蛋白的功能。Bcl-2 蛋白与 Bax 蛋白的比值直接关系到细胞对自身凋亡的选择,Bcl-2 蛋白表达增加,而 Bax 蛋白表达减少时,将抑制细胞凋亡;Bcl-2 蛋白表达减少,而 Bax 蛋白表达增加时,将促进细胞凋亡。本实验结果显示,Bcl-2/Bax 作为细胞凋亡通路中重要调节者,Bcl-2 蛋白在急性胰腺炎肺损伤时表达减少,Bax 蛋白在急性胰腺炎肺损伤时表达明显增加,Bcl-2/Bax 比值减小,表明在急性胰腺炎时 II 型肺泡细胞的凋亡增加,可能参与肺损伤的发病机制。

### (三)钙通道功能改变在 SAP 急性肺损伤中的作用

**1. SAP 时 II 型肺泡细胞内游离钙离子浓度增加出现钙超载** 最近实验研究表明,细胞钙离子稳态是细胞凋亡的关键因素,而线粒体的钙离子超载是细胞凋亡的重要影响因素。有研究表明细胞内 $Ca^{2+}$ 是重要的信号转导分子,参与了细胞凋亡的细胞转导。在细胞凋亡的早期阶段,随着钙离子的内流诱发细胞内钙超载,从而激活钙蛋白酶、钙离子依赖型 DNA 内切酶等多种蛋白酶,进而引发了凋亡细胞的结构改变。在炎症因子的刺激下,细胞内质网会大量释放钙离子,而线粒体则依靠其跨膜电势摄取钙离子,当线粒体发生钙离子超载时,则会发生线粒体自身的损伤,从而释放大量 CytC 和相关的蛋白,进而激活 caspase-8,最后起到诱发细胞凋亡的作用。本实验以 Fluo-3/AM 作为钙离子探针,应用激光共聚焦显微镜测定 II 型肺泡细胞内游离钙离子的浓度,结果显示,II 型肺泡细胞内游离钙离子的浓度在急性胰腺炎相关性肺损伤时明显增加且与Ⅱ型肺泡细胞的凋亡呈正相关性,具有统计学意义。表明SAP时Ⅱ型肺泡细胞内游离钙离子浓度增加出现钙超载可能是其发生凋亡的重要机制之一。

**2. 钙通道阻滞剂对 SAP 时Ⅱ型肺泡细胞凋亡及相关性肺损伤的干预作用** 在应用激光共聚焦显微镜测定Ⅱ型肺泡细胞内游离钙离子的浓度的同时,对模型大鼠使用 $Ca^{2+}$ 通道阻滞剂硝苯地平间接观察钙通道功能的改变及其对 SAP 时Ⅱ型肺泡细胞凋亡及相关性肺损伤的干预作用。实验结果显示,使用钙通道阻滞剂硝苯地平后,Ⅱ型肺泡细胞的凋亡率明显下调,而且 CASP8、BAX mRNA 和蛋白的表达也明显下调;也同步观察到大鼠血清 TNF-α 明显下调,大鼠血 AMY 明显下降,肺脏、胰腺的损伤明显减轻。

**(四) 地塞米松能减缓 SAP 时Ⅱ型肺泡细胞的凋亡,从而具有保护肺损伤的作用**

抗炎治疗对于 SAP 来说十分重要,有利于维持机体的功能性稳定。地塞米松是临床常用的一种抗炎药物,在急性炎症、应激性损伤等疾病的防治中起重要的作用。有研究证实,糖皮质激素可以通过抑制 IL-1β、TNF-α 等炎症介质的产生和释放来保护 LPS 诱导的大鼠急性肺损伤。有研究表明,地塞米松可以通过抑制 FasL 蛋白的表达,从而抑制肺泡上皮细胞、肺微血管内皮细胞、肺泡巨噬细胞的凋亡。此外有研究表明,甲基强的松龙对抑制肺组织细胞的提早凋亡和保护肺组织炎症反应有重要作用,从而证实糖皮质激素也可以抑制Ⅱ型肺泡细胞的细胞凋亡。此外,它还有清除氧自由基、抑制炎症因子的释放、减少炎症细胞的浸润等重要作用。本实验使用地塞米松药物治疗之后,大鼠血清 TNF-α 明显下调,大鼠血 AMY 明显下降,肺脏、胰腺的损伤显著减轻;此外Ⅱ型肺泡细胞的细胞凋亡率明显下降,而且 CASP8 和 BAX mRNA 的表达也明显下调,但是地塞米松可以抑制机体的免疫反应,不宜长期大量使用,否则容易引起机体全身性感染。由于地塞米松可以抑制炎症反应,对肺组织有独特的保护作用,如促进肺表面活性物质的合成、分泌,修复肺组织的损伤等,因此针对这样的患者可以适时、适量、适程的使用地塞米松。

**(五) 清胰汤对急性胰腺炎肺损伤的治疗作用可能是通过控制Ⅱ型肺泡细胞的细胞凋亡和调节钙通道有关**

本实验应用大鼠重症急性胰腺炎致肺损伤模型,首先通过测定模型动物淀粉酶、血气分析、TNF-α、肺湿/干重比值,并对胰腺和肺组织进行病理分析;对各组大鼠Ⅱ型肺泡细胞进行分离、鉴定和培养,观察其细胞凋亡情况,对其凋亡相关基因和蛋白进行检测分析,研究其细胞内游离钙浓度和钙通道功能情况;并应用中药清胰汤药物治疗。实验结果显示,SAP 模型大鼠经过清胰汤治疗后,血清 TNF-α 明显下调,大鼠血清 AMY 明显下降,肺脏、胰腺的病理损伤显著减轻;Ⅱ型肺泡细胞的细胞凋亡率明显下降,而且Ⅱ型肺泡细胞 CASP8、BAX mRNA 的表达也明显下调,肺组织 Bcl-2 蛋白表达增加而肺组织 Bax、caspase-8、caspase-3、caspase-9 蛋白表达明显下降。清胰汤组部分指标变化虽然没有硝苯地平和地塞米松的变化明显,但确实显示出具有明显的抗炎、抗凋亡、恢复钙稳态、保护细胞和组织功能的作用。硝苯地平作为钙通道阻滞剂、地塞米松作为免疫抑制剂对于急性胰腺炎相关性肺损伤的治疗其功能单一,而且副作用较大,临床上不能长期使用;而中药清胰汤则从疏通微循环防治过氧化损伤,保护肠道屏障、排除肠道内细菌和内毒素、利胆利胰、稳定线粒体和溶酶体等多方面多层次多环节对机体发挥全身调节的综合作用。如能配合使用抗炎、抗过氧化、胰酶等疗法,结合外科手术或微创治疗,则更会相得益彰,发挥最大的治疗效应。因此,临床上中西医结合治疗很可能成为治疗重症急性胰腺炎及相关急性肺损伤最重要的有效途径。

# 第三节 大鼠Ⅱ型肺泡细胞的分离、纯化和鉴定

Ⅱ型肺泡细胞是一种多功能细胞,对维持肺泡的结构和功能具有重要意义。其主要功能有:①增殖功能;②合成和分泌肺表面活性物质(pulmonary surfactant,PS);③维持肺泡内外液体平衡;④免疫调节作用。它是Ⅰ型、Ⅱ型肺泡细胞的祖细胞,因此被认为是肺泡上皮的干细胞。PS的主要生理功能是降低肺泡气-液表面张力,对于维持肺泡形态具有重要意义。近年发现,Ⅱ型肺泡细胞还具有强大的液体转运能力,对肺泡内液体的产生和清除具有重要意义。另外Ⅱ型肺泡细胞还具有复杂的免疫功能。研究表明急性肺损伤时肺组织的病理变化表现为肺泡上皮细胞的严重损伤。Ⅱ型肺泡细胞在肺损伤后肺泡上皮的修复与更新,表面活性物质的分泌,肺水转运过程中均有重要意义。因此,Ⅱ型肺泡细胞对于研究肺组织的结构和功能具有重要意义。

本节实验是在总结和借鉴国内外学者经验的基础上,介绍改良大鼠Ⅱ型肺泡细胞的分离、鉴定及培养方法。

## 一、主要研究方法和结果

### (一) 研究方法

**1. 实验动物** SPF级雄性SD大鼠20只,体重180~220g。

**2. 采用Dobbs方法分离提取Ⅱ型肺泡细胞。**

(1) 肺组织的消化及细胞混悬液的制备

1) 麻醉和手术:大鼠腹腔注射10%水合氯醛3ml/kg,肝素400U/kg,进行麻醉和抗凝。麻醉成功后,大鼠在75%乙醇中浸泡3~5分钟,用碘伏消毒,剪开颈部皮肤,暴露气管,行气管插管。开腹,腹主动脉放血活杀。剖胸,去除胸腺,充分显露心肺。

2) 肺动脉灌注:找到右心耳的位置用注射器(10ml)吸取溶液Ⅱ(预温至37℃)轻轻进入朝肺动脉的方向注入进行灌洗,每次10ml,至全肺呈苍白色以去除血细胞,总灌注量约20ml。

3) 气道灌注:经气管插管处用溶液Ⅰ灌洗肺8次,每次10ml,再用溶液Ⅱ灌洗2次,每次10ml,至灌洗液呈清亮无混浊,以去除巨噬细胞,溶液Ⅲ灌洗一次,最后一次尽可能抽尽液体,并彻底清除肺内气体。

4) 消化:快速取出肺放于培养皿中,无菌移入超净操作台,用溶液Ⅱ冲洗肺表面残余液体后放入烧杯,经气管注入预温至37℃、0.25%胰酶消化液20ml,夹闭气管,37℃水浴消化25分钟。消化完毕,移入干净无菌小培养皿,将肺门、大气道用无菌剪子剪除,在4ml D-Hanks液中(含DNase 250μg/ml)将肺剪碎至1mm³大小。

5) 5ml小牛血清灭活胰酶,肺糜移入100ml无菌三角瓶中,溶液Ⅱ补足至20ml 37℃水浴摇床130rpm,约5分钟,以使消化后的细胞充分脱离组织团块形成细胞悬液;不锈钢细胞滤网过滤2次(150目,200目);滤液移入50ml无菌离心管以800rpm,4℃离心8~10分钟,

弃上清;细胞沉淀用 10ml DMEM 重悬,计数。

（2）大鼠Ⅱ型肺泡细胞的纯化

1）大鼠 IgG 包被平皿:用于纯化Ⅱ型肺泡细胞,保存时间不超过 24 小时。10cm 无菌塑料培养皿内倒入 IgG 溶液 5ml,轻轻晃动,使溶液完全覆盖平皿底部,22℃静置 3 小时,倒出 IgG,用 PBS 10ml 洗 5 次,DMEM10ml 洗 2 次,倒入少量 DMEM,4℃保存,24 小时内使用。

2）纯化Ⅱ型肺泡细胞:将上述细胞浓度调至 $10^6$/ml 的细胞混悬液,转移至已用大鼠 IgG 包被好的培养皿中,每个直径 10cm 培养皿中加入 8~10ml,37℃,5% $CO_2$ 培养箱内孵育 90 分钟,轻轻摇晃培养皿,用吸管吹打,移除未黏附的细胞,4℃、800rpm 离心 10 分钟弃上清,用无血清 DMEM 漂洗一次。

（3）大鼠Ⅱ型肺泡细胞的培养:细胞沉淀用 DMEM 悬浮、计数,调整细胞浓度为 $2×10^6$ 个/ml,转入六孔培养板上,每孔加细胞悬液 1ml,37℃,5% $CO_2$ 继续培养。培养 24 小时后移除未贴壁细胞,加入 DMEM 培养基继续培养,观察细胞生长状况。

（4）大鼠Ⅱ型肺泡细胞活力的测定:将细胞悬液和 0.5% 锥虫蓝染液(使用前离心)按 1:1 体积比混合后滴加在载玻片上,1 小时后计数 100 个细胞,用活细胞占计数细胞中的百分比表示细胞活力。

（5）大鼠Ⅱ型肺泡细胞的鉴定:应用 SP-A 免疫组织化学染色法和透射电镜观察鉴定Ⅱ型肺泡细胞。

（二）研究结果

**1. Ⅱ型肺泡细胞形态学鉴定**　Ⅱ型肺泡细胞单层贴壁生长,细胞质中央见圆形细胞核,可见核仁。培养 6 小时细胞开始贴壁,24 小时贴壁生长,72 小时细胞长满六孔板。分离纯化的Ⅱ型肺泡细胞在光学显微镜下呈圆或椭圆形,直径 10~20μm,胞质内含较多包含体,细胞核内可见核仁。

**2. 透射电镜鉴定**　电镜下可见Ⅱ型肺泡细胞形状较规则,细胞表面有很多长短不一、粗细不等的微绒毛,胞核明显,胞质内含有数量不等、大小不一的含同心圆或平行排列的板层结构即板层小体(LB),少数细胞可以见到板层小体被分泌到细胞外,且可看到其不同的成熟阶段。

**3. Ⅱ型肺泡细胞得量、活力和纯度**　通过计数,纯化前可得细胞约 $5×10^8$ 个/只大鼠,IgG 免疫黏附纯化后得细胞约为 $1.6×10^7$ 个/只大鼠。锥虫蓝染色显示细胞活力为 95% 以上。

**4. SP-A 免疫组织化学鉴定**　免疫组织化学阳性信号为细胞质内分布均匀的浅褐色颗粒。通过 SP-A 免疫组织化学染色判定,纯化后Ⅱ型肺泡细胞可达 92%。经上述鉴定证实,本实验培养的细胞为Ⅱ型肺泡细胞,且纯度、活力足够,可以用来进行下一步的实验。

## 二、研究结果的分析和意义

### （一）Ⅱ型肺泡细胞的生物学特性

肺泡上皮组织主要由Ⅰ型和Ⅱ型肺泡细胞构成。Ⅱ型肺泡细胞约占肺泡上皮细胞总数的 60%,但其覆盖面积却只占肺泡总面积的 5%,细胞为立方形,其特征性结构是胞质中含有大量的板层小体。

Ⅱ型肺泡细胞是肺泡上皮细胞的祖细胞,有增殖能力和定向分化能力。体外培养后表型丧失快,变成类似于Ⅰ型肺泡细胞的扁平状,这并不是不可逆的改变。该细胞基本不传代,并且分离、培养难度较大,不易获得数量较多同时还具有较高纯度的细胞悬液。随着时间的延长,体外培养的Ⅱ型肺泡细胞在形态学上经历三个阶段:活细胞贴壁生长期、细胞生长高峰期和细胞开始退化期,而后转变为Ⅰ型肺泡细胞或逐渐脱落失去培养价值,整个过程持续 10 天左右。曾庆富等报道,大鼠Ⅱ型肺泡细胞原代培养 18~24 小时,Ⅱ型肺泡细胞大量贴壁,少部分细胞可见细胞质伸展变平;36~48 小时,细胞平展呈多边形,相互连接形成细胞单层,胞质内有大量反差明显的细小颗粒,细胞核明显;第 4 天细胞内颗粒有所减少;第 6~7天颗粒明显减少,细胞特征无法辨认。体外培养Ⅱ型肺泡细胞的生化特性变化也很快,培养超过 24~48 小时Ⅱ型肺泡细胞的卵磷脂和磷酸甘油酯的含量和合成下降。培养 24 小时内,*SFTPA1* 和 *SFTPB* mRNA 表达减少。培养期中Ⅱ型肺泡细胞的中性脂生化合成增加。因此,Ⅱ型肺泡细胞在原代培养第 24~72 小时内处于最佳生长状态,此时适合用于作体外研究实验。由于Ⅱ型肺泡细胞具有特殊的生物学特性,尚不能形成细胞株供研究用,且对其分离、纯化、鉴定及原代培养的操作较为繁琐,细胞形态功能易发生变化,给研究工作带来诸多不便。体内外实验证明,Ⅱ型肺泡细胞增生受角质化细胞生长因子(keratinocyte growth factor,KGF)的调控,Ⅱ型肺泡细胞能分化为Ⅰ型肺泡细胞,分化后在一定条件下也可逆转为Ⅱ型肺泡细胞。因此体外培养的Ⅱ型肺泡细胞生物学特性仍是稳定的。

(二)Ⅱ型肺泡细胞的分离和纯化

本实验发现 DMEM 培养液中 FBS 浓度为 20% 可以明显提高细胞的生长速度。本实验采用胰蛋白酶消化分离Ⅱ型肺泡细胞,其消化浓度为 0.25%,时间 25 分钟,在 37℃下进行,浓度过高、时间过长会造成细胞损伤,而浓度和时间不够又会减少分离的细胞产量。细胞分离后纯化至关重要,本实验采用 Dobbs 等 1986 年提出的 IgG 吸附纯化Ⅱ型肺泡细胞,其基本原理是Ⅱ型肺泡细胞缺乏 Fc 受体,而大多数的非Ⅱ型肺泡细胞如淋巴细胞、肺泡巨噬细胞和中性粒细胞等表面含有免疫球蛋白 IgG 的 Fc 段受体,能与 IgG 的 Fc 段结合,通过使用 IgG 包被的平皿吸附,可除去大部分杂细胞,同时防止Ⅱ型肺泡细胞大量丢失。若Ⅱ型肺泡细胞纯度达不到实验要求,操作中可考虑适当延长黏附时间,甚至重复黏附纯化 2 次,但黏附时间过长又会使较多的Ⅱ型肺泡细胞亦黏附上去,影响细胞的产量。依次用 120 目、200 目不锈钢滤网可滤去Ⅱ型肺泡细胞及大多数成纤维细胞。

(三)Ⅱ型肺泡细胞的鉴定

Ⅱ型肺泡细胞在电子显微镜下可见到特异性的板层小体,这是鉴定Ⅱ型肺泡细胞的最直接方法,但此方法既耗时又较昂贵。肺表面活性物质相关蛋白(SP-A)由肺组织的Ⅱ型肺泡细胞、Clara 细胞合成并分泌入呼吸道,由肺泡巨噬细胞清除,其中Ⅱ型肺泡细胞中 SP-A 含量最多,易于检出。可以认为 SP-A 免疫组织化学鉴定Ⅱ型肺泡细胞具有高度的特异性,同时免疫组织化学技术成熟,操作简单,敏感性高,已经广泛地应用于常规病理诊断工作;免疫组织化学通过抗原抗体反应及呈色反应,可在细胞中进行准确定位,便于进行细胞形态与功能相结合的研究。因此 SP-A 免疫组织化学鉴定Ⅱ型肺泡细胞是一种敏感、特异、高效的鉴定方法。

# 第四节　胰腺炎腹水对体外培养Ⅱ型肺泡细胞的损伤作用

研究表明,急性胰腺炎肺损伤大鼠有Ⅱ型肺泡细胞损伤,肺组织 SP-A 表达降低、sPLA2-Ⅱ表达增高,应用清胰汤可减轻Ⅱ型肺泡细胞损伤,增加 SP-A 表达,降低 sPLA2-Ⅱ表达,从而起到保护肺功能的作用。重症急性胰腺炎动物模型中常见大量腹水产生,称为胰腺炎相关性腹水(pancreatitis associated ascitic fluids,PAAF)。该腹水中含有包括细胞因子、炎症介质和多种消化酶在内的大量毒性物质,这些毒性物质进入血液循环,进而引起其他器官系统的损害。陈海龙课题组在以前的研究中已经证实了细胞因子 TNF、PAF、ILs,氧自由基(OFR),弹性蛋白酶等炎症介质在急性胰腺炎肺损伤病理机制中的作用。但腹水中的 sPLA2 对肺损伤的病理作用,特别是对Ⅱ型肺泡细胞的损伤作用研究不多。为此,本节实验观察了正常Ⅱ型肺泡细胞在不同浓度 SAP 大鼠 PAAF 刺激下在增殖方面的改变,以及应用 sPLA2-Ⅱ抑制剂 KH064 及中药大黄提取物大黄素对腹水刺激Ⅱ型肺泡细胞损伤后增殖和肺表面活性物质相关蛋白(SP-A)表达的影响,以进一步阐明大黄素对Ⅱ型肺泡细胞功能的保护作用及其作用机制。

## 一、主要研究方法和结果

### (一) 研究方法

雄性 SPF SD 大鼠 10 只,采用胆胰管内逆行注入 1.5% 去氧胆酸钠建立大鼠 SAP 时 ALI 模型,留取腹水,检测腹水 sPLA2 活性后分装,−80℃保存。按本章第三节方法分离、提取、培养Ⅱ型肺泡细胞,腹水预处理按腹水终浓度为 12.5μl/ml、25μl/ml、50μl/ml 和 100μl/ml 加入培养液,分 6 小时、12 小时、24 小时三个时相点,采用噻唑蓝(MTT)法测定细胞增殖情况和细胞生存率。根据细胞增殖情况,选用腹水预处理浓度为 25μl/ml,预处理时间 24 小时,培养孔 sPLA2-Ⅱ 抑制剂 KH064 干预终浓度为:0μg/ml、0.5μg/ml、1μg/ml、2μg/ml、4μg/ml,培养孔 EMO 干预终浓度为:0μg/ml、10μg/ml、20μg/ml、40μg/ml、80μg/ml,用 MTT 法测定细胞增殖情况,根据实验结果选择药物干预剂量为 KH064 1μg/ml、KH064 2μg/ml,大黄素 10μg/ml、大黄素 20μg/ml。PAAF 预处理组腹水剂量分别为:12.5μl/ml、25μl/ml、50μl/ml、100μl/ml 培养液,预处理时间为 24 小时。腹水预处理组和药物干预组分别提取 RNA 和蛋白,检测 SFTPA1 mRNA 和蛋白的表达。电子显微镜观察Ⅱ型肺泡细胞的形态与结构。

### (二) 研究结果

**1. 光学显微镜观察结果**　加入 PAAF 预处理 24 小时,腹水 12.5μl/ml 和 25μl/ml 组部分细胞边缘模糊不清,细胞边缘不规则,胞体和胞核结构不清,有伪足伸出,胞质内有颗粒状物质;50μl/ml 组可见部分细胞裂解为碎片状、漂浮在培养液中;100μl/ml 组镜下观察见细胞贴壁欠佳,颜色变暗,可见较多死亡细胞漂浮于培养液中,细胞内可见颗粒,表现为生长不良状态。对照组各时间点倒置显微镜下可见细胞贴壁紧,细胞亮,呈生长状态。培养 24 小时后,KH064、大黄素干预组,细胞无明显改变,生长状态良好。

**2. MTT 检测不同浓度 PAAF 对大鼠Ⅱ型肺泡细胞增殖的影响**　MTT 法显示,腹水呈剂量依赖方式抑制细胞生长;培养 6 小时,12.5μl/ml 组与对照组比较细胞增殖无差别,其他 3 个组与对照组比较显著抑制细胞增殖($P<0.05$),细胞生存率随腹水浓度增高而降低;培养 12 小时、24 小时,腹水预处理组细胞增殖均较对照组显著降低($P<0.05$),腹水预处理 12 小时,25μl/ml 与 12.5μl/ml、100μl/ml 腹水组比较差异有统计学意义($P<0.05$);腹水预处理 24 小时,4 个腹水预处理组比较差异有统计学意义($P<0.05$);细胞生存率随培养时间的延长降低。应用 KH064 后,浓度为 0.5~2μg/ml 时细胞增殖较对照组明显增高,并呈剂量依赖性,1μg/ml、2μg/ml 组与 0.5μg/ml、4μg/ml 组比较细胞增殖差异有统计学意义($P<0.05$)。应用大黄素后,浓度为 10~40μg/ml 时细胞增殖较对照组有显著增高,并呈剂量依赖性,浓度为 80μg/ml 时与对照组比较差异有统计学意义($P<0.05$),其中 80μg/ml 组与 10μg/ml、20μg/ml、40μg/ml 组差异有统计学意义($P<0.05$)。

**3. KH064 和大黄素对 PAAF 预处理大鼠Ⅱ型肺泡细胞 *SFTPA1* mRNA 表达的影响**　RT-PCR 结果显示,随着预处理腹水浓度的增高,*SFTPA1* mRNA 的表达降低,表现出明显的剂量依赖性。KH064 和大黄素处理组 *SFTPA1* mRNA 的表达水平显著高于对照组($P<0.05$),各处理组不同剂量之间 *SFTPA1* mRNA 的表达水平无显著差别($P>0.05$)。

**4. KH064 和大黄素对 PAAF 预处理大鼠Ⅱ型肺泡细胞 SP-A 表达的影响**　腹水预处理组Ⅱ型肺泡细胞 SP-A 蛋白表达显著低于对照组,并随腹水剂量的增高 SP-A 的表达降低,有明显的剂量依赖性。KH064 和大黄素处理组 SP-A 蛋白的表达水平显著高于对照组,KH064 2μg/ml、大黄素 10μg/ml 组 SP-A 表达较 KH064 1μg/ml、大黄素 20μg/ml 增高。

**5. 电镜观察大鼠各组Ⅱ型肺泡细胞**　电子显微镜下分离纯化后培养的Ⅱ型肺泡细胞较规则,胞质丰富,胞质内含较多大小不一的洋葱样结构的嗜锇小体即板层小体,线粒体及内质网丰富。腹水作用后Ⅱ型肺泡细胞胞膜有破损,板层小体排空、数目减少,胞核染色质浓缩成块、边集,部分细胞核形不规则。腹水干预并加入 KH064 和大黄素治疗组,可见细胞内板层小体丰富但仍有线粒体水肿、空泡变性,内质网广泛扩张。

## 二、研究结果的分析和意义

### (一) 胰腺炎腹水(PAAF)在急性胰腺炎发生发展中的作用

20 世纪 60 年代 SAP 时产生的腹水在胰腺炎发生发展中的作用开始受到重视。Wall 于 1965 年首先提出腹腔灌洗治疗 SAP 并取得了疗效,其理论依据是将腹水中大量有毒性的胰酶在吸收入血前清除体外。Frey 收集 SAP 模型产生的胰腺炎相关性腹水,并以不同的剂量经腹腔注射给健康大鼠,发现大鼠的病死率与腹水呈剂量依赖性,PAAF 较 SAP 血清有更强的毒性。Fujita 等也发现急性水肿性胰腺炎大鼠腹腔注射 PAAF,也有剂量依赖性的致死作用,而腹腔注射生理盐水则无死亡。Satake 等将 PAAF 注入鼠的腹腔观察其毒性时,发现可以导致肺损伤,在腹水中加入抗蛋白酶,动物的病死率下降。认为 ALI 是 SAP 早期死亡的主要原因,怀疑与腹水中的胰酶有关。近期研究表明胰腺炎腹水中含有致命的毒性物质,将 SAP 患者胰周引流液腹腔注入胰腺炎模型和假手术组大鼠,这些大鼠立即死亡。通过持续腹腔灌洗和引流,患者的一般状况好转,这时将腹腔引流液体注射给胰腺炎模型和假手术组大鼠,这些大鼠都存活。损伤的胰腺释放到腹腔高浓度的脂肪分解酶,在 PAAF 中有大量的脂肪代谢衍生物,除了直接的细胞损伤,PAAF 衍生的脂类片段干扰过氧化物酶增殖体活化受体-γ（PPAR-γ）介导的抗炎途径，PAAF中的氧化自由脂肪酸干扰炎症反应内生调节机制，这样加剧AP时巨噬细胞活化。用PAAF干预原代培养大鼠Kupffer细胞、肝细胞，随着PAAF剂量增加，细胞生存显著降低，认为PAAF直接导致肝细胞损伤、死亡。以上的研究表明，PAAF确实参与了SAP和APALI的发生发展，可能与其中的酶或毒性细胞因子经腹膜吸收有关。

### （二）PAAF对原代培养Ⅱ型肺泡细胞具有损伤作用

Ⅱ型肺泡细胞是一种多功能细胞，对维持肺泡结构和功能具有重要意义。Ⅱ型肺泡细胞产生的肺表面活性蛋白，在先天性免疫中起作用，参与对肺吸入的物质和微生物的先天性免疫反应；增殖、修复肺损伤后上皮细胞，在肺损伤后修复中起重要作用；通过从尖端到底端转移$Na^+$清除肺泡内液体，维持肺泡内外液体平衡；Ⅱ型肺泡细胞通过与气体交换区域其他细胞协作保持肺泡开放，减轻呼吸时吸入的刺激物引起的炎症反应。肺表面活性物质相关蛋白（SPs）是肺表面活性物质的主要组成部分。已发现的有SP-A、SP-B、SP-C及SP-D，其中SP-A含量最丰富，约占SPs总量的50%，SP-A协同SP-B和SP-C促进PS板层体转化为管髓体，并进一步扩展成磷脂单分子层，使PS发挥降低表面张力的作用。SP-A还可抑制Ⅱ型肺泡细胞释放磷脂酰胆碱，并促进其对磷脂的摄取，保证肺泡内PS含量处于适当水平，从而起到自身调节作用。SP由Ⅱ型肺泡细胞合成，其合成和分泌受到多种因素调节，而各种因素的调节机制主要通过影响SP表达而实现的。

本实验发现，原代培养的Ⅱ型肺泡细胞在PAAF作用24小时，*SFTPA1* mRNA表达明显下调，提示*SFTPA1* mRNA表达下调可能参与了APALI的发病过程。其机制可能是AP时腹水中毒性物质吸收后，导致*SFTPA1* mRNA表达下调，增加了对肺损伤的易感性；同时导致Ⅱ型肺泡细胞增殖抑制、细胞损伤，从而导致内源性PS减少，SPs合成减少，进一步加重了肺损伤。外源性PLA2对肺毛细血管内皮细胞、肺泡上皮细胞和表面活性物质系统均有损伤作用。在多发创伤、AP患者血中，PLA2活性明显增加；PLA2活性升高越明显，ARDS的发生率越高。体外实验发现sPLA2-Ⅱ能水解表面活性物质的磷脂，这种水解能被SP-A和sPLA2-Ⅱ之间直接或选择性的蛋白相互作用抑制。

本实验表明，应用sPLA2-Ⅱ抑制剂后Ⅱ型肺泡细胞增殖与腹水干预组比较有显著增高，SP-A表达与腹水干预组比较有显著增高，与对照组比较无显著差异，表明KH064可以减轻PAAF对原代培养的大鼠Ⅱ型肺泡细胞的损伤及对其增殖的抑制作用，同时增加Ⅱ型肺泡细胞SP-A的表达。表明PAAF中对原代培养Ⅱ型肺泡细胞损伤起主要作用的可能是sPLA2-Ⅱ，在AP时进入血液循环的sPLA2-Ⅱ可能损伤肺Ⅱ型肺泡细胞，导致其功能降低，继而导致肺损伤。

### （三）大黄素具有减轻胰腺炎腹水中有毒物质对Ⅱ型肺泡细胞损伤的作用

清胰汤中大黄是一味具有多种药理作用的中药，既可消炎杀菌，又可推陈致新，荡涤胃肠，排除肠道积滞，排除肠道内细菌和内毒素，减轻肠黏膜炎症水肿，保护肠道屏障，从而防止或减轻肠源性细菌移位和内毒素血症的发生或发展，进而防治MODS的发生和发展。研究表明早期应用大黄有助于防止肠源性肺损伤的发生，进而发挥阻止病程向多器官功能不全综合征发展的重要作用，这种作用可能是通过抑制TNF-α和PLA2等介质的释放实现的，大黄可以抑制肠缺血和再灌注期间血清、肺及小肠组织PLA2活性的升高。大黄对APALI

的治疗作用已成为近年来胰腺炎研究的热点,研究主要集中在其对炎症介质的阻抑作用。通过构建大鼠急性胰腺炎肺损伤模型,发现清胰汤对Ⅱ型肺泡细胞有保护作用。大黄素是从大黄中提取的蒽醌类衍生物,具有抗炎活性。本实验进一步在细胞水平研究清胰汤主要成分大黄提取物大黄素对急性胰腺炎腹水所致Ⅱ型肺泡细胞损伤的保护作用。

　　腹水预处理的Ⅱ型肺泡细胞应用大黄素后,细胞增殖较单纯腹水处理组明显增高,SP-A表达较单纯腹水处理组明显增高,与对照组比较差别无显著性,与KH046治疗组比较差别无显著性。以上结果表明大黄素有阻止腹水中有毒物质损伤Ⅱ型肺泡细胞的功能。在治疗AP时,清胰汤中大黄的主要成分大黄素可能有保护Ⅱ型肺泡细胞的作用。大黄素对急性胰腺炎肺损伤有一定防治作用,其可能作用机制是:①抑制 sPLA2-Ⅱ活性,减轻其对Ⅱ型肺泡细胞的损害;②抑制 sPLA2-Ⅱ活性,减少炎症介质的产生;③提高Ⅱ型肺泡细胞 *SFTPA1* mRNA 表达水平,促进 PS 合成及生物活性。中草药是我国特有的资源优势,大黄素是大黄中提取的蒽醌类衍生物。大黄药用不但在我国有悠久的历史,而且在国外也得到广泛的研究,且中药来源广,价格低,易于推广,如能广泛应用于临床,必将带来巨大的社会和经济效益。

(张雪梅　刘哥良　祁　冰)

## 主要参考文献

[1]　张雪梅,陈海龙,王朝晖.清胰汤对大鼠急性胰腺炎肺损伤时 SP-A 表达的影响[J].世界华人消化杂志,2007,15(35):3738-3743

[2]　张雪梅,陈海龙,王朝晖.急性胰腺炎肺损伤时肺组织Ⅱ型分泌型磷脂酶 A2 表达及清胰汤的干预作用[J]中国危重病急救医学,2010,22(9):518-521

[3]　张雪梅,陈海龙.肺表面活性物质相关蛋白 A 在急性肺损伤时的作用[J].中国中西医结合外科杂志,2010,16(6)720-722.

[4]　QI B,CHEN H L,SHANG D,et al. Effects of hypoxia-inducible factor-1α and matrix metalloproteinase-9 on alveolar-capillary barrier disruption and lung edema in rat models of severe acute pancreatitis-associated lung injury [J]. Exp Ther Med,2014,8(3):899-906.

[5]　YEH C H,CHO W,SO E C,et al. Propofol inhibits lipopolysaccharide-induced lung epithelial cell injury by reducing hypoxia-inducible factor-1 alpha expression [J]. Br J Anaesth,2011,106(4):590-599.

[6]　LIU G,ZHANG J,CHEN H,et al. Effects and mechanisms of alveolar type Ⅱ epithelial cell apoptosis in severe pancreatitis-induced acute lung injury [J]. Exp Ther Med,2014,7(3):565-572.

# 第十五章
## 肺微血管内皮细胞损伤的作用

## 第一节　SOCE 信号通路相关基因与
## 重症急性胰腺炎肺损伤

由细胞内钙池排空信号所激活的细胞膜表面的钙库操控通道(store-operated Ca$^{2+}$ channels, SOCs)开放所形成的钙库操控性钙内流(store-operated calcium entry, SOCE),是非兴奋细胞内调节钙稳态平衡的重要方式。间质相互作用因子 1(stromal interaction molecule 1, STIM1)是细胞内质网膜上表达的蛋白,近年来有大量的研究证明它与内质网识别细胞内钙浓度变化有关,钙释放激活钙通道蛋白 1(calcium release-activated calcium channel protein 1, Orai1)是细胞膜上众多的钙离子通道之一,STIM1 与 Orai1 现在已经被认定为 SOCs 的两个重要组成部分。SOCE 是细胞外钙内流补充内质网或肌浆网钙库衰竭的紧密调控机制。因为钙是普遍存在的第二信使,所以 SOCE 在一系列的细胞生物等过程中发挥重要的作用也不足为奇,包括细胞迁移、分化和凋亡都有重要的作用。由于 SOCE 广泛存在于几乎所有类型的细胞,从上皮细胞到骨骼肌,SOCE 引起学者们的广泛兴趣。

本节的实验是应用 SD 大鼠制备的急性胰腺炎 ALI 模型,应用 SOCE 抑制剂 2-氨基乙基二苯基硼酸酯(2-APB)进行干预,检测肺组织中 SOCE 相关基因 *STIM1*、*ORAI1* 和 *BAX*、*CASP3* mRNA 表达的情况,旨在进一步观察肺与胰腺组织损伤的变化及肺微血管内皮细胞凋亡情况和超微结构的变化情况,探讨 SOCE 在急性胰腺炎肺损伤过程中的作用和机制。

### 一、主要研究方法和结果

#### (一)研究方法

1. 实验动物分组及模型制备方法　采用 1 个月龄的雄性 SD 大鼠 30 只,随机分为 3 组,即假手术(sham operation, SO)组,SOCE 抑制剂 2-APB 处理(2-APB+ SAP)组和重症急性胰腺炎(SAP)组。

采用经胆胰管逆行注射 1.5% 去氧胆酸钠（3ml/kg）法制备 SAP 急性肺损伤大鼠模型。造模后 24 小时后按 3ml/kg 剂量腹腔内注射 10% 水合氯醛麻醉，进行观察、取材。

### 2. 观察指标和检测方法

（1）进行胰腺、肺组织病理观察及评分；采用碘-淀粉比色法检测血清淀粉酶活性；采用 ELISA 法检测血清 IL-6、TNF-α 水平；动脉血气分析测定 $PaO_2$，计算氧合指数，用 $PaO_2/FiO_2$ 表示；采用透射电镜进行肺微血管内皮细胞超微结构观察。

（2）测定肺组织湿/干重（W/D）比值用以代表肺组织含水量：腹主动脉采血处死各组实验大鼠后，取左肺组织，天平称量其湿质量并记录，70℃高温干燥箱烤干 72 小时后，天平称量其干质量并记录，计算肺组织含水量。含水量计算方法：含水量（%）=（湿质量−干质量）/湿质量 ×100%。

（3）采用 RT-PCR 法检测肺组织 *ORAI1*、*STIM1* mRNA 和凋亡相关基因 *BAX*、*CASP3* mRNA 的表达，Westen blot 法检测其蛋白的表达。

（4）采用蛋白印迹法检测肺组织 Orai1、STIM1 和 Bax、caspase-3 蛋白的表达；采用免疫荧光法检测肺微血管内皮细胞 Orai1、STIM1 蛋白的表达。

（5）采用 TUNEL 法进行肺微血管内皮细胞凋亡的检测。

### （二）研究结果

### 1. 各组大鼠一般状态和组织病理改变

（1）各实验组大鼠造模 24 小时后一般状态变化：SO 组大鼠的生命体征平稳，与术前比较一般情况变化不明显；SAP 模型组大鼠表现为精神萎靡、动作呆滞及出现呼吸急促、弓背等应激表现；2-APB+SAP 组的大鼠较 SAP 模型组大鼠有明显改善。

（2）各组大鼠胰腺和肺组织大体观察：与 SO 组大鼠比较，在 SAP 模型组，则可见胰腺组织液化、钙化、坏死明显，肺组织颜色暗红、充血明显，且在腹腔可见大量腹水；2-APB+SAP 组也可观察到明显的组织损伤，但程度较 SAP 组均减轻。

（3）各组大鼠胰腺和肺组织光镜下病理改变观察

1）胰腺组织：与 SO 组比较，SAP 组胰腺在光镜下可见小叶结构模糊，小叶间广泛融合，中性粒细胞浸润、出血、坏死明显，病理评分显著升高；而 2-APB+SAP 组病理损伤程度较 SAP 组均有明显减轻，病理评分降低。

2）肺组织：与 SO 组比较，SAP 组肺组织光镜下可见肺泡壁塌陷、中性粒细胞浸润、透明膜及微血栓形成，且肺泡腔出血，病理评分升高；2-APB+SAP 组病理损伤程度较 SAP 组均有明显减轻，病理评分降低。

### 2. 透射电镜观察肺微血管内皮超微结构变化

正常气-血屏障由肺毛细血管内皮细胞、肺泡上皮细胞及两者之间的基底膜三部分构成，SAP+2-APB 组可见大鼠肺毛细血管内皮细胞与 I 型肺泡细胞发生分离，SAP 组可见内皮细胞断裂，基底层溶胀、断裂，胞核染色质凝集和趋边化，表明 PMVEC 正在发生凋亡；在 2-APB 组内皮细胞损伤则有所减轻。

### 3. 各组大鼠血清淀粉酶活性的变化

SAP 模型组和 SAP+2-APB 组血清淀粉酶活性高于 SO 组（$P<0.05$），SAP 模型组高于 SAP+2-APB 组（$P<0.05$）。

### 4. 各组大鼠血 IL-6、TNF-α 水平的变化

SAP 模型组和 SAP+2-APB 组血清 IL-6 高于 SO 组（$P<0.05$），SAP 模型组高于 SAP+2-APB 组（$P<0.05$）；SAP 模型组血清 TNF-α 高于 SO

组和 SAP+2-APB 组（$P<0.05$），SAP+2-APB 组与 SO 组差异无统计学意义。

**5. 各组大鼠氧合指数的变化** SAP 模型组和 SAP+2-APB 组氧合指数低于 SO 组（$P<0.05$），SAP 模型组低于 SAP+2-APB 组（$P<0.05$）。

**6. 各组大鼠肺含水量变化** SAP 模型组和 SAP+2-APB 组肺含水量高于 SO 组（$P<0.05$），SAP 模型组高于 SAP+2-APB 组（$P<0.05$）。

**7. 肺组织中 *ORAI1*、*STIM1* mRNA 和 Orail、STIM1 蛋白表达水平的变化** SAP 模型组和 SAP+2-APB 组肺组织 *ORAI1* mRNA 水平高于 SO 组（$P<0.05$），SAP 模型组高于 SAP+2-APB 组（$P<0.05$）；SAP 模型组 *STIM1* mRNA 水平低于 SO 组和 SAP+2-APB 组（$P<0.05$），SAP+2-APB 组与 SO 组差异无统计学意义（$P>0.05$）。蛋白质印迹法检测发现，Orai1 条带出现在 55kDa，STIM1 条带出现在 86kD，β-actin 出现在 43kDa，灰度分析显示：与 SO 组相比较，Orai1、STIM1 蛋白在 SAP 组肺组织中表达升高（$P<0.05$），而经 2-APB 干预后 Orai1、STIM1 蛋白的表达下降（$P<0.05$）。

**8. 免疫荧光检测各组肺微血管内皮细胞 Orai1、STIM1 蛋白表达** SAP 模型组和 SAP+2-APB 组肺组织免疫荧光 IOD 高于 SO 组（$P<0.05$），SAP 模型组高于 SAP+2-APB 组（$P<0.05$）；在 SAP 组，2-APB+ SAP 组和 SO 组的肺微血管内皮细胞的 STIM1 和 Orai1 表达水平。高密度荧光代表检测到的在肺微血管内皮细胞 STIM1 和 Orai1 的表达水平。与 SO 组相比，在 SAP 组肺微血管内皮细胞的 STIM1 和 Orai1 染色强度分别提高了。2-APB+ SAP 组的积分光密度（IOD）低于 SAP 组，表明与 SAP 组比较 2-APB+SAP 组 STIM1 和 Orai1 在肺微血管内皮细胞表达水平降低。

**9. 各组肺微血管内皮细胞凋亡的变化** 结果显示，与 SO 组比较，无论在 SAP 组还是 2-APB+SAP 组，急性胰腺炎诱发的肺组织中肺微血管内皮细胞的细胞凋亡都增加。而与 SAP 组相比，2-APB+SAP 组肺微血管内皮细胞凋亡水平显著降低（$P<0.05$）。

**10. 各组微血管内皮细胞中 *BAX* 和 *CASP3* mRNA 表达水平的变化** 结果显示，与 SO 组相比，*BAX* 和 *CASP3* 的 mRNA 表达在 SAP 组明显升高。与 SAP 组相比 2-APB 预处理组 *BAX* 和 *CASP3* 的 mRNA 水平降低（$P<0.05$）。

## 二、研究结果的分析和意义

急性胰腺炎是指因胰酶异常激活对胰腺自身及周围器官和组织产生消化作用而引起的以胰腺局部炎症反应为主要特征甚至可导致 MODS 的急腹症。ALI 是 SAP 早期死亡的主要原因。急性暴发性胰腺炎发病呈现出很高的病死率，约 60% 的死亡发生在 ARDS 后的几个小时。因此，急性肺损伤预防和早期有效治疗是降低 SAP 患者病死率的关键，对于提高该病的预后非常重要。然而，因 SAP 时急性肺损伤的发病机制极其复杂，治疗棘手，目前还没有找到具有针对性的确切治疗方案来解决所有的问题。在 APALI 的发展过程中，多种因素所致机体单核巨噬细胞系统过度活化释放炎症因子和炎症介质，进一步损伤血管内皮细胞，内皮细胞损伤后则引起细胞通透性增大，形成肺水肿而导致急性肺损伤。

**（一）经胆胰管逆行注射 1.5% 去氧胆酸钠（3ml/kg）制备的 SAP 模型出现急性肺损伤**

在 APALI 的发生发展过程中，炎症细胞和细胞因子发挥了重要作用。IL-6 是体内一种重要的白细胞介素类炎症介质,已经被认为是 SAP 严重程度的标志物。TNF-α,来自于循环单核细胞和 SAP 时组织巨噬细胞的激活,是 SAP 时全身炎症进展和包括急性肺损伤在内的终末器官损伤的主要决定因素。以前的研究已经表明,利用逆行胆胰管注入去氧胆酸钠制备的 SD 大鼠 SAP 肺损伤模型可以很好地模拟急性胰腺炎肺损伤复杂的临床过程。本实验结果显示,注射 1.5% 去氧胆酸钠诱发 SAP 24 小时后,实验大鼠出现不同程度的精神萎靡、呼吸急促、腹胀、反应迟钝等症状和体征,可以明显地观察到胰腺的形态特征,包括水肿、炎性浸润、出血、胰腺腺泡坏死等病理形态变化;也可以清楚地观察到急性肺损伤的形态学特征,包括炎症细胞浸润、肺水肿、肺出血等病理形态变化。与 SO 组比较,SAP 组胰腺和肺的组织病理学评分均显著升高。然而与 SAP 组比较,2-APB 预处理显著改善以上所观察到的肺和胰腺病理学变化。另外,通过检测氧合指数和肺组织中的含水量可以进一步研究 SAP 肺损伤的严重程度。与 SO 组比较,SAP 组肺组织中的含水量显著增加,氧合指数明显降低。与 SAP 组相比,2-APB+ SAP 组,肺组织中的含水量降低,而氧合指数增加。这表明在 SAP 大鼠有明显的肺部氧气交换障碍和低氧血症情况。SAP 大鼠血清 AMY、IL-6、TNF-α 水平增高,肺和胰腺也显示出间质水肿及炎症细胞浸润特征性病理改变。

### (二) SOCE 是参与非兴奋细胞内钙信号调节的关键因素

钙离子是细胞信号的第二信使,直接或间接地结合大量的蛋白质和引起蛋白的激活。细胞内钙信号的变化是由胞质中 $Ca^{2+}$ 浓度的不断变化所形成的,细胞内的钙信号是细胞的多种生理病理进程的重要的调节因素。细胞外 $Ca^{2+}$ 经由细胞膜上的 $Ca^{2+}$ 通道进入胞质,或者细胞内钙池中的 $Ca^{2+}$ 释放进入细胞胞质是胞质内 $Ca^{2+}$ 浓度升高的两种方式。胞质中 $Ca^{2+}$ 浓度升高后,细胞可以通过细胞膜上的钙泵将胞质的 $Ca^{2+}$ 排到细胞外,同时还可以通过内质网膜上的 $Ca^{2+}$-ATP 酶将胞质中的 $Ca^{2+}$ 摄取到内质网钙池中,最终结果是细胞胞质内 $Ca^{2+}$ 浓度回归正常。20 世纪 80 年代 Putney 提出假说认为,细胞膜上存在一种钙通道,在胞质中钙离子浓度降低时可以使其激活开放,细胞外钙离子通过钙通道进入细胞质,从而增加细胞内的钙浓度,并将其称为钙库操控通道(SOCs),这种通过 SOCs 的钙内流称为 SOCE。SOCE 的过程可简要地概括为:外界刺激结合细胞膜受体,受体将刺激信号转导到膜内使 G 蛋白激活磷脂酶激活,激活的 G 蛋白激活磷脂酶将磷脂酰肌醇二磷酸水解成两部分(1,4,5-三磷酸肌醇和二酰甘油),水解生成的 1,4,5-三磷酸肌醇与内质网上的受体结合使钙池 $Ca^{2+}$ 释放;细胞膜上 SOCs 开放,导致细胞外 $Ca^{2+}$ 内流。在非兴奋性细胞,细胞外 $Ca^{2+}$ 最主要通过 SOCs 通道进入细胞内,从而参与多种细胞生命活动的调节。因为 SOCs 通道在非兴奋性细胞生理作用上的特殊性和重要性,近年来越来越受到学者关注。钙离子是参与各种细胞增殖、分化及基因转录等多种生命活动的重要信使分子。间质相互作用因子 1(stromal interaction molecule 1,STIM1)是细胞内质网膜上表达的蛋白,近年来经大量的研究证明它与内质网识别细胞内钙浓度有关,钙释放激活钙通道蛋白 1(Orai1)是细胞膜上众多的钙离子通道之一,STIM1 与 Orai1 现在已经被认定为 SOCs 的两个重要组成部分。通过 SOCs 通道所形成的 SOCE 已经被大量研究证实是参与非兴奋细胞内钙信号调节的关键因素。

### (三) SAP 肺损伤时 SOCE 相关因子 *STIM1*、*ORAI1* mRNA 和 STIM1、Orai1 蛋白表达水平均明显增高

SOCs 是质膜的 $Ca^{2+}$ 通道,在 ER 内钙的含量减少时激活。STIM1,其是 ER 膜蛋白,是

钙传感器,其发送的 ER 钙池消耗的信号到质膜,因此引起的 SOC 的开放,Orai1 蛋白构成形成 SOC 通道的亚基。SOCE 是由一个严格监管的机制来控制细胞外 $Ca^{2+}$ 内流进入细胞,补充 ER 钙耗竭。$Ca^{2+}$ 是一种普遍存在的第二信使,SOCE 在多种细胞生理过程中起重要作用。近年来针对重症联合免疫缺陷病等疾病的大量研究表明,钙池操纵性 $Ca^{2+}$ 内流导致的细胞内的钙超载,是炎症细胞激活和炎症介质释放的重要条件,能够调节致炎因子的释放和分泌,参与了多种疾病过程,通过应用特异性的 SOC 激活剂或阻滞剂调节细胞质内 $Ca^{2+}$ 浓度,可以有效地调节细胞内的炎症反应。2-氨基乙基联苯基硼酸酯(2-aminoethoxydiphenyl borate,2-APB)是一种不可逆的具有细胞膜通透性的 IP3 受体拮抗剂,对 SOCs 的抑制作用已在多种细胞中得到证实。

### (四) 细胞内钙稳态对维持微血管内皮细胞功能具有重要意义

细胞内钙稳态失衡可导致可逆或不可逆细胞损伤,在不同种类的细胞发生不同程度的损伤破坏性过程中都发现存在不同程度的钙信号的调控,但其中线粒体通透性转变导致线粒体内 $Ca^{2+}$ 的积累、线粒体膜电位调控失衡才是造成致命的损伤的主要因素。线粒体不仅是细胞的能量代谢中心,也同时是细胞内 $Ca^{2+}$ 信号的枢纽。线粒体 $Ca^{2+}$ 对调控细胞代谢非常重要,正常状态下线粒体 $Ca^{2+}$ 是 ATP 合成的正效应物,并且 $Ca^{2+}$ 在平衡 ATP 生成过程中产生活性氧(ROS)时也发挥重要作用。线粒体自身有精细的 $Ca^{2+}$ 的调控机制,正常生理状态各种刺激引起的细胞内游离 $Ca^{2+}$ 浓度升高或内质网释放钙离子,伴随着细胞内游离 $Ca^{2+}$ 浓度升高,线粒体摄取 $Ca^{2+}$ 同时增加,结果造成线粒体基质内 $Ca^{2+}$ 浓度随之升高,因为线粒体对 $Ca^{2+}$ 存在低亲和性,所以最终线粒体基质内 $Ca^{2+}$ 浓度升高幅度有限。细胞线粒体 $Ca^{2+}$ 在细胞代谢中发挥着非常关键的作用,当线粒体 $Ca^{2+}$ 升高时线粒体膜上的通透性转换孔随之开放;当线粒体 $Ca^{2+}$ 过高时,线粒体膜上的通透性转换孔开放将呈现持续性,通透性转换孔持续性开放的后果包括导致氧化磷酸化停止、外膜破裂甚至释放细胞色素 C 和其他的致凋亡蛋白,最终导致线粒体功能障碍和细胞死亡。一般情况下,细胞凋亡途径包括通过死亡受体(外源)或线粒体(内源)信号通路途径。细胞凋亡的内源性途径是由 Bcl-2 家族蛋白进行调节的。促凋亡基因和抗凋亡基因在 Bcl-2 家族蛋白之间的平衡控制着线粒体凋亡通路,*BAX* 基因是通过线粒体应力诱导的细胞凋亡的关键组成部分。随着细胞凋亡的发生,Bax 蛋白低聚物互动作用于线粒体膜,最终启动激活 caspase 凋亡途径。Li 等人的研究表明,Bax 和钙离子在发挥放大凋亡信号过程中发挥协同作用,钙库操纵性 $Ca^{2+}$ 内流(SOCE)有助于 Bax 蛋白介导的前列腺癌细胞的凋亡。Bax 蛋白的翻译后修饰在细胞凋亡的调节中是一种重要的细胞信号转导的过程,其中 Bax 的蛋白水解促进细胞凋亡,下调 SOCE 的也可以是一种保护机制,以抵消 *BAX* 基因表达的促凋亡效应。Caspases 已被证明在许多细胞凋亡活化和细胞凋亡的执行过程中都发挥关键作用,其中的 caspase-3 是一个关键点。

### (五) SOCE 参与急性胰腺炎肺损伤的病理过程可能与调控肺微血管内皮细胞凋亡有关

本实验通过免疫荧光检测结果显示大鼠急性胰腺炎肺损伤时肺微血管内皮 SOCE 相关基因 *STIM1*、*ORAI1* 的表达增加,同时通过透射电镜检测显示急性胰腺炎肺损伤肺微血管上皮细胞超微结构损伤明显,凋亡增加,应用 SOCE 抑制剂 2-APB,则肺微血管上皮细胞超微结构损伤缓解,凋亡降低,提示 SOCE 参与急性胰腺炎肺损伤可能与调控肺微血管内皮凋亡有关。在本研究中,使用 real-time PCR 分析了 *BAX* 和 *CASP3* mRNA 的表达,并且发现 SAP 相关急性肺损伤增加 *BAX* 和 *CASP3* 的 mRNA 表达,诱导 caspase 依赖的细胞凋亡。这可能是 SAP 肺损伤诱导肺微血管内皮凋亡的分子机制其中之一。

# 第二节　RNA 干扰 SOCE 信号通路蛋白表达对肺微血管内皮细胞的影响

目前 RNA 干扰技术作为一种基因沉默工具,因其简单、有效且特异性高已被当成为一种高效的生物学手段在基因功能研究领域得到广泛应用。不仅如此,RNA 干扰技术还在药物治疗作用靶点的鉴定以及细胞信号通路相关实验研究中发挥重要作用。

作为革兰氏阴性细菌细胞壁的结构成分的脂多糖(LPS),作用于机体能够引起多种多样的病理反应,脂多糖不仅可以诱导炎症细胞的聚集,而且可以刺激细胞释放炎症因子,在革兰氏阴性杆菌引起的脓毒症以及包括 ARDS 在内的多器官功能障碍综合征(MODS)过程中发挥重要作用。

课题组以前的实验研究已经证实,重症胰腺炎诱导的急性肺损伤过程中,肺组织和肺微血管内皮细胞 STIM1 与 Orai1 的表达都升高,且应用 SOCs 抑制剂 2-APB 能有效的减轻重症急性胰腺炎诱导的急性肺损伤的及肺微血管内皮细胞的损伤与凋亡程度,本实验应用 RNA 干扰技术,进一步探讨 STIM1 及 Orai1 在 LPS 诱导肺微血管内皮细胞损伤中的作用机制。

## 一、主要研究方法和结果

### (一) 研究方法

1. 以大鼠肺微血管内皮细胞作为实验材料,传代培养至第五代时进行 RNA 干扰等相关实验测试。

2. 肺微血管内皮细胞培养　大鼠微血管内皮细胞复苏、传代、冻存和计数,具体步骤从略。将单细胞悬液根据实验设计要求:96 孔板,每孔$(4\sim5)\times10^4$ 个/ml,6 孔板,每孔$(1\sim2)\times10^6$ 个/ml,调成合适浓度,而后种入实验设计所需孔/板中;将已经接种细胞悬液的孔/板置入细胞培养箱 24 小时至细胞单层铺满孔/板底;根据实验设计分组分别加入不同药物刺激。

3. 应用阳离子脂质体 2000 介导大鼠微血管内皮细胞 *STIM1* 和 *ORAI1* 基因的 RNA 干扰序列的转染,并以 RT-PCR 检测 RNA 干扰抑制效率。

4. 大鼠微血管内皮细胞实验分组　按实验设计要求根据不同的检测方法,收集大鼠肺微血管内皮细胞并接种,$5\%CO_2$,$37\,^\circ\!C$ 以及饱和湿度下培养 24 小时,至细胞单层铺满孔底。分为对照组、LPS 刺激组、STIM1 干扰组、Orai1 干扰组和 NFATc3 抑制剂组。

5. MTT 实验检测 RNA 干扰对 LPS 诱导 PMVEC 细胞损伤的影响。

6. RT-PCR 法测定 *ORAI1*、*STIM1*、*NFATC3*、*BAX* 和 *CASP3* 基因转录的水平。

7. 采用蛋白质印迹法检测肺微血管内皮细胞 Orai1、STIM1 蛋白的表达。

8. 采用 TUNEL 法检测肺微血管内皮细胞凋亡情况。

（二）研究结果

**1. RNA 干扰序列转染大鼠微血管内皮细胞中的效率检测**　应用阳离子脂质体 2000 介导大鼠微血管内皮细胞 Negative Control FAM RNA 干扰序列的转染，转染 4 小时后更换培养液而后继续在培养箱中培养至 48 小时，在荧光显微镜下观察大鼠微血管内皮细胞的荧光强度，确定 RNA 干扰序列的转染效率，结果可见 RNA 干扰序列转染效率约 80%。

**2. RNA 干扰序列转染大鼠微血管内皮细胞后对相应基因转录的抑制情况**　用阳离子脂质体 2000 介导 RNA 干扰序列转染肺微血管内皮细胞 48 小时后提取肺微血管内皮细胞总 RNA，RT-PCR 法检测 STIM1 及 ORAI1 mRNA 水平。结果所示，与 NC 组相比，ST1、ST2 和 ST3 RNA 干扰对大鼠微血管内皮细胞 STIM1 基因转录水平有显著的抑制效应，抑制大鼠微血管内皮细胞 STIM1 基因转录有效率达到 55%、69% 和 76%；与 NC 组相比，ORAI1、ORAI2 和 ORAI3 RNA 干扰经检测也明显有效抑制大鼠微血管内皮细胞 ORAI1 基因转录，有效率达到 58%、71% 和 57%，根据 Real-time PCR 检测结果确定选用 ST3 和 ORAI2 RNA 干扰序列进行后续实验研究。

**3. STIM1 及 ORAI1 的 RNA 干扰对 LPS 介导肺微血管内皮细胞损伤的影响**　针对 STIM1 及 ORAI1 的 RNA 干扰和应用 NFATc3 抑制剂 INCA-6 所得结果相似，均能提高 LPS 刺激后肺微血管内皮细胞的细胞存活率（$P<0.05$）。

**4. 各组肺微血管内皮细胞 STIM1、ORAI1、NFATC3、BAX 和 CASP3 mRNA 表达水平**　与正常组比较，LPS 刺激组的 ORAI1、STIM1、NFATC3、BAX 和 CASP3 基因的表达明显增加，针对 STIM1 及 ORAI1 的 RNA 干扰和应用 NFATc3 抑制剂 INCA-6 所得结果相似，LPS 刺激后肺微血管内皮细胞 ORAI1、STIM1、NFATC3、BAX 和 CASP3 基因表达明显减少（$P<0.05$）。

**5. 蛋白质印迹法检测各组肺微血管内皮细胞 STIM1、Orail 蛋白表达的水平**　与正常组比较，LPS 刺激组，STIM1、Orail 蛋白表达明显增加，针对 STIM1 及 ORAI1 的 RNA 干扰和应用 NFATc3 抑制剂 INCA-6 相似，LPS 刺激后肺微血管内皮细胞 STIM1、Orail 蛋白表达明显减少（$P<0.05$）。

**6. TUNEL 法检测各组肺微血管内皮细胞凋亡水平**　与正常组比较，LPS 刺激后肺微血管内皮细胞凋亡增加，针对 STIM1 及 ORAI1 的 RNA 干扰和应用 NFATc3 抑制剂 INCA-6 所得结果相似，LPS 刺激后肺微血管内皮细胞凋亡比率明显下降（$P<0.05$）。

## 二、研究结果的分析和意义

（一）RNA 干扰使目的基因表达沉默是细胞生物学研究的重要手段

当外源性双链 RNA 通过各种方式被导入细胞核时，外源性双链 RNA 将对与之同源的细胞内的目的 mRNA 进行干扰导致其最终降解，从而影响编码该 mRNA 基因的表达，以上这种现象被称作 RNA 干扰。RNA 干扰是正常生物体的保守性生物学应答。1998 年 Andrew Fire 和 Craig Mello 研究发现，无论将正义链 RNA 还是将反义链 RNA 导入细胞，都能对细胞基因的表达造成抑制，并且还发现当正义链 RNA 与反义链 RNA 组成双链 RNA 时对细胞基因造成的抑制效果更强。因此，第一次提出了小 RNA 干扰这一概念，即双链的 RNA 分子关闭或抑制相应的基因序列的表达，所以小 RNA 干扰技术亦被称为基因敲除，这种序列特异的基因沉默现象普遍存在于植物、动物和人类等多种生物体内。Hunter 等在本世纪初，通过实验进一步验证了 Fire 等的结论。通常情况下，双链的 RNA 分子导致的同源 mRNA 降解的过程发生在转录后，结果使相应基因的表达受到抑制，故此，小 RNAi 又被称为转录后基因敲除。RNA 干扰的现象对细胞生长的调控意义重大，当外源性遗传成分侵入细胞后细胞可通过 RNA 干扰使其表达沉默，从而能够保证对内源性基因精确的表达调控。小干扰 RNA（small interfering RNA，siRNA）是由 21~23 个碱基构成的核苷酸片段，但小干扰 RNA 却在 RNA 干扰过程中发挥重要的作用，是小干扰 RNA 最终介导了 RNA 干扰作用的发挥。小干扰 RNA 的产生及 RNA 干扰过程分为起始阶段和效应阶段。细胞内 Ⅲ 型 RNA 酶 Dicer 以依赖 ATP 的方式识别和逐步切割通过各种途径转入细胞内的双链 RNA，使外源性的双链 RNA 最终被分解成为双链的小干扰 RNA 片段，此过程被称为起始阶段；小干扰 RNA 分子与核酶复合物结合组成包括内切核酸酶、外切核酸酶、解旋酶等成分的 RNA 诱导沉默复合物，此过程被称为效应阶段。小干扰 RNA 解双链过程依赖 ATP，RNA 诱导沉默复合物中的核酸内切酶将以外源性双链 RNA 经不同方式被转入细胞双链 RNA 同源的细胞内源性的 mRNA 切割、降解，最终结果是使编码细胞内源性的 mRNA 的基因表达受到明显抑制。小干扰 RNA 核酸内切酶作为 RNA 干扰过程中的两个主要成分，发挥关键的作用。目前 RNA 干扰技术成为一种高效的生物学手段在基因功能研究领域得到广泛应用。不仅如此，RNA 干扰技术还在药物治疗作用靶点的鉴定以及细胞信号通路相关实验研究中发挥重要作用。因为外源性双链 RNA 通过不同方式被导入细胞后，导入的细胞可发生干扰素效应，使细胞内参与多种重要生命活动相关基因的表达受到抑制，细胞最后死亡；但是与双链 RNA 不同，小干扰 RNA 被导入细胞后，导入的细胞不发生干扰素效应，细胞可以正常存活，因此，合成双链小干扰 RNA 并成功转入细胞能更好地发挥 RNA 干扰效应。

化学合成法是因其生成小干扰 RNA 速度最快捷、纯度最高，且最简便的高通量筛选方法，目前仍是最常用、最可靠的。实现 RNA 干扰基因沉默效应依赖于有效的转染技术可以使小干扰 RNA 安全高效地导入靶细胞。目前应用最为广泛的小干扰 RNA 转染手段是阳离子脂质体转染法。阳离子脂质体是由两层脂质分子组成的，组成阳离子脂质体的双分子层脂质分子都带正电荷，所以阳离子脂质体带正电荷，同时小干扰 RNA 双链都带负电荷，这样带正电荷的阳离子脂质体与带负电荷的小干扰 RNA 因为静电作用相互可形成复合物，吸附于细胞膜表面，最终经融合或细胞内吞作用进入细胞复合物。

RNA 干扰是一种使目的基因表达沉默的机制，这样的机制具有不可思议的能力，它能使特定的癌症相关的基因表达沉默。大量参与肿瘤发生的基因产物最近被当作以 RNA 干扰技术为基础的新的治疗方式的靶标。从这些研究得到的证据表明，在致癌分子的靶向功能、肿瘤对化疗和放疗抵抗相关研究方面，RNA 干扰技术的应用对于当前的癌症治疗是必要的。通过 RNA 干扰技术实现的基因敲除作用，无论在细胞培养系统，动物模型和在大多数临床试验研究中都表现抗增殖和促凋亡效应。随着对 RNA 干扰机制和新进展的认识不断深入，如今几个基于 RNA 干扰技术开发的新的药物已经处于临床试验阶段。这也开发了基于基因组个性化的癌症治疗，这种类型的治疗将作为癌症患者高效治疗手段之一。

**（二）Ca²⁺-钙调素-钙调神经磷酸酶-活化 T 细胞核因子信号通路在 Ca²⁺ 信号介导的调控过程中发挥着重要的作用**

细胞内 Ca²⁺ 信号在细胞的各项生命活动中发挥着重要的作用,其下游信号通路的研究也成为近些年各领域研究的热点,最新研究表明,活化 T 细胞核因子（nuclear factor of activated T cells,NFAT）是细胞内 Ca²⁺ 信号通路中重要的调控因子,在细胞内 Ca²⁺ 调控的各项生命活动中发挥关键作用,NFAT 不仅在 T 细胞等免疫细胞和神经细胞、内皮细胞、骨骼肌细胞等非免疫细胞中表达,还广泛分布于心肌、骨骼肌、睾丸和卵巢等组织中。研究发现,通过 SOCs 通道内流的 Ca²⁺ 导致的胞质 Ca²⁺ 浓度变化调控 NFAT 的活化,并且 Feske S 证实在 NFAT 的活化过程中 SOC 通道是必不可少的,当 SOC 突变不能导致 Ca²⁺ 内流的情况下,NFAT 的活化也被抑制。细胞胞质中的 Ca²⁺ 有多种来源途径,但最终都通过与钙调素结合形成复合物进而发挥下一步调节作用,形成的复合物具有激活钙调神经磷酸酶活性的特性,而钙调神经磷酸酶的激活是活化 T 细胞核因子发挥调控作用的必备条件。钙调神经磷酸酶具有磷酸酶活性,能够使与活化 T 细胞核因子结合的丝氨酸残基去磷酸化,当结合的丝氨酸残基去磷酸化后活化 T 细胞核因子开始向核内聚集,通过作用于基因启动子中的顺式作用元件而调控众多基因的转录和表达。5 种 NFAT 基因（NFATc1-4 和 NFAT5）,近年来都已被相关研究予以证实,并且每种 NFAT 基因都具有其特殊的时间和空间调节的表达模式。NFATc1-4 基因具有激活基因转录的功能,而 NFATc1-4 基因的活化则通过 Ca²⁺-钙调素-钙调神经磷酸酶信号转导途径调控。NFATc3 主要在免疫系统表达,在肾、肺、胎盘等组织器官也具有很高的表达水平,NFAT3 被证明在心脏发育和线粒体功能方面发挥至关重要的作用。大量研究表明,NFAT 在不同原因诱导的不同种类的细胞损伤中都发挥着重要的作用。Lin 等的研究证实,NFATc3 的活化在卡铂介导的细胞凋亡过程中发挥着至关重要的作用,卡铂能增加 NFAT 的活化,并且细胞外源性过表达 NFATc3 能加剧细胞死亡。Li 等的研究发现,高血糖症诱导的足细胞凋亡是由钙/NFAT/Bax 蛋白信号通路介导的。Kakia 等的研究发现 ET 对心肌细胞氧化应激诱导的细胞凋亡的抑制作用需要钙调磷酸 NFATc 途径。

**（三）针对 STIM1 及 Orail 的 RNA 干扰可能通过抑制 STIM-Orai-CaN-NFAT 信号通路,下调 Bax、caspase3 等因子的表达而减轻 PMVEC 损伤**

Ca²⁺-钙调素-钙调神经磷酸酶-活化 T 细胞核因子信号通路在 Ca²⁺ 信号介导的调控过程中发挥着重要的作用,但对于此通路在 LPS 刺激的大鼠微血管内皮损伤模型中的作用机制还未见报道,本实验利用阳离子脂质体 2000 将针对大鼠微血管内皮细胞 *STIM1*、*ORAIL* 基因的小 RNA 干扰序列转染至大鼠微血管内皮细胞,大鼠微血管内皮细胞转染小 RNA 干扰序列后经 RT-PCR、蛋白质印迹法检测发现可有效降低由 LPS 刺激引起的大鼠微血管内皮细胞 STIM1、Orail 上调的效应,通过 MTT 及 TUNEL 实验检测发现大鼠微血管内皮细胞转染小 RNA 干扰序列后可有效缓解 LPS 刺激引起的大鼠微血管内皮细胞的生存率下降和凋亡上升,提示 LPS 刺激可能通过增加 STIM1、Orail 表达,从而加重 PMVEC 损伤。同时,与应用 NFATc3 抑制剂 INCA-6 结果相似,针对 STIM1 及 Orail 的 RNA 干扰可有效降低 LPS 引起的 PMVEC 中 *NFATC3* 基因的表达,降低 Bax、caspase3 的表达,提示针对 STIM1 及 Orail 的 RNA 干扰可能通过抑制 STIM-Orai-CaN-NFAT 信号通路,下调 Bax、caspase3 等因子的表达而减轻 PMVEC 损伤。

# 第三节　SOCE 信号通路相关基因过表达对肺微血管内皮细胞的影响

慢病毒是一种反转录病毒,对于不同宿主,其有不同的特性、受体和致病性。慢病毒能够导致多种慢性疾病。慢病毒载体来源于人类免疫缺陷病毒,对其加以基因改良之后可以用于转基因的研究。目前的慢病毒载体可以做到安全、高效。现如今,慢病毒载体已经用于很多方面,包括转基因、蛋白的过表达、持久性的基因沉默、免疫学、体内成像、诱导多能细胞、干细胞修饰、谱系追踪以及定点基因剪接等。

前面的实验研究已经证实,SAP 诱导的急性肺损伤与 LPS 诱导 PMVEC 损伤过程中,肺组织和 PMVEC 中 *STIM1*、*ORAI1* 无论在 mRNA 表达还是蛋白的表达方面都有所增加,而在应用 SOCE 通路抑制剂 2-APB 和中药清胰颗粒之后,发现肺损伤及 PMVEC 的增殖活性与凋亡程度均有所改善。因此,推测 STIM1/Orai1-SOCE 通路在急性肺损伤以及内皮细胞损伤过程中起着一定的作用,而清胰颗粒能够调控 STIM1/Orai1-SOCE 信号转导通路,从而减轻 LPS 引起的 PMVEC 损伤。本节的实验旨在应用慢病毒载体,过表达 PMVEC 中 SOCE 通路相关基因 *STIM1* 和 *ORAI1*,并应用 FITC 膜联蛋白-V/PI 双标法检测 PMVEC 的凋亡情况,从而进一步探究 *STIM1* 和 *ORAI1* 基因和蛋白表达的变化及在 PMVEC 损伤中的作用和机制,为临床治疗急性胰腺炎肺损伤提供新的思路与靶点。

## 一、主要研究方法和结果

### (一) 研究方法

**1. 细胞模型制备和分组处理**　体外培养大鼠 PMVEC 细胞系,当 PMVEC 传至第 5 代时,开始进行相关实验。根据实验设计,将 PMVEC 分为以下 4 组,并进行不同处理:①对照(CON)组:细胞在培养基中持续培养 72 小时。②LPS 刺激模型(LPS)组:细胞在培养基中持续培养 48 小时,之后在细胞中加入 LPS 继续刺激 24 小时,LPS 的浓度为 100ng/ml。③慢病毒空载(NC)组:使用空载慢病毒载体感染细胞,在培养基中持续培养 48 小时。④过表达(OP)组:使用慢病毒载体感染细胞,在培养基中持续培养 48 小时。

PMVEC 的 *STIM1* 和 *ORAI1* 基因的慢病毒过表达序列由某公司设计合成,应用慢病毒载体感染 PMVEC 并介导 *STIM1* 和 *ORAI1* 基因的过表达。

**2. 观察指标和检测方法**　采用 Cell Counting Kit-8(CCK-8)法检测上述各组细胞的细胞活性;采用 FITC 膜联蛋白-V/PI 凋亡检测试剂盒通过流式细胞术检测各组 PMVEC 的细胞凋亡情况;采用 RT-qPCR 法测定 PMVEC 中 *STIM1* 和 *ORAI1* 基因的表达;采用蛋白质印迹法测定 PMVEC 中 STIM1 和 Orai1 蛋白的表达。

### (二) 研究结果

1. CCK-8 检测结果显示,与 CON 组相比,LPS 组和 OP 组的 PMVEC 的细胞活性有所降低;而细胞凋亡检测结果显示,细胞的凋亡率有所上升。差异有统计学意义($P<0.05$)。

2. RT-qPCR 结果显示,与 CON 组相比,LPS 组和 OP 组的 PMVEC 中的 *STIM1* 和 *ORAI1* mRNA 的表达都明显升高。差异有统计学意义($P<0.05$)。NC 组没有明显的变化。

3. 蛋白质印迹法结果显示,与 CON 组相比,LPS 组和 OP 组的 PMVEC 中的 STIM1 和 Orai1 蛋白的表达量都有所上升。差异有统计学意义($P<0.05$)。NC 组没有明显的变化。

## 二、研究结果的分析和意义

### (一)慢病毒载体在其感染的细胞可以很好地达到目的基因转染的要求

慢病毒载体的病毒来源主要是人类免疫缺陷病毒(HIV),在此基础上发展成一种基因操作病毒载体,这种载体具有的特性是感染效率高,能够感染处于不同阶段的细胞。慢病毒是一种反转录病毒,使用反转录酶和整合酶可将自身的病毒基因信息稳定地插入宿主基因组。与其他反转录病毒不同,慢病毒不仅能感染分裂细胞,还能感染非分裂细胞并进行复制,因此改良的慢病毒系统已经成功应用于各种类型细胞,如神经细胞、肝细胞、视网膜细胞、树突状细胞、肌细胞、胰岛细胞等。慢病毒具有很多优点:①能稳定整合宿主基因组,持久地获得基因转导;②感染能力广泛;③在转导之后不会表达病毒的蛋白质,细胞毒性小,特异性好;④整合位点的安全性可能更高;⑤容易操作和生产载体。因此,选择慢病毒进行基因的过表达研究具有一定的可行性与安全性。

各种慢病毒载体的结构和作用机制基本相同。以 HIV-1 慢病毒载体系统为例,它由两部分组成,即包装成分和载体成分。包装成分能够提供生产病毒颗粒所必需的蛋白质;载体成分则包括了将在宿主细胞内表达的目的基因。将包括载体成分和包装成分的 3 个或 4 个质粒共转染细胞,即可从细胞上清液中收获具有感染能力、无复制能力、携带目的基因的 HIV-1 慢病毒载体颗粒。该病毒颗粒既保留了高效感染和整合的特性,又避免了病毒复制对细胞的伤害。慢病毒载体能够容纳的基因片段可以相对比较大。因此,从各方面加以考虑,慢病毒载体的应用前景十分广泛。

慢病毒载体系统现在主要分为四个阶段,包括:第一代,双质粒系统,具有产生活性 HIV 病毒的风险;第二代,三质粒系统,可能因为意外而导致出现具有活性的病毒的可能性较大;第三代,三质粒系统,是去除了 HIV 病毒的所有辅助因子,因此基本不会产生意外重组;第四代,四质粒系统,是目前应用最广泛的载体,也是安全系数最高的。目前,研究者们对新一代慢病毒的改良研发工作仍在继续进行。慢病毒载体除了具有更广泛的宿主的优势之外,还能抵抗沉默目的基因的转录,基因的靶向性也会随之提高。因此,慢病毒载体在其感染的细胞中应用可以很好地评估目的基因转染的程度。

### (二)STIM1/Orai1-SOCE 信号通路在 PMVEC 的损伤和凋亡中具有重要的调控作用

细胞内 $Ca^{2+}$ 信号在细胞的各项生命活动中发挥着重要的作用,其信号通路的研究也成为近些年各领域研究的热点。

本实验将针对大鼠 PMVEC 的 *STIM1* 和 *ORAI1* 基因的干扰序列转染至细胞内,转染完成后经 CCK-8 和细胞凋亡实验检测确定 STIM1 和 Orai1 过表达感染 PMVEC 后,细胞的活性降低,细胞凋亡增加,细胞损伤加重。RT-qPCR 和蛋白质印迹结果检测发现,目的基因转染后加重了 PMVEC 的损伤程度,提示可能通过增高 STIM1 和 Orai1 的表达,从而加重 PMVEC 损伤。而且,当 SOCE 通路中的 STIM1 和 Orai1 的表达升高时,可以增加细胞的凋亡程度,影响细胞的活性。表明 STIM1/Orai1-SOCE 信号通路在 PMVEC 的损伤和凋亡中起着非常重要的调控作用。内皮细胞凋亡是肺损伤的重要机制之一,因此,STIM1/Orai1-SOCE 信号通路也可能是肺损伤过程中一个重要的关键机制,这就为临床预防以及治疗急性肺损伤提供了新的目标和靶点。

# 第四节　清胰颗粒调控 SOCE 信号通路对 急性胰腺炎肺损伤的保护作用

尽管人们在巨噬细胞极化、内毒素损伤、炎症介质激活、胰酶活化以及细胞凋亡等方面对 APALI 不断有了新的认识,但 APALI 确切的发病机制尚不完全明了,APALI 的病死率仍然居高不下。

清胰汤是由张仲景《伤寒论》中的经典名方大承气汤与大柴胡汤加减化裁而来,多年的临床实践和实验研究已经证明中药清胰汤是预防和治疗急性胰腺炎的有效方剂。目前,为使清胰汤临床应用更加标准、规范,方便患者使用,经过剂型改革,本团队已经将清胰汤制成颗粒剂——清胰颗粒,是经过药监部门批准的院内制剂。本实验使用清胰颗粒代替清胰汤进行相关研究。

课题组经过临床观察和动物实验研究表明,清胰颗粒已经被证实是治疗急性胰腺炎(AP)的有效药物,主要利用其通里攻下、清热解毒、活血化瘀、疏肝理气的基本原理,能够中和内毒素,保护肠道屏障,减少肠源性内毒素的产生和吸收;抑制 AP 所致炎症反应的加重,保护主要器官,防止其功能的衰竭。

前期实验结果表明 STIM1/Orai1-SOCE 通路可能在 APALI 的发病机制中起较为重要的作用。因此,本实验设计使用 Sprague-Dawley 大鼠制备急性胰腺炎相关性肺损伤的模型,检测 APALI 大鼠模型的各种组织标本,尤其对 SOCE 通路上的基因 *STIM1* 和 *ORAI1* 在肺组织中的表达情况进行检测,同时应用 SOCE 通路抑制剂—2-APB 对模型组进行干预,并且应用清胰颗粒进行干预治疗,进一步观察清胰颗粒在调节 SAP 时致炎/抗炎平衡及防治肺损伤中的重要作用。同时,采用体外细胞学实验观察 STIM1/Orai1-SOCE 通路在脂多糖引起的 PMVEC 损伤中到底起怎样的调节作用以及清胰颗粒对 PMVEC 损伤的干预作用及其机制。

## 一、主要研究方法和结果

### (一) 研究方法

**1. 实验动物分组和模型制备方法**　SPF 级成年雄性 SD 大鼠 40 只,体重 180~220g。随机分为四组:假手术(SO)组、重症急性胰腺炎模型(SAP)组、SOCE 通路抑制剂处理(2-APB)组以及清胰颗粒治疗(QYKL)组,每组 10 只。SD 大鼠麻醉后,对各组大鼠进行如下处理:SO 组,只在开腹后轻轻翻动胰腺数次;SAP 组,采用经胆胰管逆行注射 1.5% 去氧胆酸钠溶液(1ml/kg)来制备;2-APB 组,模型制备后立即经腹腔注射给通路抑制剂 2-APB(2mg/kg);QYKL 组,在模型制备前 30 分钟以及模型制备后 12 小时分两次灌胃给药。模型制备 24 小时,将实验大鼠麻醉,开腹,取血液、胰腺组织和肺组织,相应处理、保存备用。

**2. 细胞模型和分组处理**　体外培养大鼠 PMVEC 细胞系,当 PMVEC 传至第 5 代时,开始进行相关实验。根据实验设计,将 PMVEC 分为以下 4 组,并进行不同处理。①对照(CON)组:细胞在培养基中持续培养 72 小时。②LPS 刺激(LPS)组:细胞在培养基中持续培养 48 小时,之后在细胞中加入 LPS 继续刺激 24 小时,LPS 的浓度为 100ng/ml。③SOCE 通路抑制剂 2-APB 处理(LPS+2-APB)组:细胞在培养基中持续培养 48 小时,之后在细胞中加入 LPS+2-APB 继续刺激 24 小时,LPS 的浓度为 100ng/ml,2-APB 浓度为 50ng/ml。④清胰颗粒干预(LPS+QYKL)组:细胞在培养基中持续培养 48 小时,之后在细胞中加入 LPS+ 清胰颗粒溶液继续刺激 24 小时,LPS 的浓度为 100ng/ml,清胰颗粒溶液浓度为 100mg/ml。

**3. 观察指标和检测方法**

(1)观察胰腺组织和肺组织的大体状态;组织病理切片 HE 染色观察胰腺组织和肺组织的病理变化,并对其进行病理评分;取左肺组织测定其肺含水量的变化;通过全自动血气检测仪进行动脉血气分析。

(2)采用酶联免疫吸附测定法(ELISA)检测血清淀粉酶(AMY)、肿瘤坏死因子-$\alpha$(TNF-$\alpha$)、白介 -1$\beta$(IL-1$\beta$)、白细胞介素 -6(IL-6)、白细胞介素-8(IL-8)以及白细胞介素-12(IL-12)的表达变化。

(3)采用 Cell Counting Kit-8(CCK-8)法检测上述各组细胞的细胞活性。

(4)采用 RT-qPCR 法测定肺组织和 PMVEC 中 *STIM1* 和 *ORAI1* 基因的表达变化;采用组织免疫化学染色法和蛋白质印迹法检测肺组织和 PMVEC 中 STIM1 和 Orai1 蛋白的表达。

**(二)研究结果**

**1. 动物实验结果**

(1)与 SO 组相比较,SAP 组大鼠的胰腺、肺组织病理损伤明显加重,病理评分显著增高;肺湿/干重比值结果显示,肺组织的含水量有所增多,肺水肿程度明显增强;动脉血气分析结果显示,PaO$_2$ 降低,相对的,PaCO$_2$ 升高;ELISA 结果显示,血清中 AMY、TNF-$\alpha$、IL-1$\beta$、IL-6、IL-8 和 IL-12 的含量明显升高;RT-qPCR 结果显示,肺组织中 *STIM1* 和 *ORAI1* 基因的表达都显著升高;蛋白质印迹与免疫组织化学结果显示,在胰腺与肺组织中,STIM1 和 Orai1 的蛋白表达量都明显升高。结果具有统计学意义($P<0.05$)。

(2)与 SAP 组相比,2-APB 组和 QYKL 组的大鼠的胰腺、肺组织的病理损伤有所改善,病理评分下降;肺湿/干重比值结果显示,肺组织的含水量有所减少,肺水肿程度有所减轻;动脉血气分析结果显示,PaO$_2$ 升高,相对应的,PaCO$_2$ 降低;ELISA 结果显示,血清中 AMY、TNF-$\alpha$、IL-1$\beta$、IL-6、IL-8 和 IL-12 的含量有所降低;RT-qPCR 结果显示,肺组织中的 *STIM1* 和 *ORAI1* 基因的表达有所下降;蛋白质印迹与免疫组织化学结果显示,胰腺组织与肺组织中的 STIM1 和 Orai1 的蛋白表达量都有所降低。结果具有统计学意义($P<0.05$)。

**2. 细胞学实验结果**

(1)与 CON 组相比,CCK-8 检测结果显示,LPS 组的 PMVEC 的细胞活性有所降低;RT-qPCR 结果显示,PMVEC 中的 *STIM1* 和 *ORAI1* 基因的表达都明显升高;蛋白质印迹结果显示,PMVEC 中的 STIM1 和 Orai1 蛋白的表达量都有所升高。差异有统计学意义($P<0.05$)。

(2)与 LPS 组相比,CCK-8 检测结果显示,LPS+2-APB 组和 LPS+QYKL 组的 PMVEC 的细胞活性有所提高;RT-qPCR 结果显示,PMVEC 中的 *STIM1* 和 *ORAI1* 基因的表达都有所降低;蛋白质印迹结果显示,PMVEC 中的 STIM1 和 Orai1 蛋白的表达量都明显下降。差异有统计学意义($P<0.05$)。

## 二、研究结果的分析和意义

### (一) SAP 肺损伤发生机制极其复杂

急性肺损伤（ALI）作为 SAP 早期一种较为常见的并发症，进一步可以发展成急性呼吸窘迫综合征（ARDS）。ALI 和 ARDS 是 SAP 患者早期高病死率的重要原因。因此，在 SAP 发病早期防治 ALI 以及 ARDS 能够有效降低 SAP 患者的高病死率，同时也是提高 SAP 预后的关键因素，具有重要的临床意义。近些年来，一些国内外学者把这种由重症急性胰腺炎并发的肺脏损伤称为急性胰腺炎相关性肺损伤（APALI）。

本部分实验通过胆胰管逆行注射 1.5% 去氧胆酸钠的方法来制备大鼠 SAP 肺损伤模型。通过观察发现，模型制备后 24 小时内大鼠出现不同程度的精神萎靡、呼吸急促、腹胀、弓背、行动缓慢以及反应迟钝等表现。组织病理切片 HE 染色结果发现，模型大鼠的胰腺组织出现明显的胰腺小叶结构模糊、破坏，小叶与小叶之间发生大片的融合，还有大量的中性粒细胞浸润，组织之间存在出血与坏死；肺组织 HE 染色可见肺泡壁塌陷、大量的中性粒细胞浸润以及透明膜和微血栓的形成，并且可以观察到肺泡腔内有出血的现象。以上结果表明，大鼠 APALI 模型与临床上重症急性胰腺炎并发急性肺损伤的临床和病理情况相似，因此，模型制备是成功的。

急性胰腺炎的病理过程是多种原因导致胰腺细胞破裂、胰酶外溢、酶原被激活而引起胰腺及胰周组织被消化，从而导致胰腺局部乃至全身的炎症反应。过度的炎症反应能导致肺、肾、心血管、肝功能以及消化道功能障碍，甚至血液循环系统、凝血系统功能紊乱，以致出现休克、DIC、ARDS，甚或 MODS 而导致死亡。血和尿液中淀粉酶的增加表明腺泡细胞受损，胰酶外溢，这也是急性胰腺炎诊断的重要参数。IL-1$\beta$、IL-6、IL-8 和 IL-12 是炎症反应时出现在机体内非常重要的炎症介质，很多研究已经报道了这些炎症介质可以作为 SAP 疾病严重程度的预警指标。TNF-$\alpha$ 是一种来自于循环单核细胞的炎症介质，在 SAP 病程中，它能够使巨噬细胞被激活，引起全身炎症反应的进展以及远隔器官的损伤。本研究结果显示，SAP 大鼠模型血清中的淀粉酶、TNF-$\alpha$、IL-1$\beta$、IL-6、IL-8 以及 IL-12 的水平均有明显的增高，表明炎症介质的大量释放能够加重 SAP 相关性肺损伤的病程。

SAP 大鼠在呼吸过程中，有明显的氧气交换功能障碍和低氧血症发生的情况，表明 SAP 时，大鼠的呼吸功能可以发生严重的功能障碍，机体缺氧，从而进一步加重疾病的发展；而经过清胰颗粒治疗及 SOCE 通路抑制剂（2-APB）处理后，大鼠的呼吸功能有所改善，呼吸窘迫的症状也有所缓解。

### (二) SOCE 路在 APALI 发病机制中的作用

钙库操控性钙通道（store-operated calcium entry，SOCE）是一种广泛存在于兴奋性与非兴奋性细胞中介导细胞外钙离子进入细胞内的一个重要通道。其中，SOCE 在非兴奋性细胞中的所起的作用更为重要。SOCE 通路主要由 STIM1 蛋白和 Orai1 蛋白共同构成，其中，STIM1 蛋白位于内质网上，能够感受钙离子的浓度变化；Orai1 蛋白位于细胞膜上。当内质网内的钙库被消耗后，位于内质网膜上的 STIM1 蛋白偶联并且活化了位于细胞膜上的 Orai1 蛋白，此时 SOCE 通路打开，细胞外的钙离子向内流入，以补充消耗了的钙离子。这个过程起着维持细胞内钙稳态的重要作用，同时也保证了细胞内钙离子传递的准确性。

钙库操控性钙通道（store-operated calcium entry，SOCE）是细胞内的钙内存被消耗后，引发细胞外的钙离子（$Ca^{2+}$）向细胞内流入的一个过程，最早是由 Putney 博士在 1986 年提出来的。SOCE 通路作为一种介导细胞外 $Ca^{2+}$ 进入细胞内的重要通道，广泛存在于各种细胞中。而 SOCE 通路在非兴奋性细胞中调节钙稳态平衡的作用更为重要。有关研究表明，SOCE 通路在有钙参与的信号转导、细胞增殖以及细胞凋亡等多种细胞活动中发挥着不可替代的作用，SOCE 通路是细胞凋亡调节途径的基本通道之一。SOCE 通路主要是由位于内质网上的、能够感受到 $Ca^{2+}$ 浓度变化的间质相互作用因子（stromal interaction molecule，STIM）和细胞膜上的钙释放-激活钙通道调节器（calcium release-activated calcium channel modulator，CRACM）共同构成，CRACM 也可称为 Orai。当内质网内的钙内存被消耗后，位于内质网膜上的 STIM 蛋白偶联并活化位于细胞膜上的 Orai 蛋白，进而打开 SOCE 通路，此时细胞外的 $Ca^{2+}$ 流入细胞内，用以补充消耗的 $Ca^{2+}$，这个过程对于维持细胞内的钙离子稳态具有至关重要的作用。

STIM 蛋白是一种 I 型跨膜蛋白。目前的研究发现，STIM 蛋白以两种亚型的形式存在，即 STIM1 和 STIM2。在脊椎动物的体内，所有类型的细胞中都存在着 STIM1 蛋白和 STIM2 蛋白。相关研究表明，STIM1 和 STIM2 之间存在着一种竞争关系，它们都是通过与 Orai 蛋白竞争结合来发挥相关的功能。然而，在如血管内皮细胞、淋巴细胞、自然杀伤细胞、内皮祖细胞等大多数细胞中，STIM1 蛋白的表达量要远远大于 STIM2 蛋白，这提示，在 $Ca^{2+}$ 信号转导活动中，STIM1 蛋白可能起着更为主要的作用。Orai 蛋白，作为 SOCE 通路中另一个极其重要的蛋白，是一种位于细胞膜上的选择性钙离子通道蛋白，主要分为三个亚型，即 Orai1、Orai2 以及 Orai3。Orai 蛋白的三种亚型的作用也是不尽相同的。其中，Orai1 蛋白的调节作用要远远大于 Orai2 与 Orai3 两种蛋白。当 Orai1 蛋白活化时，需要 4 个分子共同组成一个聚合体，这个聚合体与 STIM1 蛋白相互作用，就形成了细胞外的 $Ca^{2+}$ 向内流的通道。

钙离子是一种普遍存在的第二信使，也是细胞多种生理病理进程的重要调节因素，近年来针对重症联合免疫缺陷病等疾病的大量研究表明，SOCE 导致的细胞内的钙超载，是炎症细胞激活及炎症介质释放的关键因素，能够调节炎症因子的分泌和释放，是多种疾病过程的重要参与者，而通过调节细胞内钙离子的浓度，可以有效地调节细胞内的炎症反应。

应用 RT-qPCR 法检测 SOCE 通路相关基因表达，通过免疫组织化学法以及蛋白印迹法检测 SOCE 通路相关的 STIM1 和 Orai1 蛋白。研究结果表明，与 SO 组相比较，SAP 组大鼠在 mRNA（转录）和蛋白（翻译）水平的表达均有明显的增高；应用 SOCE 通路抑制剂 2-APB 处理以及中药清胰颗粒治疗之后，与 SAP 组相比较，2-APB 组与 QYKL 组实验大鼠的 *STIM1*、*ORAI1* 的 mRNA 和 STIM1、Orai1 蛋白的表达水平都明显地下降，且 SAP 相关性肺损伤的相关指标氧合指数升高，肺含水量降低，血清中淀粉酶和炎症因子 TNF-α、IL-1β、IL-6、IL-8 以及 IL-12 都有所降低。可见，STIM1/Orai1-SOCE 通路参与 APALI 的过程，并产生一定的作用，这对 APALI 发病机制的研究提供了新的途径与靶点，而在 APALI 发病过程中，SOCE 通路结构、组成、信息转导及调节机制有待进一步深入研究。

（三）APALI 的中医病机及清胰汤的治疗作用

对于胰腺炎病名的认识，历代医家在中医文献中有不同的见解。其中有关脾心痛的描述，与急性胰腺炎极为相似。此外，类似本病的记载还散在于胃脘痛、结胸、肝胃气滞、胁腹痛及腹痛等门类中。如《灵枢·厥病》载："厥心痛，腹胀胸满，心尤痛甚，胃心痛也，取之大都、太白。""厥心痛，痛如以锥针刺其心，心痛甚者，脾心痛也，取之然谷、太溪。"《杂病源流犀烛·心病源流》："腹胀胸满,胃脘当心痛,上支两胁,咽膈不通,胃心痛也。"《三因极一病症方论》卷九："脾心痛者,如针锥刺其心腹,蕴蕴然气满。""胃心痛""脾心痛"都属于"厥心痛"之一,但"脾心痛"其疼痛的程度甚于"胃心痛",与急性胰腺炎常出现上腹部的剧烈疼痛更为吻合。

《素问·灵兰秘典论》曾提到大肠传导之官主传导、肺相傅之官主宣发肃降;肺与大肠互为表里,肺的宣降功能受大肠传导不利的影响而引发肺损伤。东汉著名医家张仲景在《伤寒论》中提出了阳明腑实证,其本质是许多外感热病过程中出现的邪热内炽,并伴有腹实证的一组综合证候,主要表现为痞、满、燥、湿、坚并伴有发热,包括急性胰腺炎、急性胆系感染、急性肠梗阻等急腹症以及腹腔感染等疾病的某个阶段。从中医学的角度来看,SAP 的病机在于阳明腑实证,是由于外感淫邪,肝胆枢机不利,湿热郁结于中焦所致。一般规律是:郁(气机郁滞)、结(实邪结聚)、热(实热内盛或湿热内蕴)、瘀(血行瘀阻)、厥(气血逆乱),其间可以相互兼夹或转换。随着病情发展进一步演变成热毒炽盛、瘀热内阻,或上迫于肺,或内陷于心,其病机关键在于"实热"。阳明腑实证和 SIRS 相互促进、重叠,互为因果共同作用导致 MODS。古往今来中医学在本病的治疗上有丰富的经验。如张仲景《金匮要略·腹满寒疝宿食病脉证治》云:"按之心下满痛者,此为实也,当下之,宜大柴胡汤。""腹满不减,减不足言,当须下之,宜大承气汤。"《伤寒论·辨太阳病脉证并治》:"……从心下至少腹,硬满而痛,不可近者,大陷胸汤主之。"实践证明,迄今,大柴胡汤、大承气汤、大陷胸汤仍是临床上治疗急性胰腺炎常用的基本方剂,其疗效确切,尤其是前二方及由此演化的复方在临床上得到了广泛的应用。

通里攻下法是治疗阳明腑实证的首选方法。大承气汤是通里攻下法的代表方剂,大柴胡汤是疏肝解郁、和解少阳的经典方剂,两者都是张仲景《伤寒论》的经典名方,世代相传,屡建奇效。

中医理论认为,"肺与大肠相表里"。若肺气被邪毒所遏制,失其宣肃,则逆而为喘促息数,呼吸窘迫。传入阳明,与肠道糟粕搏结,肺气不通,而浊气又不能从下而出,则腹满痞胀益甚,如此恶性循环,扰乱了"肺与人肠相表里"的生理状态,引起上喘下满的病理变化。而喘满症情,两者彼此影响,互为因果,愈喘愈满,愈满愈喘,病情恶化,最后因喘满造成正气脱竭而亡。肺为娇脏,大便不通容易导致肺失宣降而致肺脏受损。因此,采用通里攻下法以釜底抽薪,达到治疗阳明腑实证而防治肺脏损伤的目的。

清胰汤是以大承气汤和大柴胡汤为底方加减化裁而成,由大黄、芒硝、柴胡、木香、白芍、栀子、黄芩和延胡索等组成。组方中的大黄和柴胡共为君药。大黄的主要功效为泻下攻积,清热泻火,凉血解毒,逐瘀通经,利湿退黄;柴胡的功效为和解少阳,疏肝解郁,升举阳气;芒硝的功效主要是泻下通便,软坚润燥,清火消肿;木香的作用主要是行气止痛,健脾消食;白芍的功效为养血调经,敛阴止汗,柔肝止痛,平抑肝阳;栀子主要作用是泻火除烦,清热利湿,凉血解毒;黄芩的功效为清热燥湿,泻火解毒;延胡索的功效为活血行气止痛。其中,大黄配伍芒硝,重泻下,主清热,一君一臣相辅相成,峻下热结,荡涤积滞,通畅腑气,以通为用,在治疗 SAP 及其肺损伤时发挥"釜底抽薪,急下存阴"的功效;佐以枳实和厚朴,发挥消积导滞、破痞除满的作用;用木香配伍延胡索行气止痛,气为血之帅,行则血行,血行则痛减;栀子、黄芩共为佐药辅助君臣主泄一身之火,阳明腑实证以实热为基本病机,邪火炽盛,遂佐以泻火之药,热退则病自全;白芍平抑肝阳,配合柴胡疏肝解郁意在疏泄肝胆之郁热;另白芍养血柔肝,在全方主攻伐的情况下起到补益养身之功效,防止杀伐太过对本来就虚弱的病体造成不可逆的损伤;也可佐以枳实和厚朴,发挥消积导滞、破痞除满的作用。

**(四)清胰颗粒治疗 APALI 具有多方面多层次的综合治疗效应**

**1. 清胰颗粒能够有效缓解模型大鼠急性胰腺炎肺损伤**

从血淀粉酶和炎症因子变化的结果可以看出,应用了清胰颗粒后,治疗组大鼠的血清淀粉酶以及炎症因子的含量明显下降,表明疾病大鼠的炎症严重程度有所好转,胰腺损伤程度减轻。动脉血气分析以及肺湿/干重比值结果显示,APALI 在应用了清胰颗粒之后,大鼠在呼吸过程中,氧气交换功能障碍以及低氧血症有所缓解,大鼠的呼吸功能有所改善,肺损伤的程度有所减轻。

**2. 清胰颗粒能够有效调控 SOCE 通路抑制线粒体介导的细胞凋亡,从而减轻了 LPS 引起的细胞损伤。**

通过本部分 CCK-8 的实验结果可以看出,LPS 可以诱导 PMVEC 的损伤,降低了细胞的活性,同时增加了细胞的凋亡,而应用了 SOCE 通路抑制剂 2-APB 以及中药清胰颗粒后,PMVEC 的状态有所好转,细胞的活性有所提高,细胞的凋亡情况明显减少。RT-qPCR 的结果和蛋白质印迹法检测的结果表明,SOCE 通路中的相关蛋白 STIM1 和 Orai1 在 LPS 刺激组中的转录水平和表达水平都有明显的升高,而 STIM1 和 Orai1 在 LPS+2-APB 组和 LPS+QYKL 组中相应的结果均有明显的下降。这些结果提示,PMVEC 经 LPS 刺激可产生明显的细胞损伤,在这个过程中,STIM1 和 Orai1 的变化也是非常明显的。应用 SOCE 抑制剂 2-APB 和清胰颗粒干预之后,肺微血管内皮细胞损伤缓解,活性增强,凋亡降低,提示 SOCE 通道参与急性胰腺炎肺损伤,并且可能与调控肺微血管内皮细胞凋亡有关。清胰颗粒能够下调 STIM1 和 Orai1 的表达,从而有效调控 SOCE 通路,进而抑制线粒体介导的细胞凋亡,从而减轻了 LPS 引起的细胞损伤。

以上结果表明,中药清胰颗粒在治疗急性胰腺炎及其肺损伤中的作用是发挥了多层次、多环节、多靶点的综合治疗效应。

# 第五节 *ANGPTL4* 基因在大鼠重症急性胰腺炎肺损伤时的表达

目前无论哪种机制都不能完全解释急性胰腺炎肺损伤发病机制中的所有问题,而比较公认的是在急性胰腺炎肺损伤中激活了炎性细胞因子及中性粒细胞浸润到间质中,机体的单核巨噬细胞系统过度活化,以及激活了全身炎症连锁反应,导致炎症因子和炎症介质的过度释放,造成肺微血管内皮细胞的损伤、通透性增加等一系列后果。有研究发现炎症因子如肿瘤坏死因子-α(TNF-α)可以招募中性粒细胞到肺微血管内皮细胞并且上调其通透性。TNF-α 在 SAP 早期即出现升高,并与疾病的严重程度和病死率呈正相关,是引起 ALI 的关键性炎症介质,已经成为临床判定 SAP 严重程度及预后的早期指标。炎症反应的有效调控也成为急性胰腺炎是肺损伤防治的研究热点。

2000 年,Angptl-4 蛋白被发现,Kim 等将其命名为肝脏纤维蛋白原/血管生成素相关蛋白(hepatic fibrinogen/angiopoietin-related protein,HFARP)。作为 *ANGPTL4* 基因家族的一个成员,除了具有调节脂质代谢作用之外,其调节血管生成作用具有争议。值得注意的是,血管生成素样蛋白-4(angiopoietin-like protein 4,Angptl-4)是一个重要的调节糖代谢、脂代谢和胰岛素敏感性的蛋白,它最初确定为 PPARG 的靶基因。研究表明 PPAR-γ 有对抗炎症反应的作用,PPAR-γ 激动剂在人类和啮齿动物中不仅可以提高 PPAR-γ 的表达水平,同时也提高血浆循环的 ANGPTL4 基因表达及蛋白水平。此外,ANGPTL4 基因在正常的肺组织中低表达,在肝脏和脂肪组织表达较高。目前对 Angptl-4 的血管生成作用研究广泛,以探讨其抗肿瘤血管生成的抗癌作用,及其在肿瘤和炎症的条件下的抗炎作用。根据前期实验的有关研究结果推测 Angptl-4 可能在 SAP 肺损伤的发病机制中起重要作用。因此本实验应用 SD 大鼠制成的急性胰腺炎肺损伤的动物模型来观察急性胰腺炎肺损伤时 Angptl-4 在肺组织中表达的情况,并且应用药物对 Angptl-4 表达进行干预,进一步观察炎症因子的改变及肺与胰腺组织损伤的变化。同时进一步从细胞水平观察 LPS 刺激大鼠肺微血管内皮细胞后造成的细胞损伤情况下 Angptl-4 的变化及其对炎症因子的影响及细胞形态的作用,并且对其可能参与的信号通路进行初步研究,试图从新的角度探讨急性肺损伤的发病机制。

## 一、主要研究方法和结果

### (一) 研究方法

**1. 实验动物分组和模型制备方法** 健康雄性 SD 大鼠 32 只,随机分为 4 组:假手术组(SO),SAP 模型组(SAP),罗格列酮处理组(ROSI),GW9662 处理组(GW9662)每组 8 只。

SAP 动物模型采用经胆胰管逆行注射 1.5% 的去氧胆酸钠溶液(1ml/kg)方法。罗格列酮处理组(ROSI,一种 PPAR 激动剂,剂量 5mg/kg)及 GW9662 处理组(GW9662 是一种 PPAR 配体拮抗剂,剂量 5mg/kg)于造模后 10 分钟立即静脉注射药物一次。假手术组开腹后,仅轻翻动胰腺后关腹。模型建立 24 小时后,各组大鼠麻醉后开腹,取胰腺、肺组织及采血。

**2. 观察指标和检测方法** 采用全自动生化分析仪行血气分析,并对血清淀粉酶的含量进行测定,ELISA 法检测血清 TNF-α 和 Raf-1 含量,采用 RT-PCR 法测定肺组织中 ANGPTL4 和 PPARG mRNA 的表达,蛋白质印迹法测定肺组织中 Angptl-4 和 PPAR-γ 蛋白的表达。HE 染色法观察肺组织及胰腺组织的病理改变,免疫组织化学法检测肺微血管壁上 VEGF 的表达和胰腺细胞的 Bcl-2 的表达。

### (二) 研究结果

1. 与假手术组相比,SAP 组血清淀粉酶、TNF-α 含量、肺组织中 ANGPTL4 mRNA 和 Angptl-4 蛋白表达水平有所增高,而 PPARG mRNA 和 PPAR-γ 蛋白的表达却明显降低,胰、肺组织病理损伤明显,具有明显的统计学意义($P<0.05$)。

2. 与 SAP 组相比,罗格列酮药物干预组的胰、肺病理损伤较轻,血清淀粉酶及 TNF-α 和 RAF-1 含量降低,肺组织 Angptl-4 和 PPAR-γ 基因和蛋白表达水平明显升高,肺血管内皮细胞上的 VEGF 和胰腺腺泡上的 BCL-2 表达明显受抑制;而 GW9662 干预组却不同程度降低,具有显著的统计学意义($P<0.05$)。

## 二、研究结果的分析和意义

### (一) 内皮细胞活化及损伤是形成以肺水肿为主要病理表现的急性肺损伤的基础

急性重症胰腺炎(SAP)早期死亡的主要原因是由于出现了急性肺损伤(ALI)。有时

SAP 发病后几小时即可出现 ARDS,呈现出暴发性急性胰腺炎的表现,病死率高达 60%,因此早期预防和治疗 ALI 对降低急性胰腺炎的病死率及改善疾病的预后具有重要意义。但由于 SAP 诱发 ALI 的病理机制极其复杂,治疗难度大,目前还没有一种切实有效的治疗方法来解决所有问题。虽然对 ALI 发病机制的研究投入了大量的精力,但是对 APALI 发病机制目前尚未完全阐明,还需进一步深入研究。SAP 后肺水肿是引起急性呼吸功能衰竭的病理基础,尽管涉及的因素较多,但主要还是肺内液体渗出与清除失衡的结果。主要是由于炎症细胞因子和炎症介质的过度释放,使内皮细胞活化和损伤,导致肺微血管内皮细胞通透性增加,肺气-血屏障遭到破坏,形成以肺水肿为主要病理表现的急性肺损伤。

**(二)ANGPTL4 基因可能在 SAP 肺损伤的炎症反应中可能是一种正性反应蛋白,从而发挥下调炎症反应和保护血管内皮细胞损伤的作用**

本试验采用了经典的经胆胰管逆行注射 1.5% 去氧胆酸钠诱发大鼠 SAP 而引起肺损伤的模型制备方法是成功的。24 小时后大鼠的病死率达 24%,制模后的大鼠都不同程度出现精神萎靡、呼吸急促、腹部膨隆、反应迟钝等症状及体征,动脉血气分析显示 $PaO_2$ 明显降低,$PaCO_2$ 明显升高,这都在说明大鼠模型存在明显的肺内氧交换障碍和低氧血症表现。血清 AMY、ALT、肺组织的 PPAR-γ 表达降低及血清的 TNF-α 水平增高,较同一时间点对照组都有显著差异。肺脏和胰脏亦表现为间质性水肿和炎症细胞浸润等特征性病理变化。

根据前期研究的初步结果推测 ANGPTL4 基因在 APALI 的炎症反应中可能是一种正性反应蛋白,从而发挥负向调节炎症反应和保护血管内皮细胞损伤的作用。Angptl-4 是血管相关蛋白家族中的一员。血管相关蛋白在人类和大鼠中都表达,并且大鼠的 75% 核苷酸与人类 77% 的氨基酸一致。所以可以推测大鼠 ANGPTL4 基因与人类同源。2002 年国际人类基因组组织(HUGO)根据该基因和蛋白的结构和功能,命名为 ANGPTL-4(angiopoietin like protein-4)。人 ANGPTL4 基因定位于 19p13.3,有 7 个外显子和 6 个内含子,基因 cDNA 全长为 1 943bp,开放阅读框 1 218bp,编码 406 个氨基酸,相对分子质量为 45kDa。蛋白质印迹结果显示,该基因真核表达产物相对分子质量约为 60kDa 是翻译后修饰的结果。Angptl-4 蛋白可以形成寡聚体,该蛋白的 76 位和 80 位的半胱氨酸对高级结构的形成是必需的。寡聚化作用的丧失导致了 Angptl-4 N 端卷曲螺旋结构域稳定性降低,同时降低了 Angptl-4 增加血浆甘油三酯的能力,这表明分子二硫键的形成对 Angptl-4 升高血浆甘油三酯的程度起着重要作用。同时 Angptl-4 蛋白也可以水解成卷曲螺旋结构域和纤维蛋白原样结构域的片段。Angptl-4 通过水解加工形成截短的产物可行使部分功能。不同组织表达的 Angptl-4 可能以不同的形式行使其功能。体内 Angptl-4 以全长和截短蛋白两种形式存在,在脂肪组织以全长形式存在,脂肪组织过度表达 Angptl-4 会减少局部脂肪的沉积,这主要是激活脂肪组织的脂解、脂肪酸的氧化和解偶联。至今为止,血管相关蛋白家族有 7 种亚基分型,但是都具有包括氨基末端卷曲域和羧基端纤维蛋白原样结构域。Angptl 家族的机制尚不明确,是一类与血管新生密切相关的基因家族,迄今已发现 4 个成员,即 Angptl-1、Angptl-2、Angptl-3 和 Angptl-4。它们作用的特异性受体都是酪氨酸激酶受体(Tie-2)。Angptl-1 在体内维持内皮细胞的稳定性和促进新生血管网的成熟,而在体外能够促进内皮细胞的迁移和管状形成。Angptl-2 可以拮抗 Angptl-1 的作用,阻断 Angptl-1 在体内外诱导的 Tie-2 的磷酸化作用。体内研究结果表明,Angptl-1 和 Angptl-2 单独分别对血管新生没有明显的作用,但在促血管内皮生长因子（VEGF）存在的情况下，Angptl-1 可促进新生血管形成，而 Angptl-2 可促进新生血管的延长和成熟。然而，Angptl-4 却不具有家族明显的 Tie-1 和 Tie-2 受体。因此 Angptl-4 的血管生成机制与 Angptl-2 的机制不同，可能更加复杂。本文试图探究该基因在急性胰腺炎肺损伤的过程中的抗炎机制及血管生成与重构的机制。

### （三）Angptl-4 分泌蛋白可能是 PPAR-γ 信号通路的下游靶基因

近期的研究表明 PPAR-γ 具有明确的抗炎作用，并且它的受体激动剂罗格列酮可以明显增加它的活性，而拮抗剂 GW9662 却可以阻止它的效应。Angptl-4 的表达在肿瘤细胞明显增加，并且在急性炎症反应过程也有所增加。本部分实验也证实了这点，并且 Angptl-4 的变化在炎症反应初却与 PPAR-γ 相反，但是这也不能证明它起负性调节作用，可能 Angptl-4 的分泌还受其他途径影响也能使 Angptl-4 表达增加。同样，应用罗格列酮激动剂可以使两者同时增加，证明罗格列酮也是 Angptl-4 的激动剂。综上，PPAR-γ 的受体激动剂与拮抗剂对 Angptl-4 的作用可能是一致的。

尽管 Angptl-4 具有促进血管生成的作用，但是最近数据表明，Angptl-4 具有潜在的抗血管生成作用。Kim 等表明 Angptl-4 的分泌具有保护内皮细胞防止其凋亡的作用，并且 Ito 等也证实 Angptl-4 具有抗 VEGF 的血管生成、抑制蛋白的渗出的作用。VEGF 的生成增加可以导致血管渗透性增加，而使炎症因子渗出到间质增加。Angptl-4 影响 VEGF 生成的可能机制是通过对 ERK1/2 的磷酸化进一步抑制 MAPK 通路的作用。而且，MAPK 通路的关键点是对 Raf-1 的启动。Raf-1 也是 VEGF 生成的关键蛋白激酶，所以从本实验的 ELISA 法检测得到的结果血清中 Raf-1 含量随着 Angptl-4 的增加而减少，免疫组织化学的结果也可看出 Angptl-4 的分泌增加，内皮细胞 VEGF 的表达明显减少。根据 Angptl-4 引起的血管新生不被血管内皮（细胞）生长因子（VEGF）阻滞剂 TK787/2K22258 抑制，推断 Angptl-4 是不依赖 VEGF 而发挥作用的。由此推出，内皮细胞上的 VEGF 的低表达，血管生成重构减少，可能是 Angptl-4 明显抑制了血管内皮生长因子诱导的血管新生和血管渗漏，进一步减少炎症因子渗出的机制之一。

### （四）胰腺细胞凋亡增加，可能对早期胰腺炎的自我保护起到一定的促进作用

细胞凋亡是机体清除受损细胞的一种保护性反应。SAP 时胰腺组织出现坏死细胞较多，凋亡细胞反而减少。相反情况，轻症胰腺炎时凋亡细胞多而坏死细胞较少。此外，胰腺外的器官如小肠和肺等的实质细胞也有不同程度凋亡，且其变化都与器官损伤的严重程度密切相关。细胞的凋亡不同于细胞的坏死，细胞坏死时，溶酶体酶等细胞内成分分泌到细胞间隙，引起局部严重炎症反应；而细胞凋亡时细胞降解成凋亡小体并保持膜的完整性，不释放溶酶体酶，因而可以减轻对周围组织的损伤，减少炎症细胞因子的释放。许多学者共同认为，凋亡带来的益处多于弊处。因此在 SAP 中早期细胞的凋亡对胰腺及胰腺外器官是具有保护作用的。所以本实验中免疫组织化学的结果显示罗格列酮组增加 Angptl-4 表达后的胰腺细胞中抗凋亡蛋白 Bcl-2 的表达减少，而使胰腺细胞凋亡增加，可能对早期胰腺炎的自我保护起到一定的促进作用。

### （五）Angptl-4 对急性胰腺炎及肺损伤的抗炎作用可能是通过抑制 TNF-α 等炎症因子的表达而实现的

中性粒细胞瀑布样渗出的"二次打击"可能是导致肺损伤的原因之一。炎症因子风暴

导致的肺微血管内皮细胞的损伤再次导致炎症因子在内皮细胞的募集，例如 IL-6、TNF-α 等。TNF-α 是最重要的内源性介质之一，它在炎性反应中由单核巨噬细胞产生释放最早，其既可以通过增加内皮细胞的通透性造成直接损伤，又可诱导肺泡上皮细胞产生如 IL-1、IL-6、PAF、神经肽等炎症细胞因子和趋化因子造成进一步损害。TNF-α 具有双重的作用，适当的释放可提高白细胞对病原体的清除能力，但过量的释放却对机体产生强烈的毒性作用。TNF-α 作为重要的"起始因子"（primary cytokine）能作用于多种细胞，并且在细胞和亚细胞水平上激发一系列的级联反应，诱导 IL-1、IL-6、IL-8 等介质及 TNF-α 自身的产生；上调内皮细胞黏附因子的表达，增加中性粒细胞在内皮细胞上的黏附；增强中性粒细胞的吞噬功能，诱导其产生血小板活化因子（PAF）、白三烯（LTB4）、血栓素 A2（TXA2）及氧化代谢产物和各种蛋白水解酶，导致组织损伤。肺微血管内皮细胞连续性衬覆于血管内，是构成气-血屏障的主要成分，它不仅是 ALI 过程中致炎因子作用的主要靶细胞，更是活跃的炎症和效应细胞。有多项研究证实，内皮细胞是 TNF-α 等炎症因子作用的靶细胞之一。TNF-α 在急性胰腺炎发病过程中也是一个重要的促炎因子，它招募炎症因子在内皮细胞的黏附增加，而组织和血浆中的 TNF-α 的增加与急性肺损伤严重程度成正比，因此，减少血清中的 TNF-α 的生成可以减少急性胰腺炎肺损伤的病死率。本研究发现，血清中 Angptl-4 表达的增加与 TNF-α 表达的减少成正比，由此可推断，Angptl-4 的抗炎机制之一可能是通过减少 TNF-α 的含量来实现的。Rollins 等的观点，PPAR-γ 受体激动剂罗格列酮的应用可以减少 IL-6、TNF-α 的生成也与本文结果一致。TNF-α 的信号通路之一也是 ERK1/2-MPAK 和 TPK-Ras-MPAK 旁路。而 Angptl-4 的增加减少 Raf 生成，抑制了 ERK1/2-MPAK 和 TPK-Ras-MPAK 信号通路，干预了 TNF-α 的生成。

总之，Angptl-4 的具体抗炎作用机制还不十分明确。基于本实验结果推断，Angptl-4 在正常肺组织低表达，在炎症反应初期略有增加，应用 Angptl-4 促进剂可以增加其在血清中的表达并且减少炎症因子 TNF-α 的水平。可能的机制之一是抑制 ERK1/2-MPAK 信号通路，影响 VEGF 的生成，减少血管的生成重构，继而减少血管间的炎症因子的渗出与募集。初步提示 Angptl-4 对急性胰腺炎及肺损伤中的抗炎作用是一个综合作用结果，因此其具体机制仍需进一步研究。

# 第六节　*ANGPTL4* 基因及基因转染对大鼠肺微血管内皮细胞的影响

肺微血管内皮细胞（PMVEC）是位于肺微循环气体交换毛细血管的最内层结构，它们通过细胞间的相互作用以及与细胞外基质的连接构成内皮屏障，参与肺内多种生理功能的调节，如宿主防御反应、血管生成和微血管紧张性的维持等。PMVEC 半通透性屏障的特点是维持肺微血管和细胞间隙之间液体以及大分子物质平衡的结构基础。而多种因素可以导致该屏障功能的破坏，其中最主要的就是 PMVEC 通透性增加，大量的水分子和蛋白质大分子等经其间隙渗漏到肺间质、气道和肺泡及相应组织中导致的肺水肿，进一步造成的损伤是肺部炎症的病理基础，也是 ALI/ARDS 的病理特征。因此基于肺微血管内皮细胞在 SAP 肺损伤的发病机制中首当其冲的特点和目前对 PMVEC 通透性改变及其在炎症反应中的作用等热点问题,进行本实验研究。

　　PMVEC 屏障功能的维持是依靠其细胞间的连接以及细胞与细胞外基质间相互作用的动态平衡,是细胞内外多种效应分子关联的结果。其中结合蛋白相互作用形成的紧密连接、黏附连接和缝隙连接是相邻的内皮细胞彼此连接成细胞单层的结构基础。而无论是以上的各种连接还是整合素-细胞外基质都与肌动蛋白骨架形成有关。当炎症因子刺激后,球状肌动蛋白聚合成丝状肌动蛋白(filamentous actin, F-actin),应力纤维形成,导致细胞骨架重构、细胞收缩和细胞形态改变,从而增加 PMVEC 的通透性,因此,肌动蛋白骨架功能的完整性是维持 PMVEC 形态和通透性调控的基础。

　　脂多糖(LPS)是革兰氏阴性菌细胞壁的结构成分,在革兰氏阴性杆菌引起的脓毒症中发挥重要作用具有免疫调节功能等广泛的生物学效应。LPS 可以活化并诱导单核或巨噬细胞、血管内皮细胞等产生一系列的细胞因子,导致包括 ARDS 在内的 MODS 及细胞损伤。活化的血管内皮细胞既可以通过表达黏附分子、分泌炎症因子等多种功能的改变,也可以直接参与或放大炎症反应。研究显示 LPS 应用后可以直接增加内皮细胞的渗透性,并且通过多种信号通路如 RhoA 酶增加导致的肌球蛋白酶的磷酸化,使肌动蛋白重构等。

　　Angptl-4 是一种分泌性蛋白,本章第五节 ALI 大鼠模型实验中已经发现 Angptl-4 蛋白的作用,为了进一步观察其对肺损伤时肺微血管内皮细胞的作用,本实验通过观察在 LPS 造成损伤的情况下,大鼠肺微血管内皮细胞 ANGPTL4 基因表达的变化,并观察 LPS 对细胞炎症因子和细胞形态变化的影响。

## 一、主要研究方法和结果

### (一) 研究方法

　　1. ANGPTL4 的基因表达　应用大鼠肺微血管内皮细胞系,经 CD31 抗体鉴别原代大鼠肺微血管内皮细胞。鉴定后,丁第三代丌始用丁实验。培养大鼠肺微血管内皮细胞后将其分为 4 组:对照组(CON 组),LPS(100ng/ml)刺激组,LPS+ Angptl-4 激动剂罗格列酮(50mg/ml)组和 LPS+GW9662(GW9662 是一种选择性 PPAR 配体拮抗剂,50mg/ml)组。各组经不同处理后 24 小时,以 RT-PCR 和蛋白质印迹法检测肺微血管内皮细胞中 Angptl-4 和蛋白的表达。应用脂多糖 LPS(100ng/ml)分别刺激大鼠肺微血管内皮细胞 6 小时、12 小时、24 小时,以 MTT 检测法观察细胞存活情况。

　　2. ANGPTL4 基因转染

　　(1)使用大鼠 ANGPTL4 基因为模板,通过重组构建 pcDNA3.1-eGFP-Angptl-4 质粒,用于转染大鼠肺微血管内皮细胞。转染 48 小时后经 LPS 作用 24h,以 RT-PCR 和蛋白质印迹法检测肺微血管内皮细胞中 Angptl-4 表达变化。

　　(2)培养大鼠肺微血管内皮细胞后将其分为 8 组:正常组,LPS(100ng/ml)刺激组,LPS+罗格列酮(50g/ml)组,LPS+GW9662(50g/ml)组,pcDNA3.1-eGFP 组,pcDNA3.1-Angptl-4-eGFP 组,LPS+ pcDNA3.1-eGFP 组,LPS+ pcDNA3.1-Angptl-4-eGFP 组。

　　3. 蛋白质印迹法检测细胞信号通路上的 p-MEK1/2、p-AKT/AKT、Bax、caspase-8、caspase-9 蛋白的变化,并用 ELISA 法检测 TNF-α 含量变化。

　　4. 应用罗丹明-鬼笔环肽染色标记细胞骨架 F-actin 蛋白,观察大鼠肺微血管内皮细胞的形态结构学改变。

**（二）研究结果**

**1. 脂多糖刺激后肺微血管内皮细胞 Angptl-4 蛋白表达及功能的变化** LPS 组（100ng/ml）刺激 24 小时后 Angptl-4 蛋白表达增加，而同样应用 Angptl-4 激动剂罗格列酮后，Angptl-4 蛋白表达增加明显（$P<0.01$）；LPS 组培养基的 TNF-α 水平升高；而应用罗格列酮后 TNF-α 水平下降明显，具有显著差异（$P<0.01$）。而单纯应用 LPS 刺激后，24 小时存活细胞减少达到高峰。罗格列酮组细胞存活率明显高于 PPAR 拮抗剂 GW9662 组（$P<0.01$）。罗丹明-鬼笔环肽和 DAPI 分别染色细胞骨架 F-actin 和细胞核后，激光共聚焦显微镜下观察单纯 LPS 刺激组细胞核周围的细胞骨架解聚，而罗格列酮应用组的细胞核中央部分解聚明显减少，细胞形态稳定（$P<0.05$）。

**2. 基因转染后肺微血管内皮细胞 Angptl-4 蛋白表达的变化** pcDNA3.1-eGFP-Angptl-4 质粒转染 48 小时后 RT-PCR 和蛋白质印迹法检测肺微血管内皮细胞中 Angptl-4 蛋白表达明显比 pcDNA3.1-eGFP 转染组增加（$P<0.01$）。

**3. 基因转染对肺微血管内皮细胞存活时间的影响** 用 LPS（100ng/ml）刺激后，肺微血管内皮细胞存活率随时间增加而减少，24 小时存活率减少达到高峰（$P<0.01$）；转染目的基因后，大鼠肺微血管内皮细胞存活时间延长。

**4. 基因转染对肺微血管内皮细胞凋亡及调节蛋白的影响** 凋亡通路的促凋亡因子 Bax 蛋白与 caspase-8、caspase-9 蛋白在 LPS 组明显增加，而在应用罗格列酮组与转染目的基因组上述指标明显降低（$P<0.01$）。LPS+pcDNA3.1-eGFP-Angptl-4 组凋亡通路上的调节蛋白 p-AKT/AKT 和 p-mek1/2 蛋白明显下调。

**5. 基因转染对肺微血管内皮细胞形态的影响** 罗丹明-鬼笔环肽和 DAPI 分别染色细胞骨架 F-actin 和细胞核后，激光共聚焦显微镜下观察转染目的基因的细胞核中央部分解聚明显减少，细胞形态稳定（$P<0.05$）。

## 二、研究结果的分析和意义

### （一）微血管内皮细胞是 SAP 肺损伤的靶细胞

内皮细胞可衬贴于各种类型的血管腔内，可参与血管的再生、发育及伤口的愈合等一系列生理及炎症反应过程。当微血管内皮细胞衬覆于肺循环系统时形成了面积巨大、数量较多、代谢活跃、功能复杂的特色。在正常情况下，微血管内皮屏障结构较连续完整，发挥相对选择性的通透作用；而当炎症因子造成血管内皮细胞损伤时，一方面可引起内皮细胞黏附分子的表达增高，促进白细胞的黏附、迁移，导致炎症细胞在局部组织聚集引起肺损伤；另一方面激活了内皮细胞分泌大量的血管活性物质和前炎症介质，形成瀑布效应，刺激放大了炎症反应导致内皮细胞自身的进一步损伤。同样作为肺组织气-血屏障的重要组分的肺微血管内皮细胞与 ARDS、肺动脉高压、肺纤维化等病理过程密切相关。而许多致病因子都是首先通过损伤 PMVEC 进而引起肺组织的一系列病理生理变化。因此，把微血管内皮细胞作为 SAP 肺损伤的靶细胞来进行研究具有重要理论价值和实践意义。

在肺部炎症反应过程中最先被炎症因子攻击的就是 PMVEC 屏障，该屏障功能受损后可诱发肺水肿和一系列的组织损伤。既往研究发现在 ALI/ARDS 时，IL-1β 和 TNF-α 等炎症因子在局部共存并且表达量急剧增加,进而触发、加重 PMVEC 通透性损伤,LPS 能导致炎症因子 TNF-α 等的增加,因此,本实验采用 LPS 刺激 PMVEC 后应用罗格列酮干预,目的是使体外细胞炎症模型更能模拟肺微血管内皮细胞通透性的改变。

目前的研究主要来自动物模型和体外细胞实验,如体外构建 PMVEC 单层培养,通过测定细胞单层对一些已知相对分子质量的、放射性物质标记的或荧光物质标记的多糖或者白蛋白的通透系数来观察 PMVEC 单层的生物学特征。而 PMVEC 单层形成的通透性屏障是维持肺微血管和细胞间隙之间液体以及大分子物质平衡的结构基础,该屏障功能的破坏,如 PMVEC 通透性的增加是肺部炎性疾病的病理基础。进一步研究发现,内皮细胞紧密连接是通过血管内皮细胞钙黏蛋白(VE-cadherin)结合 γ-连环蛋白(γ-catenin)或 β-连环蛋白(β-catenin)后,再与 α-连环蛋白(α-catenin)交联,最终与肌动蛋白骨架关联,从而参与 PMVEC 通透性调控。而对 PMVEC 通透性调控方面的进一步研究结果发现,往往用一种分子或一种理论无法解释其复杂机制。因为紧密连接、黏附连接、缝隙连接和整合素-细胞外基质在维持 PMVEC 屏障完整性和调控通透性方面是既各有功能又互相联系,并且各种炎性刺激可能也不是直接作用于这些复合物,而是通过细胞内多种信号转导途径激活相应效应分子,如蛋白的磷酸化、重构和位移或者增加其表达来实现。

参与 PMVEC 通透性调控的信号转导通路多种多样极其复杂,有蛋白激酶 C(protein kinase C,PKC)、丝裂原激活蛋白激酶(mitogen-activated protein kinase,MAPK)、蛋白酪氨酸激酶(protein tyrosine kinase,PTK)、Rho 相关激酶(Rho-associated coiled-coil protein kinase,ROCK)等。正因为其多样性,所以其具体分子机制至今仍未完全阐明,这也主要因为各种炎症介质作用 PMVEC 时,其作用的细胞信号转导途径也不尽相同,甚至在同一炎症介质的作用下,也可以通过不同的信号途径诱导出不同的生物学效应,如 PMVEC 被 TNF-α 刺激后,可激活 PTK 家族,活化的 PTK 使血管内皮钙黏蛋白、β-连环蛋白和 γ-连环蛋白的酪氨酸磷酸化增加,紧密连接解聚,细胞缝隙增加;同时 NF-κB 可被激活,诱导瞬时受体电位(transient receptor potential,TRP)Ca$^{2+}$ 通道表达增加,胞内 Ca$^{2+}$ 浓度增加,参与 PMVEC 通透性调控;甚至 PKC 和 MAPK 也可激活,再磷酸化肌动蛋白结合蛋白,细胞骨架重构,PMVEC 屏障功能受损。

以往研究发现,在肺平滑肌细胞上的 *ANGPTL4* 基因可以通过 PMA 受体 PKC 和 MAPK 通路影响而激活,同时也对其下游通路发生作用。有学者认为其可能通过抑制 ERK1/2、MAPK 通路影响肿瘤细胞的 VEGF 的表达,从而抑制肿瘤血管的生成及炎症因子的渗出。本实验的动物实验部分也试图发现 Angptl-4 的表达增加影响其下游 Raf-1 的改变,但分泌型蛋白 Angptl-4 的信号通路调节极为复杂,并且存在交叉,影响也是多方面的。所以本实验通过基因表达和基因转染的方法,观察 Angptl-4 对肺微血管内皮细胞的功能改变和细胞凋亡的影响,并探讨其信号转导通路上的相关蛋白的表达变化及可能的转导机制,为进一步明确急性胰腺炎 ALI 的发病机制提供新的实验依据,探寻治疗的关键分子靶点。

(二)Angptl-4 在肺微血管内皮细胞表达量的变化影响炎症因子的表达和细胞存活的状态

目前认为诱发 ARDS 的重要致病因素之一是革兰氏阴性杆菌内毒素血症,LPS 是其主要成分。LPS 作用于内皮细胞和炎症细胞可引起一系列炎症反应,包括血管扩张、通透性增高、白细胞的浸润和血浆蛋白的渗出等。因此可以看出 LPS 导致的急性肺微血管内皮细胞损伤机制几乎与重症急性胰腺炎肺损伤大致相同。而在动物实验中已发现 Angptl-4 在炎症条件下反应性增多。本实验通过 RT-PCR 和蛋白质印迹同样证明在正常大鼠肺微血管内皮细胞中表达 Angptl-4,并且在 LPS 刺激下会使其表达增多,但炎症反应并没有减轻,而在应用罗格列酮显著增加 Angptl-4 的表达后会明显减少炎症因子 TNF-α 的表达量,表现出明显的抑制炎症反应的效果。而 TNF-α 的增多能促进中性粒细胞的吞噬能力,促进中性粒细胞脱颗粒和释放溶酶体,增强中性粒细胞呼吸爆发,产生大量脂质代谢产物,引起微血管舒缩异常和微血栓形成,加速 ALI 的发展进程。所以,可以看出增加肺微血管内皮细胞的 Angptl-4 表达能减少 TNF-α 的聚集及再次释放,减轻炎症反应,改善肺损伤的程度。

MTT 是一种黄色的染料,活细胞线粒体中的琥珀酸脱氢酶能使外源性的 MTT 还原成不溶性的蓝紫色结晶,使其沉积在细胞内,而死细胞则无此功能,而且细胞活力越强,产生的结晶越多,二甲亚砜溶解细胞中的紫色结晶物即越多。因此,使用酶标仪在一定波长处测定光吸收值,在一定细胞数内,MTT 结晶形成的量与细胞数成正比,能准确反映活细胞的数量及增殖代谢活力。此方法灵敏度较高,重复性好,操作简便,易自动化,并且与其他检测细胞活性的方法如细胞计数等有良好的相关性。因此本实验也在体外分离培养大鼠 PMVEC 后,实验分组使用 MTT 比色试验法测定大鼠 PMVEC 的存活率及代谢活性。其结果显示 LPS 组及 GW9662 处理组引起的大鼠 PMVEC 细胞损伤严重,并出现具有统计学意义的量效关系。而 Angptl-4 表达增加的罗格列酮组大鼠 PMVEC 的存活率及代谢活性明显改善。应用此方法更加直接地看出 Angptl-4 表达的高低与细胞存活量之间的关系。

（三）Angptl-4 蛋白高表达可以使 p-MEK1/2 表达减少,可能使 ERK 通路受到抑制进而抑制 F-actin 蛋白磷酸化,从而减少中心的解聚,增加细胞骨架的稳定性

以往报道 LPS 可以刺激 TNF-α 的生成,并且通过激活细胞内多种信号通路诱导大鼠 PMVEC 通透性增加。其中被激活的 PKC 信号通路参与了内皮屏障功能调控并已得到广泛研究。TNF-α 作为重要的炎症信号因子,能启动、放大和延续全身或局部的炎症反应,从而对肺组织造成强烈的毒性反应,其产生又可促进单核细胞聚集于血管内皮,引起许多炎症因子的分泌释放从而形成恶性循环。所以影响 TNF-α 的上游及下游信号通路都可以直接影响炎症损伤程度。本实验发现 Angptl-4 转染后 p-AKT/AKT 的减少可以影响 NF-κB 的磷酸化,进一步减少 TNF-α 的生成;并且 ERK1/2-MPAK 通路也可以影响 TNF-α 的生成,所以 Angptl-4 的高表达抑制 TNF-α 信号通路可以说是多因素作用的结果。

p-MEK1/2 是 ERK1/2-MPAK 通路的重要调节点,它的活性降低也是抑制此通路的主要原因。PMVEC 中的钙调蛋白(calmodulin,CaM)被 ERK2 磷酸化后,能与结合蛋白解离,导致 F-肌动蛋白聚集,应力纤维生成增加,而致骨架改变和细胞收缩,从而达到调控 PMVEC 通透性的作用,因此推测细胞骨架的 F-actin 蛋白的磷酸化是受 ERK1/2-MPAK 通路的影响的。本实验通过观察 Angptl-4 蛋白的表达增加后 p-MEK1/2 减少,推测 ERK 通路受到阻抑进而减少 F-actin 蛋白磷酸化,从而减少中心的解聚,增加细胞骨架的稳定性,抑制细胞收缩,稳定细胞间隙,进一步减少细胞间的炎症因子渗出。

（四）质粒转染 ANGPTL4 基因使其高表达对 PMVEC 炎症因子表达及 PMVEC 凋亡的影响

ANGPTL4 基因在肺组织中低表达,为了证实其保护作用,质粒转染被引入本实验。

pcDNA3.1 质粒是一种商业化的载体,它表达稳定,转染效率高,因此本实验首先进行 pcDNA3.1-Angptl-4 的质粒合成。由于肺微血管内皮细胞是原代细胞,比较脆弱难以成系培养,所以本实验采用增强型绿色荧光蛋白(enhanced green fluorecence protein,eGFP)标记的瞬时转染方法。又因本实验是急性实验,所以采用 LPS 刺激 24 小时的最高峰作用点后观察各项指标变化。实时定量 PCR 结果发现,转染目的基因后的细胞基因的表达明显比空载体组高 2 倍,证实转染效果尚可。蛋白表达结果也充分说明炎症刺激能使分泌型 Angptl-4 蛋白增加。

已知超过一定浓度范围的药物都会对细胞产生毒性作用,为尽可能减少实验误差,应用 MTT 法评估转染空载体组及转染目的基因组在 LPS 作用下对 PMVEC 活性的影响。因为活细胞的琥珀酸脱氢酶能使外源性的 MTT 还原成难溶性蓝紫色结晶,而死细胞无此功能,并且细胞活力越强,产生的结晶越多,同时为排除转染过程对细胞的损害,采用空载体组对比,应用酶标仪测定吸光度,吸光度值越高,活细胞数量和细胞增殖代谢活力就越好。本实验结果显示,应用 LPS 刺激后应用转染目的基因组细胞存活的变化与应用罗格列酮药物组的变化一致,都明显提高。而 LPS 刺激的转染空载体组与正常刺激组一致减少。由此可以推断 Angptl-4 蛋白的分泌影响肺微血管内皮细胞的凋亡,增加其存活率。

肺微血管内皮细胞的信号通路受多重因素影响,机制尚不完全清楚,Angptl-4 对其的影响机制也不明确。尽管 Angptl-4 在结构上与 Angptl-1 和 Angptl-2 都有一定的相似性,但是它也有不同于 Angptl-1 对内皮细胞稳定新生血管结构的抗凋亡机制。值得注意的是,Yang YH 等的实验结果发现 C-Angptl4 可以减少 bFGF 因子导致的 ERK1/2 的磷酸化,而不影响 AKT 和 P38 MAPK 酶。而 MAPK 家族分成细胞外调节蛋白激酶(exracellular regulated kinase,ERK)、c-Jun 氨基端激酶(c-Jun N-terminal kinase,JNK)、p38-MAPK 三个亚家族,其中 ERK 又有两种同工酶 ERK1 和 ERK2;p38-MAPK 也存在四种同工酶:p38-a、p38-b、p38-g 和 p38-d。MAPK 家族主要参与 Raf-MEK-ERK、MEKK-JNKK-JNK、ASK1-MKK3/6-p38-MAPK 三条酶级联反应,其过程是通过一系列 Ser/Thr 磷酸化而被激活的。尽管 Angptl-4 是血管生长相关因子,但是也有报道称其是抗血管生长因子。Kim 等证明 Angptl-4 是保护内皮细胞凋亡的内分泌因子,Ito 也表明 Angptl-4 抑制 ERK1/2 的磷酸化,阻断 MAPK 通路的 VEGF 生成,从而减少血管间隙渗出与炎症因子生成和渗出。

### (五)罗格列酮能够稳定 LPS 刺激下大鼠肺微血管内皮细胞的骨架结构

细胞骨架是细胞的支架结构,微丝是细胞骨架的组成成分之一,微丝肌动蛋白在细胞内的聚合及解聚与细胞运动、形态及细胞内外的信息传递等功能有关。炎症所致缺氧及钙超载可通过肌动蛋白与肌动蛋白结合蛋白之间的联系改变、钙依赖性细胞骨架蛋白酶降解多种骨架蛋白、蛋白激酶的活化以及蛋白磷酰化改变导致细胞骨架破坏、解体。目前 F-actin 骨架重构参与内皮细胞通透性调控的机制基本明确:炎症因子刺激后,球状肌动蛋白聚集成 F-actin,与各 F-actin 相关蛋白连接增加,再将信号传递给黏附连接、紧密连接、缝隙连接和整合素-细胞外基质复合物,进一步使细胞间和细胞-基质间的连接物解聚,细胞形态改变,细胞间隙变大,通透性增加。本实验从大鼠肺微血管内皮细胞在 LPS 导致的炎症状态入手,通过罗丹明-鬼笔环肽与胞质内 F-actin 结合发出的荧光,应用激光共聚焦显微镜直接观察 F-actin 排列及分布的改变及其导致的细胞形态的改变。罗丹明-鬼笔环肽染料具有荧光选择性强、自身无荧光、不需紫外光激发等特点,因而能有效避免非特异性染色情况发生,从而避免了紫外光对活细胞的损伤。本研究结果显示,大鼠肺微血管内皮细胞在 LPS 刺激后,细胞变得狭长,形成细长的丝状伪足,核周 F-actin 的分布明显减少,应力纤维排列紊乱,皮质状结构消失,细胞收缩,细胞间距变大,有增加炎症因子渗出的可能;而应用罗格列酮后可以改善肌动蛋白的解聚,维持细胞形态,保持稳定,有减少炎症因子渗出的可能。

本实验结果显示,Angptl-4 在正常大鼠肺微血管内皮细胞表达,在炎症反应初期略有增加,应用 Angptl-4 激动剂可以增加肺微血管内皮细胞上的 Angptl-4 表达明显降低了炎症因子 TNF-α 的水平,并且保护细胞形态防止其凋亡,延长其生存时间。因此可以说,大鼠肺微血管内皮细胞的 Angptl-4 表达量的变化影响炎症因子的变化和细胞存活的状态,但 Angptl-4 的增加量达到多少才能改变炎症反应的状态及其影响肺微血管内皮细胞功能状态的具体机制仍需进一步深入研究。

综上,Angptl-4 是一个分泌性蛋白,是各种炎症信号通路的连接点,它既受 PKC 通路的影响本身的变化,同时又负反馈影响其通路。Angptl-4 是机体炎症反应的保护性蛋白,Angptl-4 的高表达后影响炎症因子的信号通路 PKC、ERK-MAPK 通路,进而减少炎症因子的释放。同时通过直接抑制 F-actin 的解聚,抑制细胞收缩,维持内皮细胞的稳定性,保护肺损伤;间接抑制 VEGF 的生成从而影响血管生成重构,防止炎症因子的渗出。但 Angptl-4 是否是主要的跨膜蛋白及其下游直接靶点还需进一步研究。

（王冠宇　王玉玺　孙忠伟）

## 主要参考文献

［1］王冠宇. SOCE 相关蛋白在大鼠重症急性胰腺炎肺损伤肺微血管内皮细胞中的表达和作用［D］. 大连:大连医科大学,2016.

［2］孙忠伟. STIM1/Orai1-SOCE 通路在急性胰腺炎肺微血管内皮细胞损伤发病机制中的作用及清胰颗粒干预的实验研究［D］. 大连:大连医科大学,2018.

［3］王玉玺. ANGPTL4 基因在重症急性胰腺炎肺损伤大鼠肺微血管内皮细胞中的表达和作用［D］. 大连:大连医科大学,2014.

［4］WANG G,ZHANG J,XU C,et al. Inhibition of SOCs attenuates acute lung injury induced by severe acute pancreatitis in rats and PMVEC injury induced by lipopolysaccharide［J］. Inflammation,2016,39(3):1049-1058.

［5］LIU H,HUGHES J D,ROLLINS S,et al. Calcium entry via ORAI1 regulates glioblastoma cell proliferation and apoptosis［J］. Exp Mol Pathol,2011,91(3):753-760.

［6］MOCCIA F,TANZI F,MUNARON L. Endothelial remodelling and intracellular calcium machinery［J］. Curr Mol Med,2014,14(4):457-480.

［7］SHAW P J,FESKE S. Physiological and pathophysiological functions of SOCE in the immune system［J］. Front Biosci(Elite Ed),2012,4(6):2253-2268.

［8］WANG Y,CHEN H,LI H,et al. Effect of angiopoietin-like protein 4 on rat pulmonary microvascular endothelial cells exposed to LPS［J］. Int J Mol Med,2013,32(3):568-576.

［9］NEGRI S,FARIS P,MOCCIA F. Reactive oxygen species and endothelial Ca²⁺ signaling:brothers in arms or partners in crime?［J］. Int J Mol Sci,2021,22(18):9821-9858.

# 第十六章
## 水通道蛋白和窖蛋白的作用

## 第一节　窖蛋白的结构与功能及其在
## 肺部疾病中的作用

　　胞膜窖（caveola）又称胞膜小窝,是 20 世纪 50 年代通过电镜发现并命名的 50~100nm 烧瓶状的质膜内陷,是富含胆固醇、鞘磷脂和鞘糖脂,以窖蛋白（caveolin,Cav）为标志性蛋白。去污剂不溶性的质膜微区。绝大多数组织细胞质膜上都存在胞膜窖,在多种生理和病理过程中发挥着重要作用,本节对窖蛋白在肺部疾病中的研究进展加以介绍。

### 一、窖蛋白的结构

　　窖蛋白作为胞膜窖的标志蛋白在胞膜窖的组装过程中发挥关键作用。到目前为止,已明确鉴定出 3 种窖蛋白,即窖蛋白-1（caveolin-1,Cav-1）,窖蛋白-2（caveolin-2,Cav-2）和窖蛋白-3（caveolin-3,Cav-3）,它们是相对分子质量在 18~24kDa 的膜整合蛋白,具有类似的结构。Cav-1 由 178 个氨基酸残基组成,中央是含有 33 个氨基酸残基（102~134 位氨基酸残基）的疏水发夹样结构,嵌入质膜中,亲水的 N 端和 C 端伸展在胞质内。N 端的 61~101 位氨基酸残基构成寡聚化结构域,Cav-1 通过该结构域形成同寡聚体。在该结构域中,82~101 位氨基酸残基序列高度保守,称为脚手架结构域（caveolin scaffolding domain,CSD）,能与多种信号分子结合,通常与下游信号效应的失活有关。C 端是窖蛋白家族的保守结构域,协助将蛋白质锚定在质膜上。Cav-2 在许多组织细胞中与 Cav-1 共表达,其正确的膜定位要依赖于 Cav-1。与 Cav-1 类似,Cav-2 也具有一个中央疏水区和 N、C 端两个亲水区,但缺少染色质隐蔽结构域（CSD）,不能形成同寡聚体,可与 Cav-1 形成稳定的异寡聚体,从而进一步形成胞膜窖。Cav-3 的结构与 Cav-1 相似,但比 Cav-1 短 27 个氨基酸,能够不依赖 Cav-1 形成寡聚体。Cav-3 有 CSD 结构,在心肌和骨骼肌细胞中参与调节信号蛋白及其受体功能。

## 二、窖蛋白的功能

### (一)细胞胞吞和跨细胞转运作用

胞吞是胞膜窖的重要功能,许多受体定位在胞膜窖上,随胞膜窖内化而进入细胞内。在胞吞过程中胞膜窖维持着稳定的结构,内陷形成的囊泡既可以先与细胞器小窝体(caveosome)融合,再回到质膜与 Cav 寡聚体结合,也可不形成中间体而直接回到质膜上,该过程受到严格的调控。鞘糖脂能刺激胞膜窖胞吞,引起整合素丛集和内化,Cav-1 下调或胆固醇破坏都会抑制整合素和纤维连接蛋白的内化。成纤维细胞从基质脱离会引起神经节苷脂 GMI 以 Cav-1 依赖性方式从质膜内化。研究发现 Cav-1 的 14 位酪氨酸磷酸化对胞膜窖胞吞是必需的。许多较小的病毒是通过胞膜窖进入细胞的,但一些明显超过单个胞膜窖胞吞能力的较大病原体也可通过胞膜窖胞吞进入细胞,而且通过该途径可以避免被溶酶体降解。淋巴细胞的跨细胞转运也是有胞膜窖参与的大规模质膜内陷过程,该过程可因 Cav-1 的下调而被部分抑制。在血管内皮细胞中除胞膜窖胞吞囊泡外,还存在跨细胞转运囊泡,经胞膜窖的跨细胞转运具有快速、可选择和可调节的特点。

### (二)信号转导

脂筏在质膜上富集了大量的信息分子,被认为是质膜上信号分子聚集的平台。如 G 蛋白结合在 Cav 的 CSD 上,活性受 Cav 的抑制。Cav 也通过其 CSD 与肿瘤蛋白 c-Src、表皮生长因子受体、蛋白激酶 C 等的窖蛋白结合模序相结合并抑制这些激酶磷酸化。内皮细胞一氧化氮合酶(NOS)通过 N-肉豆蔻酰化和棕榈酰化定位到胞膜窖,并与 Cav-1 的 CSD 相互作用,使内皮到 NOS 的活性受到抑制。$Ca^{2+}$/钙调蛋白、热激蛋白 90 和马达蛋白 -2 可通过阻止 Cav 与内皮型 NOS 的结合来上调胞膜窖中内皮型 NOS 的活性。此外,胞膜窖中脂类组成的改变也对内皮型 NOS 的活性具有调节作用。但是,近来也有一些研究结果表明,Cav 的 CSD 既可与信号蛋白相互作用,也具有膜结合活性,可插入到胞膜窖胞质面质膜而使其在胞膜窖形成过程中被掩盖。而且,小干扰 RNA 下调主动脉内皮细胞 Cav-1 的表达也并没有影响信号分子与脂筏的联系和定位。所以,尽管 Cav 处于多条信号通路的核心,但其是否是万能的信号调节者仍有待研究。

### (三)胆固醇转运

与其他质膜相比,胞膜窖富含胆固醇,其形成和维持要依赖胆固醇。而细胞内胆固醇水平并不总是恒定的,经常会从胞膜窖流入和流出,这种转换使胞膜窖在功能上成为胆固醇转运的小泡,有维持细胞胆固醇平衡的作用。Cav 可以形成 2 种不同的脂蛋白分子伴侣复合体,其中一种能直接结合胆固醇,并将其通过胞质转运到胞膜窖而促进胆固醇的流出。而另一种可以促进胞膜窖摄取胆固醇,并进一步运送到内质网进行酯化贮存。Cav 的不同酰化方式在复合体形成过程中至关重要,但其机制尚不明确。复合体的破坏会影响胞膜窖上胆固醇平衡,从而抑制胞膜窖的功能。

## 三、胞膜窖与窖蛋白在部分肺部疾病中的研究进展

人体肺部组织有大量的 Cav-1 和 Cav-2 表达,Cav-1 分布在气管和支气管的上皮及平滑肌细胞、血管内皮和平滑肌细胞、气道成纤维细胞和 I 型肺泡细胞。Cav-2 与 Cav-1 的分布类

似,但 Cav-2 在气管上皮细胞表达水平很低。Cav 在肺组织中的这种广泛而不均一的分布特点表明其在健康和疾病状态下的功能具有细胞种类特异性,与多种肺部疾病相关。

### (一) Cav 与肺部纤维增生性疾病

气道平滑肌细胞和成纤维细胞的增生与许多肺部纤维增生性疾病相关,如哮喘、慢性阻塞性肺疾病、特发性肺纤维化、闭塞性细支气管炎和囊性纤维化。在成纤维细胞和平滑肌细胞中,Cav-1 表达的下降或缺失可引起自发的细胞增生,而 Cav-1 的过度表达会导致成纤维细胞生长周期停滞和细胞衰老,也可抑制生长因子诱导的平滑肌细胞增生。临床特发性肺纤维化患者肺组织中聚集的成纤维细胞也检测到 Cav-1 的表达下降。研究表明,许多定位在气道平滑肌细胞和成纤维细胞胞膜窖上的信号蛋白,如受体酪氨酸蛋白激酶、非受体酪氨酸蛋白激酶、G 蛋白偶联受体和 G 蛋白异源三聚体,可以与 Cav-1 相互作用,参与细胞增殖过程。如 Cav-1 可以与表皮生长因子受体或血小板衍生生长因子受体结合并抑制酪氨酸蛋白激酶活性。信号蛋白与 Cav-1 和胞膜窖在细胞膜上的相互作用是动态的,例如,在细胞静息期,表皮生长因子受体与胞膜窖分离,转位到 p42/p44 MAPK 富集的非 Cav 膜区,而且 Cav-1 的免疫沉淀物中含有丰富的血小板衍生生长因子受体 β,与生长因子结合后,这种受体与 Cav-1 的关联迅速丧失。这表明,生长因子诱导的气道平滑肌细胞增生过程包括活化的受体酪氨酸蛋白激酶从 Cav-1 释放,而后转位到非胞膜窖的膜区,并在该区将 p42/p44 MAPK 磷酸化。

Cav 也与肺部纤维增生性疾病所表现出的细胞外基质沉积及肺与气道的纤维化密切相关。Cav-1 和 Cav-2 敲除小鼠都表现出肺泡间隔增厚,细胞外胶原纤维沉积。博来霉素诱导的肺纤维化模型中,I 型肺泡细胞 Cav-1 的表达进行性下降。特发性肺纤维化患者的纤维变性损伤部位也有 Cav-1 的表达下降。这些实验表明,Cav-1 和 Cav-2 对肺内细胞外基质沉积有抑制作用,该作用可能部分通过抑制 MEK/p42/p44/MAPK 信号通路来实现。在博来霉素诱导的肺纤维化小鼠模型中,体内胶原沉积的同时伴随肺内磷酸化的 MEK 和 p42/p44 MAPK 的增加及 Cav-1 水平下降。此外,MMPs 也是调控细胞外基质重构的重要因素,MMPs 活化并招募成纤维细胞和炎症细胞启动异常的组织修复并导致细胞外基质重构和纤维化;而 Cav-1 可以抑制 MMP-1、MMP-2、MMP-9 和 MMP-13 的活性和/或分泌,表明胞膜窖和窖蛋白对细胞外基质重构具有抑制作用。

### (二) Cav 与气道平滑肌收缩

哮喘和慢性阻塞性肺疾病伴有气道平滑肌收缩异常。Cav-1 和 Cav-2 在气道平滑肌细胞中高表达,在培养的气道平滑肌细胞向收缩表型成熟的过程中,Cav-1 的表达逐渐增高,并形成更多的胞膜窖,表明胞膜窖和 Cav 在调节收缩功能方面有着显著的作用。该作用可能与 $Ca^{2+}$ 调控相关。在犬气道平滑肌细胞中 L-型 $Ca^{2+}$ 通道、$Ca^{2+}$ 结合蛋白——钙缓冲蛋白(calsequestrin)和钙网蛋白(calreticulin)、质膜 $Ca^{2+}$ 泵都定位在胞膜窖,这可能是胞膜窖促进 $Ca^{2+}$ 向细胞内钙库灌注的原因。经胆固醇耗竭、CAV1 基因沉默或细胞可渗透性 CAV1 的 CSD 模拟肽处理后,毒蕈碱受体介导的平滑肌细胞 $Ca^{2+}$ 内流减少。此外,能够促进平滑肌收缩并对 $Ca^{2+}$ 敏感的重要成分 RhoA 和 PKCα 在质膜上的募集也依赖 Cav-l。

气道平滑肌收缩异常与 NO 产生增多或减少有关,而胞膜窖和 Cav 对 NO 的生成具有重要的调节作用。NOS 是 NO 产生所必需的酶,通过棕榈酰化定位到胞膜窖。静息的血管内皮细胞中，Cav-1 和 Cav-3 通过 CSD 与 NOS 的 Cav 结合模序结合抑制神经元型 NOS、诱导性 NOS 和内皮型 NOS 的催化活性。在大鼠气道上皮纤毛细胞中 Cav-3 与 NOS 之间也存在类似的相互作用。NOS 催化 NO 的生成依赖于底物 L-精氨酸的有效浓度，后者的降低导致 NO 生成减少会引起气道对过敏原高反应，这是由于 L-精氨酸通过阳离子运载体摄取减少而被精氨酸酶分解加强所导致。精氨酸运载体，L-精氨酸再生的酶—精氨酸代琥珀酸合成酶和精氨酸代琥珀酸裂解酶，都与 eNOS 共定位在胞膜窝上，这可能有助于提高胞膜窝上 NOS 附近 L-精氨酸的有效浓度。Cav 在内皮细胞、气道上皮细胞的差异表达表明，胞膜窝和 Cav 在 NO 产生过程中的调节作用可能随细胞种类或气道分级不同而各异。

### (三) Cav 与肺损伤和炎症

在肺组织中，大分子、水和电解质的转移维持了液体的平衡和组织的完整性，若过多的液体从微循环转移到肺间质就会导致肺水肿。而蛋白和液体从肺泡中清除所依赖的微血管渗透性和跨肺泡上皮细胞转运可能是通过胞膜窝来实现的。有研究发现，大分子跟踪剂会迅速跨毛细血管内皮细胞转运，而胆固醇消耗或 Cav-1 敲除后，这种转运能力下降。然而，大分子通过肺泡上皮细胞转运的能力是有限的。大鼠肺灌流实验表明，低浓度白蛋白的跨肺泡上皮细胞转运可以被胆固醇消耗所抑制。因此，依赖胞膜窝的大分子转运途径有利于低浓度白蛋白的跨肺泡上皮细胞转运，而随着白蛋白浓度的升高，该作用可被饱和。胞膜窝的这种大分子转运机制可能与邻近的胞膜窝反复融合与分离有关，而非大分子从细胞的一侧到另一侧的主动运输。

电解质和水的跨肺泡上皮细胞转运也在某种程度上受胞膜窝调节。在人鼻上皮细胞，钠通道定位在胞膜窝，而 $Na^+$-$K^+$-ATP 酶在胞膜窝上却不存在，随 $Na^+$ 跨上皮细胞转运而建立起来的渗透梯度有助于水的重吸收。而胞膜窝的膜微区对水的相对可渗透可能是因为胞膜窝上存在高水平的不饱和脂酰链和水通道蛋白（aquaporin，AQP）。有研究表明，间质性肺水肿时，质膜上的 Cav-1 表达无变化，但在脂筏上却明显增加，表明其在质膜上可能有重新分布。富集在脂筏上的 AQP1 与 Cav-1 共定位，其表达明显上升，表明 AQP1 可能对间质性肺水肿的水转运具有一定的作用。

Cav-1 是 I 型肺泡细胞的标志性分子，博来霉素损伤的 I 型肺泡细胞（R3/1 细胞）表现出质膜 Cav-1 表达下降；并且有从脂筏向非筏区和胞质转位的趋势。糖皮质激素类药物是临床治疗急性肺损伤的常用药物，地塞米松可能通过稳定 CAV1 的 mRNA 和活化 Cav-1 启动子来增加 II 型肺泡细胞 Cav-1 的表达，表明 Cav-1 与肺发育和肺损伤治疗密切相关。

Cav-1 在巨噬细胞、树突细胞、中性粒细胞和淋巴细胞中也有表达，表明其在炎症细胞发挥生理学效应的过程中发挥重要作用。在角叉菜胶诱导的急性肺损伤模型中，Cav-1 的染色质隐蔽结构域模拟肽能抑制水肿和血管渗漏症状，这种抑制能力与其抑制 NO 的产生有关。在肺组织中 NO 可调节 NF-κB 的活化及其下游促炎蛋白的合成，微摩尔水平的 NO 抑制 NF-κB 的活化；而纳摩尔水平的 NO 却可以活化 NF-κB。因此，在 Cav-1 敲除小鼠肺组织中，NO 水平提高会导致脂多糖损伤后 NF-κB 的活化抑制和下游促炎蛋白表达下降，从而产生保护性抗炎反应。而且，脂多糖损伤所导致的中性粒细胞聚集、微血管屏障破坏和水肿也都被抑制。此外，Cav-1 也是中性粒细胞黏附和穿越肺内皮细胞所必需的。在鼠肺泡巨噬细胞中 Cav-1 的表达下调则会引起脂多糖诱导的促炎症细胞因子 TNF-α 和 IL-6 增加，而过度表达 Cav-1 会完全逆转该作用。这些结果表明 Cav-1 的炎症调节作用具有细胞种类特异性和刺激依赖性。

### (四) Cav 与肺血管疾病

Cav-1 敲除小鼠会出现明显的肺动脉高压,肺动脉压力几乎是野生小鼠的 2 倍,右心室压也有相应改变。野百合碱诱导的肺动脉高压模型中,肺泡上皮细胞和肺动脉内皮细胞的 Cav-1 和 Cav-2 表达明显下降,伴有酪氨酸磷酸化信号转导与转录激活因子(STAT3)增加,肺匀浆中还存在大量 cyclin D1 和 cyclin D3。应用可渗透性 Cav-1 的 CSD 模拟肽可逆转野百合碱诱导的肺动脉高压并降低磷酸化 STAT3、cyclin D1 和 cyclin D3 表达。

目前,对临床病例中 Cav 的作用的研究结果存在差异。有报道称,原发性肺动脉高压患者的病变肺组织与健康肺组织相比 CAV1 的 mRNA 表达下降,丛状血管损伤部位的 Cav-1 和 Cav-2 免疫染色下降或完全消失。然而,也有研究表明,虽然特发性肺动脉高压患者肺组织中 Cav-1 的表达明显下降,但肺动脉平滑肌细胞中的 Cav-1 却表达增加。显然,Cav-1 在肺动脉高压中的作用具有细胞种类特异性,在同一患者体内其表达升高和下降对疾病发生都有潜在的作用。

Cav 在肺组织中发挥着重要的作用,其表达和功能异常可引发多种肺部疾病,而关于 Cav 是如何调控疾病过程中信号转导途径的还需要进一步深入研究。检测 Cav 的表达和定位可能具有疾病诊断和治疗监测价值,而恢复 Cav 的异常表达可能具有疾病治疗的潜在意义。

## 第二节　急性胰腺炎肺损伤大鼠肺组织中 TNFR1、Cav-1 与 AQP1、AQP5 的表达

重症急性胰腺炎(SAP)是临床上病死率较高的急腹症。急性肺损伤(ALI)的主要病理变化之一是肺水肿,即水的跨膜转运存在异常,人量的水积聚在肺间质和肺泡腔中。日前的研究表明,水通道蛋白(AQP)在肺水转运过程中具有重要意义。AQP 是细胞膜上的一类疏水性跨膜糖蛋白家族,对水和一些小分子溶质如甘油有专一的通透性。目前已鉴定的 13 种 AQP 中有 6 种在肺脏表达(AQP1、AQP 3、AQP 4、AQP 5、AQP 8、AQP 9),其中,AQP1 和 AQP5 分别参与了肺间质液体转运和肺泡内液体重吸收,与肺损伤密切相关。胞膜窦是质膜上以存在窦蛋白(Cav)为特征的脂筏,是质膜多种信号分子整合的平台,参与多种细胞过程。有研究表明,Cav-1 可以与某些 AQP 相互作用而影响其功能,因此,研究 AQP 在脂筏上的定位对阐明其转运功能及调控具有重要意义。本节实验通过检测 SAP 诱发的 ALI 大鼠肺组织中肿瘤坏死因子受体 1(TNFR1)、Cav-1 与 AQP1、AQP5 的表达,初步确定 TNFR1、AQP1、AQP5 与 Cav-1 的定位及其在 SAP 诱发 ALI 过程中的作用,并用清胰汤对 ALI 大鼠进行治疗,探讨清胰汤治疗胰腺炎肺损伤的可能机制。

### 一、主要研究方法和结果

#### (一) 研究方法

**1. 实验动物分组及模型制备方法**　SPF 级 Wistar 大鼠 40 只,雌雄不限,体重 200~220g。随机分为 4 组:①假手术组(SO 组):开腹后仅轻轻松动胰腺周围组织;②胰腺炎肺损伤组

（ALI 组）:4% 水合氯醛腹腔注射麻醉,经胆胰管逆行注射 1.5% 的去氧胆酸钠（1ml/kg）溶液诱发急性胰腺炎肺损伤;③地塞米松治疗组（DEX 组）:造模后立即舌下静脉注射地塞米松（2mg/kg）;④清胰汤治疗组（QYD 组）:造模动物清醒后立即进行清胰汤灌胃（10ml/kg）,12 小时重复灌胃 1 次。

实验大鼠造模 24 小时后,下腔静脉采血 3ml,离心分离血清,–20℃冻存备用。取左肺下叶组织用甲醛固定,其余肺组织立即于液氮中冷冻,–80℃保存。

2. 观察指标和检测方法

（1）血清淀粉酶测定、肺湿/干重（W/D）比值测定及肺组织病理形态观察方法同前。血清 TNF-α 含量采用放免试剂盒检测。

（2）分别用 RT-PCR 法和蛋白质印迹法检测肺组织中 *TNFRSF1A*、*CAV1*、*AQP1* 和 *AQP5* 的 mRNA 及 TNFR1、Cav-1、AQP1、AQP5 蛋白的表达。

（3）肺组织中 TNFR1、Cav-1、AQP1 和 AQP5 蛋白在脂筏内外的表达采用免疫组化法检测。

（二）研究结果

1. **血淀粉酶水平** SO 组血清淀粉酶水平较低,ALI 组血清淀粉酶水平显著升高（$P<0.01$）,而 DEX 组和 QYD 组血清淀粉酶水平有所恢复,与 ALI 组相比下降明显（$P<0.01$）。

2. **肺湿/干重（W/D）比值** 与 SO 组相比,ALI 组 W/D 明显增加（$P<0.01$）,而 DEX 组和 QYD 组比较 ALI 组显著下降（$P<0.01$）。

3. **肺组织病理形态观察** 光镜下 SO 组肺组织结构清晰,肺泡壁薄,无中性粒细胞浸润。ALI 组可见肺间质充血、水肿,炎症细胞浸润;肺泡间隔明显增厚,肺泡腔部分融合成肺大疱。毛细血管扩张,有局灶性出血。DEX 组和 QYD 组肺组织炎症反应明显较 ALI 组减轻。

4. **肺组织中 *TNFRSF1A*、*CAV1*、*AQP1* 和 *AQP5* 的 mRNA 表达** 经 RT-PCR 扩增,分别获得 135、395、295、250bp 和 445bp 的 TNFR1、Cav-1、AQP1、AQP5 和 β-actin 片段。经条带灰度分析可见,*TNFRSF1A* 的 mRNA 在 ALI 组大鼠肺组织中的表达明显较 SO 组升高（$P<0.01$）,而在 DEX 组和 QYD 组则显著下降（$P<0.01$）。*CAV1*、*AQP1* 和 *AQP5* 的 mRNA 在 ALI 组大鼠肺组织中的表达明显降低（$P<0.01$）,而在 DEX 和 QYD 治疗组大鼠肺组织中则有不同程度的恢复（$P<0.01$）。

5. **肺组织中 TNFR1、Cav-1、AQP1 和 AQP5 蛋白在脂筏内外的表达检测**

（1）采用蔗糖密度梯度超速离心分离大鼠肺组织脂筏,获得 10 个组分。用霍乱毒素-B 亚基对上述组分进行点杂交鉴定以定位脂筏。发现不同处理组大鼠肺组织中脂筏的分布较一致,主要分布在 4、5 组分,3 和 6 组分中只有微量。因此,将组分 3~6 合并称为脂筏内组分,而组分 7~10 合并称为脂筏外组分。

（2）蛋白质印迹检测发现,ALI 组 TNFR1 在脂筏内外的表达量均较 SO 组升高,以脂筏内为明显,提示可能存在 TNFR1 向脂筏内转位。而在 DEX 组和 QYD 组,TNFR1 在脂筏内外的表达量均有所恢复。Cav-1 的蛋白条带出现在 22kDa 附近,主要分布在脂筏内,脂筏外组分也有少量分布。ALI 组大鼠肺组织脂筏内外 Cav-1 的表达量均低于 SO 组,而在 DEX 组和 QYD 组,脂筏内外 Cav-1 的表达量均有明显升高,尤为脂筏内。

（3）AQP1 在各组大鼠肺组织脂筏中的分布基本一致,以脂筏内为主,提示 AQP1 定位在脂筏。AQP1 的蛋白条带有两条,一条在 28kDa 附近,为 AQP1 的原型;另一条在

35~45kDa 之间,为 AQP1 的糖基化形式。与 SO 组相比,ALI 组表达的 AQP1 原型和糖基化形式均明显下降,而在 DEX 和 QYD 治疗组,两种形式的 AQP1 表达均升高。AQP5 的蛋白条带出现在 27kDa 附近,在各组中的分布一致,即集中于脂筏外组分;在 ALI 组,AQP5 的表达 SO 组明显降低,而在 DEX 和 QYD 组,AQP5 的表达有不同程度的恢复。

## 二、研究结果的分析和意义

SAP 所引起的全身炎症反应能导致远隔脏器功能障碍,其中 ALI 是患者早期死亡的主要原因。ALI 的主要病理变化是弥漫性的肺泡和肺泡毛细血管膜损伤,大量炎性渗出积聚在肺间质和肺泡腔中形成肺水肿。因此早期有效清除水肿液是 ALI 治疗及预后的关键。

### (一) SAP 时肺组织 AQP1 和 AQP5 表达明显下调,肺水肿加重,与 ALI 的发生密切相关

AQP1 主要定位于肺泡周围毛细血管内皮细胞,Ⅱ型肺泡细胞也有少量分布;AQP5 主要表达于Ⅰ型肺泡细胞的顶膜面,两者都只对水分子通透。研究表明,内毒素或脂多糖诱发急性肺损伤过程中,肺组织 AQP1 和 AQP5 表达下调。本课题组以前的研究发现 SAP 诱导的 ALI 大鼠肺组织中 AQP1 表达下调。本研究结果也证实,AQP1 和 AQP5 的表达水平在 SAP 诱导的 ALI 大鼠肺组织中明显下降。这些研究结果表明,肺组织中表达的 AQP1 和 AQP5 与 ALI 的发生密切相关,两者表达位置的不同表明它们的作用不完全一致。目前认为 AQP1 主要与肺间质液体清除有关,而 AQP5 主要清除肺泡腔内的液体。

### (二) ALI 大鼠肺组织 Cav-1 和 AQP1、AQP5 在脂筏内外均有表达,调控机制复杂

胞膜窖是 50~100nm 的烧瓶样质膜内陷,存在于绝大多数组织细胞质膜上,因其富含胆固醇和鞘磷脂而被归类为脂筏的一种,是多种信号分子整合的平台。Cav-1 是胞膜窖的标志蛋白,参与信号转导、胆固醇转运和胞吞等多种生理过程。有研究表明,Cav-1 可以与 AQP 相互作用并影响后者功能。本研究通过蛋白质印迹法检测 SAP 诱发的 ALI 大鼠肺组织 Cav-1 和 AQP1、AQP5 在脂筏内外的表达,发现 Cav-1 主要分布在脂筏内,但脂筏外组分也有少量分布,说明尽管 Cav-1 是形成胞膜窖所必需,但并不是只存在于脂筏上,还可以可溶性形式存在,但其功能尚待研究。AQP1 集中表达在脂筏内,与 Cav-1 存在共定位,表明其定位在脂筏;而 AQP5 则集中表达于非筏区,不与 Cav-1 共定位。有研究发现,在等渗条件下,大鼠心肌细胞上的 AQP1 与 Cav-3 存在共定位,而在高渗条件下则与 Cav-3 解离并内化到胞质。在大鼠肺内皮细胞,AQP1 与 Cav-1 在质膜脂筏和胞内高尔基体上均有共定位。对 AQP1 结构的研究也发现,在 AQP1 的 210 位氨基酸残基处有一个 Cav 结合模序,可与 Cav-1 的脚手架结构域结合而影响自身功能。这些结果提示在大鼠肺组织中,AQP1 在脂筏上的定位及与 Cav-1 的相互作用可能与其转运功能及内化密切相关。本实验还发现 AQP5 定位于非筏区,可能 AQP5 的功能并不受 Cav-1 的影响。但在大鼠腮腺组织中,乙酰胆碱受体活化后,脂筏中表达的 AQP5 会转位到质膜的顶膜面。这些矛盾的结论可能是 AQP5 在不同组织细胞中差异表达的结果。

### (三) TNF-α 与 TNFR1 结合后下调 Cav-1 表达可能是 SAP 肺损伤的机制之一

本实验结果显示,在 SAP 诱发 ALI 的过程中,血清 TNF-α 水平升高,肺组织 TNFR1 的表达在脂筏内外均升高,尤其是在脂筏内,这可能是 TNFR1 在 TNF-α 作用下活化并转位到

脂筏的结果。在 SAP 初始阶段,NF-κB 的活化会启动多种炎症介质基因转录,如 TNF-α、IL-1β 和诱导型一氧化氮合酶(iNOS)等,使得炎症信号进一步放大,引起炎症介质的瀑布样级联反应。以往的研究也发现,APALI 大鼠肺泡巨噬细胞 NF-κB 活性、iNOS 的表达,以及 NO 水平均显著升高。这些炎症介质可产生细胞毒性作用,导致肺损伤。因此,TNFR1 的表达上调和配体依赖性的激活转位可能是 SAP 诱发 ALI 过程的始动因素。

TNFR1 活化后会募集衔接蛋白等到脂筏上活化多种信号级联通路,同时对 Cav-1 的表达产生影响。本实验结果显示,Cav-1 主要分布在脂筏内,但筏外区也有少量分布,说明 Cav-1 尽管是形成胞膜窖所必需,但并不是只存在于脂筏上。在 SAP 诱发 ALI 的过程中,Cav-1 的表达下降,这可能是 TNF-α 与 TNFR1 结合后下调 Cav-1 表达的结果,但这种作用是直接的还是间接的仍不清楚。Cav-1 对多种信号分子具有负调控作用,其表达下降可能活化多条炎症相关信号通路。

Cav-1 可以通过其脚手架结构域募集多种信号分子并对其活性进行负性调控。当这种抑制作用下降时,多种炎症介质基因的转录增强,如 TNF-α、IL-1β 和 iNOS 等,使得炎症信号进一步放大,肺损伤加重。同时,TNF-α 也可以通过活化 NF-κB 途径下调 AQP5 的表达。至于 AQP1 是否也受到 TNF-α 的调控尚缺乏实验依据,但 AQP1 定位在脂筏,Cav-1 的表达下降可能会通过影响胞膜窖的组装或通过加速与 AQP1 解离而使得 AQP1 的表达水平也相应下降。

### (四)清胰汤和地塞米松能降低血清 TNF-α 水平和肺组织 TNFR1 的表达,上调 Cav-1、AQP1 和 AQP5 的表达水平,有效减轻急性胰腺炎肺损伤

本实验采用清胰汤来治疗实验性 SAP 诱发的 ALI,并用 DEX 作为对照,结果表明 QYD 和 DEX 均能有效减轻 APALI 程度,降低血清 TNF-α 水平和肺组织 TNFR1 的表达并上调 Cav-1 的表达。这些结果表明,QYD 在一定程度上可能具有与 DEX 相似的作用机制,即通过抑制 TNF-α 和 TNFR1 的表达发挥抗炎作用,同时上调脂筏上 Cav-1 的表达来抑制多条促炎信号通路,发挥肺损伤保护作用。

目前,临床对 SAP 诱发 ALI 的治疗多采用个体化综合疗法,其中,中药清胰汤已取得了确切的临床效果。本实验采用清胰汤治疗实验性 SAP 诱发的 ALI,以 DEX 作为对照。DEX 属于糖皮质激素类药物,是临床治疗 ALI 炎症反应的常用药物。本实验发现,DEX 组肺损伤的各项指标均较 ALI 组明显好转,而且 Cav-1、AQP1 和 AQP5 的表达水平均上调。有研究认为 Cav-1 的启动子缺乏完整的糖皮质激素反应元件,DEX 细胞特异性地上调肺泡上皮细胞 Cav-1 的表达并不是通过直接与糖皮质激素反应元件作用,可能是通过间接活化 Cav-1 启动子和增加 *CAV1* mRNA 稳定性来实现。DEX 上调 AQP1 的表达是由于 AQP1 的启动子区域存在糖皮质激素反应元件,DEX 通过活化 *AQP1* 的转录而非稳定 *AQP1* 的 mRNA 来上调 AQP1 的表达。DEX 对 AQP5 的上调作用可能是非直接的,与 DEX 降低 TNFα 水平有关。但有文献报道,在急性高氧肺损伤大鼠,DEX 并不影响 AQP5 的表达,而在妊娠小鼠胎盘中,DEX 可上调 AQP5 的表达。清胰汤能有效地减轻肺损伤程度并上调 Cav-1、AQP1 和 AQP5 的表达,推测清胰汤在一定程度上可能具有与 DEX 相似的作用机制。

总之,Cav-1 和 AQP1、AQP5 在肺组织中的表达下调参与了 SAP 诱发 ALI 的过程,AQP1 和 AQP5 表达量的下降可能削弱了肺损伤时机体对肺组织中过多液体的清除能力而使肺

水肿加重。中药清胰汤作用与 DEX 相似,能直接或间接地降低血清 TNF-α 水平和肺组织 TNFR1 的表达,并上调 Cav-1 和 AQP1、AQP5 的表达,有效减轻 ALI 的损伤程度,这可能是清胰汤治疗急性胰腺炎肺损伤的机制之一。

# 第三节 急性胰腺炎大鼠肺组织中 AQP1 的表达及清胰汤的干预作用

急性重症胰腺炎(SAP)发病急剧,病情凶险,早期合并以肺水肿为主要表现的急性肺损伤(ALI)而加重病情。目前比较一致的意见认为其损伤机制与炎症介质和细胞因子的过度释放有关。而对水通道蛋白在肺损伤中的作用研究甚少,其对肺水肿形成的影响尚不清楚。本节实验观察急性胰腺炎大鼠肺组织中水通道蛋白1(aquaporin,AQP1)表达的变化以及地塞米松对其表达的影响,从新的角度探讨急性胰腺炎时肺损伤的发病机制。

## 一、主要研究方法和结果

### (一)研究方法

**1. 实验动物分组、模型制备及各组处理方法** 同本章第二节。在造模后 4 小时、8 小时、12 小时每组随机选取 8 只大鼠麻醉后腹主动脉及下腔静脉采血,动脉血立即行血气分析,静脉血离心后血清置 -70℃冰箱保存备用。取肺组织进行湿/干重比值测定、病理切片观察和免疫组织化学及基因表达检测。

**2. 观察指标和检测方法** 取左肺部分组织进行肺湿/干重比值测定;取左肺部分组织制作病理切片行病理形态观察;采用酶法进行血清淀粉酶活性测定;血清 TNF-α 水平测定采用放免法。取肺组织进行 AQP1 免疫组织化学检测。采用 RT-PCR 法进行肺组织中 *AQP1* 基因表达水平检测。

### (二)研究结果

**1. 肺组织病理形态学改变** 光镜 SO 组肺组织正常,ALI 组 4 小时、8 小时、12 小时可见肺间质高度充血、水肿,大量炎症细胞浸润,可见广泛的肺泡出血,肺间隔增厚,部分肺泡腔融合形成肺大疱。随着时间延长,上述表现呈逐渐加重趋势。ALI 组组织学评分显著高于 SO 组($P<0.01$),而 DEX 组和 QYD 组肺组织炎症反应明显减轻,组织学评分显著低于 ALI 组($P<0.01$)。

**2. 肺湿/干重(W/D)比值测定** ALI 组肺 W/D 明显增加,表明肺含水量增加,DEX 组和 QYD 组与其相比显著性降低($P<0.05$)。

**3. 血清淀粉酶活性变化** SO 组血清淀粉酶水平处于低水平,ALI 组明显升高($P<0.01$),而 DEX 组和 QYD 组较 ALI 组显著降低($P<0.05$)。

**4. 血清 TNF-α 水平变化** 与 SO 组相比较,ALI 组血清 TNF-α 水平显著升高,并随时间延长逐渐升高;而 DEX 组和 QYD 组明显低于 ALI 组($P<0.05$)。

**5. 肺组织中 *AQP1* 基因表达** 结果可见 ALI 组 *AQP1* 基因表达较 SO 组显著下调($P<0.01$);而 DEX 组和 QYD 组则较 ALI 组明显上调($P<0.05$)。

**6. 肺组织中 AQP1 免疫组织化学分析** SO 组可见 AQP1 表达,而 ALI 组 AQP1 表达明显下调,随着时间推移,肺水肿逐渐加重,伴随肺湿/干重比值、血清 TNF-α 水平的升高,AQP1 表达下调逐渐加剧,DEX 组和 QYD 组较 ALI 组显著上调。

## 二、研究结果的分析和意义

SAP 发病急剧,早期死亡的主要原因是并发了 ALI,因此在 SAP 早期采取有效的治疗措施,减少 ALI 的发生,会大大提高 SAP 的生存率。对于 ALI 的发病机制,目前比较一致的意见认为与炎症介质和细胞因子的过度激活与释放有关,其中 TNF-α 作为 SAP 早期即出现的炎症介质被认为是引起 ALI 的关键性物质,其出现及水平的高低已经成为判定 SAP 发病严重程度及预后的早期指标。ALI 后肺水肿是导致急性呼吸功能衰竭的病理基础,虽然涉及的因素较多,但主要是肺内液体渗出与清除失衡的结果。以往人们一直侧重研究血管内皮细胞的通透性,而对病理条件下肺组织水通道蛋白的作用认识不足。

### (一) 急性胰腺炎肺损伤时肺组织中 *AQP1* mRNA 及 AQP1 蛋白表达明显下调

AQP 是 20 世纪 90 年代早期人们发现的、存在哺乳动物细胞膜上的一类疏水性蛋白,是一种可调节进出细胞膜的水通道同源蛋白质大家族的总称,它的存在很好地解释了水分子的快速转运。AQPs 不仅参与生理状态下液体的转运可能还与病理状态下液体的转运失衡有关。目前已证实肺组织中存在 AQP1、AQP3、AQP4、AQP5 等,并参与了多种肺水肿性疾病的发生,尤其是 AQP1 被证实参与了高氧肺损伤、内毒素肺损伤等多种病理生理过程。而对于 SAP 继发 ALI 的病理过程中 AQP1 作用目前研究较少。本实验结果显示,在 SAP 继发 ALI 的过程中,随着肺水肿的出现 AQP1 在肺组织中的蛋白表达及 AQP1 mRNA 水平出现下调,与 SO 组相比有显著差异($P<0.01$),其下调水平与肺水肿的程度成正比。而在 DEX 组,肺水肿程度较 ALI 组减轻,AQP1 在肺组织中的蛋白表达及 AQP1 mRNA 水平相应出现显著上调($P<0.05$)。证实了 AQP1 确实参与肺水肿的形成,同时本实验结果提示在 ALI 组,TNF-α 水平显著高于 SO 组($P<0.01$)。随着时间的推移,TNF-α 水平逐渐升高,肺损害逐渐加重。表现为低氧血症逐渐加重,肺水肿逐渐加重,与此同时 AQP1 蛋白表达及 *AQP1* mRNA 水平出现下调,下调程度与 TNF-α 的升高水平存在负线性关系。提示 AQP1 在肺组织的表达与 TNF-α 密切相关。Towne 等证实 TNF-α 可能通过与肿瘤坏死因子受体 1(TNFR 1)结合激活了 NF-κB 途径,下调了 AQP5 的蛋白表达和 *AQP5* mRNA 水平,推测 TNF-α 也可能通过同样途径下调了 AQP1 的蛋白表达和 *AQP1* mRNA 水平。

### (二) 地塞米松能够上调肺组织中的 *AQP1* mRNA 及 AQP1 蛋白的表达水平

由于激素作为非特异性免疫抑制剂,具有抑制多种炎症介质及细胞因子的合成与释放的作用,所以地塞米松(DEX)很早即被应用于治疗 SAP,以减轻 ALI 的严重程度。本实验中,DEX 组肺损伤程度、TNF-α 水平等指标均好于 ALI 组($P<0.01$)。DEX 同时上调了 AQP1 在肺组织中的蛋白表达及 *AQP1* mRNA 水平,具体机制可能与 DEX 降低了 TNF-α 水平有关,另外 King 等在 AQP1 启动子中发现糖皮质激素反应元件,提示 DEX 可调节 AQP1 的表达。

### (三) 清胰汤能够抑制 *AQP1* mRNA 的转录,从而下调 AQP1 蛋白的表达减轻 SAP 时 ALI 的程度

目前对于 SAP 的治疗多采用个体化的综合治疗。中医方法也是综合治疗的重要组成

部分。中医理论认为,肺与大肠相表里,若肺气被邪毒所遏,失其宣肃,则喘促息数。邪毒传入阳明,与肠道糟粕搏结,肺气不通,而浊气又不能从下而出,扰乱了"肺与大肠相表里"的生理状态,而出现"喘""满"症情。而清胰汤可泻下热结,荡涤积滞,通畅腑气,其通腑利肠泻肺实,使肺气得以宣发肃降,在治疗肺系感染性疾病中有显著疗效。本实验结果再一次证实,应用清胰汤可显著减轻 SAP 致 ALI 的程度。对于清胰汤治疗 ALI 的具体机制,目前已有的实验结果多证实清胰汤可减轻 SAP 的炎症反应,而其对 AQP1 的影响却鲜见报道。本实验证实 QYD 组 AQP1 在肺组织的表达比 ALI 组明显上调($P<0.01$),肺损伤程度明显减轻,提示清胰汤可能通过减少 TNF-α 的分泌,抑制炎症反应,抑制 AQP1 mRNA 的转录,从而下调 AQP1 蛋白的表达,减轻 ALI 的程度。本实验以地塞米松作为 QYD 的阳性对照,结果两组在减轻肺损伤的程度、降低血 TNF-α 的水平、上调 AQP1 在肺组织的表达都取得了相似的结果,从而进一步证明在治疗 SAP 导致的 ALI 中 QYD 的确是通过影响 AQP1 的表达而达到保护肺组织的作用。

通过本实验研究证实 AQP1 确实与 SAP 导致 ALI 的病理过程有关,AQP1 的表达与 TNF-α 等因素有关,DEX 可调节 AQP1 的表达。QYD 通过影响 AQP1 的表达而达到保护肺组织的作用。关于 AQP1 参与 ALI 形成的确切机制及 QYD 影响 AQP1 表达的具体途径有待进一步研究。

(王　钢　高振明　陈海龙)

## 主要参考文献

[1] 高振明,陈海龙,刘小东. 急性胰腺炎大鼠肺组织中水通道蛋白-1 的表达及功能[J]. 世界华人消化杂志,2007,15(5):453-457.

[2] 王钢,陈海龙,唐颖,等. 急性胰腺炎肺损伤大鼠肺组织肿瘤坏死因子受体-1 与窖蛋白-1 的表达及清胰汤的治疗作用[J]. 中华实验外科杂志,2010,27(10):1485-1488.

[3] 王钢,陈海龙,任凤,等. 急性胰腺炎肺损伤大鼠肺组织中 Cav-1 与水通道蛋白 1、5 的表达及清胰汤的治疗作用[J]. 中华医学杂志,2010,90(36):2564-2569.

[4] JIAO G,LI E,YU R. Decreased expression of AQP1 and AQP-5 in acute injured lungs in rats[J]. Chin Med J,2002,115(1):965-967.

[5] SU X,SONG Y,JIANG J,et al. The role of aquaporin-1(AQP1)expression in a murine model of lipopolysaccharide-induced acute lung injury[J]. Respir Physiol Neurobiol,2004,142(1):1-11.

[6] BAI C,FUKUDA N,SONG Y,et al. Lung fluid transport in aquaporin-1 and aquapprin-4 knockout mice[J]. J Clin Invest,1999,103(4):555-561.

[7] TSUNODA S P,WIESNER B,LORENZ D,et al. Aquaporin-1,nothing but a water channel[J]. J Biol Chem,2004,279(12):11364-11367.

[8] ZHOU M T,CHEN C S,CHEN B C,et al. Acute lung injury and ARDS in acute pancreatitis:mechanisms and potential intervention[J]. World J Gastroenterol,2010,16(17):2094-2099.

# 第十七章
## 基于多组学及网络药理学方法对急性胰腺炎肺损伤发病机制的研究

### 第一节　基于转录组学研究大黄素通过调控 LncRNA-mRNA 表达网络治疗大鼠重症急性胰腺炎肺损伤的机制

近年来,大量研究表明非编码 RNA 包括 microRNA、LncRNA、circRNA 等在疾病过程中具有重要的功能,是潜在的疾病生物学标志物和治疗靶标。目前有研究关注到了 microRNA 在急性胰腺炎中的功能。Lu 等研究发现,AP 患者血清中 miR-7、miR-9、miR-122、miR-141 表达明显升高,可能成为 AP 诊断和预后的重要生物标志物。Kuśnierz 等的研究发现,miR-126-p 和 miR-551b-5p 可以预测 AP 严重程度,其中后者可以明显区分轻症急性胰腺炎(MAP)和重症急性胰腺炎(SAP)。Zhang 等研究发现,SAP 患者血浆中 miR-216a 的表达明显升高,且有助于早期鉴别轻症急性胰腺炎、中重症急性胰腺炎。Qing 等研究发现,miR-22 和 miR-135a 在急性水肿型胰腺炎胰腺组织中明显上调,可能通过抑制 ErbB3 和 Ptk2 的表达促进胰腺腺泡细胞的凋亡。Fu 等研究证实 miR-29a 在急性水肿型胰腺炎胰腺组织中明显上调,可能通过上调靶基因 *TNFRSF1A* 的表达促进 AR42J 细胞的凋亡。Zhao 等研究发现,LncRNA Fendrr 在雨蛙素诱导的急性胰腺炎模型中表达升高,可直接与 ANXA2 相结合,共同促进 AR42J 细胞凋亡。Xia 等发现,LncRNA BC158811,BC166549,BC166474 和 BC161988 可能成为 AP 诊断和预后的指标。此外,Shi 等研究发现,miR-127 在大鼠急性胰腺炎肺损伤肺组织中表达上调,而血浆中明显下调,这一现象在患者血浆中亦得到证实,由此 miR-127 可能有助于早期诊断 APALI。血清中的 microRNA 已经被认为可以作为急性胰腺炎肺损伤的生物标志物和治疗靶点。最近的研究表明,在 APALI 模型小鼠中,miR-339-3p 过表达可以抑制 Anxa3 的表达,进而抑制 AKT/mTOR 信号通路,减缓组织水肿、炎性反应及 PMVEC 凋亡。值得注意的是,LncRNA 和 mRNA 之间可能存在相互作用,

lncRNA 可以调控转录,影响 mRNA 的加工和转录后的调控,调控靶标基因的表达,在多种疾病的发病机制和治疗中扮演了重要角色,而有关 lncRNA-mRNA 与 SAP 及 APALI 的研究尚未见报道,值得深入研究。

大黄素作为中药大黄的主要活性成分之一,已经被证实可以改善 SAP。然而,大黄素治疗 APALI 的系统性研究尚未见报道,值得深入研究。值得注意的是,Liang 等研究发现,在 LPS 诱导的小鼠软骨源性 ATDC5 细胞损伤中,大黄素可能通过上调 lncRNA TUG1 表达进而抑制 Notch 和 NF-κB 信号通路的激活,发挥抑制炎症反应和细胞凋亡的作用。此外,Xiang 等发现,大黄素可以通过调控上调 MicroRNA-30a-5p 表达,抑制 HTRA1/TGF-β1 信号通路激活,进而减轻了胰腺腺泡细胞的损伤。因此,大黄素可能通过调控非编码 RNA 在 APALI 的发病过程中起到治疗作用,具有重要的研究价值。

本部分研究以 APALI 大鼠模型为研究对象,采用转录组测序技术(RNA-seq)、RT-qPCR、ELISA、免疫组织化学、透射电镜等方法从 lncRNA-mRNA 网络互作的角度探索大黄素对比 DEX 治疗 APALI 的机制。

## 一、主要研究方法和结果

### (一) 研究方法

**1. 实验动物分组和模型制备方法** SPF 级雄性成年 SD 大鼠 60 只,随机分为 5 组,每组 12 只。假手术组(SO 组),对照组(CON 组),重症急性胰腺炎组(SAP 组),大黄素组和地塞米松组(DEX 组)。SAP 组应用经胆胰管逆行注射 5% 牛磺胆酸钠法构建大鼠 SAP 诱发肺损伤模型;SO 组开腹后仅轻轻松动胰腺周围组织;CON 组不做任何处理;大黄素组和 DEX 组大鼠于 SAP 造模成功麻醉清醒后立即和术后 12 小时,分别进行大黄素溶液灌胃和地塞米松磷酸钠注射液腹腔注射处理。各组又分 6 小时和 24 小时亚组,分别在这两个时间点麻醉后活杀,分别取血液标本、胰腺和肺组织标本进行相关指标检测。

**2. 观察指标和检测方法** 组织病理切片 HE 染色评估胰腺、肺组织病理变化;免疫组织化学染色检测肺组织中 Ly6G+ 细胞;ELISA 法检测血清淀粉酶、TNF-α、IL-6 的变化;全自动生化分析仪检测动脉血气分析;透射电镜观察肺泡上皮细胞超微结构变化;高通量测序方法检测各组基因表达谱;构建 lncRNA-mRNA 共表达网络;RT-qPCR 验证 lncRNAs 和 mRNAs 的表达水平。

### (二) 研究结果

**1. 各组大鼠胰腺和肺组织病理改变** 与 SO 组及 CON 组相比较,SAP 组大鼠胰腺组织 HE 染色出现不同程度的水肿、坏死、出血、白细胞浸润,病理评分明显升高,且 24 小时组明显较重;肺组织 HE 染色可见不同程度肺泡壁增厚、出血、白细胞浸润,病理评分明显升高,且 24 小时组明显较重。

**2. 血清学指标及动脉血气分析结果** SAP 组大鼠血清 AMY、TNF-α、IL-6 均明显升高,且 24 小时组高于 6 小时组。SAP 6 小时组大鼠的 $PaCO_2$ 水平明显升高,$PaO_2$ 水平有所下降,处于可代偿阶段;而 SAP 24 小时组实验大鼠的 $PaO_2$ 明显下降,$PaCO_2$ 水平均明显上升,出现明显呼吸窘迫现象。

**3. 免疫标记及电镜检查结果** SAP 24 小时大鼠肺组织中 Ly6G+ 细胞浸润明显增多,

透射电镜下显示大鼠Ⅱ型肺泡细胞细胞核形状不规则或固缩,板层小体明显减少,微绒毛广泛脱落、消失,基底膜明显囊泡化,紧密连接破坏。

**4. 高通量测序结果** 高通量测序结果显示,基因表达谱对时间点、样本特征(分组)均有明显依赖性。通过对差异表达 mRNA 及 lncRNA 数量的比较,可以看出,SO 组和 CON 组差异基因较少,尤其是 SO 组。值得注意的是,SO 24 小时组相比 SO 6 小时组和大黄素 24 小时组相比大黄素 6 小时组中上调的差异基因明显多于下调的基因,而这一现象在 SAP 24 小时组相比 SAP 6 小时组、DEX 24 小时相比 DEX 6 小时组、CON 24 小时相比 CON 6 小时组中正好相反,提示 SO 组中胆胰管逆行注射了生理盐水,其 mRNA 的表达较 SO 组更趋向于 SAP 组,且大黄素组的表达趋势与 SO 相似。此外,SAP 24 小时组相比 SO 24 小时组、DEX 24 小时组相比 SAP 24 小时组、DEX 24 小时组相比 SO 24 小时组中下调差异基因明显多于上调差异基因,而正好与大黄素 24 小时组相比 SAP 24 小时组、SO 24 小时相比 CON 24 小时组相反。此外,与大黄素相比较的多个组中上调基因明显多于下调基因。提示大黄素和 DEX 均可以促进 RNA 水平向 SO 组水平恢复。其中,DEX 下调表达的基因明显多于上调表达的基因,不同的是大黄素上调表达的基因明显多于下调表达的基因。差异表达 lncRNA 的数量与 mRNA 亦具有相似之处。

**5. 基因本体(gene ontology,GO)分析结果** 为了进一步探索不同 mRNA 共表达模块的功能,选择了其中 5 个与样本特征相关 mRNA 共表达模块(黄色、灰绿色、绿色、蓝色、洋红色)和 1 个与时间点相关 mRNA 共表达模块(黑色)的基因进行 GO 分析。结果显示,黄色模块基因高度富集于抗病毒、免疫应答、抗原呈递、细胞对 INF-β 的反应、促进 T 细胞毒性等功能的通路中。其中,灰绿色模块基因高度富集于免疫应答、细胞黏附分子、氧化减弱过程、抑制内切酶活性、炎症反应、细胞对 LPS 的反应、对细菌的抵抗反应等功能的通路中。与 SAP 相关的绿色、蓝色、洋红色模块 mRNA 高度富集于免疫反应、炎症反应、LPS 刺激、氧化刺激等 GO 通路中。对绿色模块中相互作用的 mRNA 进行了重点分析,主要在对化学物质(糖皮质激素、脂多糖、药物、乙醇和有机环化合物)的反应以及细胞增殖和凋亡过程的调控通路中高度富集。其中,有一些靶点(CDKN-1α、ICAM-1、Fas、IL-6R 等)同时与多条 GO 通路相关。随后,采用 RT-qPCR 验证了细胞周期蛋白依赖性激酶抑制剂 1α(cyclin-dependent kinase inhibitor 1α,CDKN-1α)的表达,结果显示 CDKN-1α 在 SAP 诱导的肺损伤肺组织中表达升高,值得注意的是 DEX 可以进一步促进 CDKN-1α 的表达,而大黄素明显降低 CDKN-1α 的表达。此外,还验证了一些其他模块中与炎症反应相关的 mRNA。Blue 模块中 CCAAT/ 增强子结合蛋白 β(CCAAT/enhancer-binding Protein Beta,CEBPβ)在 SAP 肺组织中表达升高,大黄素可以抑制 CEBPβ 的表达,DEX 对其调控作用不如大黄素明显;grey 模块中趋化因子配体-12(C-X-C motif chemokine ligand 12,CXCL12)和丝氨酸蛋白酶抑制物(serpin)A1 在 SAP 24 小时组肺组织中表达下降,大黄素可以上调 CXCL12、丝氨酸蛋白酶抑制物 A1 的表达,而 DEX 对 CXCL12 反而有明显的抑制作用。

大黄素和 DEX 对 APALI 肺组织基因表达谱有所不同,GO 分析显示大黄素和 DEX 均具有抑制免疫反应、调控细胞因子介导的信号通路。此外,DEX 还具抗 LPS、抗氧化、促进细胞分化修复等作用,而 DEX 对其中部分模块基因起到与模型组一致的调控作用,提示可能具有不可忽视的负调节作用,两者具有不同的作用靶点和作用机制。大黄素可能通过 lncRNA

（AABR07062477.2 和 Rn60_7_1164.1）及其共表达靶基因发挥免疫抑制和促进肺上皮细胞分化、修复、抗凋亡作用，减轻 SAP 诱导的肺组织损伤。

## 二、研究结果的分析和意义

### (一) ALI 是 SAP 早期高病死率的主要原因，亟需寻找有效的治疗方法

AP 是临床常见的急腹症之一，主要由各种病因导致胰酶在胰腺内被激活后引起胰腺组织自身消化、水肿、出血甚至坏死的炎症性疾病。1992 年亚特兰大国际会议将 AP 分为轻症急性胰腺炎（MAP）和重症急性胰腺炎（SAP）。2012 年亚特兰大国际会议对 AP 的分类进行了修订，根据急性胰腺炎严重程度将 AP 分为 MAP、中度重症急性胰腺炎（MSAP）和 SAP。MAP 是最常见的类型，不伴有器官衰竭，局部或全身并发症，可在 1 周内恢复；MSAP 则出现短暂性（短于 48 小时）器官衰竭，或伴有局部或全身并发症；SAP 则被定义为伴有持续性（超过 48 小时）器官衰竭。按照 1992 年 AP 的分类有 15%~30% 的 AP 患者可发展为 SAP，其病死率可高达 10%。

ALI 是 SAP 最常见的早期胰外器官并发症，也是早期高病死率的主要原因，入院 7 日内死亡的 SAP 患者有 60%~70% 死于呼吸功能衰竭。近年来，关于 APALI 发病机制及治疗的研究越来越多。APALI 发病机制并未完全明确，临床上对 APALI 的处理仍以激素（DEX）、机械通气和对症治疗为主。DEX 是一种常用于防治危急重症时全身炎症反应的首选药物，具有广泛的免疫抑制作用。研究表明，DEX 可以通过调节促炎-抗炎因子的平衡，在 ALI/ARDS 的治疗中发挥重要作用。然而，多项研究证实，低剂量 DEX 不仅无法保护 ALI/ARDS，反而会引起药物依赖性和病死率增高；而高剂量 DEX 的冲击治疗具有众多副作用，如真菌感染、失眠、肥胖、消化不良等。因此，探寻治疗 APALI 的有效方法和药物具有重要意义。中西医结合治疗 APALI 具有独特疗效，充分体现了中医的整体观。

### (二) 中西医结合治疗 APALI 具有重要临床价值

中医古籍并无胰腺炎的记载。中医学根据 AP 的临床表现将其归属于"腹痛""胰瘅""脾心痛""阳明腑实证"的范畴。中医认为急性胰腺炎在中医学上属腑病范畴。六腑者，其气机以通为用、以降为顺、泻而不藏、实而不满。其病机演变的规律呈现出"郁、结、热、瘀、厥"的特征。中医理论认为"肺为娇脏""肺合大肠""肺与大肠相表里"。大肠为传导之腑，若大肠传导无力，糟粕不能外排，致腑气不通，影响肺气宣降，出现喘咳证候。如《灵枢·四时气》中言："腹中常鸣，气上冲胸，喘不能久立，邪在大肠。"再者，《伤寒论》中记载阳明腑实证之承气汤证可见"短气而喘、微喘、喘冒不能卧"之象。这些描述与 APALI 的证候不谋而合，SAP 患者在临床上常出现阳明腑实证的证候，表现为痞、满、燥、实。腑气不通，毒热炽盛，热结腑实，阴津耗损，甚或气血逆乱、亡阴亡阳。

西医学证实，肠道是 SAP 最早受损的功能器官之一，肠道屏障的损害导致其通透性增加是 SAP 引起肠源性内毒素血症和细菌移位的重要原因，可见肠道既是受邪之地，又是蕴生毒邪之所，是"二次打击"的源泉。肠道屏障功能障碍是 SAP 引起急性肺损伤的病理基础，此与"肠病及肺"中医理论比较一致，故在治疗上也要"从肠治肺"。中医认为"六腑以通为用"，不通则痛。故疾病早期应予通里攻下之法，涤荡肠胃，推陈致新，驱邪外出，这是早期防治 APALI 的核心与关键。

含有大黄的中药代表方剂主要有复方大承气汤、大柴胡汤、大黄牡丹汤、清胰汤等经典方剂和验方,在 SAP 的临床治疗中取得了较好的疗效。刘冰柱运用清胰汤治疗急性坏死性胰腺炎肺损伤临床研究中证实,与对照组相比较,清胰汤治疗组急性呼吸窘迫综合征发生率(28.6% vs 66.7%)和病死率(9.5% vs 23.8%),具有较好的治疗效果。此外,蒲华云在研究大黄灌胃治疗 SAP 的试验中发现,大黄可以明显缓解腹痛腹胀,降低血、尿淀粉酶及白细胞,且效果优于硫酸镁。王伟等证实,生大黄联合微生态制剂治疗 APALI 可以降低血浆内毒素水平、APACHE Ⅱ评分,升高氧合指数、改善呼吸功能,降低并发症和病死率。由于中药成分复杂,作用靶点不明确。因此,探索大黄活性成分大黄素治疗 APALI 的机制具有重要意义。

### (三)大黄素和 DEX 可以减轻 SAP 诱导 ALI,作用靶点有所不同

本实验以 5% 牛磺胆酸钠胆胰管逆行注射制备 APALI 动物模型为研究对象,探索大黄素治疗 APALI 的临床疗效及机制。与 SAP 组相比较,大黄素和 DEX 在一定程度上抑制了炎症因子 TNF-α、IL-6 的表达和释放,抑制了中性粒细胞的浸润,保护Ⅱ型肺泡细胞的超微结构,提高 SAP 大鼠 $PaO_2$ 水平、降低 $PaCO_2$ 水平,改善了呼吸功能,减轻了 SAP 诱导的肺组织损伤。

本节实验 RNA-seq 结果显示,大黄素可以促进 RNA 水平向 SO 组恢复。其中,DEX 下调表达的基因明显多于上调表达的基因,而大黄素是上调表达的基因明显多于下调表达的基因。因此,与 DEX 相比较,大黄素趋向于上调 APALI 肺组织中基因(lncRNA 和 mRNA)的表达,使之恢复正常至 SO 组,进而全面发挥治疗 APALI 的作用,两者作用趋势有所不同。

通过加权基因共表达网络构建(weighted gene co-expressin in network,WGCNA)方法对所有 lncRNA 和 mRNA 进行模块化分析,所有差异表达的 mRNAs 和 lncRNAs 分别被分为 15 个 mRNA 模块和 8 个 lncRNA 模块。其中,4 个 mRNA 共表达模块(MEmagenta、MEblue、MEsalmon、MEgreen)和 2 个 mRNA 共表达模块(MEred、MEgrey)分别与 SAP 呈正相关和负相关。DEX 仅对 MEblue、MEsalmon 模块具有回调作用,对 MEmagenta、MEgreen、MEred、MEgrey 的基因起到和模型组一致的正向调节作用,可能与 DEX 的副作用有关。大黄素可以通过对这些模块基因的调控,恢复 SAP 引起的 mRNAs 和 lncRNAs 的异常表达变化。GO 分析结果提示大黄素不仅与抗病毒、促细胞对 INF-β 的反应、促进 T 细胞毒性等功能通路有关,还具有抑制免疫反应、炎症反应、LPS 刺激、氧化应激等通路的功能。

大黄素作用靶点分析显示,CDKN1A、CEBPβ(表达上调)和 CXCL-12(表达下调)在 APALI 肺组织中表达异常,而大黄素可以回调它们的表达,但 CDKN1A 不是 DEX 的靶点,提示两者作用靶点不一致。①CDKN1A 在 SAP 诱导的肺损伤肺组织中表达升高,而大黄素可以明显降低 CDKN-1A 的表达,而 DEX 反而促进其表达升高。GO 分析显示,CDKN1A 与细胞增殖和促凋亡过程的调控相关。CDKN1A 又称细胞周期抑制因子 p21。多项研究证实,CDKN1A 不仅与细胞增殖及凋亡相关,还具有促进炎症反应的功能。CDKN1A$^{-/-}$ 小鼠腹膜巨噬细胞吞噬作用明显增强,而释放的因子 IL-1β、MIP-1 明显下降。因此,大黄素可以通过降低 CDKN1A 的表达,发挥抑制炎症反应和抗凋亡的作用,而 DEX 未能对该靶点发挥抑制作用。②CEBPβ 在 SAP 肺组织中表达升高,大黄素可以抑制 CEBPβ 的表达,DEX 对其调控作用不如大黄素明显。GO 分析发现,CEBPβ 与细胞因子促表达、LPS 刺激反应、上皮细胞增殖分化、细胞生物刺激反应等多条重要通路相关,提示

大黄素可能 CEBPβ 对这些通路发挥调控作用。CEBPβ 是位于细胞核的重要转录因子,属于亮氨酸拉链转录因子家族成员之一,参与了免疫和炎症反应的调节。Shaikh 等研究显示,在 CEBPβ⁻/⁻ 敲除小鼠的腹腔巨噬细胞中 NLRP3、NF-κB、TNF-α、IL-6、TLR4 表达下降,过表达 CEBPβ 可以明显促进 TLR4、IL-6、MCP-1 的表达。由此,大黄素可能通过抑制 CEBPβ 的表达,进而拮抗炎症因子的产生,发挥抗炎作用。③CXCL12 在 SAP24 小时肺组织中表达下降,大黄素可以上调 CXCL12 的表达,而 DEX 对 CXCL12 反而有明显的抑制作用。Chao 等研究发现,CXCL12 在流产小鼠子宫中发挥抗炎作用,以促进流产后子宫内膜的恢复。Selvaraj 等研究发现,高表达 CXCL12 可以抑制缺血性脑卒中小鼠白细胞的浸润。由此,大黄素可能通过上调 APALI 肺组织中 CXCL12 的表达,进而发挥抗炎作用。上述结果提示,大黄素和 DEX 在 SAP 诱导肺组织损伤中既有相同的作用靶点,亦可通过不同的靶点发挥干预作用。

### (四) RNA-seq 结果示大黄素通过 LncRNA-mRNA 网络调控 SAP 诱导的 ALI

根据 lncRNA 和 mRNA 的模块分析了两者的相关关系,构建了 lncRNA-mRNA 共表达网络。由于 L_blue 模块表达特征非常规律,与 CON、SO 呈正相关,而与 SAP(含 DEX 与大黄素)、DEX、大黄素呈负相关,且与大黄素的相关系数较 SAP、DEX 更低,即在 SAP 肺组织中表达下调,而可以被大黄素上调。功能分析结果显示,其相关的 mRNA 高度富集于缺氧的反应、凋亡过程的调控,对病毒的应答、转录的调控,细胞迁移的调控,趋化因子介导的信号通路,炎症反应、钙离子信号通路等方面。

共表达网络显示,特异性 lncRNA 表达与 NRP1 及 TBX2 呈正相关关系,提示大黄素可能通过 lncRNA 上调其潜在靶点的表达来发挥作用。①NRP1 在 SAP 和 DEX 组肺组织中表达下降,而在 SO 和大黄素中表达升高。多项研究证实,NRP1 在抗凋亡和免疫治疗方面具有重要作用。Glinka 等研究证实,NRP1 可以与其配体 TGF-β1 结合,增强经典 Smad2/3 信号通路的激活,进而发挥抗凋亡的作用。此外,众多研究发现,NRP1 可以通过 TGF-β 等信号与 T 淋巴细胞、树突状细胞、巨噬细胞、小胶质细胞相互作用,发挥广泛的免疫抑制效应。因此,大黄素可能通过 lncRNA 上调 NRP1 的表达,进而发挥抗凋亡和抗炎作用。②TBX2 在 SAP 和 DEX 组肺组织中表达下降,而在 SO 和大黄素中表达升高。Lüdtke 等研究表明,TBX2 可以直接与 CDKN1A 结合并抑制其表达,肺 TBX2⁻/⁻ 小鼠中可见 CDKN1A 表达增加,而抑制肺的发育。有趣的是,在研究中大黄素不仅能上调 TBX2 的表达,还抑制了 CDKN1A 的表达,这一现象与 Lüdtke 的发现不谋而合,提示大黄素可能通过特异性 lncRNA 及其潜在靶基因发挥促进肺上皮细胞分化、修复、抗凋亡作用。

综上,大黄素和 DEX 治疗 APALI 的作用机制不完全一致,大黄素具有多层次、多环节、多靶点的调节作用。本节对于靶点的预测仍然需要通过更加深入的体外实验验证,围绕这些预测的调控网络和靶点设计基因过表达或沉默来进行调控的具体实验将是下一步需要进行的工作,也很有必要。

## 第二节　基于蛋白质组学研究大黄素治疗
## 大鼠重症急性胰腺炎肺损伤的分子机制

由本章第一节的研究可知,大黄素可以抑制 SAP 大鼠血清炎症因子(TNF-α)的表达、降低血清淀粉酶的含量、抑制中性粒细胞向肺组织浸润、减轻肺组织水肿、保护Ⅱ型肺泡细胞结构、改善肺组织的呼吸功能,进而发挥保护 SAP 诱导肺组织的作用。而且还分析了转录组的 mRNA、lncRNA 的变化,并进行了功能预测。基因是遗传信息的载体,而蛋白质才是生命活动(生物过程、分子功能、细胞组成、信号转导、能量代谢等)的执行者。因此,有必要进一步从蛋白水平深入研究 APALI 的发病机制及大黄素的干预机制。

近年来,蛋白质组的概念由澳大利亚学者 Wilkins 提出,指的是一个细胞或一个组织基因组所表达的全部蛋白质。蛋白质组旨在列出一个细胞或组织基因组所表达全部蛋白质,明确每个蛋白质的结构和功能,以及蛋白质与蛋白质之间的相互作用。在疾病发生发展、治疗过程中,蛋白质组学以其高通量优势,可从整体上研究生物体内特定时间、空间的蛋白质组成与变化,为阐明疾病变化与治疗机制提供了一种新的思路和研究手段。

液相色谱与串联质谱联用(LC-MS/MS)定量蛋白质组学系统已经广泛应用于各种疾病组织差异蛋白表达的研究,有学者采用蛋白质组学研究了铜绿假单胞菌诱导的大鼠 ALI 肺组织蛋白质组变化,发现 PRDX1 在 ALI 肺组织中表达升高,可能发挥促炎作用。

本节介绍的是采用 LC-MS/MS 定量蛋白质组学对 APALI 肺组织中差异蛋白的表达情况进行系统地分析,以期探讨大黄素治疗 APALI 的作用靶点和可能的机制。

### 一、主要研究方法和结果

#### (一) 研究方法

**1. 实验动物、模型制备、实验分组及处理**　同本章第一节。本部分实验所用的大鼠肺组织样品均取材于实验动物的右下肺。

**2. 用 LC-MS/MS 定量蛋白质组学方法对 APALI 肺组织中差异表达蛋白进行系统分析**　分别对肺组织标本进行总蛋白提取、蛋白浓度测定、蛋白酶解和稳定同位素固相标记,再进行质谱分析和蛋白鉴定。然后用专业工具和软件进行差异蛋白表达和蛋白-蛋白(PPI)互作分析及绘图,分析各组大鼠肺组织蛋白水平的变化规律,以蛋白质印迹法验证重要靶点的表达。

#### (二) 研究结果

**1. 肺组织差异蛋白的比较**　本节的研究共鉴定了 14 973 肽段和 2 219 种蛋白,其中有 1 130 种蛋白至少在每个分组的 2 个独立样本中表达,这些蛋白将用于进一步分析。

与 CON 6 小时组相比较,SAP 6 小时组大鼠肺组织中分别有 22 种蛋白表达上调和 20 种蛋白表达下调。而与 CON 24 小时组相比较,SAP 24 小时组大鼠肺组织中分别有 15 种蛋白表达上调和 78 种蛋白表达下调。

显然,SAP 24 小时组差异表达蛋白明显多于 SAP 6 小时组,尤其是表达下调的蛋白,其中不乏一些重要的肺损伤标志物,提示 SAP 大鼠在 24 小时时肺组织损伤更重。比如,肺表面活性蛋白 A(SP-A)和突触素在 SAP 6 小时组就出现了表达下降,它是Ⅱ型肺泡细胞分泌脂蛋白的一部分,与二棕榈酰卵磷脂结合分布于肺泡液体分子层表面,具有降低肺泡表面张力、维持肺泡容量的作用;此外,SP-A 还可以通过干扰 LPS 与 TLR2 结合,进而抑制 NF-κB 及下游炎症通路激活的作用。而突触素是一种酸性糖蛋白,主要存在于神经元突触前的囊泡膜、神经内分泌细胞质中,主要参与突触囊泡的转运和再循环、神经递质的释放等,有研究发现其与脓毒血症引起的大脑皮质损伤相关。这些信息提示 SAP 6 小时肺组织已经开始出现损伤。值得注意的是,丝氨酸蛋白酶抑制物 B1 在 SAP 6 小时组和 SAP 24 小时组均表达上调,有研究证实丝氨酸蛋白酶抑制物 B1 主要表达于中性粒细胞和单核细胞,而这些炎症细胞是 APALI 肺组织中主要的浸润细胞,提示丝氨酸蛋白酶抑制物 B1 可能是一个预测肺损伤严重程度的新标志物。而肌酸激酶 M(CKM)在 SAP 6 小时组 SAP 24 小时组均表达下调,CKM 已经被认为是骨骼肌损伤和氯化锌吸入性肺损伤早期敏感的生物标志物。有趣的是,SP-B、水通道蛋白 5(AQP5)、Sec1413 均在 SAP 24 小时组表达下调。其中,AQP5 主要表达于Ⅰ型肺泡细胞中的一种水通道蛋白,在预防肺水肿和改善脓毒症患者生存方面发挥了重要作用,AQP5 的表达下调与前期的研究相符。此外,本部分发现 Sec1413 是一种高表达于Ⅱ型肺泡细胞的蛋白,在肺表面活性物质成熟过程中起重要作用,有研究发现它与过敏性气道炎症负相关。由此可见,SAP 24 小时组大量蛋白标志物出现变化,在分子水平上证明了 SAP 诱导肺组织损伤的发生。

与 SAP 6 小时组相比较,DEX 6 小时组大鼠肺组织中分别有 23 种蛋白表达上调和 34 种蛋白表达下调。与 SAP 24 小时组相比较,DEX 24 小时组大鼠肺组织中分别有 88 种蛋白表达上调和 38 种蛋白表达下调。此外,与 SAP 6 小时组相比较,大黄素 6 小时组大鼠肺组织中分别有 50 种蛋白表达上调和 57 种蛋白表达下调。与 SAP 24 小时组相比较,大黄素 24 小时组大鼠肺组织中分别有 65 种蛋白表达上调和 31 种蛋白表达下调。由此可见,DEX 和大黄素均对 APALI 大鼠模型的肺组织蛋白质组有较大的调节作用,可能通过其中一些靶点发挥治疗作用。

**2. 所有差异蛋白聚类分析**　实验中将所有差异蛋白进行无监督分层聚类,结果显示在 6 小时和 24 小时这些差异蛋白均可以明显将 DEX 组、大黄素组与 SAP 组区分,而大黄素和 DEX 虽有差异,但未能完全区分。可见,大黄素和 DEX 可能具有交叉的功能存在。

**3. 大黄素和 DEX 调控的交叉蛋白**　为了进一步明确大黄素和 DEX 干预 APALI 的靶点,对大黄素、DEX 和 SAP 差异蛋白进行交叉分析。结果发现,大黄素在 6 小时分别恢复 3 个 SAP 上调蛋白和 6 个 SAP 下调蛋白;大黄素在 24 小时分别恢复 7 个 SAP 上调蛋白和 22 个 SAP 下调蛋白。而 DEX 在 6 小时分别恢复 8 个 SAP 上调蛋白和 8 个 SAP 下调蛋白;DEX 在 24 小时时分别恢复 10 个 SAP 上调蛋白和 32 个 SAP 下调蛋白。值得注意的是,大黄素和 DEX 在 6 小时和 24 小时分别共同回调了 6 个和 20 个 SAP 差异表达蛋白。

其中,前面提到的一些生物标志物如丝氨酸蛋白酶抑制物 B1、突触素、AQP5、SP-B 可明显被大黄素和 DEX 回调,提示大黄素和 DEX 可以缓解 SAP 诱导的肺组织损伤。此外,一些重要的蛋白,如 Scgb1a1 和 Drap1 亦可在 24 小时被大黄素和 DEX 回调。子宫珠蛋白(Scgb1a1),又称 Club cell protein(CCP)16,是一种肺部抗炎蛋白。最近的一项研究证明,

Scgb1a1 通过抑制中性粒细胞和巨噬细胞的浸润,并抑制炎性细胞因子的产生,进而在脓毒血症所致肺损伤中发挥保护作用。Drap1 是 Dr1/Drap1 异源二聚体的一个亚基,可以与 TBP(TATA-box-binding protein)结合,导致激活的 Ⅱ 类基因转录的功能抑制。有报道称,在 LPS 刺激的单核细胞中 TBP 与 NF-κB 介导的炎性细胞因子产生密切相关。因此,大黄素和 DEX 可能通过上调 Drap1 抑制 TBP 活性进而降低炎性细胞因子的转录。

另外,有一些蛋白仅受 DEX 调控。如 Mcpt2、Dcn 等。其中,Mcpt2 是由肥大细胞释放的一种蛋白酶。研究表明,肥大细胞在 APALI 的早期可能通过改变黏附分子的表型促进白细胞的黏附激活。Mcpt2 在 SAP 6 小时(早期)肺组织中表达升高,而 DEX 可以明显下调 Mcpt2 的表达。由此可见,DEX 可以通过抑制肥大细胞的浸润和激活,在 APALI 的早期发挥抗炎作用。亦有一些蛋白仅受大黄素调控,如 SLFN5、Lgals1、Fam49b 等。其中,SLFN5 是 schlafen 家族成员之一,最早被报道可以参与免疫调节,如 T 细胞激活。最近的一项研究显示,过表达 SLFN5 可以通过 AKT/GSK-3β/β-catenin 通路抑制 MMP14 的活性,进而发挥抗癌作用。而 SLFN5 在 APALI 中的作用机制值得进一步深入研究。

**4. RNA-seq 与蛋白质组学关联分析**  前文从蛋白水平分析了大黄素调控的交叉蛋白,接下来结合蛋白质组和转录组数据,分析同时在蛋白质组和转录组中受大黄素调控的交叉蛋白。结果显示,只有组织因子(TF)、丝氨酸蛋白酶抑制物 A1、丝氨酸蛋白酶抑制物 B1a(丝氨酸蛋白酶抑制物 B1 编码基因的一种)在蛋白质组蛋白水平和转录组 mRNA 水平在 24 小时交叉,且仅后面两者(丝氨酸蛋白酶抑制物 A1、丝氨酸蛋白酶抑制物 B1a)在蛋白和基因水平表达趋势一致,即丝氨酸蛋白酶抑制物 B1a 在 APALI 肺组织中表达升高,而丝氨酸蛋白酶抑制物 A1 恰好相反在 APALI 肺组织中表达降低,大黄素能明显回调丝氨酸蛋白酶抑制物 B1a 和丝氨酸蛋白酶抑制物 A1 的表达。由此推测,两者表达水平与 APALI 及大黄素的关联较为密切,值得深入探讨。

**5. 生物信息学分析**  为了进一步系统性分析大黄素和 DEX 在 APALI 发病机制中的作用。分别对大黄素和 DEX 调控的交叉蛋白进行了基因本体(Gene Ontology,GO)分析。大黄素回调的蛋白主要富集于急性时相反应(BP)、内肽酶和肽酶活性的负调控(BP)、基底膜组成成分(CC)、含胶原的细胞外基质(CC)、层粘连蛋白复合物(CC)、细胞外基质(CC)和细胞基底组成部分(CC)、内肽酶抑制剂和调节因子(MF)、肽酶抑制剂和调节因子(MF)、细胞骨架结构成分(MF)和蛋白酶结合活性(MF)。同样的,DEX 回调的蛋白除了富集于上述 GO 功能之外,还富集于水解酶活性的负调控(BP)、淀粉样纤维的形成(BP)、水通道活性(MF)和水跨膜转运蛋白活性(MF)。

这些结果提示内肽酶活性的调控(尤其是丝氨酸蛋白酶抑制剂)、含胶原的细胞外基质可能在 APALI 发生发展及治疗过程中发挥重要作用。通过构建大黄素-GO 功能-蛋白网络和 DEX-GO 功能-蛋白网络。Mug1、丝氨酸蛋白酶抑制物 A3n(LOC299282)、Fetub、丝氨酸蛋白酶抑制物 B1、丝氨酸蛋白酶抑制物 A1 蛋白同时富集于多条 GO 功能分类,其中包含了内肽酶活性的负调控;Lamc2、Lama3、Npnt、Alb 亦同时富集于基底膜组成成分、含胶原的细胞外基质。值得关注的是,内肽酶活性与重症脓毒症、感染性疾病均具有密切关系。此外,Kyuwhan 等报道称,新生小鼠坏死性小肠结肠炎中内肽酶相关的蛋白亦明显富集。事实上,在 APALI 时,肺组织中性粒细胞过度激活并释放大量中性粒细胞蛋白酶(NPs)如弹性蛋白酶、组织蛋白酶 G、蛋白酶 3。它们均属于丝氨酸蛋白酶,这些酶的释放和激活是胶原细胞外基质降解的必备条件之一,而细胞外基质的降解在急性肺损伤中可以引起肺上皮细胞脱落、凋亡、肺水肿等。有趣的是,大黄素展示了强大的内肽酶调节能力,可以通过上调丝氨酸蛋白酶抑制物来抑制过度激活的丝氨酸蛋白酶,进而防止细胞外基质胶原蛋白的降解,在APALI 中发挥保护肺组织的作用。

为了进一步探索蛋白与蛋白之间的相互作用,STRING 网络分析结果显示丝氨酸蛋白酶抑制物 A1、丝氨酸蛋白酶抑制物 B1、Lamc2 相互作用,且与丝氨酸蛋白酶抑制物、含胶原的细胞外基质及白细胞内皮细胞黏附密切相关。

**6. 蛋白质印迹法验证丝氨酸蛋白酶抑制物 A1、丝氨酸蛋白酶抑制物 B1、Lamc2** Lamc2、丝氨酸蛋白酶抑制物 B1 在 APALI 肺组织中表达升高,而丝氨酸蛋白酶抑制物 A1 恰好相反在 APALI 肺组织中表达降低,大黄素能明显调控 Lamc2、丝氨酸蛋白酶抑制物 B1 和丝氨酸蛋白酶抑制物 A1 表达。

## 二、研究结果的分析和意义

### (一) 蛋白质组学反映 SAP 诱导肺损伤,丝氨酸蛋白酶抑制物 B1 是又一重要标志物

AP 是临床常见的急腹症之一,具有起病急骤、进展迅速、病势凶猛、病死率高的特点。ALI 是 SAP 最常见的胰外并发症,也是早期高病死率的主要原因,入院 1 周内病死的 SAP 患者中有 60%~70% 主要死于 ARDS。由此可见,大部分 SAP 病死患者发病始于胰腺,却终于肺脏。APALI 的发病机制极其复杂,其发病始于胰腺,且与肠道屏障功能损伤、全身炎症反应综合征、脓毒症密切相关,最终引起肺泡上皮细胞、肺血管内皮细胞损伤,肺毛细血管通透性增加而致急性肺水肿,导致顽固性低氧血症,导致 MODS 甚至严重呼吸衰竭而死亡。本课题基于第一部分动物模型和研究成果,进一步采用 LC-MS/MS 定量蛋白质组学系统性探索APALI 的发病机制及大黄素的干预机制。

本节实验 LC-MS/MS 定量蛋白质组数据结果显示,SP-A、突触素(6 小时均下调)、CKM(6小时和 24 小时均下调)、丝氨酸蛋白酶抑制物 B1(6 小时和 24 小时均上调)和 AQP5、SP-B、Sec1413(24 小时均下调)在 APALI 肺组织中表达的变化,在蛋白水平证实了 SAP 可以诱导肺组织损伤。其中,SP-A(亲水性)和 SP-B(疏水性)均属于肺表面活性物质,主要由Ⅱ型肺泡细胞合成和分泌的磷脂蛋白复合物,具有促进肺泡气—液界面表面活性分子层形成和稳定,防止肺泡萎陷的功能,是维持呼吸功能的关键因素。此外,研究表明在 LPS 刺激 A549制备的 ALI 细胞模型中敲低 SP-A 和 SP-B 的表达后,可以明显增加 IL-8、TNF-α、IL-17 和IL-1β 的表达并引起炎性反应的扩大,与此同时减少 Bcl-2 的表达,诱导细胞凋亡率增加,加重肺组织损伤。本研究中 SP-A 和 SP-B 均在 APALI 肺组织中表达下降,与Ⅱ型肺泡细胞结构破坏有关,是反映肺组织损伤的重要标志物之一,这与以往的研究结果一致。此外,AQP5是一种水通道跨膜蛋白,主要分布在Ⅰ型肺泡细胞的顶膜,参与Ⅰ型肺泡细胞水分子跨膜转运,在预防肺水肿方面发挥了重要作用。Sun 等研究显示,AQP5 在脓毒症大鼠模型中表达下降,且与疾病严重程度呈负相关,且大黄素可以上调 AQP5 的表达。Katharina 等研究证实,与野生型小鼠相比较,在 AQP5$^{-/-}$小鼠中采用 LPS 腹腔注射制备脓毒症模型后病死率明显增加(56% vs 22%),且中性粒细胞迁移明显升高。本研究中 AQP5 在 APALI 肺组织中表达

明显降低,提示与肺损伤严重程度相关,与课题组前期研究结果一致。肺损伤标志物 SP-B、AQP5 可以被大黄素回调,提示大黄素可以减轻 SAP 诱导的肺组织损伤。

值得关注的是,丝氨酸蛋白酶抑制物 B1 在 RNA-seq 和蛋白质组学研究中均证实在 SAP 组中表达升高,且在 SAP 24 小时组肺组织中表达明显高于 SAP 6 小时组。丝氨酸蛋白酶抑制物 B1 又称单核细胞/中性粒细胞弹性蛋白酶抑制剂(monocyte/neutrophil elastase inhibitor, MNEI),主要作用是保护细胞免受应激过程中释放到细胞质中的蛋白酶的侵害。Tomohisa 等和艾祥发等研究表明,在胆总管结扎所致肺损伤模型肺组织中表达明显升高。此外,众多研究证实丝氨酸蛋白酶抑制物 B1 在中性粒细胞和单核巨噬细胞的细胞质中高表达。本研究中丝氨酸蛋白酶抑制物 B1 在 APALI 早期肺组织中即开始表达升高,可能与中性粒细胞和单核-巨噬细胞向肺组织中浸润相关,而大黄素可以抑制中性粒细胞和单核-巨噬细胞的浸润,下调丝氨酸蛋白酶抑制物 B1 在肺组织中的表达。由此丝氨酸蛋白酶抑制物 B1 可能是反应 APALI 肺组织损伤严重程度的又一重要新标志物,进一步在临床标本中验证其与 APALI 的关系具有重要意义。

### (二)大黄素抑制中性粒细胞蛋白活性保护 SAP 诱导的 ALI

对大黄素回调的 DEPs 进行 GO 分析,发现大黄素对基底膜及胶原细胞外基质保护作用。事实上,含胶原的细胞外基质和基底膜的降解可引起上皮细胞-基底膜之间的黏附丢失,导致肺泡上皮细胞的脱落凋亡、肺泡水肿等,而致肺组织损伤。

APALI 时,大量中性粒细胞向肺组织浸润,被激活并发生脱颗粒现象,释放中性粒细胞丝氨酸蛋白酶(NPs:NE、CG、PR3 等)至细胞外,水解其特异性底物(基底膜、含胶原细胞外基质)而直接导致肺组织损伤。大黄素-GO 功能-蛋白网络显示,Lamc2、Lama3、Npnt、Alb 等蛋白富集于基底膜、含胶原的细胞外基质。其中,Lamc2,又称层粘连蛋白 5γ2,是层粘连蛋白 5 的一个亚基。层粘连蛋白 5 是一种由 α3、β3、γ2 三条多肽链由二硫键连接组成的糖蛋白,在维持上皮细胞与基底膜黏合过程中发挥了重要的作用。研究表明,层粘连蛋白 5 可以被中性粒细胞释放的 NPs 和 MMPs 酶解切割,一方面促进释放 Lamc2 在急性时相反应阶段迅速转移至血液中,促进中性粒细胞黏附与迁移,促进炎症因子和 NPs 的释放,加重炎性反应;另一方面层粘连蛋白 5 的水解容易引起肺上皮细胞脱落凋亡,直接造成肺组织损伤。因此,中性粒细胞、NPs、Lamc2 三者可能形成一个恶性循环,在 APALI 的发生发展过程中发挥重要作用。

值得关注的是,大黄素回调蛋白 GO 分析显示其具有强大的内肽酶调节能力。大黄素-GO 功能-蛋白网络显示,Mug1、丝氨酸蛋白酶抑制物 A3n、丝氨酸蛋白酶抑制物 B1、Fetub、丝氨酸蛋白酶抑制物 A1 蛋白在 APALI 肺组织中表达降低,而大黄素可以上调这些蛋白的表达,它们均富集于多条内肽酶活性调控的相关 GO 功能。其中,Mug1、丝氨酸蛋白酶抑制物 A3n、丝氨酸蛋白酶抑制物 B1、丝氨酸蛋白酶抑制物 A1 均具有抑制丝氨酸蛋白酶活性的作用,Fetub 具有抑制基质金属蛋白酶活性的作用。由此可见,大黄素可能通过 Mug1、丝氨酸蛋白酶抑制物 A3n、丝氨酸蛋白酶抑制物 B1、丝氨酸蛋白酶抑制物 A1、Fetub 抑制内肽酶(尤其是丝氨酸蛋白酶和基质金属蛋白酶)的活性,进而抑制基底膜、含胶原细胞外基质的降解,从而减轻肺组织损伤。

其中,丝氨酸蛋白酶抑制物 A1,又称 α1-抗胰蛋白酶(AAT),是一种急性期蛋白标志物,在 APALI 肺组织中表达降低。早期认为 AAT 由肝细胞合成,而近年研究发现肺泡上皮细胞也具有合成 AAT 的功能。近年来,AAT 制剂已成为治疗众多炎症性疾病的热点策略,这是因为 AAT 在体内不仅扮演着经典的抗丝氨酸蛋白酶活性以外,还具有强大的免疫调节功能。一方面,AAT 可以有效抑制 NE、CG、PR3 的活性,进而减轻肺组织损伤。另一方面,有报道称 AAT 具有抑制 MMP9、钙蛋白酶 I、caspase-3 的作用。

因此,大黄素可以通过上调丝氨酸蛋白酶抑制物 A1 的表达,抑制 NPs 的活性,进而下调 Lamc2,减少中性粒细胞浸润,阻断中性粒细胞/NPs/Lamc2 循环,发挥保护肺组织损伤的作用(图 17-1)。研究结果表明大黄素有望应用于 SAP 及 APALI 的临床治疗。

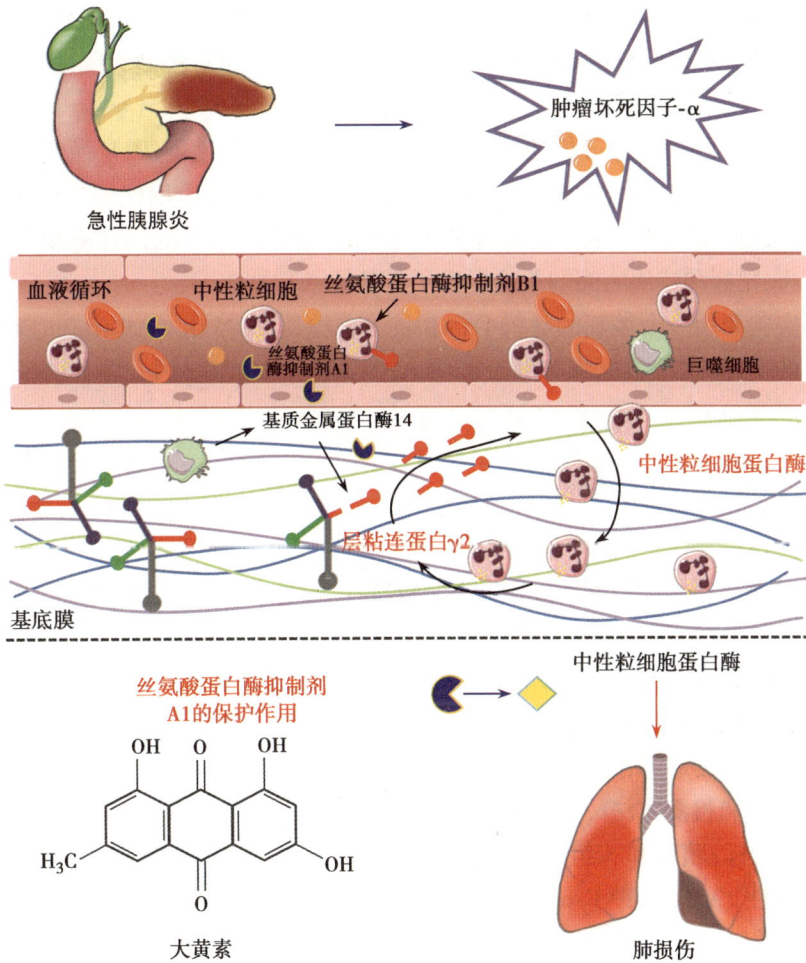

图 17-1　大黄素对 SAP 及 APALI 的治疗机制图

# 第三节　基于蛋白质组学研究清胰汤治疗大鼠重症急性胰腺炎肺损伤的分子机制

巨噬细胞极化和中性粒细胞积聚是导致 APALI 的主要原因。胰酶,尤其是磷脂酶 A2、补体系统和 NF-κB 也是 APALI 过程中的关键因素。细胞因子的级联放大效应、氧化应激反应及相关的细胞凋亡与 APALI 的发生发展也密切相关。

多年的研究已经证明,清胰汤(QYD)在临床上具有通里攻下、活血化瘀、清热解毒以及直接中和内毒素的作用。近年来,有研究人员发现 QYD 可减轻急性胰腺炎(AP)炎症的过度活化,其机制可能是通过抑制中性粒细胞的过度活化,进而抑制 NF-κB 信号通路的过度激活。尽管 QYD 治疗 SAP 的疗效在许多临床试验中被广泛报道,但其治疗 SAP 的作用机制仍不十分清楚。本研究分别于术前 30 分钟和术后 12 小时对模型大鼠进行灌胃给药,观察其对 SAP 模型大鼠的治疗作用。

近年来,基于质谱(MS)分析的技术取得了快速发展和高度创新,从而实现了蛋白质组学与生命科学相结合的巨大进步。蛋白质组学技术的一个重要应用就是寻找生物标志物和治疗靶点。蛋白质组学还可以帮助发现分子靶点,阐明中医治疗的内在机制。这项技术也为阐明中草药、靶标和疾病之间的关系提供了新的技术和方法。

本部分实验利用一个客观的分析平台和技术来检测 CON 组、SAP 组和 QYD 组肺组织中蛋白表达的变化,这些数据将有助于阐明 APALI 的潜在发病机制,并有助于开发新的治疗靶点。

## 一、主要研究方法和结果

### (一) 研究方法

**1. 实验动物分组和模型制备方法**　SPF 极雄性 SD 大鼠 9 只,随机分为 CON 组、SAP 组和 QYD 组,每组 3 只。SAP 组采用胆胰管逆行注射 1.5% 脱氧胆酸钠(1ml/kg,0.1ml/min)的方法制备。CON 组则注射等体积无菌生理盐水。QYD 组分别于术前 30 分钟和术后 12 小时以 10ml/kg 体重的剂量灌胃给药。术后 24 小时在麻醉状态下取大鼠的胰腺和右肺下叶组织。腹主动脉取血 3ml 用于相关指标检测和动脉血气分析。

**2. 观察指标和检测方法**

(1)一般指标:胰腺和肺组织病理切片 HE 染色后进行病理学观察及评分;血液标本进行淀粉酶活性(AMY)、TNF-α 和 IL-6 水平检测及血气分析。

(2)蛋白质组学方法:分别对肺组织标本进行总蛋白提取、蛋白浓度测定、蛋白酶解和稳定同位素固相标记,再进行质谱分析和蛋白鉴定。

(3)蛋白质印迹分析和 RT-qPCR:通过蛋白质印迹法验证 LC-MS/MS 数据,通过 RT-qPCR 验证靶蛋白的 mRNA 表达。

### (二) 研究结果

**1. 胰腺和肺组织病理切片染色观察**　诱导 SAP 后,HE 染色显示胰腺水肿,出血,腺泡细胞坏死和炎症细胞浸润。在 SAP 组中,在肺组织中均观察到了肺泡隔膜增厚、水肿、出血和炎症细胞浸润。相反,用 QYD 治疗的 SAP 大鼠的这些病理改变得到改善。QYD 组大鼠胰腺和肺组织的病理学评分显著高于 CON 组但低于 SAP 组(P<0.05)。

**2. AMY、TNF-α 和 IL-6 水平和血气分析结果** SAP 组与 CON 组相比,AMY、TNF-α 和 IL-6 水平显著升高。相反,这些指标在 QYD 治疗的 SAP 大鼠中得到缓解(P<0.05)。与 CON 组相比,SAP 大鼠的 $PaO_2$ 水平降低,$PaCO_2$ 水平显著升高,然而,QYD 处理显著改善了 SAP 中 $PaO_2$ 的水平,降低了 $PaCO_2$ 的水平(P<0.05)。

**3. 差异蛋白筛选** 从肺组织的整个蛋白质组分析中,鉴定出 25 367 种独特的肽和 4 723 种可定量的蛋白。SAP 组与 CON 组相比,有 832 种蛋白表达具有差异。在上述蛋白中,有 298 种蛋白表达上调,而有 534 种蛋白表达下调。QYD 组与 CON 组相比,有 345 种差异表达蛋白。其中,127 种蛋白表达上调,218 种蛋白表达下调。比较 QYD 组和 SAP 组,有 441 种蛋白表达差异,其中 277 种蛋白表达上调,164 种蛋白表达下调。

为了进一步筛选蛋白,选择了以下标准:①SAP 组和 CON 组相比较中的上调蛋白;②QYD 组与 SAP 组相比中的下调蛋白;③同时,这些蛋白在 QYD 组和 CON 组相比较显示出升高的差异或没有差异。最后,有 7 种蛋白符合要求,即上调蛋白 α2-巨球蛋白(α2-MG)、组织蛋白酶 S、Ras 相关蛋白 1α(Rap-1α)、β-整合素、蛋白磷酸酶 2A(protein phosphatase 2A,PP2A)、细胞间黏附因子-1(ICAM-1)、p38 MAPK。此外,有 2 种蛋白即适配器分子 Crk 和微管解聚蛋白(stathmin)显示出以下特征:①SAP 组和 CON 组下调;②QYD 组和 SAP 组上调;③QYD 与 CON 组相比无差异。

**4. 蛋白印迹分析** 通过蛋白质印迹验证了上述 9 种蛋白的表达。与 CON 组相比,SAP 组中有 7 种蛋白的表达增加,而 QYD 组中该 7 种蛋白的表达下降,而剩下的 2 种蛋白则有相反的趋势。

**5. RT-qPCR 分析验证** 通过 RT-qPCR 验证了上述 9 种靶蛋白的 mRNA 表达。与 CON 组相比,SAP 组有 7 个 mRNA 的表达升高,而 QYD 组有 7 个 mRNA 的表达下降,其他 2 个 mRNA 的表达却相反。

## 二、研究结果的分析和意义

在临床上,SAP 的发病率和病死率都较高。一些研究表明,疾病的严重程度与局部和全身释放的炎症细胞因子有关。通过抑制炎症细胞因子的产生或中和其在 AP 中的作用,可减轻全身炎症反应,降低病死率和并发症的发生率。已有充分的文献证明,肺是 SAP 早期最容易受累的远隔器官。ALI 的潜在发病机制主要是由正常机体内稳态和肺内微环境破坏引起的一系列变化,包括肺微血管内皮细胞功能障碍、上皮屏障破坏以及炎症介质的介导等。

### (一) 中药清胰汤治疗 SAP 肺损伤有效性的作用机制亟需深入阐明

近年来,中草药因其治疗范围广、毒性小、不良反应少等特点而受到越来越多的关注。QYD 是一种有效的传统方剂,在 AP 治疗中得到了很好的应用。有益的是,QYD 不仅作用于胰腺、胃、肠,对全身炎症反应引起的其他脏器损伤也有显著作用,能阻断疾病进展。此外,有关 QYD 的治疗有效成分的研究已成为该领域的热点。QYD 的处方由大黄、芒硝、柴胡、黄芩、白芍、木香、延胡索及栀子组成。其中,大黄和芒硝是两种具有互补作用的主要成分。木香和延胡索具有促进循环,缓解疼痛的作用。栀子、黄芩、柴胡具有疏肝解郁、清热利胆的作用。此外,在全面起效的情况下,白芍可以起到养血柔肝、缓急止痛的作用,防止不可逆的过度损伤。QYD 对 SAP 的潜在作用机制包括:通里攻下、活血化瘀、清热解毒,甚至直接中和内毒素和保护肠道屏障、防止过氧化损伤等作用。

淀粉酶升高是急性胰腺炎腺泡细胞损伤的重要标志。IL-6 是一种重要的炎症介质,有报道称其可作为 SAP 严重程度的预测指标。循环单核细胞和活化巨噬细胞释放的 TNF-α 是 SAP 全身炎症进展和终末器官损害的主要决定因素。因此,SAP 的严重程度可以通过 TNF-α 和 IL-6 的变化来反映。在 APALI 期间,呼吸功能严重受损,血气分析是评估肺功能的有效方法。

既往的研究表明 QYD 在临床上可以缓解 AP。然而,由 AP 引起的肺损伤不能仅通过减轻胰腺炎的症状来逆转,尤其是当 AP 进展引起肺损伤时,患者多会发展为 ARDS。即使部分胰腺炎得到了控制(例如许多西药都可以快速有效地抑制胰酶并缓解胰腺炎症),但呼吸道症状并未得到明显缓解,这时 QYD 直接或间接参与肺损伤的修复。本实验发现,与 CON 组相比,SAP 组的血清 AMY、TNF-α 和 IL-6 水平有所升高,呼吸功能障碍有所加重;用 QYD 治疗的 SAP 大鼠上述指标明显下降,呼吸功能障碍明显减轻。但 QYD 对 APALI 的具体作用机制尚不完全清楚。假设 QYD 会抑制或促进这些蛋白质的表达,并进一步减轻 ALI。QYD 影响 ALI 的潜在机制可能部分是通过抑制炎症介质和细胞因子的释放,降低血管通透性,防止细胞凋亡和内毒素移位。因此,治疗效果基于众多成分的加和或协同作用。

**(二)蛋白质组学方法有助于阐释 SAP 肺损伤的病理机制及发现新的关键治疗靶点**

在本节的研究中,通过肺组织蛋白质组学分析和生物信息学分析检测到 9 种差异蛋白。结果显示,有 7 种上调蛋白,包括 α2-MG、组织蛋白酶 S、Rap1、β-整合素、PP2A、ICAM-1 和 p38 MAPK,2 种下调蛋白包括适配器分子 Crk 和微管解聚蛋白(stathmin)。

**1. 组织蛋白酶的作用** 在许多疾病中起重要作用,例如癌症、骨质疏松症、炎性/免疫性疾病和过敏性疾病。组织蛋白酶 S 通过调节腺泡细胞中胰蛋白酶的活性促进胰腺炎的发生,这是胰腺炎的重要病理机制。组织蛋白酶激活的抑制能够改善胰腺炎症。PP2A 是异源三聚体 Ser/Thr 磷酸酶的大家族成员之一。PP2A 直接参与了双链断裂 DNA 修复蛋白的负调控。ICAM-1 是一种来自免疫球蛋白超家族的可诱导表面糖蛋白。ICAM-1 在肺微血管内皮细胞中表达为特征明确的黏附分子。据报道,在人中性粒细胞上表达的 ICAM-1 是中性粒细胞聚集的原因。几项研究表明,在 AP 过程中血清 ICAM-1 水平升高,并与疾病的严重程度和患者的预后相关。Rap1 是小型 GTPases 的 Ras 家族成员。Rap1 可以在多种生理病理过程中被激活,包括体内细胞分化、细胞黏附增强和肺血管内皮屏障的控制等。这 4 种蛋白均参与 PI3K-AKT 信号转导通路。大量研究阐明了 PI3K-AKT 信号在 ALI 中的重要作用。NF-κB 可同时被 PI3K-AKT 途径激活。Bcl-2/XL 可被 PI3K-AKT 途径和 NF-κB 的激活所抑制,最终导致细胞凋亡的加速。APALI 也可通过细胞凋亡触发。蛋白质印迹和 RT-qPCR 的结果表明,用 QYD 处理后,前面选择的 4 种蛋白被下调。通过减少这 4 种蛋白的表达,QYD 可以抑制 PI3K-AKT 信号通路的激活,这将进一步降低 NF-κB 的激活并活化 Bcl-2/XL,最终减少了细胞凋亡并减轻了 APALI。

**2. 整合素的作用** 整合素是主要的后生受体,其作用于细胞-细胞外基质蛋白黏附和细胞-细胞黏附。在这些整合素中,αvβ5 几乎在每个细胞中表达,并且在发育期间受到严格控制。适配器分子,例如 Grb2、Shc 和 Crk 具有多个蛋白质-蛋白质相互作用域。这些衔接蛋白通过偶联近端生化事件参与细胞生长和分化的调控。适配器分子 Crk 参与调节细胞的生长、迁移、分化和凋亡。最近的研究表明,活性氧(ROS)在急性胰腺炎发病机制中起着至关重要的作用。ROS 可能通过两种途径影响 Crk 信号通路:刺激 Crk 磷酸化,诱导 Crk-蛋白复合物的形成;后者可能导致胰腺细胞损伤和胰腺炎。研究发现 ICAM-1、Rap1、整合素-β 和适配器分子 Crk 与细胞迁移和黏附有关,这可能导致内皮细胞受损并增强炎症反应。有研究表明,炎症反应和血管通透性的增加是 ALI 的特征。本实验结果表明通过 QYD 治疗可有效抑制血管和组织中剧烈的炎症反应;QYD 还可以减轻中性粒细胞的黏附和聚集,从而改善器官的微循环。

**3. p38 MAPK 的作用** p38 MAPK 在调节细胞增殖、应激、凋亡、细胞因子产生、炎症、基因转录和细胞骨架识别中起重要作用。研究证实,p38 MAPK 与炎症密切相关,可以在体外调节炎症细胞因子的表达。鲍威尔等证明 p38 MAPK 信号通路在肺损伤的调节中起重要作用。在内皮细胞中表达的微管解聚蛋白(stathmin)是微管(MT)动力学的调节器。在未磷酸化状态下,微管解聚蛋白促进 MT 缩短,这是通过螯合可溶性微管蛋白和/或直接结合 MT 导致不稳定的状态。因此,微管解聚蛋白的磷酸化对于保护和抗炎作用至关重要。已有研究报道,降低微管解聚蛋白表达可加剧小鼠肺损伤。在这项研究中,p38 和微管解聚蛋白参与了 NF-κB 的改变,后者可以诱导 MAPK 信号通路中的细胞凋亡和炎性物质的释放。许多研究表明,p38 MAPK/NF-κB 信号通路的激活对于 SAP 期间促炎性细胞因子的表达是不可避免的。此外,多种炎性细胞因子的释放会引发炎性级联反应,从而加剧全身炎症反应综合征,最终导致 SAP 患者 MODS。目前的研究表明,QYD 治疗后,p38 MAPK/NF-κB 信号通路的激活可能受到明显抑制,其潜在的机制可能是 QYD 抑制炎症因子的表达,减少细胞凋亡的状态,改善呼吸功能障碍。

**4. α2-巨球蛋白(α2-MG)的作用** α2-MG 是一种具有高相对分子质量(700kDa)的血浆糖蛋白,由相同亚基的四聚体形成,它们通过二硫键成对连接。α2-MG 的主要来源是肝细胞,但是该蛋白也可以由其他细胞(包括单核细胞和巨噬细胞)合成和分泌。α2-MG 也参与凝血和补体级联反应。Andrey A 的研究结果表明,ALI/ARDS 患者可能受到 α2-MG 的调节,其作用可能包括尿激酶型纤溶酶原激活物受体 uPAR 信号转导活性的调节。

本实验首次报道了组织蛋白酶 S、PP2A 和适配器分子 Crk 与 APALI 相关,可作为未来临床防治 APALI 的靶点。

# 第四节 基于代谢组学研究中药治疗急性肺损伤的新思路

急性肺损伤(acute lung injury,ALI)是临床常见的肺部危重疾病,可由脓毒症、肺炎、创伤等诱发,其特征是炎症介质和炎症细胞破坏肺气-血屏障,导致肺水肿及弥漫性肺泡损伤,最后形成以低氧血症为特征的 ALI 或急性呼吸窘迫综合征(acute respiratory distress syndrome,ARDS)。尽管护理策略和治疗手段在不断地进步,ARDS 的病死率仍呈缓慢上升趋势。代谢组学作为系统生物学研究的重要方法,从分子性状及结果层面研究和解决问题,可能为揭开 ALI 异质性的面纱及阐明 ALI 的潜在机制提供参考（图 17-2）。本节旨在对代谢组学在 ALI/ARDS 中的研究进展做一梗概介绍。

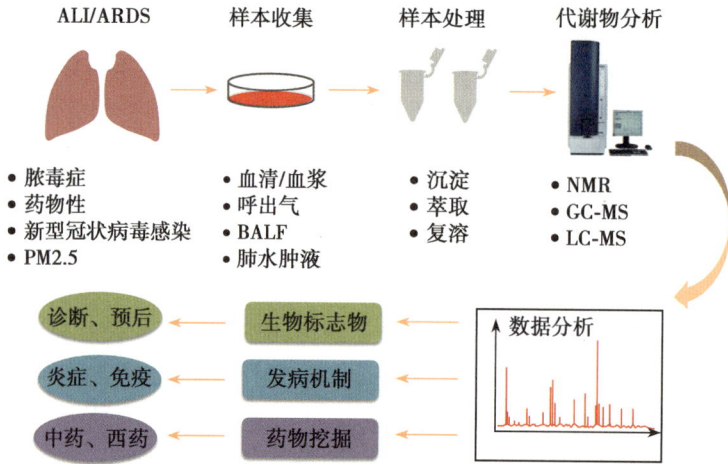

图 17-2　代谢组学在 ALI/ARDS 研究中的应用流程

ALI：急性肺损伤；ARDS：急性呼吸窘迫综合征；PM2.5：细颗粒物；BALF：支气管肺泡灌洗液；NMR：核磁共振波谱法；GC-MS：气相色谱-质谱联用；LC-MS：液相色谱-质谱联用。

## 一、代谢组学概述

代谢组学是对生物样本代谢产物水平变化的整体分析，是系统生物学的新兴领域。代谢产物是中心法则的下游产物，可在功能水平上直接反映细胞表型。目前，代谢组学主要基于气相色谱-质谱（gas chromatography-mass spectrography，GC-MS）、核磁共振（nuclear magnetic resonance，NMR）技术及液相色谱-质谱（liquid chromatography-mass spectrography，LC-MS）捕捉有机代谢物的变化。大量研究揭示了代谢组学在疾病的诊断、机制及药物药效评价等方面的价值。

近年来，ALI/ARDS 代谢组学研究已经取得较大的进展。研究发现老龄小鼠肺损伤引起的骨骼肌萎缩与长链脂肪酸代谢的改变有关。还有研究者提出包括血清/血浆及支气管肺泡灌洗液（bronchoalveolar lavage fluid，BALF）在内的临床样本可在 ARDS 的早期发现及预后中发挥重要作用。因此，代谢组学基于其高通量检测样本中全部代谢产物的特点及优势，可能成为 ALI 机制及临床研究的一把利刃。

## 二、代谢组学在 ALI/ARDS 患者中的应用

尽管经过数十年的不懈努力，但尚没有金标准可预测 ARDS 的发生，早期诊断 ARDS 无疑是临床亟待解决的问题。一方面，ARDS 发展很迅速且异质性高，这是诊断的主要挑战；另一方面，临床上无法直接评估肺组织病理，只能检测血液、BALF 等样本变化。因此，探讨 ALI 异质性及选择最佳诊断样本非常关键。本节将阐述代谢组学在 ARDS 患者不同样本中的生物标志物进展（表 17-1）。

表 17-1 代谢组学在 ARDS 患者中的生物标志物

| 样本 | 样本量 | 分析技术 | 代谢产物 | 临床意义 |
|---|---|---|---|---|
| BALF | 18 | LC-MS | 乳酸、磷脂酰胆碱 | 早期诊断 |
| mBALF | 9 | 1 H NMR | 支链氨基酸 | 评估严重程度 |
| 血浆 | 55 | LC-HRMS | 胞嘧啶、色氨酸-烟酰胺途径 | 早期诊断新型冠状病毒感染 |
| 呼出气 | 42 | GC-MS | 辛烷、乙醛和 3-甲基庚烷 | 预测和诊断 |
| 呼出气 | 28 | PTR-TOF-MS | 甲基戊-2-烯醛,2,4-辛二烯、1-氯庚烷和壬醛 | 预测新型冠状病毒感染伴 ARDS |
| 血浆 | 37 | GC-MS | 鸟氨酸、辛酸、氮杂环丁烷、亚氨基二乙酸 | 预测严重程度 |
| 血浆 | 30 | LC-MS | 磷脂酰胆碱、鞘磷脂、磷脂酰乙醇胺 | 预测死亡风险 |
| 血浆 | 42 | UHPLC-MS/MS | 苯丙氨酸 | 预测病死率 |

注:ARDS 为急性呼吸窘迫综合征,BALF 为支气管肺泡灌洗液,mBALF 为迷你支气管肺泡灌洗液,LC-MS 为液相色谱-质谱,¹H-NMR 为核磁共振氢谱,LC-HRMS 为液相色谱-高分辨质谱,GC-MS 为气相色谱-质谱,PTR-TOF-MS 为质子迁移反应-飞行时间-质谱,UHPLC-MS/MS 为超高效液相色谱-串联质谱。

（一）预测与早期诊断

ALI 导致肺组织代谢发生改变,因此与肺组织直接接触的 BALF 是诊断 ARDS 的理想生物流体。目前有两种收集 BALF 的方法:①光导支气管镜检查技术;②非支气管镜方法,收集的液体又称为 mBALF。2014 年 Evans 等利用 LC-MS 分析 ARDS 患者和正常志愿者 BALF 样本的代谢物差异。质谱显示 ARDS 患者 BALF 乳酸及嘌呤碱降解代谢物(鸟嘌呤、黄嘌呤和次黄嘌呤)显著升高,磷脂酰胆碱降低。提示了炎症和氧化应激在 ARDS 损伤中的作用。Rai 等基于 NMR 技术分析了对照、ARDS 患者和 ALI 患者 mBALF 代谢谱。结果提示支链氨基酸包括亮氨酸、缬氨酸和异亮氨酸可区分 ALI 和 ARDS 患者。新型冠状病毒感染常导致严重的肺内皮微血管损伤。研究发现色氨酸-烟酰胺途径以及胞嘧啶代谢与新型冠状病毒感染肺损伤进展有关,胞嘧啶是感染和未感染患者的主要判别代谢物。血浆苯丙氨酸、酪氨酸和色氨酸的生物合成、氨酰基-tRNA 生物合成、花生四烯酸代谢和三羧酸循环(tricarboxylic acid cycle,TCA)在内的代谢途径是受新型冠状病毒感染影响的最重要的代谢途径,磷脂酶 A2 的活化则是新型冠状病毒感染发病中的关键机制和潜在治疗靶点。

Schubert 等最早对 ARDS 患者的呼出气进行了定量分析以挖掘新的生物标志物。后来,Bos 等比较了 ARDS 患者与 ICU 通气患者的呼出气代谢物变化。结果提示了辛烷、乙醛和 3-甲基庚烷在预测及诊断 ARDS 中的准确性。遗憾的是,这三种标志物无法区分 ARDS 的严重程度。一项纳入 40 例 ARDS 患者的研究表明呼出气中的甲基戊-2-烯醛,2,4-辛二烯 1-氯庚烷和壬醛可能是识别新型冠状病毒感染伴 ARDS 的潜在生物标志物。

（二）监测及评估预后

在评估疾病进展方面,Lin 等发现血浆鸟氨酸,辛酸,氮杂环丁烷和亚氨基二乙酸可预测

ARDS 的严重程度。脂质谱的变化在 ARDS 的病理生理中起重要作用。Maile 等在两个时间点测量了 ARDS 患者的 359 种脂质浓度。结果提示危重 ARDS 患者中多种血浆脂质浓度（如鞘磷脂 43∶1、甘油三酯 56∶6、甘油三酯 52∶6 和甘油三酯 52∶5）与病死率有关。

在预测 ARDS 病死率方面，Xu 等测定了 42 位 ARDS 患者和 28 位对照者血浆的代谢组学谱，他们发现 ARDS 病死率增加与血浆苯丙氨酸水平升高有关，体内动物实验也佐证了这一结果，苯丙氨酸通过促进炎症加重 ARDS 小鼠的肺损伤。

因此，基于 NMR、LC-MS 或 GC-MS 对血浆、呼出气及 BALF 中的代谢谱检测可在 ALI/ARDS 的早期诊断及预后中发挥作用。但不同类型样本在 ALI 引起的代谢物变化方面存在一定差异，这可能与不同的取样方式和分析方式及样本代谢物浓度差异有关。如血清/血浆代表了宿主的整体生化信息，代表不了肺部的特异性代谢情况，相比之下，BALF 就可直接反映肺部损伤情况。各种样本在 ALI/ARDS 代谢组学应用中的优缺点比较（表 17-2）。

表 17-2　不同样本在 ALI/ARDS 代谢组学应用中的优缺点比较

| 样本 | 优点 | 缺点 |
| --- | --- | --- |
| 血清/血浆 | 高敏感性；样本需求量小且易获得；获得的信息全面 | 一般的侵入性；代表宿主生化信息的总和，无法代表呼吸系统代谢情况 |
| 呼出气 | 样本收集简单，非侵入；对儿童可行；检测结果可快速获得 | 代谢物浓度较低，结果不稳定；样本易污染、挥发和分解 |
| BALF | 直接反映损伤肺部环境；可反复获取 | 侵入性，重症患者不耐受；代谢物浓度较低，结果不稳定 |

注：ALI/ARDS 为急性肺损伤/进行呼吸窘迫综合征，BALF 为支气管肺泡灌洗液。

## 三、代谢组学在 ALI/ARDS 动物模型中的应用

随着 ALI/ARDS 研究的不断深入，越来越多的体内模型不断被发现和应用。包括脓毒症、细颗粒物（particulate matter 2.5，PM2.5）、爆炸及药物致肺损伤等体内模型被大量研究。

### （一）脓毒症肺损伤

盲肠结扎穿刺（cecal ligation and puncture，CLP）和脂多糖（lipopolysaccharide，LPS）气管内注射均可诱发脓毒症 ALI。有研究基于 UHPLC-Q-TOF/MS 技术分析 CLP 诱导脓毒症肺损伤的差异代谢产物，发现了 58 种与氨基酸代谢、嘌呤代谢、脂质代谢和能量调节相关的潜在代谢物增加或减少。相比之下，LPS 模型肺组织差异代谢物较少。LPS 模型血清中柠檬酸、支链氨基酸(亮氨酸，异亮氨酸和缬氨酸)及抗氧化代谢物(甜菜碱、牛磺酸、肉碱和谷氨酰胺)水平显著降低，黄嘌呤水平升高。这表明 LPS 影响了小鼠的能量代谢、氧化应激及核酸代谢。

### （二）冲击波肺损伤

冲击波肺损伤（blast lung injury，BLI）因其高创伤、高病死率成为急救防护研究的重点。在 BLI 模型中，血清 2-氨基己二酸、L-蛋氨酸、L-丙氨酸、L-赖氨酸、L-苏氨酸、胆酸和 L-组氨酸显著升高，柠檬酸和乌头酸明显降低；差异代谢产物与三羧酸循环及糖稳态受损途径相关。

第二篇　发病机制篇

### (三)药物性肺损伤

博来霉素(bleomycin,BLM)是治疗癌症最有效的广谱化疗药物之一,但由于常引起肺纤维化的副作用,其临床应用受到了限制。Saito 等采用 RPLC/MS 技术评估了 BLM 处理的小鼠在急性炎症阶段、炎症到纤维化阶段和纤维化阶段血浆、肺和 BALF 内脂质状态变化,结果显示 BLM 治疗 7 天和 21 天后,肺和 BALF 中的脂质发生了剧烈的变化;肺组织醚型磷脂酰乙醇胺水平在第 7 天和第 21 天下降,而磷脂酰胆碱、双单磷脂酸和胆固醇酯水平上升;BALF 脂质水平在第 7 天和第 21 天升高,但也有部分脂质如磷脂酰甘油/二磷酸酯和磷脂酰肌醇的水平从第 2 天开始增加;前列腺素 D2 在第 2 天升高,5-和 15-脂氧合酶代谢产物二十二碳六烯酸在第 7 天升高,多不饱和脂肪酸的 12-脂氧合酶代谢产物在第 7 天升高。

百草枯(paraquat,PQ)是曾被广泛使用的一种速效除草剂,接触 PQ 的人常因进行性的肺损伤死亡。李坻等筛出 20 种 PQ 中毒大鼠肺泡灌洗液的差异代谢物,其中溶血磷脂酰胆碱 16∶0 差异最为显著,代谢通路分析显示丙氨酸/天冬氨酸和谷氨酸代谢、D-谷氨酰胺和D-谷氨酸代谢及生物素代谢是主要差异代谢通路。

豨莶草因其在炎性疾病、癌症及神经系统疾病中发挥良好的抗炎镇痛作用逐渐受到关注,然而有研究发现豨莶草水洗脱部位(SWES)可造成可逆性肺损伤。对 SWES 致大鼠肺损伤模型进行代谢产物分析发现肺组织代谢物包括乙酸、丙酮酸、乳酸、甘氨酸、二甲胺、谷氨酸、磷脂酰胆碱、甘油磷酸胆碱及黄嘌呤发生了显著变化;差异代谢产物与丙酮酸代谢及谷氨酸代谢等通路紧密相关,这提示 SWES 致可逆性肺损伤的机制与能量代谢紊乱、氧化应激失衡密切相关。

### (四)放射性肺损伤

放射性肺损伤是胸部放射治疗剂量的主要限制因素,也是胸部相关肿瘤治疗的主要障碍。Gao 等对放射性肺损伤模型肺组织进行了代谢组学分析,在 10Gy 照射组与对照组的 19 种差异代谢产物中,8 种代谢产物上调,11 种代谢产物下调;优先代谢产物包括黏液酸、甲基 -β-D-半乳糖苷、喹啉 -4-羧酸和吡哆醇;20Gy 照射组与对照组有 31 种差异代谢产物(16 种上调,15 种下调),优先代谢产物包括牛磺酸、胡椒碱、1,2,4-苯三醇和内酰胺;此外他们发现,10Gy 照射组与 20Gy 辐照有 7 个共同的代谢途径,包括嘧啶代谢、丙酸代谢、烟酸和烟酰胺代谢、氨酰基 tRNA 生物合成、ATP 结合盒转运蛋白家族、缬氨酸、亮氨酸和异亮氨酸降解,以及缬氨酸、亮氨酸和异亮氨酸生物合成。

### (五)细颗粒物致肺损伤

空气动力学直径小于 2.5μm 的颗粒物称为细颗粒物(particulate matter 2.5,PM2.5)是我国主要的环境污染物。在 PM2.5 滴注肺损伤大鼠模型中,BALF 中 33 种代谢产物发生了显著的变化,其中磷脂类代谢产物包括溶血磷脂酰胆碱(lysophosphatidylcholine,LPC)和磷脂酰胆碱(phosphatidylcholine,PC)显著增加,鞘脂类代谢物的水平包括神经酰胺、葡萄糖神经酰胺、神经酰胺-1-磷酸、鞘磷脂、二氢鞘磷脂、二氢神经酰胺、二氢葡萄糖神经酰胺、二氢神经酰胺-1-磷酸盐、硫苷和鞘氨酸升高,这些结果提示 PM2.5 滴入大鼠后,肺组织磷脂和鞘脂代谢增加。此外,Fan 等发现 PM2.5 引起的肺损伤与 5 种内源代谢物(γ-氨基丁酸、乙酰胆碱、谷氨酸、多巴胺和 3,4-二羟基苯乙酸)有很强的相关性。

因此,在不同的 ALI 模型中,对照与动物模型之间的代谢物的差异并不是一致的,这可能与不同的模型、样本、采样方法、分析方式相关。为了对比不同 ALI 模型生物标志物变化规律,本部分总结了各项研究中的主要差异代谢产物。在 ALI 模型中,柠檬酸、亮氨酸、牛磺酸、谷氨酸及丙酮酸等以下降趋势为主,苯丙氨酸、花生四烯酸、饱和脂肪酸及琥珀酸等以上升为主要趋势。为了进一步分析总结不同 ALI 动物模型的代谢途径特征,将每项研究的差异代谢产物上传至 MetaboAnalyst 5.0 数据库进行通路富集分析后进行二次汇总,ALI 模型主要改变的代谢途径为丙氨酸、天冬氨酸和谷氨酸代谢、磷脂代谢、嘌呤代谢及缬氨酸、亮氨酸和异亮氨酸代谢。

## 四、基于代谢产物变化谱探讨 ALI/ARDS 发病机制

临床及动物研究表明氨基酸、脂质等代谢产物可能是评估 ALI/ARDS 疾病严重程度及预后的潜在生物标志物。同时主要生物标志物可能有助于阐明 ALI/ARDS 发病机制中涉及的特定代谢-炎症模式。本节将重点探讨氨基酸代谢、脂质代谢及能量代谢中的显著差异标志物在 ALI/ARDS 发病机制中的作用(图 17-3)。

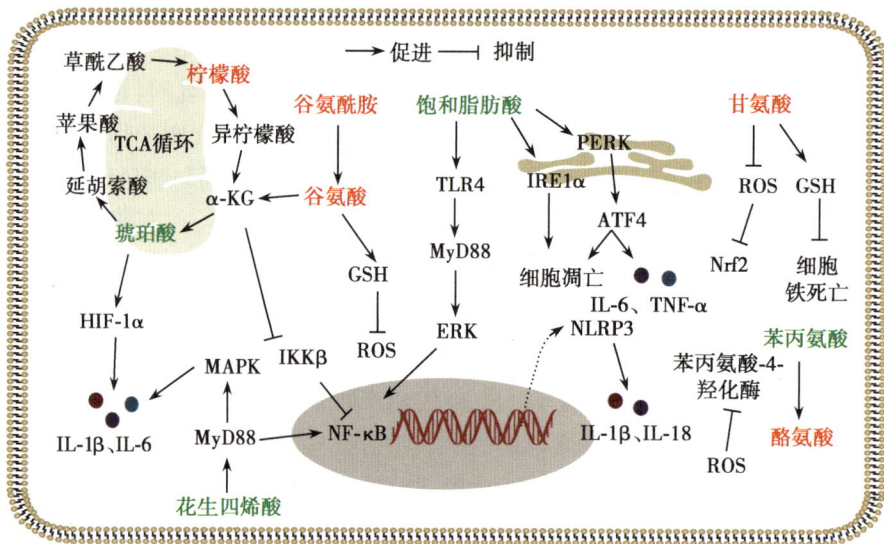

图 17-3　显著差异代谢产物在 ALI/ARDS 发病机制中的作用

TCA 循环:三羧酸循环;α-KG:α-酮戊二酸;HIF-1α:低氧诱导因子-1α;IL:白细胞介素;MyD88:髓样分化因子 88;MAPK:丝裂素活化蛋白激酶;NF-κB:核转录因子-κB;IKKβ:NF-κB 抑制蛋白激酶 β;GSH:谷胱甘肽;ROS:活性氧;TLR4:Toll 样受体 4;ERK:细胞外调节蛋白激酶;IRE1α:肌醇需酶-1α;PERK:蛋白激酶 RNA 样内质网激酶;ATF4:激活转录因子 4;TNF-α:肿瘤坏死因子-α;NLRP3:NOD 样受体蛋白 3;Nrf2:核因子 E2 相关因子 2;红色代表 ALI 期间下调的代谢物,绿色代表上调的代谢物。

### (一)氨基酸代谢

氨基酸及其衍生物是 ALI/ARDS 发病中受影响最大的代谢途径。除作为敏感的生物标志物外,包括色氨酸、苯丙氨酸、谷氨酸及酪氨酸等在内的氨基酸在 ALI 炎症反应中起重要作用。苯丙氨酸是机体必需氨基酸之一,其水平已被证明在创伤后或脓毒症等重症疾病中显著升高。

苯丙氨酸可维持 T 细胞增殖,增强应答性适应性免疫,同时还可通过介导中性粒细胞、巨噬细胞和树突状细胞增强先天免疫反应。Xu 等证实苯丙氨酸给药可放大炎症反应,加重 ARDS 模型的肺损伤,但其具体机制尚未阐明。色氨酸是机体必需氨基酸之一,包括其衍生物在内的水平在 ARDS 患者及动物模型中显著改变。色氨酸降解的代谢途径称为犬尿氨酸途径(kynurenine pathway,KP),有报道称,KP 在新型冠状病毒感染患者中被显著激活,KP 代谢物在调节炎症/免疫反应和神经功能方面均具有重要作用,其机制可能与单核细胞响应促炎性细胞因子(如干扰素 γ)上调异丁胺 2,3-双加氧酶 1 的表达相关。此外,有研究报道色氨酸对 LPS 诱导的 ALI 具有很强的保护作用,补充色氨酸可显著降低 ALI 过氧化水平、中性粒细胞浸润及呼吸功能障碍。谷氨酰胺和谷氨酸作为功能性氨基酸,是机体的主要代谢燃料,在谷胱甘肽(glutathione,GSH)合成中起着重要作用。GSH 是内源性抗氧化剂,是抑制过量活性氧(reactive oxygen species,ROS)的第一道防线。研究发现,ALI 期间 GSH 的耗竭还会引起铁死亡,一种新的细胞程序性死亡方式,以脂质过氧化为特征,积累大量的脂质 ROS 损害膜结构,直接导致细胞破裂死亡。甘氨酸是机体合成 GSH 的非必需氨基酸,转录因子 E2 相关因子 2(transcription factor E2 associated factor 2,Nrf2)是其下游的重要抗氧化转录因子。ALI 时甘氨酸水平降低则无法激活下游抗氧化通路,进而加重肺损伤,而甘氨酸预处理可减少 LPS 诱导的肺泡细胞凋亡,并降低炎性细胞因子和趋化因子从而改善呼吸功能。

### (二) 脂质代谢

脂质是脂肪和类脂的总称,包括脂肪酸、鞘脂和甘油磷脂等具有各种不同结构和生物学功能的分子。根据链长,脂肪酸可分为长链、中链和短链。据报道,长链、中链和短链脂肪酸可通过不同的分子机制调节肺组织炎症反应。一方面,饱和脂肪酸和不饱和脂肪酸的混合物可刺激细胞中 ROS 的产生,诱导 NOD 样受体 3(Nod-like receptor 3,NLRP3)炎症小体活化,促进白细胞介素 $1\beta$(interleukin1$\beta$,IL-1$\beta$)和 IL-18 的分泌;另一方面,长链饱和脂肪酸可直接激活巨噬细胞中 Toll 样受体 4 的激活及下游细胞外调节蛋白激酶(extracellular regulated protein kinases,ERK)、丝裂原活化蛋白激酶(mitogen-activated protein kinase,MAPK)和核因子 κB(NF-κB)信号促进炎症反应。除此之外,饱和脂肪酸的积累还会影响内质网应激的异常激活。在饱和脂肪酸的影响下,内质网上蛋白激酶 RNA 样内质网激酶(protein kinase RNA-like ER kinase,PERK)和肌醇酶 1α(inositol-requiring enzyme 1α,IRE1α)活化促进细胞凋亡信号及炎症因子的释放。鞘脂是细胞膜的组成成分,也发挥信号转导的作用。前文中已提到 ARDS 患者及动物模型中鞘脂的显著改变,事实上,鞘脂是参与肺组织炎症反应的代谢产物,它参与血管一氧化氮的产生,并通过刺激细胞表面细胞间黏附分子-1 表达促进中性粒细胞对肺实质细胞的黏附加重炎症反应。

### (三) 能量代谢

TCA 循环是维持机体能量代谢的核心反应。正常有氧条件下,由糖酵解产生的丙酮酸进入 TCA 循环产生二氧化碳和水,代谢副产物还原型辅酶Ⅰ(nicotinamide adenine dinucleotide,NADH)和黄素腺嘌呤二核苷酸递氢体(flavine adenine dinucleotide H2,FADH2)进行氧化磷酸化产生三磷酸腺苷(adenosine triphosphate,ATP),从而维持细胞正常的能量代谢。研究表明,ALI 患者 TCA 循环及其代谢中间体显著受到影响,可作为新型冠状病毒感染患者的生物标志物。事实上,TCA 循环的代谢中间体可能在调节 ALI 免疫细胞应答中发挥重要作用。琥珀酸酯是 TCA 循环与线粒体电子传输链之间的联系枢纽。据报道,LPS 可刺激巨噬细胞内琥珀酸酯大量积累及 IL-1β 的分泌,其机制可能与低氧诱导因子-1α(hypoxia inducible factor-1α,HIF-1α)信号、ROS 生成及 G 蛋白偶联受体信号转导有关。在 TCA 循环中,柠檬酸在线粒体柠檬酸盐载体(mitochondrial citrate carrier,CIC)的帮助下从线粒体转运到细胞质中,细胞质中的柠檬酸盐经过分解转化为苹果酸及丙酮酸从而产生副产物还原型辅酶Ⅱ(nicotinamide adenine dinucleotide phosphate,NADPH)、ROS、一氧化氮及前列腺素 E2,而用 LPS 处理巨噬细胞可显著上调 CIC 蛋白水平的表达,这可能是 ALI 炎症反应的潜在机制。α-酮戊二酸是 TCA 循环中的关键中间体,可通过多种途径调节受损组织 M1 和 M2 巨噬细胞极化之间的平衡从而减轻炎症。ALI 期间,由于其主要来源异柠檬酸的氧化脱羧反应及谷氨酰胺和谷氨酸代谢受到干扰。这种保护效应显著受到抑制。

## 五、代谢组学在 ALI/ARDS 治疗中的应用

除筛选生物标志物及挖掘潜在机制外,代谢组学可分析药物干预 ALI/ARDS 前后体内代谢产物变化,为药物药效评估提供理论参考。传统中药具有多靶点、多途径、多环节等作用优势,许多研究从不同角度揭示中药在治疗 ALI 中的潜力,但具体分子机制尚未完全明确。基于代谢技术及通路分析方法,有助于阐明其药物作用机制,为个体化用药提供依据。表 17-3 汇总了中药单体、中药复方及中药注射液和小分子药物通过调节机体代谢途径治疗 ALI/ARDS 的研究,以期为治疗 ALI/ARDS 的进一步研究提供理论依据。

表 17-3　代谢组学在药物治疗 ALI 中的应用

| 药物 | 分析技术 | 调节代谢途径分析 |
| --- | --- | --- |
| 芒果苷 | UHPLC-Q-TOF/MS | 氨基酸代谢、嘌呤代谢、脂质代谢和能量代谢 |
| 蜂花粉提取物 | UPLC-Q-TOF/MS | 甘油磷脂代谢途径 |
| 灵芝多糖 | UPLC-Triple-TOF/MS | 氨酰基-tRNA 的生物合成、氮素代谢、组氨酸代谢、甘油磷脂代谢、色氨酸代谢、精氨酸和脯氨酸代谢 |
| 锦灯笼 | $^1$H-NMR | 苯丙氨酸和酪氨酸代谢、酮体代谢、乙酰基转移、肉碱合成和 TCA 循环 |
| 阿胶 | LC-MS/MS | 精氨酸、氮代谢途径及氨酰基 tRNA 生物合成 |
| 黄芩 | UPLC-Q-TOF-MS | 色氨酸代谢、鞘脂代谢、视黄醇代谢、α-亚麻酸代谢和类固醇激素的生物合成 |
| 蒲地蓝口服液 | GC-MS | 半胱氨酸和蛋氨酸代谢、牛磺酸和次牛磺酸代谢、氨酰基-tRNA 的生物合成、丙氨酸、天冬氨酸和谷氨酸代谢、泛酸与辅酶 A 生物合成、赖氨酸生物合成和甘氨酸、丝氨酸和苏氨酸代谢 |
| 清燥救肺汤 | UFLC-MS | 胆汁酸合成、脂肪酸合成和二十烷基类代谢 |
| 葛根芩连汤 | $^1$HNMR | 苯丙氨酸、酪氨酸和色氨酸的生物合成、酮体的合成和降解、丙酮酸代谢、TCA 循环、丙氨酸、天冬氨酸和谷氨酸代谢 |
| 热毒宁 | UPLC-MS/MS | 氨基酸代谢、能量代谢和磷脂类代谢 |
| 血必净 | UPLC-Q-TOF-MS/MS | 能量代谢、氨基酸代谢、脂肪代谢、脂肪酸代谢和激素代谢 |

续表

| 药物 | 分析技术 | 调节代谢途径分析 |
|------|---------|------------------|
| Maresin1 | $^1$H-NMR | 丙氨酸、天冬氨酸和谷氨酸代谢 |
| 1-甲基海因 | LC-MS/MS | 苯丙氨酸、组氨酸、苏氨酸、甘氨酸、丝氨酸、丙氨酸、谷氨酸和天门冬酰胺的代谢途径、胆汁酸的生物合成、烟酸和烟酰胺代谢 |
| 5-羟基-1-甲基海因 | GC/MS | 丙氨酸、天冬氨酸和谷氨酸的代谢、脂肪细胞的脂解作用和组氨酸代谢 |
| 表儿茶素 | UHPLC-Q-TOF MS | 甘油酯代谢、糖酵解、甘油磷脂代谢、苯丙氨酸、酪氨酸和色氨酸生物合成、抗坏血酸代谢和胆碱代谢 |

注:ALI 为急性肺损伤,UHPLC-Q-TOF/MS 为超高效液相色谱-四极杆飞行时间质谱,UP LC-Q-TOF/MS 为超高效液相色谱-四极杆飞行时间质谱,UPLC-Triple-TOF/MS 为超高效液相色谱串联三重四极杆飞行时间质谱,$^1$H-NMR 为核磁共振氢谱,LC-MS/MS 为液相色谱-串联质谱,GC-MS 为气相色谱-质谱,UFLC-MS 为超快速液相色谱-质谱,UPLC-MS/MS 为超高效液相色谱-串联质谱,UPLC-Q-TOF-MS/MS 为超高效液相色谱-四极杆飞行时间-串联质谱,tRNA 为转运 RNA,TCA 循环为三羧酸循环。

## (一) 中药

**1. 中药及单体** 中药单体是从传统中药中提取的有效化合物,具有靶点多、不良反应少等优点。目前,中药单体在 ALI 的治疗中已显现出独特的优势。研究发现芒果苷可通过增加肌苷的合成、调节谷氨酰胺和谷氨酸代谢途径、改善线粒体能量代谢和促进磷胆碱及泛酸的产生减轻脓毒症模型肺组织的炎症损伤。蜂花粉-Cs 提取物可显著缓解 LPS 诱导的ALI,其机制可能与下调炎症相关基因的表达,阻断 MAPK 和 NF-κB 信号通路及调节甘油磷脂代谢途径有关。中药黄酮类酚类及多糖类活性成分均可通过调节脂质、糖、氨基酸及能量代谢来减轻 ALI 模型肺组织的损伤程度,其中灵芝多糖不仅显著回调 ALI 大鼠的组氨酸代谢、氮代谢、色氨酸代谢和甘油磷脂代谢变化,还可改善 ALI 大鼠肠道菌群代谢产物短链脂肪酸水平。

锦灯笼(PAF)是一种药食植物,代谢通路分析提示 PAF 可通过苯丙氨酸和酪氨酸代谢、酮体代谢、乙酰基转移、肉碱合成、三羧酸柠檬酸循环途径纠正 ALI 代谢和脂质紊乱。Liu 等基于 LC-MS/MS 技术发现阿胶可通过调节精氨酸、氮代谢紊乱和氨酰基 tRNA 生物合成等途径改善 PM2.5 引起的肺部炎症反应。此外,还有研究者探讨了炮制方式对黄芩保护机制的影响,发现酒黄芩对 ALI 的改善效果比黄芩更显著,酒黄芩可调节视黄醇代谢途径和色氨酸代谢途径,而黄芩主要影响鞘脂代谢途径。

**2. 中药复方** 随着代谢组学技术的日新月异,其在中药复方治疗 ALI 的应用被广泛开展。蒲地蓝口服液(PDL)是临床常用的抗炎药物,研究表明天冬氨酸和 L-半胱氨酸是蒲地蓝口服液(PDL)治疗脓毒症肺损伤的关键代谢物。靶向代谢组学是对特定代谢物进行定量定性分析的研究模式,特异性强,灵敏度高。研究人员基于 UFLC-MS 技术靶向测定了 ALI大鼠血浆、肺、BALF、脾脏和粪便中 21 种胆汁酸、11 种脂肪酸和 19 种二十烷类化合物的变化水平,结果显示清燥救肺汤可扭转这些生物标志物,其机制可能与 TLR4、NF-κB 和 ROS信号通路有关。此外,有研究发现葛根芩连汤可通过调节苯丙氨酸、酪氨酸和色氨酸的生物合成、酮体的合成和降解、丙酮酸代谢、TCA 循环、丙氨酸、天冬氨酸和谷氨酸代谢失衡抑制

ALI 的炎症过程。

**3. 中药注射液** 热毒宁注射液在临床上常应用于急性肺损伤的治疗,代谢组学分析提示热毒宁注射液可能通过调节氨基酸代谢及降低氧化应激水平减轻肺损伤。血必净注射液(XBJ)是临床常用的抗炎、抗感染、改善循环的注射液,是脓毒症、SAP 及 ARDS 的一线用药。Xu 等研究发现,血必净注射液可逆转溶血磷脂酰胆碱(lysophosphatidylcholine,Lyso-PC)及棕榈酰胺等 10 种代谢物的变化,通过调控能量代谢、氨基酸代谢、脂肪代谢、脂肪酸代谢和激素代谢途径,减轻脓毒症大鼠肺损伤。

**(二)小分子药物**

小分子药物作为重要手段在 ALI 的治疗中取得一定的进展。Hao 等基于 ¹HNMR(核磁共振氢谱)技术发现一种新型的由二十二碳六烯酸衍生的促炎症消退介质(maresin 1,MaR1),可能通过调节丙酮酸代谢、丙氨酸、天冬氨酸和谷氨酸代谢紊乱以及调节肺组织牛磺酸水平从而减轻 CLP 诱导的脓毒症小鼠的代谢紊乱。1-甲基海因调节百草枯(PQ)中毒大鼠代谢模式变化与其抗炎、抗氧化药理作用相一致,差异代谢主要集中在牛磺酸代谢、胆固醇代谢紊乱及胆汁酸的生物合成。还有研究发现 5-羟基 -1-甲基海因可显著降低 MDA 水平、提高 SOD 活性及调节百草枯小鼠代谢模式。李泽林等发现表儿茶素可通过调节甘油酯代谢、糖酵解及甘油磷脂代谢等途径抑制 LPS 诱导 ALI 模型肺组织炎症反应。

**(三)其他**

脂肪间充质干细胞(ADMSCs)可能通过调节炎症反应及平衡免疫状态缓解脓毒症引起的器官功能障碍。Cui 等发现 ADMSCs 可能通过逆转肺部氨基酸和甘油磷脂代谢紊乱减轻脓毒症引起的 ALI。

一直以来,对中药治疗疾病的机制研究主要集中于对特定靶点或通路的研究。代谢组学无疑为阐释中药治疗疾病的机制增加了新的亮点,即打破"一对一"传统模式,将差异代谢产物及代谢途径整合到"成分-靶点-疾病"网络中。经过总结分析,单味中药、中药单体、中药复方及中药注射液治疗 ALI 的差异代谢产物主要涉及氨基酸代谢、嘌呤代谢、脂质代谢及能量代谢,上述代谢途径可在炎症反应、氧化应激、细胞凋亡、铁死亡(ferroptosis)及免疫方面加重或减轻 ALI。总之,这些发现进一步完善了中药抗 ALI 的机制。

ALI 是一种病因复杂、发展迅速的疾病,寻找与疾病进展相关的标志物和探索发病机制迫在眉睫。本文基于代谢组学技术总结了代谢组学在 ALI/ARDS 患者及脓毒症、冲击波、百草枯等 ALI 模型肺组织或 BALF 代谢产物变化,所筛选出的差异代谢产物可能为 ALI 的发病进展、诊断及预后提供了敏感的标志物。丙氨酸、天冬氨酸和谷氨酸代谢、磷脂代谢、嘌呤代谢和 TCA 循环是 ALI/ARDS 发展过程中被影响的主要代谢途径,它们介导的特异性代谢-炎症模式可能是解开 ALI/ARDS 发病机制的潜在方向。但代谢组学在 ALI/ARDS 诊断中的一大局限性在于缺乏对生物标志物浓度的统一规范,未来应针对特异性高的代谢标志物进行深入研究;目前对特定代谢途径在 ALI/ARD 发病中的针对性研究较少,应进一步探索如苯丙氨酸、谷氨酸及磷脂等特定代谢产物在 ALI/ARDS 中的作用。总之,随着代谢组学技术及评价标准不断完善,其在 ALI 诊断及机制中的应用将会有进一步的突破。

# 第五节　基于网络药理学探讨凉膈散对大鼠急性胰腺炎肺损伤的保护作用

本节主要介绍基于网络药理学、分子对接及体内实验探讨凉膈散治疗急性胰腺炎相关急性肺损伤(APALI)的潜在分子机制。

## 一、主要研究方法和结果

### (一) 研究方法

**1. 网络药理学研究方法**　利用 TCMSP、TCMID、GeneCards、DisGeNET 及 STRING 数据库建立药物与疾病交集靶点的蛋白质互作网络(PPI),借助 Cytoscape 筛选关键靶点及主要成分,GO 和 KEGG 富集分析用于阐释药物治疗疾病的潜在机制,使用 Autodock Vina 1.1.2 和 PyMOL 计算并可视化活性成分和靶标的结合活性。

**2. 动物模型实验验证**　SPF 级雄性 SD 大鼠 30 只随机分为三组,假手术组、APALI 组、凉膈散组每组各 10 只,经胆胰管逆行注射 5% 牛磺胆酸钠制备 SAP 诱发肺损伤动物模型并给予凉膈散治疗。于造模后 24 小时取材,观察胰腺和肺组织病理学改变,检测血清淀粉酶、TNF-α、IL-6 水平,动脉血气分析检测 $PaO_2$ 和 $PaCO_2$,计算肺组织湿/干重比值,比色法检测肺组织丙二醛(MDA)、还原型谷胱甘肽(GSH)和髓过氧化物酶(MPO)含量,TUNEL 染色检测肺组织细胞凋亡情况,蛋白质印迹法测定核心靶点的蛋白表达。

### (二) 研究结果

**1. 网络药理学结果**　筛得凉膈散活性成分 155 个,PPI 网络确定了 41 个关键靶点,富集分析发现关键靶点可能通过 TNF、MAPK、HIF-1、Toll 样受体等通路发挥作用。分子对接发现主要活性成分与相应靶点结合亲和力良好。

**2. 动物模型实验结果**　凉膈散可明显减轻 APALI 大鼠的胰腺、肺组织病理损伤,降低血清淀粉酶、TNF-α 和 IL-6 水平,缓解肺组织水肿、氧化应激损伤及细胞凋亡,改善呼吸功能障碍。蛋白质印迹发现核心靶点 cleaved-caspase-3、P53 及 HO-1 在模型中显著上调,凉膈散可上调 HO-1 及下调 P53、cleaved-caspase-3 蛋白表达。

## 二、研究结果的分析和意义

### (一) 凉膈散可能是治疗 APALI 的有效复方,但其具体的分子机制尚待阐明

AP 发病机制复杂,早期以无菌性炎症为主要特征,呈自限性。而 AP 发展至 ALI 时,炎症介质大量释放引起全身炎症反应;胰腺微循环障碍导致血液黏度上升,血流动力学改变;肠道屏障损伤诱发菌群移位,内毒素入血,对机体造成致命打击。中医认为里、实、热为 AP 的主要病机,合并 ALI 时应肺肠同治,以"通腑泄热""清热解毒"为主。凉膈散中的大黄及芒硝行通里攻下之功,有助于缓解肠道屏障损伤;甘草生津润燥以缓二药峻下之力;连翘及黄芩清解胸膈肺热,缓解呼吸功能障碍。此外,药理学研究发现凉膈散可改善机体微循环障碍、调节机体紊乱的炎症反应、拮抗肠道毒素对机体的损害。肖婧等研究发现凉膈散可显著降低 AP 患者血清淀粉酶水平及住院时间。陆敏等研究发现凉膈散有助于改善 AP 合并

急性呼吸窘迫综合征患者呼吸力学指标并降低患者腹内压。本研究通过体内实验发现经凉膈散灌胃的大鼠胰腺及肺组织出血、水肿、坏死等病理损伤明显减轻,血清淀粉酶、IL-6 和 TNF-α 水平显著降低,W/D 比和动脉血气分析结果表明凉膈散可改善大鼠肺组织水肿及呼吸功能障碍。因此,凉膈散可能是治疗 AP-ALI 的有效复方,但其具体的分子机制尚待阐明。

## (二) 基于网络药理学方法构建了凉膈散-活性成分-靶点网络

本研究基于网络药理学方法构建了凉膈散-活性成分-靶点网络,最终获得活性成分 155 个,药物靶点 311 个。药物与疾病靶点取交集后获得 257 个潜在靶点,潜在靶点建立的 PPI 数据经 MCODE 插件筛选后获得 41 个关键靶点,包括排名前 10 的 TNF、IL-6、MMP9、HO-1、PTGS2、P53、STAT3、MAPK8、CASP3、FOS;排名前 10 的活性成分为槲皮素、木犀草素、汉黄芩素、山奈酚、黄芩素、甘草查尔酮 A、刺芒柄花素、柚皮素、异鼠李素、芦荟大黄素。槲皮素是一种抗炎、抗癌的黄酮类化合物,可通过抑制 TLR4/MyD88/p38MAPK 信号通路,抑制内质网应激,减少 TNF-α 释放,进而减轻坏死性 AP 的肠屏障破坏和炎症反应。木犀草素可通过诱导 HO-1 介导的抗炎和抗氧化活性及抑制 NF-κB 通路的活化对 AP 发挥保护作用。黄芩素是治疗 AP 的有潜力的临床药物,其可通过抑制 NF-κB,MAPK 和 STAT3 信号通路发挥抗炎作用。

## (三) 凉膈散抑制 APALI 肺组织氧化应激及细胞凋亡可能与 HO-1 及 P53/caspase-3 信号通路有关

PTGS2 是前列腺素合成的限速酶,在包括炎症和免疫功能在内的许多生物学进程中发挥关键作用。有动物实验研究表明 PTGS2 与 AP 引起肠道炎症和肠道屏障损伤密切相关。一项临床研究报道连续使用 PTGS2 抑制剂可通过降低血清 TNF-α 和 IL-6 的水平将 SAP 的发生率降低约 50%。本研究利用分子对接技术发现凉膈散主要活性成分与 PTGS2 皆有良好的结合活性,提示凉膈散对 AP 及其 ALI 的保护功能可能与抑制 PTGS2 合成相关。

HMOX1 是一种抗炎、抗氧化的防御基因。诱导 HO-1 表达可通过抑制 TNF-α 和上调 IL-10 减轻 SAP 早期的全身炎症反应及胰腺和远隔器官损伤。还有证据表明 HO-1 启动子区域 GT 重复序列多态性引起的免疫失衡可能是坏死性 AP 的危险因素。本研究发现 AP ALI 时,肺组织 HO-1 蛋白与 MDA 水平及 MPO 活性上升,GSH 水平下降,而凉膈散可上调 HO-1 和 GSH 及下调 MDA 水平及 MPO 活性,这提示凉膈散可能通过促进 HO-1 信号通路抑制 APALI 时的氧化应激损伤,进而发挥肺保护作用。p53 基因是一种肿瘤抑制基因,其编码的蛋白 P53 与细胞凋亡密切相关。Zhou 等发现 p53 在人类 AP 组织中高表达,p53 基因敲除可显著抑制小鼠 AP 发展。此外,研究人员发现敲除 p53 后可抑制 SAP 模型中的内质网应激介导的腺泡细胞凋亡和损伤。caspase-3 是重要的凋亡蛋白酶,P53 激活可刺激胞质内无活性的 caspase-3 裂解活化为 cleaved-caspase-3 形式,cleaved-caspase-3 可直接反映细胞凋亡水平。本实验观察到 p53、cleaved-caspase-3 在 AP ALI 肺组织中表达升高,提示 AP 诱导的肺组织凋亡与 P53/caspase-3 信号通路相关,凉膈散可通过降低 p53 和 cleaved-caspase-3 表达,削减凋亡通路的激活,减轻 APALI。

综上,本研究通过网络药理学方法揭示了凉膈散在治疗 AP ALI 时展现出多药物、多成分、多靶点、多通路的巨大优势,并通过体内实验证实了其可有效改善 AP ALI 胰腺损伤,降低血清炎症因子及淀粉酶水平,改善大鼠肺组织细胞凋亡、呼吸功能障碍及肺水肿。凉膈散抑制 APALI 肺组织氧化应激及细胞凋亡可能与 HO-1 及 p53/caspase-3 信号通路有关。

# 第六节　基于宏基因组学对重症急性胰腺炎肠道微生态改变的研究

肠道菌群是人体最大的微生态系统,是人体的第二大基因库,与各种系统性疾病有关。肠道菌群失调包括肠道菌群结构紊乱和细菌移位等,其可能在重症胰腺炎的发病机制中扮演重要角色,肠道菌群与宿主相互作用调节宿主生命活动,菌群改变可影响宿主代谢,增加有毒代谢产物的产生,进一步产生次级代谢产物,从而影响急性胰腺炎的预后。SAP 时由于微循环障碍、过氧化损伤等原因导致机体肠道黏膜屏障功能损伤,肠道内细菌和内毒素发生移位,通过门静脉或肠系膜淋巴系统进入到全身血液循环,发生肠源性感染和内毒素血症,形成"二次打击",引发机体发生 MODS 或 MOF,进而出现 SAP 的第二个死亡高峰。临床和实验研究均已证实,大多数引起胰腺组织坏死感染的细菌来自肠道菌群,如大肠杆菌、志贺菌、肠球菌等。随着高通量 DNA 测序技术的发展,尤其是宏基因组测序技术逐渐成熟,加速了研究人员对肠道菌群的识别,对宿主不同状态下的菌群组成与多样性、进化关系、功能基因的筛选有了更深层次的研究。

## 一、宏基因组学技术在肠道微生态中的研究应用

### (一) 宏基因组概述

基因组是指生物体所有遗传物质的总和,包括 DNA 或 RNA。病毒基因组可以由 RNA 或 DNA 组成,而古细菌有一个环状染色体组成的 DNA 基因组。原核生物和真核生物基因组都是由 DNA 组成。据统计,人约有 32 亿个碱基对,约 20 000 个基因。老鼠约有 27 亿个碱基对,约 20 210 个基因。人肠杆菌约有 460 万个碱基对,约 4 288 个基因。

宏基因组是指生境中全部微生物基因的总和。它包含了可培养的和未培养的微生物的基因总和,微生物主要包括环境样品中的细菌和真菌。宏基因组学是一种以环境样品中的微生物群体基因组为研究对象,以功能基因筛选和测序分析为研究手段,以微生物多样性、种群结构、进化关系、功能活性、相互协作关系及与环境之间的关系等为研究目的的新的微生物研究方法。传统微生物全基因组测序首先需要获得分离单一物种的 DNA,然而肠道大部分的细菌都无法在体外培养,进而无法逐一了解某一细菌的性质与功能。宏基因组是对生境中样本 DNA 直接测序,通过后期生信分析处理能够大大减少分离及纯化菌株的工作,直接对样本进行生物学解释。通过使用宏基因组学对环境中不同样本进行测序,可以得到该样本物种组成及其相对丰度、群落结构和功能分析,从而发现关键菌种以及功能基因,阐释物种间代谢网络,发现关键代谢产物。宏基因测序是研究宿主生命活动与代谢的第一站,只有结合宏转录组学、蛋白质组学以及最终的代谢组学,才能完整诠释机体的生命活动以及菌群、小分子、宿主的相互作用。

人类肠道微生物区系由数百个单独的细菌分类群组成,它对人类宿主起着整体作用。对于细菌微生物群,宏基因组学可以用来获得肠道中体外无法培养微生物的基因组信息。来自欧洲生物信息学研究所的教授们通过将重新组装的相互重叠群组整合到可能的基因组

中,从人类肠道微生物组中获得了超过20万个非冗余的宏基因组组装基因组(metagenome-assembled genomes,MAGs),这可以有效减少测序错误,提高组装准确性。另一方面,宏基因组学发展使泛基因组学全部基因图谱得以实现,泛基因组分析不仅在准确确定样本中的全部基因组含量方面有优势,而且在从密切相关的分类群中定义关键物种和分析病原微生物功能方面也具有很大优势。此外,通过将宏基因组数据与蛋白质组学数据库进行比对,研究人员可以评估整个肠道微生物组的功能,从而发现一些关键的代谢及信号通路,为后期实验验证打下了良好的基础。

### (二)宏基因组研究流程

宏基因组是测定特定环境中所有微生物群体(细菌、真菌、病毒等)基因组。除提供物种分类,物种丰度信息外,更关注基因功能以及代谢通路。宏基因组的研究流程包括样品准备、建库测序、数据分析、生物学解释四个部分,目的是把宿主体内共生菌群的基因组序列信息测定出来,而且研究与宿主发育和健康、疾病有关的基因功能。

**1. 样本准备** 宏基因组样本采集通常是比较灵活、广泛的,用于宏基因组分析的潜在样本包括组织、体液、拭子和粪便样本等。相比较于DNA测序,由于RNA本身的不稳定且容易被宿主和环境中多种酶降解,样品稳定性是RNA测序的一个特别重要的考虑因素。为了尽量减少核酸降解的可能性,通常考虑在样本收集时使用DNA或RNA化学稳定剂。即使被福尔马林固定石蜡包埋(formalin-fixed paraffin-embedded,FFPE)的样品在长时间不固定时样本中的核酸也可能会降解,而且降解速率也会随着年龄和与福尔马林相关的RNA化学修饰而增强。冷冻时,DNA和RNA保持相对完整,然而,进行样品等分和处理过程中的多个步骤都可能会导致核酸降解,其中部分原因是内源性核酸酶的释放所致。通常临床及实验室中收集粪便样本进行宏基因组测序较多。

**2. 建库测序** 宏基因组建库测序过程与常规基因组测序步骤基本相同,将提取的全部微生物的总DNA进行序列片段化,末端修复后连接接头,最后PCR扩增文库并上机测序。首先从样本中提取DNA,然后用核酸内切酶切割成一定长度的DNA片段并连接到合适的载体上;然后转化宿主菌,构建宏基因组文库;并对宏基因组文库进行筛选。文库制备是从样品中提取RNA或DNA并对其进行制备以准备进行测序的实验过程。在计算机术语中文库制备的过程被认为是生物数据的压缩和转换的过程,即使与最新高通量测序仪相比,其样本中所编码的生物DNA的数据量也要高几个数量级。因此,所有文库准备工作都对原始DNA和RNA内容进行了大量的采样,数据生成过程中即使遇到很小的修改(例如PCR循环数),最终的文库数量也会出现代表性偏差。

用于检测宏基因的样本中的几乎所有DNA和RNA含量都来自宿主,而宏基因组进行测序的最终目标是微生物核酸信息。能否筛除去掉来自宿主本身的干扰基因这对宏基因组测序数据的准确性构成了巨大的挑战,显然在文库构建早期去除掉测序所不需要的宿主本身DNA或RNA会更经济,避免了宿主本身的基因对测序结果干扰,比如人类肠黏膜表面的基因等。目前已经证明许多消除宿主基因干扰的方法,其中使用最多的是皂苷选择性裂解人类细胞,然后降解细胞中所有DNA。对于RNA,可以通过借助捕获探针的杂交技术或通过使用Cas9核酸酶选择性靶向和消除宿主RNA序列从而去除掉样本中所含丰富的人类核糖体或线粒体RNA。另外,使用保守引物通过PCR扩增一个或多个病原体特异性基因组位点,然后进行文库制备,也可以减少已测序宿主 DNA 和 RNA 的比例。该技术的一个常见应用是使用保守引物对 16S rRNA 进行 PCR 扩增,并靶向该基因的高突变区(V1-V9),然后对所得扩增子进行高通量测序。高变区的测序通常可以对样本微生物测序到属水平甚至种水平,与宏基因组学测序相似,甚至比对数据库后可以进行基因与功能层面研究,显然在诊断宿主样本中复杂细菌感染方面宏基因组学更占优势,比如临床上不常见耐药菌检测。

**3. 数据分析及软件** 宏基因组学可以直接提供测序样本功能基因图谱,并达到更高的分类注释分辨率。

宏基因组数据分析流程主要包括数据质控、物种注释、常用功能数据库注释、多种不同丰度聚类分析、抗性基因注释等。

**4. 生物学解释** 对来自宏基因组分析后的数据信息进行分析,要对宿主样本中微生物的结构、功能、发生、发展规律进行阐释。要解决样本中诸如微生物群中存在哪些微生物?不同的实验组在 α 多样性(alpha diversity)和 β 多样性(beta diversity)方面是否表现出显著差异?哪些物种、基因或功能通路是每组的生物标志物?需要对宿主样本中微生物生物学信息进行解释,其常用的结果展示方法有物种基因预测及相对丰度概况、组间与组内差异性分析(包括功能和代谢层面差异性分析)、随机森林经典学习模型构建等。

**(三) 宏基因组与其他高通量测序优劣势分析**

16S rRNA 位于原核细胞核糖体小亚基上,其遗传片段包括 10 个相对保守区(conserved regions)和 9 个相对高变区(hypervariable region),保守区中细菌丰度及多样性差异较小,而高变区具有种或属的特性,能随 DNA 序列不同而存在一定的差异。因此,将 16S rDNA 序列做为探索微生物物种组成特征的核酸关键序列。16S rDNA 扩增子测序(16S rDNA amplicon sequencing),通常是选择某几个高变区,例如 V3~V5 区,并利用保守序列设计通用引物来进行 PCR 扩增,明确菌种存在,然后对高变区序列进行高通量测序分析和关键菌种鉴定,找出差异性菌群,16S rDNA 扩增子测序技术已成为研究环境样品中微生物群落特异性组成结构的重要手段之一。

宏基因组测序与 16S rRNA 测序比较如下:

1. 在获取的序列信息丰富度上,宏基因组测序远多于扩增子测序。前者得到的是样本中全部微生物的基因组序列片段信息(包含扩增子测序的目标基因),而扩增子测序只得到目的基因如 16S rRNA 基因序列片段信息。

2. 在物种分类学鉴定上,宏基因组测序比扩增子测序鉴定得更精细。前者可以将微生物鉴定到种,甚至到株水平,而后者通常鉴定到属。这是因为宏基因组测序得到的序列片段更丰富,可以根据特定微生物物种所独有的标记基因,进行"高分辨率"的菌群组成鉴定。同时宏基因组测序比对的数据库如 NCBI-NT 中的物种信息也较扩增子测序更为丰富,不仅有细菌,还有古菌、真菌和病毒。因此宏基因组测序也能鉴定出细菌以外的微生物。

3. 不同于扩增子测序,宏基因组测序可以鉴定菌群携带的基因,并通过多种数据库对基因功能进行多个维度的注释。尽管采用软件可以基于 16S rRNA 测序数据预测菌群的基因功能,但是并不能预测出具体的基因信息。

4. 不同于扩增子测序,宏基因组测序可以进行菌群基因的相对丰度分析,差异基因分析,以及差异基因的功能富集分析。

## 二、急性胰腺炎时肠道菌群变化

急性胰腺炎(AP)是临床常见的消化系统疾病中的急症、重症,其发病率及病死率较高,患者入院时往往病情较重,有些患者仅凭胃肠减压、抑制胰酶分泌等保守治疗措施后往往还需要呼吸支持治疗。据统计伴有早期器官衰竭的急性重症胰腺炎(SAP)的病死率可高达 36%~50%,而肺为 SAP 时远隔器官受累的第一站,主要临床表现为急性肺损伤和 ARDS。在 AP 早期,胰酶的异常激活诱导大量细胞因子进入血流,通过细胞因子级联瀑布反应引起SIRS;同时细胞因子的大量释放以及肠道菌群失调会严重破坏肠道屏障功能,包括物理屏障、免疫屏障、生物屏障等,破坏肠上皮细胞之间的连接蛋白,包括紧密连接蛋白、缝隙连接蛋白、桥粒等,从而导致肠壁通透性增加,肠道细菌过度生长,肠道细菌易位,导致脓毒血症、菌血症,加重胰腺及远隔器官损伤,进而引起 MODS,最终导致死亡。

胃肠道作为人体最大的器官,其内定植了广阔的细菌。据统计细菌的基因数量为人类细菌总数的 150 倍。人类肠道菌群目前明确种类的有 1 500 多种,涉及 50 多个门,以厚壁菌门数量最多,拟杆菌门次之,其他常见门有变形菌门、放线菌门、梭杆菌门和疣微菌门等。随着宏基因组学研究的逐渐成熟及广泛应用,学者们更加意识到肠道微生态在人类健康和疾病中所扮演的重要角色,包括胃肠道疾病如炎症性肠病、肠易激综合征、结肠癌,胃肠以外疾病如阿尔茨海默病、冠心病、肥胖症和糖尿病等。肠道微生物组的菌群丰度多样性、比例和优势物种的变化与肠道屏障功能障碍有关,可能会影响多种疾病(包括胰腺疾病)的发病。在正常健康个体中,胰腺中不存在肠道微生物,但肠道微生物群的变化以及肠道菌群与宿主相互作用生成代谢产物进而产生次级代谢产物也可能参与了胰腺疾病的发病机制,包括急性胰腺炎(AP)。

### (一) 急性胰腺炎期间肠道菌群丰度和多样性改变

肠道菌群失调加剧了患者和小鼠急性胰腺炎的严重程度。南昌大学第一附属医院消化内科吕农华教授团队通过对 165 名胰腺炎患者的临床粪便样本进行高通量测序,其中包含轻症 AP(MAP)41 例、中度重症 AP(MSAP)59 例、重症 AP(SAP)30 例、对照组(HC)35 例,他们测定了急性胰腺炎患者和健康对照组患者中粪便菌群的相对丰度,发现在门水平上,类杆菌丰度显著减少,而变形杆菌丰度增加;在属水平上,埃希氏菌-志贺菌属的相对丰度与AP 有很强的相关性,与对照组相比,AP 中增加了 48.8 倍。此外,肠道中的另外两种常见的机会致病菌,包括肠球菌和肠杆菌科的一个未知属,在 AP 中也有过高的表达,但由于测序深度原因未明确菌属。而普氏杆菌属、布劳特氏菌属、毛螺菌属、乳杆菌属和双歧杆菌属在HC 中含量较高。Spearman 相关分析表明,属间相互作用在 HC 组比 AP 组中更常见,同时AP 中丰度较高的潜在致病菌如大肠杆菌-志贺菌和肠球菌表现出正相关关系,提示有害细菌之间可能存在协同关系。这可能由于 AP 中肠道微生物群的成员存在某种相互特定联系,从而协同作用导致肠道屏障的损伤。他们评估分析了 AP 诱导对小鼠肠道微生物区系的影响,发现基于 OTU 水平的 Shannon 指数显示 AP 小鼠肠道细菌多样性与对照组相比显著降低,基于 Bray-Curtis 距离的 PCoA 分析显示 AP 组和对照组之间存在显著差异。在属水平上,AP 小鼠体内埃希氏菌-志贺菌属、肠球菌属和一个未分类的肠球菌属成员较丰富,而毛螺菌属、布鲁氏菌属、瘤胃球菌属丰度相对较低,这与在人类样本中观察到的变化是一致的。

他们还发现大肠杆菌-志贺菌的相对丰度与上皮细胞的细菌侵袭呈正相关,证实了菌群之间的联系可能协同作用导致肠屏障破坏的假设。最后他们进行了粪菌移植(fecal microbiota transplantation,FMT),FMT 对肠道微生物区系耗竭的小鼠可反过来加重 AP,造成更明显的形态学损害,表现为坏死、炎性浸润和胰腺水肿,提示肠道菌群参与了 AP 的发病过程。

中国医学科学院北京协和医学院急诊科徐军教授团队对 3 名轻症急性胰腺炎(MAP)、3 名中度重症急性胰腺炎(MSAP)、3 名重症急性胰腺炎(SAP)和 3 名对照者的直肠拭子样本进行了鸟枪宏基因组测序。他们发现 AP 患者肠道微生物群的特征是物种丰富度降低。在轻症急性胰腺炎(MAP)、中度重症急性胰腺炎(MSAP)和重度急性胰腺炎(SAP)中最具代表性的肠道微生物群分别是链球菌、大肠杆菌和肠球菌,表明肠道微生物组的组成与 AP 严重程度的进展存在潜在关联。德国哥廷根大学胃肠病学医学中心的 Neesse 教授团队设计了一项多中心、前瞻性临床转化研究,他们的目的是测试口腔微生物组是否可以作为 AP 患者病程、严重程度和临床转归的新型早期预测因子。他们招募了 400 名 AP 患者,并在入院后 72 小时内获取口腔和直肠拭子。DNA 提取后,使用宏基因组进行微生物组分析。α 多样性和 β 多样性将被确定并与修订后的亚特兰大分类和其他临床结果参数相关联,例如住院时间、并发症的数量和类型、干预措施的数量和 30 天病死率等。如果 AP 患者根据疾病的严重程度和病程表现出明显的口腔肠道微生物组变化,那么未来可以在 AP 患者的早期临床管理中快速实施微生物组测序。口腔与直肠拭子样本微生物的简便、易取性为进一步探究微生物与急性胰腺炎的关系提供了新的思路。

### (二) 急性胰腺炎时肠道菌群微生物基因、功能、代谢层面变化

宏基因组测序可以对微生物群落功能提供有价值的信息,它可以被用来获得微生物组的全部基因组内容,并实现准确的分类和功能分配。此外,宏基因组测序还能够识别肠道微生物组的新功能基因、抗生素耐药基因、微生物途径和功能失调。不同严重程度 AP 的肠道微生物区系组成和功能有差异,徐军教授团队通过对 MAP、MSAP、SAP 患者和对照组的肠道微生物区系进行了宏基因组鸟枪法测序,来表征与 AP 相关的组成和功能变化。在功能性分析中,他们发现在 MSAP 中细胞内极化转运、分泌、囊泡转运和细胞骨架是蛋白相邻类的聚簇(clusters of orthologous groups,COG)数据分析功能成分变化最显著的;而在 SAP 中,能量的产生和转化在 COG 功能成分中显著增加。在差异性分析中,谷胱甘肽代谢是 MAP 中最显著增加的 KEGG 功能成分,MSAP 中 KEGG 功能成分分析显示内毒素的生物合成显著增加,而淀粉以及蔗糖的代谢显著降低。同时在 SAP 患者中发现缬氨酸、亮氨酸和异亮氨酸的降解是 KEGG 功能成分增加最显著的,而脂肪酸代谢减少是最显著的。抗生素耐药基因显示 MAP、MSAP 和 SAP 对微生物的耐药性较强,提示庆大霉素、大环内酯类和四环素类药物不能作为治疗 AP 感染性并发症的首选药物。孙同文教授团队为了表征 AP 中肠道菌群的功能变化,基于 16S rRNA 测序数据计算并预测的 KEGG 通路的相对丰度,AP 组与对照组相比,多个 KEGG 类型的调节异常。传染性疾病、萜类和多酮类代谢、免疫系统疾病和信号转导途径显著增强,而遗传信息处理、循环系统、转录和消化系统途径显著减弱。吕农华教授团队根据 16S rRNA 测序数据计算了 PICRUST 预测的 KEGG 途径的相对丰度。AP 组较对照组多个 KEGG 类别受到干扰。AP 中细菌侵袭上皮细胞和致病性大肠杆菌感染等细菌感染性疾病的途径明显增强。相反,对照组肠道微生物群的特征是参与氨基酸代谢的途

径如丙氨酸、天冬氨酸和谷氨酸代谢以及多糖如淀粉和蔗糖以及叶酸生物合成。有趣的是，富含 AP 的大肠杆菌-志贺菌的丰度与细菌侵入上皮细胞、致病性大肠杆菌感染等感染性疾病的途径呈正相关。

### 三、肠道菌群通过影响肠道屏障功能促进重症急性胰腺炎发展

#### （一）正常肠道黏膜屏障

肠黏膜是肠道的最内层，包括上皮、固有层和黏膜肌层，其作用是为黏膜提供支撑和移动性。肠黏膜表面覆盖有不连续的黏液层，形成高度有组织的糖蛋白网络。黏液主要由黏蛋白组成，尤其是黏蛋白 2（MUC2），由称为杯状细胞的特殊上皮细胞分泌。黏液层起到相对机械物理屏障的作用，使局部微生物区系保持一定距离，并给寄存在肠道细菌提供相对微生态环境，它还可以提供额外抗菌活性因子。肠黏膜上皮分泌的黏液和消化液构成了肠道的化学屏障。肠上皮屏障由单细胞层上皮细胞散布着功能特化的分化上皮细胞组成。这些细胞包括肠细胞、潘氏细胞、杯状细胞、簇状细胞、肠内分泌细胞和微折叠细胞，它们共同形成一个连续的、极化的单层，导致腔与固有层的分离。其中，潘氏细胞和微折叠细胞仅存在于小肠，而肠细胞、杯状细胞、肠内分泌细胞和丛状细胞都存在于小肠和结肠。黏液层和不同类型的肠道细胞在维持肠道屏障功能和内环境稳定方面起着重要而独特的作用。肠黏膜表面淋巴细胞、浆细胞、肥大细胞及其部分分泌物构成肠道的免疫屏障；肠道内常驻菌群相互协调构成肠道的生物屏障。由黏附连接建立的上皮细胞之间的紧密连接必须坚固又需要具有延展性，从而来应对肠道的运动和伸展，对于维持上皮极性也同样至关重要，它们能允许营养物质的定向运输以及将酶和抗菌肽分泌到管腔中。

#### （二）SAP 时肠道菌群紊乱破坏肠道屏障导致菌群移位

正常肠道菌群在维持肠道黏膜完整性方面起着至关重要的作用。肠道微生物群代表抵御病原体入侵的第一道屏障，同时肠道菌群构成肠道生物屏障，破坏该屏障可能是 SAP 中肠源性感染所必需的。然而，SAP 期间肠道黏膜缺血和再灌注会破坏肠道屏障的完整性，导致肠道细菌通过血液或者淋巴等途径移位到其他部位，引起局部和全身感染，导致全身脓毒症及菌血症。研究表明，肠黏膜屏障损伤是 AP 的主要并发症之一。一项荟萃分析显示，临床上 59% 的急性胰腺炎患者伴有肠屏障破坏，随着肠屏障破坏，肠黏膜通透性增加，导致肠道细菌移位、炎症因子及内毒素等释放入血、胰腺组织坏死和感染，以及 MODS 的发生。前文已经描述 SAP 患者的肠道微生物群也发生了显著变化，包括微生物群多样性减少、埃希氏菌-志贺菌属、肠球菌属和肠杆菌属增加以及双歧杆菌减少等。微生物群的失调与危重疾病中严重不良事件的发生有关，包括脓毒症、MODS，甚至死亡。特别值得注意的是，微生物群组成的改变可能导致渗透性增加和结肠黏液层恶化，导致致命性结肠炎和肠道病原体感染的易感性，如艰难梭菌和柠檬酸杆菌等。显然，越来越清楚的是，肠道微生物群紊乱加重了重症急性胰腺炎患者疾病进程。总之，重症急性胰腺炎中的微生物菌群失调导致肠道屏障功能障碍，进而导致病理性细菌移位和肠源性感染，进而发展为 SIRS 和 MODS，甚至导致死亡。

#### （三）肠道菌群紊乱破坏肠道屏障加重急性胰腺炎可能机制

肠道微生物群是肠黏膜免疫系统发育和调节的关键，它在宿主多种生理功能、炎症信号调节和抗感染等途径保护中发挥着重要核心作用，并在肠道防御、吸收、分泌、代谢功能中

扮演着重要角色。在健康状态下,共生菌和病原体之间存在完美的平衡和相互制约,微生物群和免疫系统相互作用以维持肠道稳态。一旦微生态环境改变,肠道平衡被破坏,会引起菌群多样性改变,菌群的过度生长以及与宿主、炎症因子等相互作用,进而破坏肠道屏障,菌群与宿主产生次级代谢产物影响宿主生理状态,菌群移位,加速远隔器官及胰腺的二次损伤。SAP 中肠道菌群失调通过多种方式影响肠黏膜屏障功能。其可能机制总结如下(图 17-4):

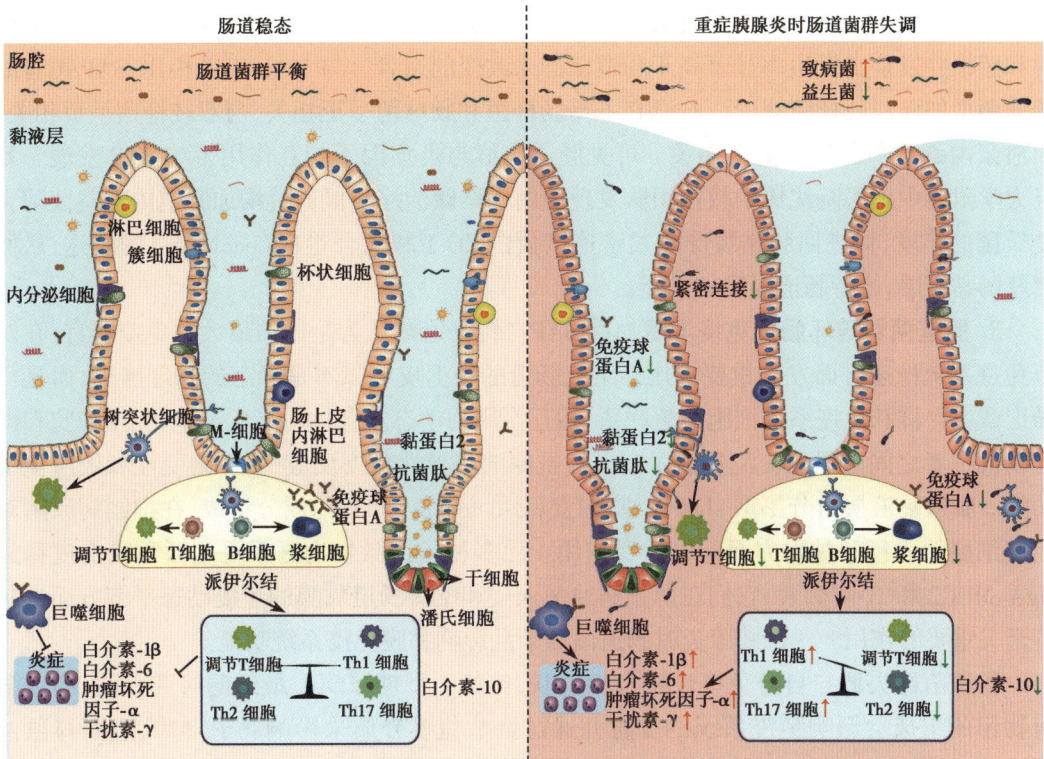

**图 17-4 肠道菌群紊乱破坏肠道屏障加重急性胰腺炎可能机制**

SAP 导致肠道致病菌及内毒素增多和有益代谢产物减少共同导致肠道黏液层变薄,抗菌肽、黏蛋白 2 和免疫球蛋白 A 分泌减少,导致病原菌与肠上皮细胞直接接触进而引发"炎症风暴"。被动激活的异常免疫反应进一步导致肠道上皮细胞的损伤、更新缓慢和紧密连接的破坏,刺激肠黏膜免疫系统过度释放促炎因子,导致免疫失衡。最后,肠道屏障的完整性被破坏,细菌及其病原体相关分子模式、代谢物等移位。

**1. 肠道菌群破坏肠黏膜生物屏障加重 SAP** 正常肠道菌群组成肠道生物屏障,胰腺炎时肠道菌群丰度及多样性改变,导致由肠道菌群构成的肠道生物屏障被破坏,致使肠道中的致病菌与肠上皮结合增加,进而导致致病菌的定植和生长增加,影响菌群与宿主相互作用产生的代谢产物变化。孙佳教授团队通过动物实验发现丁酸盐通过减轻胰腺水肿和腺泡坏死、阻止中性粒细胞的募集以及胰腺和结肠中促炎细胞因子的产生,对雨蛙素诱导的 AP 显示出多方面的保护作用。证明了丁酸盐对胰腺炎症和相关肠道损伤的组织特异性抗炎机制,它可抑制 NLRP3 炎症小体的激活。同时,通过丁酸盐预防恢复的肠道稳态至少部分有助于改善 AP。丁酸盐约占人类粪便中总短链脂肪酸的 15%~23%,浓度在 10~25mmol/L 之间变化,在发酵大多数膳食纤维的近端结肠中其浓度可能更高。丁酸盐的产生主要取决于消耗的膳食纤维的数量和类型,以及产生丁酸盐的细菌的存在。这些细菌大多数属于厚壁菌门的毛螺菌科和瘤胃球菌科,但一些拟杆菌门成员也可能产生丁酸盐。而重症急性胰腺炎时产生丁酸的细菌减少。

**2. 肠道菌群与炎症相互作用破坏机械屏障加重 SAP**　肠道菌群与炎症反应相结合影响重症急性胰腺炎发生、发展。中南大学湘雅医学院临床生化教研室徐克倩教授团队开展了一项多医院的前瞻性临床研究,共有 108 名临床患者参与,在大多数 MAP 和 SAP 患者中都观察到主要粪便微生物群的显著改变。此外,肠道菌群改变的 SAP 患者的多器官功能衰竭和感染并发症的发生率显著高于肠道菌群未改变的患者。与 MAP 患者相比,SAP 患者的肠球菌增加而双歧杆菌减少。血清 IL-6 与肠杆菌和肠球菌呈正相关,与双歧杆菌呈负相关,而血浆内毒素与肠球菌呈正相关。可见肠道菌群与炎症因子相互作用影响 SAP 发展。复旦大学附属中山医院沈锡中教授团队发现使用小檗碱治疗小鼠通过增加肠道内有益菌阿克曼氏菌的丰度,促进回肠黏膜屏障紧密连接蛋白 ZO-1 和闭合蛋白(occludin)的表达,从而增厚肠黏膜层,维持肠道屏障的功能。

**3. 肠道菌群破坏肠道免疫屏障加重 SAP**　胃肠道被认为是体内最大的免疫器官,在调节免疫系统稳态方面发挥重要作用。组成肠道的肠上皮屏障不是静态的物理屏障,而是与肠道微生物群和免疫系统细胞显著联系、相互作用的动态复合体。上皮细胞、免疫细胞和微生物群三者之间的强烈交流塑造了宿主对抗原的特异性免疫反应、平衡耐受性和效应免疫功能。肠道黏液层由分泌型 sIgA、β-防御素(β-defensin)和其他成分组成,在抑制病原菌对上皮细胞的入侵和黏附方面起着重要作用。而多种肠道微生物区系可刺激黏膜上皮释放 sIgA、MUC2 和 β-防御素,它们在防止病原菌入侵和维持肠道黏膜的免疫动态平衡方面也起着至关重要的作用。急性胰腺炎时肠道菌群紊乱影响黏膜免疫系统功能。

肠道菌群失调与自身免疫性疾病相关联,比如 1 型糖尿病。最近的研究表明,肠道微生物组的组成会影响免疫系统的发育并通过调节免疫介质来影响肠道屏障,进而与急性胰腺炎易感性增加有关。在无菌(germ free,GF)动物中所进行的实验表明,生命早期的微生物群定植在免疫系统的最佳发育中扮演着重要角色。在没有微生物群的情况下,肠黏膜免疫发育不完全、不发达,动物会出现较小的肠系膜淋巴结和数量较少的免疫细胞,如产生 IgA 的浆细胞、CD4$^+$T 细胞和 CD8$^+$T 细胞等,导致宿主抵抗病原菌的能力减弱。肠道树突状细胞在调节肠道免疫屏障功能和肠道细菌移位方面发挥着重要作用,梁庭波教授团队研究证实大蒜素可通过调节树突状细胞成熟增加肠系膜淋巴结的免疫屏障功能,从而阻断肠内细菌移位,将肠道菌群与免疫系统联系起来。SAP 时大量炎性细胞因子的释放以及肠道菌群微环境改变,肠屏障外免疫细胞被清除,进而影响肠道屏障结构和功能导致菌群移位。

## 四、补充益生菌可以改善重症急性胰腺炎

益生菌是肠道微生物群的重要组成部分。长期以来,它们被认为对健康有益,并能维持肠道的酸碱平衡。目前临床常用的益生菌有双歧杆菌、链球菌、大肠杆菌、乳酸菌、乳酸乳球菌等。临床上,不同种类的益生菌被广泛用于治疗急性感染性腹泻、肠易激综合征、炎症性肠病、伪膜性肠炎等多种疾病,常见的益生菌药物包括整肠生、妈咪爱等,也有研究报道了益

生菌在急性胰腺炎治疗中的应用,但是目前研究较少。SAP 中益生菌可以抑制肠道有害菌群的过度增殖,同时益生菌可修复肠道屏障,减少抗炎因子释放,减轻炎症反应。

SAP 中益生菌治疗的主要机制包括以下几个方面:

1. 益生菌与有害菌群具有生存竞争作用,其可抵制有害菌生长。此外,益生菌产生的生物活性物质可以抑制或杀死致病菌,从而保持肠道微生态稳定。益生菌代谢产生的有机酸可以降低患者肠道的 pH 值,削弱病原菌的生存能力,减少毒素等有害物质的释放。

2. 益生菌刺激肠黏膜分泌黏蛋白,其具有相对机械屏障作用,将微生物与肠道屏障分隔开,减少致病菌与肠道屏障接触,从而保护肠道屏障防止菌群入血。

3. 益生菌通过促进谷胱甘肽的生物合成,修复肠道屏障,降低小肠黏膜通透性和细胞凋亡水平,从而抑制肠道细菌入血。

4. 益生菌可通过影响多种免疫细胞的功能,如 T 淋巴细胞、浆细胞等,进而影响炎症因子释放,对维持肠道免疫及保护肠道屏障具有重要作用。

肠屏障功能障碍在重症急性胰腺炎(SAP)相关的继发感染并发症中起重要作用。Ting Han 等研究益生元低聚半乳糖(galactooligosaccharides,GOS)对 SAP 大鼠肠道屏障功能的保护作用。结果显示,与假手术组相比,SAP 模型组肠道屏障功能受损。肠内营养中添加 GOS 组大鼠粪便中双歧杆菌的相对丰度、肠黏液层 sIgA 及肠屏障紧密连接结构中 *OCLN* mRNA 的水平、肠上皮细胞的凋亡程度均显著高于标准肠内营养组(*P*<0.05),证明了益生元对肠道微环境及肠道屏障保护的积极作用,这可能与肠道共生微生物群分解代谢所需的底物浓度的增加有关。国外的文献证实乳酸菌属在坏死性小肠结肠炎(NEC)体外实验模型中增强肠道屏障功能并保持紧密连接蛋白完整性,同时益生菌通过 PKC 和 MAPK 激酶依赖性机制保护肠上皮紧密连接和屏障功能免受过氧化氢诱导的损伤。可见益生菌在 SAP 发生发展以及肠屏障保护中发挥重要作用。除此之外,某些中药也可通过调节肠道菌群治疗 SAP,吴沿教授团队发现大黄可能通过调节肠道菌群、抑制 SAP 大鼠肠道炎症反应来维持肠黏膜屏障。浙大附一院曹洪翠教授团队发现间充质干细胞显著提高了急性胰腺炎肺损伤小鼠的存活率,减轻了组织病理学肺损伤,改善了肠道屏障的完整性,并降低了肺和肠道中炎性细胞因子的水平。此外,间充质干细胞通过减少 CD8⁺T 细胞在小肠淋巴细胞中的浸润来抑制炎症反应。

随着多组学高通量测序技术的发展,人们对 SAP 中复杂、动态的微生物群落有了更深层次的研究,不仅对微生物的群落及多样性变化有了更加深刻认识,同时在菌群基因及功能层面也有了一定研究,只有将宏基因组学与蛋白质组学、转录组学、代谢组学等多组学结合起来,才能完整诠释 SAP 过程中肠道菌群的生命及代谢活动,揭开肠道菌群的神秘面纱。

(王正建　葛　鹏　陈海龙)

## 主要参考文献

［1］ 李经历,刘玲静,胡依然,等.代谢组学在急性呼吸窘迫综合征中的研究进展［J］.中国呼吸与危重监护杂志,2019,18(6):595-598.

［2］ 时乔,张平平,王东强.基于肺与大肠相表里及"三证三法"论凉膈散在脓毒症治疗中的应用［J］.中国中医急症,2020,29（4）:662-665.

［3］ XU C,ZHANG J,LIU J,et al. Proteomic analysis reveals the protective effects of emodin on severe acute pancreatitis induced lung injury by inhibiting neutrophil proteases activity［J］. J Proteomics,2020,220: 103760.

［4］ XU C,LUO Y,NTIM M,et al. Effect of emodin on long non-coding RNA-mRNA networks in rats with severe acute pancreatitis-induced acute lung injury［J］. J Cell Mol Med,2021,25:1851-1866.

［5］ SUN Z,LI L,QU J,et al. Proteomic analysis of therapeutic effects of Qingyi pellet on rodent severe acute pancreatitis-associated lung injury［J］. Biomed Pharmacother,2019,118:109300.

［6］ LING H,FABBRI M,CALIN G A. MicroRNAs and other non-coding RNAs as targets for anticancer drug development［J］. Nat Rev Drug Discov,2013,12（11）:847-865.

［7］ LIU P,XIA L,ZHANG W L,et al. Identification of serum microRNAs as diagnostic and prognostic biomarkers for acute pancreatitis［J］. Pancreatology,2014,14（3）:159-166.

［8］ SHI N,DENG L,CHEN W,et al. Is microRNA-127 a novel biomarker for acute pancreatitis with lung injury［J］. Dis Markers,2017,2017:1204295.

［9］ YANG Y,HUANG Q,LUO C,et al. MicroRNAs in acute pancreatitis:From pathogenesis to novel diagnosis and therapy［J］. J Cell Physiol,2020,235（3）:1948-1961.

［10］ CHEN X,TANG J,SHUAI W,et al. Macrophage polarization and its role in the pathogenesis of acute lung injury/acute respiratory distress syndrome［J］. Inflamm Res,2020,69（9）:883-895.

［11］ GE P,LUO Y,OKOYE C S,et al. Intestinal barrier damage,systemic inflammatory response syndrome,and acute lung injury:A troublesome trio for acute pancreatitis［J］. Biomed Pharmacother,2020,132:110770.

［12］ SIDDIQUI M A,PANDEY S,AZIM A,et al. Metabolomics:An emerging potential approach to decipher critical illnesses［J］. Biophys Chem,2020,267:106462.

［13］ EVANS C R,KARNOVSKY A,KOVACH M A,et al. Untargeted LC-MS metabolomics of bronchoalveolar lavage fluid differentiates acute respiratory distress syndrome from health［J］. J Proteome Res,2014,13（2）: 640-649.

［14］ LU W W,CHEN X,NI J L,et al. The role of gut microbiota in the pathogenesis and treatment of acute pancreatitis:a narrative review［J］. Ann Palliat Med,2021,10:3445-3451.

［15］ JOSEPH T A,PE'ER I. An Introduction to Whole-Metagenome Shotgun Sequencing Studies［J］. Methods Mol Biol,2021,2243:107-122.

［16］ WANG C,LI Q,REN J. Microbiota-Immune Interaction in the Pathogenesis of Gut-Derived Infection［J］. Front Immunol,2019,10:1873.

［17］ CEN M E,WANG F,SU Y,et al. Gastrointestinal microecology:a crucial and potential target in acute pancreatitis［J］. Apoptosis,2018,23:377-387.

［18］ FAN Y,PEDERSEN O. Gut microbiota in human metabolic health and disease［J］. Nat Rev Microbiol, 2021,19（1）:55-71.

［19］ AKSHINTALA V S,TALUKDAR R,SINGH V K,et al. The gut microbiome in pancreatic disease［J］. Clin Gastroenterol Hepatol,2019,17:290-295.

［20］ YU S,XIONG Y,FU Y,et al. Shotgun metagenomics reveals significant gut microbiome features in different grades of acute pancreatitis［J］. Microb Pathog,2021,154:104849.

# 第三篇
# 临床研究篇

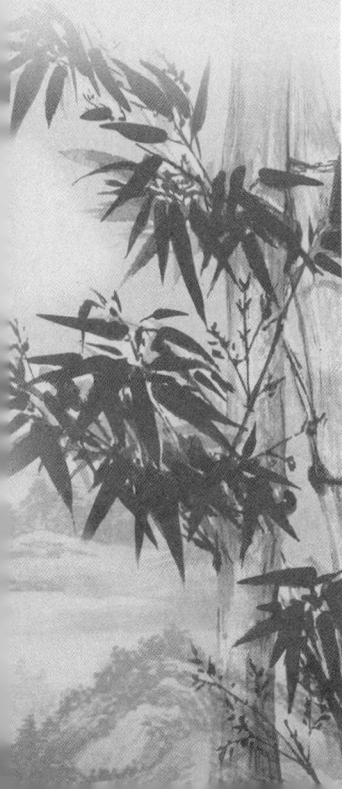

# 第十八章
## 急性胰腺炎概述

急性胰腺炎（acute pancreatitis，AP）是临床常见的急腹症之一，它是指胰腺消化酶被异常激活后对胰腺本身及其周围脏器和组织产生消化作用而引起的炎症性疾病，病情复杂多变，程度轻重不等。其中 80%~85% 为轻型，常呈自限性，通常 1~2 周可恢复，预后良好。但也有约 20% 左右是中度或重症胰腺炎，表现为胰腺坏死，并发腹膜炎、休克，继发全身多器官功能衰竭，病死率可高达 13%~35%。

## 第一节　急性胰腺炎的病因和发病机制

### 一、急性胰腺炎的病因

急性胰腺炎的病因比较复杂，确切的病因至今仍未充分阐明，已知多种危险因素参与急性胰腺炎的发生，而且在不同的国家和地区这些危险因素也不尽相同。在欧美国家急性胰腺炎的发生多与酗酒有关，而在亚洲地区特别是我国，则以胆道疾病引起的胰腺炎最为多见。临床上胆道疾病与酗酒构成急性胰腺炎危险因素的 70%~80%，其他的则与胰管狭窄、高脂血症、ERCP 术、肿瘤、感染、创伤、胰腺血液循环障碍、药物、妊娠等因素有关，尚有 5%~10% 的患者找不到明确的致病危险因素，称之为特发性胰腺炎（idiopathic pancreatitis，IP）。随着我国人民生活水平的提高和饮食结构的改变，我国急性胰腺炎病因学也逐步发生变化，胆石病引发的胰腺炎、酒精性胰腺炎、高脂血症性胰腺炎占全部发病原因的 2/3 以上。下面就常见的急性胰腺炎危险因素分别进行介绍。

#### （一）胆源性

胆道疾病是我国急性胰腺炎发生最常见的病因，约占 50% 以上，称为急性胆源性胰腺炎（acute biliary pancreatitis，ABP）。胆胰管"共同通路学说"（common channel theory）是胆源性急性胰腺炎发生的解剖基础，早在 1901 年 Opie 发现结石嵌顿胆管下端造成感染性胆汁反流至胰管内，从而引起急性胰腺炎。近年有学者提出"结石迁移理论"（gallstone migratory theory），即胆管结石移动经过胆胰壶腹，刺激壶腹黏膜引起乳头水肿和奥狄括约肌痉挛，致使胆汁反流入胰管而引起急性胰腺炎的发生。胆管炎症、结石、寄生虫、水肿、痉挛等病变使壶腹部发生梗阻，加之胆囊收缩，胆管内压力升高，胆汁通过共同通道反流入胰管，激活胰蛋白酶原，导致胰腺自身消化而引发胰腺炎。此外，胆石、胆道感染等疾病尚可造成奥狄括约肌功能障碍，十二指肠液反流入胰管，激活胰腺消化酶诱发急性胰腺炎。

近年来研究认为，"胆道微结石"和胆泥已经成为急性胰腺炎病因研究的热点。胆道微结石指的是直径 2~3mm 的胆固醇结晶、胆红素颗粒和碳酸钙颗粒等，这种胆道微结石更容易引起急性胰腺炎发作。但大部分患者的 ERCP 及影像学检查难以发现胆道的微结石，因此常被误诊为特发性胰腺炎。胆道微结石如何引起胰腺炎尚不清楚，除传统的"共同通道"学说解释外，有人认为与胆道微结石在壶腹部移动时的一过性刺激、压迫奥狄括约肌有关。胆泥是胆汁中的黏性混悬液，纤维镜检分析可发现胆固醇水结晶或胆红素钙颗粒，可包含直径小于 5mm 的小结石。多数胆泥患者缺乏临床症状，胆囊彩超检查可发现可移动的、低振幅回声，大多沉积在胆囊低垂部位，无声影。20%~40% 无明显诱因的急性胰腺炎患者中存在胆泥。常见于功能性或机械性胆汁淤滞患者，如：长期禁食、妊娠、使用头孢曲松治疗、远端胆管梗阻以及全胃肠外营养患者。若此类患者伴随肝功能检查指标的一过性升高，应考虑诊断胆泥为急性胰腺炎的病因。

有研究显示，急性胆源性胰腺炎更倾向于发生在老年患者中，尤其 51~60 岁年龄组高发。Kim 等人的研究显示，老年患者主要以胆源性为主，非老年患者主要以高脂血症性及酒精性为主，这主要与老年患者胆道蠕动缓慢引起的胆汁排泄较慢和胆汁沉积相关，随着年龄增加，胆总管也随之扩张，更易诱发胰腺炎。

### （二）酒精性

酒精性急性胰腺炎在西方国家是第二大病因，占急性胰腺炎的 25%~35%；在我国占比较低。乙醇能直接损伤胰腺，还可刺激胰液分泌、引起十二指肠乳头水肿和奥狄括约肌痉挛，其结果造成胰管内压力增高，胰管破裂。

乙醇触发炎症转导通路中 NF-κB，使得 TNF-α、IL-1 和调节细胞凋亡相关的胱天蛋白酶生成增加，加之可以增加胰腺微循环障碍等综合因素，结果诱发急性胰腺炎。

尽管酒精介导的急性胰腺炎致病机制尚不清楚，但毫无疑问酗酒和急性胰腺炎的发生有明确的关系。酒精性胰腺炎可以是急性发作，但大多数为慢性经过。轻度饮酒一般不会引起急性胰腺炎，只有严重酗酒史（饮酒≥50g/d，且 >5 年）时方可诊断为酒精性急性胰腺炎。急性胰腺炎的发生与摄入酒精量存在明显相关性，如果每周摄入酒精超过 420g，则发生胰腺炎的风险大大增加。在西方国家，酒精中毒是急性和慢性胰腺炎的主要原因。美国每年有 1/2~2/3 的急性胰腺炎与酒精中毒有关。酒精可能通过以下途径引起急性胰腺炎：①刺激胃窦部 G 细胞分泌胃泌素，增加胃酸分泌，进而引起十二指肠内酸化，促进促胰液素分泌增加；②恶心、呕吐等可引起十二指肠内压升高，奥狄括约肌痉挛，乳头水肿，导致胰管内压升高；③直接损伤胰腺，影响胰腺外分泌功能，在胰管内产生蛋白沉淀物，阻塞胰管而引起胰腺炎发生。诊断酒精性胰腺炎时需要注意的是，在酗酒人群中急性胰腺炎发病者只有较少部分。也有学者认为因酒精性急性胰腺炎就诊的患者，可能急性发作前已存在慢性胰腺炎。此外,部分饮酒的急性胰腺炎患者可能同时存在其他危险因素,包括:胆结石、肥胖和高甘油三酯血症。因此,对于此类患者应考虑同时做出多个病因诊断。

### (三)代谢性

主要是高脂血症和高钙血症引起的急性胰腺炎。

**1. 高甘油三酯血症**　随着我国人群生活水平的提高和饮食结构的改变,高甘油三酯血症性急性胰腺炎(hyper triglyceridemic pancreatitis,HTGP)日渐增多,发病率呈上升态势,我国 10 年间由 8.1% 上升至 18.2%,且呈年轻化、重症化态势,需引起重视,目前已经超越酒精性 AP 成为我国急性胰腺炎的第二大病因。其机制可能有两个:一是高脂血症使血液黏稠度增高,血清脂质颗粒阻塞胰腺血管,导致胰腺微循环障碍,胰腺缺血、缺氧;二是甘油三酯水解释放大量有毒性作用的游离脂肪酸,诱发局部微栓塞的形成及毛细血管膜的损害。当血清甘油三酯浓度 ≥11.3mmol/L 时,极易发生 AP;当甘油三酯 <5.65mmol/L 时,发生 AP 的危险性减少。有报道多种原因(如药物、糖尿病、遗传、妊娠及家族性高乳糜微粒血症)所致的高甘油三血症占急性胰腺炎病因的 6.9%。

2016 年 Forsmark 等在 NEJM 杂志上发表题为 "Acute Pancreatitis" 的综述,其中关于高甘油三酯血症性急性胰腺炎的定义为血甘油三酯 >11.3mmol/L。关于血甘油三酯介于 5.65~11.3mmol/L 之间或肉眼乳糜样血是否应作为诊断高甘油三酯血症性急性胰腺炎的标准有待商榷;学者们认为,此种情况下,需排除胆石症和酒精等其他病因方可诊断急性胰腺炎。

**2. 高钙血症**　如甲状旁腺功能亢进、多发性骨髓瘤、妊娠期或维生素 D 中毒时,钙离子可刺激胰腺分泌、激活胰酶,在碱性胰液中易形成结石、钙化,阻塞胰管,肾细胞癌因甲状旁腺素样多肽物质水平增高亦可诱发急性胰腺炎。

### (四)手术和创伤

腹部钝器伤挤压胰腺实质或胰腺穿透伤、腹腔手术操作损伤胰腺,均有可能引起胰液外溢或胆液肠液反流而诱发急性胰腺炎。经内镜逆行胰胆管造影(ERCP)引发的胰腺炎在临床上占 0.5%~5%,也有报道可高达 10%。多由于注射造影剂过多或压力过高所致。大多数患者属于轻型胰腺炎,多能自愈;但有少部分患者可发展为重型胰腺炎,甚至引起死亡,故应引起临床重视。

### (五)缺血

胰腺对缺血极为敏感,各种原因引起的胰腺缺血性损伤是急性胰腺炎发生的直接因素。除严重低血容量性休克导致胰腺缺血外,胰腺动脉栓塞和血管炎引发的微小栓子也可造成胰腺缺血、梗死,甚至急性胰腺炎。缺血引起的急性胰腺炎在临床上诊断较难,常易误诊,在特发性胰腺炎的鉴别诊断时应重视。

### (六)感染

某些急性传染病如伤寒、猩红热、脓毒症等,严重腹腔感染包括急性胆道感染等,均有可能成为急性胰腺炎的病因。据报道,有些病毒如腮腺炎病毒、柯萨奇病毒及巨细胞病毒等能引起急性胰腺炎。

### (七)奥狄括约肌功能障碍

奥狄括约肌功能障碍(sphincter of Oddi dysfunction,SOD)是指一种发生在奥狄括约肌的良性、非结石性胆管阻塞,并可导致腹痛、胆固醇沉积和/或胰腺炎。但 SOD 临床上诊断困难,最准确的诊断方法是奥狄括约肌测压法(sphincter of Oddi manometry,SOM),但目前诊断 SOD 仍以判断主观症状为主,故很难确定其发病率。

### (八)其他

此外,胰腺肿瘤、毒物、药物性、血管炎性、遗传性、自身免疫性、α1-抗胰蛋白酶缺乏症等发病因素也可以引起胰腺炎。据报道,约有 10%~15% 的急性胰腺炎未能发现明确病因者,临床上称之为"特发性胰腺炎",其发生率国内外报道差异较大,但其中部分病例经进一步检查能够发现明确病因如胰管小结石、奥狄括约肌功能障碍、胰腺分裂或其他少见病因如遗传性胰腺炎、囊性纤维化、胆总管囊肿、环状胰腺、胰胆管合流异常等。

## 二、急性胰腺炎的发病机制

急性胰腺炎的发病机制复杂,尚未完全明确。急性胰腺炎不是因细菌感染而引起的炎症,它是由于某种原因使胰酶在胰腺腺泡内被激活,从而诱发胰腺实质的自身消化,释放炎性细胞因子,引起炎症的级联反应,严重时局部发生出血和坏死,甚至通过血液循环和淋巴系统引起全身炎症反应综合征(SIRS),导致其他器官损害,形成多器官功能障碍综合征(MODS),甚至多器官系统衰竭(MOF),是严重的全身性疾病。

急性胰腺炎的发病及其重症化机制是一个复杂的、多因素参与的病理生理过程,近年的研究进展很快,提出了许多新的学说。目前主要有胰酶的激活和自身消化学说、炎症介质学说、微循环障碍学说、胰腺腺泡内钙离子超载学说等。

### (一)胰酶激活和自身消化学说

在胰腺腺泡内具有不同形式的自身防御机制,能有效地防止具有蛋白和脂肪分解作用的胰酶的激活和对胰腺组织的自我消化。胰酶在胰腺内以酶原的形式进入十二指肠方被激活。当防御机制遭到破坏,或由于某些原因胰液分泌异常亢进或胰酶分泌受阻,或胰酶在胰腺腺泡中被激活时,才引起胰腺组织的自我消化,导致急性胰腺炎的发生。这其中涉及胰腺腺泡细胞的防御机制、胰腺分泌受阻、胰酶细胞内激活及链式反应,也涉及胰酶的自身消化模式和在细胞及亚细胞水平的变化,机制复杂,需要进一步深入探索。

**1. 胰酶激活** 各种原因导致胰腺防御机制受到破坏,胰蛋白酶原被激活,后者又激活了其他酶反应。众多研究显示,在急性胰腺炎时,胰蛋白酶、糜蛋白酶、组织蛋白酶、淀粉酶、脂肪酶、弹性蛋白酶、溶酶体酶、超氧化物歧化酶、磷脂酶 A2、酪氨酸激酶、核糖核酸酶等活动性均有增加,且与胰腺炎严重程度显著相关。其中最为重要的是胰蛋白酶(trypsin)、磷脂酶 A2(phospholipase A2,PLA2)、胰弹性蛋白酶(pancreatic elastase,PE)。

(1)胰蛋白酶:在结扎大鼠胆胰管诱导的急性胰腺炎模型中,胰蛋白酶原激活肽在胰腺组织中显著增高,且早于胰腺腺泡细胞破坏。因此,提示胰腺内蛋白酶的激活与胰腺炎的发生有关。胰蛋白酶在胰腺体中以酶原形式存在,可为肠激酶所激活,组织蛋白酶亦可在 pH 值低于 4.5 时激活胰蛋白酶原。胰蛋白酶是胰酶激活链中的启动因子,一旦小部分胰蛋白酶被激活,它便催化其余的胰蛋白酶原激活,从而链式激活其他胰酶如弹性蛋白酶、糜蛋白酶、激肽释放酶、脂肪酶、磷脂酶 A2 等,引起急性胰腺炎的发生、发展(图 18-1)。

以胰蛋白酶原为中心的胰腺消化酶的过早激活在胰腺炎的发生发展中发挥重要作用。

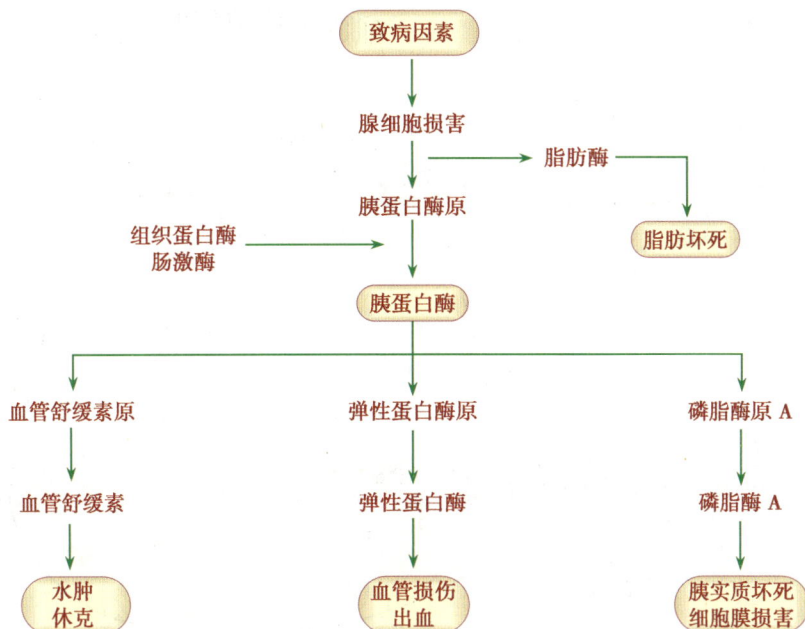

图 18-1 胰酶的激活与自身消化示意图

目前研究认为,其可能机制如下:

胰蛋白酶原是由胰腺腺泡细胞合成分泌的一种关键的消化性蛋白酶原,它在胰腺腺泡及胰腺导管中通常以无活性形式存在,进入肠道后,被肠激酶活化为胰蛋白酶。活化的胰蛋白酶继而将其他蛋白酶原,包括羧肽酶原、糜蛋白酶原以及其他消化酶原裂解成活性形式,帮助机体消化分解蛋白质、脂肪和糖类等营养物质。然而,许多因素会导致胰蛋白酶原在胰腺内的过早激活,引起胰腺消化酶功能紊乱,最终导致腺泡细胞自身消化和持续性胰腺炎。

W Halangk 等人最早观察到溶酶体组织蛋白酶 B(cathepsin,Cat B)在胰蛋白酶原激活中的作用。通过对比敲除 Cat B 的小鼠和正常小鼠在诱导急性胰腺炎(AP)后胰腺中的胰蛋白酶活性的变化,他们发现 Cat B 敲除小鼠的胰蛋白酶活性比正常小鼠降低了 80% 以上。同时病理学、血清淀粉酶和脂肪酶活性的检测也得出了相似的结论。这些数据表明溶酶体中 Cat B 是 AP 胰酶激活的重要介质之一。后来,越来越多的研究提出酶原颗粒与溶酶体的共定位是胰腺内胰蛋白酶原过早激活的关键机制。生理情况下,胰腺腺泡细胞粗面内质网合成的消化酶原和溶酶体水解酶经过高尔基体时相互分开,最终分选到不同的囊泡内,分别形成消化酶原颗粒和溶酶体。然而,各种致病因素(包括胆胰管梗阻、酒精、创伤、饮食和遗传等)发生时,腺泡细胞内酶原颗粒胞吐功能受损,溶酶体和消化酶的合成增加,胰蛋白酶原被转移到富含溶酶体的细胞区域中,酶原颗粒和溶酶体融合,胰蛋白酶原被溶酶体内的 Cat B 活化为胰蛋白酶,胰蛋白酶引起膜脆性增加,导致漏出的内吞空泡释放胰蛋白酶和 Cat B。此外,溶酶体中的组织蛋白酶 D 在实验性胰腺炎期间经历亚细胞再分布和激活后,能够有效激活 Cat B 来调节疾病严重程度。胆囊收缩素(CCK)也是 AP 时胰酶激活的重要介质。研究发现 CCK 可显著增加 Cat B 的活性,并诱导 Cat B 与胰蛋白酶原颗粒的共定位(图 18-2)。

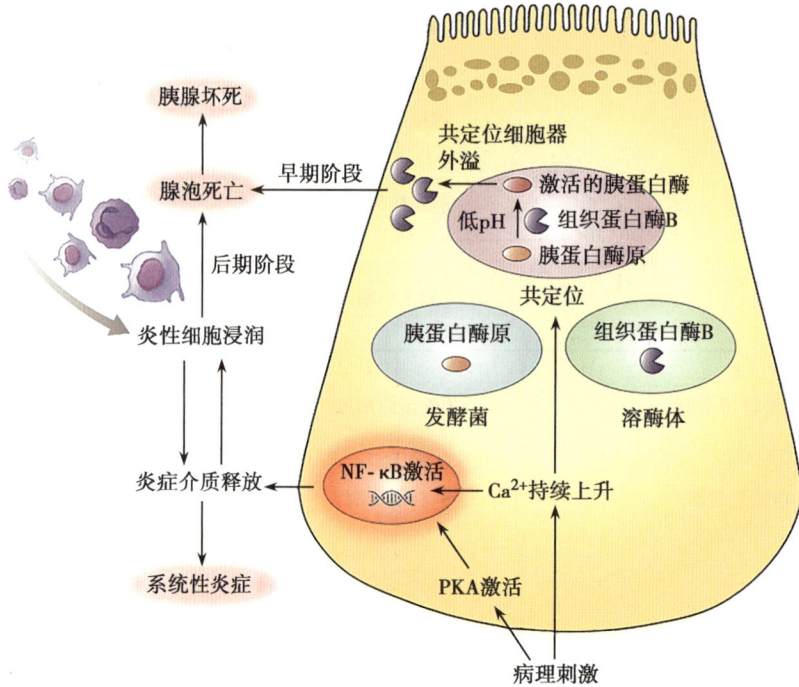

**图 18-2 胰蛋白酶原的激活与急性胰腺炎发病机制示意图**

该示意图显示了急性胰腺炎腺泡细胞损伤的早期事件。胰蛋白酶原与溶酶体组织蛋白酶 B（Cat B）共定位而被激活,胞质中 Cat B 漏出,导致胰腺炎早期腺泡细胞死亡。在胰蛋白酶原激活的早期,NF-κB 也发生激活,引起炎症介质的释放和炎症细胞的招募,导致胰腺炎后期腺泡细胞死亡,并驱动急性胰腺炎时的 SIRS。

胰蛋白酶的释放引起了胰腺及胰腺外组织的自我消化。此外,Han Jiahuai 等人研究还发现胞质内胰蛋白酶的激活通过引起线粒体细胞色素 C 的释放介导了 caspase-3 依赖性细胞凋亡。Cat B 的释放则导致细胞坏死性凋亡,这是一种受调节的坏死形式。最近,还有研究提出 Cat B 可通过激活 NLRP3 炎症小体,促进 caspase-1 诱导的细胞焦亡而加重急性胰腺炎。

胰蛋白酶的激活不仅发生在腺泡细胞中,还发生在浸润于胰腺组织的巨噬细胞中。Sendler 等研究发现,AP 时,损伤的腺泡细胞释放趋化因子,巨噬细胞是首个受趋化作用向胰腺聚集的免疫细胞,且浸润的巨噬细胞高表达 Cat B,并通过吞噬胰蛋白酶原使其活化,加重 AP 炎症反应程度。CTSB 基因敲除小鼠的胰腺炎得到明显改善,而将野生型小鼠的巨噬细胞移植到 CTSB 基因敲除小鼠体内后,胰腺炎加重。

此外,胰蛋白酶原的活化需要细胞内 $Ca^{2+}$ 浓度增加。因此,$Ca^{2+}$ 浓度的紊乱也可能是导致胰腺炎的一个重要原因。病理条件下腺泡细胞内 $Ca^{2+}$ 呈现出持续上升的趋势,这可能与内质网上兰尼碱受体（RyR）、肌醇 1,4,5-三磷酸（IP3）受体、溶酶体膜上的双孔通道介导的内钙释放以及质膜上的钙库存储操作钙通道（SOCE）引起的外钙内流密切相关。Husain SZ 和 Shah AU 等人研究观察到病理性 $Ca^{2+}$ 信号可通过激活钙调神经磷酸酶（calcineurin）,进而介导胰蛋白酶原的过早激活。使用药物干预或基因缺失抑制钙调神经磷酸酶可明显减轻小鼠胰腺的炎症反应。

因此,通过各种手段抑制酶原颗粒与溶酶体的共定位以及病理性钙信号可能成为临床上最大限度减少胰腺内胰蛋白酶原激活和改善胰腺炎反应的潜在策略。

(2)磷脂酶A2:磷脂酶A2以无活性的酶原形式自胰腺腺泡分泌至胰管,然后在十二指肠内被胰蛋白酶和胆盐激活而形成PLA2。实验表明将PLA2直接注射入动物胰管仅引起轻度腺泡坏死,而将胆汁与PLA2混合注射,则引起胰腺广泛坏死。PLA2是一种脂肪分解酶,可使血磷脂和卵磷脂变为溶血性卵磷脂,具有强烈的细胞毒作用,使胰腺细胞膜崩解,导致脂肪和胰腺实质坏死,同时也可裂解肺泡内磷脂类物质而导致肺表面活性物质大量破坏而发生ALI/ARDS。PLA2也是花生四烯酸降解过程中的关键酶,其许多中间产物,如血小板活化因子(PAF)、血栓素A2(TXA2)等都直接和间接参与胰腺炎的发生及重症化程度。

(3)弹性蛋白酶:在急性胰腺炎发病过程中,胰弹性蛋白酶和粒细胞弹性蛋白酶都起重要作用。胰弹性蛋白酶(pancreatic elastase,PE)是胰腺腺泡分泌的一种肽链内切酶,PE在胰液中的浓度是血中浓度的100倍,故又被认为是一种外分泌酶。实验性胰腺炎大鼠血清PE浓度明显升高,而病变组织中PE含量降低,并与胰腺坏死程度正相关,提示PE在急性胰腺炎中起重要作用。中性粒细胞活化后可释放出粒细胞弹性蛋白酶(granulocyte elastase,GE)除具有与PE相同的作用外,更重要的还可以进一步激活中性粒细胞,促使其释放多种炎症介质而加重炎症反应。

胰酶的激活及其对胰腺组织的自我消化,进而导致胰腺及其邻近组织炎症、水肿、出血、坏死等改变。如富含胰酶的消化液和坏死组织液经血液循环、淋巴管途径输送到全身则可诱发全身多脏器损害。急性胰腺炎时胰蛋白酶、糜蛋白酶、磷脂酶A2、胰弹性蛋白酶、组织蛋白酶、淀粉酶等活性水平均显著升高,且与疾病的严重程度密切相关。

**2. 胰酶的自身消化** 目前,主要的研究重点集中在消化性脂肪坏死、消化性导管坏死和非消化性腺泡细胞的坏死方面。

(1)消化性脂肪坏死:这种损害主要表现为以腺小叶周围脂肪组织坏死为中心,逐步引起边缘血管出血坏死、腺泡细胞及导管坏死。脂肪坏死可发生于各种病因(酒精、胆石、休克、药物等)。腺小叶周边腺泡细胞释放胰酶酶原入间质,脂肪酶不需激活便可引起间质脂肪自身消化。脂肪坏死是否仅依赖脂肪酶的单一作用还是需要其他酶(如磷脂酶A2、胰蛋白酶)的参与目前尚不清楚。微血管损害可能在引起腺泡细胞继发性损害中发挥重要作用,脂肪坏死过程中胰酶被激活可能有助于破坏周围组织。

(2)消化性导管坏死:这种损害模式较少见,仅限于发生在严重的胰外病变基础上如长时间低血压或昏迷,可见于因休克、昏迷死亡的老年患者中。它以导管坏死继发导管周围炎开始。严重的胰外病变导致胰腺外分泌过程受损,胰酶沉积在导管内,通过胰蛋白酶的自身激活启动导管坏死,同时可能合并脂肪坏死及上行性感染。

(3)非消化性腺泡细胞坏死:这种坏死模式见于感染性胰腺炎,多由病原微生物(病毒、细菌)对腺泡细胞毒性损害所致。这种损害是一种非消化性的腺泡细胞坏死,表现为弥漫性腺泡细胞坏死并急性炎症浸润,而无脂肪坏死。

**(二)胰腺微循环障碍**

作为急性胰腺炎的启动、持续和加剧损害的因素,胰腺微循环障碍的作用近年来已越来越受到重视。胰腺的解剖学特点决定了胰腺易发生缺血和坏死。胰腺小叶是胰腺循环形态学的基本单位,其血供进入小叶后呈树枝状分支,相邻小叶内动脉之间及其分支之间无吻合支存在,属终末动脉,所以小叶内微动脉易因高脂血症、动脉粥样硬化、胰动脉血栓、结节性多动脉炎、系统性红斑狼疮和恶性高血压等疾病引起痉挛、栓塞、血栓形成或间质水肿而出现所支配区域组织供血不足,这可能是急性胰腺炎发病的始动因子。而胰腺持续缺血可能是急性胰腺炎持续恶化的重要因素,大量的血管活性物质如缓激肽(bradykinin,BK)、血小板活化因子(PAF)、内皮素、NO 等均在胰腺微循环障碍中发挥重要作用。

缓激肽(BK)是在激肽释放酶作用下由激肽原生成的血管活性介质,它与微血管内皮细胞上 BK 受体(B1、B2 受体)结合而发生作用,但其对胰腺微循环的影响仍不十分清楚。血小板活化因子是由白细胞、血小板和微血管内皮细胞等产生,它可通过影响微血管管径、通透性和白细胞滚动、黏附与游走而加剧胰腺微循环障碍。在急性胰腺炎动物模型中观察到,使用血小板活化因子受体拮抗剂来昔帕泛(lexipafant)既能减轻胰腺组织水肿,抑制血浆白蛋白渗入间质,也能抑制胰腺白细胞浸润和血清 IL-1 水平升高。

内皮素(endothelin,ET)是内皮素前体原水解而成的多肽,是一种极强的缩血管介质。内皮素(ET)包括 ET-1、ET-2、ET-3 和血管活性肠收缩肽(vasoactive intestinal contractor,VIC)4 种异性肽形式。有研究发现,ET-1、ET-2 和 ET-3 均可导致微循环损害、组织损伤和炎症。ET-3 所致损害较轻,ET-1 对微循环的损害最重,而 ET-2 更倾向于诱发白细胞介导的炎症。临床观察发现,重症胰腺炎患者血浆 ET-1 浓度异常升高,而动物模型也可检测到胰腺中有 EDN1 mRNA 表达,因此认为 ET-1 会加剧内脏微循环障碍并可使胰腺和肠道因持续缺血而最终造成坏死。

一氧化氮(nitric oxide,NO)是在一氧化氮合成酶(nictric oxide synthase,NOS)催化下由 L-精氨酸生成的一种最强的舒血管介质。目前大多数学者认为,低水平的 NO 通过舒张血管平滑肌降低外周阻力,维持正常血压,减少血小板聚集和改善微循环等途径对胰腺起保护作用。而 NO 合成释放过多,就会通过多种机制使重症胰腺炎病变加重。有研究发现 NO 作为 AP 时的损伤因子之一,其机制是增加了血管通透性及蛋白渗出。另外,NO 产生的持续增加可引起亚硝基过氧化物(ONOOH⁻)的过度堆积,诱发线粒体功能受损、DNA 断裂等有害作用。NO 的双重作用可能与其产生来源有关,即低水平 NO(主要由血管内皮细胞经 NO 合成酶催化产生的)有益于组织脏器的保护,免受血管因素和氧自由基损伤;而高水平 NO(主要由激活的巨噬细胞和淋巴细胞产生的)直接可引起组织细胞的损伤。临床资料证实,重症急性胰腺炎患者早期血清 NO 水平升高,而随着血清 NO 水平升高幅度加大,患者并发脓毒症的比例和病死率均显著上升。目前临床上通过使用低分子右旋糖酐、复方丹参等药物来改善胰腺微循环灌注、降低血黏度、抗血栓形成以治疗急性胰腺炎的理论依据就在于此。

### (三)炎症介质和细胞因子的释放

1988 年 Ringerknecht 等首次对传统观点胰蛋白酶激活引起急性胰腺炎全身表现提出质疑,并提出吞噬细胞过度刺激中性粒细胞导致毒性物质,如氧自由基、白三烯和 TNF-α 的产生能造成不同程度的全身炎症反应,进而导致多器官功能衰竭。随后大量研究提示,急性胰腺炎的发病不仅局限于胰腺本身,还累及全身,这些改变可使体内单核巨噬细胞、中性粒细胞和淋巴细胞产生多种细胞因子,加剧了胰腺和全身反应,这就是白细胞过度激活学说的基本内容。参与这一病理过程的主要炎症介质与细胞因子包括:氧自由基、前列腺素/环氧合酶、一氧化氮(NO)/一氧化氮合酶、胰血管舒缓素/激肽系统、白三烯、补体、黏附因子、单核细胞趋化蛋白-1(MCP-1)、IL-1、IL-2、IL-6、IL-8、IL-10、IL-18、血小板活化因子、TNF-α 及其受体、NF-κB 等。

急性胰腺炎早期炎症细胞数量增多,产生并释放大量促炎细胞因子,炎症介质升高的幅度与急性胰腺炎的严重程度密切相关。TNF-α 主要由活化的单核巨噬细胞产生,是急性胰腺炎最早升高的炎症介质,并作为始发因子诱导 IL-1、IL-6、IL-8 及其自身的基因表达引起级联反应造成炎症介质的失控性释放。TNF-α 还通过激活炎症细胞,上调内皮细胞黏附分子(ECAM-1)和细胞间黏附分子(ICAM-1)的表达,介导白细胞黏附于血管内皮,增加血管通透性。TNF-α 的生成受 NF-κB 的调节。NF-κB 是具有基因转录调节作用的蛋白因子,可参与许多炎性细胞因子的调控。IL-1 主要由巨噬细胞分泌,与 TNF-α 协同诱导 IL-6 和 IL-8 生成,同时促进炎症细胞在局部胰腺组织聚积,并激活中性粒细胞使之参与重症急性胰腺炎向多器官功能障碍的演变。此外,IL-1 可直接刺激胰酶的产生、储存和/或释放,加剧腺泡空泡变性。急性胰腺炎时,实验动物 NF-κB、TNF-α、IL-1 表达增多。重症急性胰腺炎时,过度激活的粒细胞、巨噬细胞等释放大量活性产物,如弹性蛋白酶、磷脂酶 A2(PLA2)等炎症介质和细胞因子进入血液循环系统,出现炎症介质的瀑布式级联反应,诱发 SIRS 和 MODS,导致组织器官损伤,甚或 MOF(图 18-3)。

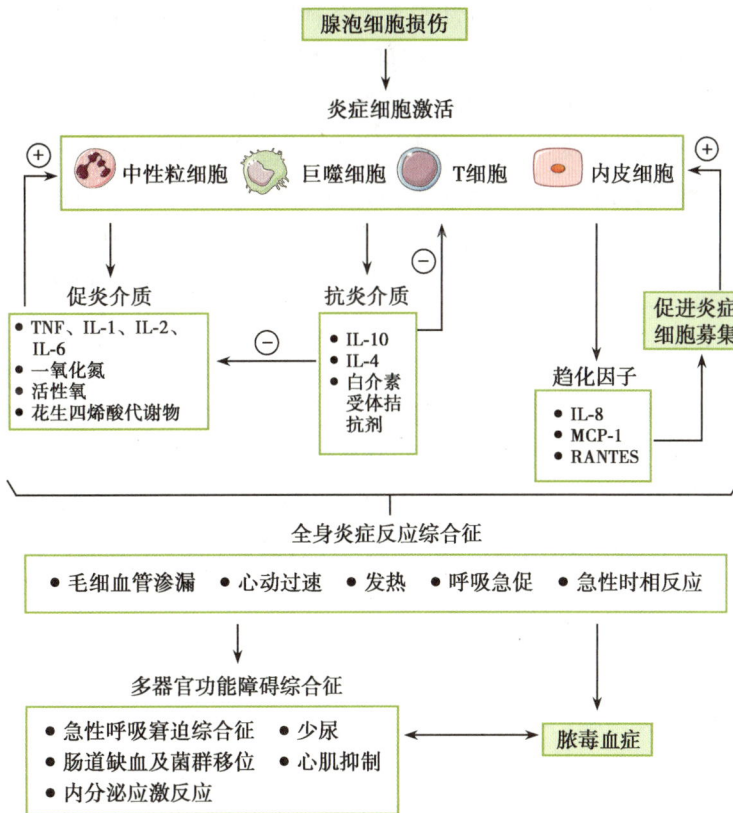

**图 18-3　炎症连锁反应在急性胰腺炎发病机制中的作用**
TNF:肿瘤坏死因子;MCP-1:单核细胞趋化蛋白-1;RANTES:T 细胞激活性低分泌因子。

### （四）胰腺腺泡钙超载与线粒体损伤

**1. 钙超载** 近年来,细胞内 $Ca^{2+}$ 超负荷在重症急性胰腺炎病理生理中的作用受到普遍重视。细胞内游离钙离子($Ca^{2+}$)是细胞内信号转导的第二信使,参与包括调节胰蛋白酶活性在内的许多细胞级联事件。细胞内游离 $Ca^{2+}$ 主要来源于细胞外 $Ca^{2+}$ 通过细胞膜流入细胞内以及细胞内"钙库"的释放。细胞膜、内质网和线粒体膜上的 $Ca^{2+}$-$Mg^{2+}$-ATPase 对维持细胞内钙稳态起到了重要作用,可以将 $Ca^{2+}$ 泵出细胞外或泵入"钙库",清除细胞内多余的 $Ca^{2+}$。

在静息状态下,胰腺腺泡细胞内 $Ca^{2+}$ 稳定在 150mmol/L 水平左右,刺激状态时 $Ca^{2+}$ 呈波动性变化。腺泡细胞依赖钙稳态的各种调节机制包括环磷酸鸟苷、磷脂酶 C、三磷酸肌醇(IP3)、细胞膜及内质网膜的 $Ca^{2+}$-$Mg^{2+}$-ATP 酶,维持细胞膜内外 $Ca^{2+}$ 的电化学梯度差(细胞外 $Ca^{2+}$ 是细胞内的 $10^4$ 倍)。急性胰腺炎时腺泡细胞内钙浓度急骤持续升高(即钙超载)已为大量实验研究证实,但机制尚不完全清楚。目前认为,一方面由于细胞膜完整性受到损害,细胞外 $Ca^{2+}$ 可在电化学梯度作用下经异常开放的 $Ca^{2+}$ 通道大量流入细胞,造成细胞内的钙超载;另一方面,急性胰腺炎时细胞外的分泌因子(乙酰胆碱、CCK)激活细胞膜表面的相应受体使鸟苷酸环化,释放能量,活化效应器磷脂酶 C,促使细胞内磷脂酰肌醇-4,5-二磷酸(PIP2)转化为肌醇 1,4,5-三磷酸盐(1,4,5-trisphosphate receptor,IP3)和二酰甘油(DG)。IP3 可激活内质网上 IP3 受体(IP3R),IP3R 依赖性钙振荡促使钙库内 $Ca^{2+}$ 大量释放,致使细胞内 $Ca^{2+}$ 浓度急骤增高。此外,急性胰腺炎时各种原因引起的 ATP 减少及生物膜的损伤均可使 $Ca^{2+}$-$Mg^{2+}$-ATP 酶数量减少且活性降低,使之无法有效地将细胞内的游离钙泵回到钙库及泵出到细胞外,进一步加重细胞内 $Ca^{2+}$ 超载。腺泡细胞内异常的 $Ca^{2+}$ 升高干扰正常细胞信号,破坏细胞骨架及加剧线粒体功能的紊乱,腺泡细胞脱水,刺激胰酶分泌导致胰蛋白酶原激活造成腺泡细胞损伤。钙离子拮抗剂维拉帕米可以减轻小鼠重症胰腺炎的病变程度,提高动物的生存率。因此,进一步探讨急性胰腺炎早期细胞活动中 $Ca^{2+}$ 稳态的异常对胰腺细胞结构和功能的作用,将为急性胰腺炎的发病机制提供客观依据,也为预防和治疗胰腺炎开辟新途径。

**2. 线粒体损伤** 最新研究提示,急性胰腺炎早期腺泡细胞损伤时线粒体功能紊乱早于胰蛋白酶的激活,且线粒体功能障碍越来越被公认为是急性胰腺炎发病机制中的一个重要细胞事件。活性氧(ROS)、一氧化氮(NO)和其他化合物的过量产生直接损伤线粒体,导致线粒体通透性转换孔开放和线粒体膜电位丢失,最终导致 ATP 耗竭和细胞损伤。此外,线粒体损伤产生的活性氧可以激活细胞 NLRP3 炎症小体通路,诱导细胞焦亡。

急性胰腺炎早期细胞损伤事件中钙超载机制和线粒体损伤机制相互作用,钙超载可加剧细胞线粒体损伤,而线粒体是细胞钙离子保持稳态的基础之一,线粒体损伤后细胞钙稳态失衡。两者之间具体的作用以及对急性胰腺炎腺泡细胞损伤的调控作用,尚待深入研究。

### （五）细胞凋亡、坏死性凋亡与自噬

**1. 细胞凋亡（apoptosis）** AP 是由胰腺腺泡细胞死亡而触发的局部及全身性炎症反应,细胞凋亡和坏死是腺泡细胞死亡的两种主要形式,具有特定的形态和生化特征。坏死时细胞膜破坏,消化酶和炎症介质等内容物释放,引起强烈炎症反应,破坏细胞生存环境,更严重的是会激活机体单核巨噬细胞过度活化引起 SIRS。相反,凋亡是程序性细胞死亡,是一

个主动的、受基因严密调控的不可逆过程,由于凋亡的过程始终保持细胞膜的完整性,因此避免了激活机体的炎症反应。了解 AP 时两个死亡途径的调节方式,对评估病情轻重及预后起着重要作用。Kaiser 等通过大鼠 AP 实验研究观察到 SAP 模型中胰腺腺泡细胞死亡方式以坏死为主,少有凋亡细胞,炎症反应重;而轻症 AP 模型中腺泡细胞死亡方式以凋亡为主,少见坏死,炎症反应轻,从而在一定程度上反映出腺泡细胞凋亡与胰腺炎严重程度呈负相关关系。胰腺炎患者的胰腺坏死率达 50% 时,其病死率接近 20%。急性胰腺炎的动物实验模型的结果与临床表现相关。通过高剂量的雨蛙素或 L-精氨酸诱导大鼠和小鼠的胰腺炎发作,通过给小鼠喂养胆碱缺乏、富含乙硫氨酸的饮食亦能诱发出胰腺炎症,腺泡细胞显示以凋亡或坏死的方式死亡,而且 AP 的严重性与坏死程度呈正相关,而与凋亡呈负相关。

腺泡坏死引起的炎症反应可能加重全身性反应,引起 MODS 和死亡,腺泡凋亡可能保护胰腺而避免局部和全身炎症因子释放。此外刺激凋亡可以减少 AP 时细胞坏死及其损伤程度。Weng 等在大鼠 SAP 模型中的结果显示,中药厚朴可呈剂量依赖性增加内质网应激相关分子(磷酸化-eIF2a 和 C/EBP 同源蛋白)的表达,促发胰腺腺泡凋亡,从而显著降低 SAP 及相关肺损伤的程度。陈海龙等研究发现正常大鼠模型的胰腺组织未发现腺泡细胞坏死,凋亡细胞也极少,而在急性水肿及坏死性胰腺炎大鼠模型中均发现胰腺腺泡细胞的死亡,且前者凋亡指数显著高于后者,而坏死相对较少,说明胰腺炎动物模型的严重程度与凋亡程度呈负相关。凋亡与坏死在某些特定条件下可以发生相互转换,有学者研究显示中药配方大承气汤能诱导体外和体内 AP 模型的腺泡细胞发生凋亡,并减少细胞坏死,其可能的机制是减少 AP 时腺泡细胞活性氧的产生并增加一氧化氮水平,使腺泡细胞的死亡方式从坏死向凋亡转换。在 AP 时,中性粒细胞会释放氧自由基、蛋白酶及炎症介质,诱发 SIRS,而凋亡是机体清除具有潜在损害活性的中性粒细胞的有效生理调节机制。

目前认为细胞凋亡与三大基因家族有关,即胱天蛋白酶(caspase)家族、Bcl-2 家族和凋亡抑制蛋白(inhibitor of apoptosis proteins,IAPs)家族,其中 caspase 即胱天蛋白酶是细胞凋亡的中心环节,凋亡通路的起始和终止都需要 caspase 蛋白酶家族的参与,其他两个基因家族都是通过直接或间接地抑制 caspase 家族成员的活化来调节细胞凋亡的。与凋亡相反,细胞坏死的调节分子除了丝氨酸-苏氨酸激酶受体相互作用蛋白(receptor-interacting protein,RIP)家族外其他所知甚少。它们和一系列蛋白及胞内信号转导通路构成一个复杂的网络对凋亡进行精细的调控,通过对应的激活或抑制剂来操纵这些分子,可以实现 AP 时对细胞死亡途径的调控。Caspase 的激活是信号通路上的主要因素,将细胞死亡从坏死转变成凋亡,caspase 抑制剂不仅促进胰腺炎细胞坏死而且增加淀粉酶、脂肪酶水平,炎症细胞浸润,组织学改变,而 caspase 激活剂可改善胰腺组织学变化。在 AP 发病机制中,凋亡相关基因(如 Bcl-2 家族、IAP 家族等)严格调控 caspase 的表达、激活及失活。除此之外,NF-κB、RIP、PKD 等蛋白在 caspase 的凋亡信号转导过程中具有重要的调控作用,参与了 AP 的发病和发展过程。目前凋亡在肿瘤细胞领域的研究结果颇为显著,但对胰腺腺泡细胞凋亡调控的机制及其始动环节所知有限,大多数研究局限于膜受体通路、caspase 家族、Bcl-2 家族等。用分子生物学手段阐明病理环境中调控胰腺腺泡细胞凋亡的精细机制,有助于揭示 AP 的发病机制及其病程的演变规律,对提高 AP 的诊疗水平具有重要的理论意义和临床价值。

**2. 坏死性凋亡(necroptosis)** 传统观念认为,坏死是一种非可逆被动的非程序性细胞死亡方式。近年来,随着研究的深入,有学者发现一种特殊的坏死形式——坏死性凋亡。过去认为细胞凋亡是受调节的 caspase 依赖性细胞死亡方式,而坏死是细胞受到各种外界强刺激做出应激反应所表现出来被动的、不可调节的细胞死亡方式。然而越来越多的研究表明坏死也存在一种程序性、可受调节的死亡方式,即坏死性凋亡。Degterev 等诱导出这种细胞死亡方式,其在形态学上像坏死,但可从一种非 caspase 依赖的细胞信号途径中发生。目前关于 AP 时坏死性凋亡的研究较少,通过一些实验可以推测出坏死性凋亡亦与 AP 的严重程度正相关,而 caspase-8 的激活可以抑制坏死性凋亡或者诱导坏死向凋亡转化。坏死性凋亡是由受体相互作用蛋白激酶(RIPK)和其下游的混合系激酶结构域样蛋白(mixed-lineage kinase domain-like protein,MLKL)共同介导的。MLKL 被 RIPK3 磷酸化后,引起其寡聚化并易位至细胞膜,导致质膜破裂、细胞内容物溢出,细胞发生坏死性凋亡。通过基因敲除 RIPK3 或应用其抑制剂 necrostatin 可以显著减少腺泡细胞的坏死性凋亡,减轻胰腺损伤程度。提示坏死性凋亡在急性胰腺炎腺泡细胞损伤中具有重要作用。坏死性凋亡有望成为急性胰腺炎治疗的新靶点。

**3. 自噬(autophagy)** 在研究坏死性凋亡的同时,另一种细胞死亡方式——自噬,也成为近年来的一个研究热点。自噬是由细胞通过双层膜结构包裹待降解物后形成自噬体,再与溶酶体结合后由溶酶体内水解酶降解自噬体内物质的过程。而 AP 时腺泡细胞内胰蛋白酶原的激活与自噬过程密切相关。AP 早期腺泡细胞内聚集大量空泡,后被证明是自噬泡,在某些致病因子作用下,自噬出现异常,该自噬溶酶体内溶酶体蛋白酶减少,主要是 Cat B(可活化胰蛋白酶原)与 Cat L(可水解胰蛋白酶原和胰蛋白酶),它们比例失调不均衡,导致自噬溶酶体降解能力下降,引起自噬泡内胰蛋白酶原激活。Mareninova 等研究支持了上面的观点,他们认为自噬过程的异常和通路的受阻参与了 AP 时腺泡细胞内空泡的形成和胰蛋白酶原的激活。有研究认为 PI3K/AKT 信号通路、自噬相关基因 *Atg5* 在自噬过程的形成中可能起着关键作用。另外有学者发现 NF-κB、TNF-α 均可诱导 AP 时腺泡细胞自噬的发生。

## (六) 铁死亡

铁死亡(ferroptosis)是 2012 年 Dixon 发现的一种新型非凋亡性细胞死亡形式,其特征是铁依赖性、活性氧的过度累积、脂质过氧化、谷胱甘肽(glutathione,GSH)耗竭和谷胱甘肽过氧化物酶 4(glutathione peroxidase 4,GPX4)活性的降低。铁是参与细胞生物过程中的基本元素。从机制上讲,二价铁离子与细胞质内的铁形成的不稳定铁池通过芬顿反应催化非酶促羟基自由基的形成。羟基自由基与脂质、蛋白质和 DNA 具有很强的反应活性,尤其是多不饱和脂肪酸过氧化或在过氧化过程中产生的脂质醛是铁死亡主要的细胞毒性效应物。据报道,铁死亡在急性胰腺炎及相关器官功能障碍尤其是急性肺损伤的发生发展中发挥重要作用。

Fan 等研究发现蟛蜞菊内酯(一种香豆草醚类化合物)是铁死亡抑制分子 GPX4 的潜在激活剂。类似的是,其他中药小分子包括苦参碱、人参皂苷 Rg3 也被证明分别通过抑制或激活相关通路抑制铁死亡的发生发展,进而改善 SAP 引起的胰腺和肺损伤。肠道是 SAP 最常累及的脏器之一,并且肠道屏障的损伤也会进一步放大炎症级联反应。Ma 等发现 SAP 大鼠肠道上皮细胞发生了显著的铁死亡,抑制铁死亡可显著缓解 SAP 引起的肠道屏障损伤。此外,最近的几项研究报道了铁死亡在 AP 腺泡细胞损伤中的作用。Liu 等发现胰蛋白酶介导的铁死亡显著增加小鼠 AP 的严重程度。激活蛋白-1（activator protein-1，AP-1）是调控急性胰腺炎腺泡细胞铁死亡的关键转录因子。AP 时 AP-1 直接结合 GPX4 启动子并抑制其转录，进而促进铁死亡的发生发展。

陈海龙课题组的研究与先前的报道相似。铁死亡在 SAP 大鼠肺损伤中被激活，表现为 GSH 和 GPX4 表达的降低、二价铁离子和核受体辅激活因子 4（NCOA4）蛋白的显著上调。值得一提的是，他们发现了清胰汤通过上调乙醛脱氢酶 2（acetaldehyde dehydrogenase 2，ALDH2）活性对抗 SAP 相关肺损伤铁死亡的潜在机制。ALDH2 是乙醛脱氢酶家族的一员，其基因多态性与酒精性胰腺炎易感性相关，尤其是在亚洲人群中。该研究发现 ALDH2 mRNA 和 ALDH2 蛋白表达在 SAP 相关肺损伤大鼠肺组织中的表达显著降低。清胰汤可能通过增强 ALDH2 基因的转录和翻译，进而上调 GPX4 和 GSH 活性，抑制铁死亡，缓解 SAP 大鼠肺损伤。

## 第二节　急性胰腺炎的病理分型

急性胰腺炎的胰腺病理改变变化很大，由胰腺叶间间质水肿到胰腺和胰周组织的广泛坏死，多数情况下胰腺病理改变的严重程度与临床表现和体征的严重程度一致，即胰腺的病变程度往往反映了临床过程的严重程度，并和预后有明显的关系。大多数患者的病理改变较轻，并易恢复，仅有胰腺间质水肿、抑或伴有散在的胰内、胰周脂肪坏死，胰实质本身并无严重的出血和坏死，有着良好的预后；其病变过程类似自限性疾病，在适当的治疗后短期即可临床痊愈，胰腺结构、形态和相应的功能也能完全恢复。而一部分病例胰腺的病变严重，胰腺和胰周组织广泛出血、坏死，伴随着凶险的临床过程，并常合并严重的并发症，非恰当的治疗将使很多患者死于这些并发症；胰腺坏死体积大的病例，即使临床痊愈后，胰腺结构和形态也很难恢复，并在相当长的时间内，甚至终身将面临胰腺的功能不足。由于病理改变程度的差异而有着截然不同的临床过程和预后，因此将病理改变以其严重程度进行归类分型不仅方便病理诊断，且对指导临床治疗和预测临床过程有很大的意义。

传统的病理分型将这种病理改变的差异分为以胰腺间质水肿改变为主的水肿型胰腺炎和胰实质出血坏死改变为主的出血坏死型胰腺炎。大多数患者症状和体征较轻并有良好的预后，病理类型属于前者；少数患者症状和体征重，预后较差，病理类型属于出血坏死型。根据四川大学华西医院的病例和多数作者的报道，两者的比例约为水肿型占全部病例的 70%~80%，而出血坏死型占 20%~30%，但几乎所有的死亡均发生于出血坏死型的病例。

### 一、间质水肿型胰腺炎

肉眼改变可见胰腺局部或弥漫性水肿，腺体肿大变硬，被膜充血紧张，可能有胰周单个小的积液。

组织病理上，早期可表现为细胞均质化，导管扩张伴上皮变性，弥漫性间质水肿，白细胞浸润和成纤维细胞反应。根据镜下的病理改变将其分为轻、中、重三个级别。轻度可见单纯叶间水肿；中度见叶间和腺泡间水肿；重度则见腺泡间水肿，腺叶结构不完整胰腺内脂肪坏死，红细胞散在漏出，炎症细胞浸润。

## 二、出血坏死型胰腺炎

5%~10% 的急性胰腺炎患者进展为胰腺实质、胰周或者两者的坏死。坏死性胰腺炎经常表现为胰腺和胰周组织同时坏死,很少表现为单纯的胰周组织坏死,而表现为单纯的胰腺实质坏死非常罕见。

肉眼见胰腺水肿外,被膜下有出血斑或血肿,腺体可见斑片状出血到大片出血,全胰弥漫性出血的胰腺形态轮廓不规则致发病早期的胰腺呈酱红色。依据坏死程度分为局灶性(坏死体积小于 30%)、广泛性(坏死体积在 30%~50%)和全胰坏死(坏死体积大于 50%)。坏死的胰腺组织始为苍白色,随即转为暗黑色,并发感染呈黑绿色。胰周和腹膜后的脂肪发生不同程度的溶解坏死,并可在小网膜囊和腹膜后形成含有坏死组织的液体积聚,腹腔内有血性腹水或血性浑浊渗液,系膜和网膜水肿增厚并有局灶性坏死和皂化斑。

镜下标准按照坏死、出血、水肿、浸润的程度分为轻、中、重三级,分级标准(表 18-1)。

**表 18-1　急性胰腺炎出血坏死型病理分级标准**

| 病变 | 轻 | 中 | 重 |
|---|---|---|---|
| 坏死 | 坏死局限于一叶内 | 坏死灶超越一叶 | 多叶成片坏死 |
| 出血 | 红细胞少许外渗 | 红细胞成片外渗 | 出血成团,冲毁正常组织 |
| 水肿 | 组织部分分离 | 组织全部分离 | 腺泡呈岛状 |
| 浸润 | 少许散在炎细胞 | 炎细胞弥漫 | 成片成堆炎细胞 |

# 第三节　急性胰腺炎的临床表现和诊断

## 一、临床表现

由于病程不同,临床表现差异较大。

### (一)腹痛

腹痛是急性胰腺炎的主要症状,常于饱餐和饮酒后突然发作,多为急性发作,呈持续性,少数无腹痛。典型的腹痛位于上腹或左上腹,可放射至左肩、左腰背部、胸部和左侧腹部。多为钝痛或锐痛。胆源性胰腺炎者腹痛始发于右上腹,逐渐向左侧转移。病变累及全胰时,疼痛范围较宽并呈束带状向腰背部放射。但腹痛的程度和部位与病情严重度缺乏相关性。身体前倾可以缓解疼痛,而进食,尤其是富含脂肪的食物会加重疼痛。一般轻型急性胰腺炎腹痛程度较轻,针刺或解痉药物能够缓解;而重型急性胰腺炎则可能由于胰腺出血坏死引起腹膜炎,此时腹痛可能十分剧烈,一般止痛方法不能奏效。

### (二)其他伴随症状

包括恶心和/或呕吐、腹胀等。早期即可出现恶心、呕吐,呕吐往往剧烈而频繁。呕吐多为胃十二指肠内容物,偶可呈咖啡色。大部分患者呕吐后腹痛并不能缓解。腹胀常与腹痛同时存在,是腹腔神经丛受刺激引起肠麻痹的结果。早期腹胀为反射性的,继发感染后则可由腹膜后的炎症刺激所致。腹膜后炎症越重,腹胀越明显。腹腔积液时腹胀则可加重。

## 二、体格检查

### (一) 腹部体征

轻者腹部触诊可正常或有轻微上腹部压痛。严重者腹痛可累及全腹,同时伴有反跳痛、肌紧张等腹膜刺激征;少数可见腹部膨隆,肠鸣音减弱或消失,出现腹水时,移动性浊音为阳性。腹腔内压增高到一定程度可导致腹腔间室综合征(abdominal compartment syndrome,ACS),需要紧急处理。

### (二) 其他合并体征

合并感染时可伴见发热,这通常是胰腺坏死的指征。合并胆道梗阻时可出现黄疸。伴有急性肺功能衰竭时可出现呼吸困难、发绀等表现。少数患者因胰腺坏死出血可在腰肋及下腹部出现大片青紫色瘀斑,称 Grey-Turner 征,脐周的称 Cullen 征。严重者腹部因液体积聚或假性囊肿的形成可触及到肿块。重症胰腺炎患者可有脉搏细数、血压下降,乃至休克。早期休克主要是由低血容量所致,后期继发感染时使休克原因复杂化且难以纠正。合并脏器功能障碍时,可伴严重的代谢功能紊乱。严重者可有 DIC 表现及中枢神经系统症状,如感觉迟钝、意识模糊乃至昏迷。

## 三、实验室检查

### (一) 胰酶的测定

血清淀粉酶、脂肪酶和尿淀粉酶是最常用的诊断指标。一般血清淀粉酶和/或脂肪酶高于正常数值的 3 倍时,考虑诊断为急性胰腺炎。血清淀粉酶一般在疼痛症状发作后 6~12 小时内升高,3~5 天后恢复到正常水平或者接近正常水平;尿淀粉酶在 24 小时后开始升高,48 小时达到高峰,1~2 周后逐渐恢复;血清脂肪酶在发作后 4~8 小时内升高,24 小时达到高峰,8~14 天降至正常水平或者接近正常。但胰酶升高的程度与疾病的严重度可能不一致。在某些重症急性胰腺炎中淀粉酶水平可能正常,比如,在酒精诱发的急性胰腺炎中,由于酒精损伤胰腺的实质不能产生淀粉酶;有些坏死性胰腺炎因胰腺组织大量破坏,或在高甘油三酯血症相关性胰腺炎中由于甘油三酯干扰淀粉酶析出,因此淀粉酶可能反而不升高。

值得注意的是,其他胰腺外疾病可能与淀粉酶水平升高有关,如酗酒、某些炎症性肠道疾病、腹部创伤、恶性肿瘤等等。有研究显示,脂肪酶的敏感性和特异性均高于淀粉酶;再者,脂肪酶出现时间更早、持续时间更长,相比之下,脂肪酶对于诊断急性胰腺炎更为可靠。但在临床上,若是两者联合监测可提高诊断的准确性和灵敏度。

### (二) 其他指标

白细胞升高、血糖升高、血钙降低、肝功能异常、血气分析异常等。

## 四、影像学检查

### (一) 超声

对怀疑急性胰腺炎的患者均应做腹部超声检查。经腹超声是急性胰腺炎的首选影像学检查,尤其是胆源性胰腺炎相关的病因。它可以评估胆道的基本情况,特别是判断患者是否有胆囊结石和/或胆总管结石。腹部超声对诊断胆囊结石具有 95% 以上的敏感性和特异性,同时能识别胆囊壁增厚、水肿,胆囊泥沙沉积,胆囊外周积液等。对于胰腺本身来说,腹部超声检查可发现胰腺肿大和胰周液体积聚。胰腺水肿时显示为均匀低回声,出现粗大的强回声提示有胰腺出血、坏死的可能。但急性胰腺炎会引起麻痹性肠梗阻,在麻痹性肠梗阻的情况下,超声检查的敏感性会有所降低。大多数指南都建议在入院时或入院48小时内完成腹部超声检查。

## (二) CT

当超声不能确诊时,推荐进行全腹部和下胸部平扫CT进行确诊,它可以判断胰腺坏死和渗出的范围。CT检查对于判断局部并发症大多于症状发作后的48~72小时有用,而不是入院时检查。若是患者出现疑似急性胰腺炎的局部并发症(例如,腹膜炎、休克体征和有提示性的超声结论)时,推荐进行CT检查。除非有难鉴别的腹部血栓或肠绞窄等血管性病变,否则在确诊1周内(尤其是48小时)不建议行增强CT(contrast-enhanced computed tomography,CECT)检查。CECT可精确判断胰腺坏死和渗出的范围和胰腺外并发症的存在。有研究表明,CECT对胰腺坏死早期检出率为90%,4天后敏感度接近100%。SAP需行CECT或MRI检查进行评估。CECT评估的最佳时间是症状发作后72~96小时,因为当AP症状发作72小时后,CECT可以明确胰腺和胰周坏死的程度。在MSAP/SAP病程中,建议每1~2周随访CT检查。如果没有禁忌证(如肾功能不全),一旦患者液体复苏后或血容量恢复后,就应该做增强CT扫描,用来判断是否有胰腺坏死。

Balthazar等根据胰腺及胰周的改变情况建立了急性胰腺炎的CT严重度评级标准,将胰腺炎的严重度从轻到重分为A~E五级别(表18-2)。

表18-2 Balthazar CT评级标准

| 分级 | CT表现 |
| --- | --- |
| A级 | 胰腺正常 |
| B级 | 胰腺局部或弥漫性肿大,但胰周正常 |
| C级 | 胰腺局部或弥漫性肿大,胰周脂肪结缔组织炎症性改变 |
| D级 | 胰腺局部或弥漫性肿大,胰周脂肪结缔组织炎症性改变,胰腺实质内或胰周单发性积液 |
| E级 | 广泛的胰腺内、外积液,包括胰腺和脂肪坏死,胰腺脓肿 |

## (三) 磁共振成像 (MRI)

MRI对于胰腺水肿的敏感度高于增强CT,也可判断局部并发症。在诊断胆源性胰腺炎以及出血坏死性胰腺炎方面也优于CT。对离子造影剂过敏,有肾功能损害/不全,年轻或妊娠期的患者为检测非液性坏死成分(如残渣或坏死组织)并需要尽量减少辐射暴露等情况下,MRI优于增强CT,但MRI对积液中的气体成分敏感度较CT低。只有当患者转氨酶升高,且超声检查胆结石显示不清或正常时才推荐行磁共振胰胆管成像(MRCP),但不鼓励行诊断性ERCP检查。在鉴别胆总管结石和描绘胰腺与胆道的解剖结构方面有优势。然而,与超声的实用性相比,ERCP的费用过高,限制了它在诊断胆囊结石,特别是胆囊炎方面的应用。

## 五、诊断标准

急性胰腺炎的诊断需要满足以下3个条件中的2个:①上腹部持续性疼痛,常为急性发作的、剧烈的腹痛,常放射到背部;②血清淀粉酶活性和/或脂肪酶的活性大于正常上限的 3 倍;③腹部影像学检查结果符合急性胰腺炎影像学改变。包括增强 CT、磁共振成像(MRI)或腹部超声提示典型急性胰腺炎改变。

平扫 CT 在发病早期可以发现胰腺的弥漫性肿大以及胰周液体积聚,是诊断急性胰腺炎的主要手段。《中国急性胰腺炎诊治指南(2021)》指出,发病初始的影像学特征不能反映疾病的严重程度。除非确诊需要,CT 检查应在发病 72 小时后进行。增强 CT 扫描可准确反映是否存在胰腺坏死及其范围、是否出血以及明确局部并发症情况。急性液体积聚与急性坏死物积聚均发生在早期(4 周以内),前者可于胰周、肾前间隙、脾门等部位见缺乏完整包膜的液体积聚,不含坏死组织;后者则范围大,坏死可累及胰腺实质或胰周脂肪组织,可合并感染。包裹性坏死与胰腺假性囊肿发生在后期(4 周以后),两者的主要区别在于是否含有坏死组织,包裹性坏死合并感染可见"气泡征"。临床上常用的判断急性胰腺炎严重程度的评分体系有 Balthazar CT 评级及改良的 CT 严重指数评分(modified CT severity index,MCTSI)。前者根据胰腺及胰周脂肪的改变共分为 A~E 五级(表 18-2),后者则根据胰腺炎症反应、胰腺坏死以及胰腺外并发症情况进行评分(表 21-3)。改良 CT 严重指数评分有助于评估急性胰腺炎的严重程度。有研究表明,评分≥7 分则与 SAP 高死亡率显著相关。MRI 可用于碘造影剂过敏、肾功能不全、年轻或妊娠期患者,其检查胰腺水肿的灵敏度优于 CT,在检测胰腺坏死方面比增强 CT 更胜一筹,但对诊断积聚液体中气泡的灵敏度较差。磁共振胰胆管成像(magnetic resonance cholangiopancreatography,MRCP)或超声内镜检查术(endoscopic ultrasound,EUS)可精确显示胰管解剖并有助于发现隐匿性胆道系统结石。

对可疑急性胆源性胰腺炎的患者,应在入院时或发病 48 小时内行超声检查。腹部超声检查不仅可以发现胰腺肿大、胰腺坏死或胰周液体积聚等局部并发症,而且可以明确是否存在胆囊结石或胆管结石。

## 六、严重程度分级及病程分期

### (一) 严重程度分级

临床常用的急性胰腺炎严重程度分级主要参照 2012 年修订版 Atlanta 分级(revised Atlanta classification,RAC)。RAC 标准如下:

**1. 轻症急性胰腺炎(mild acute pancreatitis,MAP)** 占急性胰腺炎的 80%~85%,不伴有器官功能障碍及局部或全身并发症,通常在 1~2 周内恢复,病死率极低。

**2. 中度重症急性胰腺炎(moderately severe acute pancreatitis,MSAP)** 伴有一过性(≤48 小时)的器官功能障碍和/或局部并发症,早期病死率低,如坏死组织合并感染,则病死率增高。

**3. 重症急性胰腺炎(severe acute pancreatitis,SAP)** 占急性胰腺炎的 5%~10%,伴有持续(>48 小时)的器官功能障碍,病死率高。器官功能障碍的诊断标准基于改良 Marshall 评分系统,任何器官评分 ≥2 分可定义存在器官功能障碍。

### (二) 病程分期

急性胰腺炎的病程可分为早期和后期,两个阶段相互重叠,分别对应急性胰腺炎病程中的两个死亡高峰。

**1. 早期** 指发病至发病后 2 周,其特点为出现全身炎症反应综合征(SIRS)及器官功能障碍。虽然急性胰腺炎早期阶段可出现局部并发症,但此时的局部并发症不是疾病严重程度的主要决定因素。

**2. 后期** 指发病 2 周后,其特点为有可能持续存在的 SIRS、器官功能障碍和局部并发症。在病程的后期,持续存在的 SIRS 和器官功能障碍是病情严重程度的重要决定因素。

早期阶段主要关注是否出现器官功能损伤/衰竭;后期阶段以胰腺/胰周形态学标准作为严重程度分类依据并指导治疗。此外,局部并发症,特别是感染性并发症亦会影响患者预后。

## 七、诊断思路

对腹痛而怀疑是急性胰腺炎的患者应采取以下思路:①明确有无 AP;②明确 AP 并发症、器官功能和内环境状态,动态判断疾病轻重,明确严重程度分型并进行预后判断;③明确有无胆道结石、感染、梗阻等胆源性因素以及引起 AP 的胰腺、胆道十二指肠或壶腹周围肿瘤和高脂血症等其他病因;④明确患者合并症或基础疾病;⑤鉴别其他疾病。

# 第四节　急性胰腺炎的并发症

## 一、局部并发症

局部并发症主要与胰腺和胰周液体积聚、组织坏死有关,主要包括早期(<4 周)的急性胰周液体积聚(acute peripancreatic fluid collection,APFC)和急性坏死物积聚(acute necrotic collection,ANC),后期(>4 周)的胰腺假性囊肿(pancreatic pseudocyst,PP)和包裹性坏死(walled-off necrosis,WON)。

**1. 急性胰周液体积聚(APFC)** 发生于病程早期,表现为胰周或胰腺远隔间隙液体积聚,并缺乏完整包膜,可以单发或多发。

**2. 急性坏死物积聚(ANC)** 发生于病程早期,表现为混合有液体和坏死组织的积聚,坏死物包括胰腺实质或胰周组织的坏死。

**3. 胰腺假性囊肿(PP)** 是有完整非上皮性包膜包裹的液体积聚,起病后 4 周,假性囊肿的包膜逐渐形成。

**4. 包裹性坏死(walled-off necrosis,WON)** WON 是一种包含胰腺和/或胰周坏死组织且具有界限清晰炎性包膜的囊实性结构,多发生于急性胰腺炎起病 4 周后。

以上每种局部并发症均分为感染性和无菌性两种情况,当 ANC 和 WON 继发感染又称为感染性坏死。

## 二、全身并发症

SAP 病程进展过程中可引发全身性并发症,主要有 SIRS、脓毒症(sepsis)、多器官功能障碍综合征(multiple organ dysfunction syndrome,MODS)、多器官功能衰竭(multiple organ failure,MOF)、腹腔高压(intra-abdominal hypertension,IAH)及腹腔间室综合征(abdominal compartment syndrome,ACS)等。

## 三、其他并发症

包括胸腔积液、肠梗阻、肠瘘、消化道出血、腹腔出血、脾静脉或门静脉血栓形成等。

# 第五节 急性胰腺炎的治疗

根据急性胰腺炎的分型、分期以及病因的不同治疗侧重点不同。早期治疗目标是维持内环境稳定、改善胃肠动力、抑制炎症损伤以维护重要器官功能,减少器官衰竭的发生以降低早期病死率;后期以恢复器官功能、减少感染和局部并发症为主要目标。

## 一、病因学治疗

尽早识别急性胰腺炎的可能病因和相关的危险因素对于开始适当的病因治疗至关重要。急性胰腺炎最高发的三大病因分别是胆道疾病、高脂血症和饮酒。对于酒精诱导所致的急性胰腺炎,一旦 AP 确诊,应该立即停止摄入。此外,据报道,大约 40% 的 AP 与胆囊和胆道中的结石有关,这些结石也可能导致胆石症和胆总管结石相关性胆管炎。同样,在药物引起的急性胰腺炎的情况下,识别可能涉及的药物并避免应用该药物也是非常重要的。

### (一) 急性胆源性胰腺炎 ( ABP )

在排除酒精或药物引起的急性胰腺炎后,患者评估的下一步是评估胆囊内是否有结石。对于轻度 ABP,胆囊切除术最好在住院期间或出院后 2 周内进行。目前的观点更推崇早期切除胆囊,多中心研究发现,同次住院期间行胆囊切除术可以降低复发性 ABP 相关并发症的发生率,而延迟几周切除胆囊的患者复发风险明显增高。各大版本指南均建议轻型 ABP 患者在同次住院期间切除胆囊,方式以腹腔镜胆囊切除术为首选。而中度至重度 ABP 建议在 6 周后进行胆囊切除术。对于不适合手术或虚弱的老年患者,胆囊切除术可能需要延迟。

### (二) 高甘油三酯血症性胰腺炎

高甘油三酯血症性胰腺炎 ( hyper triglyceridemic pancreatitis,HTGP ) 容易重症化,其严重程度通常与甘油三酯 ( triglycerides,TG ) 水平相关。急性胰腺炎合并静脉乳糜状血或血甘油三酯 >11.3mmol/L 可明确诊断。因此,早期降脂治疗对于改善 HTGP 患者的病情及预后十分重要。除急性胰腺炎的常规治疗外,针对 HTGP 的早期治疗应包括禁食水≥24 小时后的饮食调节,使用降血脂药物及其他辅助降脂手段,比如小剂量低分子肝素、胰岛素、血脂吸附和/或血浆置换等实现血脂的控制。低分子肝素和胰岛素两者联用可快速降低 TG 水平,且低分子肝素还可以改善胰腺微循环、减轻机体炎症反应。血浆置换虽为有创手段,但治疗 HTGP 快速有效、疗效显著。有研究显示,多数 HTGP 患者在应用血浆置换治疗后,血 TG 水平迅速下降,同时临床症状及实验室指标得到改善。早期控制甘油三酯水平是否影响急性胰腺炎并发症发生率与病死率仍有争议。目前,中国急性胰腺炎诊治指南 ( 2021 ) 推荐尽快将甘油三酯水平降至 5.65mmol/L 以下。

## 二、轻症急性胰腺炎的治疗

轻症急性胰腺炎（MAP）多给予综合治疗，即配合健康生活方式、适当的营养摄取和药物治疗，一般根据病情的轻重酌情使用一些药物，例如用蛋白酶抑制剂、$H_2$ 受体拮抗剂等抑制胰液分泌，还可适当使用一些抗生素控制细菌及肠道感染。

## 三、重症急性胰腺炎的治疗

MSAP、SAP 可导致器官功能障碍，常常造成患者住院时间延长、并发症的出现，严重时可危及生命，其治疗措施及原则与 MAP 存在很大的差异。

### （一）早期液体复苏

SAP 诊断确立后应立即进行规范的液体复苏治疗，早期液体复苏是预防血容量不足或器官灌注不足的核心措施。补液原则如下：

**1. 晶体补液**　我国指南建议首选乳酸林格液和生理盐水等晶体液。是否应用胶体补液存在争议。有研究结果表明，羟乙基淀粉不能降低病死率，2018 年美国胃肠病学会（American Gastroenterological Association，AGA）指南也明确反对应用羟乙基淀粉进行液体复苏。

**2. 早期补液**　在发病 12~24 小时内进行积极的静脉补液获益最大，可明显改善预后，降低 SIRS 和 MODS 的发生率。大容量液体治疗可能会恶化病情，应该避免。

**3. 补液速度**　5~10ml/（kg·h），对于严重容量不足或组织灌注不足的患者可静脉加压输注。输液速度应在前 24 小时内持续监测，并根据尿液排泄量［目标：0.5~1ml/（kg·h）］和生命参数进行调整。

**4. 设立复苏终点**　每隔 4~6 小时评估血流动力学状态，避免液体负荷过重而导致的组织水肿及器官功能障碍。2001 年 Rivers 等开创性提出早期目标导向化治疗（early goal-directed therapy，EGDT）的概念，在 SAP 早期治疗中值得借鉴。复苏成功的指标包括：尿量 >0.5~1ml/（kg·h）、平均动脉压（MAP）>65mmHg（1mmHg = 0.133kPa）、中心静脉压 8~12mmHg、中心静脉血氧饱和度 ≥70%；心率 <120 次/min、BUN<7.14mmol/L、HCT 在 35%~44%。在达到复苏指标后，应控制液体输注速度和输液量，并可小剂量应用利尿剂避免组织水肿。液体复苏的评估应做到全面、动态、连续，建议入院后的 24~48 小时，每隔 4~6 小时评估液体需求。然而，目前还没有标准化的建议，因为细胞外渗漏引起的容量耗竭的量可能会因个体差异很大，而且耐受量和输液率也取决于心力衰竭、肾衰竭和肺部疾病等并存的疾病，关于液体治疗的更多细节还需要不断细化。

### （二）营养支持

营养治疗应根据疾病的严重程度和临床评估。对于轻度急性胰腺炎的患者，建议在可耐受的情况下尽早开始口服喂养。对于中重度患者，口服或肠道喂养是首选的营养途径。通常在症状出现的最初 24~48 小时内开始肠内喂养。在重症胰腺炎中，患者在完全苏醒前，通常在 48 小时后，应开始正常的肠内饮食（如耐受）或肠内管饲。有研究分析表明，与肠外营养相比，肠内营养可减少脓毒症和器官衰竭、手术干预的必要性和病死率。鼻胃管和鼻肠管都可用于肠饲，其结果相似。但鼻胃管放置方便，耐受性好，能有效保证 AP 患者的营养，因此鼻胃管喂养可能是临床上最可行的选择。当营养需求不能通过口服或肠内喂养满足时，可以使用肠外营养。开始肠外营养的延迟时间最多为 5 天，以便重新开始口服或肠内喂养。对于有胰腺外分泌功能不全症状的患者，应给予胰酶补充。进行肠内营养时，应注意患者的腹痛、肠麻痹、腹部压痛等症状和体征是否加重，并定期复查血常规、肝肾功能、电解质、血脂、血糖等水平，以评价机体代谢状况。

### （三）抗生素的使用

预防性抗菌药物应用一直存在着争议，对于 MSAP/SAP 患者，在评估胰腺坏死范围的基础上，可酌情使用抗菌药物。关于治疗性应用抗生素的使用意见，多项指南已得出较一致的结论。若有胰腺外感染，如胆管炎、肺炎、尿路感染、菌血症等相关性感染，应根据血培养或其他病原学证据选择抗菌药物。近年来研究仍表明，早期预防性应用抗生素并不能有效阻遏 SAP 患者的病情演变，直至感染期，反而可能会增加多耐药及真菌感染的风险。因此，对于 MSAP 及 SAP 患者，不建议常规使用预防性抗菌药物。然而，对于特定 SAP 亚群如伴有广泛胰腺坏死（坏死面积 >30%）及持续器官功能衰竭的患者，预防性抗菌药物的应用可能有益，但仍需要进一步的证据证明。胰腺坏死感染者可先经验性使用抗菌药物，再根据穿刺物、引流液或血细菌培养结果选择针对性抗菌药物。对于胆源性伴有感染的 MSAP/SAP 应常规使用抗菌药物。抗菌药物的应用应遵循"降阶梯疗法（De-escalation therapy）"策略。降阶梯疗法是近年来针对急危重症患者严重细菌感染而使用抗菌药物的一种合理用药策略，特别是重症监护病房（ICU）中院内获得严重感染患者降低病死率的有效治疗方法。降阶梯疗法主张起始治疗即使用足够广谱的抗菌药物，以覆盖所有可能的致病菌；待细菌培养、药敏结果出来后，再针对性地换用窄谱抗生素的两个阶段治疗方法。这对挽救患者生命、降低病死率起关键作用，同时防止耐药菌株的产生与扩散。降阶梯疗法已得到国际重症监护和急症医学研究会的肯定，在治疗急危重症感染中有重要地位。降阶梯疗法是积极主动的治疗策略，提高治疗成功率，阻止危重患者病情迅速恶化，避免细菌产生耐药性。因此，对于胆源性伴有感染的 MSAP/SAP 患者宜选择抗菌谱为针对革兰氏阴性菌和厌氧菌为主、脂溶性强、可有效通过血胰屏障的药物。目前，不推荐常规应用抗真菌药。

有研究发现，益生菌可调节肠道免疫和纠正肠道内菌群失调，从而重建肠道微生态平衡，可能对于改善 SAP 的肠黏膜屏障有一定作用，但尚需进一步临床评价。

### （四）镇静镇痛治疗

急性胰腺炎患者常发生剧烈疼痛，缓解疼痛是临床重要的治疗目标。明显疼痛的急性胰腺炎患者应在入院 24 小时内接受镇痛治疗。镇静镇痛对于 AP 患者而言能够有效减少不良刺激、降低交感过度兴奋、降低代谢及氧耗，对维护器官功能有积极的作用。应根据患者情况的不同采用不同的镇静镇痛药物。对于烦躁不安、呼吸急促的患者可联合予以苯二氮䓬类药物及右美托咪定，气管插管的患者可予以丙泊酚。对于焦虑但没有呼吸急促的患者，可予以右美托咪定诱导睡眠，消除紧张情绪。

有学者在一项前瞻性对照研究中分别采用右美托咪定和丙泊酚为基础镇痛镇静药物，必要时结合阿片类药物和咪达唑仑，均可达到理想镇痛镇静效果；两种镇静方案均起效快、停药后苏醒快，对血流动力学和呼吸的影响小，且不良反应少；在谵妄的发生、持续时间、患者病死率及 ICU 住院时间几个方面均无明显差异；由于右美托咪定兼具镇痛作用，可减少阿片类和非阿片类镇痛药的使用,缩短机械通气时间;右美托咪定使用禁忌较丙泊酚少,可用于肝肾功能不全及高脂血症,因此更适用于 SAP 患者的镇痛镇静治疗。镇痛药物的选择也应根据不同情况采用不同药物,对于气管插管的患者可考虑阿片类药物,未行气管插管的患者可考虑非甾体类药物。

阿片类药物和非甾体抗炎药等均曾用于急性胰腺炎患者的镇痛治疗,但各种镇痛药物用于治疗急性胰腺炎有效性和安全性的证据有限。《中国急性胰腺炎诊治指南(2021)》目前推荐对急性胰腺炎患者按照围手术期急性疼痛方式(全身给药与局部给药联合,患者自控镇痛与多模式镇痛联合)进行镇痛治疗。中华消化杂志在 2022 年第 12 期发表了由亚洲急危重症协会中国腹腔重症协作组制订的《重症急性胰腺炎镇痛治疗中国专家共识(2022版)》,对重症急性胰腺炎中疼痛和镇痛治疗对疾病和预后的影响、镇痛药物和镇痛方式选择等方面讨论并提出 21 条临床最关注的问题,对于急性胰腺炎患者的镇痛治疗具有重要指导意义。有研究者发现,对于非气管插管患者,盐酸二氢吗啡酮的镇痛效果优于吗啡和芬太尼。对于需要长期大剂量阿片类药物治疗的 SAP 患者,可考虑使用硬膜外镇痛。另有研究者发现,ICU 内接受硬膜外镇痛治疗的急性胰腺炎患者的 30 天内病死率更低。

传统上认为吗啡会收缩奥狄括约肌,胆碱能受体拮抗剂如山莨菪碱(654-2)会诱发或加重肠麻痹,但一项对 227 例患者的 5 个 RCT 的荟萃分析发现,阿片类镇痛药和非阿片类镇痛药在胰腺炎并发症及其他严重不良事件的风险上没有差异。几项随机对照试验和临床研究,在阿片类药物、非甾体抗炎药、麻醉药等不同药物存在的情况下,进行了 AP 相关疼痛的治疗效果试验。对几个比较不同止痛药的随机对照试验的系统回顾表明,这些研究并没有有效地证明某一类药物的真正疗效。另一项随机对照试验将静脉注射对乙酰氨基酚与两种不同的非甾体抗炎药和阿片类药物进行比较,结果显示它们之间没有优势。若是大剂量阿片类药物不能很好地控制疼痛,可以考虑使用硬膜外镇痛。因此 WHO 阶梯镇痛是 AP 中治疗疼痛的一种实用方法。它的基础是从低效非甾体抗炎药单独或联合阿片类药物逐步升级治疗。前述中国专家共识也制订了 SAP 阶梯式镇痛方案,从轻度疼痛、中度疼痛、重度疼痛到难治性疼痛给出了具体方案,具有重要参考价值。

## 四、中医药治疗

随着对急性胰腺炎研究的不断深入,在西医的基础治疗上联合中医药治疗,可显著提高疗效。对于 SAP 的治疗,中医学认为应以"通里攻下、清热解毒、活血化瘀、益气养阴"为治则。越来越多的具有传统中医特色的治疗方式崭露头角,包括清胰汤、承气汤类方、针灸、芒硝外敷及中西医结合治疗等。有研究发现,在常规治疗的基础上,清胰汤或承气汤加减能明显改善 SAP 患者的临床症状,减少并发症的发生。具体中医中药治疗方法详见第二十章急性胰腺炎中医中药治疗方法相关内容。

## 五、外科干预治疗

SAP 治疗理念经历了早期手术—保守治疗—扩大手术—缩小手术—以微创治疗为先导的综合治疗的转变。目前提倡"step-up approach"升阶梯式的综合治疗策略,即早期采用非手术强化治疗,适时微创引流,后期行内镜或腹腔镜坏死组织清除,必要时行开腹手术清创。

外科治疗主要针对胰腺局部并发症继发感染或产生压迫症状,如消化道梗阻、胆道梗阻等,以及胰瘘、消化道瘘、假性动脉瘤破裂出血等其他并发症。手术治疗强调理念,鼓励先行经皮穿刺置管引流、微创治疗,最后开腹手术。

## (一) 经皮穿刺置管引流(PCD)术

经皮穿刺置管引流是指在 CT 或彩超引导下,通过经皮途径,放置引流管将腹腔或后腹膜积聚物引流出体外,一定程度或者完全解决患者临床问题。根据积聚物位置,它分为两种方式进行:经腹膜(病灶主要位于小网膜囊)或腹膜后(病灶主要位于腹膜后间隙及盆腔)。PCD 既可作为主要干预措施,也可作为其他方式的辅助技术,同时方便后续治疗沿引流管"顺藤摸瓜"安全准确进入坏死腔进行清创。研究表明,PCD 对于脓毒症的控制、内镜或外科干预之前的初步干预以排出积液非常有利。如果在 72 小时后无法解决,应加强引流(增加引流口径或增加引流管数)或行手术治疗。2019 年 WSES 重症急性胰腺炎管理指南指出,PCD 能将手术治疗延迟到更有利的时间,甚至可使 25%~60% 的患者完全消除感染,建议作为一线治疗方法。

**1. PCD 适应证** PCD 主要适用于以下情况:

(1)发病 4 周后,有以下 4 种情况:①进行性器官衰竭,无感染性坏死迹象;②因大块包裹性坏死性物质积聚导致的进行性胃流出道梗阻,胆道或肠道梗阻;③胰管离断综合征;④有症状的或增大的假性囊肿。

(2)发病 8 周后,症状持续存在,如进行性的疼痛和/或不适。经皮导管引流可作为坏死性胰腺炎的主要治疗方法,将以后可能需要的外科手术推迟到更有利的时机。根据病情决定阶梯治疗中 PCD 实行时间。

影像学或内镜引导下穿刺置入引流管是控制胰腺或胰周感染的重要措施。PCD 可在超声或 CT 引导下进行,首选经腹膜后路径穿刺;内镜下引流通常经胃壁或十二指肠壁进行。在急性胰腺炎病程的早期是否可行引流治疗目前仍存在争议。一般认为,对于高度可疑或确诊的胰腺坏死感染,即使尚未形成完整包裹,若药物治疗效果不佳,PCD 仍是控制感染安全、有效的措施。有研究者认为,早期行内镜下引流同样安全。对于合并 ACS 的急性胰腺炎患者,若存在大量腹腔或腹膜后积液,应考虑穿刺引流以降低腹内压;发病后期,对于因压迫消化道或胆道而引起症状的局部并发症亦可行引流治疗。

**2. PCD 的优势**

(1)PCD 适应证在扩大:由于操作简便、不需全身麻醉,适用于不能或不需行外科手术或内镜治疗者,尤其适用于引流胰腺周围积液,如急性液体积聚或胰腺假性囊肿合并感染等。对病情危重患者,可明显缓解临床症状,从而延缓手术甚至避免手术;即使后期仍需行坏死组织清除术,也可待病情稳定后进行,将窦道扩张并经窦道行延期确定性手术治疗。

(2)作为 SAP 升阶梯式治疗策略的第一步:PCD 用于缓解症状并通过引流等待坏死组织的包裹局限,为 SAP 患者升阶梯式治疗策略的第一步。

**3. PCD 的局限性** ①引流效率受管径限制,容易被坏死组织堵塞,可能需要多次穿刺,增加重要器官损伤、出血等风险;②若坏死腔存在分隔,将导致引流不充分而影响引流效果;③外置引流管易形成潜在的引流瘘管;④穿刺存在积液或积脓内外交通,逆行引起腹腔感染。

### （二）外科干预

急性胰腺炎的外科治疗主要是针对局部并发症进行,其中主要包括胰腺或胰周坏死的手术清除及外科引流。

**1. 适应证** 因相同指征接受经皮/内镜手术后的进一步治疗,如感染性胰腺坏死4周以后微创手术后仍需进一步处理;腹腔间室综合征(ACS);血管内治疗不成功导致的急性进行性出血;AP期间肠缺血或急性坏死性胆囊炎;肠瘘蔓延导致胰周积聚。当经皮或内镜方法不能改善患者病情时,应考虑进一步手术。ACS应首先采用保守方法进行治疗。如果保守方法无效,应考虑剖腹手术减压。SAP的出血性并发症经血管内治疗不奏效可能需要手术干预。

**2. 手术时机** 手术时机是决定感染性胰腺坏死患者预后的重要因素。研究结果显示,早期手术患者的病死率在50%以上,而延迟手术可降低患者并发症发生率及病死率。因此,国内外指南均明确指出,无论感染性坏死或无菌性坏死,清创引流应尽量推迟到发病的4周以后。不足4周的可通过穿PCD或内镜下引流控制感染过渡到4周以后。目前尚不清楚在患者能够耐受的情况下,手术可以推迟多久,也不清楚推迟时间更久一些是否会导致更多的并发症。

**3. 手术策略** 在感染性胰腺坏死中,PCD作为一线治疗(升阶梯疗法)能将手术推迟到更有利的时机,是升阶梯式疗法的第一步。微创手术,如经胃内镜坏死组织清除术或电视辅助腹膜后清创术,可减少术后新发器官衰竭,但需要干预的次数更多。

手术是"step-up"策略的最后一步,常见的指征包括微创治疗失败(多次引流后仍有大量坏死感染残留)、临床恶化或发生严重的并发症(如消化道穿孔或出血等),而接受挽救性手术的患者往往预后更差、病死率更高。如何把握手术时机一直是临床实践的难点。对于引流效果评估欠佳的患者,南京医科大学高堃所在团队提出,是否可以在尽量不干扰腹膜腔的情况下,优先开放手术,处理主要的坏死积聚,再结合微创外科或内镜治疗处理残余脓腔,将"step-up"转变为"cross-back"策略。"cross-back"的初衷即更灵活地应用各种引流方法,而不是等到出现并发症或器官功能障碍加重再手术干预,以期获得最优化的引流。该策略能否明确改善临床结局,仍需要进一步的研究。

### （三）腹腔开放（OA）

对腹腔内高压(intra-abdominal hypertension,IAH)/ACS保守治疗无反应的SAP患者,手术减压和使用腹腔开放(open abdomen,OA)来治疗ACS是有效的。建议临床医师应谨慎,早期SAP患者不要过度复苏,并定期测量腹内压。如果可以使用其他方法来缓解或治疗SAP患者严重的IAH,建议应避免OA,SAP接受坏死组织切除术后不要使用OA(除非严重的IAH要求必须OA)。如果因ACS或内脏缺血而被迫行早期OA,建议不要清创或行早期坏死组织切除术。

SAP的干预方式不断发展,从早期开放手术到现在的延迟手术,微创技术逐渐成为一线干预措施。然而,对于治疗而言,没有任何一种治疗方式是最佳的。SAP多数伴有不同程度感染,单一治疗方式均存在一定的缺点,给临床治疗带来困难。采用创伤升阶梯式治疗策略能更好发挥不同手术的优势,同时更好规避单一方法的缺陷,达到治疗效果的同时提升患者治愈率,改善预后。同时根据个体化、多模式、因地制宜的治疗理念,外科医生结合患者病情状况和自身技术水平,做出最适合患者的治疗模式。

## 六、并发症的处理

### (一) 局部并发症的治疗原则

**1. 急性胰周液体积聚(APFC)和急性坏死物积聚(ANC)**　无症状者无需手术治疗;症状明显,出现胃肠道压迫症状,影响肠内营养或进食者,或继发感染者,可在 B 超或 CT 引导下行 PCD 治疗,感染或压迫症状不缓解需进一步手术处理。

**2. 包裹性坏死(WON)**　无菌性 WON,原则上不手术治疗,随访观察;发生感染时,可行 PCD 或手术治疗。

**3. 胰腺假性囊肿(PP)**　继发感染者治疗与 WON 相同,无症状者可不做处理,随访观察;若体积增大出现压迫症状则需外科治疗。外科治疗方法以内引流术为主,内引流术可在腹腔镜下手术或开腹手术。

### (二) 其他并发症的治疗

**1. 胰瘘**　多由胰腺炎症、坏死、感染导致胰管破裂引起。胰瘘的治疗包括通畅引流和抑制胰腺分泌以及内镜和外科手术治疗。

**2. 腹腔出血**　腹腔大出血时,条件具备的首选血管造影检查明确出血部位,如为动脉性(假性动脉瘤)出血则行栓塞术。未明确出血部位或栓塞失败者可考虑积极手术止血或填塞止血。同时做好凝血机制的监测和纠正。

**3. 消化道瘘**　多由 AP 时胰液腐蚀等原因引起,也可能与手术操作有关,以结肠瘘最为常见。治疗与肠瘘治疗原则相同,包括通畅引流及造口转流手术。

(陈海龙　王长森　苗 健　王孟菲)

## 主要参考文献

[1] 中华医学会外科学分会胰腺外科学组. 中国急性胰腺炎诊治指南(2021)[J]. 中华外科杂志,2021,59(7):578-587.

[2] 孙备,杨伟光. 重症急性胰腺炎外科干预方式的选择与评价[J]. 中华急诊医学杂志,2019,28(10):1188-1191.

[3] 中华医学会消化病学分会胰腺疾病学组,《中华胰腺病杂志》编委会,《中华消化杂志》编委会. 中国急性胰腺炎诊治指南(2019 年,沈阳)[J]. 临床肝胆病杂志,2019,35(12):2706-2711.

[4] 亚洲急危重症协会中国腹腔重症协作组. 重症急性胰腺炎镇痛治疗中国专家共识(2022 版)[J]. 中华消化外科杂志,2022,21(12):1499-1509.

[5] 中国中西医结合学会消化系统疾病专业委员会. 急性胰腺炎中西医结合诊疗共识意见(2017 年)[J]. 中国中西医结合消化杂志,2017,25(12):901-909.

[6] 秦会园,孔子昊,杨桂元.《2019 年世界急诊外科学会重症急性胰腺炎诊治共识》摘译[J]. 临床肝胆病杂志,2019,35(10):2185-2190.

[7] 郭蒙蒙,娄婷,熊青,等. 急性胰腺炎亚特兰大分类新标准解读[J]. 医学新知杂志,2013,23(1):43-48.

[8] 高堃,童智慧,李维勤. 胰腺坏死组织感染的影像学特征、微创介入方式及时机[J]. 中国实用外科杂

志,2019,39(6):575-580.

[9] 朱美冬,罗运权.中西医治疗重症急性胰腺炎的研究进展[J].临床肝胆病杂志,2017,33(1):188-193.

[10] BANKS P A,BOLLEN T L,DERVENIS C,et al. Classification of acute pancreatitis—2012:revision of the Atlanta classification and definitions by international consensus [J]. GUT,2013,62(1):102-111.

[11] HUANG S W,MAO E Q,WANG H S,et al. Clinical characteristics of 5 375 cases of acute pancreatitis from a single Chinese center,1996-2015 [J]. Chin Med J(Engl),2019,132(10):1233-1236.

[12] HOLLEMANS R A,BAKKER O J,BOERMEESTER M A,et al. Superiority of step-up approach vs open necrosectomy in long-term follow-up of patients with necrotizing pancreatitis [J]. Gastroenterology,2019, 156(4):1016-1026.

[13] PAGLIARI D,BRIZI M G,SAVIANO A,et al. Clinical assessment and management of severe acute pancreatitis:a multi-disciplinary approach in theXXI century [J]. Eur Rev Med Pharmacol Sci,2019,23(2): 771-787.

[14] GLIEM N,AMMER-HERRMENAU C,ELLENRIEDER V,et al. Management of Severe Acute Pancreatitis: An Update [J]. Digestion,2021,102(4):503-507.

[15] TALUKDAR R,SAREEN A,ZHU H,et al. Release of cathepsin B in cytosol causes cell Death in Acute Pancreatitis [J]. Gastroenterology,2016,151(4):747-758.

[16] LEE P J,PAPACHRISTOU G I. New insights into acute pancreatitis [J]. Nat Rev Gastroenterol Hepatol, 2019,16(8):479-496.

[17] RIVERS E,NGUYEN B,HAVSTAD S,et al. Early goal-directed therapy in the treatment of severe sepsis and septic shock [J]. N Engl J Med,2001,345(19):1368-1377.

# 第十九章
## 急性胰腺炎的中医病因病机和辨证分型

中医学中并无胰腺及胰腺炎的专门名词,但在许多中医书籍中,却有着这样一些论述。如《难经·四十二难》:"脾重二斤三两,扁广三寸,长五寸,有散膏半斤……"其中的"散膏"与今之胰腺相当。《十四经发挥》记载:"脾广三寸,长五寸,掩乎太仓,附着于脊之第十一椎。"其中对脾的位置的描述,与现在胰腺解剖位置相近。《医纲总枢》记载:"脾形如犬舌,状如鸡冠,生于胃下,横贴胃底,与第一腰骨相齐,头大向右,至小肠头,尾尖向左,连脾肉边,中有一管,斜入小肠,名曰珑管。"其中珑管的描述与胰腺解剖特点十分吻合。再从脾主运化水谷精微、水湿等功能观之,中医所说的脾脏已包括了西医学的胰腺。脾和胰同属中焦,脾主运化各种营养物质,而胰腺的主要作用是调节营养物质代谢。从胰腺的结构和功能来看,它对营养物质的消化、吸收和代谢起着重要的促进作用。中医认为,胃主受纳、腐熟水谷,肝主疏泄、助脾胃升降,胆藏精汁、助饮食物消化,胰腺疾病除与脾关系密切外,还与胃、肝、胆等脏腑有关。

中医早就有九种心痛之说,而其中有关脾心痛的描述,与急性胰腺炎极为相似。此外,类似本病的记载还散见于胃脘痛、结胸、肝胃气滞、胁腹痛等门类中。

从《黄帝内经》开始,就有类似本病的阐述。如《灵枢·邪气脏腑病形》说:"……胃脘当心而痛,上支两胁,膈咽不通,食饮不下。"又如《灵枢·厥病》说:"厥心痛,痛如以锥针刺其心,心痛甚者,脾心痛也。"

至汉代,提出以下法为主要方法治疗本病。《伤寒论·辨太阳病脉证并治下》指出:"……从心下至少腹,硬满而痛,不可近者,大陷胸汤主之。"《金匮要略·腹满寒疝宿食病脉证治》说:"按之心下满痛者,此为实也,当下之,宜大柴胡汤。""腹满不减,减不足言,当须下之,宜大承气汤。"

隋代《诸病源候论·心腹痛候》对本病的病因病机做了较详细的分析:"心腹痛者,由腑脏虚弱,风寒客于其间故也。邪气发作,与正气相击,上冲于心则心痛,下攻于腹则腹痛,下上相攻,故心腹绞痛,气不得息。"明清两代的许多医著,对该病的论述颇多,论治也较以前更为精细。

# 第一节　急性胰腺炎的中医病因和病机

## 一、急性胰腺炎的中医病因

急性胰腺炎的发生主要与下列因素有关：

**1. 饮食不节**　凡嗜食油腻,过饮酒浆,生冷不洁,易克伤脾胃而发病。

**2. 精神因素**　凡情志不畅,暴怒伤肝,均可致肝失疏泄,而肝气郁结,横克脾胃,以致胃气不降,脾失健运,脾胃功能失调而发病。

**3. 蛔虫上扰、胆道石阻**　因虫扰石阻胆道,致肝胆气滞血瘀,脾胃运化失司而发病。

**4. 创伤、手术、妊娠**　诸因素均可导致肝胆气郁,脾胃气机升降乖异。

## 二、急性胰腺炎的中医病机

急性胰腺炎的主要病机如下：

**1. 肝胆气滞**　气滞血瘀,气血运行不畅,故腹痛。肝胆气滞不但可以横克脾胃,亦能化热传脾。

**2. 胃失和降**　气机上逆,故恶心、呕吐。胃失和降,脾失运化,则湿从内生。宿食、水湿停聚不化,郁而化热,或邪热内陷,并与水湿、宿食交接与胆胃,湿热阻于中焦;湿热弥漫,充斥胃胆,壅塞腑气,可致脘胁持续胀痛,恶心频作,呕吐剧烈,甚或矢气不通。

**3. 热结湿蕴**　湿热熏蒸肝胆,胆汁泛溢肌肤,故见身目黄染,苔黄燥或黄腻,脉沉实或滑数;湿热流于下焦,可见小便短赤而黄;湿邪、瘀热困脾,小肠清浊不分,则泄泻如脂。

**4. 热毒内炽**　热邪炽盛,热血相结,则结胸里实;热血相搏,瘀毒化腐成脓或血瘀成块,则见高热、寒战,腹痛如绞或走窜;瘀热阻络,血脉不通,可见上腹剧痛如刀割,血不循经可致出血和瘀斑。

**5. 腑闭血瘀**　气滞日久,或湿热蕴结阻塞脉络,血运不畅,而致脘腹疼痛如锥,舌质紫暗,苔黄燥或灰黑,脉多弦数或滑数兼涩。湿阻蒸热,湿热阻于脾胃而呈脾胃湿热或脾胃实热之候。若病进,正虚邪陷,则呈现气血败乱之厥脱证。脾胃热盛,胃热化火传入营血,可致热深厥深;胃热化火,可迫血妄行。

**6. 湿邪困脾**　热去湿留,则湿浊中阻、湿邪困脾。邪去正伤,脾阳虚衰。

## 三、急性胰腺炎的中医病机演变特点

急性胰腺炎在中医学上属腑病。六腑者,其气机是泻而不藏、实而不满、动而不静、降而不升、以通为用。故凡气滞、血瘀、寒凝、热蕴、湿阻、食积、虫聚等,如影响其通降下行,均可发展为本病。其病机演变的一般规律是郁、结、热、瘀、厥。主要是气机郁滞,实邪结聚,实热内盛或湿热内蕴,血行瘀阻,甚或气血逆乱,亡阴亡阳。急性胰腺炎患者临床上常出现阳明腑实证的证候,表现为痞、满、燥、实、甚或坚,腑气不通,邪热炽盛,正邪交争,阴津耗损,脏腑功能失调。

结合有关文献,将急性胰腺炎的中医病因病机概括如图 19-1。

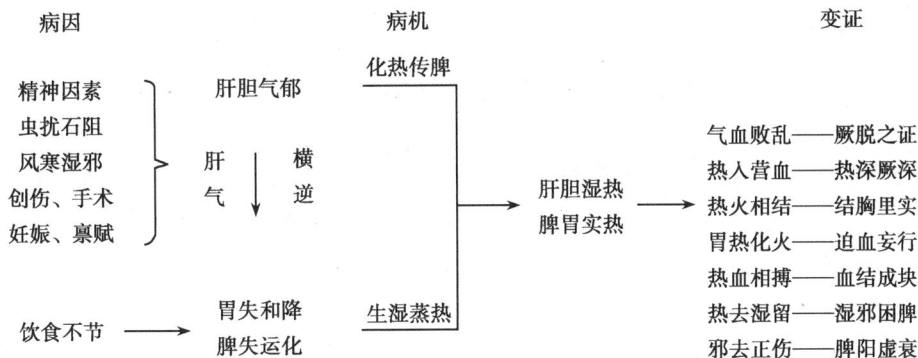

病因　　　　　　　　　　病机　　　　　　　　　　变证

图 19-1　急性胰腺炎中医病因病机图

# 第二节　急性胰腺炎的中医辨证分型

根据急性胰腺炎脏腑和病机演变特点,可分为本证和变证。

## 一、急性胰腺炎本证

### (一) 肝郁气滞型

多由情志刺激引起,致肝胆气滞血瘀,脾胃通降失司,气机壅塞,瘀凝不通。症见上腹及两胁阵痛或窜痛,时痛时止,恶心,呕吐,腹不胀或不甚胀。病理相当于轻型急性胰腺炎或急性水肿性胰腺炎。

### (二) 肝胆湿热型

多由肝胆气滞血瘀,横克脾胃;或饮食不节,脾胃受伤,胃失和降,脾失健运,脾湿热蒸而致脾胃湿热内蕴。症见上腹或两胁胀痛、拒按,冷热阵作,口苦咽干,口渴不欲饮,泛恶不止,大便不爽,尿短黄赤,多身目俱黄,舌质绛红,苔黄而腻,脉弦数或滑数。病理相当于合并有胆道感染及胆道梗阻的急性胰腺炎。

### (三) 脾胃实热型

由肝胆气滞血瘀,瘀而化热,热传脾胃,热毒炽盛,伤阴损阳。症见腹满疼痛拒按,有痞、满、燥、实、坚的征象。口干渴,呕吐频作,溲赤便秘,舌质红,苔黄厚腻或燥,脉洪数或弦数,体温多在 39℃ 以上。病理相当于重症急性胰腺炎或急性出血坏死性胰腺炎。

### (四) 瘀毒互结型

阳明腑实,热与血结,热毒血瘀。症见腹满痛拒按,胁腹部发斑,渴甚,尿黄,甚或吐衄、便血、尿血。壮热,烦躁,甚或神昏。舌质深绛或紫,脉沉细而数。病理相当于重症急性胰腺炎、腹膜炎。

### (五) 脾胃虚弱型

由脾胃湿热或脾胃实热之邪消退,但正气已伤,脾阳虚衰。症见肢体喜热恶冷,食欲不振,食后胀满,大便稀溏,身疲乏力,舌质淡胖,舌苔薄白,或无苔。病理相当于急性胰腺炎恢复期,体虚而胃肠及胰腺的消化功能尚未完全恢复。

## 二、急性胰腺炎变证

在本病病程中,如邪热壅盛,或正气受损;或热邪与血、水相搏,可致多种变证。

### (一) 气血厥脱型

症见面色青紫,四肢厥冷,脉微欲绝,血压下降以至为零。此症由于邪气盛,正气衰,正虚邪陷,呈现气血败乱之厥脱证。病理系因胰腺缺血缺氧,释放蛋白水解酶,产生血管活性多肽,导致骤然发生感染中毒性休克,往往未及抢救便已猝死。

### (二) 热深厥深型

症见烦躁不安或精神萎靡,腹满胀痛,全腹拒按,移动性浊音阳性,血压下降,脉细微,四肢厥冷,舌苔黄燥或灰黑。此证由脾胃热盛,化火传入营血,正气虚衰,气血瘀闭,热郁于内,不能外达。病理为急性出血坏死性胰腺炎,并脓毒血症、感染性休克。

### (三) 结胸里实型

发病后 12~48 小时,症见腹满,从心下至少腹硬满,按之石硬,手不可近,短气躁烦,心中懊侬,呕吐频作,高热汗出,痞满燥实坚悉俱,脉沉而紧或洪数。病理相当急性出血性坏死性胰腺炎,腹膜炎,麻痹性肠梗阻。

### (四) 胃热炽盛,迫血妄行型

在脾胃实热证候基础上,病程 10 天左右,症见突然呕血、黑便。此由胃热炽盛化火,耗血动血,损伤络脉,致血不循经,溢出常道。病理可为弥漫性坏死性胃炎并出血和急性应激性溃疡或凝血机制障碍所致。

### (五) 热血相搏,瘀腐成脓型

症见胃脘部或左上腹拒按肿块,体温不退,食欲持续不佳,溲赤便干,舌质暗紫,脉滑数。本证由脾胃热盛,热毒与瘀血相搏,肉腐成脓。病理属急性胰腺炎病程 4 周后,继发感染,形成单房或多房性脓肿。

### (六) 血瘀成块型

本病 4 周后,症见腹胀持续,心下及左上腹有叩浊区域,扪及囊性包块,超声检查有液平段。此证系脾胃之实热虽消,但局部瘀血成块。病理为由急性胰腺炎所引起的假性囊肿或胰腺脓肿,以胰腺体部为多,胰头部及胰尾部少见。

### (七) 湿邪困脾型

此期为病程迁延日久,多为发病后 2~3 个月,邪去正虚,气阴亏虚或肝脾不和,或脾虚湿困;或余邪未尽,湿热留恋,或热血相结而遗留癥瘕积聚。症见脘腹胀满,胃纳欠佳,全身乏力,四肢懒重,恶心呕吐,口不渴,便溏,小溲不利,舌苔白腻,脉迟缓而濡。此证为脾胃之郁热消退,但湿邪滞留,湿困中阳,脾运受阻。西医方面主要临床表现为体质虚弱,全身营养不良,存在腹膜或腹腔内残腔,常引流不畅,窦道经久不愈,有时伴有消化道瘘。病理改变为内分泌紊乱,胰腺外分泌功能不足。

除上而外,急性胰腺炎的变证还可有消渴病,手足抽搐及肺热咳嗽等多种,当辨证以施治。总之,急性胰腺炎本证应早期诊治,免生变证为要。

# 第三节　急性胰腺炎的中西医结合辨证分型治疗

## 一、基本思路

### (一) 中药应用

根据中医"六腑以通为用""不通则痛""通则不痛"的原则,对急性胰腺炎早期应积极采取通里攻下的方法,能够消除肠道麻痹造成的肠道淤滞状态,使患者在最短时间内排便、排气,减少了肠内有害物质(糟粕、细菌、内毒素等)的吸收和进入体内的细菌数,从而明显改善患者的临床症状,缩短住院时间,减少手术次数,并降低病死率。近年来的研究已经证实,中医的通里攻下法可以保护肠道屏障,使肠道细菌和内毒素随肠道内容物排出体外,减少肠源性内毒素的产生和吸收,有效地防止肠道细菌和内毒素移位,起到"釜底抽薪"的作用。

清热解毒法可以抑制肠道细菌的生长和繁殖,直接裂解内毒素的结构。活血化瘀法可以改善肠道和重要器官的微循环,降低肠道通透性,减轻组织过氧化损伤。通里攻下法与清热解毒法联合应用可预防与治疗肠源性感染和内毒素血症,达到菌毒并治的目的,有助于减轻坏死胰腺组织的感染及脓肿形成,从而缓解第 2 个 MODS 高峰;通里攻下和活血化瘀中药能改善腹腔重要器官的血液循环,促进炎症渗出物的吸收,对机体的重要器官具有一定程度的保护作用;清热解毒和活血化瘀药对内毒素有降解作用,能抑制内毒素介导的细胞因子和其他炎症介质引起的过度炎症反应。所以运用中药治疗过程中,通里攻下法、清热解毒法、活血化瘀法适时联合应用是非常重要的经验。中药除了内服,还可外敷,保留灌肠。中医的针刺疗法在缓解疼痛、解除痉挛、利胆、止呕等方面也有一定作用。

### (二) 中西医结合

非手术治疗过程中,在应用中医疗法的同时,还要注意常规西医疗法的应用。控制饮食,抗生素和胰酶抑制剂的应用,维持机体水、电解质和酸碱平衡等常规疗法不能忽视。激素的适量和适时应用对于抑制超强炎症反应,缓解急性状态亦不可忽视。

在中西医结合治疗过程中,仍要严密观察病情变化,遵循外科治疗原则,不失时机进行外科治疗措施。根据近年来的研究成果,由于胰腺炎不仅是胰腺本身的炎症、出血或坏死,更重要的是它所引起的全身性炎症反应,特别是其所导致的胰外器官的病理变化。单纯针对胰腺本身的手术应该持审慎的态度,过大的手术并不能改变急性胰腺炎的病理进程和预后。除了必须进行的传统的胰腺被膜切开减压、腹腔引流、腐胰切除、胆道引流等术式外,当今日臻成熟的微创和介入治疗手段和方法值得提倡。

对于急性胆源性胰腺炎,可以考虑经内窥镜奥狄括约肌切开成型(EST)加鼻胆管引流术(ERBD),既可以解除括约肌狭窄,又可以通畅胆道引流,降低胆道压力,迅速缓解病情。待病情平稳后,可以再施行内镜下胆道取石或行腹腔镜胆囊切除术。

对于腹水比较多的出血坏死性胰腺炎,可以施行腹腔置管灌洗引流术,引流腹腔内含有大量炎症介质和毒素的腹水,又不对胰腺和机体造成太大的生理扰乱。适时应用机械通气改善机体供氧,结合床旁连续性血液透析,可以更多地挽救重症急性胰腺炎患者的生命。

其他方面,选择性动脉灌注 5-氟尿嘧啶,灌注醋酸奥曲肽等胰酶抑制剂等也有较好的效果,可以结合各自的条件和实际情况选择应用。

无论在急性期,还是恢复期;无论在术前或术后,辨证施治,正确应用中医药疗法都是有益的。

## 二、急性胰腺炎的辨证分型论治

### (一)急性胰腺炎本证的分型论治

由于本病的病机主要是肝郁气滞、脾胃湿热或脾胃实热,故治疗上应以通为用,分别采用疏肝理气、清热燥湿、通里攻下、活血化瘀等法,根据疾病发展的不同类型和发展阶段选方用药。

**1. 肝郁气滞型** 治以疏肝理气,兼以清热燥湿通便。方选:①柴胡清肝饮;②大柴胡汤;③清胰Ⅰ号;④清胰汤Ⅰ号。

**2. 肝胆湿热型** 治以清热利湿,行气通下。方选:①龙胆泻肝汤;②清胰Ⅰ号。

**3. 脾胃实热型** 治以清热泻火,通里逐积,活血化瘀。方选:①大陷胸汤;②清胰合剂。

**4. 瘀热互结型** 治以通里攻下,清热解毒,泻火逐瘀。方选:①大承气汤合黄连解毒汤;②大黄牡丹汤合膈下逐瘀汤。

**5. 脾胃虚弱型** 治以健脾和胃,助运消食。方选:平胃散,或参苓白术散,或二陈汤随证加减化裁等。或清胰汤Ⅰ号去苦寒药,加党参、黄芪、白蔻仁、茯苓等;有食积者用保和丸加减。

### (二)急性胰腺炎变证的分型论治

**1. 气血暴脱型** 此证系急重危证候,应急速抢救。加速输液,纠正酸中毒,维持血容量,适时应用血管活性药物,维持氧饱和度及血液循环稳定,用镇静解痉药物及电针、中药为主的综合措施,减轻腹痛。中医治则是回阳救逆,益气固脱。方用:参附龙骨牡蛎汤加味。组成:人参30g,制附子(先煎)15g,龙骨(打碎先煎)40g,生牡蛎(打碎先煎)40g,麦冬30g。

**2. 热深厥深型** 此证亦属危重证候,中药宜运用清营泻火、解毒开窍,或养阴清热之剂。方药可用甘露消毒丹合犀角地黄汤加减(犀角现已禁用,多以水牛角代)。同时,输液,输血。如热厥之证迅速解除,可继续行非手术疗法;否则,应及时手术引流腹腔为妥。

**3. 结胸里实型** 治宜重用通里攻下,攻积逐饮,以散其结,是治疗本证的关键。方用:①大陷胸汤;②大承气汤。同时,配合禁食、胃肠减压、输液输血、抗生素,反复穿刺抽取腹腔渗液,如攻下无效,应手术引流腹腔。

**4. 胃热炽盛、迫血妄行型** 治宜清热泻火,用黄连、黄芩、知母、黄柏、玄参、栀子炭、天花粉等治疗。如吐血剧烈或便血如注,舌质红绛,应急则治其标,用犀角地黄汤加减(犀角现已禁用,多以水牛角代)。待其血止,再继续上述治疗。其他止血剂、输血等也应积极应用。如无效,则考虑手术治疗。

**5. 热血相搏、瘀腐成脓型** 此证腹胀里实者重用通里攻下之剂;里热盛者,重在清热解毒,并适当活血化瘀,如红藤、穿山甲、皂角刺、三棱、莪术等。外敷消炎散,配合抗生素,随着热象的减退,可逐步减少清热解毒药,增加活血化瘀之品。对较大脓肿,可在超声波指导下,穿刺抽脓,或置管引流。如仍不能控制,则手术引流脓肿。

**6. 血瘀成块型** 治宜清热解毒,活血化瘀。有时重用峻下逐水之剂,如大陷胸汤,可使囊块消散。药用:甘遂末(冲)1.5g,大黄 20g,芒硝(冲)15g,同时可服用巴豆散 80mg,并外敷消炎散。观察 6~8 周如囊块未消散,可考虑囊肿穿刺加置管引流,必要时考虑经腹腔镜内引流。如囊肿破裂、出血、继发感染,或脓肿形成,宜及早手术。

**7. 湿邪困脾型**　治宜健脾、补气、利湿,方用胃苓汤温中化湿;或三仁汤加减;或清胰Ⅰ号方去苦寒药,加藿香、佩兰、半夏。

(三) 其他中医药疗法

**1. 消炎散外敷**　消炎散方药用虎杖 40g,煅石膏 50g,冰片 25g。用法:上三味,共研细末。用醋或水调成糊状,外敷腹部有压痛的部位,厚度 0.4~0.5cm,外加塑料薄膜覆盖,保持药物湿润,每日更换 2~3 次。

**2. 单验方**

(1)单味大黄汤:单味生大黄 30g 水煎,每日 2~4 次口服,无大便时可加量,疼痛减轻则逐渐减量至每日 1 次。对于重型不能口服者,亦可保留灌肠。

(2)生大黄粉 9~15g,玄明粉 15~30g,开水冲 100ml,分 3 次服,2~4 小时 1 次;另用 100ml 保留灌肠,以得泻为度。

(3)清胰片:柴胡、黄芩、胡黄连、白芍、延胡索、木香、大黄,适用于本病的肝郁气滞型。

(四) 针灸疗法

**1. 体针**　常用穴有足三里、下巨虚、内关,中脘、梁门、阳陵泉、脾俞、胃俞、中脘等,可任选一组,或几组交替选用。强刺激手法,留针 30 分钟,每日 3 次;也可埋针保留。

**2. 水针**　穴位注射选用足三里,或下巨虚;每穴注射 10% 葡萄糖注射液 5~10ml,每日 1~2 次。

**3. 耳针**　可选胆区、交感、神门、胰、内分泌等耳穴。方法:于上述穴位压痛明显处选 2~3 个穴重刺激,留针 30 分钟,每日 2 次。

(陈海龙　张桂信　郭颢雅)

## 主要参考文献

[1] 朱仁康.中医外科学[M].北京:人民卫生出版社,1987.

[2] 天津市南开医院,遵义医学院.新急腹症学[M].北京:人民卫生出版社,1978.

[3] 张林国.胰腺炎[M].北京:科学技术文献出版社,2001.

[4] 吴咸中,李世忠,裴德恺.急腹症研究[M].上海:上海科学技术出版社,1988.

[5] 郑显理,吴咸中,许树朴.中西医结合治疗急性胰腺炎 300 例总结[J].中医杂志,1965,(7):12-19.

[6] 崔乃强.中西医结合治疗胰腺炎[M].武汉:华中科技大学出版社,2009.

# 第二十章
## 急性胰腺炎中医中药治疗方法

急性胰腺炎的中医中药疗法是中西医结合非手术疗法中的一部分内容,在非手术疗法的过程中,要把中医药疗法和其他一般治疗,包括一般处理和监护、液体疗法、解痉镇痛、抑制胰腺外分泌和胰酶抑制剂的应用、抗生素的应用、血管活性药物和糖皮质激素的应用及纠正低氧血症和营养支持等方法有机结合起来,不能顾此失彼,也不能无所适从。

本章主要是在前面中医病因病机分析、中医辨证分型分期有关论述的基础上,把与急性胰腺炎及其肺损伤病程中可能应用的中医药方法,特别是常用中药方剂、验方及部分单味中药进行梳理和总结,以方便读者在临床上应用。

## 第一节　常　用　方　剂

### 一、基本方剂

#### (一) 大承气汤

大承气汤为临床上用中药治疗 AP 的基本方剂。大承气汤由大黄、厚朴、枳实和芒硝四味药组成。方以大黄为君,苦寒通降,泄热通便;芒硝为臣,咸寒润降,软坚散结;再佐以厚朴下气除满、枳实行气消痞。四药合用,起到峻下热解、荡涤积滞的作用,则阳明腑实之证可愈。在《伤寒论》中大承气汤证条文达十九条之多,主要出现在阳明病篇。大承气汤证的来路主要有三:第一,太阳、少阳病证失治误治,病邪深入阳明,热化燥化,结聚于胃肠。第二,患者素体阳旺,外感病邪直犯阳明,燥热之邪与肠中宿滞相结,形成燥屎,阻于肠道。第三,少阴之病化热化燥转入阳明。三者来路不同,病机都是燥热内结。

后世医家根据阳明病条文,归纳出"痞、满、燥、实"四大症状,作为阳明腑实证的指标。①"痞"指胸脘自觉有闷塞压重感,此是中焦气机升降失常,胃肠气结,运化不及所致;②"满"是指脘腹胀满,按之有抵抗感,此是宿食停滞,肠气蓄积所致;③"燥"是指肠中粪便,既燥且坚,按之坚硬,此是热淫于内,化燥伤津所致;④"实"是指大便秘结,拒按,此是肠胃燥屎与热邪搏结肠中,不得下行所致。阳明腑证的病理来源于胃肠实邪阻滞,实邪阻滞来源于腑气不畅,腑气不畅来源于燥热内结。虽然痞、满、燥、实俱备,其基本病机是阳明燥结。

大承气汤是治疗阳明腑实证的首选方剂。《素问·至真要大论》载:"热淫于内,治以咸寒。火淫于内,治以咸冷。"大承气汤中之大黄,其性味大苦大寒,性禀直遂而下降,有祛邪止暴,拨乱反正之殊功;为荡涤肠胃,泄热通便之要药,胃中热结非此不能撤,肠中燥粪非此不能下,功效直指"实"证,是为君药;芒硝咸能软坚润燥,寒能泄热通便,针对"燥"证,是为臣药,二味相辅,攻热泻火通便之力备矣。积滞内阻,每致气滞不行,枳实辛行苦泄,行气以消痞,破气以止痛,专为"痞"证而用;厚朴味辛主行散,善于运中焦之气而散满,为行气除胀之要药,特为"满"证而设。四药相合,能峻下热结,承顺胃气下行,使塞者通,闭者畅,热得泄,阴得存,故名"承气"。

现代医学研究证实,大承气汤能荡涤肠腑,促进肠蠕动,改善胃肠道功能和毛细血管通透性,从而清除肠麻痹和瘀滞状态。以大承气汤为代表的类方对 AP 并发胃肠道功能损伤的治疗作用得到业界广泛的认可,在基础研究中发现,单纯应用大承气汤对 AP 动物模型合并肠道功能障碍,大承气汤可通过调节内皮屏障功能相关蛋白减轻 AP 合并的肠道毛细血管内皮损伤。其可以通腑活血、清热理气,促进腹腔渗液的吸收,从而改善心肺功能,同时能迅速清除肠道内的细菌与内毒素,增强肠黏膜抗病能力,对肠道的生物屏障、免疫屏障及机械屏障均有良好的保护作用,从而有效地抑制内毒素血症和细菌移位的机会,并可以改善内脏及胰腺的微循环。肠黏膜屏障的破坏可引起肠内菌群紊乱,内毒素向肠外组织器官移位,血清二胺氧化酶(DAO)水平、血浆 D-乳酸水平常用于临床评估肠黏膜屏障功能。不同医院的临床研究均表明,AP 患者在服用大承气汤及其类方后,通过动态监测评估肠黏膜屏障的完整性和损伤程度发现,血清 DAO 和 D-乳酸水平均明显低于未服用的 AP 患者,有效改善了 AP 患者的肠黏膜屏障功能和临床症状。大承气汤还可以通过降低体内炎症因子的表达水平,减轻全身炎症反应综合征,达到对胰腺组织及胰外器官的保护作用。综合多项临床研究报道,大承气汤类方能够在 AP 治疗中抑制的促炎因子有肿瘤坏死因子-α(TNF-α)、白细胞介素-1β(IL-1β)、IL-6、白细胞介素-8(IL-8)、细胞间黏附分子-1(sICAM-1)、超敏 C 反应蛋白(hs-CRP)等,并有利于抗炎因子白细胞介素-10(IL-10)的增加,在一定程度上维持"促炎因子"和"抗炎因子"的相对平衡,进而调节 AP 的免疫炎症反应,对防止并发症的发生有积极作用。有实验研究发现,大承气汤可通过将细胞坏死转换为细胞凋亡,减轻胰腺炎性反应和病理损伤,提高细胞成活率,诱导腺泡细胞凋亡,减轻细胞及胰腺组织的坏死程度,降低反应性活性氧,增加 NO 含量。临床研究表明,大承气汤类方在改善胰腺微循环方面也有较为显著的功效,如柴芍承气汤可显著降低 AP 患者的 ET-1、NO、TXB2、GMP-140 等血清指标,改善胰周及全身微血管循环,防止病情加重。也有临床研究表明,大承气汤能够提高 AP 患者机体的 SOD 水平,促使机体代谢氧自由基能力增强,减少微循环障碍带来的组织损伤。

国内多家单位(如天津市南开医院、大连医科大学附属第一医院、遵义医学院附属医院、四川大学华西医院等)应用大承气汤为基本方剂治疗 SAP,均收到了满意的临床疗效,且应用愈早,疗效及预后也愈佳。

### (二) 大柴胡汤

大柴胡汤系小柴胡汤去人参、甘草,加大黄、枳实、芍药而成,亦是小柴胡汤与小承气汤两方加减合成,是和解为主与泻下并用的方剂。小柴胡汤为治伤寒少阳病的主方,因兼阳明腑实,故去补益胃气之人参、甘草,加大黄、枳实、芍药以治疗阳明热结之证。因此,本方主治少阳阳明合病,仍以少阳为主。症见往来寒热、胸胁苦满,表明病变部位仍未离少阳;呕不止与郁郁微烦,则较小柴胡汤证之心烦喜呕为重,再与心下痞硬或满痛、便秘或下利、舌苔黄、脉弦数有力等合参,说明病邪已进入阳明,有化热成实的热结之象。在治法上病在少阳,本当禁用下法,但与阳明腑实并见的情况下,就必须表里兼顾。《医方集解》载:"少阳固不可下,然兼阳明腑实则当下。"方中重用柴胡为君药,配臣药黄芩和解清热,以除少阳之邪;轻用大黄配枳实以内泻阳明热结,行气消痞,共为臣药。芍药柔肝缓急止痛,与大黄相配可治腹中实痛,与枳实相伍可以理气和血,以除心下满痛;半夏和胃降逆,配伍大量生姜,以治呕逆不止,共为佐药。大枣与生姜相配,能和营卫而行津液,并调和脾胃,功兼佐使。总之,本方既不悖于少阳禁下的原则,又可和解少阳,内泄热结,使少阳与阳明合病得以双解,可谓一举两得。正如《医宗金鉴·删补名医方论》所说:"斯方也,柴胡得生姜之倍,解半表之功捷;枳芍得大黄之少,攻半里之效徐,虽云下之,亦下中之和剂也。"然较小柴胡汤专于和解少阳一经者力量为大,名曰"大柴胡汤"。

大柴胡汤不仅可疏肝利胆,理气止痛,又可荡涤胃肠实热。元代王好古说:"大柴胡汤治有表复有里……欲汗之则里已急,欲下之则表证仍。故以小柴胡中药调和三阳,是不犯诸阳之禁。以芍药下安太阴,使邪气不纳;以大黄去地道不通;以枳实去心痞下闷,或湿热自利"。清代张璐曰:"此汤治少阳经邪渐入阳明之腑,或误下引邪内犯,而过经不解之证"。大柴胡汤在临床应用具有广泛性,尤其是肝胆疾病和与肝胆相关的胃肠疾病,如急性胰腺炎、胆系疾病等具有优势。药理研究证实,大柴胡汤具有利胆和降低括约肌张力作用,并不抑制括约肌运动功能,能治疗胆管系统疾病;大柴胡汤也具有疏肝利胆作用,可提高胆汁中胆汁酸的含量,降低胆红素、糖蛋白的含量,有效抑制致石性病理胆汁的形成,既可消除结石继续生成的原因,又可加速已经生成的结石从胆道排出。此外,大柴胡汤还可改善急性坏死性胰腺炎大鼠模型的疾病严重程度,降低毛细血管通透性,其机制可能与上调急性坏死性胰腺炎大鼠胰腺水通道蛋白1(AQP1)的表达有关。

### (三) 大陷胸汤

大陷胸汤主治水热互结之结胸证。心下疼痛,拒按,按之硬,或从心下至少腹硬满疼痛,手不可近。伴见短气烦躁,大便秘结,舌上燥而渴,日晡小有潮热,舌红,苔黄腻或兼水滑,脉沉紧或沉迟有力。

本方证因表证未解而误下,或因误下而邪气内陷,热邪与水饮搏结于胸膈所致,为大结胸证。水热内结,气不得通,轻则但见心下硬满而痛,甚则从心下至少腹硬满而痛不可近;腑气不通,故大便秘结;邪热与水饮互结,津液不得上承,故舌燥口渴;此时燥热已累及阳明,但因水热互结,故只表现为"日晡小有潮热";因邪盛而正不虚,故脉沉紧,按之有力。本证水热内结,故当泄热逐水。方中甘遂善攻逐水饮,泄热破结,为君药。大黄芒硝荡涤肠胃,泻结泄热,软坚润燥,起臣佐之用。综观全方,泄热与逐水并施,使水热之邪从大便而去,且药简量大,力专效宏,为泄热逐水之峻剂。

本方与大承气汤虽同为寒下峻剂,都用大黄、芒硝以泄热攻下,但二方主治证之病因、病位不同,故其配伍及用法均有差异。尤在泾在《伤寒贯珠集》中曾说:"大陷胸与大承气,其用有心下与胃中之分。以愚观之,仲景所云心下者,正胃之谓,所云胃中者,正大小肠之谓也。胃为都会,水谷并居,清浊未分,邪气入之,夹痰杂食,相结不解,则成结胸。大小肠者,精华已去,糟粕独居,邪气入之,但与秽物结成燥粪而已。大承气专主肠中燥粪,大陷胸并主心下水食;燥粪在肠,必藉逐之力,故须枳、朴;水食在胃,必兼破饮之长,故用甘遂。且大承气先煮枳、朴,而后内大黄,大陷胸先煮大黄,而后内诸药。夫治上者制宜缓,治下者制宜急,而大黄生则行速,熟则行迟,盖即一物,而其用又不同如此。"

天津市南开医院崔乃强等认为,SAP 初期主要表现为少阳之邪逐渐传入阳明之腑,出现燥热与糟粕互结的腑实证。中医辨证为少阳阳明合病或阳明腑实证。少阳阳明合病,少阳之邪传入阳明之腑,出现燥热与糟粕互结的腑实证;主症见往来寒热,胸胁苦满,兼有腹胀、便秘或大便硬结;治则和解少阳,泻下热结;方用大柴胡汤加减。阳明腑实,燥热阻结,气机不通;主症见痞、满、燥、实、坚;治则通里攻下,理气活血,合用大柴胡汤及大陷胸汤,称为清胰陷胸汤。崔乃强等在一项 145 例 SAP 临床试验中报道,应用清胰陷胸汤后治疗组病死率、手术率、平均住院时间、并发症发生率等各项观察指标均明显优于对照组。

SAP 的病因较复杂,一般的病理机制主要为肝郁气滞、中焦湿热郁阻。因此在治疗时,应采取疏肝理气、通里泄热为大法。重点掌握通腑泄热、理气活血、清热解毒止痛三个关键。实践证明,泻下越快,效果越好。早泄早缓解,不泄变严重。因此攻下药要早期应用,方中大黄一味,一般用量要大,根据患者体质情况,可以用至 30~60g,为了增强泻下荡涤作用,还可加入芒硝适量冲服。用药后开始 1~3 天内每天大便次数保持 3~5 次最为满意。傅强等研究证实,中医中药在 SAP 的治疗中起到了积极的作用,其效果可能是阻断了 SIRS/MODS 病理生理反应来实现的。研究表明,通里攻下药和活血化瘀药能降低胰酶血症的程度,减少氧自由基的产生,调节炎性细胞因子分泌;改善胰腺和胃肠道的微循环,减轻 SAP 时内毒素血症和多器官衰竭。中医下法还具有其他多种治疗作用,其中包括使肠内容物迅速而大量排空,增加胃肠蠕动,清除肠源性内毒素;维护肠黏膜的屏障功能;抑制肠内致病菌的过度生长,维持肠道正常微生态平衡;生物膜系统稳定作用等。

在刘长宝等的实验中,发现清胰陷胸汤还具有显著减轻各脏器病理学改变,尤其肠壁及胰腺;显著抑制肠道细菌移位和感染发生的机会,加速机体康复的作用。中药的泻下作用并不会造成机体的脱水、电解质紊乱,是肠道脱污染有效的治疗方法。

### (四)茵陈蒿汤

茵陈蒿汤源于汉代张仲景所著《伤寒论》。"阳明病,发热汗出者,此为热越,不能发黄也。但头汗出,身无汗,剂颈而还,小便不利,渴饮水浆者,此为瘀热在里,身必发黄,茵陈蒿汤主之"。"伤寒七八日,身黄如橘子色,小便不利,腹微满者,茵陈蒿汤主之"。该方由茵陈蒿、栀子、大黄组成,具有清热利湿,利胆退黄之功,为治疗湿热黄疸的要方,也是治疗肝胆湿热型急性胰腺炎的有效方剂。湿热黄疸的病机有二:一是外邪入里化热,而热又不得外达;二是脾胃湿浊内阻,而湿又不得下泄。故而湿热在中焦交蒸,熏蒸肝胆,胆汁外溢发黄。方中茵陈为君,可以清热利湿,还可以疏肝利胆。栀子苦寒,作为臣药,能够清热泻火,还可以利胆退黄。特别是栀子有很强的利水作用,能够增强茵陈的清热利湿作用,两者协同作用,使湿热从小便排出。大黄在方中作为佐药,其性禀直遂,专于泻火通下行瘀,可以泄下热结,茵陈配大黄,能使郁热之邪从大便而解。因此,本方三药协同,清利降泄,利湿和泄热并进,通利二便,前后分消,给湿邪以出路,则湿去热撤,黄疸自除。因此,茵陈蒿汤为后世治疗湿热黄疸确立了"清热、利湿、祛瘀"三大原则。

现代医学研究发现,茵陈和大黄两者配伍不仅可以引起胆囊收缩,疏通胆汁流通,同时可以阻断胆红素的肠肝循环,降低谷丙转氨酶(ALT)、谷草转氨酶(AST)及碱性磷酸酶(ALP)等,减少胆石症的发作。茵陈蒿汤还可提高肝内胆汁淤积湿热证大鼠肝细胞胆酸共转运蛋白的表达,具有改善胆汁淤积、肝功能及减轻肝脏病理的作用。研究还发现,茵陈蒿汤具有保护胰腺自身结构的作用,可有效治疗胰腺组织出现的出血、多灶坏死等病变;降低急性胰腺炎小鼠血清和胰腺组织 IL6 基因表达;也可通过茵陈蒿汤拆方配伍研究,影响急性胰腺炎小鼠胰腺组织炎性反应病理和 IL6 基因表达。此外,茵陈蒿汤一定程度上还具有保护胰腺组织、减少细菌移位、保护细胞膜组分、诱导细胞凋亡、抑制炎性反应递质表达及改善凝血功能的作用。

上述四个方剂均为张仲景《伤寒论》的经典名方,多年来在临床上治疗急性胰腺炎得到了广泛的应用。其中,大承气汤证属燥屎内结,腑气不通,硬满病位在大肠;大柴胡汤证属少阳郁热,腑气壅滞,病位在肝胆;大陷胸汤证属水热互结,气机内阻,病位在胃脘;茵陈蒿汤证属湿热黄疸,郁热在里,病位也在肝胆。广大中西医结合工作者根据患者的实际情况,加减化裁,出其不意,屡获佳效。

## 二、辨证分型施治方剂

### (一) 大柴胡汤加减方

【组成】柴胡 15g　黄芩 15g　法半夏 12g　枳实 15g　厚朴 15g　广藿香 12g　白芍 12g　郁金 15g　延胡索 12g　香附 12g　川楝子 12g　生大黄(后下)10~15g　芒硝(冲服)10~20g

【功效】疏肝理气,通腑泄热。

【主治】肝郁气滞证。此型以轻型胰腺炎多见。

【证候】此为肝经郁热,兼胃腑燥热。症见胃脘胁肋窜痛或阵痛,胸胁苦满,口苦咽干,纳呆嗳气,恶心呕吐,溲黄便结,或发热微恶寒,胁下痞块,舌质淡红,苔薄白或薄黄少津,脉弦数或紧。

加减法:热重者加金银花、连翘;湿停者加金钱草、茵陈、栀子、车前子;伤津者加葛根、生地、麦冬等;呕吐重者加竹茹、代赭石、旋覆花;腹胀明显者加青皮、槟榔;病势减缓,即去芒硝,加白术、薏苡仁、陈皮、神曲等健脾和胃之品。

### (二) 大柴胡汤合茵陈蒿汤

【组成】茵陈 30g　栀子 10g　龙胆草 15g　柴胡 15g　黄芩 10g　胡黄连 10g　白芍 15g　木香 12g　延胡索 12g　生大黄(后下)10~15g　芒硝(冲服)15~20g

【功效】疏肝利胆,清热化湿。

【主治】肝胆湿热证。此型以胆源性胰腺炎多见。

【证候】此为肝胆湿热,阻滞中焦气机。症见胃脘或偏右突然疼痛,钝痛持续,阵发加剧,甚或绞痛,牵及肩背腰胁,脘腹硬满,压痛拒按,恶寒发热或寒热往来,恶心,呕吐,或目身发黄,口渴而不欲饮,头晕,胸闷心烦,大便秘结,小便黄赤,舌质红绛,苔黄腻,脉弦数或滑数。

### (三) 柴芩承气汤

【组成】柴胡 15g　黄芩 15g　枳实 15g　厚朴 15g　广藿香 12g　赤芍 12g　牡丹皮 12g　延胡索 12g　茵陈 15g　栀子 12g　鱼腥草 30g　生大黄(后下) 15~20g　芒硝(冲服) 10~20g

【功效】通腑泻下,清热泻火。

【主治】脾胃实热证。此型以重症胰腺炎多见。

【证候】此为中焦邪热炽盛,阻遏气机,升降失调,腑气不通。症见上腹持续疼痛,阵阵加剧,痛如刀绞;脘腹硬满,压痛拒按,多有反跳痛;和/或腰背肿胀,触痛明显;恶心呕吐,热盛口渴,大便秘结,小便短赤。重者痛、吐、胀、闭均见,痞、满、燥、实悉具。舌质红干,舌苔黄厚,或腻或燥,脉洪数或弦数。

上述二型临床应用时,常有如下随症加减:热重,加金银花、大青叶;呕吐重,加姜半夏、竹茹、代赭石;湿热重,加金钱草、黄连、黄柏;严重腹胀,加甘遂末(冲服)、大腹皮、槟榔、莱菔子;食积,加焦三仙;面色苍白,四肢厥冷,冷汗出,脉沉细而数,血压下降者,加熟附子、干姜;伤阴者,加生地黄、麦冬、五味子;有腹水者,加猪苓、泽泻;胰周渗出多或后期促进胰周液体和炎性组织吸收,加丹参、红花、牡丹皮、五灵脂、生蒲黄。

### (四) 大柴胡汤合乌梅汤

【组成】柴胡 15g　黄芩 12g　胡黄连 12g　乌梅 15g　白芍 12g　木香 12g　槟榔 15g　使君子 15g　细辛 3g　芒硝(冲服) 15g　苦楝根皮 30g

【功效】疏肝理气,安蛔驱虫。

【主治】肝郁气滞,蛔虫上扰证。此型多为胆道蛔虫引起的轻型胰腺炎,现今已少见。

【证候】胃脘偏右突起疼痛,如物钻顶,阵发加重,痛引肩背,辗转不安,痛缓如常。继则腹痛持续,压痛拒按,恶心频吐,呕吐蛔虫。身热不甚,或不发热,可见黄疸。舌质淡或红绛,苔薄白或黄腻,脉弦紧或弦细。

### (五) 参苓白术散加减方

【组成】党参 30g　茯苓 30g　白术 15g　桔梗 12g　山药 30g　白扁豆 15g　莲子肉 12g　砂仁 10g　薏苡仁 12g　甘草 6g

【功用】醒脾和胃,理气化湿,恢复期调理。

【主治】邪去正伤、热去湿留的脾胃虚弱证。多为急性胰腺炎恢复期。

【证候】表现为气血两虚,脾胃虚弱,湿邪困脾等。症见神疲乏力,消瘦,面色苍白,食欲不振,腹胀,纳呆,舌质淡,胖大而有齿痕,苔白腻,脉细弱。

## 三、经验方剂

验方,也称经验方。自 20 世纪 50 年代末期开始,广大的中西医结合工作者在中医经典理论的指导下,在多年临床实践中根据自己或团队的经验拟定的具有确切疗效的中药方剂,也多是以前人的经方为基础加减化裁而来。但不管以何方进行治疗,其药味的多少、剂量之大小,必须随病情之不同、体质之强弱、年龄之大小而辨证加减。

(一)清胰汤(清胰汤Ⅰ号)

【组成】柴胡 15g　黄芩 10g　胡黄连 10g　白芍 15g　木香 10g　延胡索 10g　大黄(后下)15g　芒硝(冲服)10g

【功效】疏肝理气,通腑泄热。

【方解】柴胡、白芍、木香调气疏肝、缓急止痛;延胡索理气活血;黄芩、胡黄连清肝胃之热;大黄、芒硝通里攻下,以泻中焦之实热。

【主治】证属肝郁气滞,兼有邪热中阻者。

本方是天津市南开医院治疗急性胰腺炎的基本方。目前临床上广泛应用的清胰汤就是以该方为底方加减化裁而来。各地应用的清胰汤,虽然名称相同,可能方剂组成略有不同,但基本上是大同小异。

在此基础上常用的随症加减有:热重者加金银花、连翘等。

湿热重者加茵陈、栀子、龙胆草;呕吐重者加代赭石、竹茹等。

食积者加炒莱菔子、焦三仙等。

胸满者加厚朴、枳实;有瘀块者加穿山甲、皂角刺,甚至加三棱、莪术;肩背痛者加全瓜蒌、薤白等。

体虚中寒者去清热解毒及通里攻下药,加附子、干姜。

(二)清胰汤Ⅱ号

【组成】柴胡 15g　黄芩 10g　胡黄连 10g　木香 10g　槟榔 30g　使君子 30g　苦楝根皮 30g　细辛 3g　芒硝(冲服)10g

【功效】疏肝清热,杀虫驱蛔。

【方解】柴胡、木香疏肝理气;黄芩、胡黄连清肝胃之热;槟榔、使君子、苦楝皮根杀虫驱蛔,配芒硝以增强驱蛔之功。

【主治】本方是天津南开医院治疗胆道蛔虫引起的急性胰腺炎的基础方。若热象重者,可加茵陈、栀子;疼痛重者,木香可增至 30g,或加延胡索 10g。方中驱虫药不可久用,一般服用 3~5 天症状缓解后,即可停药,改其他药物调理。

(三)清胰陷胸汤

【组成】柴胡 15g　黄芩 15g　胡黄连 15g　木香 10g　延胡索 10g　大黄(后下)15~30g　芒硝(冲服)10~15g　甘遂末(冲服)1g

【功效】疏肝理气,泄热逐水。

【方解】柴胡、木香疏肝理气、缓急止痛。黄芩、胡黄连清肝胃之热。大黄、芒硝、甘遂泄热逐水。

【主治】本方是天津南开医院治疗重症急性胰腺炎的经验方。由清胰汤Ⅰ号与大陷胸汤组合而成。方中有大黄、芒硝、甘遂三味药力峻猛的泻下药,用以治疗重症急性胰腺炎并发的肠麻痹。根据《伤寒论》"伤寒六、七日,结胸热实,脉沉而紧,心下痛,按之石硬者,大陷胸汤主之"的记载,方中加甘遂加强泄热逐水功效。

(四)清胰Ⅰ号

【组成】龙胆草 15g　木香 15g　延胡索 15g　白芍 24g　大黄(后下)24g

【功效】疏肝清热,行气止痛。

【方解】龙胆草泻肝胆实火,兼清下焦湿热;木香、延胡索、白芍行气活血,缓急止痛;大黄泄热通便。

【主治】本方为遵义医学院治疗急性胰腺炎经验方。治疗证属肝郁气滞兼有肝胆湿热者。

（五）清胰Ⅱ号

【组成】栀子15g　牡丹皮15g　赤芍24g　木香15g　厚朴15g　延胡索15g　大黄(后下)24g　芒硝(冲服)10g

【功效】通腑泻火,行气止痛。

【方解】栀子泻三焦郁火;牡丹皮清热凉血;赤芍、木香、厚朴、延胡索行气活血以止痛。大黄、芒硝泄热通便。

【主治】本方为遵义医学院治疗急性胰腺炎经验方。治疗证属脾胃实热者。

（六）清胰Ⅲ号

【组成】栀子15g　白芍24g　木香15g　延胡索15g　槟榔15g　苦楝根皮15~30g　使君子24g　芒硝(冲服)15g

【功效】清热止痛,杀虫驱蛔。

【方解】栀子泻三焦郁火;白芍缓急止痛;延胡索行气活血以止痛;槟榔、苦楝皮根、使君子杀虫驱蛔,加芒硝增强驱蛔之功。

【主治】本方为遵义医学院治疗胆道蛔虫引起的急性胰腺炎的经验方。治疗证属蛔虫上扰者。

（七）胰腺清化汤

【组成】柴胡15g　黄芩15g　白芍15g　厚朴10g　枳实10g　佩兰10g　金银花30g　人叫青30g　大黄(后下)10g　芒硝(冲服)6g

【功效】理气泻实,清热化湿。

【方解】柴胡、白芍调气疏肝、缓急止痛;大黄、芒硝、厚朴、枳实行气通腑泻实;柴胡、金银花、大叶青、佩兰清热化湿。

【主治】本方为天津南开医院治疗急性胰腺炎经验方。适用于脾胃湿热重者。

（八）温胰汤

【组成】吴茱萸10g　干姜6g　厚朴10g　枳壳10g　柴胡10g　川楝子12g　延胡索15g　桃仁10g　红花10g　大黄(后下)10g

【功效】温中活血,理气通下。

【方解】吴茱萸、干姜温中散寒、降逆止呕;延胡索、桃仁、红花活血止痛;厚朴、枳壳、柴胡、川楝子疏肝解郁、理气通下。

【主治】脾胃寒实型急性胰腺炎。临床较为少见。除表现腹痛、便结等里实证外,还表现有腹中冷痛、喜温喜按、口淡不渴、舌苔白滑、脉弦细或沉细等虚寒症表现。多见于年老体弱、病程较长或慢性胰腺炎。

## 四、单味中药

### (一) 大黄和大黄素

**1. 大黄** 大黄也被称为"将军"或者"黄良",始记载于《神农本草经》,至今已有两千多年的历史。大黄的主要成分为蒽醌类(大黄酸,大黄素,大黄酚,番泻苷 A、B、C、D 等)和鞣质类物质。《神农本草经》记载:"下瘀血,血闭,寒热,破癥瘕积聚,留饮宿食,荡涤肠胃,推陈致新,通利水谷,调中化食,安和五脏。"大黄作为通里攻下中药的代表,味苦性寒,归脾、胃、大肠、肝、心经,具有泻下攻积、逐瘀通经、清热泻火之功效。简而言之,该药苦寒沉降,气味俱厚,力猛善走,能直达下焦,荡涤胃肠积滞,清泄血分实热。

多项研究证实,大黄通里攻下可以明显减轻肠源性内毒素血症,降低肠黏膜通透性,调整肠道细菌微生态,清泄内毒素池,起到"釜底抽薪,急下存阴"的作用。因而,对 SAP 等急危重症时的肠道屏障功能发挥了重要的保护作用。大黄辅助早期肠内营养治疗 SAP 大鼠,可以显著降低血浆中内毒素、D-乳酸水平,更重要的是可以提高肠分泌的 sIgA 蛋白表达水平,从而抑制菌群移位,减轻肠黏膜损伤。Yao 等研究证实,SAP 大鼠肠道菌群出现紊乱,表现为乳酸杆菌和双歧杆菌数量明显下降、大肠埃希菌数量明显增加,而大黄可以在一定程度上缓解这一现象。

焦东海对单味大黄治疗急性胰腺炎情有独钟,自 20 世纪 70 年代中期就开始了用单味大黄治疗急性胰腺炎的实践,取得了突出的成绩。在一组 557 例用单味大黄治疗急性胰腺炎的临床研究中,单味大黄治疗组的总有效率为 100%,其中显效率达 83.18%。重用大黄中西医结合治疗出血坏死型胰腺炎可以减少手术率和降低病死率。焦东海先后用过 5 种大黄制剂,有大黄汤(大黄煎剂:取生大黄饮片 30g,加水煎煮 2 次,分 2 次服)、大黄冲剂、大黄糖浆、精黄片和大黄液。临床实践证明精黄片治疗急性水肿型胰腺炎疗效确切,与大黄汤剂疗效相似,且服用方便,副反应小。他总结出单味大黄治疗急性胰腺炎的适应证有:①急性水肿性胰腺炎;②急性胰腺炎的某些并发症,如麻痹性肠梗阻,早期胰腺脓肿或假性囊肿;③出血坏死型胰腺炎早期,一般情况好,血压稳定,腹腔渗液不多。

**2. 大黄素** 大黄素作为从大黄中提纯的蒽醌类衍生物,治疗 SAP 也具有良好的效果。研究表明大黄素可导泻、保护肠黏膜屏障,抑制厌氧菌感染,降低血浆内毒素水平,抑制胰酶活性,解除奥狄括约肌痉挛,防止细菌移位,减少促炎细胞因子释放,抑制炎症反应,清除氧自由基,改善微循环,抗凝、抗血栓等。

有实验表明大黄素的主要成分大黄游离蒽醌(FTRAs)还通过下调 SAP 大鼠肠组织中 NLRP3 炎症小体及相关蛋白 caspase-1、IL-1β 的表达,增加 sIgA 的表达,减少 Treg 细胞的数量,降低血液中内毒素、IL-1β、TNF-α 和 NO 水平,恢复 Th1/Th2 的平衡来调节黏膜功能,即通过调节免疫功能来保护肠道损伤,改善肠黏膜屏障功能。还有研究发现,大黄素可以减少 SAP 大鼠肠系膜肥大细胞脱颗粒率,进而抑制 TNF-α、IL-6、NF-κB 的表达与激活,限制了炎症反应的进一步扩散。此外,大黄素还可以通过上调 SAP 大鼠腹腔巨噬细胞细胞间 ICAM-3 的表达,促进其吞噬能力,进而减轻 SAP 炎症反应。因此,大黄对 SAP 免疫屏障的作用是多层次、多方面的,不仅可以抑制病原体的移位,亦可以截断炎症反应的扩散途径。

### （二）甘遂

甘遂属峻下逐水药，为大戟科多年生草本植物甘遂的块根，味苦、辛，性寒，归大肠、肺、肾经，具有泻水逐饮、消肿散结的功效。主要药理成分为 α-大戟固醇、γ-大戟固醇、甘遂固醇、巨大戟萜醇型儿茶脂类、甘遂萜脂 A、B 等。现代药理研究证实甘遂治疗 SAP 的机制为：

1. 增强胃肠道平滑肌张力，促进胃肠道蠕动，排除胃肠道积滞，从而降低肠道压力，改善腹痛、腹胀。研究表明甘遂减轻腹痛、腹胀的作用强于大黄。

2. 促进腹腔内的内毒素自肠道排出，保护肠黏膜免疫屏障，缩小肠道内毒素池，阻碍细菌和内毒素移位，减少内毒素吸收入血，从而减少胃肠道衰竭发生率及其持续时间，改善患者呕吐、腹痛、腹胀症状。

3. 改善胃肠道微循环，降低肠黏膜和血管的通透性，进而促使腹腔渗出液的吸收和肠内毒素的排泄。

4. 具有免疫抑制和抗炎作用。能抑制体内细菌的繁殖，降低血中 TNF-α 水平，阻抑其诱导的细胞因子连锁反应。

5. 通过脱水作用，减少奥狄括约肌及胰腺的水肿，促进胰液及胆汁的引流，加速胰腺及周围感染坏死组织的吸收，减轻胰酶自肠道和腹腔吸收引起的胰外组织损害。

### （三）芒硝

芒硝，为硫酸钠矿精制后的结晶体（$NaSO_4 \cdot 10H_2O$）。将天然矿物溶于热水中，滤液冷后析出的结晶，称为皮硝；皮硝与萝卜片共煮，取上层液冷后析出的结晶，为芒硝；芒硝风化失去结晶水而成的白色粉末，为玄明粉，也称元明粉。芒硝味咸、苦，性寒；归大肠、胃经。其功效为软坚泻下，外用清热消疮肿。临床上用于大便燥结之热积便秘证。本品苦寒，既可清泄，又能通泄，亦有较强的通便泄热作用。更因其味咸，长于软化坚硬燥结之大便，故为"咸能软能下"的代表药物。治疗 SAP 引起的阳明腑实之证，常与大黄相须为用，以增强攻下热结之效，如《伤寒论》大承气汤。在大承气汤组方中，大黄虽能泻下攻积，但欠润燥软坚之力，单用大黄仍不能达到"急下"的目的，故又选用咸寒而擅于软坚润燥的芒硝为臣药与大黄相须为用，以增强清热、泻下之力。"芒硝先化燥屎，大黄继通地道"（《古今名医方论》），这就是二药相伍的机理。方中君药大黄含番泻苷类等结合型二蒽酮类成分，通过局部刺激、增强大肠蠕动而导泻；芒硝所含 $Na_2SO_4$ 不被肠黏膜吸收而形成高渗溶液，增加肠内容，引起机械性刺激，致排稀便；厚朴含厚朴酚类成分，兴奋肠道平滑肌；枳实含辛弗林等生物碱及黄酮苷等，使胃肠运动收缩节律增加而有力，四药合用能产生强大的荡涤肠道、峻下热结的作用。

《名医别录》记载芒硝："主五脏积聚，久热胃闭，除邪气，破留血，腹中痰实结搏，通经脉，利大小便及月水，破五淋，推陈致新。"《本草再新》谓芒硝："涤三焦肠胃湿热，推陈致新，伤寒疫痢，积聚结癖，停痰淋闭，瘰疬疮肿，目赤障翳，通经堕胎。"芒硝在《伤寒论》中入 6 方次，在《金匮要略》中入 4 方次，主要见于大承气汤、大陷胸汤、调胃承气汤等经方和清胰汤、清胰陷胸汤、复方清下汤等验方中。芒硝在中医多内服，也外敷，内服有软坚润燥、泄热通便的功效，外用有清热解毒、消肿敛疮的功效。故临床上治疗急性胰腺炎时常用芒硝外敷腹部可以起到"缓解腹痛、腹胀、全身炎症反应"，"提高肠道神经反射及肠道蠕动，加速腹内渗出液吸收，降低胰胆管压力，改善胰腺功能"等的作用，并且被写入几个急性胰腺炎诊治指南当中。但芒硝外敷治疗急性胰腺炎的具体机制需要进一步的循证医学证据的支持。

现代药理学研究已经明确芒硝化学成分及药理作用,芒硝主要含结晶硫酸钠($Na_2SO_4 \cdot 10H_2O$),并含钙、镁、银等多种元素,常夹杂极少量的氯化钠、硫酸镁、硫酸钙等。芒硝经口服后其硫酸根离子不易被肠黏膜吸收,存留肠内成为高渗溶液,使肠内水分增加,刺激肠壁,引起肠蠕动增强,可于4~6小时后发生泻下,排出流体粪便。这是其发挥泻下作用的药理学基础。

### 五、中药静脉制剂

#### (一) 生脉注射液

作为益气救阴法的代表药物。用于急性胰腺炎的第一期及第二期。疗程7~14日。剂量为每日20~40ml,静脉滴注。严重者可用至每日100ml。生脉注射液由人参、麦冬、五味子三味中药组成,具有益气养阴、敛阴固脱之功。现代药理研究表明,此药具有广泛的药理作用。包括抗休克、调节血压和强心作用;增加冠状动脉血流量、改善心肌缺血、调整心肌代谢、提高耐缺氧能力;降低血液黏度和血小板聚集、抑制血栓形成,改善血液流变性和微循环;提高机体的免疫功能,等等。临床上尤其用于急性胰腺炎伴有循环并发症如休克、血容量不足、心动过速、心衰等,有明显的疗效。

#### (二) 参附注射液

由红参和附子两味中药组成。具有回阳救逆,益气固脱的作用。主要用于重症急性胰腺炎阳气暴脱的厥脱症(感染性、失血性、失液性休克等)。与生脉注射液相似。抗休克、强心作用优于生脉注射液。静脉滴注,一次20~100ml,用5%~10%葡萄糖注射液250~500ml稀释后使用。疗程视病情而定。

#### (三) 丹参注射液

作为活血化瘀法的代表药物。可用于急性胰腺炎的各个时期。平均疗程14日。剂量为每日20~40ml,静脉滴注。具有改善腹腔脏器尤其胰腺和肠壁血供和微循环,降低血液黏度、改善血液流变性,抗炎、促进腹腔炎症吸收,抗氧化作用等广泛药理效应。

#### (四) 川芎嗪注射液

作用机制与丹参注射液相似。每日10~12ml(每支2ml含40mg)静脉滴注。疗程10~14日。

## 第二节　常用中药的应用方法

### 一、中药给药方法

#### (一) 中药服法及注意事项

1. **分次服用**　一般轻症每日1剂,分2次服;重症在急性症状缓解前,每日2剂,分4次服,至恢复期酌减。

2. **对症处理**　服药时要防止呕吐,必要时可配合针刺或肌注阿托品,采用分次服药,或将中药浓缩,使药量减少,也有利于服用。

**3. 适时减量** 以能保持每日 3~4 次稀便为度,痛随利减后,逐渐减少攻下药,加用健脾和胃药,以防克伐太过。

**4. 巩固治疗** 临床症状及体征缓解后,仍应继续服药 5~7 日,并注意饮食忌宜及休养,以巩固疗效,避免转为慢性。

### (二) 经胃管给药或保留灌肠

由于患者频繁呕吐,常规口服给药难以执行,且为了减轻口服给药对胰腺分泌的刺激作用,常常安置胃管,从胃管注入。有时重症者已经留置胃管,无法经口服药,则经胃管给药。

病程第一期每 2~4 小时给药一次,每次 100~200ml,以 24 小时给药至 1 000ml 左右为宜;直至大便通泄、肠鸣恢复、肠麻痹解除后逐步减量至每日 500ml。在病程第一期为了尽快启动肠鸣、加强肠蠕动、解除肠麻痹,在胃管给药之前或同时,给予中药保留灌肠。根据腹胀和肠鸣情况,每 4~6 小时灌肠一次,每次用药 100~200ml,加芒硝 10~20g,肠麻痹解除后停用。

上述给药方法革新了单纯西医治疗严格禁食禁饮的被动的、"静"的治疗方法,而采用胃肠道给药,通过加强肠蠕动、解除肠麻痹,达到通里攻下、"六腑以通为用"、胆汁胰液内引流的效果,是一种主动的、"动"的治疗方法。这与西医学早期肠内营养的实施是不谋而合的。研究表明,以通里攻下为代表的中医治疗方法,具有广泛的药理作用。大量实践证明,中西医结合治疗方法其疗效优于单纯西医疗法。

## 二、局部并发症处理与中药应用

### (一) 胰周液体积聚、胰腺假性囊肿

在中药辨证施治基础上,加强活血化瘀治疗有利于炎性积液和囊肿吸收。如加用蒲黄、五灵脂、桃仁、红花、赤芍、川芎等;包块明显者酌加活血散结药物如三棱、莪术、皂角刺、穿山甲等。在病程初期胰周蜂窝织炎明显者,在左腰肋部及左胁腹部每日 1~2 次外敷六合丹(由生大黄、生黄柏、白及、乌梅、栀子、薄荷、白芷等药味组成)可明显促进炎症吸收、缓解疼痛,也能促进胰周液体及囊肿吸收。

### (二) 包裹性坏死(WON)并发感染

也就是过去的胰腺脓肿,在中药辨证施治基础上加金银花、蒲公英、紫花地丁、连翘、牡丹皮、红藤、皂角刺等药物,并外敷六合丹有利于缓解脓毒症、促进脓肿吸收和局限。

# 第三节 其他中医药疗法

## 一、针刺疗法

在中医辨证治疗基础上,配合针灸治疗可有解痉镇痛、降逆止呕、促进肠蠕动缓解肠麻痹、松弛奥狄括约肌以利胆汁和胰液引流,以及提高机体免疫功能、抑制炎症反应、促进炎症吸收等综合作用。

## （一）体针

足三里、下巨虚、内关、中脘、梁门、阳陵泉、地机、脾俞、胆俞等穴位,可任选一组交替使用,强刺激,留针 30 分钟,每天 3 次,也可埋针保留。

## （二）耳针

在胆胰区、交感、神门、内分泌诸穴位压痛明显处,选 2~3 个穴做重刺激,留针 30 分钟,每天 2 次,也可埋针。

## （三）针刺镇痛

取穴足三里、阳陵泉、三阴交、内关、中脘,胰腺穴等,给予强刺激,留针 1 小时,或持续电针 30 分钟;或内关、阳陵泉,行雀啄法 5 分钟。

## 二、穴位注射法

取穴足三里用新斯的明注射液 0.5mg 分别注入两侧穴位,具有明显促进肠蠕动缓解肠麻痹的作用。每日 1~2 次。有心血管并发症者慎用。阿托品 0.5mg 加哌替啶 50mg 穴位注射两侧足三里,具有明显的镇痛作用。

# 第四节　清胰汤治疗急性胰腺炎的源流与发展

急性胰腺炎(AP)是多种病因引起胰酶异常激活,胰腺组织自身消化甚至坏死为特征的炎症反应性疾病,为常见腹部急症之一。AP 全球患病率为每年 34 人/10 万人,目前我国急性胰腺炎的发病率呈现逐年增长的趋势,其中约 20% 会发展成以器官损伤为特点的中度重症急性胰腺炎(MSAP),或重症急性胰腺炎(SAP),病死率达到 13%~35%。

近年来,在治疗重症急性胰腺炎方面"step-up"升阶梯式治疗策略成为重要的治疗模式之一,目前也有中心提出"step-jump"跨阶梯式治疗策略。但 SAP 治疗复杂、病程长、费用高,虽然每年都有国内外不同学术团体的相应指南和共识发表,但在具体临床实施过程中,不同的医院病死率相差比较大,故如何提高 SAP 的生存率成为该领域重要的科学问题。大连医科大学附属第一医院从 1958 年即开始进行中西医结合治疗急腹症的相关临床与基础研究工作,形成了西医辨病、中医辨证的病证结合的辨治体系,并且在近年来陈海龙教授提出"胰-肠-炎/毒-肺"病理机制轴学说,并由尚东教授牵头总结了"SELECT"中西医结合微创诊疗理念。目前,基于"和下清消"法治疗急性胰腺炎及其并发症已成为全国中西医结合学界广泛认可并应用的治法之一,清胰汤作为在经方基础上发展起来的经验方,可有效改善症状、减少住院时间、降低病死率。回顾中西医结合治疗急腹症的发展历程,基于"和下清消"法应用清胰汤治疗 SAP 从被提出、验证、应用并推广,已经历 60 多年的风雨历程。

目前清胰汤已发展出多种改良方剂,但缺乏源流追溯导致在使用时同名异方者甚繁,影响科学研究的严谨性。迄今为止,尚无系统研究梳理其起源、组成以及针对急性胰腺炎辨证施治的中医诊疗思路、沿革的专论。本节从中医视角,对急性胰腺炎的病因、病机、治法、方药沿革与配伍分析等进行阐述与总结,以期弥补清胰汤中医背景研究方面的不足,秉承"传承精华,守正创新"的理念,促进中医学"古典新释"和"中西合璧",为急性胰腺炎的中西医结合治疗提供方法论的指导。

## 一、中西医结合治疗急性胰腺炎研究的四个阶段

1954年,毛泽东主席最早发出了西医学习中医的号召,拉开了"西学中"的历史帷幕。经苏州卫生局的推荐,清代御医中医世家传人曹仲和先生于1956年赴大连医学院(1994年更名为大连医科大学)任教。1958年,中央正式提出"中西医结合"的方针,大连医学院开始了科研大攻关,曹仲和与外科同道合作开展急腹症辨证论治研究,标志着大连医科大学中西医结合事业的开端。1961年,作为最早开展中西医结合治疗急腹症的单位之一,大连医学院将阶段工作的理论阐释与实践经验进行总结,出版了中国中西医结合第一部专著《新急腹症学》,作为里程碑,此书最早明确记载了清胰汤的组成和方解。大连医科大学陈海龙教授根据查阅的大量学术资料,在老一辈专家前期工作的基础上,总结归纳提出我国中西医结合治疗急性胰腺炎的基础与临床治疗研究大致可分为四个阶段:起步阶段、发展阶段、高层次发展阶段、新时期创新性高质量发展阶段。

### (一) 起步阶段

20世纪50~70年代,除禁食、胃肠减压、抗生素、镇痛解痉、减少消化道分泌药物应用及一系列使胰腺充分休息的所谓"饥饿疗法"及对症支持以外,临床上缺乏有效改善胰腺微循环、抗炎、抗氧化的方法与药物,因此主张"静"的观点。不论是内科治疗还是外科手术疗法,在临床应用中都存在一定的不足。大连医学院(现大连医科大学)曹仲和、陈荣殿、周俊元、关凤林等专家对急腹症中西医结合相关问题进行了思考和更进一步的探讨。天津医科大学吴咸中教授从急腹症理法方药和辨证论治上进行了系列研究。基于中医学的整体观念,曹仲和于20世纪60年代创制了清胰汤,记载于大连医学院主编的《新急腹症学》上,并在《论中医对急腹症的辨证论治》和《急腹症辨证论治有关问题的探讨》等论文中提出了急腹症病机由轻到重的"四证"——郁、结、热、瘀,与治则"四法"——和、下、清、消,这代表着对急性胰腺炎治疗观点的转变,即从"静"到"动"的转变。1965年天津市南开医院郑显理、吴咸中教授首次报道了以中药为主的中西医结合疗法治疗急性胰腺炎,取得了较为满意的疗效。由此可见,这一阶段的特点是,在治疗方式上由被动变为主动,在诊断上将辨证与辨病结合起来,形成了中西医结合的辨证分型,制定了选方用药的原则,在中西医两种治疗方法的有机结合上积累了宝贵的经验。但根据文献报道的病例来看,这一阶段应用中医药治疗的患者多为急性水肿性胰腺炎(轻型急性胰腺炎)。这也表明,对急性胰腺炎的治疗还缺乏系统和深刻的认识。

### (二) 发展阶段

20世纪70~80年代末为中西医结合治疗急性胰腺炎发展的第二阶段,对于常见急腹症的病机演变及辨证施治规律有了较为系统的认识。1978年召开了中国中西医结合治疗急性胰腺炎学术会议,会上专家认为应将研究的重点转向重症急性胰腺炎。同年,由天津南开医院与遵义医学院共同编著出版了《新急腹症学》,首次将清胰汤及其类方汇总整理,标志着急性胰腺炎的中西医结合治疗进入第二阶段。急性胰腺炎分期分型的中医治疗原则在此阶段得到进一步完善,手术和非手术疗法的选择更趋合理,并且关于清胰汤治疗急性胰腺炎机制的研究也开始逐步开展。此阶段在当时看来大致有如下三个特点:①《新急腹症学》的出版;②重视整体观念;③中医药在重症急性胰腺炎的应用。

### （三）高层次发展阶段

经过一段时间的稳步发展后，吴咸中教授提出"中西医结合研究工作应走向高层次发展"的新思路。因此，可以把从 20 世纪 90 年代初至 21 世纪初划定为中西医结合治疗急性胰腺炎高层次发展阶段。1994 年召开的中西医结合治疗急性胰腺炎学术会议上，天津市中西医结合急腹症研究所郑显理强调：为发展中西医结合，需要完成"加强病因学研究、提高临床诊断与中医辨证水平、改进治疗方法和加强基础理论"等 4 项任务。这一期间出现了许多应用中西医结合方法治疗重症胰腺炎的报道，显示了我国对该课题的研究已经进入国际先进水平行列，标志着清胰汤治疗急性胰腺炎的研究进入第三阶段。此阶段的特点为：①医理药的系统结合——从临床治疗到机制探讨，形成经得起重复的系统性科研成果；②在理论上有所突破，强调了"六腑以通为用"的治疗原则和中医"证"的实质探索，例如关凤林等提出了内毒素血症可能是阳明腑实证的本质；③关于清胰汤基础研究进一步深入，已拓展到急性胰腺炎相关性肺损伤，并在此领域进行了大量的研究；④培养了一批硕士、博士等高层次人才，形成了人才辈出的大好局面。

从 1958 年开始至今，天津吴咸中院士、郑显理主任、崔乃强教授，大连曹仲和、贺瑞麟、周俊元、关凤林教授等老一辈中西医结合专家，联合多地从事中西医结合的学者对急性胰腺炎中西医结合治疗进行了较为深入系统的临床与基础研究，先后取得了一系列国家级和省部级科技成果。其中，基于"和下清消"法创制清胰汤治疗急性胰腺炎郁结火瘀证最具代表性。

经系统规范的前瞻、回顾、随机对照等临床研究和多年临床实践进一步表明，基于"和下清消"法运用清胰汤治疗急性胰腺炎郁结火瘀证，对于减少或减轻胃肠功能衰竭、肠道细菌移位、改善患者胃肠蠕动、恢复胃肠道功能，改善胰腺组织血供从而减轻胰腺病损程度，减轻急性胰腺炎相关肠、肺损伤，防治 MODS 或 MOF 等，都具有良好效果。因此，由于科技的进步和发展，清胰汤的研究由线到面，得到了大量严谨且系统的数据，使中西医结合治疗 SAP 得到了长足的发展。

### （四）新时期创新性高质量发展阶段

随着现代分子生物学技术的发展及高精尖科研仪器和设备的更迭，中西医结合治疗急性胰腺炎的基础与临床研究已经迈上新的台阶。其中尤以陈海龙教授总结提出的"胰-肠-炎/毒-肺"病理机制轴学说比较具有代表性，标志着中西医结合治疗急性胰腺炎进入新时期创新性高质量发展阶段。此阶段的特点如下：

（1）多组学技术的应用：基于高通量的多组学技术，将人体看作一个系统的整体，与中医学的"整体观"思想相吻合，弥补了缺少适合中医药特征的研究方法，更加全面地分析了清胰汤及其他复方中药多层次、多通路、多靶点治疗急性胰腺炎的分子机制，为中西医结合治疗急性胰腺炎的深入研究提供了思路和手段。陈海龙等应用转录组学、蛋白质组学及代谢组学等方法研究阐释急性胰腺炎肺损伤的发病机制，取得了早期发现分子标志物及药物作用新靶点等多项研究成果。

（2）网络药理学应用于药物-疾病网络的构建：网络药理学通过整合网络生物学和药理学，从整体研究药物与疾病间的关联性，实现了"单靶标"向"网络靶标"研究模式的转变，与中医整体观不谋而合，促进了中西医结合的发展。

（3）肠道微生物、肠道屏障功能障碍和疾病之间联系的认识日益增强：突出了微生物代谢产物的产生及其功能的重要性。在肠道菌群的移位途径、细菌与代谢产物涉及的相关通路，肠道菌群与屏障功能障碍后引起全身炎症反应以及清胰汤对肠道屏障功能的保护等方面进行了大量研究。

随着技术的不断发展，开发应用有益的微生物群及其代谢物相关药物，以恢复病理生理平衡可能成为有效的补救措施。该阶段强调了整体观和系统观的应用，形成了以"中医为体，西医为用"的新时代中西医结合理论研究体系。

## 二、急性胰腺炎"郁结火瘀证"的认识

曹仲和世家承孟河医派，主仲景之学，兼蓄各家学说，深研经典，结合实际，形成了曹氏祖传的"万病唯在一通"的思想。正如《素问·六微旨大论》记载："升降出入，无器不有。故器者，生化之宇。"所以，升降是"动"之象，出入是"通"之征，是阴阳主从相和。脏腑气机皆恒于动，"通"是生理之常，"不通"是病理之变，"五脏六腑皆以通为用"，即据此理。然而，由于脏与腑的生理功能各有特性，"通"的具体内容有所不同。笼统说来，六腑之"通"，是指"传化物"的功能，而五脏之"通"，是指五脏气机升降出入而完成人体气、血、津液、精等物质化生、输布和转化的生理活动功能。

古代中医学虽无"急性胰腺炎"这一病名，但在对与急性胰腺炎临床表现相似的疾病治疗上有着丰富的经验。汉代张仲景最先以下法为主治疗本病，《金匮要略·腹满寒疝宿食病脉证治》言："按之心下满痛者，此为实也，当下之，宜大柴胡汤。"明代医家陶节庵曰："若表证未除，里证又急，不得不下者，则用大柴胡汤通表里而缓治之。"《伤寒论》有云："若腹大满不通者，与小承气汤，微和胃气，勿令至大泄下。"故曹仲和在小承气汤基础上加入行气、清热、活血之品，而成"复方清胰汤"针对急性胰腺炎腑气不通。但在进一步的临床实践观察中发现，对于急性胰腺炎少阳阳明合病的特殊证候特征，并非此"复方清胰汤"一方所能涵盖，故发展出了众多清胰汤类方。

腑气不通情况在急性胰腺炎发病至 10 天左右不断出现，大便不下，同时可并见气机郁滞、火热内扰、气血壅塞等诸证，治疗后发现腑气通畅与否和机体内火热消长与病势顺逆密切相关，且"热为火之渐，火为热之极"，火邪上炎，生风动血，易扰神明。经过动态系统的临床诊治与观察研究，"郁结火瘀"四证相较最早提出的"郁结热瘀"更为贴切，故团队正式提出急性胰腺炎"郁结火瘀证"。

### 1. 急性胰腺炎腑气不通现象涌现与三个病死高峰期的认识

（1）第一个病死高峰期（发病至第 10 天）：即全身炎症反应期，死亡原因与早期全身炎症反应综合征（SIRS）和多器官功能障碍综合征（MODS）密切相关。通过对临床上大量急性胰腺炎病例证候的观察发现，患者平素饮食不节，嗜食肥甘厚味，气机不畅为"郁"；腑气不通，不通则痛，痞满燥实为"结"，本身体质易生湿化热，热极生风，煎灼血液，久则成瘀，甚者既往有风眩、卒心痛等病史。病情难缓，进而发展成火热实邪，伤津耗气，此谓"火"；一方面加重患者口干舌燥、小便短赤、大便秘结等症状，气郁化火便是肠道致病菌群过度增殖诱发感染性疾病的中医论断；"瘀"指火邪蒸腾于内则血液凝滞成瘀，临床上甚至可见 Cullen 征以及 Grey Turner 征。血瘀形成又可导致"留瘀化热、络瘀化毒"的恶性循环，最终导致气

血逆乱,气血耗伤而变生他证;另一方面易生风动血,风火相煽,症状急迫,表现为高热、神昏谵语、四肢抽搐等,气血进一步壅塞不通,形成恶性循环,甚至病情危笃、意识障碍等胰性脑病症状,此为急性胰腺炎"郁结火瘀证"的第一次涌现高峰。西医学研究认为第一个病死高峰始发于第一次内源致病因子的打击,导致胰腺腺泡细胞内酶原颗粒中酶的激活等一系列微观演化,由胰腺局部演化到全身表现,气机"不通"壁垒构成,多器官受累,而引发一系列的证候变化。

（2）第二个病死高峰期(第11~20天):急性胰腺炎发病中后期,即全身感染期,脓毒症、出血、肠瘘等并发症是常见死亡原因。经历第一次高峰后,正气衰竭,邪气独盛,内闭外脱,脏腑经络及精血津液生理功能衰惫,气机阻滞不通在第一次打击过后更加严重,"郁结火瘀证"出现第二次涌现,情况更加危急,患者常出现如大汗不止、烦躁不安、甚或昏迷谵妄。临床上,采用通腑导滞法进行早期干预的一些患者在大便通畅、症状缓解后依然可能病情反复,出现继发感染,甚至死亡,出现这种情况与 SAP 的发病机制是密切相关的。此阶段由于胰腺内外至全身各系统受损伤后,不可恢复的细胞大量死亡,积液等致死性毒源进入机体重要脏器和组织,感染加重,甚则出现脓毒血症、感染中毒性休克,进而导致多器官功能衰竭,因而形成更加强烈的全身瀑布样炎症反应的第二个死亡高峰期。因此,针对 SAP 特殊的发病机制,在早期急性炎症反应缓解后,仍需关注肠道功能,警惕因肠黏膜屏障尚未恢复而带来的细菌移位问题,防止继发感染期的发生。上述西医学观点与中医学认识相一致,互相印证了"郁结火瘀证"的涌现与病死高峰期的关系。

（3）第三个病死高峰期(第21天~2年):通过对住院病例的回顾性研究发现,复发性急性胰腺炎约占全部病例30%,因此复发性急性胰腺炎成为重复第一期过程的第三个病死高峰期。其本质上依然由于患者自身先天禀赋不足,或是饮食不节、多嗜食膏粱厚味、长期饮酒、未注意病后调养所导致急性胰腺炎复发,使得腑气不通,最终郁结火瘀证再次涌现,屡屡发生(图 20-1)。

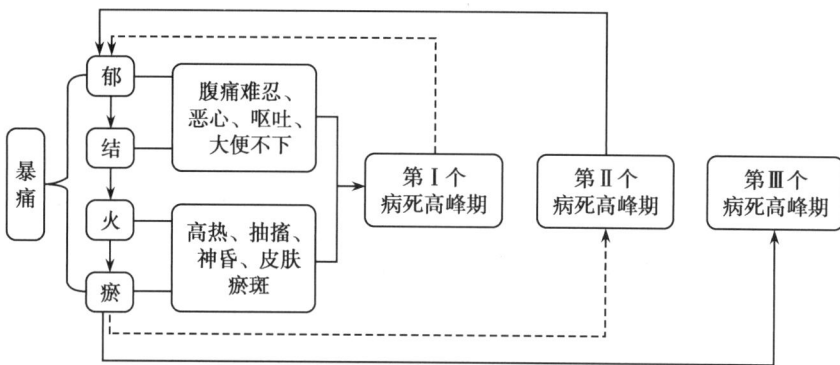

图 20-1　对急性胰腺炎腑气不通现象涌现与三个病死高峰期的认识

**2. 腑气不通和郁结火瘀证与病情程度的关系**　临床观察发现,急性胰腺炎患者病后大便秘结、腑实热证出现的同时有腹胀腹满,以及恶心呕吐、身目黄染、舌质红暗、舌苔黄腻、脉弦滑而大等郁结火瘀证。此外,患者还可伴有面色潮红、肢体瘈疭抽搐等风、火、湿、瘀证候,其中郁结与腑实证候如影随形,气机郁结盛者不仅腑实不通严重,而且风火瘀阻证候亢盛,病情危笃,而气机郁结、腑实不通较为轻者,急性胰腺炎病情相对轻,故可见腑气不通与急性胰腺炎病情严重程度密切相关,腑气不通与郁结火瘀证相继出现而关联,成为急性胰腺炎后大多数患者证候演变的共同路径。

**3. 郁结火瘀证与热深厥深病机的形成**　当急性胰腺炎患者出现腹部绞痛,又兼具腑气不通、湿热内蕴的表现时,郁结火瘀证作为急性胰腺炎后气机逆乱、湿热壅结阻遏中焦的疾病总体现象突显。相关症状出现不仅是腑实证、热证的体现,更代表了急性胰腺炎在该阶段整体的核心病机。正所谓气机郁结,郁极化热,从而引起的热毒、秽浊之气败坏形体,郁结火瘀证的背景与相兼证候特征,引发对"气机郁滞、实热结聚、热毒内盛、热入营血、血行瘀滞",血瘀又可化热,导致恶性循环,以及对"热深厥亦深"病机的思考。

**4. 急性胰腺炎郁结火瘀证形成的因素**

(1)素体不足,腑气不通:急性胰腺炎好发于中青年及女性,观察发现患者平素多有过量饮酒、饮食不节、嗜食膏粱厚味的习惯,或好逸恶劳的生活方式,或常常情志不舒的心理状态。饮食不节可使中焦受损、湿浊内生,也可因性情急躁或肝郁日久、肝木乘土、脾失健运,导致长期气机郁结,郁而化热,郁火炼血成瘀,形成气血壅塞、瘀血阻络、湿热内蕴的体质。此类素体体质不足的患者多为高脂血症,若遇日常调摄失宜,气血不和则形成腑气不通、郁结火瘀之邪热腑实病证。

(2)虫石内积,中焦阻遏:临床上,急性胆源性胰腺炎最常见,故结石阻滞为郁结火瘀证形成的重要因素。肝胆湿热内阻或蛔虫上扰,气滞血瘀,胆汁郁结煎熬成石,肝胆失疏,胆腑气机不利,发为急性胰腺炎。发病后,气机郁结、通降受阻,中焦阻遏,壅滞经脉,此属虫石内积而痹阻脉络,郁而化热,致使中焦升降失常、腑气不通,从而形成郁结火瘀证。

(3)外部创伤,不通则痛:临床上发现,因交通及建筑事故等造成的闭合性腹部外伤、经内镜逆行胰胆管造影术(ERCP)等可能导致胰腺损伤,使得胰腺受损,腑气不通,气滞血瘀。虽属跌仆损伤,但其中焦升降失职渐至腑气不通,病机演变仍然以郁结火瘀为主。

可见,围绕"不通"为核心的郁结火瘀证对于不同的发病途径、不同人群导致的急性胰腺炎具有共同的规律(图20-2)。由于临床观察发现郁、结、火、瘀四个病理环节环环相扣,相互兼夹,转化为病,并于疾病极期涌现,与疾病发展走势密切关联,因此和下清消法是调顺急性胰腺炎、延缓病情加重趋势的重要策略。

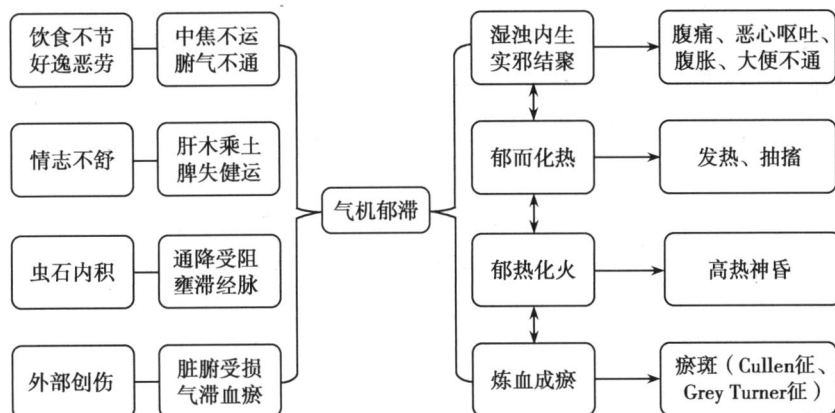

图20-2　郁结火瘀证形成途径

### 三、郁结火瘀证与和下清消法的临床应用

根据急性胰腺炎后伴随腑气不通而涌现郁结火瘀的特点,大连医学院总结归纳提出"和下清消法"(图20-3),并首创复方清胰汤。"和"即调和、和解、缓和之意,是指使患者半表半里之邪,或脏腑、阴阳不和之证得以缓解;"下"是指涤荡肠胃,泻下大便,引邪下行;"清"指清热解毒以及清热利湿;"消"指去其壅也,消除体内因气、血、痰、水、虫、食等久积而成的有形之痞结癥块。各地又具体结合临床实际,将复方清胰汤加减化裁演变出如清胰汤I号(南开方)、清胰汤I号(遵义方)、益活清胰汤、清胰陷胸汤等类方。临床中,腹部持续剧烈绞痛、大便难解、舌红苔黄、脉弦数或洪数是急性胰腺炎郁结火瘀证临床选方应用时的四大基本指征。

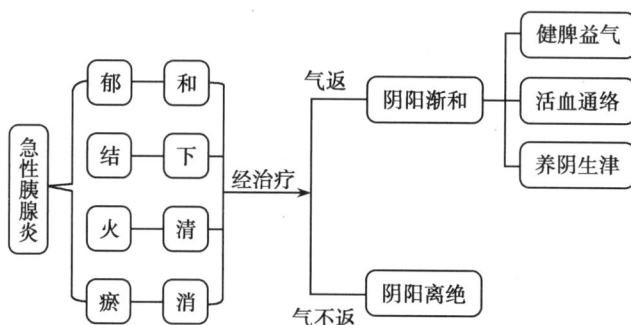

图 20-3　郁结火瘀证与和下清消法的临床应用

#### (一)清胰汤治疗急性胰腺炎的临床应用范围

清胰汤在预防经内镜逆行性胆胰管造影术(ERCP)后急性胰腺炎,治疗轻症、重症急性胰腺炎中均有报道。预防性使用清胰汤灌肠或十二指肠大乳头冲洗给药,能抑制炎症反应,并能降低术后血淀粉酶值,预防术后胰腺炎的发生;在轻症急性胰腺炎患者的治疗中,清胰汤内服联合中药灌肠疗法可以控制炎症反应,缓解症状并提高疗效;在重症急性胰腺炎中,有研究用meta分析的方法对西医常规治疗基础上联合清胰汤对SAP的临床疗效进行评价,结果提示联合清胰汤可明显缩短住院时间、腹胀缓解时间,降低血清炎症因子TNF-α及血清淀粉酶水平,降低胰周感染率、并发症发生率和病死率。对于重症急性胰腺炎相关性肺损伤患者,清胰汤缓解炎症反应和肠道黏膜屏障功能受损,改善血气分析指标。

#### (二)清胰汤在不同分期急性胰腺炎的临床应用

《急性胰腺炎中医诊疗专家共识意见(2017)》指出,SAP分为三期,即初期、进展期以及恢复期。初期多气机郁结,见证上具备少阳阳明合病的临床特征,表现为寒热往来、胸胁苦满、腹胀腹痛并重、痞满、拒按,治宜和解与通下并用,以清胰汤为主,加行气类中药,如木香、枳实等;进展期中医见证为热腐成脓、火热炽盛,临床上可出现热深厥深、热入心包,甚至亡阴亡阳,治宜在清胰汤的基础上加减金银花、连翘、蒲公英等清热解毒之药;恢复期邪去正虚,余热不尽,气阴亏虚,中医则以补气养血、健脾和胃为主要治则,这一时期可用八珍汤加减。

综上所述,在疾病治疗过程中,中药清胰汤应尽早及时应用,在疾病全程使用,与西医常

规治疗携手,优势互补,故在针对这一类问题的处理思路上,"早期、全程、中西互补"原则能够给予临床医生长远的启示。

### 四、清胰汤方药组成与组方释义

经过多年发展,清胰汤及其类方众多,在临床或基础研究过程中常有同名异方,混淆不清,为正本清源,以下重点介绍复方清胰汤以及如今各地临床中常用的清胰汤Ⅰ号(天津市南开医院方)与清胰汤加味。

**(一) 复方清胰汤**

**1. 来源**　大连医学院编著《新急腹症学》(1961年出版)。

**2. 组方**　大黄(后下)9g　芒硝(冲服)9g　黄连6g　金银花15g　延胡索9g　川楝子9g　枳壳9g。

**3. 功效**　攻里通下,行气止痛。

**4. 组方释义**　方中大黄为君药,因大黄苦寒,意在通腑泄浊,清热解毒,《神农本草经》曰其"通利水谷,调中化食,安和五脏"。《雷公炮制药性解》有言:"性沉而不浮,用走而不守,夺土郁而无壅滞,定霍乱而致太平。"大黄涤荡肠胃,则肝脾通畅,并能消积下血,推陈致新,平胃下气,除肠间结热,心腹胀满,准确针对了急性胰腺炎以"不通"为核心的郁结火瘀证,故为君药;芒硝、枳壳为臣药,芒硝性咸寒,主五脏积聚,除邪气,气味俱降,阴也,叶天士《本草经解》谓:"芒硝入三焦,苦寒下泄,水谷之道路通,而胀者平矣。"《黄帝内经》言:"热淫于内,治以咸寒。"硝、黄配合,相须为用;枳壳气味俱降,阴也,李中梓谓其"通大肠必结",故芒硝、枳壳宽肠理气助大黄下泄有形实邪,则闭者自通,阴和于阳则寒热自止,两药泄下热结之功益峻。黄连、金银花为佐助药,黄连苦寒,寒以清火,苦以泄热,主热气、腹痛,治热痞之呕吐,清中焦之火热,金银花清热解毒,两药合用配合君臣,"扬汤止沸,釜底抽薪"并举。延胡索、川楝子为佐药,川楝子行气止痛,兼疏泄肝热,与延胡索配伍增强止痛作用;延胡索行气活血,为阴中之阳,能行上下四经,平衡全方阴阳,使气机升降有序,故延胡索也为使药,引药直达"不通"之所。

**5. 配伍意义**　本方药简力专,攻下以通利积滞之功,阴阳平衡,升降有序,主要针对急性胰腺炎郁结火瘀证火热腑实偏盛者。

**(二) 清胰汤Ⅰ号**

**1. 来源**　《中西医结合治疗常见外科急腹症》(1982年出版)(天津市南开医院方)。

**2. 组方**　柴胡15g　黄芩10g　胡黄连10g　白芍15g　木香10g　延胡索10g　大黄(后下)15g　芒硝(冲服)10g。

**3. 功效**　和解退热,通里攻下。

**4. 组方释义**　此方依据大柴胡汤化裁而成,用于少阳阳明合病,和解与泻下并用。柴胡、大黄共为君药,柴胡和解退热,李中梓谓:"凡胸腹胃肠之病因热所致者,得柴胡引清去浊而病谢矣。"其亦能升举阳气,提下元清气上行,以泻三焦火,使气由左升,而积聚自下,开气分之结,大黄以泄阳明热结,行气消痞,两药合用针对急性胰腺炎少阳阳明合病。芒硝为臣药,苦寒下泄,则陈者下而新者可进也,助君药祛实积则身自轻。黄芩、胡黄连、白芍、木香为佐药,黄芩清热泻火解毒,使清肃之气下行以助阳明之降力,黄元御言其"除少阳之痞热,退

419

厥阴之郁蒸",柴胡、黄芩相配为伍,参而合用,一升一降,从而升不助热,降不郁遏,相辅相成而共调阴阳枢机;胡黄连清热燥湿;白芍敛津液而护营血,泻邪热以养脾阴,与柴胡合用,刚柔相济以调中宫之壅滞,一散一收,一气一血,柴胡辛散制白芍收敛,白芍酸收又制柴胡辛散,两药相互依赖促进,互制其短而展其长,从而共奏升阳敛阴,行气升清。木香性温,行气止痛,和胃宽肠,《玉楸药解》有云:"木香辛燥之性,破滞攻坚,是其所长。"延胡索既为佐药又为使药,活血行气止痛,其禀辛散温通之性,善除气血凝滞所致诸痛。木香、延胡索两药合用,辛则走散,温则畅行,主腹中攻撑作痛,引各药直达病所,共奏行气活血镇痛之功。加减应用中,见三焦火盛者,则易胡黄连为栀子。

**5. 配伍意义** 全方用药清热解毒不寒凝,利湿化浊不燥烈,顾此不失彼,升降、收散、寒温、气血兼顾,利其水谷二道,共具通腑泄浊、清热解毒、通利气机之功。本方主要针对急性胰腺炎郁结火瘀证气机郁结,里实热盛俱重者。

**（三）清胰汤**

1. 系本书中常用的清胰汤,其英文为（Qingyi Decoction,QYD）或（Qingyi Tang,QYT）,现在多用前者,是大连医科大学附属第一医院常用的经验方。

2. 该方即以清胰汤I号为底方,去胡黄连,加栀子而成。栀子味苦,性寒,归心、肝、胃、肺经。可泻火除烦、清热利湿,凉血解毒,消肿止痛。

3. 临床上栀子具有较强的清利肝胆湿热之作用,又能利胆退黄,对肝胆湿热郁结所致的急性胆源性胰腺炎具有较好的疗效。同时,栀子既能清解血分之热,又有止血之功,对重症急性胰腺炎（SAP）时血热妄行所致的出血具有很好的清热止血作用。

4. 实验研究发现,栀子提取液能明显降低SAP大鼠血清淀粉酶和胰腺组织中髓过氧化物酶含量TNF-α和IL-6水平,并可减轻OFR、NO、内毒素的损伤。栀子可降低血清及组织中脂质过氧化物的活性水平,维护机体自身的抗氧化能力,减轻SAP时OFR及其级联反应对机体造成的损伤;降低血管通透性,减轻炎症,改善胰腺血流动力学,对急性胰腺炎时胰腺细胞膜的功能和胰腺腺泡亚细胞器的结构和功能具有保护作用,可以加强防御机制,减轻胰腺损伤,抑制胰酶释放,并抑制生物活性因子的释放。

5. 本书通过多年的临床观察和大量的实验研究系统阐释了清胰汤对急性胰腺炎及其引起的胰外器官功能损伤的作用和机制,进一步促进了清胰汤在临床上的推广应用。

**（四）清胰汤加味**

**1. 来源** 大连医科大学附属第一医院经验方。

**2. 组方** 茵陈20g 栀子20g 大黄（后下）20g 芒硝（冲）20g 木香15g 柴胡5g 延胡索15g 白芍15g 甘草6g 金银花20g 连翘20g

**3. 功效** 清热利胆,泻下攻积。

**4. 组方释义** 此方依据茵陈蒿汤合清胰汤加减而来。大黄、茵陈、栀子三药共为君,大黄通腑泄热,茵陈清利湿热,黄元御谓其"利水道而泄湿淫,消瘀热而退黄疸";栀子苦寒,其气薄味厚,李中梓解释"惟其上行,最能清肺,肺气清而化,则小便从此气化而出",即火毒之邪从小便导出,凉血解毒,三药合用,大小既利,而黄自除矣;芒硝、金银花、连翘为臣,芒硝助大黄推陈致新,金银花、连翘泻火解毒,助君药清散湿热。木香主一身气疾,破滞攻坚,行气调中止痛,运脾疏肝、利胆解痉,延胡索疏肝理气、活血止痛,白芍走肝,主积聚腹痛,虽脾之病,然往往亢而承制,土及似木象也,治之以肝,正其本也;当归活血止痛,清风润木,缓里急而安腹痛;少佐柴胡意为通达胆腑,《本草经解》说:"柴胡轻清,升达胆气,胆气条达,则十一脏从之宣化,故心腹肠胃中,凡有结气,皆能散之也。"以上四药共为佐药。甘草为使,调和诸药。

**5. 配伍意义**　本方令瘀热从大小便泄,腹满自减,合引而竭之义,有通腑泄浊、疏肝利胆、清热解毒、祛瘀生新之功,针对郁结火瘀证胆腑郁热较重者。

### 五、结语与展望

本节探究了清胰汤正本清源这一问题,从中西医结合角度认识急性胰腺炎到确立"和下清消"法并创制清胰汤过程的源流梳理可知,急性胰腺炎因感受六淫之邪,导致脏腑气机不利,升清降浊功能失常而发病,继而郁结火瘀证在急性胰腺炎发病后出现,相关症状持续的久暂强弱则与病势顺逆密切相关,是急性胰腺炎核心病机的关键。基于"和下清消"法运用清胰汤准确针对了病机的关键,推敲清胰汤组成各药的君臣佐使,不仅反映全方"主次有序",组方严谨,用药精当,更有利于临床实践中根据患者病情,及时采取相应对策调整方药使其变化周详,从而提高疗效。在继承中发展,在发展中创新。清胰汤是因为时代的需求而产生,也是随着时代的发展而不断发展的。探究明确不同时期创制的清胰汤来源于不同的中医经典方剂,对今后在清胰汤临床上的使用以及其类方选择等方面的相关研究提供了依据,也为临床上辨证施治提供了更坚实的中医理论基础。

"古方破重症"。如今,在"六腑以通为用,不通则痛","肺与大肠相表里","抓法求理,以法为突破口"等中医和中西医结合理论的指导下,清胰汤经过多年临床实践的检验,而在临床上得到广泛应用,由其演变而来的系列方剂也多达几十种,显示出其在急性胰腺炎及相关腹部疾病中良好的临床疗效,对其所进行的临床观察和实验研究也使其疗愈机制在保护肠道屏障,调整肠道菌群,防止细菌移位,有效控制全身炎症反应,调控炎症和细胞凋亡、自噬、极化、应激等信号通路,防止微血管内皮细胞、肺泡上皮细胞及其他组织实质细胞等损伤,保护重要脏器功能,防治 MODS 或 MOF 方面,发挥多层次、多环节、多靶点的综合效应。随着分子生物学技术、多组学技术、生物信息学等的发展和进步,清胰汤有效性的客观物质基础将会得到进一步的挖掘和明确,清胰汤将会以其简、便、验、廉的特色和优势在急性胰腺炎及相关疾病的预防、医疗和保健中显示出其强大的生命力,进而发挥出更大的作用。

## 第五节　中药治疗的护理

急性胰腺炎中药治疗给药途径主要有口服、鼻饲、灌肠、外敷及静脉给药。其中口服、鼻饲、灌肠的中药为汤剂,外敷的中药为六合丹等,静脉用药常用的有生脉注射液、丹参注射液、参附注射液、川芎嗪注射液等。

### 一、口服中药的护理

病情较轻,恶心、呕吐不明显者可口服中药。急性期遵医嘱每次 50~100ml,每 1~2 小时 1 次,另加芒硝 5~10g,恢复期为每日 1 剂。护理上协助患者按时服药。

## 二、鼻饲中药的护理

呕吐频繁、腹胀明显者需安置胃管,进行胃肠减压并鼻饲中药,鼻饲中药可保证药量。初次鼻饲前需先进行充分的胃肠减压,可用一次性负压吸引器或用注射器减压,尽可能吸出胃内容物及胃内气体,以减少胰腺分泌;以后每次鼻饲前,也应进行胃肠减压,以吸出胃内容物及气体、观察进入肠道的中药量、观察有无消化道出血。鼻饲中药的量遵医嘱每次50~100ml,每1~2小时1次,可酌情另加芒硝5~10g。中药经胃管给药后闭管2个小时后注意保持胃管的通畅,保持胃肠减压的有效性,必要时需及时调整胃管的深浅。鼻饲中药的患者需做好口腔护理。

## 三、中药灌肠的护理

中药灌肠可刺激肠蠕动,解除肠麻痹。灌肠中药的量遵医嘱每次200ml左右,可酌情另加芒硝10~20g。为提高灌肠的效果应采用高位灌肠,肛管插入的深度可达20~25cm,液面距肛门不超过30cm,采用一次性灌肠器因其肛管偏细,可延长保留时间。急性胰腺炎多数患者有便秘,灌肠时尤其是刚开始的几次,中药的流入可能不畅甚至堵塞肛管,需调整肛管的插入深浅直至中药顺利流入肠道。部分胰腺炎患者腹腔及肠腔内的压力较高,灌肠时阻力较大,可用一次性灌肠器开关适当控制流速,必要时可进行肛门滴注。

## 四、中药的预处理

口服、鼻饲及灌肠的中药需先适当温热。

## 五、口服、鼻饲中药及中药灌肠后的观察

观察治疗后的效果,主要是大便排出的情况,包括大便的次数、性状、量,准确记录24小时出入量;观察腹部症状体征缓解的情况;口服或鼻饲中药后有无呕吐;仔细观察呕吐物、胃肠减压抽出物及大便的颜色,警惕消化道出血,可疑时应及时送检,并暂停用中药。若隐血试验结果阳性,须遵医嘱及时给予止血药如凝血酶、云南白药、奥美拉唑肠溶胶囊等,并停止口服及鼻饲中药。使用中药后,由于其通里攻下作用,患者大便次数较多,急性期一般每日大便次数多者可在10次以上,需加强肛周护理,保持局部清洁干燥,预防肛周发红、糜烂,必要时肛周可外擦紫草油、用频谱理疗灯照射等。

## 六、外敷六合丹的护理

六合丹具有清热解毒、消肿止痛、散结化瘀的作用,外敷腹部主要是左腰肋部、左胁腹部或患者腹痛、压痛较明显的部位后,可明显促进炎症吸收、缓解疼痛、促进胰周液体及囊肿吸收,患者有清凉舒适感。一般在发病后3天左右开始外敷,每天1~2次。外敷时先将六合丹贴敷在腹部相应部位(天气较冷时可适当温热),外用数张新鲜菜叶遮盖以达到保湿的目的,再用大纱布覆盖并用胶布固定。一次敷药保留时间一般为8~10小时。外敷六合丹后除了观察患者症状体征缓解的情况外,还应注意观察其腹部皮肤的变化,倾听患者的主诉,如局部皮肤出现发红、发痒、皮疹应停止外敷六合丹,必要时遵医嘱加用抗过敏的药物如氯雷他

定片（息斯敏）10mg 口服，10% 葡萄糖酸钙 10ml 加 5% 葡萄糖注射液 10ml 静脉缓慢推注，每天 1 次或每 12 小时 1 次。

## 七、过敏反应的处理

偶有患者在输入丹参后出现过敏反应，临床主要表现为全身过敏性皮疹，应注意观察，及时处理。

（陈海龙　许才明　郭颢雅　刘欢欢）

## 主要参考文献

［1］ 崔乃强.中西医结合治疗胰腺炎［M］.武汉：华中科技大学出版社，2009.

［2］ 张肇达，严律南，刘续宝.急性胰腺炎［M］.北京：人民卫生出版社，2004.

［3］ 郭颢雅，许才明，张赟，等.基于"和下清消"法运用清胰汤治疗急性胰腺炎的源流与临床应用［J］.世界科学技术—中医药现代化，2022，24（11）：4269-4278.

［4］ 苗毅，黄东亚，李强，等.从"step-up"到"step-jump"——感染坏死性胰腺炎"跨阶梯"治疗［J］.中国实用外科杂志，2020，40（11）：1251-1254.

［5］ 陈旭，李爽，张桂信，等.SELECT 中西医结合微创治疗理念在急性胰腺炎治疗中的应用［J］.临床肝胆病杂志，2020，36（12）：2646-2650.

［6］ 吴咸中.急性胰腺炎的中西医结合治疗［J］.世界华人消化杂志，2001，9（4）：417-418.

［7］ 周俊元.常见急腹症的演变规律及辨证施治研究［J］.中医杂志，1986，（1）：59-62.

［8］ 天津市南开医院，遵义医学院.新急腹症学［M］.北京：人民卫生出版社，1978.

［9］ NING J W，ZHANG Y，YU M S，et al. Emodin alleviates intestinal mucosal injury in rats with severe acute pancreatitis via the caspase-1 inhibition［J］. Hepatobiliary Pancreat Dis Int，2017，16（4）：431-436.

［10］ SUN Z，LI L，QU J，et al. Proteomic analysis of therapeutic effects of Qingyi pellet on rodent severe acute pancreatitis-associated lung injury［J］. Biomed Pharmacother，2019，118：109300.

［11］ LI L，LI Y Q，SUN Z W，et al. Qingyi decoction protects against myocardial injuries induced by severe acute pancreatitis［J］. World J Gastroenterol，2020，26（12）：1317-1328.

［12］ GE P，LUO Y，OKOYE C S，et al. Intestinal barrier damage，systemic inflammatory response syndrome，and acute lung injury：A troublesome trio for acute pancreatitis［J］. Biomed Pharmacother. 2020，132：110770.

［13］ XU C，ZHANG J，LIU J，et al. Proteomic analysis reveals the protective effects of emodin on severe acute pancreatitis induced lung injury by inhibiting neutrophil proteases activity［J］. J Proteomics，2020，220：103760.

［14］ ZHANG J W，ZHANG G X，CHEN H L，et al. Therapeutic effect of Qingyi decoction in severe acute pancreatitis-induced intestinal barrier injury［J］. World J Gastroenterol，2015，21（12）：3537-3546.

# 第二十一章
## 重症急性胰腺炎中西医结合研究概述

### 第一节　重症急性胰腺炎定义和临床分型

#### 一、重症急性胰腺炎的定义

重症急性胰腺炎（severe acute pancreatitis，SAP）是由急性水肿性胰腺炎继续发展所导致，伴有持续 48 小时以上的器官功能障碍。其主要临床特点是胰腺和胰周坏死的感染与器官功能衰竭。SAP 是临床上常见的一类急腹症，起病急，进展快，在疾病发生早期即可发生 SIRS、MODS 等，目前文献报道 SAP 病死率可高达 13%~35%。SAP 是重症监护室（ICU）常见的收治病种，需要严密的 ICU 监测及支持，并常需多学科协作治疗，因此极具挑战性。全世界的研究显示急性胰腺炎的发病率虽有不同但都在攀升，并且 15%~20% 的急性胰腺炎会进展为 SAP。但是随着对 SAP 的病理生理和发病过程认识的加深，同时伴随着器官功能监测和支持手段、手术和介入干预的时机及方式等治疗模式和治疗理念的进展，SAP 的病死率从 20 世纪 80 年代的 70%~85%，降至近年的15%~20%。部分单位采用中西医结合微创外科综合治疗方法已使 SAP 病死率降至 10% 以下，这是中国特色的中西医结合、中医药并用对世界作出的贡献。有研究表明在所有 SAP 死亡病例中，约有一半发生在发病前两周，主要死于多器官功能衰竭，另外一半发生在两周之后，主要死于胰腺本身或胰腺外感染。

#### 二、重症急性胰腺炎的临床分型

##### （一）急性胰腺炎病程分期

根据修正后的亚特兰大分类法，急性胰腺炎有两个死亡高峰，即早期和晚期。

**1. 早期**　通常指发病至发病后 1~2 周，炎症因子和细胞因子被无菌性胰腺炎症激活，临床表现为全身炎症反应综合征（SIRS）。SIRS 定义符合两个或两个以上的诊断标准：心率 > 90 次/min；体温 < 36℃或 > 38℃；白细

胞计数 < $4 \times 10^9$/L 或者 >$12 \times 10^9$/L, 或未成熟(杆状核)中性粒细胞比例 >10%; 呼吸频率 > 20 次/min 或者 $PCO_2$ < 32mmHg。持续的 SIRS 与器官衰竭有关,器官衰竭可以是短暂的(在 ≤ 48 小时内解决)或持续性的(持续超过 48 小时),并影响多个器官。

**2. 后期**　发病 2 周后,可持续数周到数月。以持久性全身症状、炎症或局部并发症为特征,比如急性坏死性积液(ANC),可成熟为包裹性(WON)坏死,并常被重叠感染,通常发生于 MSAP 或 SAP 患者。其他晚期并发症包括出血、门静脉或脾静脉血栓形成、胃肠动力障碍、营养不良、腹水或失代偿糖尿病。

**(二) 急性胰腺炎严重程度分类**

基于修订的亚特兰大标准(the revised Atlanta classification, RAC)(表 21-1),急性胰腺炎按照临床表现和预后的不同,可分以下三类:

**1. 轻症急性胰腺炎(MAP)**　具备 AP 的临床表现和生化改变,不伴有器官功能衰竭及局部或全身并发症,通常在 1~2 周内就可恢复,不需反复的胰腺影像学检查,病死率极低。

**2. 中度重症急性胰腺炎(MSAP)**　具备 AP 的临床表现和生化改变,伴有一过性的器官功能损害(48 小时内可以恢复),或伴有局部或全身并发症。其病情严重程度介于轻度和重度之间。对于 MSAP 患者,要定期监测各项生命体征并持续评估。

**3. 重症急性胰腺炎(SAP)**　具备 AP 的临床表现和生化改变,必须伴有持续(> 48 小时)的器官功能衰竭,如果后期合并感染则病死率极高。

伴有感染的危重急性胰腺炎(critical acute pancreatitis, CAP)是指伴有持续的器官功能衰竭和胰腺/全身感染,病死率极高。CAP 是由 SAP 的定义衍生而来,是一种新分类,来源于决定因素基于的分级(determinant-based classification, DBC)方法(表 21-1)。DBC 与 RAC 这两个新的 AP 分类系统几乎同时于 2012 年发布。根据是否有器官衰竭及局部或全身并发症情况,RAC 将 AP 分为 3 种类型:轻症、中度重症和重症。DBC 根据影响病死率的两个主要因素:胰腺(胰周)坏死和器官衰竭,在 SAP 基础上增加了第 4 种类型,即危重型(CAP)(表 21-1)。器官衰竭的评估通过改良的马歇尔评分来判断(表 21-2),该评分系统仅就循环、

表 21-1　急性胰腺炎严重度分类（RAC 与 DBC 分类标准比较）

| RAC | DBC |
|---|---|
| MAP(轻症) | MAP(轻型) |
| 　无器官衰竭 | 　无器官衰竭 |
| 　无局部或系统并发症 | 　且无胰腺(胰周)坏死 |
| MSAP(中度重症) | MSAP(中度重症) |
| 　一过性器官衰竭(< 48 小时) | 　一过性器官衰竭,和/或无菌性胰腺(胰周)坏死 |
| 　不伴器官衰竭的局部或全身并发症 | |
| SAP(重症) | SAP(重型) |
| 　持续性单个或多个器官衰竭 | 　持续性器官衰竭,或感染性胰腺(胰周)坏死 |
| 　(> 48 小时) | |
| | CAP(危重型) |
| | 　持续性器官衰竭,和感染性胰腺(胰周)坏死 |

呼吸、肾功能进行评估,任何器官评分≥2分可定义为出现器官功能衰竭。有相关研究提示器官功能衰竭和感染可能是决定 AP 预后的两个独立危险因素。最新的证据表明仅多器官功能衰竭(multiple organ failure,MOF)是病死率直接相关的危险因素。目前研究结果表明,RAC 和 DBC 在预测急性胰腺炎患者的病死率、ICU 入住率及 ICU 住院时间等方面无明显差异,但是关于 AP 应采用三分类还是四分类目前国内外形成尚未统一的认识,目前使用 RAC 者居多。

表 21-2　评判器官功能衰竭标准(改良的马歇尔评分)

| 评分 | 呼吸(PaO$_2$/FiO$_2$) | 肾脏(血肌酐 μmol/L) | 循环(收缩压 mmHg) | |
|---|---|---|---|---|
| 0 | > 400 | ≤ 134 | > 90 | |
| 1 | 301~400 | 135~169 | < 90 | 输液可纠正 |
| 2 | 201~300 | 170~310 | < 90 | 输液不可纠正 |
| 3 | 101~200 | 311~439 | < 90 | pH 值 < 7.3 |
| 4 | ≤ 100 | > 439 | < 90 | pH 值 < 7.2 |

# 第二节　重症急性胰腺炎严重程度的评估

SAP 发病机制复杂,病情凶险,病死率可达 30%,大多数患者因多器官衰竭(multiple organ failure,MOF)死于起病第 1 周内,部分患者由于胰腺坏死感染死于 1 周后。因此早期对病情严重程度进行评估,识别重症患者并采取更积极的监护及治疗措施至关重要,可有助于改善患者预后,提高 SAP 生存率。原则上,建议在确诊当时及之后一段时间内(尤其在确诊 48 小时内)反复进行严重程度评估。目前,对于重症急性胰腺炎的病情评估主要集中于临床评分系统、影像评分及实验室指标分析三个方面。临床评分系统和影像学评分主要是多因素评分系统,而实验室指标多是单个血清学指标或是与疾病相关性高的危险因素。以下主要介绍目前应用的几种评分系统或指标。

## 一、多因素评分系统

### (一) Ranson 评分

该评分系统是评估 AP 严重程度的最早标准之一,始用于 1974 年。该评分系统由 11 个客观指标组成,其中 5 个是在入院时测量的,6 个是在入院 48 小时后测量的。①入院时年龄 >55 岁,白细胞计数 >16 × 10$^9$/L,血糖 >11.1mmol/L,LDH>350U/L,AST>250U/L;②入院 48 小时后 HCT 下降 >10%,BUN 增加 >1.8mmol/L,血钙 <2mmol/L,PaO$_2$<60mmHg,碱剩余 >4mmol/L,估计液体潴留 >6L。每项指标 1 分,合计 11 分。当评分 3 分以上时,即为 SAP。随急性胰腺炎严重程度升高,Ranson 评分随之升高。Ranson 评分与患者的病死率有明显关系,当 <3 分时,急性胰腺炎相关病死率为 9%,当 >6 分时,病死率 100%,且多伴有坏死性胰腺炎,然而在 3~5 分的评分区间,评分和严重程度的相关性欠佳。该量表在预测胰腺炎的严重程度方面具有较高的敏感性和特异性(分别为 83.9% 和 78%)。它最初只是针对胆源性胰腺炎的病死率而开发的。其不足之处在于:不能在入院后 48 小时内进行估计;指标过多,不包含器官衰竭的评分,操作复杂,需进行第 2 次评估,一些指标受治疗等因素的影响,不能重复应用,缺乏评估的动态性与连续性。

### (二) 急性生理和慢性健康评分Ⅱ(APACHE Ⅱ)

该评分是重症监护病房(ICU)中广泛使用的评分系统。该评分系统包含 12 个急性生理指数(A 项)结合年龄(B 项)、慢性健康评分(C 项)和 Glasgow 昏迷评分共 15 项。患者入院时和入院后 72 小时内每天检测一次。如果 APACHE Ⅱ 评分≥8 分,则提示重症急性胰腺炎,并且提示临床预后差。其优点是在第一个 24 小时内容易获得,并且以后每天都可采用。APACHE Ⅱ 评分可动态评估病情,不受治疗因素和入院时间的影响,考虑了年龄及既往健康状况的影响,且对 AP 全身并发症有较强的预测力。其对疾病严重程度的预测率同 Ranson 评分相似,但更为早期、快捷。另外,还在于评估 AP 病情严重程度及 SAP 患者发生多器官功能障碍综合征(MODS)时预测效果更好。在某项比较研究中,APACHE Ⅱ 评分是预测疾病严重程度和疾病结局最准确的评分。48 小时后,88% 的患者 APACHE Ⅱ 评分能够预测预后,并且优于 Ranson 评分和 Imrie 评分。然而 APACHE Ⅱ评分系统也具有局限性。它在评估病死率准确度方面欠佳,其年龄所占权重较大,尤其当年龄 >65 岁时,只需要额外的 4 分即可达到重症急性胰腺炎的评判标准,因此在评估病死率方面敏感性不高;另外不能对胰腺局部病变严重程度进行预测;操作仍然繁琐、费时。

### (三) 床旁严重程度评价指数(BISAP)

床旁急性胰腺炎严重度评分(bedside index for severity in acute pancreatitis,BISAP)是 2008 年提出的比较简单易行、准确度高的急性胰腺炎评估标准。该评分是由 5 个项目首字母缩写命名而来:血尿素氮(blood urea nitrogen,BUN)、精神神经状态异常(impaired mental status)、全身炎症反应综合征(systemic inflammatory response syndrome,SIRS)、年龄(age)、胸腔积液(pleural effusion),每个项目 1 分,BISAP 评分≥3 分为 SAP。BISAP 评分最突出优点是简便易行,仅由易获取的 5 项指标构成,并且可在病程中多次进行评分,具有较好的动态性和连续性。

BISAP 评分评估死亡风险的准确性与 APACHE Ⅱ 相似,易于在早期使用。它可预测入院后 24 小时内 SAP 和中重度急性胰腺炎(MSAP)。能够在器官衰竭发生之前预测患者死亡风险的增高。评分系统考虑了 5 个变量:血尿素氮(BUN)> 25mg/dl、精神状态受损、SIRS、年龄大于 60 岁或是否存在胸腔积液。最高风险组或得分为 5 的病死率大于 20%,最低风险组或得分为 0 的病死率小于 1%。在确定胰腺坏死和病死率方面,BISAP 评分的预后价值与 Ranson's、APACHE Ⅱ 和 CT 严重程度指数(CTSI)等其他评分系统相似。

### (四) Glasgow-Imrie 评分

该评分首次用于评估酒精性和胆汁性 AP 的严重程度。入院后 48 小时使用 8 个实验室因子(PaO$_2$、年龄、白细胞计数、钙、尿素、乳酸脱氢酶、白蛋白、葡萄糖),超过 3 个阳性标准表示重症急性胰腺炎。其指标必须在 48 小时后测定,较 Ranson 评分操作更为简便,但仍无法进行动态评估,且特异性不高,多用于欧洲地区。

### (五) 改良的 CT 严重指数(MCTSI)评分

改良的 CT 严重指数(modified computed tomography severity index,MCTSI)评分:是根据 SAP 时胰腺实质的坏死程度及胰周侵犯的 CT 征象进行评分(表 21-3),评分≥4 分为 MSAP

或 SAP。该评分系统可以直观地从影像上评判胰腺局部炎症的范围、胰周液体积聚、胰腺坏死的发生、胰腺脓肿的形成,以决定是否进行外科手术或内镜下干预治疗。这项研究旨在对胰腺炎的严重程度(Balthazar 评分)进行分级,并建立相关的病死率。通过 CT 严重程度指数(CTSI)可根据其诊断胰腺坏死的能力预测持续性器官衰竭,对病死率和 AP 严重程度都有很好的预测作用。有研究表明,MCTSI 评分≥7 分与高死亡率显著相关。CT 严重程度指数(CTSI)和改良 CTSI(MCTSI)评分具有与临床评分系统相似的预测性能。然而,CT 在确定病程早期的胰腺坏死方面有一定的局限性。胰腺坏死在发病初期可以不出现,制约了CTSI 于发病早期对病情严重程度的评估;腹部增强 CT 检查较昂贵、部分肾损伤或者对比剂过敏的患者无法行增强 CT 等原因,部分限制了该评分系统的应用。

表 21-3　改良的 CT 严重指数评分(MCTSI)标准

| 特征 | 评分 |
|---|---|
| 胰腺炎症反应 | |
| 　正常胰腺 | 0 |
| 　胰腺和/或胰周炎性改变 | 2 |
| 　单发或多个积液区或胰周脂肪坏死 | 4 |
| 胰腺坏死 | |
| 　无胰腺坏死 | 0 |
| 　坏死范围≤30% | 2 |
| 　坏死范围 >30% | 4 |
| 　胰外并发症,包括胸腔积液、腹水、血管或胃肠道受累等 | 2 |

注:MCTSI 评分为炎症反应、坏死评分与胰外并发症评分之和。

### (六) SOFA 评分

序贯器官衰竭评分(sequential organ failure assessment,SOFA)由 6 个器官系统组成、每个器官根据功能不全/衰竭分别赋予 0~4 分,总分越高说明病情越重,常用于多器官功能衰竭的严重程度的判断。对于 SAP 而言,虽然 SOFA 评分不能用于诊断,但可用于判断器官衰竭的严重程度及预测病死率,且当 SOFA 评分截断值≥8.5 分时对于预测局部并发症具有重要价值。

### (七) 无害性急性胰腺炎评分(harmless acute pancreatitis score,HAPS)

HAPS 是由 LANKISCH 等于 2009 年提出,其包括有无反跳痛和肌紧张、血细胞比容和血肌酐,若 3 项均正常,则视为无害。HAPS 评分与 SAP 无相关性,它对预测 MAP 有高度准确性,其参数简单,是早期快速预测 MAP 的有效工具,有助于将这些患者置于适当的管理环境中,可以在大多数医疗机构中使用。

### (八) 其他

其他评分系统还包括 PANC-3、日本严重程度评分(Japanese severity score,JSS)、胰腺炎预后预测(POP)、简单预后评分(simple prognostic score,SPS)、早期预警评分(early warning score,EWS)、BALI、EPIC 评分、MEWS 评分等新型评分系统,应用不多,有待于在临床工作中推广使用和验证。

值得注意的是最理想的评分系统应具有指标构成简单、操作性强、能节约医疗资源，减少住院费用，可被大多数医院推广实施等特点。但目前尚无任何单一评分系统能够覆盖 SAP 诊治的全过程，对其做出准确的判断。因此，只有将各个评分系统联合起来，及时准确地评估病情，指导临床采取合理治疗措施，才能提高 SAP 治愈率、降低病死率、改善预后。

## 二、单因素评分指标

### (一) C 反应蛋白水平（CRP）

CRP 是一种急性时相反应蛋白，主要由肝脏合成，是组织损伤和炎症的非特异性标志物。检测 CRP 水平对诊断 SAP 有重要帮助，被认为是 SAP 最有用的单一生化标志物。血液中 CRP 正常参考值≤10mg/L。在 SAP 病程中，无论是胰腺的自身消化还是后期的继发感染，CRP 均可出现不同程度的升高。有研究表明，在发病的 48 小时内 CRP 水平超过 150mg/L，对于诊断重症急性胰腺炎的敏感度达 70%~80%。还有研究发现，发病后 72 小时内，如果 CRP 水平超过 180mg/L，则诊断为胰腺坏死的敏感性和特异性都超过 80%。有数据显示，第 7 天 CRP 水平与 Ranson 评分和 Glasgow 标准具有相似的准确性。然而，CRP 也有局限性。CRP 是一个广泛使用的参数，很多感染性和非感染性疾病均能引起它的升高，因此对 AP 不是特异性的，诊断时必须考虑其他炎症的原因，尤其是在急性胆管炎和 AP 重叠时。虽然 CRP 总体上具有很高的特异性和敏感性，但它的增加可能会有延迟，导致在症状出现后就降低了预测强度，建议患者入院时和入院后前 72 小时内应每天检测。

### (二) 血细胞比容（HCT）

血细胞比容（hematocrit，HCT）是一个有趣而简单的参数，用于新发现的 AP 患者的危险分级。有研究表明，HCT 升高被认为是器官衰竭和坏死性胰腺炎的早期标志，当 HCT >13.0 和 HCT 与总血清钙比值 >1.4 是预测胰腺炎严重程度的敏感指标，HCT >14.0 和 HCT 与总血清钙比值 >1.7 是预测 AP 病死率的良好指标。此外，其成本低、操作方便，是早期监测急性胰腺炎严重程度的有用工具。

### (三) 降钙素原（PCT）

降钙素原（procalcitonin，PCT）目前被广泛应用于感染以及脓毒血症的检测方面，作为 AP 严重程度的指标已被广泛研究。与上述 CRP 相比，PCT 是一个更快速的急性期因子，可以指示感染和败血症的状态。有研究显示 AP 患者中出现胰腺坏死感染以及胰腺外的感染时，发现 PCT 水平明显升高，PCT 的水平和 SAP 的发生以及胰腺感染坏死的出现呈正相关。有研究显示，血中 PCT 水平大于 0.5ng/ml，对于预测发展为 SAP 的敏感性为 73%，特异性为 87%。还有研究表明，血中 PCT 水平超过 1.8ng/ml 时，诊断感染性胰腺坏死的敏感性和特异性均在 90% 以上。因此，在区分轻、重症急性胰腺炎时具有较高的诊断价值，但个体研究之间存在显著的异质性。此外，入院 24 小时后 PCT 的升高，多伴随着腹内压、CRP、APACHE Ⅱ 评分的升高，可以用作 AP 严重程度的评估指标。然而，PCT 的一个缺点是它的水平经常受到其他疾病的影响，如肾衰竭或钙稳态。

### (四) 其他血清学指标

**1. 血尿素氮水平（BUN）** 是 AP 中几个临床评分系统的一部分。有研究发现，入院时 BUN 水平升高和住院 24 小时内 BUN 增加是 AP 病死率的独立危险因素，连续 BUN 测量的准确度与更复杂的 APACHE Ⅱ 评分相同。

**2. 低钙血症**　有回顾性队列研究发现,低钙血症是 AP 患者持续器官衰竭的独立危险因素,当血清钙值 <2mmol/L 时,其预测持续性器官功能衰竭的敏感性和特异性较高,可作为一个评价 AP 预后的指标。

**3. 中性粒细胞绝对值（Neutrophil）**　用于提示疾病进展情况。当中性粒细胞绝对值 >4.7×10⁹/L 预示 AP 患者的不良结局。有研究显示,中性粒细胞绝对值相比于白细胞计数更能反映 AP 的预后,并且对于预测胰腺炎的预后作用相比 HCT、CRP 更佳。

**4. 血清肿瘤坏死因子样细胞凋亡弱诱导物水平（TWEAK）**　随急性胰腺炎的严重程度逐渐升高,可能成为急性胰腺炎严重程度的早期标志物。

**5. 其他**　血清 IL-6、IL-10、IL-35 可以用来预测 SAP 引起的器官衰竭。可溶性 CD73、肝细胞生长因子（HGF）也可预测严重 AP 和持续性器官衰竭。高血糖也不利于预后。当血糖 >10mmol/L 提示可能发生胰腺坏死。有研究显示铁蛋白（serum fertin,SF）在判断患者严重程度上优于 CRP,能够作为急性胰腺炎患者分型的重要标志物。有相关研究提示血清瘦素、凝血酶、血管生成素等物质与 AP 的严重程度及结局相关。多项研究表明,BMI、肥胖和/或超重是发生 SAP、局部并发症或死亡的独立危险因素。

越来越多的研究证明,单一的指标仍无法全面反映疾病的情况。总的来说,APACHE Ⅱ对于病死率的预测最佳,BISAP 最为简便,CTSI 最为直观,CRP 和 HCT 相关性最高,临床应用中需要把临床和影像评分以及单一的血清学指标结合起来,多种评分标准进行综合、反复评价,才更有利于正确的评估病情。

# 第三节　重症急性胰腺炎的中医病机特点及临床分期辨证论治原则

## 一、重症急性胰腺炎的中医病机特点

急性胰腺炎是一种腹部外科常见疾病,临床病理变化复杂,对治疗的反应也各不相同。轻型急性胰腺炎是一种自限性疾病,对治疗反应好,多数可以治愈,而 SAP 起病急、进展快,早期即可发生 SIRS、MODS。虽然现在对 SAP 的治疗较以前有了长足的进展,但病死率仍高达 10%~30%。在本书第十九章里已经就急性胰腺炎的中医病因病机进行了比较详细的论述。重症急性胰腺炎（SAP）是在急性胰腺炎的基础上发展而来的,当然也有一部分暴发性急性胰腺炎,病情凶险,进展迅速,急性胰腺炎的过程极短,甚至暴发起病,直接进入重危状态。

总的说来,SAP 的中医病机主要是肝脾气机郁滞,导致热、湿、瘀蕴结中焦。在各种诱因作用下,最初出现肝胆脾胃功能失调,疏泄不利,升降失和,而致气机不畅;继而气滞血瘀,生湿郁热,导致有形之邪壅塞,表现为脾胃湿热或实热蕴结为主的证候。如正不胜邪,可发生厥脱、血证等危象。从六经辨证看,本病多属少阳病证、少阳阳明合病证或阳明腑实证。若少阳之邪传入阳明之腑,可出现燥热与肠道糟粕互结的腑实证;少阳枢机不运,三焦水液代谢失职,水湿内生与阳明之燥热相合,则致湿热蕴结,从而出现肝胆湿热证;阳明腑实,燥热之邪与血搏结,则出现热毒血瘀证;少阳枢机不运,三焦水液代谢失职,水饮之邪与阳明燥热之邪互结,则出现水热互结胸膈之热实结胸证。

SAP 的主要病理环节与其他急腹症有共同之处,即郁(气机郁滞)、结(实邪结聚)、热(实热内盛或湿热内蕴)、瘀(血行瘀阻)、厥(气血逆乱)五个环节可互相兼夹或转化。这与西医对急腹症的主要病理是功能失调、梗阻、炎症、血运障碍及中毒性休克等变化的认识颇为一致。其病程可分为早、中、后期三个阶段:早期正盛邪浅,多为枢机不运与燥热内郁相兼;中期正盛邪实,常以结、热、瘀兼夹转化为主;晚期邪去正虚,余热不尽,气阴亏虚。SAP 并发 MODS 发病机制中强调器官功能损害的"序贯性",这与中医理论中脏腑疾病的"传变"有着相似之处。

在中医五行学说中,五脏分属五行,五脏在生理上相互联系,在病理上相互影响,通过五行之间生克乘侮,本脏之病可以传至他脏,他脏之病也可以传到本脏。六经辨证,是《伤寒论》辨证论治的总纲,也是脏腑经络病理变化的临床表现。而脏腑经络之间,表里络属,彼此相关,故六经发病常处于运动变化之中,从而产生了六经病的传变。崔乃强等通过多年的实验研究及临床观察,提出了重症急性胰腺炎按病程可划分为初期、进展期和恢复期三期三个阶段,其间体现了少阳病证、少阳阳明合并证、阳明腑实证之间的传变的理论。在急性胰腺炎早期即有内毒素血症发生,有研究发现其水平可达到 212.12pg/dl,较正常值有显著增加。进展期出现的时间大多在发病后的第 7~14 天。部分患者未出现明显的感染而直接进入恢复期。进展期患者多以肠源性内毒素血症和肠道细菌移位导致的脓毒血症表现,以 TNF-α、白细胞介素(ILs)、前列腺素(PGs)等多种细胞因子过度分泌为特点,最终发生器官损害导致 MODS,甚至 MSOF 而死亡。通里攻下法对 SAP 的早期治疗有极为重要的作用。根据陈海龙等临床与动物实验的观察,有效的通里攻下可明显减轻腹胀,改善心肺功能,对肠源性内毒素有直接清除作用,对肠道的机械屏障、免疫屏障和生物屏障有保护作用,从而有效地抑制了细菌及内毒素的移位。

SAP 发生、发展变化中存在着少阳病证、少阳阳明合并证、阳明腑实证的动态变化。阳明腑实证时,燥热之邪与肠中糟粕相结而成燥屎,影响腑气通降,胃肠道内 G⁻ 菌过度繁殖且菌比例变动,菌群失调,毒力剧增,细菌内毒素经由门静脉或淋巴管大量吸收入血而形成肠源性内毒素血症。内毒素血症反过来又可使胃肠功能紊乱,肌张力下降,肠蠕动减弱,肠管扩张,毛细血管通透性增加,大量炎性渗出,肠道细菌透过肠黏膜屏障而发生移位,出现更为严重的胀满和疼痛症状,使腑实证进一步加重。因此,阳明腑实证和内毒素血症互为因果,形成恶性循环。这个恶性循环如果不能及时打破,病证将不会出现转机。内毒素血症是阳明腑实证过程中发生热、惊、厥、闭、脱及其脏器衰竭之主要原因,内毒素血症很可能就是阳明腑实证之主要病理生理基础。

## 二、重症急性胰腺炎的临床分期辨证论治原则

自 20 世纪 50 年代以来,我国中西医结合工作者经过几十年的努力,对重症急性胰腺炎的治疗已经形成了一套较为完整的方案,并在临床应用中取得了满意的疗效。涌现出天津市南开医院、四川大学华西医院、上海中医药大学附属龙华医院、大连医科大学附属第一医院等中西医结合治疗急性胰腺炎的区域医疗中心。他们各有侧重、各有特色,互相协作,

极大地推动和促进了中西医结合治疗急性胰腺炎的快速发展,使 SAP 的病死率下降到接近 10% 或更低一些的国内外领先水平。

自 20 世纪 90 年代开始,天津市南开医院崔乃强等通过系统研究 SAP 病机病理,根据中医脏腑辨证、病因病机辨证,将 SAP 的临床病期分为三期:初期(结胸里实期,全身炎症反应期)、进展期(热毒炽盛期,全身感染期)和恢复期(邪去正虚期),根据每期病理变化的不同,分别采用通里攻下、活血化瘀、清热解毒、益气养阴、健脾和胃等治则,再适时配合手术治疗,使 SAP 的病死率降低到 10.77%~16.6%,体现出中西医结合治疗 SAP 的优势。还发现,采取中西医结合治疗可明显缩短 SAP 的病程,使多数患者可不经过进展期而直接进入恢复期,这是中西医结合治疗降低病死率的关键环节。

**(一) SAP 初期(结胸里实期,全身炎症反应期)**

**1. 病因病机** 本病多由于外邪侵袭、暴饮暴食和情志不舒等因素而致病,机体感受六淫之邪、饮食不节、情志失畅、胆石、虫积、创伤等因素引起气机阻滞,肝胆不利,湿郁热结,蕴于中焦,气机升降失调,邪气居气分,尚未入血分。初期正盛邪浅,多为枢机不运与燥热内郁相兼。

**2. 病理生理变化** 初期为自发病至 1 周左右。其病理改变为胰酶血症、缺血再灌注、炎症反应、胰腺坏死。

**3. 主要临床特征** 腹膜炎、肠麻痹、全身炎症反应综合征(SIRS)或多器官功能障碍综合征(MODS)。常可出现休克、急性呼吸窘迫综合征(ARDS)、急性胃肠功能衰竭、急性肾衰、胰性脑病等并发症。

**4. 中医辨证论治** 中医辨证多为少阳阳明合病或阳明腑实证。根据病机不同,又可分为以下 3 种类型:

(1)少阳病,邪在少阳,经气不利,郁而化热,出现少阳半表半里证。主症:见寒热往来,胸胁苦满,默默不欲饮食,心烦喜呕,口苦咽干,目眩,舌苔薄白,脉弦。治则:和解少阳。处方:小柴胡汤。

(2)少阳阳明合病,少阳之邪传入阳明之腑,出现燥热与糟粕互结的腑实证。主症:见往来寒热,胸胁苦满,兼有腹胀、便秘或大便硬结。治则:和解少阳,泻下热结。处方:复方大柴胡汤。

(3)阳明腑实,燥热阻结,气机不通。主症见痞、满、燥、实、坚。治则:通里攻下,理气活血,处方:复方大承气汤。

**(二) SAP 进展期(热毒炽盛,全身感染期)**

**1. 病因病机** 在各种诱因作用下,最初出现肝胆脾胃功能失调,疏泄不利,升降失和,而致气机不畅,继而气滞血瘀,生湿郁热,导致有形之邪壅塞,表现为脾胃湿热或实热蕴结为主的证候。如正不胜邪,可发生厥脱、血证等危象。进展期正盛邪实,常以结、热、瘀兼夹转化为主。

**2. 病理生理变化** 发病后 1 周左右开始,2~3 周最明显,可持续 1~2 个月左右。其病理改变为胰腺和/或胰周坏死组织感染。

**3. 主要临床特征** 胰腺、胰周或相关部位感染所致的全身性细菌感染、深部真菌感染或二重感染、脓毒血症、MODS 或多器官功能衰竭(MOF)。

**4. 中医辨证论治**　中医辨证多为毒热炽盛,气营同病,气血同病,热结腑实。根据病机不同,又可分为以下 4 种类型:

（1）阳明腑实,燥热阻结,气机不通。主症:见痞、满、燥、实、坚。治则:通里攻下,理气活血。处方:复方大承气汤。

（2）阳明腑实,热与湿合,湿热蕴结。主症:见胁肋及上腹绞痛拒按,发热,口苦咽干,便秘溲赤,舌红苔黄腻,脉滑数。治则:通里攻下,清热利湿。处方:清胰汤。

（3）阳明腑实,热与血结,热毒血瘀。主症:见壮热,烦躁失眠甚或神昏,胁腹部发斑,渴甚,尿黄,甚或吐衄,便血,尿血,舌质深绛或紫,脉沉数或沉细而数。根据卫气营血辨证,此证属气血两燔证。治则:通里攻下,清热解毒。处方:大承气汤合黄连解毒汤。

（4）阳明腑实,燥热与水饮互结于胸胁,发生热实结胸。主症:见胸腹硬满疼痛,大便秘结,日晡潮热,口干舌燥,舌质红,苔黄少津,脉沉紧。治则:通里攻下,泄热破结。处方:大陷胸汤。

**（三）SAP 恢复期（邪去正虚期）**

**1. 病因病机**　疾病迁延日久,邪去正虚,余热不尽,气阴亏虚气或脾胃不和,或脾虚湿困,或余邪未尽、湿热留恋,或热血相结而遗留癥瘕积聚等证。

**2. 病理生理变化**　发病后 2~3 个月,其病理改变为内分泌紊乱、外分泌不足。

**3. 主要临床特征**　体质虚弱,残留胆胰系统疾病,全身营养不良,存在后腹膜或腹腔内残腔,常引流不畅,窦道经久不愈,有时伴有消化道瘘。

**4. 中医辨证论治**

辨证:邪去正虚,余热不尽,气阴亏虚。

主症:面色苍白或萎黄,头晕目眩,四肢倦怠,气短懒言,神疲食少,舌淡苔薄白,脉细弱或虚大无力。

治则:益气养阴,清热通便。

处方:增液承气汤合八珍汤。

## 三、"热病观"四期临床辨证

四川大学华西医院蒋俊明教授于 20 世纪 90 年代初在中医整体观念、辨证论治等基础理论的指导下,结合临床实践经验,以卫气营血辨证和脏腑辨证为基础,兼取两者之长。

首先提出急性胰腺炎的治疗应以中医"热病理论"为指导,并且明确提出用热病气分、血分、脏衰分期辨证的理论加以概括,将本病分为气分证期、血分证期、脏衰证期和恢复期。既是对急性胰腺炎四类不同证候的概括,又表示急性胰腺炎病变发展过程中浅深轻重各异的四个阶段。

蒋俊明认为本病以脾胃为主,与肝胆密切相关,并涉及肺、心、肾、脑、肠等多个脏、腑、奇恒之府。急性胰腺炎起病急骤,且复杂多变,其病机演变可概括为郁、热、瘀、结、厥、血、衰、亡。

**（一）病程可分为以下四期**

**1. 气分证期**　多属里证、热证、实证、阳证,正盛邪实(标本俱实)或正盛邪轻。主要病机为郁(气机郁结)、热(实热之毒内盛或湿热内蕴)、瘀(血行瘀滞)、结(实邪结聚、肠腑不通)

且互为因果、相互促进、相互转化。

**2. 血分证期** 为本病的深重阶段,多属邪实正虚,正不敌邪。涉及全身多脏腑器官,可见多种变证,如气阴暴伤或正虚邪陷之厥脱证(休克),或气营两燔、火毒炽盛、热腐成脓之脏腑痈疡证,或湿热火毒、邪留膜原上溢胸膈、侵及下焦、外达腰背之流注痈疡证,或毒邪入血、耗血动血、迫血妄行之热瘀血证(DIC)。

**3. 脏衰证期**(MODS 或 MOF 期) 为本病的危重阶段,多因毒邪弥漫三焦。"三阴三阳,五脏六腑皆受病,荣卫不行,五脏不通",而致气血败乱,脏器衰败的诸多脏衰证候,最终危及生命。可见内闭外脱、亡阴亡阳诸证。

**4. 恢复期** 大病之后,邪去正伤,故病后多见气阴(血)两伤或脾胃不和或脾虚湿困或余邪未尽,湿热留恋或热血相结而遗留癥瘕积聚等证。

**(二)病势**

初病多在气分,进而入营血分,深入脏腑,如不及时救治,可进入脏衰证期。经及时救治,可转为恢复期。但亦有少数病者,暴发其病即见营血或脏衰证候,甚至猝死。

**(三)病机转化**

病变早期可出现气机郁滞,而致中焦湿热壅塞,气滞血瘀,或出现中焦阻塞不通,化热而致阳明腑实证。若病情加重,可导致气阴暴伤、神气失脱、热深厥深,则可形成厥脱证(休克);若湿热火毒之邪与血相搏,瘀腐成脓,则可形成以胰腺脓肿、胰周脓肿等为代表的脏腑痈疡证;亦可上溢胸膈,侵及下焦,导致流注痈疡证;若毒邪入血、耗血动血、迫血妄行,则可影响出凝血机制的平衡,导致毒热瘀血证(DIC);若火热熏灼,伤及胃络,迫血妄行则可出现消化道出血。病情进一步发展,则为本病的危重阶段—脏衰证期(多器官功能衰竭期 MOF),此时,三阴三阳、五脏六腑皆受病。主要表现为内闭外脱、亡阴亡阳诸证。若经有效治疗,可由以上三期转入恢复期,进而可完全治愈。

**(四)"益活清下"治疗方法**

是指包括益气养阴、活血化瘀、清热解毒、通里攻下为主的四法,简称"益活清下"综合治疗方法。该法是在中医整体观念、辨证论治、热病观等理论的指导下,在总结急性胰腺炎的病机证治和理法方药的基础上提出的中医药应用的综合方案。经四川大学华西医院十余年数千例临床实践,重症组病死率基本控制在 10% 左右,并且大量的动物实验也证实"益活清下"对实验性急性胰腺炎的治疗作用。恢复期余邪未尽、正气未复,则应随证施治。

应当指出,由于本病发病急、变化快,因而在疾病的各阶段和各期型之间,有时难于清楚划分,临证时必须坚持整体辨证的观点,区别标本缓急,抓住主要矛盾。而且急性胰腺炎尤其是重症患者的治疗绝非一方一法所能完成,必须在"整体观念,辨证论治"理论的指导下中西医病证结合、辨证施治,内外结合,并选择应用微创外科的方法进行综合治疗。

## 第四节 重症急性胰腺炎外科治疗的历史沿革

随着对 SAP 发病及病理生理机制认识的不断加深,作为一种全身性多脏器急性损害性疾病,SAP 时胰外脏器损害的严重性及其在临床治疗的重要性远远超出胰腺病变本身,由单纯胰腺这一器官疾病,到超出胰腺本身而涉及整个腹腔,再影响到全身多个器官,是一种全身性疾病。因而,重症急性胰腺炎的治疗原则也随之经历了多次变迁,也引发了几次重大的学术争议,了解这些历史过程将有助于对本病的病机及治疗观念的进一步理解和深化。

## 一、四个阶段的历史变迁

### (一)第一阶段

20世纪60年代以前,当时争论的焦点是重症急性胰腺炎应该属于内科治疗还是外科治疗的范畴。1866年,美国外科医生Senn最先认为当胰腺发生坏死和脓肿时应采取手术治疗,但在当时未引起广泛关注。1899年美国病理学家Fitz对急性胰腺炎的病理进行了深入的研究,第一次全面描述了急性胰腺炎的发病情况。他认为在发病的早期进行手术治疗有害无益。以后由于部分患者经手术治疗病情好转,Fitz又改变了自己的观点,于1903年提出早期手术是可取的,预后较好,能够明显降低病死率。当1929年发现了血淀粉酶升高这一急性胰腺炎的标志性特征后,已不再需要诊断性剖腹手术。对于水肿性胰腺炎,一般采用非手术治疗即可痊愈,可视为内科急腹症。但是约15%的患者可发展为重症胰腺炎,部分患者的保守治疗效果很差,当时的病死率甚至高达90%。直到1963年Watts报道了一例重症胰腺炎于发病48小时行全胰切除治疗获得成功的病例,震惊了当时的医学界,从而为外科治疗重症胰腺炎提供了依据,也从而结束了持续了74年的第一次大争论。

### (二)第二阶段

20世纪70~80年代,为外科治疗模式阶段,此期间又可以分为两个阶段。

**1. 第二阶段的前一阶段是20世纪70年代,为早期手术模式时期。**

从20世纪60年代开始,美国及西欧国家开展了各种胰腺切除术,包括胰体尾切除、胰十二指肠切除、全胰切除等各种手术方式。这一时期,对重症急性胰腺炎多数主张手术治疗。此期重症急性胰腺炎一旦诊断就是手术适应证,必须急诊手术。当时的口号是"抢救尚有生机的胰腺组织"。指导思想是给出血坏死及渗出所致胰腺高压以减压,主流术式为"引流",要求广泛切开胰腺包膜,松动胰床,彻底减压,放置"栽葱"式引流,附加"三造口"(即胃、空肠、胆道引流),或辅以腹腔灌洗。此期的术后处理也有所加强,病死率有所下降,但仍高达25%~50%,这对于一个良性疾病来说,还是远不尽如人意的。直至20世纪80年代初期,多数医师仍主张重症胰腺炎应早期手术,手术方式也倾向于扩大,甚至全胰切除术,但手术的总体治疗效果并不理想。

**2. 第二阶段的后一阶段是20世纪80年代,为延期手术模式时期。**

这是鉴于早期手术病死率高、手术后并发症多、再手术率高等严重问题而采取的改进措施。当时的观点是"待坏死界限清楚时手术",指导思想是争取一次手术确定疗效,减少多次手术的病例。术式也有较大改变,规则性切除术应运而生,开放引流、切口拉链等术式也产生了。但主流术式为清创性切除、引流、三造口,仍有计划性再手术的治疗方案;然而此期病死率仍居高不下,清创切除术病死率在19%~24%,规则切除术则高达50%,总病死率仍徘徊在25%左右。手术方式虽然很多,并未见哪一种手术方法能显著降低重症急性胰腺炎病死率,其结局是"急性坏死性胰腺炎的现代治疗进步,改变了患者的死亡方式,但不改变患者的命运"。1981年,Gebhardt和Gall报道了坏死组织的清创术联合术后腹腔灌洗获得了比单纯灌洗满意的疗效。这一方法得到了广泛的应用,至今仍是最常用的治疗方法之一。其优点是创伤小,清除了坏死组织以及毒性渗出液;缺点是难以完全清除坏死组织,再次手术率高。1981年,Gerzof报道了一组经皮穿刺置管引流治疗腹腔脓肿,获得满意的疗效。尽管经皮穿刺置管引流不能彻底清除和引流坏死组织,也不能立即阻断脓毒血症,并有可能会增加感染概率;但是对于出现感染性休克的患者,可以改善休克患者的一般状况,为手术创造更好的条件,也可使部分患者避免手术。这一时期由于重症监护技术的飞速发展,腹腔灌洗技术的改进,多数患者可以安全度过急性全身炎症反应综合征期,重症胰腺炎主要的死亡原因转变为胰腺及胰周的感染并发症。

### (三) 第三阶段

20世纪90年代及以后,为综合治疗模式,此期间也可以分为两个阶段。

**1. 第三阶段的前一阶段是20世纪90年代,为以外科治疗为主的综合治疗模式。**

此期间重症胰腺炎仍然被视为外科疾病,但"外科手段并不总奏效"已成共识,生长激素(施他宁)及其类似物(醋酸奥曲肽)的临床应用一定程度改善了重症胰腺炎的治疗效果,治疗模式发生转变。这一时期对重症胰腺炎的发病机制有了进一步的认识,由对其病理过程的重视转向对其病理生理过程的重视。1988年Rindernecht提出"白细胞过度活化学说",认为单核巨噬细胞释放的多种细胞因子造成胰腺及邻近组织细胞损伤,进一步引起粒细胞和内皮细胞过度激活,大量释放损伤性炎症介质,如白细胞介素-1、白细胞介素-6(IL-6)、白细胞介素-8(IL-8)、肿瘤坏死因子(TNF)-α等,造成全身性炎症反应。大量的实验研究揭示,重症胰腺炎不再是单纯的胰腺病,而视为全身性疾病,更加重视胰外的病变。重症胰腺炎不再是简单的"自身消化病"和"无菌性炎症",而是病理变化复杂、多种炎症介质参与、合并细菌感染率高的严重疾病。在此基础上,发现早期外科手术并不能阻断重症胰腺炎的病理生理过程,外科介入亦不能阻止胰腺坏死和感染,也不能带来满意的效果。于1990年提出的"个体化治疗方案"及随后"综合治疗体系"的逐步形成,使重症胰腺炎的治疗观点和治疗措施逐渐统一起来。

**2. 第三阶段的后一阶段是20世纪90年代到20世纪末的近10年,为以内科治疗为主的综合治疗模式。**

这个阶段是前段治疗模式的延续和发展,特别强调"应当重视重症急性胰腺炎的非手术治疗",综合治疗的措施进一步加强,甚至有部分医生认为重症急性胰腺炎仍属内科疾病,应该内科治疗。尽管这一观点尚不能被广泛认同,但内科治疗的比例在加大,治疗策略和方针是:在全面非手术治疗基础上,对坏死感染的重症胰腺炎采取手术治疗,手术方式应尽可能地简化。外科手术的目的是去除坏死感染的组织,阻止大量的炎症介质入血而引发的级联瀑布反应。强调了早期肠内营养的重要性,针对炎症介质和细胞因子所致MODS采取血液透析治疗,针对胰腺微血管特点和微循环损伤而采取活血化瘀治疗和放射介入治疗等,在这一阶段都进行了有益的探索。

### (四) 21世纪开始以来的新阶段

自21世纪开始以来,医学技术发展迅速,随着对重症胰腺炎发病机制的深入研究和诊断治疗手段的发展,非手术治疗的疗效得到了很大的提高。多种辅助治疗方法和新的技术手段用于治疗重症胰腺炎,影像学检查技术进步,如B超、CT、经口胆道子镜光纤直视系统（SpyGlass）、超声内镜等可以较准确了解胰腺坏死的范围、胆道结石的分布等，并可引导穿刺，明确有无感染，确定手术时机。新型抗菌药物的不断问世使更多的感染得以有效地控制。全胃肠外营养能使危重患者在长期禁食情况下维持正氮平衡，度过危险期。肠内营养技术的发展进一步提高了营养支持的效果，可以降低肠道菌群移位导致的内源性感染，并降低了费用。生长抑素的应用可以更好地抑制胰液分泌、缓解疼痛和降低病死率。加强监护在重症胰腺炎治疗中的地位日益重要，也取得了较好疗效。内镜逆行胰胆管造影术（ERCP）、内镜下括约肌切开术（EST）、腹腔镜胆囊切除术等技术的广泛应用、联合应用及发展，SELECT理念的应用等，使胆源性胰腺炎患者可以通过内镜解除胆道梗阻。血液透析和血液滤过有助于帮助患者度过危险期，从而避免手术。应用氟尿嘧啶和抗菌药物区域动脉灌注治疗重症胰腺炎也获得了满意的结果。

崔乃强认为，重症急性胰腺炎60余年的变迁不是简单的内科模式与外科模式的交替，不是简单的早期手术与延期手术的变更，也不是简单的主与次的争论，而是不断总结经验和教训，在治疗模式转换中提高和完善。特别值得重视的是，自20世纪90年代初开展了对重症急性胰腺炎的中医辨证分期和分型论治，在临床上取得了满意疗效，病死率下降。实践证明，采用辨证论治的中西医结合治疗是根本改善重症胰腺炎病死率高的一条重要途径。国内首部急性胰腺炎多学科（multiple disciplinary teams，MDT）诊治共识意见的制订，旨在开展以急性胰腺炎患者为中心的多学科协作诊治，建立一个相对规范的综合诊治流程，充分体现SAP救治的多学科协作理念，有望提高SAP的救治成功率。

随着对SAP病理生理学的深入认识，国内胰腺外科学界对SAP的手术指征、手术时机及手术方法等方面均有了更新的观点。SAP早期致死的主要原因是全身炎症反应综合征（SIRS），以及由此导致的多器官功能障碍（MODS），此时不适当的外科干预是有害无利的。但对于病因为胆道结石、胰管梗阻、胆胰管解剖异常以及胰腺分隔症的SAP患者，以及出现了腹腔间室综合征（ACS）、胰腺及周围组织坏死、胰腺及腹膜后脓肿、假性囊肿形成等情况时，均需要不失时机地进行外科干预。赵玉沛教授认为，近年来，随着介入和内镜等微创技术的发展，手术治疗的地位较前有所下降，SAP治疗模式已逐步形成以外科治疗为主的多元化综合治疗模式。充分引流是SAP继发感染的外科治疗成功与否的关键。SAP外科引流应遵循微创、简单、有效的原则。目前，随着"升阶梯式（step-up approach）"治疗理念的提出，SAP的手术治疗也逐渐走向微创，主要方式包括小切口手术、视频辅助手术（腹腔镜、肾镜等），而传统的开放手术则作为必要的补充治疗方法，通常选择性用于微创治疗失败的患者。

## 二、三次重大争论

重症急性胰腺炎的治疗一直处于探索与辩论之中，每次探索与辩论的内容都反映出重症急性胰腺炎在治疗上的矛盾与进展。在重症急性胰腺炎的治疗历史上，曾经有过三次重大的争论，每一次争论都是基于当时对该病的认识程度而产生的。按照时间的顺序以及主要的中心内容，经历了如下三次大争论。

### （一）第一次大争论

自1889年Fitz较全面地描述了急性胰腺炎以后，开始了由内科或外科主管治疗的讨论，几经反复,到 1963 年 Watts 等行胰腺切除治疗胰腺炎获得成功后,重症急性胰腺炎的治疗自然地由内科转为外科手术治疗,从而结束了持续 74 年的第一次大争论。

### (二) 第二次大争论

重症急性胰腺炎的治疗转为外科以后,由于过去缺乏现成的治疗方案,所以这次争论的焦点集中在外科手术的指征、方法及手术时间等有关治疗方案的问题上。在国外,这些问题的讨论都反映在自 1963 年开始的多次关于胰腺炎分类的国际会议上。第一次为 1963 年马赛会议,第二次为 1984 年的马赛会议,第三次为 1988 年罗马会议,直到 1992 年亚特兰大会议意见才取得一致,发表了以临床为基础的关于急性胰腺炎的分类法,成为当时关于急性胰腺炎的一个比较具有权威性的文献。到 1999 年希腊 Santorini 会议再作了一些补充,前后经过 36 年才把这个复杂的问题理顺。

在我国有关这些问题的讨论都反映在自 1984 年开始、每两年举行一次的全国胰腺会议上,由于意见与观点非常不一致,前后经过了近 10 年的实践及反复辩论。上个世纪 90 年代初,鉴于急性胰腺炎的治疗效果亟待提高,迫切需要一个符合我国国情的疾病严重程度分级标准,又便于指导治疗及相互交流,在 1990 年全国第三届胰腺会议上提出要简化我国自己的急性胰腺炎的疾病严重程度分级标准。1991 年完成初稿,92 年第四届会议上讨论通过。1996 年 10 月在贵阳召开的第六届全国胰腺外科学术会议上,与会代表一致认为急性胰腺炎的分类分级方法应和国际上接轨。张圣道教授起草了此方案,并在会议上作了报告,会后根据部分同志的意见进行了修改。在这次会议上初步取得一致的观点,即以坏死感染为主要外科手术指征的综合治疗;同时参照亚特兰大会议的文件对 1991 年我国自己订立的《急性胰腺炎的临床诊断及分级标准》初稿进行了修订,发表在 1997 年 12 月《中华外科杂志》第 12 期上。至此,国内外关于急性胰腺炎的分类与治疗的第二次大争论几乎在相同的时间落下帷幕。

### (三) 第三次大争论

以坏死感染为主要外科手术指征的综合治疗实施以后,全国有 75% 左右的患者接受非手术治疗,25% 左右患者接受手术治疗,总存活率上升到 85% 左右。但是,通过当时几年来的临床实践,又出现了一些新的问题亟待研究与解决。另一方面,由于基础科学的进步,对重症急性胰腺炎的发病机制又有了较深、较新的认识,必须要反映到临床的治疗上来,这些就构成了第三次大争论的中心内容,事实上这就是当时的发展与趋势。

## 三、需要进一步关注和解决的重要课题

第三次大争论的时间正是跨越 21 世纪前后,重症急性胰腺炎的治疗仍然任重道远,还存在不少难题,但在认识上已经逐步达成共识,在治疗理念和治疗方法上不断取得新进展。

### (一) 依据发病机制探索有效的治疗方法

这方面包括关于调节抗、促炎细胞因子平衡阻断病情发展的作用的争论,确切估计机体免疫反应包括炎症介质、细胞因子等在重症急性胰腺炎的发病机制,特别是在疾病加重因素方面的作用,探索有效及可行的对策。

1988 年 Rindemecht 提出了急性胰腺炎的白细胞过度激活学说,认为胰腺炎致死不仅是由于胰酶自身消化,而且白细胞过度激活也起了关键作用。20 世纪 90 年代,全身性炎症反

应在危重病中的重要作用越来越受到强调。除感染之外,非感染性损伤因子如急性胰腺坏死、烧伤和创伤等均可造成不同程度的全身性炎症反应,进而导致继发性多器官功能障碍综合征。大量的研究显示,在急性胰腺炎发病的早期即存在炎性细胞因子过度释放和过度的全身性炎症反应,并成为急性胰腺炎病情加重的关键因素。单核巨噬细胞释放 TNF-α、IL-1、IL-6 等细胞因子,刺激粒细胞的活化,粒细胞与内皮细胞黏附,刺激吞噬细胞的功能激活,释放活性自由基,以及蛋白酶和水解酶,加重胰腺及远隔脏器的损伤。临床上应用血液滤过治疗重症急性胰腺炎患者取得了较好的效果,显示血液滤过具有阻断胰腺局部病变和全身病情加重的作用,其机制是通过阻断细胞因子连锁反应,从而重建促炎细胞因子与抗炎细胞因子的动态平衡。

目前对诸多致病性的炎症介质和细胞因子的测定还处于研究阶段,血液滤过治疗是针对炎症介质和细胞因子的新方法,临床应用也取得了良好效果。但对重症急性胰腺炎的炎症介质和细胞因子监测的涵盖面应当多大;这些因子中哪些是致病的,哪些不致病,哪些有保护作用;还有多少未知因子;临床血液滤过治疗的适应证和疗效判定以临床症状为依据,还是以这些因子的测定为依据,这些问题还没有准确答案。

### (二) 中转手术的适应证与时机掌握

重症急性胰腺炎中坏死未感染病例约占 70%,所以目前治疗模式是以内科为主的综合治疗模式。非手术治疗中转手术的适应证为坏死感染,但是区别"有菌的坏死组织"(pancreatic necrosis with bacteria)和"感染的坏死组织"(infected pancreatic necrosis)的含义仍存在分歧意见,这一分歧决定了中转手术的适应证掌握和时机选择。而目前存在的主要问题是延误了中转手术的时机,例如:无限期等待病灶局限化,把坏死包裹误诊为假性囊肿;对坏死感染包裹破裂和胰周间隙(特别是腹膜后间隙)的感染认识不足等,是延误手术的重要原因。

### (三) 暴发性急性胰腺炎的处理

暴发性急性胰腺炎(fulminant acute pancreatitis,FAP)是指胰腺炎在起病 72 小时内经正规的非手术治疗(包括充分液体复苏)仍出现脏器功能障碍者。FAP 按严重程度分级属于重症急性胰腺炎。其临床特点是来势异常凶猛,腹痛、腹胀症状极度严重,腹膜刺激征明显,生命体征无法稳定,很早就出现休克和多器官功能障碍综合征(MODS)。以目前处理重症急性胰腺炎的方法来治疗暴发性急性胰腺炎是难以挽救患者生命的。由于目前对一般的重症急性胰腺炎的治疗基本上已经规范,因此要对重症急性胰腺炎的这一临床亚类进行特别研究,才能提高重症急性胰腺炎的总存活率。这些病例绝大部分属无菌性坏死(占 77%),因此核心问题不在感染,而在于早期的难治性脏器功能衰竭。因此对暴发性急性胰腺炎采取早期引流手术结合加强监护治疗的方法是行之有效的。对于手术,时机要求早,方法要求简单有效,作腹腔、小网膜囊、腹膜后减压和灌洗引流,即可为病情逆转创造条件。

### (四) 肠内营养的作用

在实施"胰腺休息疗法"时,为了解决营养支持问题,以往主要采用肠外营养。然而近年来越来越注意到肠外营养的弊端:如长期禁食引起肠黏膜屏障破坏,增加感染机会(包括严重的深部真菌感染、导管感染),增加高渗性并发症和重要脏器的负荷(肝、肺和液体负荷)。空肠营养的优点是既能支持全身营养又能保护肠黏膜屏障,而且价格便宜。因此早期

（48~72 小时）应用肠道内营养是目前重症急性胰腺炎营养支持治疗观念的进步,值得提倡。应用的关键是空肠营养管必须放置到 Treitz 韧带以下 30cm 左右才能保证不刺激胰液分泌。可以通过内镜的方法放置鼻空肠管,也可以应用 X 线透视引导的方法。对于手术治疗的患者可以术中放置营养性空肠插管。目前认为,如果患者能够耐受,经胃管给予肠内营养也是可行的。具体内容参见本书第二十五章。

### （五）腹内高压和腹腔间室综合征的认识

腹内高压和腹腔间室综合征在重症急性胰腺炎治疗中的意义正在逐步被认识。由于腹部壁层的顺应性有限,一旦腹腔容量达到临界值,腹腔内容物继续增量就可以引起腹内压显著升高,迅速导致肾、肺、心血管、肝脏甚至中枢神经系统功能失代偿,这就是腹腔间室综合征（abdominal compartment syndrome, ACS）。重症急性胰腺炎继发大量腹腔渗液、腹膜后胰外侵犯、肠麻痹所致肠腔积气积液和肠壁水肿等诸多因素均可以导致腹内高压,其发生率在 11% 左右。因此,在重症急性胰腺炎并发 ACS 时,要及时进行有效的减压,包括非手术和手术减压,但是要及时、有效。

随着对重症急性胰腺炎和多器官功能衰竭的发病机制的深入了解（特别是针对急性胰腺炎早期全身炎症反应综合征的调控机制的了解）、重症监护持续的进步、微创外科技术的发展、中西医结合治疗重症胰腺炎规范化的实施、多学科诊治共识的达成,越来越多的重症胰腺炎患者将通过非手术治疗获得治愈,但外科手段仍是重症胰腺炎及后期并发症的治疗中不可缺少的部分,特别是对于胆源性胰腺炎和有解剖学病因的胰腺炎,外科治疗仍然是必要的。

正如张圣道教授所说的那样,在科学上,有争论就有进步,像重症急性胰腺炎这样一个极为复杂的疾病,需要反复讨论才能得到合理的结论,这是符合发展规律的。所谓问题的争论就是不同观点的切磋,而一个临床观点的形成,需要有一定数量病例的实践与足够时间的观察。因此,一次大的争论要花几十年时间也是必然的。但是,这是值得的,这是有益于医学科学、有益于患者的。

回顾外科治疗 SAP 的历史,每一次治疗观点的变革、技术的进步以及疗效的改善,都是在实践、探索、认识和总结经验的基础上逐步实现的。而每次探索、讨论的内容又集中地反映了在 SAP 治疗方案的进步与技术的进展,这也正是 SAP 治疗效果实现实质性突破的希望所在。

## 第五节　重症急性胰腺炎中西医结合治疗的历史沿革

重症急性胰腺炎（severe acute pancreatitis, SAP）是一种病情凶险,进展迅速,可累及多脏器,病死率高的外科急腹症。自 20 世纪 60 年代至 21 世纪初,我国医务工作者对急性胰腺炎的诊断与治疗,历经以临床实践经验为基础的初步探索阶段、吸收临床与基础研究成果和新剂型应用的逐步深入阶段、基于现代诊疗设备引进和中西医结合疗愈机制研究的走向高层次阶段以及基于基因与分子信息学及循证医学的高层次中西医结合阶段。近年来,随着对急性胰腺炎的病因、发病机制的深入探讨,对 SAP 的治疗已形成了较为完整的理论体系和日趋成熟的治疗方案,在临床中取得了满意的疗效。

## 一、中西医结合治疗重症急性胰腺炎的沿革

### (一) 以临床为基础的中西医结合初步探索阶段(1962—1980年)

1965年郑显理等报道了300例急性胰腺炎的中西医结合疗法的治疗经验。初步分析认为,急性胰腺炎与中医学的脾心痛、结胸、膈痛、肝胃不和及肝木克土等提法一致。急性胰腺炎的病因多与七情所伤、外感六淫、不内外因等有关。从其病机来看不外两种,即肝气郁结和脾胃不和。临床证型包括肝郁气滞证、肝胆湿热证、脾胃实热证、蛔虫上扰证等。在治疗上多采用大柴胡汤加减方获得较好临床疗效。全组300例中72%痊愈,24%尚佳,失败3.4%。施行急性期手术者9例,择期手术者6例。手术率为5%,病死率为1.3%。与对照组相比,除综合组手术率及病死率均较低外,通过中药治疗症状与体征也消失较快。本组有72例进行了1年以上的随诊,其中复发者3例,复发率为4.1%。该文系统归纳了中药治疗急性胰腺炎的方法、中医学基础,并对急性胰腺炎的病理病机、分期分型做了初步探讨,在临床治疗中也取得了较好成绩,在当时急性胰腺炎中西医治疗领域具有重要指导意义。

### (二) 中西医结合逐步深入阶段(1981—1997年)

1995年齐清会等严格按照日本厚生省标准和Ranson评分系统等国际公认诊断标准,总结了1983年1月—1994年1月收治的84例重症胰腺炎患者,采用西医学手段和中医辨证分期治疗将病死率控制到25.6%。另外,张圣道等在1997年,总结了1974—1994年收治的243例急性坏死性胰腺炎患者,均经过外科手术及CT扫描证实,率先在国内将急性坏死性胰腺炎的全病程分为急性反应期、全身感染期和残余感染期三个阶段,填补了我国关于急性坏死性胰腺炎全病程的记载。并以此为指导将坏死性胰腺炎的治疗方式分为三个阶段。第一阶段提倡早期手术,针对胰腺坏死作早期彻底切除坏死组织手术,辅以"三造瘘""创口敞开""局部灌洗"等措施。治愈率为61.3%。第二阶段提倡"个体化治疗",即对感染者进行手术治疗,对非感染者进行保守治疗,治愈率提高到68.5%。第三阶段,首先在手术时间上强调综合治疗,延期手术,如在严密的治疗观察下感染能缓解控制,可延缓到后期手术;对有恶化倾向者,则做早期或急诊手术。其次是建立综合治疗体系,依靠多学科的参与,使手术治愈率提高到80%,非手术治愈率达到100%,总治愈率为83.1%,并提出了治疗急性坏死性胰腺炎的"个体化治疗方案",这与中医的同病异治、辨证论治异曲同工。可以认为在这一阶段中,已经开始将中医辨证施治的原则与西医学技术相结合。

### (三) 中西医结合疗效机制研究阶段(1996—2005年)

进入20世纪80年代之后,一些先进的诊疗设备相继进入我国。B超、CT的应用使急性胰腺炎的诊断也由一般定性诊断到定量、定位诊断,能清晰的辨认和较准确的判定胰腺坏死、预后与影像变化之间的关系。内镜的发展能采用经内镜下逆行括约肌切开术(endoscopic sphincterotomy,EST)取出结石,从而以微创的形式去除了胆源性胰腺炎的病因。中西医结合医务工作者坚持辨证论治、分期治疗的原则,把辨证分期与急性胰腺炎的病理变化相结合,获得良好的治疗效果。

1999年崔乃强、齐清会、吴咸中等通过观察天津市南开医院和天津医科大学总医院1993年3月—1996年8月收治的145例重症急性胰腺炎患者器官功能不全的发生和疾病的发展规律,探索中西医结合方法在保护器官功能、减少并发症、降低病死率中的价值。研

究发现重症急性胰腺炎的病理过程主要包括初期(急性反应期)、进展期(感染期)和恢复期。根据中医辨证论治原则,在患者入院的初期积极采用通里攻下、活血化瘀中药。多采用"清胰陷胸汤"(大黄、芒硝、甘遂、柴胡、黄芩、木香、胡黄连、川楝子、延胡索),每日 2 剂,每剂煎煮 2 次,给予口服、胃管注入或保留灌肠;进展期采用清热解毒、活血化瘀治疗的同时,注重攻补兼施,采用"清胰承气汤"(柴胡、黄芩、木香、川楝子、延胡索、枳实、厚朴、大黄),每日 2 剂,早晚分服;恢复期重用补气养阴、健脾和胃之法。

在初期针对急性胆源性胰腺炎共施行手术 36 例,主要为胆囊切除、胆管探查、T 管引流及胰床引流。另有 17 例行经内镜括约肌切开术及内镜下胆道引流术,未进行开腹手术;进展期共对 47 例行 55 例次手术;恢复期施行 38 例手术,包括胆囊切除、胆管探查、胰腺囊肿空肠 Roux-en-Y 吻合术、胰瘘空肠 Roux-en-Y 吻合术。最终结果显示,早期通里攻下法对器官功能不全有重要的治疗作用。有效的通里攻下可明显减轻腹胀,改善肺功能,对肠源性内毒素有直接清除作用,对肠道的机械屏障、免疫屏障和生物屏障有保护作用,从而有效地抑制了细菌的内毒素移位。大承气汤与其主要成分大黄可以抑制内毒素介导的单核巨噬细胞产生的细胞因子,如 TNF-α、IL-1、IL-6 等,减少了细胞因子的"瀑布效应",减轻了对靶器官的打击,起到脏器保护作用,尤其对呼吸功能不全的患者。有些患者可不经进展期直接进入恢复期,从而提高了治愈率。器官功能不全是重症急性胰腺炎死亡的最重要原因,早期通里攻下法对减少病死率有明确作用。

### (四) 基于多组学技术与分子信息学及循证医学的高层次中西医结合阶段(2006 年至今)

随着科学研究的不断深入,在急性胰腺炎的治疗中多采用不同级别的临床循证;在机制研究中逐渐进入细胞分子水平,甚至分子信息学水平。天津市南开医院曾对 1999 年 1 月—2007 年 6 月收治的 302 例重症急性胰腺炎患者发病原因进行分析后得出结论:急性胆源性胰腺炎患者 135 例(44.7%);酒精性急性胰腺炎患者 64 例(21.19%);高脂血症急性胰腺炎患者 62 例(20.53%);ERCP 后急性胰腺炎患者 7 例(2.32%);其他急性胰腺炎患者 34 例(12.26%)。所有患者符合中华医学会外科分会胰腺外科学组和中国中西医结合学会普通外科专业委员会 2006 年、2007 年制定的重症急性胰腺炎诊治指南和常规。其中,初期是器官功能障碍发病的第一个高峰。在重症急性胰腺炎初期出现的器官功能障碍多见呼吸功能障碍 137 例(47.4%),其次为外周循环障碍 48 例(16.6%),肾功能障碍 36 例(12.5%),胃肠道功能障碍 34 例(11.7%)。进展期是器官功能障碍发病的第二个高峰。该组共有 41 例患者发生器官功能障碍。有 62 个器官受累,分别为呼吸功能障碍 24 例(38.7%)、胃肠道功能障碍 12 例(19.3%)等。伴随胃肠动力恢复时间大于 5 天患者的多器官功能障碍综合征发生率均较小于 3 天者明显增高。所有入组患者中,死亡 42 例,住院病死率为 13.9%。入院后 24 小时死亡 4 例(9.5%),主要原因为严重休克,心脏骤停;24~72 小时死亡 6 例(14.3%),主要原因为持续性休克伴急性呼吸窘迫综合征(ARDS)或急性肾衰竭;3~10 天死亡 14 例(33.3%),主要原因为 ARDS、急性肾衰竭伴 MODS;10 天以后死亡 18 例(42.8%),主要原因为腹腔脓毒症、腹腔出血、肠瘘、胰胆瘘等手术并发症和继发感染等导致的 MODS。

## 二、中西医结合治疗重症急性胰腺炎理论体系的形成和发展

急性胰腺炎的中西医结合治疗是在中医理论指导下根据急性胰腺炎的中医病因病机辨证应用以大承气汤和大柴胡汤为代表的通里攻下法中药,结合现代医学内科治疗、内镜治疗、微创治疗和手术治疗等组成的综合治疗体系。经过 60 多年的发展与完善,目前已经形成一整套具有鲜明特色和临床疗效的中西医结合治疗急性胰腺炎的理论体系。

早在 1978 年 8 月,在全国中西医结合治疗急性胰腺炎学术会议上,一致认为应将研究的重点转向重症急性胰腺炎,进一步提高诊断水平,在重症度的判定与观察指标方面与国内外先进水平接轨。从此,中西医结合治疗急性胰腺炎开始进入第二个阶段。此后,国内专家学者不断跟踪国内外对重症急性胰腺炎研究的新进展,转变对该病的认识,注重整体治疗。采用先进的诊断方法监测整体及腹腔局部的变化,作为采取不同治疗方法的依据。充分发挥中医通里攻下、清热解毒及活血化瘀等治则的作用,使中药在保护肠屏障、抑制肠源性内毒素血症及全身炎症反应等方面发挥作用。继续摸索手术指征、手术方式及手术时机,以减轻附加的手术打击和术后并发症。从 20 世纪 90 年代中期以后,出现大量的病例报告及较系统的前瞻性研究报告出现,标志着中西医结合治疗急性胰腺炎的研究日益深入。

### (一) 病程三期辨证分期

天津市南开医院崔乃强等通过系统研究 SAP 病机病理,根据中医脏腑辨证、病因病机辨证理论,将 SAP 的临床病程分为初期、进展期和恢复期三期辨证理论,形成了一整套中西医结合治疗重症急性胰腺炎的治疗方法和临床路径。

初期(结胸里实期,全身炎症反应期),为发病的 7~10 天;进展期(热毒炽盛期,全身感染期),为发病后 1 周左右开始,2~3 周最明显,可持续 1~2 个月;恢复期(邪去正虚期),发病后的数天至数月不等。根据每期中医辨证和病理变化的不同,分别采用通里攻下、清热解毒、活血化瘀、益气救阴、健脾和胃等治则。SAP 患者死亡主要有两个高峰:其一是 SAP 发病的早期,致死的主要原因是超强炎症反应导致的 MODS,占 SAP 死亡病例的半数以上;其二是进展期,致死原因多为胰腺及周围组织坏死感染所导致的腹腔内出血、消化道瘘以及脓毒血症引发的迟发性多器官功能衰竭(MOF)等并发症。SAP 初期主要病机为枢机不利,少阳之邪逐渐传入阳明之腑,燥热与糟粕互结,此期中医见证以少阳阳明合病或阳明腑实证为主,严重者则表现为结胸里实证,以通里攻下、理气开郁、活血化瘀、益气救阴为主要治则,推荐方剂为大柴胡汤合大陷胸汤加减。SAP 进展期,中医见证以毒热炽盛,气营同病,气血同病、热结腑实为主,中医治疗以清热解毒、活血化瘀辅以通里攻下、益气营血为主要治则,推荐方剂为清胰承气汤加减。SAP 恢复期,中医见证以邪去正虚或余邪未尽为主,热去湿留、瘀血内停,表现为气血两虚,气滞血瘀,湿邪困脾,脾胃虚弱,中医则以补气养血、活血化瘀、健脾和胃为主要治则辨证施治。

### (二) 益活清下疗法

四川大学华西医院在 20 世纪 80 年代中期开始了中西医结合非手术治疗急性坏死性胰腺炎的研究。蒋俊明、张肇达、严律南等一批学者探索和逐渐完善中西医结合非手术治疗方法和治疗指征,在治疗中取得了非常令人满意的效果。益活清下疗法是他们在中医学整体观念、辨证论治以及热病理论的指导下,在大量临床实践基础上,根据重症急性胰腺炎病因

证候特点、病机演变规律率先总结提出的一套理法方药理论体系。根据急性胰腺炎的常见证型和分期的不同,临床上采用辨证分型和分期相结合的辨证施治原则,而使用最多的中医治法包括益气养阴、活血化瘀、清热解毒、通里攻下四法,而简称"益活清下"法。形成了中西医结合非手术治疗和手术治疗相结合的综合治疗体系,奠定了现代非手术治疗的新观点,使非手术治疗应用于几乎所有的非胆源性胰腺炎和非梗阻性的胆源性胰腺炎。

### (三)"三期"程序化"十字"治案

大连医科大学关凤林教授采用西医"辨"病、中医"辨"证和中西医结合"辨"型的"三辨"诊断,实现了与国外 Ranson 评分、Imrie 评分和国内 1996 年方案接轨的临床分级诊断标准。通过分析研究 SAP 患者细胞、分子水平微观本质演化,呈现中医特征的"郁、结、热、瘀"和阳明腑实证病理变化,依据"以通为用"理论指导立"法"选"方"用"药",根据阳明腑实证病情演变,提出"三期"程序化"十字"治案。"三期"中,I 期为发病开始~10 天,重用非手术"十字"法治"标";II 期为发病 11~20 天,实施"巩查"处理,"巩"固 I 期效果和"查"明各病"内因";III 期为发病 21 天~2 年,进行"两治",治"本"除"因"和治疗残留病症。"十字"治案具体措施如下:扩,即扩容;抑,即抑制胰腺分泌;灌,即"微创"腹腔灌洗;纠,即纠酸;通,即用中药方剂通里攻下;抗,即抗生素抗感染和中药清热解毒合用;限,即饮食控制;稳,即稳定线粒体溶酶体膜,保护细胞器;供,即供能;给,即给氧。研究过程跨度 60 年,观察了 1 208 例急性胰腺炎病例,其中 SAP 239 例,暴发性胰腺炎 61 例。研究过程三个时期 SAP 的病死率不断降低,21 世纪初已达到降低到 10% 的良好结果。

### (四)胰-肠-炎/毒-肺病理机制轴学说

大连医科大学陈海龙教授等对重症急性胰腺炎的严重并发症急性肺损伤进行了长达 30 余年的临床和实验研究,在肺损伤的发病机制、中医药疗愈机制、中西医结合研究等方面取得了系列研究成果,特别是在肺损伤的发病机制上经过科学分析总结归纳提出"胰-肠-炎/毒-肺"病理机制轴学说,推动了中西医结合治疗急性胰腺炎的发展和进步。

该学说认为,重症急性胰腺炎等重型急腹症的病理过程中存在着"阳明腑实证"的中医证候,临床上表现为"痞、满、燥、实"的病理状态。在这个病理过程中肠道屏障受到损伤和破坏,肠道内大量细菌和内毒素不断被吸收入血到达肺部,激活机体单核巨噬细胞系统,产生大量炎症介质和炎性细胞因子,直接作用于肺泡上皮细胞和肺微血管内皮细胞,使大量中性粒细胞黏附、聚集、浸润,释放氧自由基;血管内微血栓形成,肺微循环严重受损,肺间质水肿,肺透明膜形成,肺通透屏障受损,严重影响液体和气体交换;与此同时,肺表面活性物质合成障碍,正常肺泡表面张力不能维持而出现肺泡塌陷。肺功能严重受损,临床上出现缺氧、呼吸困难、发绀,进一步发展为 ARDS 甚至呼吸功能衰竭。此即"腑气不通,上逆于肺"。从解剖生理学角度看,肠源性内毒素经下腔静脉回到右心,首先到达肺,而后才经左心和动脉及毛细血管灌流到其他脏器,所以肺脏受到损害时间最早,影响较大。

根据中医肺与大肠相表里的基础理论,针对 SAP 时严重的阳明腑实证,应用以大承气汤为基础加减拟定的中药复方清胰汤、茵陈蒿合承气汤等以其通里攻下、活血化瘀和清热解毒之功效,引肺气下行,以防治急性胰腺炎肺损伤。综合研究认为其防治作用的机制主要有:①通里攻下后可明显减轻腹胀,使膈肌下降,缓解对肺的机械性压迫,改善呼吸功能;②通下后,麻痹性肠梗阻解除,肠道屏障功能恢复,减少肠道内毒素吸收,从而减轻细胞因子和炎症介质的激活,对多器官起保护作用;③肠内压力降低,有利于胆汁和胰液的引流,阻止胰酶过度分泌和激活,起到釜底抽薪作用;④肠道蠕动增强,血液循环改善,并加快微循环血流速度,降低毛细血管通透性,提高肺通气、换气功能;⑤通腑泄热药如大黄等,通过抑制体温中枢前列腺素 E 的合成及扩张周围血管,增加散热而降低体温,并因此降低了氧耗,减轻了低氧血症;⑥大黄素能够抑制中性粒细胞和血管内皮细胞的黏附,抑制肺泡巨噬细胞活化,抑制核转录因子 NF-κB 的表达和核移位,从而下调相关炎性细胞因子(TNF、IL、NO 等)的表达,起到抑制超强的炎症反应进而保护肺细胞损伤的功效。

### (五)"釜底抽薪,急下存阴"的功效理论

"六腑以通为用,不通则痛"。治疗 SAP 时的阳明腑实证及其所产生的内毒素血症和 MODS,通里攻下法宜为首选。阳明腑实证时应用下法,证候相符,确能攻伐大邪,遏止燎原之势。纵览《伤寒论》阳明病篇,下法精论无处不在。"阳明病,谵语有潮热,反不能食者,胃中必有燥屎五六枚也,宜大承气汤下之","病人小便不利,大便乍难乍易,时有微热,喘冒不能卧者,有燥屎也,宜大承气汤"。近年来,肠源性内毒素血症和细菌移位研究的不断深入,为大承气汤泻实逐瘀、荡涤肠道细菌和内毒素、缩小肠道内毒素池,进而防止肠源性内毒素血症和细菌移位及由此而引发的多脏衰提供了可资深入探讨的理论根据,进一步证实了大承气汤"釜底抽薪,急下存阴"的功效理论。通里攻下法使胃肠动力的恢复可有效降低肠腔内压,增加胃肠道血供,改善组织微循环,保护肠屏障和缺血再灌注时产生的大量氧自由基所致的损伤。可以抑制菌群失调,维持正常肠道内微生态;保持良好的血液、淋巴循环,促进肠道 IgA 的合成和分泌性 IgA(sIgA)的释放,肠黏膜免疫系统能力增强。通过上述机制改善了胃肠道屏障功能,防止了细菌及毒素移位,预防 SAP 后期的胰腺、胰周感染。因此促进胃肠功能早日恢复对 SAP 有积极的治疗意义。在长期的实践中,采用常规西医治疗配合以中药大承气汤、清胰陷胸汤、清胰汤等给予胃管注入、灌肠、腹部局部外敷芒硝为主的中药通里攻下治疗明显降低了此类患者的病死率和并发症发生率,此类型 SAP 患者腹腔大量渗出,有毒物质积聚体内,肠道积滞,腑气不通,气滞血瘀,故出现邪实热盛,热结阳明之腑实证,故通里攻下是防止肠道传导功能的失司,预防气滞血瘀的关键举措,也是消除症状、预防并发症发生防止疾病恶化的基本措施。

大承气汤,药用枳、朴、硝、黄四味,针对的是阳明腑实证的痞、满、燥、实,用枳实消痞散结,用厚朴除满行气,用芒硝软坚润燥,用大黄清热泻下。如再配合茵陈、金钱草利胆消黄,配合柴胡、木香疏肝理气,配合金银花、紫花地丁清热解毒,配合丹参、川芎活血化瘀,配合人参黄芪补气扶正等,则更能扩大应用范围,增加治疗效果。总之,SAP 时辨证应用大承气汤攻下后,大便解、热结去、腹满除、津液回、胃气和、阴阳平,则病愈人安。

清胰汤以通里攻下、清热解毒、活血化瘀和疏肝理气为治则,药理研究证明其有改善肠动力,降低肠黏膜通透性,抑制胰腺及全身炎症反应,抑菌、利胰、利胆的作用。研究已经证实,清胰汤具有减轻 AP 后肠黏膜损害、调节肠道菌群微生态平衡、保护肠屏障功能,从而减少细菌移位致肠源性感染的作用。清胰汤能提高血清胃动素水平和降低血清淀粉酶活性,明显减轻 AP 时胰腺病理损害,提示其对肠黏膜屏障的保护效应,还能显著改善胃肠动力。推测可能是通过促进肠蠕动这个核心环节,达到排泄毒素、调整肠道微生态平衡、减轻内毒素和各种细胞因子的损伤来实现的。这种机制有利于全面维护肠黏膜屏障功能,减少肠道

细菌移位和感染的发生机会,从而降低病死率。这从侧面印证了中医"六腑以通为用"的治疗思想。清胰汤的通里攻下作用包含了肠动力剂的作用,但是其作用范围又不局限于此,应该是多层次多途径多靶点的综合作用。清胰汤的正交设计研究发现,方中白芍、木香、延胡索和大黄对结肠平滑肌有直接兴奋作用,其中白芍最为显著。提示对结肠的直接作用可能是清胰汤改善肠道动力的机制之一。

总的来说,中药对急性胰腺炎作用机制的研究方面主要集中在通里攻下法、活血化瘀法、清热解毒法、益气救阴法的作用上。其中,通里攻下法方面主要在增强胃肠道运动功能、改善腹腔脏器血供、改善微循环、保护肠道屏障、减少内毒素吸收、防治细菌移位、抑制细胞因子和炎症介质的产生和活性、菌毒并治等机制上;在活血化瘀法方面主要在增强肠壁和腹腔脏器血供、改善微循环、改善器官血液流变性、抗炎、抑酶作用、抗氧化作用等机制上;在清热解毒法方面主要在腹腔脏器血流量、改善微循环、抗内毒素、利胆、利胰、降低胰酶活性、保护胰腺细胞、维护其正常功能等机制上;在益气救阴法方面的机制主要包括抗休克、调节血压和强心作用,增加冠状动脉血流量、改善心肌缺血、调整心肌代谢、提高耐缺氧能力、抗组织脂质过氧化的作用,降低血液黏度和血小板聚集、抑制血栓形成、改善血液流变性和微循环,提高抗体活力和肝脏能量代谢,提高内源性糖皮质激素水平、对抗毛细血管通透性增高而表现非特异性抗炎作用,激活吞噬功能、抑制 IgE 介导的体液免疫而显著提高机体的细胞免疫功能等。这些广泛的药理作用对于从多个环节阻断 SAP 的病机演变,预防和治疗休克和 MSOF,促进机体器官功能的恢复具有积极作用。生脉注射液已广泛应用于急性胰腺炎的治疗中。实验研究的进步促进了临床治疗效果的提高。

### (六)诊治指南和专家共识

急性胰腺炎是临床常见急腹症,发病率逐年增高,尤其 SAP 起病凶险、病死率高。2012年 AP 亚特兰大诊断标准的更新引起了广泛关注。近年来,国内已经形成内科、外科、急诊医学以及中西医结合专业一系列的急性胰腺炎的诊疗方法和临床诊治指南,对规范 AP 的临床救治起到了重要作用。中华医学会外科学分会胰腺外科学组于 2007 年颁布的《重症急性胰腺炎诊治指南》对我国急性胰腺炎诊治的规范化发挥了重要作用。随后,胰腺外科学组对之进行了修订,修订后的指南更名为《急性胰腺炎诊治指南(2014)》。另外,中国中西医结合学会普通外科专业委员会以循证医学为指导于 2014 年制定《重症急性胰腺炎中西医结合诊治指南》,并随新的证据不断形成而不断更新。中医药治疗不仅可降低重症急性胰腺炎肺损伤、多脏器衰竭等并发症,还可缩短病程和降低病死率,是被实践证实了的有效手段。多学科间的有力合作与微创手术的开展,极大提高了患者的生存率和生活质量。中西医结合治疗尚有很长的路要走,如治疗措施还应适当简化,以便于推广;中药方剂剂型改革,按照国际标准研制出新型制剂还需要很大努力;以中药为主的中西医结合治疗机制的研究更是一项艰巨的工作,还有待于今后投入更多的研究。2021 年 7 月,《中华外科杂志》第39 卷第 7 期刊登了中华医学会外科学分会胰腺外科学组制定的《中国急性胰腺炎诊治指南(2021)》,是目前最新的一个关于急性胰腺炎诊治方面的权威的指南,必将对推动急性胰腺炎诊疗规范化,提高患者救治水平发挥重要作用。

急性胰腺炎的救治是一个需要多学科参与的综合治疗过程,但目前还存在救治理念不统一、相关学科介入时机不明确、并发症处理不完善的问题。因此,有必要开展以急性胰腺炎患者为中心的多学科协作诊治,建立一个相对规范的综合诊治流程。2015年,中国医师协会胰腺病学专委会组织相关领域专家,结合国内外最新的循证医学依据,制订国内首部急性胰腺炎多学科(multiple disciplinary teams,MDT)诊治共识意见,旨在对急性胰腺炎的救治开展多学科指导,充分体现急性胰腺炎救治的多学科协作理念,最终提高AP的救治成功率。

(陈海龙　王长森　尚　东)

## 主要参考文献

［1］秦会园,孔子昊,杨桂元.《2019年世界急诊外科学会重症急性胰腺炎诊治共识》摘译［J］.临床肝胆病杂志,2019,35(10):2185-2190.

［2］中国中西医结合学会普通外科专业委员会.重症急性胰腺炎中西医结合诊治指南(2014年,天津)［J］.中国中西医结合外科杂志,2014,20(4):460-464.

［3］郭蒙蒙,娄婷,熊青,等.急性胰腺炎亚特兰大分类新标准解读［J］.医学新知杂志,2013;23(1):43-48.

［4］中华医学会消化病学分会胰腺疾病学组,《中华胰腺病杂志》编委会,《中华消化杂志》编委会.中国急性胰腺炎诊治指南(2019年,沈阳)［J］.临床肝胆病杂志,2019,35(12):2706-2711.

［5］沈艺南,王舟翀,杨田,等.《2015年日本肝胆胰外科学会指南:急性胰腺炎的管理》推荐意见［J］.临床肝胆病杂志,2015,31(8):1208-1210.

［6］杨道鸿,徐秋萍.相关指标在评价急性胰腺炎严重程度及预后方面的研究进展［J］.世界最新医学信息文摘,2019,19(37):115-116+118.

［7］马孟霞,蒋超,琚坚.急性胰腺炎评分系统研究进展［J］.胃肠病学和肝病学杂志,2019,28(3):350-355.

［8］张肇达,严律南,刘续宝.急性胰腺炎［M］.北京:人民卫生出版社,2004.

［9］张圣道,雷若庆.重症急性胰腺炎的争论、进展和发展趋势［J］.中国实用外科杂志,2002,22(1):22-23.

［10］崔乃强.中西医结合治疗胰腺炎临床与基础研究［M］.武汉:华中科技大学出版社,2009.

［11］吴咸中,崔乃强.中西医结合治疗重症急性胰腺炎的沿革、现况与展望［J］.中国中西医结合外科杂志,2012,18(6):543-546.

［12］奉典旭.急性胰腺炎的中西医结合治疗［M］.北京:人民卫生出版社,2017.

［13］赵玉沛.曾宪九胰腺病学［M］.2版.北京:人民卫生出版社,2018.

［14］中华医学会外科学分会胰腺外科学组.中国急性胰腺炎诊治指南(2021年)［J］.中华外科杂志,2021,59(7):578-587.

［15］ŽORNIAK M,BEYER G,MAYERLE J. Risk stratification and early conservative treatment of acute pancreatitis［J］. Visc Med,2019,35(2):82-89.

［16］CHATILA A T,BILAL M,GUTURU P. Evaluation and management of acute pancreatitis［J］. World J Clin Cases,2019,7(9):1006-1020.

［17］GREENBERG J A,HSU J,BAWAZEER M,et al. Clinical practice guideline:management of acute pancreatitis［J］. Can J Surg,2016,59(2):128-140.

［18］GLIEM N，AMMER-HERRMENAU C，ELLENRIEDER V，et al. Management of Severe Acute Pancreatitis：An Update［J］. Digestion，2021，102（4）：503-507.

［19］SUNDAR V，SENTHIL KUMAR K A，MANICKAM V，et al. Current trends in pharmacological approaches for treatment and management of acute pancreatitis-a review［J］. J Pharm Pharmacol，2020，72（6）：761-775.

［20］GOMES C A，DI SAVERIO S，SARTELLI M，et al. Severe acute pancreatitis：eight fundamental steps revised according to the 'PANCREAS' acronym［J］. Ann R Coll Surg Eng，2020，102（8）：555-559.

# 第二十二章
## 重症急性胰腺炎及其肺损伤的诊断与治疗

### 第一节　重症急性胰腺炎并发症概述

重症急性胰腺炎（SAP）是一种病情危重的急腹症,严重威胁人们的身心健康。由于其发病凶险、变化多端,可在短时间内加剧病情,疾病早期就可致使全身多个器官短期内出现功能障碍或器官衰竭,诱发全身炎症反应综合征。SAP在进展的过程中,会产生急性胰周液体积聚、急性坏死组织积聚、胰腺假性囊肿和胰周感染性坏死等多种局部并发症,还会出现远隔器官如心脏、肾脏和肺的功能障碍或衰竭,甚至出现 MODS 或 MSOF 而导致死亡。

根据重症急性胰腺炎的临床特点,将其分为初期、进展期和恢复期。研究发现,重症急性胰腺炎的器官衰竭发生率为 72%~90.3%;其中,单个器官衰竭的发生率为 24.7%~37%,多器官衰竭发生率为 35%~65.5%,其中急性肺损伤最为常见,其他器官系统如肝脏、凝血系统、肾脏、心脏、消化道黏膜屏障功能也较常见,神经系统损伤较为少见。在受损的多个器官中,专家们更倾向于将心血管、肾脏和呼吸系统功能衰竭作为影响 SAP 预后的主要因素。由于消化系统的特殊性,在文中也将重症急性胰腺炎消化道黏膜损伤一并阐述。重症急性胰腺炎的局部并发症,大致可以分为急性胰周液体积聚、胰腺及胰周组织坏死、急性胰腺假性囊肿和胰腺脓肿等。其他急性胰腺炎的局部并发症包括胃出口功能障碍,脾静脉、门静脉血栓形成、腹腔出血以及结肠坏死、肠瘘等。

### 一、器官衰竭

#### （一）急性肺损伤

**1. 急性胰腺炎肺损伤的定义和发生率**　在 SAP 引起的多器官损伤中,肺组织是最易受到"攻击"的靶器官,因此 SAP 相关的急性肺损伤（APALI）是SAP 时最早出现的并发症,且最为常见。APALI 是指由 SAP 作为原发疾病所导致的急性、进行性缺氧性呼吸衰竭。APALI 的病理基础是由多种炎症细胞(巨噬细胞或嗜中性粒细胞和淋巴细胞等)介导的肺脏局部炎症反应和炎症反应失控所致的肺毛细血管膜损伤。其主要病理特征为肺微血管通透性升高,肺泡渗出富含蛋白质的液体,进而导致肺水肿及透明膜形成,可伴有肺间质纤维化。病理生理改变以肺顺应性降低、肺内分流增加及通气/血流比值失衡为主。临床表现为呼吸频数和呼吸窘迫、顽固性低氧血症,胸部 X 线片显示双肺弥漫性浸润影,后期常并发器官功能衰竭。据一项单中心、回顾性研究显示,SAP 合并肺损伤的危险因素包括疾病严重程度评分高、酸中毒、呼吸过速、吸烟、肥胖等,且肺损伤与胰腺炎症坏死程度密切相关。有研究发现超过 50% 的 SAP 患者伴随不同程度的肺部并发症,而在一周之内死亡的 SAP 病例中约有 60% 伴有 ALI 或 ARDS。因此,SAP 伴发急性肺损伤(APALI)是 SAP 早期高病死率的主要原因。

**2. 重症急性胰腺炎合并 ALI/ARDS 发病机制**　SAP 时机体会发生过度的全身性炎症反应,肺泡-毛细血管膜会因感染性或非感染性炎性反应引起继发性损伤,它是 SAP 时全身性炎症反应的肺部表现。目前研究表明重症急性胰腺炎致呼吸功能损伤的物质有磷脂酶 A2、胰蛋白酶、游离脂肪酸/脂蛋白脂肪酶、补体激活、巨噬细胞抑制因子(MIF)、ILs、TNF-α、细胞间黏附分子-1、整合素(CD11b/CD18)、NF-κB、P 物质等。这些炎症介质的过度生成,可诱导血管活性物质(如血栓素 A 和内皮素)产生,它们的协同作用促进血管收缩,产生肺动脉高压,通气比例失调,产生持续性低氧血症。其中磷脂酶 A2 是前列腺素和血小板活化因子合成的重要限速酶,可导致血小板活化因子在肺组织中的大量积聚,两者造成肺组织进行性损伤。磷脂酶 A2 可将卵磷脂转变成溶血性卵磷脂,破坏细胞膜的脂质和肺泡表面活性剂,使肺泡通气和换气不良,这些因素共同作用构成了 ARDS 的病理基础。

APALI 时肺内主要的病变为严重的肺泡和间质水肿、透明膜形成、不均匀的充血、出血、微血栓、肺不张、弥漫性炎症细胞浸润、后期间质、肺泡管或细支气管内纤维化。由于水肿液、纤维化引起的气道阻塞及炎症介质引起的支气管收缩,或因低氧性肺血管收缩(hypoxic pulmonary vasoconstriction HPV)反应受损,导致功能分流增加;炎症介质、低氧性肺血管收缩、微血栓等,引起无效腔样通气增加,通气/血流比值异常,这是 ARDS 发生呼吸衰竭的最主要的机制。另一方面,肺泡毛细血管因水肿、透明膜形成或纤维化增厚致换气障碍。患者常首先出现 I 型呼吸衰竭,严重患者尤其发生呼吸肌疲劳时可出现 II 型呼吸衰竭。

**(二)胰心综合征**

SAP 相关的心肌损伤(SAP-associated cardiac injury,SACI),又称为"胰心综合征",是 SAP 重症化进程中最严重的并发症之一,可表现为心肌缺血、心功能异常改变、心律失常、中毒性心肌炎甚至心力衰竭,严重者甚至还出现急性心肌梗死、心脏压塞(心包填塞)、应激性心肌病、猝死。心肌损伤后可诱发多器官功能障碍综合征的发生,导致不良临床结局。

SAP 患者出现心脏损伤,可能的原因如下:① SAP 早期外周血管扩张、机体出现低血容量、缺氧、疼痛、应激等因素,造成内脏血流重新分布,引起冠状动脉循环血量减少,导致心肌损害;②炎症细胞释放心肌抑制因子,抑制心肌收缩;炎症介质激活肾素-血管紧张素系统,引起心脏缺血缺氧;③内毒素直接影响心肌代谢、干扰心肌细胞凋亡,导致心肌细胞死亡;同时内毒素还引起心血管的痉挛、收缩,造成血流动力学紊乱;④凝血系统被激活,引起血液黏度增加,导致冠状动脉内血栓形成;⑤自主神经功能失调,交感神经兴奋,释放大量儿茶酚胺,而高浓度的儿茶酚胺导致心肌损伤及心律失常。

## （三）急性肾损伤

肾脏是 SAP 最常累及的胰外器官之一,SAP 合并急性肾损伤（acute kidney injury, AKI）,预后差,病死率高。临床上患者会突发无尿或尿量减少。急性胰腺炎相关肾损伤（SAP-AKI）的发病机制目前尚未完全阐明,有研究表明可能与大量的炎症介质及细胞因子的产生而导致微循环障碍与组织损伤有关,同时由于 SAP 的血液高凝状态及严重感染、内毒素血症及活性氧（ROS）因素,导致肾小管损伤,使急性肾损伤再次加重,形成恶性循环。另外急性肾损伤也可能与低血容量、腹内高压、毒素释放、血管效应、胰酶分解等因素相关。

研究表明,在疾病早期肾脏之所以发生微循环障碍,是因为肾脏供血不足及缺血后再灌注,从而导致 AKI。也有研究表明,胰源性肾毒素也是引起 SAP 并发 AKI 的重要原因。它的临床特点主要表现为以下两方面:①SAP 并发感染。SAP 患者早期胰腺细胞分泌的胰酶刺激机体炎症细胞产生各种炎症介质,引起全身毛细血管渗漏综合征,导致全身有效血容量减少,从而发生 AKI 及全身多器官损害。诸多研究已证实 CRP 可能预测 AP 危重程度,对疾病的预后有较好的指导作用。②SAP 并发 ARDS。由于机体缺氧状态会致使细胞变性和坏死,损伤内皮细胞并释放多种炎症介质和细胞因子,使 SAP 的炎性反应加重,从而并发 AKI 及其他器官功能损伤。

总之,AKI 是重症急性胰腺炎的严重并发症,可导致患者预后不良。早期诊断重症急性胰腺炎相关 AKI 可预防相关严重的并发症,如脓毒症、休克、腹内高压、腹腔间室综合征导致的多脏器功能衰竭。目前已经发现有很多早期诊断 AKI 的标志物,然而精准识别早期 AKI 仍相对困难,值得深入研究。治疗方面,应该综合治疗重症急性胰腺炎本身及预防和治疗相关脏器衰竭,血液净化治疗应该得到重视。

## （四）肠黏膜屏障功能损伤

SAP 在其发展过程中,肠黏膜屏障功能损伤是其严重的并发症之一,会导致肠道菌群紊乱,细菌及内毒素移位穿过肠屏障,进入血液及淋巴循环,造成肠源性感染,对 SAP 的病情发展起到推动作用,成为"二次打击"的源泉,最终导致患者病死率呈现出增高的趋势。

炎症反应和肠黏膜屏障的破坏是 SAP 起病和发展的重要环节。过度的炎症反应引起瀑布式连锁反应,造成全身炎症反应,诱发 MODS。肠黏膜屏障的破坏造成黏膜通透性的增加,引起肠道细菌和内毒素的移位入血,引起肠源性感染和肠源性内毒素血症,产生一系列严重病理生理变化,甚至可以引起感染性休克和 MODS 等致死性并发症。

SAP 时造成肠黏膜屏障损伤的机制如下:

**1. 缺血再灌注损伤** SAP 时肠黏膜屏障完整性被破坏与缺血再灌注损伤有很大关系。缺血再灌注损伤（ischemia-reperfusion injury, I/R）是指当组织缺血达到一定的时间后恢复血流,组织局部的缺血相对能得到缓解,但是组织损伤反而会有加重的情况。氧化应激,作为缺血再灌注损伤的一个重要反应,会导致大量有毒的活性氧代谢产物（reactive oxygen species, ROS）的产生。小肠对缺血再灌注极为敏感,肠绒毛顶部是对缺氧最敏感的部位。当缺血再灌注损伤发生时,肠黏膜细胞表现出来的氧化应激更为强烈,损伤也更为严重。

**2. 炎症和细胞因子** AP 的早期,胰腺内以及肠黏膜白细胞过度激活,会引起 TNF-α、ILs 等细胞因子的瀑布样释放,导致严重的肠黏膜炎症反应,而肠黏膜屏障破坏后通透性增大,细菌与内毒素的移位又加重这一过程,从而造成 SIRS 和 MODS 的发生而危及患者生命。

**3. 肠道菌群失调** SAP 时易出现肠道菌群的紊乱,这主要与长期的禁食、肠外营养、肠蠕动功能减退以及大量广谱抗生素的使用有关。肠道菌群紊乱后,大量的致病菌在肠腔内增殖,细菌崩解和代谢均会产生大量的毒素,细菌和毒素等有害物质在肠黏膜屏障损伤时进入血液循环,导致机体出现 SIRS 和 MODS。机体的炎症反应又会进一步加重肠黏膜屏障的损伤,这样就会形成恶性循环。

**4. 肠道缺血缺氧** 在肠黏膜上皮细胞的顶端,小肠绒毛内的微动、静脉供血较差,绒毛间无吻合支,缺血缺氧时更容易损伤。SAP 时,由于频繁呕吐及无法进食,加之组织水肿,大量组织液与体液丢失于第三间隙,使得循环血容量减少,机体为保持大脑、心脏等重要脏器的血供将会收缩其他内脏血管包括肠系膜血管,导致肠道微循环灌注不足,使肠道缺血缺氧。缺乏充足的氧气供应又会加重组织缺血,这反过来又会导致细胞功能障碍和细胞死亡,从而破坏肠黏膜屏障。

## 二、局部并发症

重症急性胰腺炎的进展过程中,胰腺周围会产生很多局部并发症,早期的局部并发症包括急性胰周液体积聚(acute peripancreatic fluid collection,APFC)、急性坏死组织积聚(acute necrotic tissue collection,ANC)等,后期包括感染性坏死(walled-off necrosis,WON)、胰腺假性囊肿(pancreatic pseudocyst,PPC)、胰腺脓肿等。

### (一)急性胰周液体积聚(APFC)

发生于胰腺炎病程的早期,位于胰腺内或胰周,无囊壁包裹的液体积聚。影像学上为无明显囊壁包裹的急性液体积聚。急性液体积聚多会自行吸收,少数可发展为急性假性囊肿或胰腺脓肿。大多数急性积液是无菌状态,通常不需要进行干预,可自行吸收。

### (二)急性坏死组织积聚(ANC)

急性坏死组织积聚是胰腺炎 4 周内,胰周积液及胰腺或胰周坏死物质积聚形成,内容物包括胰腺实质和/或胰周组织。CT 上可见急性胰腺或胰周坏死组织积聚包含不同坏死物质的固体和液体,可能有多个,可能出现包裹性。超声或 MRI,经皮内镜超声检查可能会有帮助确定诊断。

### (三)胰腺假性囊肿(PPC)

胰腺假性囊肿指急性胰腺炎后形成的有纤维组织或肉芽囊壁包裹的胰液积聚。胰腺假性囊肿具有完整的囊壁,其内不含有固体物质。囊内容物淀粉酶的活性明显增加。胰腺假性囊肿大都发生在急性胰腺坏死阶段,也可能是术后胰瘘造成的。

### (四)感染性胰腺坏死(WON)

感染性坏死亦称包裹性坏死,是明确的囊壁内包含有坏死物质。它是一个包含胰腺和/或胰周坏死组织且具有界限清晰炎性包膜的囊性结构,通常发生在坏死性胰腺炎发病后 4 周。

重症急性胰腺炎一经诊断,即应积极液体复苏,维持组织器官灌注,动态监测各器官损伤指标、血流动力学指标、氧饱和度等指标等,缩短重要脏器功能衰竭持续时间、降低病死率。

(许才明　张金权　李磊)

## 第二节　重症急性胰腺炎肺损伤的诊断

急性胰腺炎肺损伤(APALI)与多种机制相关,主要与全身炎症反应、血流动力学改变,以及合并的急性肾损伤、腹腔间室综合征、肠功能紊乱、凝血功能异常等密切相关。APALI的患者常可见到动脉氧分压、氧饱和度降低和肺泡动脉氧梯度增大,即低氧血症。所以,呼吸功能监测对于早期发现肺损伤以及对其进行及时处理至关重要。

### 一、急性胰腺炎肺损伤的呼吸功能监测

#### (一)肺通气改变

绝大多数急性胰腺炎都存在或多或少的肺容量降低和肺不张的改变,部分患者还合并有胸腔积液。肺容量改变轻(常见于轻症),或心肺功能储备良好者,临床无显著的呼吸困难和气体交换障碍。体格检查可发现双下肺叩诊浊音、呼吸音降低、呼吸浅快。肺容量改变严重者(多见于重症)出现呼吸困难、低氧血症、发绀等急性呼吸功能不全表现,常需要面罩加压给氧或机械通气治疗。

肺容量的降低包括肺总量及其各组成部分的降低。在评估肺容量的改变时以监测肺活量最为常用。这是由于肺活量容易测定,且与患者的呼吸储备功能(如深呼吸和有效咳嗽能力)密切相关。正常成人肺活量为 55~85ml/kg,急性胰腺炎患者可降低 50%~75%,甚至更多。如肺活量 <15ml/kg,则不能保证足够的通气储备和气体交换,不能进行有效的深呼吸和咳嗽,临床上即可能表现为急性呼吸功能不全。肺活量降低的原因主要是腹胀致使膈肌上抬和全身炎症反应、低蛋白血症所致的膈肌和肋间肌收缩功能下降。此外,肺不张、肺顺应性降低、胸腔积液、手术患者使用的麻醉剂、镇痛剂等也会引起肺活量降低。肺活量的监测除可借助肺功能仪直接测量外,临床上最简单的小法是连续观察患者的呼吸频率。如果呼吸频率 >30 次/min,常提示该患者的肺活量和通气储备降低,需要进一步监测肺活量、潮气量、氧合指标和胸部 X 线检查。治疗上常需要采取一些可使肺扩张的疗法,如深呼吸、咳嗽、雾化或经面罩持续正压呼吸以减轻肺不张,避免急性呼吸功能不全或肺部感染等并发症的发生。

#### (二)肺弥散与通气/血流比值异常

通气/血流比值降低及肺内分流增加的程度与低氧血症的严重程度成正比。正常情况下,肺的通气/血流比值为 0.84,分流率 <15%。急性胰腺炎时肺损伤最重的区域是肺的低垂部位,即肺下部和基底部。这些部位的区域性通气/血流比值可低至零,而分流率可增至近100%,这是由于区域性的小气道闭塞、肺泡萎陷、肺不张所致,即肺泡毛细血管有血流通过但肺泡无通气。从这些区域回流至肺静脉的仍然是静脉血,与来自其他(气体交换功能相对完好的)区域的肺静脉血混合后回流至左心,使总的氧分压和氧饱和度降低,这就是低氧血症的原因。因此肺损伤的程度越重,通气/血流比值失调越重,肺内分流率越高,低氧血症就越重。对于肺底部(低垂部位)氧疗是无效的,即使高流量的氧疗也无助于氧合的改善,因此常需借助于机械(正压)通气或呼气末正压通气使不张的肺泡重新开放,恢复通气,才能从根本上纠正低氧血症。在肺的上部,通气/血流比值失调相对较轻,肺泡通气下降但不等于零。肺泡通气下降是由于小气道狭窄或肺容量降低所致,这部分肺对低流量氧疗反应良好。

两种区域性通气/血流比值在不同类型的急性胰腺炎所占的比例是不同的,轻症水肿型胰腺炎以低通气/血流比值改变为主,胸部 CT 检查可见肺底部湿变或盘状肺不张;而重症急性胰腺炎,尤其在全身炎症反应最剧烈的进展期,通气/血流比值为零(即肺泡毛细血管有血流通过,但肺泡无通气)的情况不仅常见且面积较大,临床呼吸困难和低氧血症表现明显。如呼吸困难和低氧血症经氧疗不能改善,且进行性加重,即为机械通气的指征。

### (三)呼吸形式的改变

急性胰腺炎呼吸形式早期的改变主要是呼吸频率增快和潮气量降低,即浅快呼吸形式,随着胰腺炎类型的不同和病情的加重,呼吸频率可增加 50%~300%,潮气量可降低 20%~60%,呼吸形式可由浅快呼吸变为呼吸困难、急促、呼吸辅助肌参与活动、张口呼吸或濒死状呼吸。产生浅快呼吸或呼吸困难的原因主要是肺容量尤其是功能残气量和肺顺应性降低(后者主要由肺不张和血管外肺水增加所致),以及应激、炎症反应等所致的通气需要增加与气体交换降低之间的供需矛盾。呼吸形式发生改变可进一步加重氧耗、肺通气减少等,进而加重低氧血症。

在早期以浅快呼吸形式为主时,每分钟通气量和二氧化碳排出均增加,表现为呼吸做功增加,二氧化碳分压降低和呼吸性碱中毒。当发生急性呼吸功能不全时,呼吸困难加重,氧分压降低(低氧血症),如无氧分压增高,称为 I 型呼吸衰竭,这是急性胰腺炎合并急性呼吸功能不全最常见的一种类型。在很严重的病例或呼吸衰竭晚期,出现二氧化碳潴留,二氧化碳分压可增高和出现呼吸性酸中毒,称为 II 型呼吸衰竭。两种类型的呼吸衰竭都需要机械通气治疗。

### (四)氧耗量增加

氧耗量增加是加重缺氧的原因之一。发热、寒战、呼吸困难、恶心呕吐、腹痛等均可增加氧耗量。

与急性胰腺炎有关的其他一些损伤气体交换的因素还包括胃液的吸入,低血压,休克,输液过量、过速等。胃液的吸入引起的肺损伤类似于 ARDS 的改变,即 II 型肺泡细胞减少,表面活性物质破坏,肺泡萎陷、不张,肺内分流增加。血流动力学不稳定不仅会影响氧的输送,还可能需要增加液体的输注量或其他物治疗学支持手段。过多的液体输入可能显著增加血管外肺水,使肺泡毛细血管膜增厚,气体交换效能降低。

### (五)呼吸衰竭指数(RFI)

ALI/ARDS 可以用呼吸衰竭指数(respiratory failure index,RFI)反映,也称为氧合指数,即氧分压(mmHg)与吸入氧浓度的比值。ALI 时 RFI$\leq$300mmHg(40kPa),ARDS 时则 RFI$\leq$200mmHg。2000 年中华医学会呼吸病学分会提出 ARDS 的临床诊断标准包括:有发病的高危因素、起病急、呼吸频数和/或窘迫、顽固性低氧血症、胸部 X 线检查两肺浸润阴影、肺动脉楔压(PAWP)$\leq$18mmHg 或临床上能排除心源性肺水肿等。2012 年柏林标准取消了既往 ALI 的诊断,提出新的 ARDS 诊断标准。

## 二、急性胰腺炎肺损伤的诊断

### (一)APALI 的临床特征

**1. 三个阶段** 重症急性胰腺炎合并肺部病变分为三个阶段:第一阶段为低氧血症不合

并肺部影像学异常;第二阶段是低氧血症合并肺部影像学病变;第三阶段则出现 ARDS。

**2. 临床特征** 重症急性胰腺炎合并 ALI/ARDS 同时表现为重症急性胰腺炎和 ALI/ARDS。

肺损伤通常继发于 SAP 后 72 小时内,极少超过 7 天。呼吸道症状表现为呼吸窘迫、进行性的低氧血症和呼吸衰竭,呼吸频数和发绀进行性加重是其临床特点。病情加重后出现的呼吸困难导致急性缺氧,甚至会伴随心律失常、昏迷、抽搐以及呼吸骤停。

**(二) 主要临床表现**

**1. 症状** SAP 患者的腹痛持续不缓解、体温持续升高($>38^\circ C$)、心率加快($\geqslant 90$ 次/min),甚则伴有少尿无尿、意识障碍以及精神失常。呼吸困难、呼吸窘迫是 SAP 合并 ARDS 的主要临床表现。

(1)呼吸困难,严重者有窒息或濒死感。

(2)呼吸频数,呼吸频率 $>20$ 次/min,并逐渐进行性加快,可达 $30\sim50$ 次/min。随着呼吸频率增快,呼吸困难也逐渐明显,危重者呼吸频率可达 60 次/min 以上,呈现呼吸窘迫症状。

**2. 体征** 早期肺部体征可无异常。

(1)呼吸费力,张口呼吸,鼻翼煽动及"三凹征"(即吸气时,双侧锁骨上窝及胸骨上窝下陷)。

(2)唇、面、肢端发绀。

(3)急性期双肺可闻及少量干啰音或细湿啰音,或呼吸音减低;后期可出现湿啰音,可闻及水泡音或管状呼吸音。

(4)双下肺呼吸音降低及叩诊浊音提示可能有肺不张或湿变体征,往往以双下肺为显著。

**(三) 辅助检查**

**1. 实验室检查**

(1)氧合指数(oxygenation index,OI):氧合指数($OI=PaO_2/FiO_2$)$\leqslant 200mmHg$ 伴随呼气末正压(PEEP)或持续气道正压(CPAP)$\geqslant 5cmH_2O$;如果海拔高度高于 1 000m,则需要对公式进行校正,校正后的 $OI=(PaO_2/FiO_2)\times$(所在地大气压/760)。

(2)血气分析

条件允许的情况下需要动态监测患者的血气分析。

1)氧分压($PaO_2$)和氧饱和度($SaO_2$):$PaO_2$ 正常值在 $80\sim100mmHg$ 之间,一般情况下不小于 60mmHg。在急性胰腺炎患者,当 $FiO_2>0.5$,$PaO_2$ 仍低于 60mmHg,$SaPO_2<90\%$,$PaO_2/FiO_2\leqslant 200mmHg$(不管 PEEP 水平)时,可作为判断 APALI 一项重要依据。

2)二氧化碳分压($PaCO_2$):并发急性肺损伤早期因过度通气,$PaCO_2$ 常低于 30mmHg 或更低。严重者后期因组织严重缺氧,$PCO_2$ 可升高($>45mmHg$)并伴 pH 值下降(呼吸性酸中毒),病情加重,表明预后不良。

**2. 影像学检查** 胸部 X 线及 CT 检查,早期病变以间质性为主,X 线胸片常无明显改变。病情进展后,可出现肺内实变,表现为双肺纹理增多、增粗,透亮度减低,可见散在斑片状密度增高阴影,即弥漫性肺浸润影。严重者可见肺底大片不张、湿变,或合并胸腔积液。

### (四)诊断标准

APALI 诊断标准既应该符合重症急性胰腺炎的诊断标准,同时又要符合 ALI/ARDS 的诊断标准。目前临床上广泛采用 1992 年欧美联席会议(AECC)提出的 ARDS 诊断标准。ARDS 需满足:①急性起病;②$PaO_2/FiO_2 \leqslant 200mmHg$(不管 PEEP 水平);③正位 X 线胸片显示双肺均有斑片状阴影;④肺动脉楔压$\leqslant 18mmHg$,或无左心房压力增高的临床证据。如 $PaO_2/FiO_2 \leqslant 300mmHg$ 且满足上述其他标准则诊断为 ALI。依据柏林会议对急性肺损伤的定义,参考相关文献,肺损伤程度依据氧合指数分为轻、中、重型,当 SAP 患者满足以下三项标准即可诊断为肺损伤(表 22-1)。

表 22-1　急性肺损伤柏林标准

| 因素 | ARDS |
| --- | --- |
| 起病时间 | 起病 1 周内具有明确的危险因素,或 1 周内出现新发的或突然加重呼吸系统症状 |
| 胸部影像学 | 两肺透光度减低影,不能完全用胸腔积液、肺不张或结节影来解释 |
| 氧合指数<br>(OI) | 轻度:$200mmHg < PaO_2/FiO_2 \leqslant 300mmHg$ 伴随 PEEP 或 CPAP $\geqslant 5cmH_2O$; |
| | 中度:$100mmHg < PaO_2/FiO_2 \leqslant 200mmHg$ 伴随 PEEP 或 CPAP $\geqslant 5cmH_2O$; |
| | 重度:$PaO_2/FiO_2 \leqslant 100mmHg$　　　　　　伴随 PEEP 或 CPAP $\geqslant 5cmH_2O$ |

注:如果海拔高度高于 1 000m,需要对公式进行校正,校正后的氧合指数 OI=($PaO_2/FiO_2$)×(所在地大气压/760)。CPAP:持续气道正压;PEEP:呼气末正压。

(陈海龙　许才明　陈　博)

# 第三节　重症急性胰腺炎及其肺损伤的外科治疗

APALI 患者,SAP 本身应该得到积极的常规治疗,如给予禁食、胃肠减压、抑酸、抑制胰酶活性、抑制消化液分泌、液体复苏、营养支持、抗炎治疗等。ARDS 一经确立,均应采取积极的治疗措施即机械通气,但在呼吸功能不全发生之前,或机械通气的同时,还需采取其他的呼吸道管理和呼吸功能支持的措施,包括氧疗,呼吸道湿化、雾化,舒张支气管,稀释痰液,控制感染及肺扩张治疗等。

急性胰腺炎及其肺损伤的外科治疗,主要是针对病因及并发症的外科干预。其方式除了传统的外科手术外,内镜外科技术已经逐步成为最为重要的手段。

## 一、病因治疗

国人最常见的需要外科干预的急性胰腺炎病因为急性胆源性胰腺炎(acute biliary pancreatitis,ABP)。

急性结石性胆囊炎或肝外胆管结石合并急性胆管炎导致的重症急性胆源性胰腺炎,往往合并急性肺损伤等多脏器功能不全,此时患者多不宜行一期的胆囊切除或胆管探查取石等手术治疗。超声或 X 线引导下的 PTCD(percutaneous transhepatic cholangio drainage,PTCD)或(percutaneous transhepatic gallbladder drainage,PTGD)可有效降低胆道压力,通畅胆汁引流,病情平稳后择期再行腹腔镜胆囊切除或胆管探查取石手术。明确伴有急性胆管炎或胆总管梗阻的,经十二指肠镜的逆行胰胆管造影(ERCP)作为首选治疗手段,应在 ABP 早期 72 小时,甚至 24 小时内施行。其既可一期取出胆总管内结石,解除胆道梗阻,又可放置持续的鼻胆管(endoscopic nasobiliary drainage,ENBD)或胆管内支架引流(endoscopic retrograde biliary drainage,ERBD),或同时放置胰管内支架引流(endoscopic retrograde pancreatic drainage,ERPD),为后续的进一步治疗争取时间。减少并发症的发生。

## 二、并发症的治疗

发展为重症的 ABP,其并发症可分为早期并发症和中、晚期并发症。

### (一) 早期并发症(急性期,1~2 周)

早期并发症多为急性炎症反应综合征时期的无菌性胰周液体积聚,多不需要外科治疗。此时期如发生腹腔高压(intraabdominal hypertension,IAH)、腹腔间室综合征(abdominal compartment syndrome,ACS)等危及生命的严重并发症,则应积极予以经皮穿刺置管引流术或开腹的腹腔引流、腹膜腔减压手术,以求迅速缓解腹腔高压,挽救生命。

### (二) 中、晚期并发症(演进期、感染期,2~6 周)

中晚期并发症,则多见于急性坏死物积聚(acute necrotic collection,ANC)、包裹性坏死(walled-off necrosis,WON)、胰腺假性囊肿(pancreatic pseudocyst)、消化道瘘形成、消化道或腹腔内大出血等。

如出现腹膜后感染性坏死物积聚,CT 等影像伴有显著的气泡征,患者在使用敏感抗生素规律治疗下仍出现难以控制的全身感染迹象时,应积极手术治疗。PCD 可初步引出部分脓液改善临床表现,但多因坏死物堵塞导管可导致引流不畅。可经 PCD 逐步建立隧道,然后行腹腔镜下坏死物清除手术。如患者病情危急,也可直接行开腹的腹膜后坏死物清除手术。但此时腹腔内因严重的感染及炎症反应导致解剖结构辨识不清、分离困难,术后较易出现肠瘘、腹腔大出血等严重并发;而且一次手术往往无法达到彻底清除坏死组织的目的,多次手术则增加了并发症的发生率,也可直接导致病死率的升高。内镜引流(endoscopic transluminal drainage,ETD)技术,是在超声内镜引导下经胃或十二指肠壁向胰周感染坏死区域建立通道的内引流技术。可经此通道采用内镜多次清理感染坏死组织,显著降低了外科开腹手术的并发症及病死率,是目前治疗重症急性胰腺炎感染期的首选方法。

对于出现压迫症状或合并感染、出血的胰腺假性囊肿,也应积极外科手术处理。ERCP 可进一步明确是否存在主胰管的断裂,并可同期放置胰管支架,有利于减少胰液的持续漏出及促进胰腺假性囊肿的内引流,效果较为可靠。亦可行超声内镜引导下的经胃壁-胰腺假性囊肿内引流。如以上治疗效果不佳,合并明显临床症状的,也可行胰腺假性囊肿与胃吻合,或与空肠的 Roux-en-Y 吻合,甚或假性囊肿联合胰体尾的切除手术。

腹膜腔难以控制的大出血,多因胰液侵袭或介入等操作引发血管破裂所致。此时外科手术很难准确寻找到出血的血管。积极的数字减影血管造影(digital subtraction angiography,DSA)检查,可迅速找到责任血管予以栓塞止血。

重症急性胰腺炎导致的肠瘘多为结肠瘘。结肠瘘可引发难治性的腹腔内感染,此时应积极剖腹探查手术,行结肠或末端回肠造口术,待感染控制、病情稳定后再行消化道重建手术。

重症急性胰腺炎的外科治疗,是一个个体化、阶梯化、多元化的诊疗过程,需要合理掌握治疗手段及干预时机,也需要对于疾病的发生发展有着清晰的认识和判断,不断改进治疗方案,持续降低病死率。

(张庆凯 祁冰 范家乔)

## 第四节 重症急性胰腺炎及其肺损伤的腹腔灌洗治疗

重症急性胰腺炎(severe acute pancreatitis,SAP)具有起病急、病情凶险、发展迅速、并发症多、病死率高等特点,在早期即可产生腹腔积液,其中含有大量毒性物质,可经腹膜吸收后过度激活炎症介质,引发 SIRS 及 MODS,甚至导致死亡,是目前治疗最为棘手的外科急腹症。随着 SAP 诊治理念的不断更新,除了传统的内科保守、外科手术以及中医中药等治疗措施,越来越多的治疗技术应用于临床,腹腔灌洗治疗急性胰腺炎是由 Wall 等于 1965 年首先报道,目前已经广泛应用于临床。

### 一、腹腔灌洗概述

#### (一) 常用方法

采用常规腹腔引流管,腹腔引流的置管部位选择脐下及右、左髂前上嵴连线的中外 1/3 交界处(右侧麦克伯尼点及左侧对称部位)。以 1% 盐酸利多卡因局部浸润麻醉,起效后做 2~3cm 小切口逐层切开,提起腹膜,剪开、放置腹腔引流管,其中经脐下放置的腹腔引流管指向胰腺方向,右、左下腹放置的腹腔引流管指向盆腔方向,并缝合固定于皮肤,引流管接引流袋,保证引流管通畅,患者保持斜坡体位以利于引流。引流液常规送细菌培养及药敏试验,以指导进一步针对性地选用抗生素。引流管放置 6~8 小时内以引流为主,待腹水基本引流干净后,即行腹腔灌洗。灌洗液采用林格液及甲硝唑交替,经脐下引流管灌入腹腔,右、左下腹放置的腹腔引流管开放引流,灌洗量根据临床实际情况,有时可达 10 000ml/24h,持续灌洗 3~7 日(视患者恢复情况酌情增减灌洗时间)。部分患者灌洗 1~2 日后出现引流不通畅的情况,考虑为腹腔内分隔影响引流,可经各引流管分别灌洗引流。

#### (二) 停止灌洗及拔管的指征

当患者腹膜刺激征消失,灌洗液清亮;灌洗液细胞计数正常,灌洗液淀粉酶水平正常,灌洗液细菌培养阴性时,可考虑停止腹腔灌洗或拔管。

#### (三) 适应证

对确诊的 SAP 患者,经 B 超及 CT 发现腹腔积液,并经腹腔穿刺证实有血性或浑浊腹水者,测定腹水淀粉酶证实为胰性腹水即可尽快行腹腔灌洗引流术。

#### (四) 禁忌证

①怀疑或已有胰腺及胰周坏死组织感染者。②经历腹部大中型手术,估计腹腔内有较多粘连者。

### 二、腹腔灌洗治疗重症急性胰腺炎的理论基础

#### (一) 清除炎症介质

胰腺组织损伤过程中产生一系列炎症介质,如氧自由基、血小板活化因子、前列腺素、白

细胞三烯等起着重要介导作用,引起全身炎症反应,同时这些炎症介质和血管活性物质如一氧化氮、血栓素等还导致胰腺血液循环障碍,从而引起休克、急性肾功能不全、急性呼吸窘迫综合征、DIC 等并发症。腹腔灌洗可引流、稀释腹腔含酶性毒素、炎症介质及坏死组织,减少毒素吸收,减少炎症介质和细胞因子对机体的损害,减轻机体的全身炎症反应,阻断炎症介质及细胞因子的瀑布效应,阻断胰腺炎的进一步发展。

### (二) 防治并发症

胰腺组织损伤过程中产生大量炎症介质,引起全身毛细血管通透性增加,出现全身毛细血管渗漏综合征,导致腹腔脏器水肿,加之肠麻痹、全身炎症反应综合征等多种因素,导致腹内压增高并发腹腔间室综合征(abdominal compartment syndrome, ACS),进而引起一系列病理生理过程,是导致急性胰腺炎患者死亡的主要原因。腹腔灌洗引流能将炎症介质、多种酶及生物活性物质连同渗液一起排出体外,减轻胰腺及全身的炎症反应,并能迅速降低腹腔内压力,从而减少多器官衰竭的发生。

### (三) 控制感染

肠黏膜屏障功能障碍和肠源性细菌移位被认为是 SAP 继发细菌感染的主要原因,而炎症介质、细胞因子及内毒素在肠黏膜屏障功能障碍中起着重要的作用,腹腔灌洗可及时将含酶性毒素、炎症介质及坏死组织排出体外,减少毒素吸收,阻断炎症介质及细胞因子的瀑布效应,减轻全身炎症反应,从而减轻炎症因子对肠黏膜屏障的进一步损害,保护肠黏膜屏障功能。不仅如此,腹内高压引起的肠道缺血、微循环障碍可进一步加重肠黏膜屏障的损害,腹腔灌洗能迅速降低腹内压、减轻渗出、减轻肠麻痹,均有利于肠道正常功能的恢复。

## 三、腹腔灌洗置管方法的研究进展

### (一) 超声引导下腹腔置管灌洗

随着微创技术的引入,使得 PCD 治疗可在损害最小情况下排除腹腔积液成为可能。利用超声引导下腹腔置管灌洗引流可有效缓解 SAP 的炎症反应,改善肝肾功能,并能改善预后,值得在临床推广使用。具体操作:根据积液部位确定进针点和穿刺路径,放置引流管;置管成功后外接三通,远端孔接引流袋,并固定引流管,对于积液较为黏稠者,如血性或浑浊腹腔积液,可选择置入多根引流管或于管端口处加压冲洗;引流液行淀粉酶测定、细菌培养及药物敏感性试验,以指导相应抗感染治疗;待放尽腹腔积液后,给予持续灌洗,灌洗量按病情而定,一般 6 000~12 000ml/d;待患者症状体征消失,血生化指标恢复正常,腹腔引流液变清,引流液 AMY 测定正常,停止引流灌洗 1 日,若病情稳定可拔管;对引流管内仍有感染样液体者,持续灌洗,直至病情稳定。实际的临床操作发现,超声会受到胃肠腔内气体的干扰,导致定位困难,可联合 CT 检查以获取更为清晰的图像,从而避免损伤胃、肠及脾脏等器官。

### (二) 腹腔镜下腹腔置管灌洗

腹腔镜灌洗引流术作为一种微创手术,具有手术创伤小、出血少、手术时间短、术后疼痛轻、脏器功能恢复快等优点,既达到了腹腔探查、清除胰性坏死组织、充分冲洗引流的目的,又避免了开腹手术的巨大创伤。具体操作:在脐下 0.5cm 处戳孔建立气腹并插入腹腔镜。主操作孔在剑突下约 3cm 处;其他辅助操作孔既要考虑操作方便,又要利于术后放置腹腔引流管;术中沿胃结肠韧带超声刀打开小网膜囊,吸除胰腺周围积液,切开胰腺被膜减压,适当清除坏死胰腺组织,吸除胰周及腹腔各间隙积液,用生理盐水适当冲洗腹腔;根据情况放置引流管,术后通过胰周引流管给予灌注冲洗引流,每日温生理盐水 1 000~3 000ml 持续灌注冲洗腹膜腔网膜囊,并保持引流管通畅;引流出较多坏死组织患者可再次予腹腔镜坏死组织清除干预。

### (三)软式内镜下腹腔置管灌洗

软式内镜操作较传统开腹手术及硬式腹腔镜具有独特优点。具体操作:常规消毒、铺巾、局部麻醉,在脐部切开约 1cm 小口,用气腹针建立 $CO_2$ 气腹后,进初始针及导丝,沿导丝用探条逐级钝性扩张后置入 Trocar,通过 Trocar 进软式内镜(无菌胃镜)到达腹腔内,显露胃结肠韧带,用针刀在胃结肠韧带做一小切口后用球囊扩张。在左上腹放置腹腔灌洗管一根。再将内镜转到盆腔,在最低位放置引流管一根。灌洗液从腹腔灌洗管输入,由盆腔引流管引出。软式内镜集物镜、导光窗、送水送气通道、吸引及活检通道于一体,只需在脐部做一约 1cm 的切口即可进入腹腔进行检查和治疗;各种附件通过活检通道可完成分离粘连、置入导丝、切开等操作,并可通过吸引通道进行术中冲洗吸引。软式内镜的镜身仅 0.9cm,采用经脐路径操作,对腹腔内脏器干扰小,术后发生粘连概率小,创伤小,腹部瘢痕隐匿,成功地解决了因受手术创伤打击影响而使早期手术治疗受阻这一难题。

总之,腹腔灌洗作为一种微创手术,具有创伤小、操作简单易行、并发症少、治疗费用总体降低、技术易推广,对患者内环境影响小的优点,既达到了腹腔探查、清除胰性坏死组织、充分冲洗引流的目的,又避免了开腹手术的巨大创伤,更符合损伤控制性外科的理念。

(张庆凯　李　爽)

## 第五节　重症急性胰腺炎及其肺损伤的内镜微创治疗

针对 APALI 的治疗,除了针对急性胰腺炎本身的治疗外,目前主要应用药物、血液滤过清除炎症介质、呼吸机辅助通气等治疗。而在 APALI 患者中,在急性胆源性胰腺炎和重症急性胰腺炎并发症的处理上,内镜微创治疗具有重要地位。

### 一、急性胆源性胰腺炎的内镜治疗

急性胆源性胰腺炎(acute biliary pancreatitis,ABP)约占急性胰腺炎病例的 40%,由胆石移位至胆总管堵塞或压迫十二指肠大乳头引起。经内镜逆行胰胆管造影(endoscopic retrograde cholangiopancreatography,ERCP)治疗急性胆源性胰腺炎,主要目的在于去除病因。对于以下情况,应行 ERCP 治疗:胆总管结石嵌顿伴急性胆管炎者,应在入院 24 小时内行 ERCP 治疗;胆总管结石引起胆道梗阻症状,但未发作急性胆管炎者,应在 72 小时内行 ERCP 治疗。在重症急性胆源性胰腺炎患者行 ERCP 过程中,常因胰腺肿胀坏死压迫十二指肠或十二指肠壁水肿狭窄而导致操作困难,同时操作过程中需不断注气,可能进一步加重腹腔内压力,易诱发腹腔间室综合征。故重症急性胆源性胰腺炎患者是否行 ERCP 治疗仍存在争议。对于有 ERCP 指征的患者,ERCP 术中应遵循"确实、稳妥、简捷"的原则,病情允许的情况下,可以在首次 ERCP 时清除胆总管内结石(可应用球囊扩张、液电碎石、激光碎石等辅助方法),病情不允许长时间操作时,可选择放置胆管内引流管,达到胆道引流减压的目的,病情稳定后择期去除病因。

## 二、重症急性胰腺炎感染性并发症的内镜微创治疗

急性胰腺炎的局部并发症包括非感染性及感染性并发症,非感染性并发症主要包括急性胰周液体积聚(acute peripancreatic fluid collection,APFC)、急性坏死物积聚(acute necrotic collection,ANC)、胰腺假性囊肿(pancreatic pseudocyst,PPC)和包裹性坏死(walled-off necrosis,WON)。感染性并发症主要指感染性胰腺坏死(infected pancreatic necrosis,IPN),其可由非感染性并发症继发而来。针对非感染性局部并发症,不推荐优先进行外科干预。但当存在感染、出血、持续性器官衰竭及持续性局部症状等情况者,应考虑行积极外科干预。

目前针对AP感染性局部并发症,传统的开腹坏死组织、感染组织清除术因其创伤大,疗效不确切等缺点,已越来越少优先应用于临床。取而代之的"创伤递进式治疗模式"日趋成熟,降低了传统手术清创的术后并发症发生率,充分体现了"微创化"及"损伤控制理念"。

### (一) 坏死组织引流

**1. 经皮穿刺置管引流术(PCD)** PCD应用于感染性局部并发症,具有创伤小的特点,能够减少新发的器官衰竭发生率,并使约三分之一的患者免除了后续的坏死物清除术。其在超声引导下,经腹壁穿刺进入感染的胰周坏死组织,置入引流管行坏死组织引流。作为"创伤递进式治疗"的第一步,为第二阶段清创治疗提供了操作路径。PCD时机的选择尚无统一定论,国内外行PCD时间于发病后9~55天不等。荷兰胰腺研究小组建议,PCD无需强制性等待包裹形成,甚至在发病后第1周行PCD也是安全和有效的,技术条件允许下,尽早行PCD治疗可降低并发症发生率及住院时间。其穿刺路径的选择应根据IPN的情况而定。Rashid等认为,经后腹膜途径可以通过降低坏死物渗出及肠瘘等原因造成的腹腔感染,具有优势。

**2. 超声内镜引导的经壁穿刺引流(EUS-guided transmural drainage,ETD)** ETD是指在EUS引导下经胃或十二指肠壁行穿刺,置入塑料或金属支架进行引流,也是内镜递进式治疗的第一步。相较于PCD,ETD在IPN靠近胃及十二指肠壁,或被腹腔实质脏器遮挡的患者中具有优势。早期行ETD相较于PCD,具有更短的康复时间及更低的抢救性手术发生率,胰瘘发生率更低。针对引流支架的选择,欧洲胃肠镜指南指出,在初次引流中,选取塑料支架或蕈型覆膜金属支架(lumen-apposing metal stents,LAMS)均可,但LAMS在长期应用中的效果仍需进一步观察。也有研究认为,LAMS较塑料支架成功率更高,复发率更低,但出血、支架埋入综合征、支架移位等严重并发症发生率较高。亦有研究应用PCD注水与ETD引流坏死组织及相结合的双重引流模式,发现较单一引流方法具有更低的胰瘘和肠瘘发生率。

### (二) 坏死组织清除术

在PCD及ETD引流效果不佳的情况下,需行进一步坏死组织清除。

**1. 视频辅助下腹膜后入路清创术(videoscopic assisted retroperitoneal debridement,VARD)** VARD是以PCD为依托,逐级扩张窦道后通过经皮肾镜、后腹膜腹腔镜或胆道镜行IPN清创术。其优势为创伤小,对患者一般状态要求较低,于腹膜后操作避免了感染向腹腔播散,但效率较低,常需反复多次操作,易并发腹腔感染及出血等风险。

**2. 内镜下坏死组织清创术（endoscopic transluminal necrosectomy, ETN）** ETN 是在 ETD 的基础上，行内镜下坏死组织清除术。ETN 包括内镜下间接和直接坏死组织清除术。间接法是通过胃十二指肠，利用圈套器及网篮等清除坏死组织，相较于直接法内镜直视下清除坏死组织创伤更小，但坏死组织清除不彻底。ETN 通过消化道直达腹膜后腔隙，避免腹膜后感染与腹腔相通，减少感染扩散可能，且无需全身麻醉，对患者损伤小。其不足之处在于出血风险较高且不易控制，常需多次清创。有研究表明，内镜下创伤递进式治疗相较于外科创伤递进式治疗在并发症和病死率方面相当，但内镜下治疗拥有更低的胰瘘发生率，住院费用及住院时间更短，可能提示内镜下治疗的优势。

**3. 腹腔镜下坏死组织清除术（laparoscopic pancreatic necrosectomy, LPN）** LPN 作为 VARD 及 ETN 的补充，相较于传统开放手术，创伤较小，具有较低的腹腔感染发生率，病死率较低，也可作为 IPN 坏死组织清除的一个选择。包括经腹膜前入路和经腹膜后入路，经腹膜后入路无需打开后腹膜，防止感染扩散，且视野范围较窦道扩张明显增大，操作更加精确，降低了术中出血等风险。日本指南及 IAP/APA 指南均推荐腹膜后入路清创术作为引流效果不佳后的补充治疗。但 LPN 术中需建立气腹，可能加重患者的呼吸循环压力，存在感染播散至腹腔的潜在风险，在选择 LPN 时应加以注意。

**4. 开放性胰腺坏死清创术（open pancreatic necrosectomy, OPN）** 适用于坏死范围广及坏死液化不充分、对于其他干预无效的患者。因其创伤大，对患者一般状态要求高，病程早期手术术后并发症多，感染风险高，现已较少作为 IPN 的起始治疗方法。但由于创伤递进治疗效果不佳、微创治疗并发症发生等原因，10%~20% 的患者最终仍需行 OPN。在创伤递进式治疗的前提下，患者更易度过疾病早期，可待发病 4 周后（即 WON 形成后）行手术治疗，其安全性及有效性较前明显提高。

## 三、重症急性胰腺炎非感染性并发症的内镜微创治疗

### （一）胰腺假性囊肿的治疗

目前针对胰腺假性囊肿（PPC）的外科干预指征，各国指南存在较大差异，2019 年中国消化病学分会指南认为，有症状或合并感染、直径 >6cm 的 PPC 应行相应外科处置，而 2013 年美国胃肠病学会（American College of Gastroenterology, ACG）指南则认为，PPC 手术指征应取决于有无症状，而不应取决于其大小、位置及范围。早期 PPC 的治疗可行经皮穿刺引流，也可行开腹或基于腔镜技术的内引流治疗。近年来随着内镜技术的兴起，发展出了基于 EUS 的胃-囊肿引流术（endoscopic gastro-cyst drainage, EGCD），其疗效与外科手术相当，但具有更低的创伤和并发症发生率，越来越受到外科医生的青睐，已经成为 PPC 治疗的金标准。而在引流支架的选择中，LAMS 相较于双猪尾支架具有更高的安全性，且操作时间更短，不良发生率更低。

### （二）胰管中断综合征（disconnected pancreatic duct syndrome, DPDS）的治疗

DPDS 是指由各种原因导致的主胰管完全断裂引起的胰腺假性囊肿、胰周坏死、胰瘘等的综合征。既往 ERCP 为诊断的金标准，MRCP 为 ERCP 失败后的补充。美国胃肠病学会推荐，DPDS 应于发病 30~60 天行远端胰腺切除术，可同期行坏死组织清创，但围手术期不良事件发生率较高；也可通过创伤递进式治疗先行处理坏死组织，待患者一般状态好转后择期

行远端胰腺切除术,切除胰腺残体较大的情况下可行胰岛移植,减少术后内分泌功能不全的发生率。内镜治疗 WON 的亚洲共识推荐 DPDS 患者可行 ETD,放置永久支架,使胰腺分泌物质进入肠道达到引流目的。对于主胰管部分断裂者,可尝试 ERCP 经乳头置入胰管支架引流。指南认为,内镜下支架置入治疗 DPDS 的长期疗效仍需进一步观察,支架移位、阻塞、断裂等并发症的发生率仍需进一步研究。但内镜微创治疗相较外科手术,其创伤小,并发症发生率低,在一般状态较差患者中,可先行内镜治疗缓解 DPDS 的症状。

急性胰腺炎肺损伤患者,通常一般状态较差,传统的外科手术虽可去除病因及改善相关并发症,但其创伤较大,给急性期患者造成二次打击。内镜治疗因其"微创化"而越来越受到推崇。但在微创理念开展的同时,不应当否认传统开腹手术的价值,应综合患者病情,发挥 MDT 及个体化治疗的优势,多种治疗手段相结合,把控外科处理时机,使患者利益最大化,预后最优化。

(张桂信  尚 东  江星池)

## 第六节  基于 SELECT 理念的中西医结合微创治疗

随着微创技术发展及治疗理念的不断改变,AP 的治疗也取得了较多进展,例如:对无菌性坏死 SAP,在病情允许情况下,早期手术对 SAP 进行干预的治疗方式已经被逐步摈弃,但对于合并感染的坏死性 SAP,手术清创引流仍是一种积极有效的治疗方式。而传统开放手术损伤大,并发症多且严重,相比较而言,选择并发症较少的微创治疗则更具优势。大连医科大学附属第一医院胆胰疾病中西医结合诊疗中心总结了多年来治疗 AP 的经验,提出了 SELECT 治疗 SAP 的新方案,即基于一体化复合杂交手术室,应用多种硬镜、软镜微创技术,其主要包括:胆胰子镜(SpyGlass)、超声内镜(echoendoscope)、腹腔镜(laparoscopy)、经十二指肠镜的逆行胰胆管造影(ERCP)、胆道镜(choledochoscopy),同时结合中医中药治疗(traditional Chinese medicine),将这六项技术和方法的英文首字母组合在一起,则形成了 SELECT,成为这个理念的名称。基于 SELECT 理念,总结在 SAP 急性反应期、演进期及感染期的微创治疗方法,践行精准外科的理念,对 SAP 实现多元化、个体化、微创化、规范化的中西医结合治疗。

### 一、SAP 急性反应期及演进期的微创治疗

发病 1~4 周为 SAP 的急性反应期及演进期,急性反应期表现为全身炎症反应综合征(systemic inflammatory response syndrome,SIRS),可发生多个器官或系统功能不全,是 SAP 的第一个死亡高峰;演进期是发病 2~4 周,以胰周液体积聚、坏死性液体积聚或包裹性坏死为主要表现。

针对早中期的 SAP,治疗重点在于稳定内环境、维持全身多器官功能及防治感染,在病情允许情况下外科干预时机应推迟至发病 4 周后,可显著降低 SAP 病死率。针对非感染性的胰周液体积聚,绝大多数患者无需外科干预即可痊愈,可采用大黄、芒硝等中药外敷,可促进液体积聚的吸收。若影像学检查提示 SAP 存在胰周液体积聚(pancreatic fluid collections,PFC)、急性坏死物积聚(acute necrotic collection,ANC)、包裹性坏死(walled-off necrosis,

WON）、胰腺假性囊肿（pancreatic pseudocyst）或腹腔高压（intraabdominal hypertension，IAH）、腹腔间室综合征（abdominal compartment syndrome，ACS）等可导致病情迅速恶化的情况，应立即对 SAP 进行外科干预，充分引流、清除感染坏死组织，指南建议优先选择经皮穿刺置管引流术（PCD）或内镜下经自然腔道引流术（endoscopic transluminal drainage，ETD），这两种引流方式不仅能减少并发症的发生，还能降低病死率，为后续治疗打下基础。

## （一）超声引导下的 PCD

经皮穿刺置管引流术（PCD）技术成熟、创伤小、操作简单，最为关键的是 PCD 可及时引出胰周积聚物，PCD 可使 48%~56% 的患者避免外科手术。鉴于腹膜屏障可降低由坏死物或渗出等原因造成感染的发生率，Mamoon 等认为经腹膜后 PCD 更具优势，优先选择脾、降结肠与左肾上极之间的左侧引流入路，或升结肠与右肾上极之间的右侧引流入路。PCD 既可用作 SAP 的早期引流，也可作为创伤递进式治疗 SAP 的第一步。若经 PCD 引流后，病情未有好转，则需在 PCD 基础上进一步治疗，如视频辅助下坏死组织清除术（video-assisted retroperitoneal debridement，VARD）或经内镜治疗等。

仅靠 PCD 不能治愈的 SAP，PCD 还可起到延缓病情进展的作用，使 SAP 进入最佳的下一步干预时机（4 周后）。PCD 也存在引流不充分、反复多点穿刺、对坏死及包裹组织引流效果差等缺点，其引流效果与积聚物的性状和位置相关，需根据患者个体情况选择最佳入路。

## （二）EUS 引导下的 ETD

ETD 是指在超声内镜（EUS）引导下经胃或十二指肠壁进行引流的方式，适用于胰周积聚物被胃肠、脾或肝脏挡住的 SAP。EUS 定位准确，经 ETD 治疗的患者成功率要比 PCD 高，胰瘘发生率更低，ETD 整体的临床疗效优于 PCD，后续所需治疗更少。欧洲胃肠镜指南建议，经 EUS 引导下的引流比非 EUS 引导下的穿刺引流更具优势。但笔者认为引流方式应根据 SAP 胰周积聚物的具体位置及个体情况进行选择，在两种方法都可选择时，优先选择 ETD。同时 ETD 也可作为经内镜递进式治疗 SAP 的第一步，其创伤性比 PCD 更低。

为进一步优化引流，有报道应用 PCD 结合 ETD 的"双重引流模式"，通过 PCD 注水，经 ETD 引出坏死组织及积液，对比只采用一种技术的引流，PCD 联合 ETD 方式可明显降低胰瘘和肠瘘的发生率。Raschs 等研究也表明 PCD 和 ETD 联合方案对 SAP 的引流治疗更加有效。

## （三）腹腔镜

对于不能耐受保守治疗的早中期 SAP，有报道对 SAP 早期患者行腹腔镜下胰周坏死清除及腹腔置管引流术。研究表明腹腔镜下清除坏死组织及引流比传统开腹手术更具优势。但 2019 年世界急诊外科学会指南仅提及 PCD 和 ETD 这两种引流技术，未提及腹腔镜在 SAP 早中期的应用。故笔者认为，对于不能耐受保守治疗的早期 SAP，鉴于腹腔镜相比其他两项技术创伤大，腹腔感染等并发症发生率较高，故应优先考虑 PCD 或 ETD 的引流方式。若经 PCD 或 ETD 引流，效果不佳或引流不畅时，可根据患者情况考虑使用经腹腹腔镜或经腹膜后的腹腔镜治疗。

## 二、SAP 感染期的微创治疗

当 SAP 发展到感染期时，会出现抗生素无法控制的感染性胰腺坏死（infected pancreatic necrosis，IPN）等局部并发症，此期为 SAP 的第二个死亡高峰，重点是对并发症的及时处理。此期单纯的引流方式往往达不到控制感染的目的。近20年来,随着微创引流技术的不断发展以及"损伤控制外科"理念的深入人心,IPN的治疗已经告别了单纯开放手术时代,利用微创引流的技术治疗IPN已成为当前的共识。目前针对IPN的微创引流技术主要包括:经皮穿刺置管引流术(PCD)、视频辅助下腹膜后清创术(video-assisted retroperitoneal debridement,VARD)、内镜下经自然腔道引流(endoscopic transluminal drainage,ETD)、内镜下经自然腔道坏死组织清除术(endoscopic transluminal necrosectomy,ETN)等,并逐步发展成以微创外科为中心和以内镜治疗为中心的两种阶梯式引流策略。经皮穿刺置管引流术已如前述,这里重点介绍经腹腔镜和经超声内镜的引流或清创/清除的方式。

### (一) 基于腹腔镜的视频辅助下腹膜后清创术(VARD)

VARD是建立在PCD的基础上,对经PCD引流不能达到治疗效果的SAP,可进一步行VARD,该技术还可称为腹膜后入路小切口坏死组织清除(minimal access retroperitoneal pancreatic necrosectomy,MARPN),它可作为IPN、PFC、ANC、WON及胰腺假性囊肿等并发症创伤递进式治疗的第二步措施,是以PCD引流管刺点为体表定位,沿PCD引流管逐层切开进行引流的技术。此技术有两种清创途径:经皮肾镜坏死组织清除术和经后腹膜腹腔镜(经PCD引流管通道)坏死组织清除术。与其他可选择的治疗方式相比,VARD技术治疗效率更高,清创更彻底,并发症发生率较低,但易出现肠瘘、腹腔感染及出血等风险。

### (二) 腹腔镜下坏死组织清除术(laparoscopic pancreatic necrosectomy,LPN)

LPN对SAP的IPN治疗,包括经腹膜前入路和经腹膜后入路。大量临床研究结果显示LPN清除坏死组织的并发症发生率和病死率显著低于传统开腹手术,同时其优点还在于一次性清除坏死组织,但相比内镜技术,其操作难度及创伤程度都更大。

LPN可在PCD的基础上进行,经PCD穿刺的窦道,经过不断扩创,建立腹腔镜操作通道,在腹腔镜直视下清除坏死组织,此方式属于VARD的一种。有报道联合腹腔镜与ETD对胰腺假性囊肿进行清创引流,治疗效果满意。但LPN与PCD/VARD或ETD/DEN治疗SAP患者相比,哪种方式更具优势,未有权威报道。但本团队认为LPN可作为SAP创伤递进式治疗策略的第二或第三选择。

### (三) 基于EUS的ETD和ETN

经EUS治疗感染性胰腺坏死(IPN)的方式包括内镜下经自然腔道引流术(endoscopic transluminal drainage,ETD)和内镜下经自然腔道坏死组织清除术(endoscopic transluminal necrosectomy,ETN)。在SAP晚期,ETD也是经内镜治疗SAP的首选方案,而ETN则是在ETD的基础上,通过EUS找到最佳引流位置,进行内镜下间接或直接坏死组织清除(direct endoscopic necrosetomy,DEN)。

**1. 内镜下经自然腔道引流术(ETD)** 对于单纯行ETD的SAP,若未达到治疗效果,可采取进一步的治疗。对于单通道ETD治疗伴有WON的SAP,引流效果不佳时,可经EUS行多通道引流技术(multiple transluminal gateway technique,MTGT),其成功率可达97.1%。有临床研究认为ETD已成为胰腺假性囊肿的首选治疗方法,其成功率可达86%~100%。Fagenholz等报道了ETD联合VARD在SAP中的应用,他们将ETD减少肠瘘和胰外瘘发生的优点与VARD高效清除两侧结肠附近坏死组织的优点巧妙结合,达到理想的治疗效果。

ETD对SAP引起的胰管中断综合征(disconnected pancreatic duct syndrome,DPDS)的治疗

存在特殊性,DPDS 可引起胰瘘、PFC、WON 等并发症,内镜治疗 WON 的亚洲共识推荐对于主胰管断裂的患者,应行内镜下经胃壁支架置入术,在透壁引流的同时,放置永久支架,使胰腺分泌的物质经支架流入胃肠道达到防治 SAP 并发症的目的。但对于主胰管完全断裂的 SAP,由于胰管狭窄不连续、胰腺损伤较重等情况,内镜治疗成功率低,复发率也较高,故建议对主胰管完全断裂患者采取传统外科手术治疗,而对主胰管部分断裂的患者可优先选择内镜下治疗。

**2. 内镜下经自然腔道坏死组织清除术(ETN)** 在 SAP 并发胰腺坏死的晚期,胰周积聚物大多呈包裹性,活动度差,不易引出,仅通过 ETD 的方式往往不足以达到治疗目的,ETN 则为 SAP 的后续治疗提供了保障。ETN 包括经内镜下间接或直接坏死组织清除术。间接方法是指经胃十二指肠,利用网篮、圈套器等装置清除坏死组织,而 DEN 则是将内镜插入坏死腔中直接清除坏死组织,相比较两种方式,间接创伤相对小,但坏死组织清除不彻底,直接清除则相反。此技术通过人体自然腔道进入腹膜后腔隙,降低了腹腔感染的发生,从而降低了 SIRS 等并发症的发生率。

荷兰学者一项研究报道,内镜下创伤递进式"step-up"治疗 SAP 在减少重大并发症或死亡方面并不优于外科创伤递进式方式,但经内镜治疗的 SAP 胰瘘发生率更低(5%∶32%),住院费用更低,住院时间更短,患者感受更佳,获益更大。同时一项荟萃分析(8 项 RCT,306 例患者)发现,与 PCD/VARD 创伤递进式方法相比,经 ETD/DEN 治疗的 SAP 患者发生不良事件的概率更低,但其技术要求较高。上述研究结论或许会使临床医生更加倾向选择经内镜创伤递进式治疗 SAP。

## 三、急性胆源性胰腺炎的诊治

急性胆源性胰腺炎(acute biliary pancreatitis,ABP)是临床常见的急性疾病之一,是我国引起 AP 的主要原因。对 ABP 的治疗,及时去除病因,解除胰胆管梗阻,通畅引流,阻止 AP 的进展,是治疗 ABP 的关键。微创治疗 ABP 的方式包括内镜及外科微创治疗。

### (一) 基于 EUS 的诊断

对于疑似 ABP 的患者,怀疑有胆总管结石且不伴胆管炎的胆源性胰腺炎的患者,EUS 和磁共振胆管成像(magnetic resonance cholangiopancreatography,MRCP)均具有重要诊断价值,其可避免行创伤性的 ERCP 检查。此外,与 MRCP 相比,EUS 还可发现小于 5mm 的胆道结石。鉴于 EUS 的敏感性高、创伤小、花费低等优点,EUS 检查可在一定程度上完全代替诊断性的 ERCP。

### (二) 基于 ERCP 的治疗

2019 年世界急诊外科学会建议对于 ABP 患者行 ERCP 的适应证为:①ERCP 不适用于急性胆源性胰腺炎的常规检查;②不建议对疑似为严重急性胆源性胰腺炎而无胆管炎或胆总管阻塞的患者使用 ERCP;③急性胆源性胰腺炎合并胆管炎的患者应进行 ERCP;④伴有胆总管梗阻的急性胆源性胰腺炎建议行 ERCP。同时指南指出,对于 ABP 合并胆管炎或胆道梗阻的患者,ERCP 为首选治疗,应在 ABP 早期(72 小时内)行 ERCP,国际胰腺病学会及美国胰腺病学会建议对胆源性胰腺炎合并胆管炎或胆道梗阻的患者,需在发病 24 小时内行 ERCP 治疗。

**1. 单纯 ERCP 治疗** 目前在 ERCP 下行十二指肠乳头括约肌切开(endoscopic sphincterotomy,EST),然后通过十二指肠乳头括约肌经取石网篮取出结石,此为解除 ABP 胆道梗阻的首选方式。大量临床研究已证实 ERCP+EST 在 ABP 早期可明显改善患者病情,治疗成功率高达 90%。近年来十二指肠镜下乳头括约肌球囊扩张取石术(endoscopic papillary balloon dilatation,EPBD)得到了广泛认可,EPBD 可通过球囊扩张奥狄括约肌,采用取石网篮或球囊取出胆管结石,而无需行 EST,大大降低了 EST 的并发症。

解除胆道梗阻后,应保持胰胆管通畅,根据具体情况选择放置鼻胆管引流(endoscopic nasobiliary drainage,ENBD)或胆管内支架引流(endoscopic retrograde biliary drainage,ERBD)或同时放置胰管内支架引流(endoscopic retrograde pancreatic drainage,ERPD),再结合中医药(TCM)治疗,可明显改善 ABP 患者预后。

**2. EUS+ERCP 治疗** 对于达到 ERCP 干预指征的 ABP 患者,鉴于 EUS 对胆道结石的敏感性,可在行 ERCP 操作前使用 EUS,从而准确判断胆管内结石的位置及大小,也能确定导丝及取石网篮等附件准确插入的具体位置,还可术后判断胆道结石是否取尽,同时也能明确 ENBD 或 ERBD 或 ERPD 在胆管中的确切位置,达到最佳引流效果。临床研究表明,EUS 引导下的 ERCP 治疗胆管结石可获得较高的取石成功率,达到 84%~88.5%,改善 ABP 预后。

**3. Spyglass+ERCP 治疗** 随着胆胰子镜直视化系统(Spyglass direct-visualization system,Spyglass DS)的出现,其有效地弥补了 ERCP 的不足,Spyglass DS 操作前需要借助于 ERCP,在行 Spyglass 检查以前,一般要完成 EPBD 或 EST,可以使外径为 3.3mm 的 Spyglass DS 更容易通过奥狄括约肌进入胆道,处理胆道结石,解除 ERCP 无法取出的胆道结石。

### (三)由胆囊结石引起 ABP 患者的处理

对于合并单纯胆囊结石的 ABP 患者,在患者病情允许的情况下,应尽早行腹腔镜下胆囊切除术(laparoscopic cholecystectomy,LC),同时取尽胆管结石,防止 ABP 的复发。对于轻症或中重度 ABP 患者,推荐在同次住院期间行 LC;对于 ABP 已行 EST 且无手术禁忌证的患者,建议行胆囊切除术;对伴有 AFC 等并发症的 SAP,LC 应延迟至 AFC 吸收后,大约 ABP 发病 6 周后。对于不能在同次住院期间行 LC 的患者,为防止在 LC 之前反复出现 ABP,笔者所在中心对此类患者出院前予以置入 ERBD 管,在下一次住院行 LC 时,一并取出 ERBD 管,效果良好,有效避免了 ABP 患者的复发。

**1. 腹腔镜+ERCP** 对于不伴有胆道梗阻或胆管炎的 ABP,早中期对其进行对症治疗缓解症状,待其可耐受手术时,尽早行 LC。在笔者所在中心,建有一体化复合杂交手术室,可在行 LC 同期,行 ERCP 取出胆管内结石,可一期解决 ABP 患者的病因,缩短住院时间、降低医疗费用、加速患者康复,减轻患者痛苦。

**2. 腹腔镜+胆道镜治疗** 笔者中心对于胆总管内结石直径小于 0.8cm、胆囊管无闭塞的患者,行腹腔镜下经胆囊管的胆总管探查取石术(laparoscopic transcystic common bile duct exploration,LTCBDE),利用超细胆道镜(外径 2.8mm)经胆囊管进入胆总管内取出结石,同时行 LC,该技术可避免胆管切开及放置 T 管,并可以避免因行 ERCP 可能引起的并发症。腹腔镜和胆道镜双镜联合的 LTCBDE 技术的应用,不仅处理了引起 ABP 的原发结石,还降低了对患者胆管损伤的发生率,创伤与单纯 LC 类似,花费少,住院时间短,恢复快,几乎无并发症,是治疗胆囊结石合并继发性胆管结石的首选方案。

**3. EUS+ERCP/ERCP+SpyGlass** 这两种对胆囊结石的处理技术主要针对因高龄等原因不能耐受全麻手术的或具有强烈保留胆囊意愿的 ABP 患者。EUS+ERCP 是指在 ERCP 取出梗阻结石的基础上,在 EUS 引导下的胆囊引流术(EUS-guided gallbladder drainage, EUS-GBD),可作为一种新型治疗胆囊结石的技术,以期解决 ABP 发生的病因。同时 ERCP+SpyGlass 技术的出现,也为这两类患者提拱了新的选择,ERCP+SpyGlass 是经十二指肠乳头、胆总管、胆囊管尽可能取尽结石,本中心开展了该项治疗技术,结合其他临床研究,证明该技术安全有效。急诊可行 EUS+ERCP/ERCP+SpyGlass 进行 ABP 的一期治疗。另外对于中重度以上的 ABP,EUS+ERCP/ERCP+SpyGlass 也能起到通畅引流的作用,延缓病情进展,为后续治疗提供可能。

## 四、中医药在 SAP 治疗中的应用

中医认为 AP 属于"腹痛""脾心痛""胰瘅"范畴。大连医科大学在中西医结合治疗急性胰腺炎方面有着悠久的历史,从 1958 年即开始进行中西医结合治疗急腹症的相关临床研究,形成了西医辨病、中医辨证的病证结合的中西医结合辨治体系。

通过系列中西医结合临床研究认为,SAP 的中医病变部位在脾、胃、肝、胆、肠,涉及心、肺、肾、脑,临床表现复杂多样,进展期间体现了少阳证、少阳阳明合并证、阳明腑实证之间传变的理论。在中西医结合诊治指南中将重症急性胰腺炎中医病程大体可以分为结胸里实、热毒炽盛、邪去正虚三期,但不是所有患者都具有完整的三期病程。归纳其治则主要为通里攻下、理气活血、清热解毒、益气养阴。

大连医科大学附属第一医院中西医结合治疗急性胰腺炎数十年,创制院内制剂—清胰颗粒,广泛应用于临床。清胰颗粒主要成分包含柴胡、黄芩、白芍、木香、醋延胡索、栀子、大黄、芒硝,具有疏肝理气、活血止痛、通腑泄热的功效。此外,针对 ABP 术后的患者还可予具有行气解郁、疏肝利胆、活血止痛的清热利胆颗粒制剂,也为该院自创制剂,可达到松弛奥狄括约肌、促进胆汁排泌,进而发挥预防胆源性胰腺炎复发的作用。总之,通里攻下、理气活血、清热解毒、益气养阴法作为基本的中医治疗方法,治疗急性胰腺炎能缩短病程,减少并发症,降低病死率,在临床治疗的不同阶段进行辨证施治、化裁加减,配合先进的微创技术,中西医结合微创治疗具有明显的疗效。

目前,随着内镜、腔镜等微创技术的发展,AP 的治疗理念及方式也逐渐转变。而该团队所在的胆胰中心提出的 SELECT 多镜组合中西医微创治疗 SAP 的理念,就是基于内镜及腔镜技术的日趋成熟提出来的,由掌握 ERCP、SpyGlass 胆胰子镜、胆道镜、超声内镜等先进的软镜技术和腹腔镜硬镜技术的医护团队,根据 AP 的临床表现和不同发展阶段,以人为本,以疾病为中心,辨病论治,制定精准的个体化方案,同时结合通里攻下、理气活血、清热解毒、益气养阴中药缩短 AP 病程,加速患者康复。SELECT 理念就是将最先进的现代微创技术与传统中医药结合,采用软硬镜结合、腔内腔外结合、中西医结合的方法,改善患者预后,体现对 SAP 治疗的阶段化、个体化、微创化、多元化、规范化的特点。如何更好、更优地利用内镜外科技术、软硬镜结合、中西医结合治疗 SAP,减少并发症、降低病亡率,仍需进一步探索。

(尚 东 张桂信 张庆凯)

# 主要参考文献

[1] 孔雷,韩天权,张圣道.重症胰腺炎临床特征和预后危险因素分析[J].肝胆胰外科杂志,2006,18(2):80-82.

[2] 马晓春,王辰,方强,等.急性肺损伤/急性呼吸窘迫综合征诊断和治疗指南(2006)[J].中国危重病急救医学,2006,18(12):706-710.

[3] 杜奕奇,陈其奎,李宏宇,等.中国急性胰腺炎诊治指南(2019年,沈阳)[J].临床肝胆病杂志.2019,35(12):2706-2711.

[4] 王兴鹏,李兆申,袁耀宗,等.中国急性胰腺炎诊治指南(2013年,上海)[J].临床肝胆病杂志,2013,29(9):656-660.

[5] 高堃,童智慧,李维勤.胰腺坏死组织感染的影像学特征、微创介入方式及时机[J].中国实用外科杂志,2019,39(6):575-580.

[6] 崔云峰,屈振亮,齐清会,等.重症急性胰腺炎中西医结合诊治指南(2014年,天津)[J].临床肝胆病杂志,2015,31(3):327-331.

[7] 中华医学会消化内镜学分会ERCP学组,中国医师协会消化意识分会胆胰学组,国家消化系统疾病临床医学研究中心.中国ERCP指南(2018版)[J].中华内科杂志,2018,57(11):772-801.

[8] 奉典旭.急性胰腺炎的中西医结合治疗[M].科学出版社,2017.

[9] 谭晓开,孙备.重症急性胰腺炎的外科微创化治疗[J].胆胰外科杂志,2017,25(6):401-402,406.

[10] 李冠群,孙备.重症急性胰腺炎并发症外科处理的焦点与难点[J].中华肝脏外科手术学电子杂志,2019,8(3):183-187.

[11] 张庆凯,侯振科,罗鹏,等.腹腔置管灌洗治疗重症急性胰腺炎并发腹腔间隔室综合征[J].中国现代普通外科进展,2010,13(5):397-398.

[12] 赖嘉文,刘孝高,张相森.超声引导下腹腔置管灌洗对重症急性胰腺炎生化指标的影响[J].中国现代普通外科进展,2020,23(5):405-407.

[13] 刘国正,姚毅明,王栓铎,等.腹腔镜灌洗引流术治疗早期重型胰腺炎的效果观察[J].中国现代普通外科进展,2019,22(6):463-464,467.

[14] 陈旭,李爽,张桂信,等.SELECT中西医结合微创治疗理念在急性胰腺炎治疗中的应用[J].临床肝胆病杂志,2020,36(12):2646-2650.

[15] 尚东,张庆凯,张桂信.多镜联合治疗复杂胆道结石的难点与要点[J].中华肝脏外科手术学电子杂志,2018,7(3):177-180.

[16] 李军祥,陈喆,唐文富.急性胰腺炎中西医结合诊疗共识意见(2017年)[J].中国中西医结合消化杂志,2017,25(12):901-909.

[17] RANIERI V M,RUBENFELD G D,THOMPSON B T,et al. Acute respiratory distress syndrome:the Berlin Definition [J]. JAMA,2012,307(23):2526-2533.

[18] ZHANG X P,WANG L,ZHOU Y F. The pathogenic mechanism of severe acute pancreatitis complicated with renal injury:a review of current knowledge [J]. Dig Dis Sci,2008,53(2):297-306.

[19] BANKS P A,BOLLEN T L,DERVENIS C,et al. Classification of acute pancreatitis-2012:revision of the Atlanta classification and definitions by international consensus [J]. Gut,2013,62(1):102-111.

［20］ARVANITAKIS M,DUMONCEAU M,ALBERT J,et al. Endoscopic management of acute necrotizing pancreatitis:European Society of Gastrointestinal Endoscopy（ESGE）evidence-based multidisciplinary guidelines［J］. Endoscopy,2018,50（5）:524-546.

［21］TENNER S,BAILIE J,DEWITT J,et al. American College of Gastroenterology guideline:management of acute pancreatitis［J］. Am J Gastroenterol,2013,108（9）:1400-1415.

［22］VAN GRINSVEN J,VAN SANTVOORT H C,BOERMEESTER MA,et al. Timing of catheter drainage in infected necrotizing pancreatitis［J］. Nat Rev Gastroenterol Hepatol,2016,13（5）:306-312.

［23］RASHID M U,HUSSAIN I,JEHANZEB S,et al. Pancreatic necrosis:Complications and changing trend of treatment［J］. World J Gastrointest Surg,2019,11（4）:198-217.

［24］RANA S S,VERMA S,KANG M,et al. Comparison of endoscopic versus percutaneous drainage of symptomatic pancreatic necrosis in the early（<4 weeks）phase of illness［J］. Endosc Ultrasound,2020,9（6）:402-409.

［25］HE W H,ZHU Y,ZHU Y,et al. The outcomes of initial endoscopic transluminal drainage are superior to percutaneous drainage for patients with infected pancreatic necrosis:a prospective cohort study［J］. Surg Endosc,2017,31（7）:3004-3013.

［26］VAN BRUNSCHOT S,VAN GRINSVEN J,VAN SANTVOORT H C,et al. Endoscopic or surgical step-up approach for infected necrotising pancreatitis:a multicentre randomised trial［J］. Lancet,2018,391（10115）:51-58.

［27］ANG T L,TEOH A Y B. Endoscopic ultrasonography-guided drainage of pancreatic fluid collections［J］. Dig Endosc,2017,29（4）:463-471.

［28］AGHDASSI A,SIMON P,PICKARTZ T,et al. Endoscopic management of complications of acute pancreatitis:an update on the field［J］. Expert Rev Gastroenterol Hepatol,2018,12（12）:1207-1218.

［29］BARON T H,DIMAIO C J,WANG A Y,et al. American gastroenterological association clinical practice update:management of pancreatic necrosis［J］. Gastroenterology,2020,158（1）:67-75.

# 第二十三章
## 重症急性胰腺炎及其肺损伤的重症监护治疗

器官功能障碍是重症急性胰腺炎（SAP）最重要的独立危险因素，而肺损伤［即急性呼吸窘迫综合征（ARDS）］是 SAP 最常见的器官功能障碍之一。大量研究表明，在具备重症医学专职医生及护士的综合 ICU（封闭式管理的 ICU）中救治的 SAP 肺损伤患者的病死率及住院时间均显著降低。因此，SAP 肺损伤均有收入 ICU 的指征，通过 ICU 内加强监护治疗可有效改善其预后。

## 第一节　系统及器官功能监测

SAP 肺损伤的发生发展过程常伴有多器官系统功能障碍，包括 ARDS、有效循环血量不足、腹腔间室综合征（ACS）及毛细血管渗漏综合征（CLS）等，需要密切监测生命体征、体格检查、辅助检查及其他相关指标。

### 一、ARDS

典型的 ARDS 可分为急性损伤期（第一期）、相对稳定期（第二期）、急性呼吸衰竭期（第三期）及终末期（第四期）。典型的临床表现多发生在相对稳定期之后，表现为顽固性低氧血症及进行性加重的呼吸困难。急性损伤期胸部听诊可无明显改变，随着病情加重，干、湿啰音逐渐增多；如间质性肺水肿压迫小支气管致管腔严重狭窄，双肺可闻及散在高调的干啰音或哮鸣音；如同时合并严重肺部感染，则双肺听诊以湿啰音为主。胸部影像学改变早期为肺纹理增粗、细网状浸润影响，晚期为典型的弥漫性雾状浸润影响。动脉血气早期仅为低氧血症，晚期常合并高碳酸血症，并常有混合型酸碱平衡失调。因此，SAP 肺损伤需动态监测肺部体征、胸部影像学变化及动脉血气等，机械通气患者还应进行呼吸力学监测。

### 二、有效循环血量不足

由于炎症反应、毛细血管渗漏、禁食水及胃肠减压等因素，有效循环血量不足是 SAP 初期最显著的病理生理改变之一,严重影响组织细胞及器官功能,因此液体复苏是 SAP 最重要的治疗措施之一。然而,ARDS 时由于肺毛细血管内皮细胞及 I 型肺泡细胞损伤,血管内液体渗漏形成肺泡内水肿及肺间质水肿,需限制液体入量,不恰当的液体复苏可能加重 SAP 肺损伤。因此,动态监测血管内容量状态是保证液体复苏充足且不超负荷的必要条件。血流动力学监测是容量判断的重要依据,常用的技术包括肺动脉漂浮导管、脉搏指示持续心输出量监测(PICCO)及超声技术,监测指标主要包括压力指标及容量指标,均可有效指导液体复苏。然而,血流动力学监测不能完全代替床旁体格检查、尿量及生命体征、酸碱平衡状态的临床观察及综合分析。

## 三、腹腔间室综合征

胰腺及腹膜后渗出、胰腺坏死及感染、肠黏膜水肿及肠麻痹、腹腔内出血及大量液体复苏等因素均可导致腹腔内压增高。当腹腔内压持续超过 10mmHg 时即可对腹腔内外器官产生不同程度的影响,当腹内压持续超过 18mmHg 时,则可导致肺脏、心脏、肾脏、大脑等重要器官功能障碍及 ACS。ACS 是一种特殊的 MODS,是 SAP 致命性并发症之一,因 ACS 可导致气道内压进一步升高,加重 SAP 肺损伤。因此,选择合适的方法监测腹腔内压力至关重要。腹腔内高压可分为腹腔内高压及后腹膜腔内高压,前者以呼吸功能障碍为早期表现,后者则主要出现肾功能障碍。膀胱内压测定法及下腔静脉测压法分别能较好地反映腹腔内压及后腹膜腔内压,应注意区别应用。此外,腹部 CT 对区分不同类型的 ACS 亦具有较高的临床应用价值。

## 四、毛细血管渗漏综合征

毛细血管渗漏综合征(capillary leak syndrome,CLS)是由于毛细血管内皮细胞损伤、血管通透性增高而引起毛细血管水肿,大量血浆蛋白渗透到组织间隙,从而出现低蛋白血症、低血容量休克、急性肾缺血等临床表现的一组综合征。在 SAP 患者的抢救治疗中,常发现许多危重症患者全身严重水肿但同时伴有有效循环血量不足的现象,常规补液治疗只能使血压短时间上升,但很快又出现有效循环血量不足,且全身严重水肿进行性加重并形成恶性循环,这种现象是由于发生了 CLS。CLS 是一种突发的、可逆性毛细血管高渗透性疾病,血浆快速从血管渗漏到组织间隙,引起迅速出现的进行性全身性水肿、低蛋白血症、血压及中心静脉压均降低、体重增加、血液浓缩,肺脏、大脑及肠道是最常受累的器官。如 CLS 不能有效改善,机体可迅速出现间质性肺水肿、脑水肿、ACS 及肠道功能障碍,严重时可发生多器官功能障碍综合征(MODS)。

根据最初出现的前驱症状很难对 CLS 做出正确诊断。CLS 典型的症状是低容量性低血压、血液浓缩(血细胞比容上升、白细胞增多、血小板增加)及低血浆白蛋白组成的三联征。单独血压降低伴血细胞比容上升就可反映出有效血容量减少、内皮细胞屏障受损,这是 CLS 独有的特征。CLS 渗漏期典型的特征是显著、快速出现的面部、躯干、四肢水肿。虽然 CLS 没有特异的标志性症状,如无明确的心血管损害患者发生急性血压严重降低,通过快速补液纠正血容量不足无效或病情加重,并且伴随血细胞比容升高(常 >60%)应考虑到 CLS 的发生。

对CLS的诊断,通常建议做全血细胞计数明确是否存在血液浓缩;血培养和尿培养判断致病因素如脓毒症等是否存在;监测血浆蛋白水平确定蛋白是否从静脉内层渗漏;检测血浆纤维蛋白溶解酶水平以排除过敏反应。

临床上主要依据病史、临床表现和实验室检查诊断CLS。其早期诊断依据可归纳为:①有SAP明确的诱因;②无法用其他原因解释的血压进行性下降或非出血性渗出液增加;③全身皮肤黏膜水肿,伴胸、腹腔积液或心包积液;④低氧血症;⑤胸片提示肺间质呈渗出性改变;⑥实验室检查提示严重低血浆蛋白和高尿蛋白。

目前,毛细血管渗漏程度尚无法量化评估,因此需密切监测生命体征变化及各器官功能情况,及时体格检查,综合评估判断病情。

# 第二节　重症急性胰腺炎肺损伤的呼吸支持治疗

SAP肺损伤的本质、临床表现与一般ARDS类似,因此呼吸支持治疗策略亦可借鉴一般ADRS的治疗。其目的就是纠正或改善低氧血症,提高全身氧输送,防止组织器官长期缺氧。早期积极、有效的呼吸功能支持是改善或纠正顽固性低氧血症的关键手段,是当前SAP肺损伤治疗的首要任务。

## 一、氧疗

氧疗是改善SAP肺损伤患者低氧血症的基本手段,其目标是改善低氧状态,使动脉血氧分压($PaO_2$)维持在60~80mmHg。氧疗方式包括鼻导管、文丘里面罩及带储氧袋的氧气面罩等。SAP肺损伤时大量肺泡严重塌陷,可导致肺内分流增加、通气/血流比值严重异常,单纯提高吸入氧浓度并不能有效改善低氧血症。因此SAP肺损伤应用单纯氧疗通常不能改善顽固性低氧血症,机械通气仍然是主要的呼吸支持手段。

## 二、经鼻高流量氧疗

经鼻高流量氧疗(HFNC)是指一种通过高流量鼻塞持续为患者提供高流量吸入气体的氧疗方式。与传统氧疗方式相比,HFNC可以提供恒定吸入氧浓度(21%~100%)、温度(31~37℃)和湿度,氧流量可达8~80L/min。其主要原理是机器按照预设的氧浓度将空气和氧气进行混合,涡轮加压产生高速气流并进行加温湿化,最后通过连接管道及鼻塞接头将气体以恒温恒湿恒流速的方式输送给患者,起到呼吸支持的作用。

### (一)HFNC的优势

与传统氧疗方式相比,HFNC存在以下优势:①提供稳定且高于普通鼻导管的吸入氧浓度,吸氧浓度可满足患者自主呼吸的需要,且不随患者呼吸状态而改变。②可以达到或者超过患者主动吸气的最大吸气流速,减少吸气阻力和呼吸做功,降低氧耗。③可将气体加温、湿化至生理水平,减少SAP肺损伤由于呼吸窘迫而导致热量和水分的消耗,有利于气道内分泌物的引流。④高流量气流冲刷上气道死腔,减少解剖学死腔,且可以提供一定水平气道正压,具有开放肺泡、增加肺容积、改善通气等功能。⑤不需要完全封闭的回路,无明显面部压迫感,方便进食及交流,舒适度及依从性高。

## （二）HFNC 的适应证及禁忌证

**1. 适应证**　目前,有关 HFNC 的适应证尚未达成共识,但近年来大量临床研究表明,HFNC 主要适用于治疗轻中度的低氧性呼吸衰竭的患者,对于重度的低氧性呼吸衰竭及合并高碳酸血症的呼吸衰竭患者应严密监测,必要时尽快更改为更高级别的呼吸支持方式。因此,HFNC 适用于 SAP 肺损伤时轻中度 ARDS 的患者,如在使用 1~2 小时后氧合情况无明显改善或恶化时应立即气管插管并行有创机械通气,因为目前已有的研究表明,HFNC 失败后序贯无创机械通气不能使患者获益,反而可能延误时机、增加病死率。

**2. 禁忌证**　HFNC 的禁忌证如下:①心跳呼吸骤停,需紧急气管插管行有创机械通气。②自主呼吸微弱,上气道保护能力差或痰液引流不畅。③重度 ARDS($PaO_2/FiO_2<100mmHg$),严重呼吸性酸中毒($PaCO_2>45mmHg$ 且 pH 值 <7.25)。

## （三）HFNC 参数的设定

**1. I 型呼吸衰竭**　气体流量初始设置为 30~40L/min,可逐渐上调至 50~60L/min;调整 $FiO_2$ 使指脉氧饱和度($SpO_2$)维持在 92%~96% 水平。

**2. II 型呼吸衰竭**　气体流量初始设置为 20~30L/min,根据患者耐受性和依从性进行调节;如果 $CO_2$ 潴留明显,流量可上调至 45~55L/min 甚至更高,达到患者能耐受的最大流量,并调节 $FiO_2$ 使 $SpO_2$ 维持在 88%~92% 水平。需密切观察患者呼吸情况,如呼吸频率及 $SpO_2$,监测动脉血气,及时调整吸气流量及氧浓度。

## （四）HFNC 的撤离

当 SAP 好转后逐渐降低流量及吸入氧浓度等参数;当吸气流量≤30L/min 且 $FiO_2<0.4$ 即可考虑撤离 HFNC。

## 三、无创机械通气

无创机械通气可避免气管插管及气管切开,近年来,作为慢性阻塞性肺疾病急性加重期及非心源性 ARDS 呼吸衰竭患者的一线治疗,但其在 SAP 肺损伤的应用存在较大争议。一方面,无创机械通气治疗 ARDS 疗效并不确切。大量临床研究表明,无创机械通气对 ARDS 治疗的失败率超过 50%,且可能延误有创机械通气时机并增加病死率。一项针对 ARDS 无创机械通气的观察性研究表明,其治疗轻、中、重度 ARDS 的失败率分别为 31%、62%、84%;亦有研究表明,与 HFNC 相比,无创机械通气治疗轻度 ARDS 并无显著优势。另一方面,无创机械通气可能造成加重胃肠道胀气、增加腹内压,不适用于 SAP 患者。因此,SAP 肺损伤不建议常规应用无创机械通气。

## 四、有创机械通气

有创机械通气是 SAP 肺损伤最重要的治疗手段之一。SAP 肺损伤的本质与一般 ARDS 类似,其特征性肺部改变如肺内病变不均一性、肺顺应性降低等,因此追求大潮气量的传统机械通气理念非但不能改善 SAP 肺损伤患者氧合状态,反而极易导致容积伤、气压伤。近年来,随着对 ARDS 机械通气研究的不断深入,小潮气量通气、允许性高碳酸血症、最佳 PEEP、反比通气等肺保护性通气策略应运而生,且现已广泛应用于 ARDS 及 SAP 肺损伤患者的机械通气中。

### （一）有创机械通气的时机

SAP肺损伤患者由于顽固性低氧血症,常出现呼吸窘迫、呼吸功明显增加,如吸入高浓度氧,或应用HFNC或无创机械通气仍不能有效改善低氧血症及呼吸困难,应及时行气管插管、有创机械通气。目前尚无高质量随机对照研究评估气管插管时机对SAP肺损伤的治疗效果及预后的影响,因此国内外SAP指南均无SAP肺损伤患者气管插管时机的具体详细的推荐意见。但目前普遍认为,SAP肺损伤应适当放宽气管插管指征,因为与普通呼吸衰竭气管插管时机相比,早期气管插管、有创机械通气能够更有效地改善低氧血症及呼吸窘迫、降低呼吸功并减轻肺损伤、预防全身缺氧对肺外器官的损害。

### （二）肺保护性通气

SAP肺损伤患者的肺实质损伤与气体分布存在不均一性,健康肺组织位于非重力依赖区,病变肺组织由于渗出液增加或肺泡塌陷导致密度显著增高,主要位于重力依赖区。SAP肺损伤的程度与健康肺组织的数量成反比,当氧合指数<100mmHg时,通气功能正常的肺组织少于1/3,肺容积显著降低,却承担了全肺的通气功能。此时常规或大潮气量通气对病变肺组织并无复张作用,且极易导致健康肺组织过度膨胀、气道平台压过高,产生容积伤、气压伤、剪切伤及生物学损伤,加重肺及肺外器官的损伤。因此,SAP肺损伤患者需采用肺保护性通气策略。

**1. 小潮气量通气**　是SAP肺损伤患者肺保护性通气的基石。针对小潮气量通气的探索始于1993年美国胸科医师协会:对于平台压大于35cmH$_2$O的ARDS患者,即使出现轻度二氧化碳潴留,仍应该降低潮气量。随后与之相关的临床随机对照研究陆续开展。2000年,ARDS协作组发表的研究结果显示,小潮气量(6ml/kg)与限制平台压(30cmH$_2$O)可显著缩短ARDS患者机械通气时间、降低28天病死率。该研究在ARDS机械通气策略的历史演进中具有里程碑意义。后续研究显示,ARDS机械通气初始参数设置中,潮气量每增加1ml/kg,ICU内病死率增加23%。因此,SAP肺损伤患者如进行有创机械通气,应尽早实施并维持小潮气量通气,合理的氧合目标为PaO$_2$(55~80mmHg)、SpO$_2$(88%~95%)。

**2. 气道平台压**　气道平台压能够客观反映肺泡内压,如过度升高可导致呼吸机相关性肺损伤(VALI)。通过对小潮气量通气的早期研究进行二次分析发现,小潮气量通气且气道平台压小于30cmH$_2$O的研究,其结论通常为小潮气量通气可显著降低ARDS病死率;而虽进行了小潮气量通气但气道平台压大于30cmH$_2$O的研究大多是阴性结果。部分研究显示,如控制气道平台压的变化,不同潮气量组(5~6ml/kg、7~8ml/kg、9~10ml/kg)的机械通气时间及病死率并无显著差别,且随着气道平台压的升高,病死率亦显著增加。因此,SAP肺损伤患者实施肺保护性通气时,气道平台压应小于30cmH$_2$O。

**3. 允许性高碳酸血症**　由于SAP肺损伤患者肺容积显著减少,且小潮气量通气及限制气道平台压的机械通气策略均需降低潮气量,CO$_2$排除障碍,PCO$_2$升高是无法避免的;权衡利弊下被迫将肺保护性通气策略放在首要位置而允许一定程度的高碳酸血症,即为"允许性高碳酸血症"。值得注意的是,允许性高碳酸血症是肺保护性通气策略的结果,而非SAP肺损伤的治疗目标。高碳酸血症本质是有害的,可导致心率增快、血压升高、心输出量增加、脑血管及外周血管扩张,对心脏、大脑等重要器官产生不利影响。目前针对ARDS肺保护性通气策略的大量研究表明,一定程度的高碳酸血症是安全的,但SAP如并发胰性脑病或心

功能不全时应将 $PCO_2$ 控制在正常范围。目前,在针对允许性高碳酸血症的研究中,$PCO_2$ 上限值并不统一,但普遍认为 pH 值应 >7.20。

随着体外二氧化碳清除技术的发展,如进行小潮气量通气时气道平台压仍显著高于 $30cmH_2O$,可采用 "超级肺保护通气",即进一步降低潮气量至(3~5)ml/kg。与常规肺保护性通气策略相比,超级肺保护通气结合体外二氧化碳清除技术可能会进一步预防 VALI 的发生,但能否改善 SAP 肺损伤患者的病死率尚需进一步大样本随机对照研究证实。

### (三)肺复张与 PEEP 的选择

SAP 肺损伤时,采取措施充分复张萎陷肺泡并应用适当水平的 PEEP 防止复张的肺泡再次萎陷是纠正顽固性低氧血症的重要手段。

**1. 肺复张**　传统意义的肺复张是指手法肺复张,即在机械通气过程中间断调节呼吸机参数,给予高于常规气道压水平的压力并维持一段时间,使部分或完全萎陷的肺泡重新膨胀,并使尽可能多的肺组织实现最大程度的生理膨胀;此外,肺复张还可防止肺保护性通气时小潮气量导致的继发性肺不张。肺复张可增加呼吸末肺容积、增加气体交换面积并改善气体分布、减少肺内分流,从而改善通气/血流比值;并可减少肺表面活性物质(PS)的消耗、减轻肺泡间质液体渗入肺泡内而减轻肺泡水肿、抑制由于肺泡萎陷而导致的继发性炎症介质的增多。

(1)肺复张的方法及种类:目前肺复张尚无统一的规范操作流程,临床常用的肺复张手法包括控制性肺膨胀(SI)、PEEP 递增法及压力控制法(PCV 法)。SI 采用恒压通气方式,推荐吸气压 $30~45cmH_2O$,持续时间 30~40 秒。PEEP 递增法采用压力控制模式,设置气道压上限 $30~45cmH_2O$,PEEP 每间隔 30 秒递增 $5cmH_2O$,吸气压不变;当气道压升至 $35cmH_2O$ 时,每间隔 30 秒 PEEP 递增 $5cmH_2O$、吸气压递减 $5cmH_2O$,直至吸气压为零、气道压维持在 $35cmH_2O$ 并维持 30 秒,随后逆向调整 PEEP 及吸气压直至实施肺复张前水平。PCV 法亦是采用压力控制模式,上调气道压至 $40~45cmH_2O$、PEEP $15~20cmH_2O$,维持 1~2 分钟。PCV 法对血流动力学影响较小,是目前最常用的肺复张手法。

(2)评估:在实施肺复张的过程中应评估肺的可复张性,胸部 CT 是最可靠的标准,但无法在床旁实施且无法实时评估。肺部超声、测定肺复张容积、肺复张后氧合及呼吸力学指标的变化均可作为床旁评估肺可复张性的指标。

除了肺脏是否具有可复张性外,肺复张的效果受诸多因素影响。SAP 肺损伤的实质为肺外源性 ARDS,如果同时存在严重肺部感染则可能并发肺内源性 ARDS;理论上肺外源性 ARDS 对肺复张的反应优于肺内源性 ARDS。SAP 肺损伤的病程亦对肺复张的疗效有影响,通常早期实施肺复张的效果较高,晚期则较差。此外,不同的肺复张方法及具体实施过程中呼吸机参数及时间的设定效果亦不尽相同。

肺复张的实施可能对患者的循环状态产生极大影响,且有导致气胸及纵隔气肿的风险,应密切监测血流动力学指标及氧合指标;一旦出现血流动力学明显恶化或氧合迅速下降,应及时终止肺复张并积极抢救治疗。此外,在实施肺复张前,应充分评估患者的病情及肺复张可能带来的获益及风险,谨慎选择肺复张的实施对象。

**2. PEEP 的设定**　PEEP 是实现 SAP 肺损伤萎陷肺泡重新复张并维持复张肺泡持续开放的重要措施。目前关于最佳 PEEP 的选择方法众多,如 $FiO_2$-PEEP 递增法($PaO_2$ 经验法)、低位拐点法、顺应性法、肺牵张指数法、CT 导向的 PEEP 递减法、最佳氧合法、肺通气分布导向的 PEEP 选择等。目前关于 PEEP 的设定缺乏高质量随机对照试验证实其有效性及其对预后的影响,因此临床并无统一标准。目前普遍认为,根据 SAP 肺损伤的严重程度选择 PEEP 可能更为合理,因为不同严重程度的肺损伤肺泡萎陷程度存在很大差异,PEEP 水平理应有不同的选择。临床可依据氧合指数对初始 PEEP 水平进行设定。氧合指数 200~300mmHg 的患者 PEEP 初始设置为 5~10cmH$_2$O,氧合指数 100~200 的患者 PEEP 初始设置为 10~15cmH$_2$O,氧合指数 <100 的患者 PEEP 初始设置为 >15cmH$_2$O。值得注意的是,PEEP 设置并非一劳永逸,需根据患者的氧合指标及肺复张情况及时调整,实现个体化设置。

### (四) 自主呼吸

自主呼吸时,膈肌主动收缩可增加 SAP 肺损伤患者肺重力依赖区的通气,改善通气/血流比值并改善氧合;然而,严重呼吸窘迫时自主吸气努力过强可导致跨肺压急剧增大而加重肺损伤。因此,轻中度 SAP 肺损伤患者如人机协调、循环功能稳定可考虑保留自主呼吸以发挥其积极作用;而重度 SAP 肺损伤或人机不协调的患者需充分镇痛镇静、必要时予以肌松治疗,以抑制过强的吸气努力导致跨肺压过高而加重肺损伤。SAP 肺损伤患者如保留自主呼吸,宜采用减速气流的通气模式。一方面因为减速气流更接近生理,易耐受且减少人机对抗;另一方面,吸气早期气流量大,有利于萎陷的肺泡重新复张。常用的支持自主呼吸的通气模式主要包括:压力支持通气(PSV)、容量支持通气(VSV)、气道压力释放通气(APRV)及双相气道压力正压通气(BIPAP),但不推荐同步间歇指令通气(SIMV)。

### (五) 机械通气的辅助治疗

**1. 俯卧位通气**　SAP 肺损伤肺内病变分布不均一,重力依赖区更易发生肺泡萎陷,且肺复张较为困难。俯卧位通气减低胸膜腔压力梯度、减轻心脏压迫效应,可促进重力依赖区肺泡的复张,增加功能残气量、改善通气/血流比值,从而改善氧合,还有助于改善膈肌运动、促进肺内分泌物的引流,以利于肺部感染的控制。大量关于 ARDS 患者应用俯卧位通气的临床研究表明,俯卧位通气能够有效改善氧合指标,缩短机械通气时间并降低病死率。

未应用有创机械通气的 SAP 肺损伤患者如意识清楚、自主配合度高,可自主进行俯卧位通气;已行有创机械通气的 SAP 肺损伤患者可通过翻身床实施俯卧位通气,如无翻身床应注意预防皮肤压力性损伤。在患者状态可耐受且在不影响正常临床医护工作的前提下,应尽量延长俯卧位通气时间。俯卧位通气可能伴随危及生命的潜在并发症,如呼吸管路的压迫、气管插管及中心静脉导管的意外脱落,采取恰当的预防措施可完全避免。在临床实施俯卧位时,应在充分评估患者状态并保证医护人员及设备充足的情况下进行,以使患者最大程度获益并充分避免并发症的发生。

**2. 体外膜肺氧合(extracorporeal membrane oxygenation,ECMO)**　ECMO 是指将患者血液由体内引出,在体外完成 O$_2$ 及 CO$_2$ 气体交换并经变温后回输入体内的技术,对急性呼吸及循环衰竭具有强大的支持作用。ECMO 一方面能够保证充分供氧及二氧化碳清除,另一方面可使功能受损的肺组织得到充分休息、促进损伤修复并抑制炎症介质的释放。针对 ARDS 患者应用 ECMO 的临床研究显示,ECMO 能够显著改善重度 ARDS 患者的病死率,可作为 ARDS 的一线治疗策略。因此,SAP 肺损伤患者应用常规机械通气策略及肺复张等措施仍无法改善氧合时,可考虑行 ECMO。目前 ECMO 治疗的时机尚无统一定论,但有关研究显示,ECMO 前长期(≥7 日)高水平机械通气可能提示预后不良。

## 第三节　重症急性胰腺炎肺损伤的非呼吸支持治疗

### 一、液体管理

SAP 肺损伤患者的液体管理非常重要。一方面,SAP 早期由于炎症反应、毛细血管渗漏导致血管内液体大量漏出,且呕吐及禁食的因素导致液体丢失过多且摄入不足,有效循环血量显著降低,需积极液体复苏。另一方面,SAP 肺损伤的病理特征是高通透性肺水肿,主要与肺泡毛细血管通透性增加及毛细血管静水压升高有关,需限制液体入量并应用利尿剂减轻肺水肿以改善肺部病理情况。因此,SAP 肺损伤的液体管理需综合考虑以上两方面因素,采取限制性液体管理策略,在维持循环稳定、保证器官灌注的前提下尽可能限制输液速度及输液量,避免毛细血管渗漏过多加重肺水肿。

#### (一)初期液体复苏

SAP 初期液体复苏的目标包括迅速恢复血流动力学参数并解除血液浓缩状态。心率 <90 次/min、平均动脉压(MAP)>65mmHg、尿量 >50ml/h、静脉氧饱和度($SvO_2$)>65% 并恢复血乳酸至正常范围是氧债消除的可靠指标,亦是液体复苏最基本的血流动力学指标。血液浓缩反映了 SAP 早期毛细血管渗漏,是血容量不足及炎症反应重的表现,血细胞比容持续增高是胰腺坏死、预后不良的独立危险因素。此外,SAP 早期炎症介质释放导致外周血管阻力下降,即类似于感染性休克的表现,应注意改善外周血管麻痹性扩张的状态。

#### (二)限制性液体管理策略

针对 ARDS 的大量研究显示,与非限制性液体管理相比,采用利尿及限制补液的限制性液体管理策略可明显改善氧合指数、降低肺损伤评分并缩短住 ICU 时间,且并不会增加休克及肾衰竭的发生风险。因此,SAP 肺损伤患者宜采用限制性的液体管理策略,在保证有效循环血量充足的前提下尽可能降低前负荷,维持肺毛细血管楔压(PAWP)≤12mmHg。限制性液体管理策略的本质并非大量脱水,而是防止过量的液体负荷,在保障器官灌注及血流动力学平稳的前提下尽可能限制液体量、控制液体输注速度。SAP 肺损伤患者的液体管理需要严密监测血流动力学指标,包括心率、血压、平均动脉压、中心静脉压等基础监测及脉搏指示连续心输出量监测(pulse indicator continous cadiac output,PICCO)、肺动脉漂浮导管、重症超声等高级血流动力学监测指标。

#### (三)液体的种类

SAP 肺损伤患者应用晶体液还是胶体液进行液体复苏亦存在一定争议,但至今未有任何研究证明选择晶体或胶体液进行液体复苏是绝对有利或有害的。目前,普遍观点认为,由于 SAP 肺损伤的病理生理改变是高通透性肺水肿,肺毛细血管通透性增加,加之 SAP 胰周组织富含蛋白质的液体大量渗出导致血浆胶体渗透压降低,如输入大剂量晶体液可使液体由血管内向组织间隙转移,从而加重胰腺及肺水肿;而胶体液不仅可以用较小容量达到液体复苏的目的,还能够提高血浆胶体渗透压、改善毛细血管高通透性以减轻肺水肿。

## 二、药物治疗

目前,临床上尚无特别有效的药物治疗 SAP 肺损伤,但根据国内外基础及临床研究结果,糖皮质激素、他汀类药物、抗凝药物等可能有助于抑制炎症反应、改善内皮细胞损伤及肺血管通透性、减轻肺水肿,从而延缓 SAP 肺损伤的发生发展进程,但其实际疗效尚需进一步探索。

### (一)糖皮质激素

糖皮质激素具有潜在的抗炎、抗纤维化及免疫调节作用。在 SAP 肺损伤中,糖皮质激素可降低肺毛细血管通透性,减少渗出、减轻肺间质水肿以减轻弥散功能障碍;可增加 PS 以降低表面张力,减少肺泡萎陷所致的肺内分流;可抑制肺毛细血管内皮细胞及肺泡上皮细胞、巨噬细胞凋亡,从各个环节抑制炎症反应、减轻肺损伤。此外,糖皮质激素能够降低肺泡阻力及肺泡上皮细胞外胶原纤维合成和沉积,预防过度纤维增殖导致的肺实质纤维化并改善肺功能。大量临床研究证实,小剂量糖皮质激素对改善肺功能、减少机械通气时间、住 ICU 时间等方面具有积极作用。

### (二)他汀类药物

他汀类药物是 3-羟基-3 甲基戊二酰辅酶 A 抑制剂,除可降低胆固醇水平,还具有抗炎、抗氧化、免疫调理等多种药理作用。他汀类药物抑制炎症反应的机制包括调控并抑制炎症因子、减少中性粒细胞黏附并促进中性粒细胞凋亡、减少氧自由基、抑制血小板聚集等。此外,他汀类药物亦具有修复血管内皮功能、改善肺毛细血管高通透性的作用。

### (三)抗凝药物

凝血及纤溶稳态失调在 SAP 肺损伤渗出期发挥关键作用。活化蛋白 C、抗凝血酶、血栓调节蛋白、肝素及纤溶酶原激活物能减轻血管损伤、抑制白细胞聚集、重建纤溶稳态并降低组织因子活性,可作为 SAP 肺损伤的治疗策略,但其安全性及有效性仍需进一步探索。

### (四)肺表面活性物质(PS)补充疗法

PS 是由表面活性蛋白和脂质组成的复合物,存在于肺泡上皮表面,具有降低肺泡表面张力、维持肺泡形态稳定的生理功能。SAP 肺损伤时 PS 消耗增加、功能下降,是肺泡萎陷的主要原因。天然或人工合成的 PS 经气管内直接注入、雾化吸入或支气管肺泡灌洗在治疗新生儿呼吸窘迫综合征中疗效明确,但在治疗 SAP 肺损伤成人患者仍处于临床探索阶段。

### (五)β<sub>2</sub> 受体激动剂

动物实验发现,$\beta_2$ 受体激动剂具有抑制肺部炎症反应、促进肺水清除、修复肺泡毛细血管屏障的作用,理论上可用于 SAP 肺损伤患者。然而,其在心血管方面的副作用如心律失常及乳酸酸中毒可能抵消了其治疗作用。现有循证医学证据不支持其常规使用,且治疗剂量及给药方式均需要个体化。

### (六)中性粒细胞弹性蛋白酶抑制剂

中性粒细胞弹性蛋白酶是最具有破坏力的酶之一,在 SAP 肺损伤病理生理机制中起重要作用。多项动物实验研究结果表明,肺损伤的严重程度与中性粒细胞弹性蛋白酶水平呈正相关,因此,中性粒细胞弹性蛋白酶抑制剂可能在 SAP 肺损伤的药物治疗中具有较大应用前景。目前中性粒细胞弹性蛋白酶的特异性抑制剂西维来司他钠已逐渐应用于临床,目前临床研究结果提示,其可以有效改善肺功能、减少机械通气时间并缩短 ICU 住院时间,但对病死率的影响存在争议。

### (七) 抗氧化剂

肺泡上皮细胞、巨噬细胞、间质细胞被激活后产生大量活性氧诱发氧化应激状态,直接造成肺组织细胞损害,是 SAP 肺损伤的重要发病机制之一。外源性补充抗氧化剂,如天然抗氧化剂(超氧化物歧化酶、过氧化氢酶、N-乙酰半胱氨酸)、维生素(维生素 C、维生素 D、维生素 E)、微量元素(硒、锌)及部分中草药可重建机体氧化与抗氧化平衡,减轻氧化应激,从而保护肺脏、减轻肺损伤。

## 三、镇痛镇静

ICU 内应用机械通气的 SAP 肺损伤患者镇痛镇静的意义如下:①缓解疼痛、躁动、焦虑,缓解高应激状态,降低基础代谢率及氧耗。②减少炎症介质的产生及释放,减轻肺损伤。③有助于人机协调,减少肺气压伤,促进呼吸功能的恢复。④增加治疗的依从性。

根据 eCASH(early comfort using analgesia, minimal sedatives and maximal humane care)理念,即"早期舒适化镇痛、最小化镇静和最大化人文关怀"的镇痛镇静策略,SAP 肺损伤患者应采用该策略,即镇痛基础上的镇静,因为充分镇痛可达到一定的镇静效果。但需要注意的是,胆源性胰腺炎或合并胆道梗阻、支气管痉挛的 SAP 肺损伤患者需要在充分镇静基础上应用镇痛药物,因为阿片类镇痛药物可能诱发支气管或胆管平滑肌痉挛导致病情加重。

需根据 SAP 肺损伤的严重程度及机械通气的目标制定镇静方案,包括镇静目标及评估标准,根据目标调整镇痛镇静药物剂量。轻中度 SAP 肺损伤患者可采用保留自主呼吸的浅镇静策略;而重度 SAP 肺损伤或人机不协调的患者需充分镇痛镇静、必要时肌松治疗,即深镇静策略,以抑制过强的吸气努力而加重肺损伤。ICU 内通常应用 RAS 及 Ramsay 评分评估镇静深度。

## 四、营养支持

SAP 初期胰周渗出及严重炎症反应致大量蛋白质丢失及分解,禁食引起摄入不足,机体出现严重而持久的高分解代谢及负氮平衡。SAP 肺损伤时由于呼吸窘迫、自主呼吸增强导致呼吸功增加、机体消耗增加、分解代谢进一步增强,高分解代谢及营养不良出现得更早、迁延时间更长。国内外指南均指出,SAP 早期严重营养不良是导致住院时间延长、并发症增加及预后不良的独立危险因素。因此,SAP 肺损伤患者需重视早期营养支持,如血流动力学平稳,应尽早开始营养代谢支持,以"允许性低热卡"为原则,非蛋白热卡目标 $25\sim30\text{kcal}/(\text{kg}\cdot\text{d})$。

### (一) 肠内营养(EN)

EN 是最佳营养途径,有利于恢复肠道功能、维持肠黏膜屏障的完整性。SAP 肺损伤常合并胰瘘、腹水、胰周脓肿等,然而这些并发症均不是早期 EN 的禁忌证。2021 年《急性胰腺炎急诊诊断及治疗专家共识》有关推荐意见指出,应根据腹内压和肠功能决定营养支持方法,如病情允许,应在 72 小时内尽早开始 EN 治疗。除严重肠麻痹及腹腔间室综合征或其他腹部并发症无法耐受 EN,只要病情允许,均应积极实施完全或部分 EN。营养底物对胰腺外分泌的刺激作用与病程无关,仅与营养底物的摄取部位有关。经空肠喂养对胰腺外分泌作用并无明显刺激作用,因此 SAP 肺损伤早期 EN 首选经空肠途径 EN(鼻-空肠管或空肠造瘘)。

### (二) 肠外营养(PN)

如 EN 无法实施或无法达到 "允许性低热卡" 的营养目标,应辅以全部或部分 PN,避免高分解代谢及严重营养不良导致病情加重、影响预后。根据全身情况决定糖、脂肪、氨基酸的热卡比及热氮比,另需注意维生素、微量元素、膳食纤维等营养要素的补充。此外,谷氨酰胺及 ω-3 多不饱和脂肪酸等特殊营养素具有免疫药理作用,可调控 SAP 肺损伤患者早期机体免疫反应,抑制过度的炎症反应并保护肠黏膜屏障,即 "免疫营养"。

## 五、血液净化治疗

详见第二十四章重症急性胰腺炎及其肺损伤的血液净化治疗。

## 六、并发症的防治

### (一) 呼吸机相关性肺炎(VAP)

VAP 是 SAP 肺损伤患者机械通气常见且严重的并发症,可使机械通气时间延长、住 ICU 时间延长、抗菌药物使用增加,严重影响预后。VAP 诊断尚无金标准,主要依据临床表现、影像学改变及病原学诊断做出综合判断。SAP 肺损伤患者合并 VAP 应尽早经验性抗感染治疗,根据 VAP 发生时间、不同病原菌感染的危险因素、患者的基础状态选择合理的抗菌药物,以确保覆盖可能的致病菌并减少诱导产生多重耐药菌。一旦获得病原学依据应及时根据药敏转为目标性治疗。

此外,规范清洁与消毒呼吸机、缩短机械通气时间,尽可能避免重新气管插管及非计划性拔管,声门下分泌物吸引、加强手卫生等非药物预防措施可有效预防 VAP 的发生。

### (二) 深静脉血栓形成(DVT)

SAP 肺损伤患者长期卧床可致血流缓慢,高脂血症及感染可致血液黏滞度增高,各种侵袭性操作可致血管内皮细胞损伤,存在 DVT 的高危因素。将患者依据危险因素进行分级,采取不同等级的预防策略,是预防 DVT 的关键。DVT 的预防方法分为一级预防及二级预防。一级预防指使用物理或药物方法预防 DVT,二级预防是通过各种影像学检查尽早发现无症状的 DVT。

抗凝是治疗 DVT 的最主要方法,其目的是预防血栓进一步增大,同时避免急性肺动脉栓塞、血栓栓塞性肺动脉高压等早期及迟发并发症。如存在抗凝禁忌,可以考虑放置下腔静脉滤网,以预防下肢 DVT 脱落导致肺栓塞,但下腔静脉滤网不能防止心脏、肾静脉、上腔静脉来源血栓导致的肺栓塞,且可能会导致下肢 DVT 进一步加重。

### (三) 呼吸机诱导的膈肌功能障碍(VIDD)

VIDD 是指机械通气过程中出现膈肌纤维萎缩和/或膈肌收缩功能下降,主要与长期机械通气、应用肌松剂及糖皮质激素、营养状态不良等有关。VIDD 防治原则包括采用合适的机械通气治疗以减少膈肌萎缩、减轻氧化应激反应、抑制膈肌纤维重塑、尽可能避免应用诱发或加重 VIDD 的药物、增加营养支持及免疫调理等。

## （四）肺间质纤维化

肺间质纤维化是 SAP 肺损伤患者远期肺功能下降的主要原因。治疗方面主要是改善通气和组织供氧，从多环节延缓肺纤维化进程，减轻肺组织损伤并改善肺功能。糖皮质激素是治疗和抑制肺组织纤维化的主要药物，氧自由基清除剂、血管扩张剂、PS 替代疗法均可作为辅助治疗。

（万献尧　李笑男）

## 主要参考文献

［1］ 中华医学会急诊分会,京津冀急救联盟,北京医学会急诊分会,等.急性胰腺炎急诊诊断及治疗专家共识［J］.中国急诊医学杂志,2021,30（2）:161-172.

［2］ MEYER N J,GATTINONI L,CALFEE C S. Acute respiratory distress syndrome［J］. Lancet,2021,398（10300）:622-637.

［3］ MAO E. Intensive management of severe acute pancreatitis［J］. Ann Transl Med,2019,7（22）:687.

［4］ LEPPÄNIEMI A,TOLONEN M,TARASCONI A,et al. Executive summary WSES Guidelines for the management of severe acute pancreatitis［J］. J Trauma Acute Care Surg,2020,88（6）:888-890.

［5］ BROWER R G,MATTHAY M A,MORRIS A,et al. Ventilation with lower tidal volumes as compared with traditional tidal volumes for acute lung injury and the acute respiratory distress syndrome［J］. N Engl J Med,2000,342（18）:1301-1308.

［6］ COLEMAN M H,ALDRICH J M. Acute respiratory distress syndrome:ventilator management and rescue therapies［J］. Crit Care Clin,2021,37（4）:851-866.

［7］ QADIR N,CHANG S Y. Pharmacologic treatments for acute respiratory distress syndrome［J］. Crit Care Clin,2021,37（4）:877-893.

# 第二十四章
# 重症急性胰腺炎及其肺损伤的血液净化治疗

重症急性胰腺炎(SAP)肺损伤发病机制复杂,其关键环节是胰腺自身炎症性改变及全身炎症反应综合征(SIRS)引发机体过度释放炎症介质并导致多器官功能障碍综合征(MODS)。大量释放的炎症介质可直接作用于肺泡上皮细胞及肺泡周围毛细血管内皮细胞并直接造成肺水肿,因此SAP时肺通常受累最早,其治疗的关键是抑制炎症介质导致的炎症反应以减轻肺损伤。血液净化治疗不仅能清除炎症介质、减轻炎症反应、清除代谢产物、纠正水电解质和酸碱平衡紊乱、调节免疫失衡状态以减轻肺损伤,同时还能通过超滤作用减轻液体过负荷、减轻肺水肿并改善机体氧合。近年来,血液净化治疗已在临床上广泛应用于SAP肺损伤患者,并取得了显著疗效。

## 第一节 概　述

血液净化治疗是指将患者血液通过血液净化装置,采用弥散、对流、吸附的原理,清除血液中代谢废物、炎症介质、致病物质及多余水分,维持内环境稳定的一种治疗方法的总称。血液净化治疗初期仅主要应用于急慢性肾功能不全患者的肾脏替代治疗,但随着对各类疾病发生发展机制及病理生理改变研究的不断深入,目前血液净化治疗的应用范围已逐渐扩展至脓毒症、MODS、中毒等非肾脏疾病,SAP肺损伤亦是其主要适应证之一。

### 一、血液净化治疗清除炎症介质的作用机制

血液净化治疗可清除体内炎症介质及细胞因子,其作用机制可归纳为以下三种假说:

(一) 峰值浓度假说( peak concentration hypothesis )

该假说认为在胰腺炎、脓毒症等疾病的早期促炎反应阶段,血液净化治疗的主要目的是清除产生异常增多的炎症介质和细胞因子,通过降低血液中炎症介质和细胞因子的浓度阻断炎症反应的级联效应,降低其对各组织、器官的损

伤,减轻疾病严重程度,降低病死率并改善预后。但该假说并未考虑组织间隙中炎症介质和细胞因子的浓度变化。

### (二)免疫调节阈值假说(threshold immunomodulation hypothesis)

该假说认为血液净化治疗通过清除血液中的炎症介质和细胞因子,两者在组织间隙及血液中形成浓度梯度,组织间隙中的高浓度炎症介质和细胞因子转移至血液中继续被血液净化治疗清除。当组织间隙内的炎症介质和细胞因子浓度降至阈值浓度后,由其介导的免疫传导通路及级联反应将被阻断,进一步减轻其对组织的损伤。

### (三)炎症介质传递假说(mediator delivery hypothesis)

该假说认为血液净化治疗(除血浆置换外)应用大量晶体液作为置换液可增加血液及淋巴循环流速,从而使更多的炎症介质和细胞因子从组织间隙转移至血液中,其清除效率大大增加。

## 二、血液净化治疗的作用

SAP肺损伤的血液净化治疗具有以下作用:

### (一)清除致病物质

血液净化治疗能有效清除异常升高的淀粉酶、脂肪酶、胰蛋白酶、弹力纤维酶及磷脂酶等,减轻其对胰腺及周围组织的损伤,间接减少炎症介质及细胞因子的释放并减轻炎症反应。重症急性胰腺炎肺损伤常合并脓毒症,血液净化治疗能清除血液中的细菌内毒素、减少细菌移位及肠腔内有害物质的吸收。此外,在高脂血症引起的SAP,血液滤过治疗可降低血浆甘油三酯及胆固醇水平,减轻游离脂肪酸对胰腺及周围组织的毒性作用。

### (二)清除炎症介质及细胞因子

SAP肺损伤,发病机制复杂,涉及的炎症介质及细胞因子众多,如TNF-α、IL-1、IL-6、IL-8、IL-10、巨噬细胞趋化因子蛋白、细胞内黏附分子、血小板活化因子、白细胞分化抗原40配体(CD40L)、活化补体C5(C5a)、胱天蛋白酶(caspase)-1、P物质等,其相对分子质量大小各异,采用血液滤过联合血液灌流等集束化血液净化治疗可有效清除相关炎症介质及细胞因子,阻断全身炎症反应综合征(SIRS)进程。此外,近年来动物实验表明,通过血液净化治疗可使促炎的炎症介质及细胞因子表达下调,抗炎的炎症介质及细胞因子表达上调,重建炎症介质及细胞因子平衡。

### (三)降低氧耗

SAP肺损伤时常伴随SIRS,且合并脓毒症时将导致炎症反应进一步加重,常伴有难治性高热,物理降温通常效果不佳。血液净化治疗时置换液温度显著低于体温,可直接起到降温作用,且通过清除血液中大量炎症介质及细胞因子亦可减轻炎症反应、迅速有效地改善高热状态,降低机体基础代谢率、降低氧耗,进而减少二氧化碳的产生,有利于保护肺功能。

### (四)减少血管外肺水

SAP肺损伤时,由于肺泡上皮细胞及肺毛细血管内皮细胞损伤,肺泡通透性增加导致肺水肿。血液净化治疗可有效减轻肺间质水肿、改善肺毛细血管微循环并提高肺泡上皮细胞线粒体摄氧能力。有关动物实验表明,血液净化治疗可有效降低血浆促炎细胞因子IL-6、IL-8水平,减轻肺泡及其周围毛细血管损伤及炎症反应,恢复肺泡上皮细胞及肺毛细血管内皮细胞通透性,减轻肺水肿并改善肺顺应性,从而减轻肺损伤并改善氧合。

### （五）维持内环境稳定

SAP肺损伤发病初期，由于禁食水、静脉营养及肺通气功能障碍，常出现不同程度的电解质紊乱及酸碱平衡失调（如顽固性高碳酸血症导致的酸中毒），常规内科治疗效果欠佳，无法实现精准治疗，也有可能出现矫枉过正。血液净化治疗可通过调整置换液中离子配比纠正电解质紊乱，通过调整碳酸氢钠输注速度纠正酸碱平衡失调，亦可改善高碳酸血症，维持内环境稳定。

## 第二节　重症急性胰腺炎血液净化治疗的时机

目前国内外针对SAP肺损伤血液净化治疗时机的探索尚无确切定论，因此如何权衡利弊选择恰当的血液净化治疗时机是治疗SAP的关键。

20世纪90年代初，血液净化治疗开始应用于SAP的治疗，但其开始时机尚无统一定论，临床研究亦有较大差异。传统观点认为，早期血液净化治疗可减轻胰腺坏死和阻断SIRS的发展，对器官功能具有保护作用；然而，近年来国内外指南均不提倡早期血液净化治疗，仅在SAP合并急性肾损伤（AKI）或其他严重并发症时才考虑开始血液净化治疗。2021年《急性胰腺炎急诊诊断及治疗专家共识》指出，SAP并发AKI在充分液体复苏无效或出现腹腔间室综合征（ACS）时，应行持续性肾脏替代治疗（continuous renal replacement therapy，CRRT）。CRRT指征如下：①伴急性肾衰竭或尿量≤0.5ml/(kg·h)；②伴2个或2个以上器官功能障碍；③SIRS伴心动过速、呼吸急促，经一般处理效果不明显；④伴严重水、电解质紊乱；⑤伴胰性脑病。

SAP肺损伤的本质是急性呼吸窘迫综合征（ARDS），目前关于ARDS患者血液净化治疗的时机亦无明确意见，国内外研究结果存在一定争议。普遍观点认为，ARDS患者不能等到出现肾功能不全才开始血液净化治疗，适当放宽指征、尽早开始血液净化治疗可延缓MODS进程、缩短住院时间并改善预后。然而，也有研究表明，ARDS及脓毒症早期开始血液净化治疗并不能使患者获益，且可能会增加出血、电解质紊乱、药物清除增加、营养物质消耗增加等风险，导致病情进一步恶化。

综上所述，关于SAP肺损伤血液净化治疗的时机尚需进一步探索，未来需要更多的研究为临床决策提供指导意见。临床工作中，应明确血液净化治疗的目的，根据SAP的致病因素、ARDS的严重程度、患者的基础疾病、生命体征、病情进展速度、是否有潜在肾功能不全风险、是否合并MODS等情况综合分析判断，对于可能从血液净化治疗中获益的患者应尽早开始血液净化治疗，才能有效遏制病情进一步恶化，有利于降低病死率、改善预后。

## 第三节　重症急性胰腺炎血液净化治疗模式的选择

血液净化治疗的分类方法众多，按照溶质清除机制可分为血液透析（hemodialysis，HD）、血液滤过（hemofiltration，HF）、血浆置换（plasma exchange，PE）、血液灌流（hemoperfusion，HP）等；按照治疗持续时间可分为间歇性和连续性血液净化治疗；按照治疗剂量可分为高流量和常规剂量血液净化治疗。不同的血液净化治疗方式具有各自的优势，适用范围亦不同，可根据重症急性胰腺炎肺损伤患者当前阶段的病情特点进行选择。

## 一、血液净化治疗模式的基本原理

不同的血液净化治疗模式利用不同的溶质清除方式来清除致病因子,常见的溶质清除包括弥散、对流和吸附,也有的治疗模式同时利用几种原理清除溶质。

### (一)弥散

弥散的动力来自半透膜两侧的溶质浓度梯度差,可透过半透膜的溶质从浓度高的一侧移动到浓度低的一侧,最终半透膜两侧浓度逐渐趋向于相等。溶质弥散的速度主要取决于溶质分子自身的布朗运动,即分子的热运动,相对分子质量越小的分子布朗运动越剧烈,因此弥散机制更有利于小分子物质($<5kDa$)的清除。

### (二)对流

对流的动力来自于半透膜两侧的液体压力梯度差,液体将会从压力高的一侧流向压力低的一侧,液体中的溶质也会随之穿过半透膜,这种溶质清除机制即为对流。影响对流机制溶质清除的因素有跨膜压、滤过膜的面积、筛选系数及血流量等。中分子质量物质($5\sim50kDa$)可通过对流被清除。

### (三)吸附

溶质分子可通过正负电荷相互作用或其他特定效应(如范德华力)与半透膜发生吸附作用,从而清除中、大分子物质。吸附作用与溶质的分子浓度无关,而与半透膜的表面积及溶质分子的化学特性有关。当半透膜的吸附作用达到饱和后,清除效率将随之下降。血液灌流主要通过吸附清除溶质。

## 二、血液净化治疗的基本模式

### (一)血液透析

血液透析(hemodialysis,HD)主要通过弥散清除溶质。HD时,透析液和血液之间的物质交换主要在滤过膜两侧完成,其对水、肌酐、尿素氮、电解质等小分子物质清除效率高,但对炎症介质等中分子物质清除能力较差。因此,HD不适宜单独应用于SAP肺损伤。

### (二)血液滤过

血液滤过(hemofiltration,HF)主要通过对流清除水分和溶质。HF是模仿肾小球的滤过和肾小管的重吸收及排泄功能,应用高通量滤过器及对流原理,利用滤过膜两侧的压力差对溶质进行清除,同时应用与血浆晶体成分相似的置换液对容量进行补充。HF是SAP肺损伤最常用的治疗模式,不仅可清除水、肌酐、电解质,减轻肺水肿并维持水电解质及酸碱平衡,还可以清除炎症介质,减轻炎症反应及其导致的组织器官损伤。

### (三)血浆置换

血浆置换(plasma exchange,PE)是通过血浆分离器将血浆分离并滤出,弃除原有异常血浆,并将补充的置换液及血液的有形成分回输,可清除HD及HF所不能清除的抗体、大分子免疫复合物及已与白蛋白结合的药物及毒素。PE的常用置换液包括外源性血浆、白蛋白及人工胶体液。PE通常不单独应用于SAP肺损伤,但可作为HF及HD的有效补充,尤其是对于SAP肺损伤合并肝功能不全的患者。

### （四）血液灌流

血液灌流（hemoperfusion，HP）是将患者血液从体内引出，经灌流器吸附作用清除毒物、药物及代谢产物的一种血液净化治疗方式。SAP 肺损伤时，部分大分子炎症介质及代谢产物难以被 HD 及 HF 所清除，可采用 HP 与其他血液净化模式结合的组合式集束化血液净化治疗。

## 三、重症急性胰腺炎肺损伤血液净化模式的选择

SAP 肺损伤炎症反应较重，且炎症介质持续释放，因此与单一、间歇性血液净化相比，集束化、持续的血液净化治疗模式往往具有更好的疗效，其可利用弥散、对流、吸附等原理，连续地清除体内各种炎症介质及代谢产物，并维持机体水电解质及酸碱平衡，有效减轻机体炎症反应、减轻组织器官损伤。其中，连续性肾脏替代治疗（continuous renal replacement therapy，CRRT）最为常用，具有较稳定的水分和溶质清除效应，且对血流动力学影响较小。目前常用的 CRRT 模式包括连续静脉-静脉血液滤过（CVVH）、连续静脉-静脉血液透析（CVVHD）及连续静脉-静脉血液透析滤过（CVVHDF）。应用 CVVHDF 可以明显降低血液循环中内毒素水平，弥补 CVVH 对小分子毒素清除能力的不足。血液滤过与血浆置换联合，可以起到协同作用，在清除过多水分、炎症介质的同时，及时快速清除血液中致病因子，如抗体免疫复合物、同种异体抗原及循环毒素等，并补充蛋白质和调理素等免疫物质。血液滤过与血液灌流吸附柱联合使用，可以清除内毒素、IL-1、IL-6、IL-8 等，现已开展临床应用研究。1998 年，持续血浆滤过吸附（continuous plasma filtration adsorption，CPFA）问世，它串联了血浆滤过及吸附装置，血浆被滤出经吸附再生后回输体内，避免了血浆置换时输入新鲜血浆中的补体和由此造成的不良反应。一项前瞻、随机、交叉的临床研究比较了 CPFA 和 CVVH 对重症全身性感染的影响，发现治疗 5 小时后，细胞对外源性脂多糖的反应性恢复，全身血管阻力增加，去甲肾上腺素用量减少 30%。表明两种技术联合应用，既能保证水、电解质和酸碱平衡，又能有效清除各种炎症介质。

CRRT 联合血浆置换、血液灌流的集束化血液净化治疗模式现已广泛应用于 SAP 肺损伤患者的救治。

高流量血液滤过（high-volume hemofiltration，HVHF）是近年来新出现的血液净化技术，其原理是在原血液滤过模式的基础上显著增加单位时间内流经滤器的血流量及置换液量，使中、大分子炎症介质和代谢产物的对流清除相对增加。SAP 患者应用 HVHF 可更快地清除炎症介质、减轻炎症反应，可提高动脉压和心排出量，遏制或逆转由此导致的临床症状，降低病死率，因而受到关注，应用也日益广泛。谢红浪等研究证明，HVHF 治疗可减轻 SAP 的炎症反应，改善预后。寇秋野等研究显示患者经过治疗后体循环血管阻力指数改善，心率下降，平均动脉压升高，中心静脉压显著下降，心排出量、射血分数、心指数、左心搏出功指数升高，表明 HVHF 可改善患者的血流动力学，提高组织灌流，有利于组织细胞的代谢、延缓了 MODS 的进程，为积极处理基础疾病，成功救治患者赢得了时间。Van Bommel 等指出，HVHF 可以清除细胞因子，改善血流动力学；而低流量血液滤过，细胞因子水平、血流动力学和血气参数无明显变化。但因 HVHF 血流量大，可对血流动力学产生较大影响，且可能导致更多的药物清除及营养物质丢失，因此能否改善重症急性胰腺炎肺损伤患者的预后尚需进一步探索验证。

# 第四节　重症急性胰腺炎肺损伤血液净化治疗的实施

为便于叙述,本节主要以 CRRT 为例,阐述 SAP 肺损伤血液净化治疗临床应用的具体实施。

## 一、血管通路

一个良好的血管通路的建立和维持是保证血液净化治疗顺利进行的首要基本条件。SAP 肺损伤血液净化治疗的血管通路主要为中心静脉导管,透析使用的动静脉瘘不适合 CRRT 的使用。SAP 肺损伤患者行 CRRT、HP 等血液净化治疗时,血流量一般为 150~250ml/min。导管的血流量由导管的材料性质、直径、留置部位、留置深度、导管尖端侧孔数量及排列方式等因素决定。临床上需根据患者的体型特点及实际情况灵活选择留置导管的规格、穿刺部位及深度,以满足实际血液净化治疗血流量的需要。

### (一) 导管留置部位

ICU 内中心静脉导管的常用留置部位包括股静脉、颈内静脉及锁骨下静脉,其优缺点各异。股静脉置管操作简单、致命性并发症罕见,但肢体活动受限、感染发生率高,故留置时间不宜过长;锁骨下静脉不影响肢体活动、较为舒适,且易固定、感染发生率低、留置时间长,但置管难度较大,可能发生气胸等致命性并发症,中心静脉狭窄发生率高,有可能逆行进入颈内静脉,且锁骨下静脉血流量可能不能满足 CRRT 必要的血流量;颈内静脉感染风险低于股静脉置管,但高于锁骨下静脉置管,留置时间长,且中心静脉狭窄及气胸等致命性并发症发生率低,但不宜固定、舒适度较差。KDIGO 指南推荐的导管留置部位优先顺序为右颈内静脉 > 股静脉 > 左颈内静脉 > 锁骨下静脉。

### (二) 导管留置深度

正确的导管留置深度既可以保证 CRRT 必要的血流量,又能够尽可能避免导管尖端导致的严重机械性并发症。不同部位的中心静脉导管深度各不相同。股静脉距离心脏较远,股静脉导管应尽可能完全置入,一方面保证充足的 CRRT 血流量,另一方面也可减少感染的发生率。颈静脉及锁骨下静脉距离心脏较近,导管尖端应位于上腔静脉与右心房交界处上方 1~2cm 处。

## 二、治疗剂量

### (一) 基本概念

CRRT 的治疗剂量是指单位时间内单位体重的废液剂量,直接反映溶质的清除效率,单位为 ml/(kg·h)。CRRT 的处方剂量与治疗模式及前后稀释比例有关。在仅有后稀释的情况下,CVVH 的处方剂量 =(置换液速率+脱水速率)/体重,CVVHDF 的处方剂量 =(置换液速率+透析液速率+脱水速率)/体重。如 CVVH 及 CVVHDF 存在前稀释,CRRT 的溶质清除效率低于仅有后稀释时,需要进行校正,校正系数=滤器血浆流速/(滤器血浆流速+前稀释流速)。

### (二) SAP 肺损伤时的治疗剂量

通常采用 HVHF,但其定义至今尚无统一标准,目前一般认为治疗剂量 >50ml/(kg·h) 时即为 HVHF。传统观点认为,HVHF 与普通流量 CVVH 相比,单位时间内应用的置换液量明显增加,对流的清除效果大大增强,单位时间内通过滤器的炎症介质排出增加;此外,HVHF 可促进滤器膜与炎症介质接触,滤器的吸附作用亦有所增强,可更有效地清除炎症介质。然而,大规模、多中心的 IVOIRE 研究对比 HVHF 与普通流量 CVVH,结果并未发现前者在改善患者预后、疗效方面有任何优势。这一方面可能与 HVHF 导致药物清除、营养物质消耗、出血及感染风险增加有关,另一方面可能与 HVHF 清除促炎介质增加的同时亦会导致抗炎介质清除增加。因此,目前临床上 SAP 肺损伤 CRRT 治疗剂量通常采用 2012 年 KDIGO 推荐的(20~25)ml/(kg·h)。

　　临床工作中,处方剂量与实际交付剂量存在差异。滤器凝血、更换置换液、滤器滤过效能下降、前稀释或机器报警故障等多方面因素均可导致交付剂量小于设定的处方剂量。因此,在实际实施 CRRT 时,为达到理想的处方剂量,实际设定的处方剂量通常为(25~30)ml/(kg·h)。

## 三、抗凝治疗

　　血液净化治疗时,血液接触滤器及体外管路激活凝血系统,在滤过膜表面管路内壁形成血栓,血液流动阻力增加,不仅降低了溶质的清除效率,更可能导致肺栓塞等严重并发症。因此,血液净化治疗过程中需应用抗凝措施。血液净化治疗常规的抗凝策略包括全身抗凝、局部抗凝和无抗凝策略,需根据患者的实际情况进行个体化选择。

### (一)全身抗凝

　　主要用于无凝血功能障碍或出血风险的 SAP 肺损伤患者。全身抗凝首选普通肝素,低分子肝素、阿加曲班、甲磺酸萘莫司他是近年来新兴的血液滤过抗凝药物。

　　**1. 普通肝素**　是 CRRT 中最常用的抗凝方法,首次负荷剂量 1 000~3 000IU 静脉注射,后以(5~15)IU/(kg·h)持续静脉输注,每 4~6 小时监测 APTT,使其延长至正常值的 1.5~2 倍。如肝素应用过量可应用拮抗剂鱼精蛋白来对抗。

　　**2. 低分子肝素**　抗凝需监测 Xa 因子活性,但目前大部分医院无法实现,且 SAP 肺损伤患者常合并肝功能不全,低分子肝素易发生蓄积而增加出血风险。因此,KDIGO 指南不推荐无法动态监测 Xa 因子活性的单位应用低分子肝素进行 CRRT 抗凝。

　　**3. 阿加曲班**　是一种人工合成的凝血酶抑制剂,可直接灭活凝血酶,可用于 SAP 肺损伤合并肝素相关性血小板减少症患者的 CRRT 抗凝。应用阿加曲班亦需监测 APTT,使其延长至正常值的 1.5~2 倍;其半衰期较短,停药后 2~4 小时即可使 APTT 恢复正常。此外,阿加曲班无特异性拮抗剂。

　　**4. 萘莫司他**　为丝氨酸蛋白酶抑制物,对凝血-纤溶系统、激肽释放酶-激肽系统、补体系统及具有较强的抑制作用,可延长凝血时间、抑制血小板聚集及补体溶血反应。推荐给药剂量为(20~50)mg 静脉持续泵入,其药物浓度在滤器前达到峰浓度,滤器清除量超过 40%,基本不影响体内凝血功能,是出血高风险患者理想的 CRRT 抗凝药物。此外,萘莫司他对胰酶、磷脂酶 A2 等亦具有较强的抑制作用。

### (二)局部抗凝

　　主要用于存在凝血功能障碍或出血风险较高的血液净化患者。主要包括枸橼酸/钙剂及肝素/鱼精蛋白局部抗凝技术,其主要原理是枸橼酸盐螯合钙离子及鱼精蛋白拮抗肝素,即在滤器前应用枸橼酸及肝素实现局部抗凝,又不影响体内凝血功能,不易导致机体内出血。

### (三)无抗凝技术

对于严重凝血功能障碍或出血风险极高危的患者可采用无抗凝策略进行血液净化治疗,即不应用任何抗凝药物。采用调整血液净化治疗模式、定时应用生理盐水冲洗管路、适当提高血流速度、增加前置换比例、减少血泵停止时间和次数等措施以减少滤器管路内凝血。

随着血液净化治疗在临床各领域的广泛应用,其脏器保护作用日益受到人们的重视。有研究表明,血液滤过人工肝支持治疗可使血清血小板衍生生长因子、透明质酸、Ⅲ型前胶原肽、层黏蛋白水平下降,对减轻肝细胞的受损、缓解肝纤维化的进程有积极作用。连续性血液净化(CBP)还可以排除大量肺血管外水分,纠正肺间质和肺泡水肿,改善气体交换及组织供氧,体外循环所致的低体温还可以减少 $CO_2$ 的产生,降低氧耗;同时越来越多的研究证实,CBP 治疗可以清除大量的炎症介质,下调炎症反应,恢复机体免疫内稳状态,从而改善呼吸功能。最近有人提出了多器官支持治疗(MOST)的概念,要求该治疗系统必须具备清除机体外源性和/或内源性代谢毒素,纠正酸碱和电解质紊乱,给予肾脏、代谢支持;调节体液平衡,给予心脏支持;具有解毒功能;给予肝脏支持;提供氧气、排除 $CO_2$,保护呼吸功能,给予肺脏支持;排除细胞因子、炎症介质,减轻脓毒症炎症状态;调节免疫状态,给予免疫系统支持;保护内皮系统功能,稳定血管功能。因此多器官功能支持系统必须具有弥散、对流、吸附、解毒、超滤等多种功能。越来越多的证据表明,连续性血液净化已经具备了有效清除炎症介质、清除代谢产物、调节免疫状态、纠正酸碱和电解质紊乱、调节体液平衡、提供营养支持、保护脏器功能的特点,其必将在 SAP 的救治中发挥越来越重要的作用。

(万献尧 李笑男 陈海龙)

## 主要参考文献

[1] 中华医学会急诊分会,京津冀急诊急救联盟,北京医学会急诊分会,等.急性胰腺炎急诊诊断及治疗专家共识[J].中国急诊医学杂志,2021,30(2):161-172.

[2] 谢红浪,季大玺,龚德华,等.应用 CVVH 治疗重症急性胰腺炎[J].肾脏病与透析肾移植杂志,2000,6:510-515.

[3] 李维勤,季大玺,全竹富,等,持续高流量血液滤过对重症急性胰腺炎伴多器官功能障碍综合征的治疗作用[J].中国实用外科杂志,2003,9:40-42.

[4] RONCO C,TETTA C,MARIANO F,et al. Interpreting the mechanisms of continuous renal replacement therapy in sepsis:the peak concentration hypothesis [J]. Artif Organs,2003,27(9):792-801.

[5] SU X,BAI C,HONG Q,et al. Effect of continuous hemofiltration on hemodynamics,lung inflammation and pulmonary edema in a canine model of acute lung injury [J]. Intensive Care Med,2003,29(11):2034-2042.

[6] LIN Y,HE S,GONG J,et al. Continuous veno-venous hemofiltration for severe acute pancreatitis [J]. Cochrane Database Syst Rev,2019(10):CD012959.

[7] NASSAR T I,QUNIBI W Y. AKI Associated with Acute Pancreatitis[J]. Clin J Am Soc Nephrol,2019,14(7):1106-1115.

[8] MAO E. Intensive management of severe acute pancreatitis [J]. Ann Transl Med,2019,7(22):687.

# 第二十五章
# 重症急性胰腺炎及其肺损伤的营养支持治疗

急性胰腺炎最初始的病理变化是胰酶激活,并导致胰腺腺泡细胞和胰周组织的损伤,从而引发局部和全身并发症。随着胰腺局部的炎症和坏死,机体出现交感神经、内分泌激素和炎症免疫等系统应激应答反应,循环中儿茶酚胺、应激激素和炎症介质显著增加,出现类似脓毒症的高代谢反应,是机体高分解、高代谢的重要原因。

国内外学者认为 SAP 相关性肺损伤的发生机制与肠道黏膜屏障受损,肠道细菌和内毒素移位经门静脉和淋巴系统进入机体体循环有关,从而诱发严重的全身炎症反应综合征(SIRS)。西医学认为 SAP 的链式瀑布式炎症过程继发大量炎症介质、炎症细胞因子释放,如果未充分清除炎症因子,其可进一步损害胃肠黏膜屏障,可导致胃肠细菌及内毒素转移,诱发 MODS,因此如何能够有效地清除毒素,如何保护肠道黏膜屏障防止细菌移位对于保护肺功能和改善预后有很重要的意义。因此无论西医治疗和营养支持方面,还是中医药治疗和营养支持方面都需要尽早恢复或改善胃肠道功能。恰当合理的营养支持不仅能够帮助患者尽早改善胃肠道功能而且还能提高患者的营养状态,从而可以有效地降低该病的住院时间、感染率、病死率。因此,营养支持是重症急性胰腺炎治疗的重要环节,不仅对于保证患者的营养需求,避免发生营养不良具有重要作用,而且在保护肠道屏障功能及控制全身炎症反应及肠源性感染方面都发挥着至关重要的作用。

## 第一节　重症急性胰腺炎时机体的代谢变化

急性胰腺炎时机体处于应激状态,机体代谢率上升,高分解代谢状态会持续存在,体内的蛋白质会被分解来迎合机体对能量的需求。肌肉内储存的蛋白质来源的氨基酸被释放出来,然后通过糖异生途径来提供能量。这种快速适应性反应导致了机体的负氮平衡。聚集的细胞被重新分配来应对应激,此时细胞大量合成急性时相反应蛋白。应激状态下所出现的高代谢、高分解代谢及负氮平衡的程度则取决于急性胰腺炎的类型、病情严重程度、并发症和病程时间。

有研究表明,胰酶激活损伤胰腺腺泡细胞的同时,局部产生了一系列炎症细胞因子,继而导致的炎症免疫损伤在急性胰腺炎发病机制中发挥重要作用。急性胰腺炎早期循环中细胞因子显著增加,最令人关注的包括 IL-6、IL-1β、TNF-α 等,它们对机体营养物的代谢产生重要的影响。IL-6 和 IL-1 通常被认为是分解代谢反应的促发因子,并促进肝脏合成急性时相蛋白(如铜蓝蛋白、转铁蛋白等);TNF-α 是在机体应激反应起核心作用的炎症介质,可促进其他炎症介质生成,是导致炎症因子"瀑布效应"的"元凶"。

## 一、高分解、高代谢状态

SAP 常常并发 SIRS 或 MODS,而 SIRS 或 MODS 中一个重要的病理生理改变就是高分解代谢,这种情况不被外源性营养物质补充所抑制,形成"自噬"。表现为基础代谢率增加、蛋白质和脂肪大量分解、负氮平衡、高血糖、肝糖异生增加,胰岛素抵抗及机体免疫力下降,常伴有严重的代谢功能紊乱,机体处于负氮平衡状态。

急性胰腺炎分解反应通常被分为两个阶段:速发相(持续 3~7 天)和随后的适应相。在速发相,交感神经系统激活,刺激胰高血糖素、糖皮质激素及儿茶酚胺分泌的增加,出现高血糖和胰岛素抵抗;肝脏葡萄糖生成增加;肌肉中支链氨基酸分解;肌肉分解产物丙氨酸又进一步刺激糖异生作用。因此,速发相机体代谢的突出特点是:高血糖和负氮平衡,机体对外源性营养耐受不佳。

随着炎症的持续,交感神经系统的激活状态有所减弱,机体就进入分解代谢的适应相。机体开始利用酮体及脂肪酸来提供能量以保存蛋白质;胰岛素抵抗现象有所降低,葡萄糖的利用率就会有所改善,这一阶段类似于机体的饥饿状态,可以利用脂肪来供能,适应相的突出代谢特点:负氮平衡和高血糖有所改善,与速发相相比,在适应相机体对外源性营养耐受更好,这个阶段营养对机体的恢复起到非常重要的作用。

高代谢是急性胰腺炎代谢的一个重要特征,患者在儿茶酚胺等介质的作用下,机体处于高分解状态,心输出量、氧耗量及二氧化碳产生量均增加,如有发热则更增加能量的消耗,体温每升高 1℃,能量消耗增加 10%~15%,静息能量消耗(resting energy expenditure,REE)的增加与蛋白质、脂肪分解增加相关。静息能量消耗是指禁食 2 小时后,在一定环境温度下,安静平卧或半卧位 30 分钟以上所测得的能量消耗值。根据实际直接能量测定,重症患者静息能量消耗是正常预计值 155%±14%,伴有休克时下降为 102%±24%,休克恢复期又回升至 116%±20%。大多数的指南推荐 25kcal/(kg·d)的方案作为每日能量需要,在存在严重应激的时候,则需要增加能量到 30kcal/(kg·d)。近年来有学者应用间接能量测定仪实际测定发现没有感染的重症急性胰腺炎患者的能量消耗增加 1.2~1.5 倍。在早年很多临床营养能量超标,过高的能量对危重患者来说是有害而无益的,如引起肝功能损伤,在全肠外营养时危害更为明显。

## 二、碳水化合物代谢的变化

高血糖是急性胰腺炎标志性代谢特征。除了许多患者既往存在糖尿病和糖代谢异常外,高血糖还反映出急性胰腺炎时碳水化合物代谢过程中许多环节的异常,包括外周葡萄糖摄入增加,无氧酵解导致高乳酸血症,糖异生增加,糖原生成受抑制,胰岛素抵抗等环节的异常。碳水化合物代谢变化主要是由机体神经内分泌免疫应答所介导的。

正常情况下,体内葡萄糖保持稳态,内源性葡萄糖的生成及葡萄糖的利用处于动态平衡,这主要通过激素及葡萄糖代谢产物来调节,参与调节的激素主要是胰岛素和胰高血糖素,代谢产物包括乳酸、甘油三酯、丙氨酸等。肝脏对维持正常血糖水平起重要的作用,它根据机体的需要,通过合成糖原来储存葡萄糖,通过糖异生重新合成葡萄糖来调节血糖。血糖的调控主要通过神经、激素和肝脏的自主调节机制来完成。

急性胰腺炎早期交感神经激活导致循环中儿茶酚胺类显著增加,导致肝糖原、肌糖原分解,葡萄糖释放;儿茶酚胺还可以刺激胰高血糖素的分泌,并抑制胰腺的胰岛素释放,使得血中胰岛素与胰高血糖素的比值降低,从而阻止葡萄糖进入肌肉细胞,加速糖原分解和糖异生,同样使得血糖升高;肾上腺素和去甲肾上腺素也可抑制脂肪细胞、皮肤、结缔组织、淋巴组织和骨骼肌摄取和利用葡萄糖,使血糖升高;糖皮质激素除了对去甲肾上腺素及肾上腺素起"允许作用"外,还可促进肝外蛋白质分解为氨基酸,氨基酸经血液循环至肝脏,经糖异生作用生成肝糖原;糖皮质激素还能促进脂肪分解产生甘油,为糖异生提供物质来源。在糖皮质激素分泌显著升高时,血中的葡萄糖水平会上升到正常的6~10倍,同时急性胰腺炎时脂肪及蛋白质的大量分解也为糖异生提供了更多的底物,糖异生的底物大量增加是血糖升高的主要原因。

炎症细胞因子对碳水化合物的代谢也起作用。如IL-1可引起胰高血糖素分泌增加,产生高血糖;炎症因子IL-6及TNF-α的生成也会促使应激性高血糖的发生。另外,TNF-α在胰岛素抵抗中扮演着重要的角色。

胰岛素抵抗是急性胰腺炎时糖代谢的另一特征,表现为正常循环水平的胰岛素失去了应有的生理效应,其维持碳水化合物稳态的能力下降,最终导致胰岛素分泌增加。急性胰腺炎时,机体的神经内分泌改变,造成了儿茶酚胺类、皮质醇和炎症细胞因了的增加,共同介导了胰岛素抵抗。在肌肉组织中,胰岛素抵抗会导致葡萄糖跨膜转运受阻;在肝脏组织,胰岛素抵抗增加糖异生和糖原分解的同时使肝脏的葡萄糖摄入减少;在脂肪组织(包括内脏及皮下脂肪)中,胰岛素抵抗会减少胰岛素介导的葡萄糖摄入。在SAP时,由于胰岛内分泌功能的破坏和胰岛素抵抗,机体葡萄糖耐受性可减弱40%~50%。

### 三、蛋白质代谢的改变

正常情况下,机体蛋白质代谢由代谢激素调节。胰岛素具有促进氨基酸向细胞内转运,加速细胞合成蛋白质的作用;胰高血糖素具有促进蛋白质降解成氨基酸,促进氨基酸向肝细胞内转运作用;皮质醇具有促进蛋白质分解的作用。急性胰腺炎时机体神经内分泌和炎症免疫应答产生的介质对蛋白质代谢产生重要的影响。有报道称,约80%的SAP患者存在着伴有负氮平衡的蛋白质丢失。氮丢失量与SAP的死亡率增加有关。

急性胰腺炎早期,在分解激素和细胞因子作用下,机体内脏及骨骼肌蛋白质大量分解,氨基酸释放,氮丢失量可达20~40g/d,严重的病例氮丢失量可高达40~50g/d,相当于蛋白丢失1 200~1 500g/d之多。SAP时蛋白质的分解代谢可增加80%,患者很快出现严重的负氮平衡和低蛋白血症。氨基酸在肝脏和肾脏中糖异生,肝脏合成急性时相反应蛋白,组织修复,氨基酸释放增加或消耗过多导致血清氨基酸谱的改变,血浆总游离氨基酸早期明显下降,总量减少 20%~30%,血浆谷氨酰胺水平下降 20%~30%,而肌肉细胞内浓度减少达 50%。周围组织及肠道对谷氨酸的摄取量增加,血浆支链氨基酸浓度高于正常,这可能是机体针对应激的保护性代谢反应。高支链氨基酸可减少肌肉组织蛋白分解,促胰岛素分泌,有利于蛋白质合成。支链氨基酸可通过丙氨酸和谷氨酰胺代谢途径进行糖异生,其自身氧化供能可提供体内所需能量的 30%。病情越重血清氨基酸谱的改变也越明显,在病情没有被控制的情况下,机体的分解代谢仍然明显。外源性补充的氨基酸不能很好地利用。

机体蛋白质大量分解的同时,另外一类蛋白质的合成显著增加,这一组蛋白由肝脏合成,称为急性时相反应蛋白(acute phase reaction protein,APRP)。如 C 反应蛋白(CRP)、铜蓝蛋白(CER)、α1-酸化糖蛋白(α1-AG)、结合珠蛋白(Hp)、α1-抗胰蛋白酶(AAT)等。肝脏的这种反应称为急性时相反应,它有助于恢复内环境的动态平衡,但是如果急性时相反应长时间持续存在,则预示患者预后不良。

急性胰腺炎早期即可导致血清白蛋白水平显著下降,下降水平与病情严重度密切相关,短时间内白蛋白水平的快速下降与液体复苏血液稀释有关,更重要的是与血管通透性增加、白蛋白从血管内向血管外渗透增加有关。在急性胰腺炎后期特别是合并感染的患者血清白蛋白水平的下降与肝脏白蛋白合成减少显著相关。

## 四、脂质代谢的改变

正常人的脂质代谢通常由代谢激素调节。儿茶酚胺类促进脂肪代谢,增加血清中的游离脂肪酸浓度;胰岛素促进脂肪细胞对脂肪酸的摄入,促使脂肪细胞对糖的摄入;胰高血糖素促进脂肪细胞的脂解作用;皮质醇具有促进脂肪细胞膜的渗透性的作用。急性胰腺炎后脂肪代谢的变化较为复杂,主要表现为机体脂肪分解增加,引起高脂血症,而严重的高脂血症又是急性胰腺炎的一大病因。

近年来我国有较多数据显示高甘油三脂血症(hypertriglyceridaemia,HTG)已经超越酒精,成为我国急性胰腺炎的第二大致病因素。而因高脂血症所致 AP 与血清甘油三酯(triglyceride,TG)水平显著升高密切相关,因此其又被称为高甘油三酯血症性急性胰腺炎(hypertriglyceridemic acute pancreatitis,HTG-AP)。有研究表明,血浆 TG 水平大于 1 000mg/dl(11.30mmol/L),发生 HTG-AP 的风险为 5% 以上,当 TG 水平大于 2 000mg/dl(22.60mmol/L),风险增加到 10%~20%。妊娠期急性胰腺炎,通常于妊娠中后期出现甘油三酯水平明显升高,产后恢复正常。Havel 理论即游离脂肪酸(free fatty acid,FFA)假说认为,血浆中乳糜颗粒(chylomicron,CM)阻塞胰腺毛细血管导致经甘油三酯脂蛋白代谢分解的 FFA 在胰腺聚集、造成胰腺微循环障碍及钙超载,最终引发 HTG-AP,目前该假说已被广泛接受。FFA 可诱导炎症介质释放,引起瀑布样炎性级联反应,进而导致细胞膜受体活性改变及细胞器破坏,造成胰腺腺泡细胞损伤甚至多器官功能衰竭。

FFA,又称非酯化脂肪酸,其在正常人血清中水平极低。作为多种反应的前体物质,它广泛参与了生物体内的能量代谢、细胞膜生物合成以及信号通路,是一种维持正常生理活动的重要物质,也是合成脂肪、脂蛋白及类花生四烯酸等的重要底物。有临床研究提示,血清 FFA 浓度水平,特别是 UFA 水平与 SAP 患者器官衰竭的数量、程度与持续时间明显相关;在动物实验方面,Closa 等指出胰腺炎相关性腹水(PAAF)中富含胰酶、高浓度的氧化 FFA 及大量炎症因子,这些毒性物质不仅可以刺激腹腔脏器,加重局部器官障碍,更有可能被吸收入血,通过抑制 PPAR-γ,增强 NF-κB 等促炎信号通路,造成炎症反应的扩大及远端器官功能进一步受损。

## 第二节　重症急性胰腺炎营养支持模式的历史演变

从 Fitz 在 1889 年系统地描述了重症急性胰腺炎,在此后的几十年间里,重症急性胰腺炎的营养问题没有受到关注,也没有较好的营养方法,通常是输液和鼓励进食,不能进食的患者通过胃肠道造口管饲各种食物。直到 1967 年,Dudrick 通过腔静脉置管,发明了全胃肠外营养(total parenteral nutrition,TPN),重症急性胰腺炎的营养支持才有了较为切实可行的方法。随后的 50 年多间,随着研究的进展和技术的进步,重症急性胰腺炎的营养管理模式发生了重大的演变。李维勤等学者们把它分为三个阶段,三个阶段对应三种营养模式:TPN 模式、阶段性营养支持模式和早期肠内营养(enteral nutrition,EN)模式。

第一阶段:20 世纪 60 年代至 90 年代初期,为 TPN 模式。20 世纪 60 年代末出现的 TPN 技术在 SAP 的治疗中具有里程碑意义,受到极大的欢迎。TPN 在治疗中的重要性体现在以下方面:①为不能进食的患者提供了营养,特别是能为高分解代谢的 SAP 患者提供高营养(如 6 000~8 000kcal/d);②不增加胰腺的外分泌;③为延期手术创造了条件。在此后的相当长时间内,SAP 的营养支持以 TPN 为主。这一时期文献报道 TPN 的应用改善了 SAP 的预后,显著降低了病死率。

第二阶段:20 世纪 90 年代初期至 21 世纪初期为阶段性营养支持模式。即根据 SAP 病程的不同阶段实施营养支持:在 SAP 的急性反应期以 TPN 为主,以肠内营养为辅,并从 TPN 逐渐过渡到以 EN 为主,提供适当的营养底物;在 SAP 的残余感染期,营养支持方式为 EN,最终过渡到经口饮食。

第三阶段:21 世纪初期至今为早期 EN 模式。随着对 SAP 肠黏膜屏障功能认识的加深,营养支持的功能不再被单纯认识为"营养",而是寄希望于更早使用 EN 能改善肠黏膜屏障功能,调节过度的炎症反应和肠源性感染。进入 21 世纪,在 SAP 的治疗实践中开始了早期 EN 模式。即在 SAP 的急性期内,血流动力学和内稳态稳定后,立即建立空肠营养通道,开始 EN,只有当 EN 不能实施时,才考虑用肠外营养。

从最新的两个指南中可以看出 SAP 营养治疗的几大趋势:①肠内营养的作用和地位越来越重要,肠内营养成为急性胰腺炎患者首选的营养方式,肠外营养成为二线选择,成为肠内营养的补充;②早期肠内营养是临床实践的趋势;③经胃进行肠内营养是可行的,但是对于胃排空障碍和肠内营养耐受不良的患者,经胃实施肠内营养有许多困难,尚有许多技术层面的问题亟待解决。

所有 SAP 患者都存在营养风险,需要营养干预。而且,在 SAP 刚开始时,肠道细胞因微循环受损和肠道灌流不足导致胃肠道通透性增加以及全身细胞因子、毒素和细菌的易位。因此,AP 的营养支持(nutritional support,NS)的目标不仅是预防和纠正营养不良,而且是调节和减少其所引起的炎症反应。

按 Khaliq 等提出的胰腺的英文 "PANCREAS" 进行 AP 管理的步骤,是由灌注(perfusion)、镇痛(analgesia)、营养(nutrition)、临床和放射学评估(clinical and radiological assessment)、内窥镜检查(endoscopy)、抗生素(antibiotic)、手术(surgery)8 个英文词的首字母构成的缩略词。这个缩略词在 SAP 患者的管理中备受推崇,而营养(nutrition)则是其中的第三步。在 Khaliq 等人的报告中,48 小时内的肠内营养(无论是否使用鼻空肠管)均可降低 SAP 患者的病死率。

## 第三节　重症急性胰腺炎的营养支持原则

营养支持是 SAP 早期不可或缺的治疗措施。重症患者的营养支持,其目的已从单纯的"供给细胞代谢所需的能量和营养底物,维持器官结构和功能",拓展到调控应激状态下的高分解代谢改善机体的免疫状态和保护器官功能等,即由"营养支持"的理念向"营养治疗"的理念发展。SAP 存在高分解、高代谢状态,长期的营养不良会增加患者病死率,给予适当的营养治疗可以纠正代谢失衡、增强机体抵抗力、促进组织修复和减低器官负担、改善患者的一般状况、促进疾病的痊愈,因此,营养治疗应成为 SAP 患者综合治疗的一个重要组成部分,并且与药物、手术等具有同等重要性。

肠内营养(enteral nutrition,EN)与肠外营养(parenteral nutrition,PN)是临床营养支持的两种主要方式。EN 是通过管饲(tube feeding)的方式将肠内营养制剂通过胃肠道途径给予患者的营养支持方式。包括鼻胃管、鼻空肠管、胃造口、空肠造口等途径。EN 可以维持肠黏膜屏障,促进肠道蠕动与分泌,增加营养因子吸收入肝脏合成蛋白质。肠内营养相对肠外营养,不仅仅能提供营养底物,更重要的意义在于降低机体高分解代谢,防止长期禁食所引起的肠黏膜萎缩,维护肠黏膜屏障及免疫功能,防止肠道细菌移位,降低肠源性感染和由此引起的"二次打击",还能减少体内炎症因子的分泌,改善患者的营养状态,是符合机体生理和 SAP 病理状态的营养支持方式,是解决 PN 合并感染及肝脏功能损害的有效手段。肠内营养在缩短患者住院时间、减少感染并发症和需要手术治疗等方面均优于肠外营养。

但是直至 20 世纪初,人们还习惯用 PN 作为 SAP 早期营养支持,认为 PN 不会刺激胰腺分泌,但 PN 伴有的明显高发的高血糖和感染并发症严重影响疾病预后。EN 在其他重症患者治疗过程中的成功应用,推动了 SAP 早期应用 EN 的进程。虽然 EN 利于血糖控制,利于肠道结构和肠黏膜屏障完整性的维护,从而降低感染并发症发生率,但人们顾虑早期 EN 营养底物会对胰腺外分泌产生强烈的刺激作用。传统观念是要使胰腺保持相对静止状态,从而尽可能缓解炎症的激活,因此,人们一直认为,为了减少胰腺分泌,不应该使用 EN,而应给予 PN 让"胰腺休息(pancreatic rest)"。后来,经过临床研究和实践观察的结果,终于促使人们改变了上述观念,这些研究表明营养底物对胰腺外分泌的刺激作用与营养底物摄取的部位有关,经胃或十二指肠摄取营养无疑会对胰腺外分泌产生强烈的刺激反应,而经空肠喂养对胰腺外分泌无明显刺激作用。曾经依据"胰腺休息"发展而来的对患者实施禁食(nothing per mouth)和肠外营养(PN)的传统认识与观念逐步被摒弃,肠内营养的应用已成为专业共识,认为在屈氏韧带以下输注肠内营养可以达到"胰腺休息"的目的。这就为早期进行肠内营养奠定了重要的理论和实践基础。

目前的观点是,已知在 AP 患者胰腺外分泌功能恶化与疾病严重程度成正比,而且观察到胰腺坏死的 SAP 患者胰腺分泌明显降低。这一事实表明,SAP 时胰腺外分泌功能发生明显改变。因此,在 SAP 时,无论何种途径,EN 不应增加胰腺分泌。这一现象的发现成为营养学上对 SAP 患者管理的一个突破。此外,大量研究表明,EN 在 AP 患者中是安全有效的,并且有较低的死亡率、器官衰竭发生率、感染并发症发生率和手术率,而且能缩短住院时间,减少住院费用。

2012 年,由美国、欧洲、日本、中国的专家达成国际共识,对于轻、中度的 AP,没有必要进行营养支持治疗,但对于 SAP 患者必须进行营养支持治疗,且 EN 优于 PN,在 EN 有禁忌或患者不能耐受的情况下,才选择 PN。2013 年由国际胰腺炎学会与美国胰腺炎学会(IAP/APA)发布的 AP 早期管理指南同样指出,强烈建议 SAP 患者需要营养支持时优先选择 EN。有研究报道,在 SAP 发病 72 小时之内,肠通透性增加,肠黏膜的屏障功能遭到破坏,这一点目前已达成共识。众多研究表明,早期肠内营养(early enteral nutrition,EEN)可以通过维持肠黏膜屏障功能、胃肠道正常的结构和生理功能、减少细菌和内毒素的移位、防止肝内胆汁淤积等,有效改善 SAP 的临床结局。因此,对于 SAP 患者经初步液体复苏,血流动力学和内稳态稳定后,应尽早给予肠内营养支持。

# 第四节　重症急性胰腺炎的肠内营养支持

## 一、肠内营养对重症急性胰腺炎患者有着重要意义

急性胰腺炎患者的营养支持虽不能改变胰腺炎的病理过程,但却可使患者较顺利地度过漫长的病程,明显改善预后。另外,早期 EN 可以减轻胰腺的炎症程度,减少感染并发症的发生,降低 SAP 的病死率。在一项前瞻性随机对照研究中,Petrov 等的研究结果显示,与 TPN 组相比较,接受全肠道营养(total enteral nutrition,TEN)的一组 SAP 患者中,胰腺感染并发症从 47% 降低到 20%,器官功能衰竭发生率从 50% 降低到 20%,病死率从 35% 降低到 6%。在另一项研究中,与 TPN 组相比,接受 TEN 的 SAP 组患者,单器官衰竭的发生率从 80% 下降到 21%,多器官功能衰竭(MOF)的发生率从 65% 下降到 15%,手术需求从 80% 降低到 22%,感染性胰腺坏死的发生率从 72% 下降到 23%,病死率从 43% 下降到 11%。以上均显示出与 TPN 相比,肠内营养均有显著优势。

肠内营养对重症急性胰腺炎患者有着重要意义,表现在以下几个方面:①几乎所有 SAP 都有不同程度肠动力和屏障功能障碍(肠麻痹、胃蠕动迟缓及十二指肠淤滞),通常不能正常进食,往往需要营养支持提供足够的营养;②通过适当的途径和特殊底物的给予,纠正 SAP 患者异常的营养物代谢,如高血糖、低蛋白血症、低钙和低镁等;③SAP 患者处于高代谢和高分解状态,能量消耗明显增加,通过适当的途径提供合理的营养底物,尽可能降低机体组织的分解,预防和减轻营养不良;④空肠喂养可以让胰腺处于休息状态,减少胰液分泌,对部分患者能减轻症状、减少胰周炎症渗出的继续发展;⑤早期肠内营养有助于改善肠黏膜屏障,减少内毒素和细菌移位,减轻炎症反应,预防肠源性感染的发生;⑥某些特殊营养物(谷氨酰胺、ω-3 脂肪酸等)的给予可以调节炎症免疫反应,增强肠黏膜屏障。

但并非所有的急性胰腺炎患者都能从营养支持中获益。2013年亚特兰大修订诊断标准分为轻症、中度重症胰腺炎和重症急性胰腺炎,轻症急性胰腺炎经过非手术治疗后通常很快好转,大都不需要营养支持。而重症急性胰腺炎患者尽管大多数发病前营养状况良好,但发病后具有营养不良高风险,需要营养支持。多项临床指南指出,对于重症急性胰腺炎(SAP)患者,推荐使用EN以降低感染并发症的发生。

## 二、重症急性胰腺炎营养支持的开始时机

尽管SAP患者及早开始肠内营养成为当前的共识,但究竟何时开始营养支持尚有争论。20世纪90年代,重症胰腺炎患者往往在入院后的1~2周开始肠内营养,近年来多数指南推荐,应当提前到入院后1~2天。对此,也有不同意见认为,过早提供营养支持,胃肠功能和机体代谢功能不能耐受,往往容易造成胃肠道症状和内稳态失衡。

### (一) 早期与晚期EN的界定

至今关于SAP早期肠内营养开始的时机仍然是一个存有争议的话题。各项RCT中关于AP患者早期EN的界定,也从6小时内、24小时内、48小时内、48~72小时、72小时内到96小时内,各不相同。文献中所报道的EN开始时间也大多是由研究者预先决定而非来自准确统计结果,比如ROC曲线等。Petrov等将入院72小时之内的72名SAP患者随机分为TPN组与EN组,结果表明EN可降低胰腺感染、多脏器衰竭及病死率。Sun等的研究表明,在SAP患者入院48小时之内开始肠内营养,可调节患者的免疫,阻止免疫抑制的发生,改善临床结局指标,但并不能影响SAP患者的病死率。

一项荟萃分析指出,入院48小时内开始肠内营养,可减少导管相关性感染并发症、胰腺感染、高血糖的发生,并且能够缩短住院时间,降低患者的病死率,但是对肺部并发症的影响无差别。还有研究指出,在患者入院72小时之内开始肠内营养,可减少SAP患者胰腺感染并发症、多脏器功能障碍综合征的发生,降低患者的病死率。陈素梅等研究表明,在入院24小时后开始肠内营养可降低患者的感染、器官衰竭及病死率,入院48小时内开始肠内营养可降低中转手术治疗、病死率和器官衰竭的发生率。

在AP治疗的众多指南中,关于早期EN的界定,也不完全一致。欧洲肠外肠内营养学会(ESPEN)临床指南荐,入院24小时内进行肠内营养的介入;美国肠外肠内营养学会(ASPEN)临床指南推荐,48小时之内开始肠内营养;2013年中国急性胰腺炎指南推荐,48小时之内开始肠内营养;而其他指南并未对EN开始时机做出明确的界定。有研究利用ROC曲线分析得出入院后3天内是开始实施EN的最佳时机,而EN开始时间在0~24小时、24~48小时或48~72小时各组之间,患者各统计量之间没有显著差别。中国急性胰腺炎诊治指南(2021版)虽未明确到底是在患者入院24小时还是48小时开始肠内营养,但该指南引用了相关资料,即多项荟萃分析结果支持急性胰腺炎发病24小时或48小时内启动肠内营养。因此,在该指南的推荐意见里明确:在胃肠功能耐受的情况下,应尽早开展经口或肠内营养。

因此,根据目前的研究结果,对于SAP患者,李维勤等学者认为在住院治疗最初72小时之内开始早期肠内营养(EN),具体开始时间可根据临床医生个人经验与医疗机构EN实施环境来决定。

## （二）早期 EN 与晚期 EN 的比较

有研究提示，SAP 患者并不能从早期 EN 中获益。一项来自《新英格兰杂志》的多中心随机对照研究纳入了具有高并发症风险（APACHE Ⅱ 评分 ≥8，改良 Clasgow 评分 ≥3，血清 C 反应蛋白 >150mg/L）的 AP 患者，对比极早期（入院 24 小时内）进行鼻肠管营养与入院后 72 小时后开始经口进食（经口进食如不能耐受则改为鼻管营养），两组在感染发生率和病死率方面均无明显差异，而且 69% 的 AP 患者能够耐受入院后 72 小时开始经口进食，结果提示，SAP 患者并不能从早期 EN 中获益。因此有学者认为肠内营养的开始时间并非越早越好。

有一个基于 12 项随机对照试验的证据总结指出，在患者入院的 24 小时之内开始肠内营养较 24~72 小时之内开始肠内营养，可显著降低患者的病死率，但是在胰腺感染、器官衰竭、高血糖、导管相关性感染等并发症方面并无差别。还有一项系统评价纳入 11 项随机试验（共 948 例 AP 患者），研究结果发现，与延迟营养相比，早期营养（入院后 48 小时内）并没有增加不良反应或加重症状，对于轻至中型 AP 患者，早期营养可能缩短住院时长。而目前基本形成共识的是轻型急性胰腺炎经过非手术治疗后通常很快好转，大都不需要营养支持，因此 AP 患者早期营养是否有益可能与病情严重程度有关，在启动肠内营养时，需要评估患者的病情的严重程度。

众所周知，在 SAP 患者由于细胞因子风暴而出现免疫失调，因此，目前有观点认为早期肠内营养（EEN）能增加抗氧化活性，调节免疫反应，降低 MODS 的风险。2021 年 Nutrients 杂志发表 Jabłonska Beata 和 Mrowiec Sławomir 的一篇关于重症急性胰腺炎患者营养支持现行标准的文章，总结了 10 位作者关于 SAP 患者营养支持的最佳时机的有关随机队列研究、回顾性分析、Meta 分析的文章，认为对于 SAP 或 pSAP（可预测为 SAP）的患者，为了预防肠道屏障功能障碍、胃肠动力障碍及感染并发症，肠内营养（EN）也应该在 24~48 小时内开始。早期肠内营养（EEN）还能缩短住院时间及减少住院费用。该文也提出了他们自己的意见，EEN 应该在入院 48 小时内开始。他们不建议在 24 小时内开始 EN，因为腹痛、恶心呕吐等临床状态和一些代谢紊乱（酸碱失衡、脱水、电解质不足）等需要首先进行处理。另外，在最初 24 小时，需要完成诊断以评估 AP 的严重程度。

## 三、重症急性胰腺炎肠内营养的输注途径

通常认为胰酶激活是急性胰腺炎的启动因素和病理机制之一，因此多年来让"胰腺休息"都是 AP 的重要治疗原则，主要的原因是 SAP 的主要病理基础是胰酶对胰腺的自身消化，十二指肠黏膜释放促胰酶素是刺激胰酶分泌的主要激素，胆囊收缩素促胰酶素同时刺激胆囊收缩排出胆汁，激活胰脂肪酶。因此，在 SAP 治疗过程中宜减少对胰腺的刺激，抑制胰液分泌，使胰腺保持相对静息状态，从而尽可能缓解炎症的激活，所以长期以来一直认为，SAP 患者实施肠内营养必须避免刺激胰液分泌。胰腺外分泌量正常情况下存在基础相、头相、胃相和十二指肠相，食物分解物刺激肠黏膜释放促胰酶素，距幽门越远分泌量越少。胃内输注要素饮食能明显促进胰腺的分泌，这是胃酸和促胃液素分泌增多导致胰泌素和促胰酶素分泌增多、刺激胰酶大量分泌所致，而空肠内输注中性要素饮食对胰腺的分泌无明显影响，但同样成分的要素饮食，在 pH 值降至 3.5 时，则表现出强烈的胰腺刺激作用。

随着对 SAP 研究的深入，EEN 明显优于 PN。什么是肠内营养途径？哪种途径是最佳

选择？传统上来说,为了减少胰腺的刺激性分泌,经鼻空肠管(the nasojejunal tube,NJT)是肠内营养的首选。根据前述提到的现行的"非胰腺休息(no pancreatic rest)"理论,鼻胃管(the nasogastric tube,NGT)可能是胰腺炎患者的首选,因为已经证明胃里的喂养管不增加胰腺炎时胰腺的分泌,而且,理论上来说,胃里置管操作上也容易。因此,一种肠内营养最佳途径的观点也发生了改变。50年来,在急性胰腺炎时,人们一直在考虑用NJT喂养来进行肠内营养,空肠喂养除了不增加胰腺分泌外,尚有显著的优点,即克服了SAP所导致的十二指肠动力障碍,提高了肠内营养的耐受性,空肠喂养一度被认为是SAP患者肠内营养的重要方式。

肠内营养的置管方式主要有经鼻空肠置管、鼻胃管、内镜下经皮空肠造瘘和手术空肠造瘘置入导管。最近还有报道,在床旁可通过电磁导航系统成功放置鼻空肠营养管。鼻胃管与鼻空肠营养管是较常用的SAP早期肠内营养的置管途径,鼻胃管与鼻空肠管有效性比较的研究表明,两者无显著差别。2013年中国急性胰腺炎诊治指南推荐,经鼻空肠管为最佳置入途径。

一般认为放置鼻空肠管或空肠造口距屈氏韧带30~60cm处才可认为是建立空肠喂养通道安全的管饲途径。鼻空肠管的放置常需借助内镜、X线、经皮胃穿刺置管、腹腔镜或开腹手术置管等。

最近,有学者认为,鼻胃管与鼻空肠营养管是较常用的SAP早期肠内营养的置管途径,鼻胃管与鼻空肠管有效性比较的研究表明,两者无显著差别。有荟萃分析指出,鼻胃管对于90%的SAP患者是有效的。也有分析指出,经鼻胃管与鼻空肠管对SAP患者进行肠内营养是同样安全并且可耐受的。相较于鼻空肠管,鼻胃管的放置更便捷,但当患者存在胃排空延迟或幽门梗阻时,应使用鼻空肠管。

有一项RCT研究比较了经胃肠内营养与经空肠肠内营养对SAP患者预后的影响,研究结果提示,两者在死亡风险、感染、腹痛恶化、腹泻、管位移、手术干预、喂养不耐受、达到能量平衡方面没有明显差异。由于经鼻胃管途径喂养被认为有效并具有良好的耐受性,并且更经济和更易操作,因此经鼻胃管途径肠内营养是安全可行的,尤其是,在不能经鼻空肠管行营养支持治疗时,经胃途径的营养支持则成为一个可以选择的途径。最新的指南推荐,鼻空肠管及鼻胃管途径均可用于急性胰腺炎的肠内营养治疗。

## 四、重症急性胰腺炎早期肠内营养的需要量

在SAP急性期(1~2周),往往存在严重的代谢紊乱,尤其发病初期,高血糖、高血脂和急性低蛋白血症表现明显。患者原先营养状况通常良好,营养物摄入不足的问题并不突出;同时由于代谢激素紊乱和炎症介质的作用,机体存在不同程度的脏器功能不全并且对外源营养物耐受不良。因此治疗开始阶段进行液体复苏,维护器官功能支持,在血流动力学前提下开始早期肠内营养,肠内营养的目标是:能量摄入在1.0~1.1倍REE或20kcal/(kg·d)左右,蛋白质量1.2~1.5g/(kg·d)。

由于SAP患者往往存在着严重的胃肠功能障碍,早期肠内营养往往难以达到目标量,而造成"能量负债",一些临床医生正因为担心早期肠内营养阶段的"能量负债"影响患者的预后,往往急于添加肠外营养。因而必须了解的是,患者在这一阶段存在的高代谢、高分

解几乎是不可避免的,因此这阶段营养支持原则是纠正代谢紊乱,尽可能将蛋白质的丢失减少到合理水平,既不要因营养物不足造成机体额外的分解也不要因不合理的营养支持给呼吸循环系统和肝脏增加不适当的负荷。

李维勤等学者们推荐对 AP 的初始营养评估应考虑疾病严重程度,以指导营养治疗策略,轻型急性胰腺炎(MAP)患者不使用营养支持,如能耐受,可经口进食;如果发生意外并发症或 7 天内不能过渡到经口进食,则考虑进行营养支持;对于 SAP 患者,在排除机械性肠梗阻,评估血流动力学稳定之后,在入院后 48 小时内,应开始小剂量滋养型喂养,并逐步过渡到目标营养,滋养型喂养 10~30kcal/h 或者 500kcal/d,其目的是预防肠道黏膜萎缩。

如果肠内营养耐受不好,以下情况需择机添加 PN:①高营养风险或严重营养不良的患者;②如果 EN 不可行,尽早开始 PN;③无论低或高营养风险患者,接受 EN 7~10 天,如果经 EN 摄入能量与蛋白质量仍不足目标量 60%,推荐考虑给予补充型 PN。当 SAP 患者不能给予 EN 时,应在 AP 发病 1 周后考虑使用 PN。肠外营养使用的适应证和时机应严格掌握。

## 五、重症急性胰腺炎早期肠内营养制剂

现代肠内营养制剂的类型分为要素型、非要素型、组件型、特殊配方型四类。其中 SAP 早期肠内营养最常用的是无需消化即可直接吸收或接近直接吸收的要素型,是氨基酸型及短肽型肠内营养制剂,由于要素型肠内营养,对消化液依赖少,对消化系统刺激及造成的负担小,粪便形成少,适用于 SAP 患者;市面上现已有多种要素型肠内营养制剂(如百普力、百普素等),应根据 SAP 的病理生理特点进行选用。患者耐受的情况下再改为整蛋白型的非要素型制剂(如能全力、能全素等)。

近几年治疗性质的肠内营养即"免疫营养"开始成为研究热点,这些特殊营养素包括:含双歧杆菌和乳酸杆菌的生态免疫营养素、谷氨酰胺(Gln)、ω-3 脂肪酸、膳食纤维等,但目前给予免疫调节物质的临床证据仍不充分,指南少有提及,甚至直接指出其与常规营养制剂无明显差异。故含特殊营养素的肠内营养不作为常规推荐,尚需进一步观察、研究。

现在主张尽早给予特殊的肠内营养,添加某些特殊营养物,如谷氨酰胺、生长因子及免疫增强剂精氨酸(Arg)、核糖核酸、ω-3 脂肪酸等具有调节免疫反应的作用。周瑞祥的研究显示谷氨酰胺联合早期肠内营养可以改善 SAP 患者营养代谢和免疫功能,促进消化道功能的恢复,阻止细菌和内毒素的移位,减少炎性反应,其作用要优于单纯肠内营养。但 EN 切忌急于求成,操之过急,需根据肠道动力恢复情况逐渐增量以求达到适应状态。

2008 年,Petrov 等提出了生态免疫营养(ecological immune nutrient,EIN)的概念,即在普通 EN 的基础上补充具有一定药理作用的营养素(如谷氨酰胺),以此来刺激免疫细胞,增强细胞免疫功能,调节细胞因子的生成与释放,减轻过度炎症反应。在免疫治疗的基础上,增加以益生合剂为主的生态制剂来增强营养支持的效果,减少与 EN 有关的并发症及降低感染率,改善预后。

关于生态免疫营养素,研究认为微生态制剂中的有益菌在肠黏膜表面形成生态保护层,可加强肠道屏障功能,并可对致病菌的生长起抑制作用,减少致病菌的菌量,还可激活吞噬细胞功能、促进肠蠕动。有 meta 分析指出,使用含有免疫营养素的膳食较普通膳食对于改善 AP 患者的免疫功能并无差别。有研究 ω-3 脂肪酸对于 AP 患者有益性的 meta 分

析,纳入 8 项 RCTs,结果表明 ω-3 脂肪酸对降低 AP 患者的病死率、感染并发症的发生率及缩短住院时间是有益的,尤其是在使用 PN 途径时,仍需要大量的 RCTs 来阐明 ω-3 脂肪酸以观察 EN 或者 PN 的途径在 AP 患者治疗中的效果。王春亚等系统评价益生菌(probiotics)联合早期肠内营养对 SAP 的效果,结果显示益生菌联合早期肠内营养可以降低 SAP 的感染与死亡风险,并且降低住院花费,缩短住院时间。张俊烁等的研究显示,益生菌联合早期肠内营养治疗可通过维持 Th17/Treg 细胞平衡及提高体液免疫能力,增强 SAP 患者的肠道免疫功能。但在另一个多中心随机、双盲、安慰剂对照试验中,SAP 高危患者使用益生菌不仅没有减少感染性并发症的风险,且会增加病死率的风险。因各研究间主要的结论分歧较大,尚需高质量研究进一步明确,目前对 AP 患者是否应该常规使用益生菌治疗仍存争议。

## 六、早期肠内营养的供给原则和方式

当胃肠道开始允许使用时,可先给予低剂量的要素饮食,能量密度为 4.184kJ/ml(1kcal/ml),速度 10~30ml/h,连续输注,如能耐受,逐渐增量至全量。应用时宜从低浓度向高浓度过渡。先增加容量,后增加浓度。温度可视患者实际情况而定,一般以接近体温为宜,必要时可使用加热器加温。SAP 患者肠内营养应用的临床限制还在于部分患者难以忍受鼻胃管或鼻空肠管的长期机械刺激所致不适。因此营养支持的途径必须因人而异,同时根据患者的反应和耐受性调整。

肠内营养的供给方式分为一次投给、间歇重力滴注和连续输注 3 种,应根据肠内营养的配方、喂养管的类型、管尖端的位置、营养支持的力度及胃肠道的功能选择投给方式。一次性输注适用于喂养管尖端在胃内且胃排空良好者,其优点是接近一日三餐的饮食习惯和生理状态,每次投给的量为 100~300ml,在 5~15min 内推注完成。间歇重力滴注是将输液管与 EN 管连接,借助重力的作用缓慢滴注,250~500ml/次,速率 30ml/min,持续 30~60min/次,4~6 次/d,其优点是输注简便,患者有较多的下床活动时间,并类似正常膳食的时间间隔。连续输注适用于喂养管尖端位于十二指肠或空肠的危重患者。为了避免高渗营养液所致的容量和渗透作用引起的急性肠扩张、倾倒综合征、腹胀和腹泻,临床上多采用输液泵匀速输注,初速为 20~30ml/h,若能耐受,可逐渐加量至 100~120ml/h,每输注 4~5 小时,暂停 1~2 小时,使肠道得到适当的休息。临床实践表明,连续性经泵滴注时,营养素吸收较间歇性输注效果明显,胃肠道不良反应少。应从低浓度、低容量开始,滴注速率与总用量应逐日增加,不足的热量与氮量由静脉补充。欧洲和美国肠外肠内营养学会在指南中均推荐,SAP 患者使用肠内营养输液泵,恒温下匀速输入可显著降低反流、误吸、腹胀与吸入性肺炎的发生率。

综上所述,早期肠内营养作为 SAP 疾病治疗的手段之一,不仅可以改善患者的营养状态,减少炎症反应,增强患者的免疫功能,而且能够维持并且恢复肠道的功能,保护肠黏膜屏障功能,减少肠道菌群的移位,防止肠源性毒素对全身造成"第二次打击",减少胰腺感染、多脏器功能障碍等并发症的发生,降低病死率,对疾病的发展进程与临床预后发挥着积极作用。但目前对于 SAP 患者早期肠内营养的介入时机仍存争议,未来需要更多的实验室研究与临床大样本的随机对照试验来确定 SAP 患者早期肠内营养的最佳启动时机,优化 SAP 早期肠内营养的治疗方案。

# 第五节　重症急性胰腺炎的肠外营养支持

肠外营养（parenteral nutrition，PN）即经静脉途径为无法经消化道摄取或摄取营养物不足的患者提供包括氨基酸、脂肪、碳水化合物、维生素及矿物质在内的营养素，以促进合成代谢、抑制分解代谢，维持机体组织、器官的结构和功能。肠外营养从形式上讲，有全肠外营养（total parenteral nutrition，TPN）和补充性肠外营养（supplemented parenteral nutrition，SPN），或称部分肠外营养（partial parenteral nutrition，PPN）。PN为无法经肠内营养的患者提供一种替代性的支持手段，节氮并减轻负氮平衡是其改善临床结局的机制之一。肠外营养的给予途径包括了外周静脉、中心静脉、经外周静脉穿刺中心静脉置管（PICC）及输液港（implantable venous access port，PORT）等。从给予方式上，目前国内外指南均推荐应用全合一（all in one，AIO）的输注方式，以减少由于单瓶输注所带来的氨基酸损失、血糖异常、脂肪超载等代谢问题，同时降低血流相关感染发生率及降低营养成本。

## 一、能量的补充

能量的来源包括碳水化合物、脂类、蛋白。最常用的碳水化合物是葡萄糖，静脉输注葡萄糖不刺激胰腺的外分泌功能，一般情况下，时间不超过1周的肠外营养，可以单独使用葡萄糖供能，但由于外周静脉可以耐受的葡萄糖浓度不能超过12.5%，故可能此时的能量供给仅能维持在较低水平。对于需要长期的肠外营养，或希望达到满意的能量供给者，若单以葡萄糖供能，其溶液的浓度将超出外周静脉的耐受极限，需要采用锁骨下静脉穿刺置管（CVC）或经外周静脉穿刺中心静脉置管（PICC）方式输注，以解决液体高渗对血管内皮细胞的损害问题；中心静脉的高流速可以迅速将高渗的液体稀释。需要注意的是：由于葡萄糖代谢的最大速率约为4mg/(kg·d)，过多的葡萄糖输注会导致高血糖和高碳酸血症的出现，将血糖控制在10mmol/L以下是最低要求，必要时应用胰岛素，但用量每小时不超过4~6U。

为降低肠外营养液的葡萄糖浓度和给予更合理的能量供给，应采用葡萄糖加脂肪乳剂的双能源给予方式，其中脂肪供能的比例应低于葡萄糖，以免损害吞噬细胞的功能。静脉输注脂肪乳剂不刺激胰腺外分泌，其具有的较高的能量密度、能够提供必需脂肪酸、接近于等渗的渗透压等特性有利于降低混合溶液的渗透压。虽然高甘油三酯血症可能导致急性胰腺炎的发生，且SAP时可能会出现血浆甘油三酯水平的升高，但目前的绝大多数临床研究表明：在严格监测血浆脂肪廓清的前提下，静脉应用脂肪乳剂未见加重SAP的严重程度；血浆甘油三酯水平2~3mmol/L，不会出现与高脂血症有关的代谢紊乱，目前只对血浆甘油三酯水平>12mmol/L的患者不使用脂类供能。值得关注的是，以往的脂肪乳剂的脂质来源多数为大豆油，主要是长链脂肪酸（LCT），近年来的研究发现，其中过高的ω-3脂肪酸可能会导致促炎细胞因子花生四烯酸的合成及脂质过氧化反应过度，并且LCT的代谢需要肉毒碱的参与，血浆清除较慢，危重患者应用时可能会有加重炎症反应的风险。目前已有长链脂肪酸（LCT）/中链脂肪酸（MCT，来源于椰子油或棕榈油）各50%物理混合、富含ω-9脂肪酸（基于橄榄油）以及富含ω-3脂肪酸（来源于鱼油）等新型脂肪乳剂出现，其应用的好处表现在降低ω-6脂肪酸的含量，抑制炎性反应，保护免疫功能。但需要注意，ω-3脂肪酸应用不能超过全部脂质的 10%~20%,以免对细胞产生毒性。根据中华医学会 2008 版指南推荐意见,脂肪乳在肠外营养中的功能比例应根据患者的脂代谢情况决定,一般应占非蛋白热量的 25%~50%。

## 二、氮源的补充

SAP 患者的高代谢状态使得体内蛋白储备迅速下降,其主要原因可能与此时的神经内分泌调节机制改变的级联反应有关,还与禁食饥饿因素有关。表现为肌肉蛋白水解升高、尿氮排出增多,SAP 严重状态时的高代谢状态可以检测到每日 40g 的尿氮排出,相当于丢失了 1kg 无脂组织群(lean body mass,LBM),LBM 的丧失会导致机体防御系统受损,使重症患者的病死率上升。为了减少氮的丢失,营养支持中给予适当的氮源补充被大家所重视。然而,现有的研究结果表明,在严重分解代谢状态下,即使给予了较多的氮源也并不能减少氮的丢失,虽然可以减轻负氮平衡的程度,但无法达到正氮平衡。现有的研究结果表明,每日给予 1.5g/kg 的蛋白质可以改善氮平衡,每日 >2.2g/kg 的蛋白质摄入可能增强分解代谢;超剂量给予蛋白质,并不能表现出更好的氮平衡结果,反而由于蛋白质的脱氨基作用而产生大量的氨,以尿素形式存在于血液中,出现高氮质血症或导致脑病加重。目前静脉用的氮源主要是氨基酸溶液,白蛋白、血浆等由于其较长的半衰期以及生物安全性等因素,不被作为氮源的主要来源。常用的氨基酸制剂处方含有 13~20 种氨基酸,作为 SAP 患者的氮源补充是可行的。但是由于 SAP 患者可能出现肾脏、肝脏功能不全,故应根据具体情况调整氨基酸制剂的选择。临床应用时应根据患者的蛋白需要量折合成氮源需要(6.25g 蛋白约合 1g 氮),再根据选择的氨基酸制剂标示的氮含量计算出用量。

非蛋白质热量与氮(NPC：N)的比率应为 100：1~200：1。SAP 患者对糖类和脂肪的利用下降,并且由于处于增强的分解状态而需要更多的蛋白质,以致应将 NPC：N 控制到 100：1;而已出现肾脏或肝脏功能障碍的患者,应减少蛋白质的给予,将 NPC：N 增加到 300：1。

## 三、谷氨酰胺的应用

谷氨酰胺(glutamine,Gln)是机体中含量最丰富的氨基酸,约占全身总游离氨基酸的 50%,是合成氨基酸、蛋白质、核酸和许多其他生物分子的前体物质,在肝、肾、小肠和骨骼肌代谢中起到重要调节作用,是在机体内各器官间转运氨基酸和氮的主要载体,也是所有快速增殖细胞如肠黏膜上皮细胞、淋巴细胞等生长、修复所需的能源物质,对维护肠道黏膜结构和功能的完整性起着十分重要的作用。大量人体和动物实验研究证实了谷氨酰胺对于机体免疫和胃肠道功能具有调节作用的重要性。谷氨酰胺虽然在分类上是非必需氨基酸,而在 SAP 患者营养中则成为必要的"必需"氨基酸。

近年来的研究表明,重症患者的细胞内谷氨酰胺水平明显受抑制,在 SAP 患者的表现也不例外。手术、感染等应急状态下,血浆与骨骼肌内谷氨酰胺含量下降,导致蛋白质合成障碍、肠黏膜萎缩、免疫功能受损。SAP 时补充外源性谷氨酰胺可通过增加血浆和肌肉中谷氨酰胺浓度,促进蛋白质合成,改善机体免疫抑制状态,减轻氧化应激损害,调控细胞因子、炎症介质的产生和释放,增强肠黏膜的防御功能,防止肠黏膜萎缩,减少肠道细菌及内毒素移位,从而改善患者的临床结局。创伤和感染时,即使给予营养补充,肌肉自有谷氨酰胺浓度可以下降50%并伴有负氮平衡,并且其程度及持续时间与疾病的严重程度呈正相关。主要原因在于应激诱导的器官间谷氨酰胺流向变化所致,肌肉及肺中的谷氨酰胺加速流出以提供底物给消化道、免疫细胞、肾脏。在最近的荟萃分析中,Novak及其同事对补充谷氨酰胺与住院时间、发病率、病死率之间的关系进行分析,研究对象包括外科手术和重症患者,共对550篇文献进行分析,其中14项随机临床研究表明,补充谷氨酰胺能降低风险比率、减少感染并发症、缩短住院时间;对一项包括144例ICU患者的研究表明,对给予谷氨酰胺(每千克体重给予1.2g氨基酸加上0.3g丙氨酰-谷氨酰胺)超过9天者,6个月的病死率(13/35)较对照组(每千克体重给予1.5g氨基酸)的病死率(22/33)明显减低。

目前对谷氨酰胺的评价是:它是一种高度特异的并且十分重要的营养成分,既可以作为一种重要的代谢产物,也可以作为代谢的开关和调节剂,对人体的健康和生存是必需的。因此,目前已有的证据表明,对SAP患者肠外营养中应加用谷氨酰胺。由于游离谷氨酰胺不稳定,难以热力灭菌和长期保存,且溶解度不高,故临床目前应用的是丙氨酰-谷氨酰胺双肽,以避免上述缺点,丙氨酰-谷氨酰胺双肽进入体内后再行分解为丙氨酸和谷氨酰胺。建议对SAP患者每日肠外给予丙氨酰-谷氨酰胺(alanyl-glutamine,Ala-Gln)双肽0.4g/(kg·d)(lg的丙氨酰-谷氨酰胺双肽约含谷氨酰胺0.7g),加入氨基酸溶液中,占总氨基酸量的20%以下,并稀释至本品浓度不大于3.5%。有学者指出,0.5g/(kg·d)的谷氨酰胺双肽被认为是标准剂量。在一些重症患者的研究中,如存在多器官功能衰竭、血流动力学不稳定需要升压药物维持的休克患者,大于0.5g/(kg·d)的谷氨酰胺双肽显示出了潜在的不良影响,可能增加患者病死率。所以在2016年ASPEN重症患者营养支持指南中并不推荐常规应用谷氨酰胺。而在2017年ESPEN外科营养支持指南中推荐在肠外营养中添加谷氨酰胺。所以临床中静脉谷氨酰胺的应用需要结合患者的状态,同时注意用量。

对于口服谷氨酰胺,或肠内应用谷氨酰胺,目前尚未获得有效的高质量临床应用研究证据支持。静脉用丙氨酰-谷氨酰胺双肽临床应用专家共识意见:当患者需要外源性补充Gln时,可以通过肠外或肠内途径补充(证据级别B,强推荐)。

## 四、支链氨基酸

对于支链氨基酸,虽然重症状态下肝脏支链氨基酸下降,某些学者也曾经强调过补充较多的支链氨基酸,但目前未见到高质量的对照研究证实其益处。对于精氨酸,虽然可能增强重症患者的受抑制的免疫功能,但其同时也可能增加NO的释放,引起内皮细胞功能损伤,增加全身炎症反应综合征(SIRS)的发生,同时增加赖氨酸的排泄,故在SAP患者不推荐应用。

## 五、微量营养素

在SAP患者肠外营养的微量营养素(维生素和微量元素)补充方面,目前尚缺乏一致的安全指南,多数情况下,可给予每日常规剂量的静脉内多元维生素和微量元素。随着近年来对抗氧化剂的重视,微量元素和维生素C、维生素E已经逐步用于营养液中。研究发现,急性胰腺炎患者血浆硒的浓度降低,使用含有硒的营养液对治疗具有积极的意义。欧洲肠内营养学会（ESPEN）的指导原则就推荐急性胰腺炎患者使用含有硒的营养液。

综上所述，SAP患者的肠外营养支持主要用于无法接受肠内营养或肠内营养不足以满足需求的患者；应关注胃肠道功能的恢复情况，一旦胃肠道功能允许，尽快过渡到肠内营养；应根据患者的具体情况制定合理的方案并谨慎地给予，关注的内容应包括碳水化合物的给予量、脂肪的种类及组成、氮源的总量及成分、特殊氨基酸的给予等。合理的肠外营养可能使患者获益，不合理的肠外营养可能造成严重的代谢紊乱，甚至加重SAP患者的疾病状况，导致更差的临床结局。

## 第六节　重症急性胰腺炎的中西医结合营养支持

由于SAP患者可能有长时间胃肠道运动功能障碍，临床表现为腹胀、肠麻痹，这是肠内营养的早期应用所面临的困难之一。中西医结合治疗对此有着良好的效果。在中医看来，急性胰腺炎属中医"胃脘痛"范畴，其病机主要是肝郁气滞、肝胆湿热、脾胃实热所致。腑气不通是本病的基本病机，通里攻下治法应贯穿始终，根据病情变化选用理气、化湿、清热、解毒、通腑、活血等治疗法则，故治则采用通里攻下、清热化湿、理气止痛等。在治疗过程当中，更要注重"保胃气""脾胃为后天之本"，顾护胃气就是顾护"后天之本"，患者营养状态是否良好相当于中医胃气的盛衰。正如《景岳全书》言："凡欲察病者，必须先察胃气；凡欲治病者，必须常顾胃气。胃气无损，诸可无虑。"又如《临证指南医案》言："有胃气则生，无胃气则死，此百病之大纲也。"王冰《黄帝内经补注释文》云："谷气外衰，则肉如脱尽，天真内竭，故身不能行，真谷并衰，故死之至也。"这些观点均指出胃气的存亡多少与脏腑功能、气机升降、预后转归有着重要的指导意义。因此，中医方面的营养支持常常注重顾护胃气，有着良好的前景。

在西医的基础上联合应用中医药治疗本病，通过四诊合参、辨证论治、整体调理和个体化方案，可明显提高疗效，改善临床症状，减少并发症和防止复发，提高生活质量，并能有效地改善预后。

清胰汤方中柴胡、木香疏肝理气，大黄、芒硝通里攻下，促进肠蠕动及通便，从而能早期恢复胃肠道功能，清除肠道细菌及内毒素，避免细菌移位带来的危害。中药同时通过降低血管通透性、抑制巨噬细胞和中性粒细胞活化等达到治疗功效。

张建松等对2000—2009年北京中医药大学东直门医院进行经结肠内灌注中药通腑汤加营养液治疗SAP的病例研究，其结果显示该类患者耐受性较好，胃肠道功能恢复早，在营养支持方面，中西医结合治疗更能发挥较大的作用，经肛门滴注药物和营养液是一个较好的选择方案。中医诊疗指南指出生大黄30g，浓煎50~200ml，过滤去渣冷却至38~40℃，经胃管或鼻空肠管注入，或直肠滴注保留灌肠1~2小时，每日1~2次，防止危重患者肠道功能衰竭。有系统评价结果显示，与肠外营养及肠外营养联合肠内营养治疗SAP相比，大黄联合肠内营养能够缩短患者腹痛缓解时间、肠道功能恢复时间、平均住院时间。天津市南开医院进行的SAP早期肠内营养支持策略的相关研究发现，SAP早期应用通里攻下中药对促进肠道功能恢复、尽快启动肠内营养支持有益；其住院天数、各种并发症发生率、胰腺和其他器官感染率及医疗费用均较对照组低。

本病患者多不能经口服使用汤剂,中医外治法在中医方面发挥着关键作用,中药灌肠疗法、穴位敷贴疗法、穴位按摩疗法、中药热敷疗法、耳穴压豆、针灸等具有中医药特色疗法可以根据辨证以及病情缓急来个性化运用于临床。鼻饲、灌肠、肠内滴注外用等多途径给予药物和营养液的方法逐渐引入临床使用。中医药治疗及营养支持能有效促进肠道功能的恢复,促进全身症状的改善,具有一定的治疗优势,且能使本病的进展得到有效的控制,节约大量医疗资源。因此,在SAP治疗方面,中西医结合的营养支持更加具有优势和特色。

(王长森　陈海龙　张盛林)

## 主要参考文献

[ 1 ] 赵玉沛.曾宪九胰腺病学[M].2版.北京:人民卫生出版社,2018.

[ 2 ] 黎介寿.首选肠内营养的合理性[J].肠外与肠内营养,2013;20(6):321-323.

[ 3 ] 瞿洪平,汤耀卿.重症急性胰腺炎的早期肠内营养支持[J].中国实用外科杂志,2003,23(9):13-15.

[ 4 ] 朱永建,鼠建昌,陈健鑫,等.急性胰腺炎营养支持治疗的研究进展[J].新医学,2018;49(3):145-149.

[ 5 ] 中华医学会.临床诊疗指南·肠外肠内营养学分册(2008版)[M].北京:人民卫生出版社,2009.

[ 6 ] 崔乃强.中西医结合治疗胰腺炎临床与基础研究[M].武汉:华中科技大学出版社,2009.

[ 7 ] 王新颖,李宁.重症急性胰腺炎营养支持治疗的意义和实施.临床内科杂志,2007,24(2):86-88.

[ 8 ] 孔凡美,王玉玲.重症急性胰腺炎早期肠内营养支持研究进展[J].中国中西医结合外科杂志,2018,24(2):244-247.

[ 9 ] 杜奕奇,陈其奎,李宏宇,等.中国急性胰腺炎诊治指南(2019年,沈阳)[J].临床肝胆病杂志,2019,35(12):2706-2711.

[10] 朱帅,黄耿文.WSES重症急性胰腺炎管理指南(2019)解读[J].中国普通外科杂志,2019,28(9):1048-1053.

[11] 张建松.重症胰腺炎的中西医结合营养支持治疗[D].北京:北京中医药大学,2010.

[12] 吕永双,郑鹏,周易国,等.大黄联合肠内营养治疗重症急性胰腺炎的Meta分析[J].中国现代普通外科进展,2016,19(4):279-284.

[13] TAYLOR B E,MCCLAVE S A,MARTINDALE R G,et al. Guidelines for the Provision and Assessment of Nutrition Support Therapy in the Adult Critically Ⅲ Patient:Society of Critical Care Medicine(SCCM) and American Society for Parenteral and Enteral Nutrition(A.S.P.E.N.)[J]. Crit Care Med,2016,44(2):390-438.

[14] JABŁOŃSKA B,MROWIEC S. Nutritional Support in Patients with Severe Acute Pancreatitis-Current Standards [J]. Nutrients,2021,13(5):1498.

[15] BESSELINK M,VAN SANTVOORT H,FREEMAN M,et al. IAP/APA evidence-based guidelines for the management of acute pancreatitis [J]. Pancreatology,2013,13(4 Suppl 2):e1-e15.

[16] PETROV M S,KUKOSH M V,EMELYANOV N V. A randomized controlled trial of enteral versus parenteral feeding in patients with predicted severe acute pancreatitis shows a significant reduction in mortality and in infected pancreatic complications with total enteral nutrition [J]. Dig Surg,2006,23(5-6):336-345.

[17] SONG J,ZHONG Y,LU X,et al. Enteral nutrition provided within 48 hours after admission in severe acute

pancreatitis:a systematic review and meta-analysis［J］. Medicine（Baltimore）,2018,97（34）:e11871.

［18］ZHU Y,YIN H,ZHANG R,et al. Nasogastric nutrition versus nasojejunal nutrition in patients with severe acute pancreatitis:a meta-analysis of randomized controlled trials［J］. Gastroenterol Res Pract,2016,2016: 6430632.

［19］KUMAR A,SINGH N,PRAKASH S,et al. Early enteral nutrition in severe acute pancreatitis:a prospective randomized controlled trial comparing nasojejunal and nasogastric routes［J］. J Clin Gastroenterol,2006,40 （5）:431-434.

［20］BAKKER O J,VAN BRUNSCHOT S,VAN SANTVOORT H C,et al. Early versus on-demand nasoenteric tube feeding in acute pancreatitis［J］. N Engl J Med,2014,371（21）:1983-1993.

［21］SAMARAEE A A,MCCALLUM I J D,COYNE P E,et al. Nutritional strategies in severe acute pancreatitis:A systematic review of the evidence［J］. Surgeon,2010,8（2）:105-110.

［22］LI X,MA F,JIA K. Early enteral nutrition within 24 hours or between 24 and 72 hours for acute pancreatitis: evidence based on12RCTs［J］. Med Sci Monit,2014,（20）:2327-2335.

# 第二十六章
## 重症急性胰腺炎及其肺损伤的麻醉支持

急性胰腺炎（AP）是外科临床常见急腹症之一，尤其重症急性胰腺炎（SAP）更是急危重症之一，发病急，变化快，并发症多，病死率高，临床处理极为棘手。SAP除引起胰腺局部损伤外，还会导致胰腺外多器官的损伤。其中，急性肺损伤（ALI）和急性呼吸窘迫综合征（ARDS）是最常见的一种早期并发症。目前，国外学者把这种由急性胰腺炎所导致的肺部损害称之为急性胰腺炎相关肺损伤（APALI）。APALI是SAP早期最常见也是最严重的并发症。重症急性胰腺炎肺损伤的病理生理特点主要是肺毛细血管通透性增加、肺顺应性下降、肺组织内大量炎症细胞浸润。

由于病情的发展变化，在中西医结合非手术疗法或微创手段不能奏效的情况下，SAP也需进行外科手术治疗。这时的麻醉，就需要在麻醉前对病情进行全面评估，正确进行麻醉方法的选择，术中加强麻醉管理和对生命体征的严密监测及相应的麻醉后处理。

## 第一节　重症急性胰腺炎麻醉前
## 病情评估与麻醉选择

### 一、麻醉前病情评估

#### （一）麻醉医师须利用术前的有限时间进行术前访视

重点掌握患者的全身状况包括神志、体温、循环、呼吸、肝肾功能等，追问既往病史、麻醉手术史、药物过敏史、禁食水时间。根据检查和访视结果，选定麻醉方式和药物，做好应急预案。

#### （二）气道的准备与评估

急性胰腺炎患者多伴有肥胖，因此术前要对患者气道进行充分的评估。对于饱胃、肠梗阻、消化道穿孔、出血或弥漫性腹膜炎患者，麻醉前必须进行有效的胃肠减压，持续减压能防止呕吐误吸，并备好吸引装置。无面罩通气困难或插管困难者,可采用快速顺序诱导插管(RSI)来最大限度地减少反流误吸风险。RSI 包括以下几个步骤:预充氧,快速起效全麻药物、肌肉松弛药的顺序静脉推注,环状软骨按压,在气管插管成功气管套囊充气前避免面罩正压通气,待诱导药物起效后即行插管,迅速向气管导管套囊注气以隔离气管与食管。快速顺序诱导是在最短的时间使患者意识消失,并且达到临床可接受的气管插管条件,来完成气管插管,最大限度缩短气道无保护时间。如气道评估有插管困难,则采用吸入麻醉镇静,保留自主呼吸,咽喉局部局部麻醉药表面喷雾后插管。如患者有活动性呕吐、消化道出血、插管异常困难,或已有严重呼吸道梗阻,则应在完全清醒的情况下,局部麻醉喷雾后插管。在插管的同时做好气管切开的准备。

### (三) 对异常情况进行重点处理或纠正

对并存血容量不足、脱水、血液浓缩、电解质及酸碱失衡或伴有严重合并疾病以及继发病理生理改变者,根据血常规、血细胞比容、出凝血时间、心电图、X 线片、血气分析、血清电解质、尿常规等检查结果,进行重点处理或纠正。

### (四) 积极控制血糖非常重要

重症急性胰腺炎时机体处于高代谢状态,加之胰岛细胞受损,患者多伴有高血糖。研究表明,围手术期血糖的控制可明显降低手术并发症,改善手术治疗效果。高血糖会加重缺血引起的脑损害,并引起伤口愈合不良,围手术期应积极控制血糖。

### (五) 充分的术前准备

1. 术前应充分了解病情,进行必要的检查,如测定血糖、血钾、尿糖、尿酮体等。

2. 术前纠正代谢异常,尽量恢复血糖、尿糖、水电解质到接近正常值;积极治疗或采取措施预防酮症酸中毒;对于同时患有心血管、脑血管及肾脏等病变的患者,应在控制血糖的同时,积极治疗并发症,改善其功能状态,增加糖原储备等。

3. 一般认为择期手术患者术前空腹血糖应控制在 8.3mmol/L 以下,最高不应超过 11.1mmol/L;餐后血糖不超过 13.9mmol/L;尿糖监测为阴性,24 小时尿糖在 0.5g/dl 以下;尿酮体阴性。

4. 对于合并 ARDS、多器官功能障碍综合征(MODS)、感染性休克的患者,除常规进行术前评估和术前准备外,麻醉前应尽量纠正各种病理生理异常,争取初步纠正休克状态及做好相应抢救准备后开始麻醉。除基本监护手段外,要准备动、静脉穿刺测压套装,血液加温仪,做好快速大量输血输液的准备,检测并准备除颤仪备用。抽取肾上腺素、去氧肾上腺素、去甲肾上腺素、钙剂、利多卡因、阿托品等抢救药物,术前要备足浓缩红细胞和新鲜冰冻血浆,以便于麻醉中进一步补足血容量。

5. 剧烈疼痛、恐惧和躁动不安会促进内源性儿茶酚胺释放,加重微循环障碍,加速休克发展进程,故麻醉前在不影响呼吸、循环和保持意识存在的前提下,酌情给予术前药。吗啡、芬太尼可引起胆总管括约肌和十二指肠乳头部痉挛而促使胆道内压升高,且不能被阿托品解除,故麻醉前应禁用。术前可给予抗胆碱药,不仅可以抑制分泌物,还有缓解痉挛的作用。

6. 对于择期手术的患者,应在术前把患者的状态调整到最佳。对合并有感染的手术患者在术前应积极采取措施控制感染,合理使用抗生素,以及处理局部感染病灶。内毒素血症(ETM)是重症急性胰腺炎术后并发症和死亡发生的主要原因。近年来国内外不少学者应用胆盐、乳果糖、多黏菌素 B 等防治 ETM。但这些药物或因药理作用还有争议,或因毒副作用较大,使之在临床上普遍应用受到一定限制。

7. 胆道手术可促使纤维蛋白溶解酶活性增强,纤维蛋白溶解而发生异常出血。术中应观察出凝血变化,遇有异常渗血,应及时检查纤维蛋白原、血小板,并给予抗纤溶药物或纤维蛋白原处理。

## 二、麻醉方法及麻醉药物的选择

### (一) 麻醉方法的选择

胰腺深藏于腹膜后,手术操作困难,要求肌松完善,且患者多伴有休克,因此首选全身麻醉。

但是对于循环呼吸功能稳定者,也可以考虑全身麻醉联合硬膜外麻醉,注意术前扩容及适当给予血管活性药物,避免硬膜外麻醉引起的低血压。近期有研究表明,硬膜外麻醉显著增加了胰腺的动脉灌注,改善了重度急性胰腺炎患者的预后,硬膜外麻醉可有效缓解胰腺手术的术后疼痛,降低器官衰竭和入住 ICU 的概率。但是对于已发生休克经治疗无效者,禁用硬膜外麻醉。

### (二) 麻醉药物的选择

**1. 麻醉诱导药物的选择**　对于重症急性胰腺炎肺损伤患者应选用对心血管系统和肝肾功能影响小的全身麻醉药物。在具体应用中需结合患者的病情,实施个体化的用药方案。

咪达唑仑是常用的苯二氮䓬类药物。研究表明咪达唑仑除具有镇静催眠作用外,还具有抗炎和抗氧化作用。体外研究表明,咪达唑仑能抑制巨噬细胞的活化,进而抑制促炎因子的产生及释放;同时也会通过 NF-κB、MAPK 途径,抑制 LPS 引起的炎性反应。

依托咪酯不降低心肌收缩力,对血流动力学影响小,是危重患者全身麻醉诱导的首选镇静药。但是研究显示,感染性休克患者多合并肾上腺皮质功能不全,而依托咪酯能抑制肾上腺线粒体羟化酶活性,从而减少类固醇的生成,进而抑制肾上腺皮质功能,因此依托咪酯在重症急性胰腺炎肺损伤合并感染性休克的患者中的应用仍存在争议。

丙泊酚是一种快速强效的静脉全身麻醉药。其临床特点是起效快、持续时间短、苏醒迅速而平稳、不良反应少,广泛应用于临床各科麻醉及重症患者的镇静处理。研究显示丙泊酚有抗炎、抗氧化的作用,但是丙泊酚也有降低外周血管阻力、抑制心肌收缩力的作用,不适合应用于合并感染性休克的患者。

氯胺酮可通过兴奋中枢性交感神经,增加内源性儿茶酚胺的释放,同时抑制神经末梢去甲肾上腺素的再摄取,对心脏具有间接兴奋作用,降低休克患者低血压的风险。但是氯胺酮可能会引起明显的苏醒期反应,如发生幻觉、躁动不安等精神症状,使用时应权衡利弊。

**2. 麻醉维持药物的选择**　麻醉医生应根据患者个体的危险因素和并存疾病进行评估,以及结合自身麻醉经验和专业知识,选择最合适的麻醉维持方式。可选择的麻醉维持药物包括吸入麻醉药、镇静麻醉药、阿片类药物和肌松药。目前多采用静吸复合麻醉或全凭静脉麻醉维持。研究表明吸入性麻醉药在不同器官系统中显示了一定的抗炎作用。Bedirili 等在盲肠结扎穿孔导致脓毒症大鼠的研究中发现,与假手术组相比,七氟醚和异氟醚能明显减轻炎症反应、脂质过氧化及氧化应激反应进而显著提高脓毒血症大鼠的生存率。瑞芬太尼为强效、超短效阿片样受体激动剂,通过非特异性血液及组织酯酶代谢,其起效迅速、半衰期短、长时间应用无蓄积。靶控输注丙泊酚和瑞芬太尼可以让药物起效平稳,应以最小的剂量达到最合适的麻醉深度,根据患者生命体征调整麻醉药用量,通过 BIS 监测可以使用咪达唑仑防止患者出现术中知晓。中效肌松药阿曲库铵经 Hoffman 消除而自然降解,可用于肝肾功能障碍的患者,是重症急性胰腺炎肺损伤患者麻醉的首选肌松药。休克患者由于全身低灌注状态和肝肾功能减退等影响药物代谢速度,肌松药作用时间延长,反复给药可能导致药物蓄积,因此肌松监测有助于指导肌松药的合理应用。

## 第二节　重症急性胰腺炎的术中监测及麻醉管理

### 一、基本监测及麻醉管理

#### (一)基本监测

1. 常规监测　包括心电图、血氧饱和度、体温、尿量等参数。

2. 重症急性胰腺炎肺损伤患者应行有创动脉监测,并测定动脉血气值。深静脉置管测定中心静脉压(CVP),并测定中心静脉血氧饱和度(ScvO$_2$)。如有条件最好应用经食管心脏超声(TEE)、Vigileo 等无创/微创方法测定相关参数,以指导心血管功能维持和输液。

3. 术中呼吸功能的监测及管理　急性胰腺炎肺损伤的患者,麻醉维持期呼吸功能维护主要是根据呼吸功能监测的结果调整呼吸机参数,以达到改善肺循环的目的。呼吸机的基本参数包括潮气量、呼吸频率、吸入氧浓度、呼吸机模式、吸呼比等,其作用是尽可能减少呼吸机引发的肺损伤。全身麻醉患者应用肺保护性通气策略可以降低机械通气引起的肺损伤。

(1)小潮气量通气复合呼气末正压(PEEP)通气:小潮气量(VT=6ml/kg)机械通气更接近生理呼吸状态,但有发生肺不张的危险,应用适当的 PEEP(3~8cmH$_2$O)有助于预防肺不张的发生。同时,PEEP 可以增加肺功能性残气量(FRC)、减少肺内分流、改善通气/血流比值、降低全身麻醉后的呼吸系统并发症。小潮气量复合 PEEP 可以缩短拔管时间、降低全身炎症反应、增加氧合指数、改善肺功能。

(2)术中吸入氧浓度(FiO$_2$)为 60%~80%:100% 的 FiO$_2$ 会增加吸收性肺不张和降低氧合功能,应尽量避免。研究表明全身麻醉患者通过吸入较高浓度氧气(FiO$_2$=80%)可以提高机体组织氧分压、增加中性粒细胞的杀菌作用、预防手术部位感染。另外,吸入较高浓度氧气可以降低多巴胺的释放、改善胃肠道的缺血状态,起到降低术后恶性呕吐的发生率的作用,且不会增加术后肺部并发症的发生率。

(3)吸呼比 1:1~1:3:吸呼比是指吸气时间和呼气时间的比值,一般设定在 1:1~1:3。吸气时间不能小于 1 秒,吸气时间太短易导致气道阻力增加。

(4)根据患者状况随时调整通气参数。

1)脉搏氧饱和度(SpO$_2$)测定可以提示氧的输送已达到测定部位,反映机体是否缺氧。呼吸功能正常的患者,吸氧情况下 SpO$_2$ 应保持在 99%~100%。单肺通气患者应该在 90% 以上。

2)呼气末二氧化碳分压(P$_{ET}$CO$_2$)监测反映二氧化碳产量和肺泡通气量是否适当,并可发现一些突发病理状态(如恶性高热时表现为 P$_{ET}$CO$_2$ 急剧上升,肺栓塞时表现为 P$_{ET}$CO$_2$ 突然下降)。但是,通气/血流不匹配时,P$_{ET}$CO$_2$ 就不能正确反映动脉血二氧化碳分压(PaCO$_2$)。

3）麻醉气体分析监测可连续测定吸气、呼气时氧、二氧化碳浓度及吸入麻醉药气体浓度，便于调控麻醉深度及通气。

4）动脉血气分析可较正确地测定血氧和 $PaCO_2$、$SpO_2$、酸碱代谢的变化，有的分析仪还包括离子浓度及乳酸含量，更利于呼吸及循环的调控。肺功能正常时，氧合指数（$PaO_2/FiO_2$）应保持在 400~500mmHg。

4. 监测脑电双频指数（bispect ral index，BIS），实时调整麻醉深度，防止患者出现术中知晓。

5. 进行液体复苏治疗，并根据血压、心率、心功能指数、每搏输出量指数、每搏输出量参数等指标的反馈情况调整输液量和速度。经微量泵输注去甲肾上腺素维持血压。必要时联合应用肾上腺素。补充浓缩红细胞和血小板。液体复苏是治疗严重感染性休克以及 MODS 的最重要、最基本的手段之一。应尽早对内毒素血症导致的组织低灌注患者实施规范的液体复苏（低灌注的定义为初始液体冲击后低血压仍持续存在或血乳酸≥4mmol/L）。6 小时内达到复苏目标。

6. 测定血常规、电解质、血糖、乳酸及其他生化指标，了解血液、机体内环境及肝、肾功能状况。

7. 监测血浆胶体渗透压（COP）　血浆 COP 是由血浆中蛋白质形成，通过对抗血浆中水分从血管内移到血管外，进而调节血管内外水平衡和维持血容量。在正常生理状态下，血浆 COP 对稳定血容量、预防组织水肿起重要作用。临床上常用血浆 COP 来监测评估患者的液体治疗效果，并可作为肺水肿和危重疾病病死率的预测指标。

**（二）麻醉管理**

根据重症急性胰腺炎肺损伤患者的病理生理特点进行针对性处理。

1. 重症急性胰腺炎肺损伤发病急，病情重，饱胃患者比例大，继发感染或出血性休克者较多，麻醉前准备时间短，很难做到全面检查和充分准备。麻醉危险性、意外发生率及麻醉术后并发症均较择期手术高。

2. 急性胰腺炎继发腹膜炎，致使大量蛋白液进入腹腔，不仅影响膈肌活动，而且使血浆胶体渗透压降低，诱发肺水肿，呼吸功能减退，甚至发生 ARDS，应加以防治。

3. 胰酶可将脂肪分解成脂肪酸，与血中钙离子起皂化作用，因此患者可能会发生低钙血症，应根据电解质分析结果，适当补充钙剂。

4. 胰腺在缺血、缺氧情况下可分泌心肌抑制因子（如低分子肽类物质），因此抑制心肌收缩力，甚至发生循环衰竭，应注意防治。

5. 合并黄疸患者因维生素 K 缺乏而导致凝血酶原时间延长，药物代谢酶如混合功能氧化酶活力低下影响麻醉药物代谢；另外黄疸可导致心动过缓，并且对脑功能影响可导致苏醒延迟。

6. 实行目标导向液体治疗（goal directed fluid therapy，GDFT）。GDFT 指根据患者性别、年龄、体重、疾病特点、术前全身状况和血液循环容量状态等指标，采取个体化补液方案，是目前公认较为科学的围手术期容量管理方法，也是加速康复外科的重要组成部分。实施 GDFT 过程中，需要连续动态的监测患者容量反应性指标，维持血压不低于正常值的 20%，心率不快于正常值的 20%，CVP 处于 4~12cmH_2O，尿量维持在 0.5ml/（kg·h）以上，血乳酸不超过 2mmol/L,ScvO$_2$>65%,每搏变异度(SVV)不超过 13%。随着实施术后快速康复(ERAS)的理念在我国推广以及危重患者的不断增加,GDFT 在临床麻醉中的价值将逐渐得以凸显,为患者良好的术后转归提供保障。

7. 麻醉时应在完善的监测下,输入血浆代用品、血浆和全血以恢复有效循环血量,纠正电解质紊乱及低钙血症,同时给予抗生素治疗。防治心力衰竭、肝肾功能衰竭。

8. 重症急性胰腺炎肺损伤患者多处于极度衰弱的状态,手术术野面积大且较长时间暴露使热量大量丧失,术中大量的输血输液等因素都会导致患者体温下降,对病情相当不利。围手术期可利用变温毯或者血液加温器进行保温处理,防止患者围手术期出现低体温。

9. 完善的术后镇痛和镇静。胰腺手术创伤大,患者术后多伴随中重度疼痛,完善的术后镇痛可减轻由于疼痛引起的应激反应。对需要术后进行呼吸支持的患者,应提供充分的镇静,减少气管插管机械通气引起的不适及恐惧。

## 二、重症急性胰腺炎合并 ARDS 患者的麻醉管理

重症急性胰腺炎肺损伤如果未得到有效的治疗,很有可能发展为 ARDS。患者呈现进行性呼吸困难,低氧血症持续性恶化。

### (一)重症急性胰腺炎合并 ARDS 的诊断标准

①有急性胰腺炎发病的高危因素;②急性起病、呼吸频率明显加快和/或呼吸窘迫;③PaO$_2$/FiO$_2$≤200mmHg;④胸部 X 线检测两肺浸润阴影;⑤肺毛细血管楔压(PAWP)≤18mmHg 或临床上能除外心源性肺水肿。

### (二)重症急性胰腺炎合并 ARDS 的麻醉管理

**1. 液体治疗原则**　ARDS 的典型特征是肺毛细血管通透性增加,水和蛋白质渗出。随之而来的是肺间质和肺泡水肿,肺顺应性降低,肺动脉压升高,以及低氧血症。同时由于胸腔内压的增加和心脏充盈压的降低,器官灌注可能受损。其液体治疗的关键是在避免加重肺水肿并维持足够的组织间灌注达到良好平衡。一项大型随机对照研究显示,进行保守液体治疗方案的患者,其机械通气天数和重症监护病房停留天数减少。该试验中接受手术的低液体量治疗的患者也出现了相似的结果,并且肾损伤的发生率并未增加。如果患者没有低灌注表现,尽量保守性补液。对于 ARDS 患者应该选择胶体还是晶体来替代血容量,尚缺乏足够有力的研究。

**2. 呼吸功能监测与管理**　当 ALI 进展为 ARDS 时,患者肺顺应性进一步降低,呼吸阻力增加,气道压增加。通常机械通气潮气量选择从 6ml/kg 开始,允许动脉血二氧化碳分压(PaCO$_2$)高于正常,即允许性高碳酸血症。复合使用 PEEP 防治呼气末肺泡萎陷(萎陷性肺不张)。保持吸气平台压 <30cmH$_2$O,避免高容量及高气道压引起的肺损伤。轻度 ARDS 患者,可从较低的 PEEP 值开始设定。中重度的 ARDS 患者,建议使用更高水平的 PEEP。但 PEEP 越高,对血流动力学的影响越大,应同时密切注意血流动力学的变化。通过调节呼吸频率保持 PaCO$_2$ 维持在尽可能正常的范围内。对顽固性低氧血症患者合理使用肺复张策略。

## 三、重症急性胰腺炎合并 MODS 患者的麻醉管理

重症急性胰腺炎合并 MODS 治疗的重要一环就是及早去除诱因。其中包括早期外科干

预,手术切除原发病灶。MODS 患者的病情往往呈进行性恶化的状态,原发病灶如不清除,病程进展难以逆转。在制订手术方案时,应考虑尽量缩小手术范围,缩短手术时间,以减轻手术和麻醉的不良影响。

### (一) 麻醉方式的选择

包括 ARDS 在内的 MODS 患者循环系统不稳定,常需要应用血管活性药物来维持重要脏器的灌注,且往往呼吸功能严重受损,术后需要实施机械通气呼吸支持,气管插管全身麻醉能提供充分供氧和呼吸支持,便于术中对呼吸及循环的管理,因此对于合并 MODS 患者首选气管插管全身麻醉。椎管内麻醉阻滞交感神经,导致外周血管扩张,对血流动力学的影响很难逆转,重症急性胰腺炎合并 MODS 患者不宜选择椎管内麻醉。神经阻滞麻醉虽不影响循环系统及呼吸系统,但是麻醉范围有限,不能抑制内脏痛,且 MODS 患者多需要机械通气呼吸支持,因此不常规应用。

### (二) 围手术期麻醉管理

MODS 患者往往病情危急,机体的重要器官受损严重,并伴有低血容量。在麻醉管理方面,应尽快建立旨在保证生命体征的抢救措施,如气道管理、机械通气及呼吸治疗、液体复苏、纠正低灌注维持有效循环血容量,以及应用血管活性药物等。此外,应加强监测,尽可能及时、准确了解患者的病情变化。

**1. 麻醉方式及药物的选择**　大部分麻醉药都对心血管系统有抑制作用。对于此类患者,常用的麻醉剂量及多种药物联合应用也非常容易引起严重低血压和严重心律失常,甚至可导致心跳停止。因此在麻醉诱导时应十分小心,建议在进行必要的液体复苏后及有血管活性药物支持的前提下再开始麻醉。麻醉诱导速度应放慢,边给药边观察机体对药物的反应。部分药物需要通过肝、肾代谢,需注意药物的蓄积作用和对肝肾功能的损害。可选用对肝肾功能影响小或不经过肝肾代谢的药物。

**2. 维护心、肺等重要器官功能**　心血管系统对炎症介质较为敏感,因此心血管系统也是最易受牵连的系统之一。几乎所有 MODS 病例都会出现"高排低阻"型的高动力型循环障碍现象,患者周身血管床呈麻痹状态,血管张力缺失,外周血管阻力降低,微循环差。再加上术中失血失液,患者的休克状态变得复杂且顽固。MODS 患者易发生左心功能不全,严重时表现为急性肺水肿,右心衰往往继发于左心衰。当发生急性左心衰时可应用吗啡、米力农、洋地黄类等药物降低心脏前、后负荷,增强心肌收缩力,消除肺水肿。另外,病程后期,心脏受损严重,常合并心肌缺血、心衰等情况,应根据具体情况进行相应的对症处理。其中液体复苏和使用血管活性药物是其关键所在,这也构成了心血管功能支持的两大重要手段。

**3. 根据 MODS 患者的病情复杂程度综合考量**　MODS 患者病情较为复杂,多器官的受损有时会给医疗措施的实施带来相互间的制约。如心、肺、肾等多器官功能障碍并伴有低血容量休克的患者,液体复苏是必要的,但面临着输入的液体在体内潴留的危险。因此,在进行液体复苏时要进行精确监测,以尽可能避免患者心、肺液体负担过重,无创的 TEE 和 SVV 指标对判断体内液体的状况有帮助。必要时需考虑在术后进行血液透析。

## 四、重症急性胰腺炎肺损伤合并休克患者的麻醉管理

重症急性胰腺炎肺损伤时炎症细胞过度活化及其释放的促炎介质导致毛细血管渗漏,

外周血管扩张,血容量不足,因此重症急性胰腺炎肺损伤可伴有低血容量性休克;重症急性胰腺炎时,损伤的胰腺释放大量的心肌抑制因子导致心脏舒张和收缩功能障碍,引起肺动脉高压导致右心衰竭,因而此类患者也可伴随心源性休克;同时内毒素血症时,虽然有足够的供氧,但是机体不能利用氧,因此重症急性胰腺炎肺损伤合并休克是多种类型休克的叠加。因此麻醉科医生面临着诸多方面的挑战,正确的麻醉处理对这类高危群体的预后起到至关重要的作用。

### (一) 加强麻醉监测和麻醉管理

血流动力学监测对休克的早期诊断、预后的判断以及治疗效果的观察至关重要,早期合理的选择监测指标并正确解读有助于指导休克患者的治疗。

常规血流动力学监测包括体循环的监测参数:心率、血压、中心静脉压(CVP)、心排血量(CO)和体循环阻力(SVR)等;肺循环监测参数:肺动脉压(PAP)、肺动脉楔压(PAWP)和肺循环阻力(PVR)等;氧动力学和代谢监测参数:血乳酸、脉搏氧饱和度($SpO_2$)、混合静脉血氧饱和度($SvO_2$)或中心静脉血氧饱和度($ScvO_2$)的监测等。严重休克时,组织持续缺氧,传统临床监测指标如心率、血压、尿量、毛细血管充盈状态、皮肤灌注等往往不能对组织氧合的改变做出敏感的反应。此外,经过治疗干预后的心率、血压等临床指标的变化也可在组织灌注与氧合未改善前趋于稳定。因此,监测和评估全身灌注指标($DO_2$、$VO_2$、血乳酸、$SvO_2$或 $ScvO_2$ 等)以及局部组织灌注指标(胃黏膜 pH 值测定或消化道黏膜 $PCO_2$ 测定等)很有必要。

由于理论和技术的进步,近年出现了一些无创或微创血流动力学监测方法,其中以食管超声技术、无创心排血量监测系统(NICO)等最具代表性。简单、相对无创是这几种监测方法的优点,但也还不能够完全代替传统的监测设备。

在麻醉管理方面,需要引起麻醉医生注意的是,低血容量患者有时很难耐受足够的麻醉深度,面对这种情况,麻醉医生应在纠正血容量同时逐渐加深麻醉,而不要被动地通过减浅麻醉来维持循环,后者往往使得术中循环波动更大。

休克患者麻醉期间容易出现心律失常。儿茶酚胺升高、低氧血症、低血容量、酸碱失衡、电解质紊乱、心肌缺血和麻醉药物作用都可能成为心律失常的诱发原因。一旦发现心律失常,应首先找到诱发因素并予以纠正,如窦性心动过速需检查有无血容量不足和麻醉过浅,室性早搏需检查有无心肌缺氧缺血。如果在诱因纠正后,心律失常仍不能改善,则考虑应用抗心律失常药物。

### (二) 液体复苏

**1. 液体的选择**　休克是一种以血流分布异常导致组织灌注不足为特征的综合征。既要有充足的容量补充满足组织灌注的需要,又要考虑过度补液会导致肺水肿,降低休克患者的存活率。目前,液体复苏推荐使用晶体液如平衡盐类,有低蛋白血症者可输注人血白蛋白,血红素低者可输注浓缩红细胞至血细胞比容 30% 水平。应避免输注羟乙基淀粉,因其会增加患者病死率和肾衰竭发生率。若患者循环功能改善仍不明显,应考虑综合应用其他正性肌力药和血管活性药。终极目标是改善组织灌注,保证组织氧合。

**2. 液体复苏方法**　推荐采用液体冲击试验疗法评估血流动力学的状况并指导临床补液,直至动态血流动力学变异率指标(脉压差和每搏输出变异率的改变)或静态血流动力学变异率指标(动脉压、心率变异率)获得改善。对疑有血容量不足的患者进行液体冲击时,在开始4~6小时内至少要用1 000ml晶体液。对感染导致器官灌注不足的患者,须给予更快速度、更大剂量的液体治疗,至少应达30ml/kg。

**3. 液体复苏目标** 早期目标导向治疗是指在休克发病最初6小时内达到以下复苏目标:

(1)中心静脉压(CVP)8~12cmH$_2$O。

(2)平均动脉压(MAP)≥65mmHg。

(3)尿量≥0.5ml/(kg·h)。

(4)中心静脉血氧饱和度(ScvO$_2$)≥70%或混合静脉氧饱和度(SvO$_2$)≥65%。

在复苏6小时,若ScvO$_2$<70%或SvO$_2$<65%,仍应持续进行液体复苏达到CVP目标,并输注浓缩红细胞使HCT达到30%和/或输注多巴酚丁胺,最大剂量为20μg/(kg·h)。

血浆乳酸水平是组织灌注不足的一个重要标志,也是预测患者转归的重要指标。血浆乳酸水平升高的患者,应尽快使乳酸水平降至较低水平,同时维持血流动力学的稳定,保证重要脏器的灌注。有文献报道,血乳酸高于4mmol/L患者的病死率为30%,若在此基础上合并低血压,其病死率可高达46.1%。

**(三)血管活性药物的应用**

在液体复苏应用的基础上,如果患者对液体复苏反应不佳,则考虑使用血管活性药物。应用血管活性药物是重症急性胰腺炎肺损伤合并休克患者重要的循环支持手段。其目的是通过提高血压,改善内脏器官灌注,纠正组织缺氧。应用血管加压药物时,使平均动脉压(MAP)≥65mmHg。

1. 去甲肾上腺素 是重症急性胰腺炎肺损伤合并休克患者首选升压药。其作用为可改善异常的血管扩张;增加心排出量;增加冠状动脉血流,改善心肌抑制状态;改善肾脏及肠系膜血管低灌注状态。推荐经中心静脉泵注去甲肾上腺素0.03~1.5μg/(kg·h)。

2. 多巴酚丁胺 经过充分液体复苏仍存在低心排者,使用多巴酚丁胺增加心排血量。

3. 肾上腺素 如果去甲肾上腺素效果不明显,需考虑联合用药来维持血压时,可选择或联合使用肾上腺素。但是,肾上腺素在增加心脏做功和氧输送的同时,也显著增加氧消耗,升高血乳酸水平。因此,只有在超大剂量缩血管药才能维持血压时,才使用肾上腺素。

4. 多巴胺 可引起心动过速和心律失常,故不推荐常规使用,如作为替代去甲肾上腺素的升压药物,仅限于某些特定的患者(如心动过速低危患者和绝对或相对心动过缓的患者)。目前的研究显示,低剂量多巴胺也不具有肾脏保护作用,因此也不推荐将此药用于肾保护的目的。

5. 不推荐去氧肾上腺素(苯肾上腺素)用于感染性休克的治疗,除非以下情况:

(1)去甲肾上腺素引起了严重的心律失常。

(2)高心输出量伴持续性低血压。

(3)联合应用正性肌力药物/升压药物和低剂量的血管加压素不能达到平均动脉压目标时,作为替代性的治疗。

**(四)其他**

在实现呼吸动力学和血流动力学稳定的同时,术中麻醉管理目标还包括:

1. 积极的血糖控制。

2. 糖皮质激素应用。

3. 实施机械通气患者,气道平台压 <30cmH$_2$O。

# 第三节 重症急性胰腺炎麻醉后处理

麻醉后监测治疗室(PACU)亦称麻醉恢复室,是手术和麻醉结束后,患者从麻醉和手术应激状态中逐渐恢复的场所。患者在此期间会出现一系列病理生理学变化和内环境紊乱,严重时可危及生命,需要对患者连续监护和治疗,以保障患者术后安全。

经 PACU 恢复达到预期目标后,大部分患者被送回病房继续观察治疗。少数患者虽经 PACU 治疗,病情仍危重,则应转入重症监护病房(ICU)进一步加强监测治疗。

以下急性胰腺炎患者术后送至 ICU:

1. 重症急性胰腺炎患者合急性肺部感染、或并发呼吸功能不全、合并内分泌系统疾病(酮症酸中毒)、合并脓毒症。

2. 创伤大/高危手术。

3. 术中病情发生变化,需严密监测和治疗。

(1)全麻术后呼吸功能恢复不全,发生低氧血症或呼吸功能障碍需机械通气治疗者。

(2)围手术期循环功能不稳定:各种原因引起的低血压、休克、心功能不全或心律失常等,需频繁或持续使用血管活性药物治疗者。

(3)术中大量失血者。

(4)术中发生严重代谢和内环境紊乱者。

(5)术中发生误吸、肺栓塞、DIC 等严重围手术期并发症的患者。

(6)围手术期意外循环骤停,复苏后需进行复苏后治疗或脑复苏者。

(闻庆平 武 平)

## 主要参考文献

[1] 邓小明,姚尚龙,于布为,等. 现代麻醉学[M]. 北京:人民卫生出版社,2021.

[2] 廖家智,王家. 美国急性胰腺炎临床指南(治疗部分)[J]. 临床内科杂志,2007,24(3):210-213.

[3] 中华医学会重症医学分会. 急性肺损伤/急性呼吸窘迫综合征诊断和治疗指南(2006)[J]. 中国实用外科杂志,2007,28(1):19-28.

[4] 王立河,田春梅. 临床麻醉指南[M]. 北京:金盾出版社,2013.

[5] 中华医学会麻醉学分会. 中国麻醉学指南与专家共识[M]. 北京:人民卫生出版社,2014.

[6] SADOWSKI S M,ANDRES A,MOREL P,et al. Epidural anesthesia improves pancreatic perfusion and decreases the severity of acute pancreatitis[J]. World J Gastroenterol,2015,21(43):12448-12456.

[7] BULYEZ S,PEREIRA B,CAUMON E,et al. Epidural analgesia in critically ill patients with acute pancreatitis:the multicentre randomised controlled EPIPAN study protocol[J]. BMJ Open,2017,7(5):e015280.

# 第二十七章
## 重症急性胰腺炎肺损伤的中西医结合护理实践

重症急性胰腺炎肺损伤的中西医结合护理可以在中医整体观念和辨证施护思想的指导下进行,包括病情观察、饮食护理、用药护理、情志护理和对症的中医护理技术。单纯的中医或西医护理都不能完全达到要求,要在对疾病的中医病因病机、辨证分型、辨证治疗方法有比较清楚地了解的基础上,通过对患者的主要症状、体征及对治疗的反应方面进行全面细致观察,对 APALI 患者施以中西医结合护理,将西医护理和中医护理两者优势相互结合,以最大程度发挥护理作用。

## 第一节　常规护理

### 一、基础护理

加强皮肤护理,定时协助患者翻身,防止压疮发生。患者床上活动,预防下肢深静脉血栓形成。必要时可取斜坡卧位,利于呼吸和引流。鼓励患者深呼吸和有效咳嗽,防止肺部感染。保持各个管道引流通畅,妥善固定,防止脱出,并注意观察引流液的量、色、质。保证患者充足的休息。

### 二、病情观察

加强病情观察,持续 24 小时心电监护,密切监测患者生命体征、神志、面色、尿量的变化;注意有无休克、多器官功能衰竭、腹膜炎体征的出现;注意患者有无腹痛、腹胀和呕吐等各项症状,询问患者疼痛的部位、范围、性质、持续时间。注意患者舌苔观察,肝郁气滞证者苔薄白或薄黄,肝胆湿热证者苔黄腻,瘀毒互结证者舌红或有瘀斑、瘀血阻滞证者舌淡暗或紫暗。

### 三、饮食护理

#### (一)疾病初期
禁食水期间,应保持胃肠道的减压,做好肠内肠外营养的护理。同时,需严格观察患者是否出现便秘、腹胀腹泻及消化道出血等症状,预防并及时处理并发症;此外,应指导患者进行早期活动,帮助提高肠蠕动速度,促使营养液快速吸收。

**(二)提供肠外营养支持治疗期间**

需要严格遵照无菌操作执行,每隔 1~2 天更换 1 次敷料,护理过程中如果出现敷料污染或潮湿现象,需要立即更换,严格观察导管脱出和局部红肿情况;应每天监测患者的电解质、血糖及尿素氮水平,合理调整营养液配比。另外长时间禁食会导致机体的高分解代谢状态,损失大量消化液,应保持酸碱、电解质平衡,适量应用抑酸药及抑消化酶药物。

**(三)经治疗疼痛缓解或疾病恢复期**

可循序渐进进食,先进水,后进米汤、稀粥等,少量多餐,切忌多饮多食。

中医理论认为,食物有寒、热、温、凉属性,"热者寒之,寒者热之",进食合适的食物以辅佐不同的临床证型。可根据中华中医药学会关于急性胰腺炎的 5 种辨证分型给予饮食调护。

**1. 肝郁气滞证患者** 适当进食苦瓜、金橘等,疏肝解郁。佛手、山楂、陈皮泡水饮用,以理气镇痛。

**2. 肝胆湿热证患者** 进食菠菜、黄瓜、冬瓜、莲藕、梨、绿豆等,芦根、茅根煮水饮用,以清肝利胆、去湿泄热。

**3. 腑实热结证患者** 食用莲藕、绿豆、苦瓜等,以清热泻火。

**4. 瘀热互结证患者** 适宜食用莲藕、黑木耳、猴头菇等,山楂泡水饮用。

**5. 内闭外脱证患者** 小米、百合、大麦等煮粥食用,以祛邪扶正、补充元气。

## 四、静脉输液护理

迅速建立静脉通道,保证扩容、抗休克、抗炎、纠正酸中毒、抑制胰腺分泌及抗胰酶治疗的顺利进行。护士应熟知各种抗生素的作用与配伍禁忌,现配现用,保证早期、足量、有效、联合应用抗生素,密切观察患者有无过敏反应,避免药物外漏引起组织坏死。

## 五、疼痛护理

腹痛是患者的主要症状,应耐心听取患者主诉,观察患者的行为及表情,明确疼痛原因,了解疼痛部位、性质,评估疼痛程度。清醒合作患者疼痛首选数字表法或视觉模拟评分,机械通气患者采用行为疼痛评分或重症疼痛观察工具评分。对轻度疼痛能忍受者,嘱其安静休息,避免剧烈活动等加重腹痛,必要时可行局部热敷。对腹痛剧烈者,遵医嘱使用镇静、止痛药物,如阿片类药物,不推荐应用吗啡或胆碱能受体拮抗剂,以免加重疼痛。还可以通过有节律地按摩腹部和其他部位,针刺内关、合谷、足三里等穴位止痛。李建萍等发现大黄、芒硝联合鼻饲和灌肠及芒硝腹部外敷,可改善胰腺肿胀、缓解腹痛。

## 六、口腔护理

禁食等原因会造成患者消化系统不同程度的衰退,口腔消化液分泌失调,口腔易滋生细菌,从而引发感染。每日给予口腔护理 2 次,可用金银花甘草水(金银花 6g、甘草 6g、冰糖适量,泡水)漱口,有养阴、生津、止渴的作用。

### 七、心理护理

中医认为七情过激导致生病,而患病时患者多表现出焦虑、抑郁等负面心态。患者接受治疗过程中容易产生焦虑、紧张及抑郁情绪,加之受腹痛以及监护仪器等因素的影响,会加重患者的不适感,降低治疗依从性和护理依从性,因此,护士需为其开展相应的心理护理干预措施,改善疾病治疗效果。护士为患者做情志疏导时,可讲解其他已康复出院患者的病程经历,通过讲笑话、有趣的故事、播放愉悦的音乐等使患者内心保持愉悦。加强沟通交流,耐心、及时解答患者疑问,鼓励患者说出不舒适的原因,有针对性地进行心理疏导,给予安慰、支持,尽可能满足患者及家属需求。耐心给患者讲解治疗方法、目的、效果等,让患者了解到治疗的安全性和有效性,消除患者疑虑。同时,叮嘱患者家属多关心和陪伴患者,帮助患者调整好心理状态,积极配合治疗。

### 八、高热护理

高热患者,除及时补充液体外,应视情况予以物理或药物降温,出汗多时及时擦干汗液,更衣换被,操作中应充分尊重患者隐私并注意保暖。

### 九、血糖及血脂监测

监测血糖及血脂,必要时使用药物控制。

## 第二节　机械通气护理

肺组织作为 SAP 常见的器官损伤之一,可通过 SIRS 引起急性呼吸窘迫综合征(ARDS)。急性呼吸衰竭(ARF)是急性胰腺炎并发器官功能衰竭的最常见类型。APALI 患者主要表现为低氧血症,呼吸窘迫。早期给予氧疗、机械通气是抢救成功的关键。

### 一、通气方式选择

氧疗,包括鼻塞吸氧、面罩吸氧,若患者未出现呼吸道阻塞,采取无创密闭面罩进行正压通气。出现呼吸道阻塞及难以合作的患者,病情发展为 ARDS 时,采取经口或经鼻气管插管。若呼吸频率超过 22~30 次/min,$PaO_2$ 在 58mmHg 以下,$SpO_2$ 在 92% 以下时则应立刻告知医师,以尽早实施机械通气治疗。

### 二、参数调节

患者机械通气时取半卧位,正确连接口鼻面罩、呼吸机管道与呼吸机,设置相关呼吸机参数,调节吸、呼气压,后备呼吸频率,吸氧浓度。参数应根据血气分析、氧饱和度、呼吸频率等调整,从低水平开始,待患者适应后,逐渐调节到适合病情的数值,以患者舒适、呼吸平稳、$SpO_2>90\%$,血气分析基本正常为宜。

## 三、监护病情变化

在呼吸机使用的 24 小时内,密切关注患者的生命体征,重点观察呼吸、氧饱和度、意识,观察患者与呼吸机配合情况是否良好,通气 30~60 分钟后进行动脉血气分析。患者出现异常情况时应该仔细排查原因,或告知医生采取处理方案。

## 四、控制感染来源

结束通气后做好消毒处理,主要是接口、螺纹管、鼻面罩等地方。呼吸机表面采用消毒液清理干净,置于通风干燥处。病室需紫外线灯照射,限制探视人员,引导患者做好防寒、保暖、防感冒。

## 五、气道护理

加强气道湿化,将无菌蒸馏水倒入呼吸机的湿化罐内,以降低痰液的黏稠度。给予湿化加温,吸气端气道温度以 37℃ 为宜。叩背、雾化吸入、沐舒坦静脉滴注、复方鲜竹沥液胃管注入、吸痰等方式,促进痰液排除。

## 六、并发症护理

指导患者尽量不要张口呼吸,减少吞咽动作,保持人机同步。固定鼻面罩带时,调节松紧度,垫上纱布或脱脂棉,避免面部皮肤压伤。

## 七、健康教育

机械通气前应做好患者教育,以消除恐惧,取得配合,提高依从性。患者教育的内容包括:①机械通气的作用和目的;②连接和拆除的方法;③过程中可能出现的各种感觉和症状,帮助患者正确区分正常和异常情况;④机械通气治疗过程中可能出现的问题及相应措施;⑤指导患者有规律地放松呼吸,以便与呼吸机协调;⑥鼓励患者主动排痰并指导吐痰的方法;⑦嘱咐患者(或家人)如出现不适应及时告诉医护人员。

# 第三节　中医护理

## 一、用药护理

根据患者不同中医分型,给予药物治疗。肝郁气滞证者应用柴胡疏肝散合清胰颗粒,肝胆湿热证者应用清胰颗粒,瘀毒互结证者应用清胰汤合犀角地黄汤(犀角现已禁用,多以水牛角代)加减,瘀血阻滞证者应用血府逐瘀汤加减。

清肺承气汤联合乌司他丁口服或胃管鼻饲治疗 APALI 具有较好的临床疗效。可用荷叶进行中药封包,具有清热解暑、散瘀止血效果。张雪勤用中药灌胃和芒硝外敷治疗重症急性胰腺炎,中药包括柴胡 15g,白芍 15g,大黄 15g,厚朴 15g,木香 12g 等。结果显示,治疗后观察组的生命体征稳定时间、症状改善时间、肠鸣音恢复时间及 ICU 住院时间缩短,CRP 和血清淀粉酶的水平变化明显改善,治疗总有效率显著提高,各项并发症的发生率均降低。

中药具有清热解毒、通腑泻下、活血化瘀、益气养阴的作用。口服汤剂或胃管注入的中药以温凉为宜,严禁过热,防止引发胃黏膜出血;服药后漱口,观察患者有无恶心、呕吐等情况。鼻饲汤剂注入前检查胃管是否在位并通畅,抽尽胃液,如胃液为血性,应暂停注入。注入速度不应过快,注入前后用少量温开水冲洗胃管,每次总量 <200ml,注入后夹管 1 小时左右,再开放胃管,行胃肠减压。

## 二、对症的中医护理技术

### (一) 中药外敷

杨术兰将解毒通腑膏加热调匀,涂于患者疼痛较为剧烈的部位及腹腔渗液处,外敷荷叶并用腹带固定,每日敷 1 次,每次持续 6~8 小时,用药后患者疼痛症状缓解。还可将芒硝研末后放入布袋内,放置左上腹胰腺处,胶带固定,待芒硝彻底吸水后更换布袋,保持 24 小时不间断外敷,当布袋不再有明显的成块浸湿后取下。每日重复,可促进患者肛门排气排便。使用中药外敷时,按时更换,应注意患者腹部皮肤的变化,一旦发现局部皮肤发红、皮疹和发痒等情况,应立即停药,并及时遵医嘱使用抗过敏药物。

### (二) 保留灌肠护理

中药浓煎汤剂可减少内毒素的吸收,减轻患者腹胀、腹痛及中毒症状,起到清热解毒、通腑泄热的功效。中药滴注灌肠可促进胃肠道内容物排出,减轻胃肠道压力,缓解腹胀、腹痛,改善胃肠功能和机体营养状况。目前,中药保留灌肠的汤剂选择很多,包括清胰汤、大承气汤、大黄芒硝汤、加味黄连解毒汤、莱菔承气汤等。

张沫在西医常规治疗的基础上,自拟方大黄芒硝汤。大黄芒硝汤包括生大黄 30g,200ml 水煎后加入芒硝 30g 后灌肠,灌肠液温度控制在 37~38℃之间,每 4 小时 1 次,平均使用 7 天。治疗后,患者排气排便次数、肠鸣音次数、PaO$_2$ 明显增加,呼吸频率、APACHE Ⅱ评分明显下降,腹痛、腹胀、排气排便不畅症状改善,低氧血症及酸碱失衡状态改善,患者肺损伤状态及治愈率得到提升。

灌肠期间护理人员严格观察患者的呼吸、腹痛及心悸情况,若出现异常,需立即终止灌肠。值得注意的是,由于中药通里攻下作用,患者大便次数增多,应加强肛周护理,保持局部清洁干燥,预防肛周发红、糜烂。

### (三) 耳穴压豆及穴位按摩

重症胰腺炎患者在心、肺、胰腺、肝胆、神门、皮质下耳和交感耳穴处贴耳穴贴,再用拇指与食指按压耳穴,从轻到重,每个穴每次按压 1~2 分钟,每日 2~3 次,可有效止痛。每日按摩合谷、上巨虚、太冲、天枢和膻中穴,每个穴每次按压 5~10 分钟,每日 2~3 次,可理气止痛、疏肝利胆。

### (四) 针灸

电针大鼠足三里可抑制炎症介质的释放,减轻内毒素所致的急性肾损伤;电针足三里穴对垂体-肾上腺皮质系统功能有双向良性调节作用,可提高免疫能力;电针列缺穴可调节自主神经系统,促进下丘脑水平的内源性肽释放,改善患者肺部症状及肺功能。一项研究对 60 例 SAP 新诊断的急性呼吸窘迫综合征患者,进行连续 5 天,每次持续刺激 30 分钟,电针刺激列缺穴、尺泽穴、足三里穴,结果显示氧合指数显著升高。此外,根据子午流注辨证循经的观点,巳时即上午 9 时至 11 时脾经气血受自然界影响最旺,在此时给予患者针灸,效果最佳。

(史铁英　陈海龙)

## 主要参考文献

[1] 杨术兰,孔梅,王丹.重症胰腺炎患者的中医护理干预[J].时珍国医国药,2019,30(7):1673-1674.

[2] 包丽华.中西医结合治疗急性胰腺炎的疗效及护理[J].中西医结合护理(中英文),2017,3(3):74-76.

[3] 包晓英,吴俊玲,卢萍丽.中西医结合治疗急性重症胰腺炎的护理[J].现代中西医结合杂志,2008,17(16):2556-2557.

[4] 黄晓琴.中西医结合治疗急性胰腺炎的舒适护理[J].中国实用护理杂志,2006(8):58-59.

[5] 李建萍,张英英,商媛媛.中西医结合治疗重症急性胰腺炎的镇痛疗效观察[J].中华现代护理杂志,2009,15(36):3872-3873.

[6] 李乐之,路潜.外科护理学[M].6版.北京:人民卫生出版社,2017.

[7] 陈敏.重症急性胰腺炎并发急性肺损伤的护理[J].护士进修杂志,2012,27(24):2259-2260.

[8] 尤黎明,吴瑛.内科护理学[M].6版.北京:人民卫生出版社,2017.

[9] 单晶,沈姣姣,李甫,等.急性胰腺炎患者的系统性中医护理管理[J].护理学杂志,2020,35(19):14-17.

[10] 张雪勤,范娟.中药灌胃联合芒硝外敷对重症加强护理病房重症急性胰腺炎患者的治疗效果分析[J].中医临床研究,2020,12(25):80-82.

[11] 易琼,戴飞跃,郭志华,等.加味大承气汤保留灌肠辅助治疗重症急性胰腺炎并发急性呼吸窘迫综合征腑实热结证 45 例临床观察[J].中医杂志,2019,60(19):1657-1662.

[12] LI L,YU J,MU R,et al. Clinical effect of electroacupuncture on lung injury patients caused by severe acute pancreatitis[J]. Evid Based Complement Alternat Med,2017,2017:3162851.

[13] LI G,LI S,AN L,et al. Electroacupuncture alleviates intraoperative immunosuppression in patients undergoing supratentorial craniotomy[J]. Acupuncture in Medicine,2013,31(1):51-56.

# 中英文名词术语对照表

| 英文缩写 | 英文名称 | 中文名称 |
|---|---|---|
| AAT | α1-antitrypsin | α1-抗胰蛋白酶 |
| ACT | α1-antichymotrypsin | α1-抗胰凝乳蛋白酶 |
| AKT | protein kinase B | 蛋白激酶 B |
| ALI | acute lung injury | 急性肺损伤 |
| AM | alveolar macrophage | 肺泡巨噬细胞 |
| ANGPTL-4 | angiopoietin-like protein-4 | 血管生成素样蛋白-4 |
| AP | acute pancreatitis | 急性胰腺炎 |
| AP-1 | activator protein-1 | 激活蛋白-1 |
| APACHE Ⅱ | acute physiology and chronic health score Ⅱ | 急性生理学及慢性健康状况评分Ⅱ |
| APALI | acute pancreatitis-associated lung injury | 急性胰腺炎相关肺损伤 |
| AQP | aquaporin | 水通道蛋白 |
| ARDS | acute respiratory distress syndrome | 急性呼吸窘迫综合征 |
| AT Ⅰ | alveolar epithelial type Ⅰ cell | Ⅰ型肺泡细胞 |
| AT Ⅱ | alveolar epithelial type Ⅱ cell | Ⅱ型肺泡细胞 |
| BALF | bronchoalveolar lavage fluid | 支气管肺泡灌洗液 |
| Bax | BCL-2-associated X protein | BCL2 关联 X 蛋白 |
| Bcl-2 | B-cell lymphoma-2 | B 细胞淋巴瘤-2 |
| BT | bacterial translocation | 细菌移位 |
| CARD | caspase recruitment domain | 半胱氨酸蛋白酶募集结构域 |
| caspase | cysteine aspartic acid specific proteinase | 胱天蛋白酶 |
| Cav-1 | caveolin-1 | 窖蛋白-1 |
| CCK | cholecystokinin | 胆囊收缩素 |
| CCL2 | CC chemokine ligand 2 | CC 趋化因子配体 2 |
| CIRP | cold-inducible RNA-binding protein | 冷诱导 RNA 结合蛋白 |
| COX-2 | cyclooxygenase-2 | 环氧合酶-2 |
| CRP | C-reaction protein | C 反应蛋白 |

| 英文缩写 | 英文名称 | 中文名称 |
|---|---|---|
| CSD | caveolin scaffolding domain | 脚手架结构域 |
| CXCL | chemokine ligand | 趋化因子配体 |
| CXCR | chemokine receptor | 趋化因子受体 |
| CytC | cytochrome C | 细胞色素 C |
| DAD | diffuse alveolar injury | 弥漫性肺泡损伤 |
| DAMPs | damage-associated molecular patterns | 损伤相关分子模式 |
| DAO | diamine oxidase | 二胺氧化酶 |
| DCs | dendritic cells | 树突细胞 |
| DEX | dexamethasone | 地塞米松 |
| ECMO | extracorporeal membrane oxygenation | 体外膜肺氧合 |
| EMO | emodin | 大黄素 |
| eNOS | endothelial nitric oxide synthase | 内皮型一氧化氮合酶 |
| ER | endoplasmic reticulum | 内质网 |
| ERK | extracellular regulated protein kinase | 细胞外调节蛋白激酶 |
| ERS | endoplasmic reticulum stress | 内质网应激 |
| ET | endothelin | 内皮素 |
| F-actin | filamentous actin | 丝状肌动蛋白 |
| FTRAs | free total rhubarb anthraquinones | 大黄游离蒽醌 |
| GALT | gut-associated lymphoid tissue | 肠道相关淋巴组织 |
| GM-CSF | granulocyte-macrophage colony stimulating factor | 粒细胞-巨噬细胞集落刺激因子 |
| Gpbar1 | G protein coupled receptor 1 | G 蛋白偶联受体 1 |
| GSDMD | gasdermin D | 消皮素 D |
| GSH | glutathione | 谷胱甘肽 |
| HGF | hepatocyte growth factor | 肝细胞生长因子 |
| HIF-1$\alpha$ | hypoxiainducible factor-1$\alpha$ | 缺氧诱导因子-1 |
| HMGB1 | high mobility group protein B1 | 高迁移率族蛋白 B1 |
| HUVEC | human umbilical vein endothelial cells | 人脐静脉内皮细胞 |
| ICAM | intercellular adhesion molecule | 细胞间黏附分子 |
| IFN-$\gamma$ | interferon-$\gamma$ | 干扰素-$\gamma$ |
| ILs | interlukines | 白细胞介素 |
| iNOS | inducible nitric oxide synthase | 诱导型一氧化氮合酶 |
| IP3R | inositol trisphosphate receptor | 三磷酸肌醇受体 |
| JAK | Janus kinase | Janus 激酶 |
| JNK | c-Jun N-terminal kinase | c-Jun 氨基末端激酶 |

| 英文缩写 | 英文名称 | 中文名称 |
|---|---|---|
| LBP | lipopolysaccharide binding protein | 脂多糖结合蛋白 |
| LPS | lipopolysaccharide | 脂多糖 |
| MAPK | mitogen-activated protein kinase | 丝裂原激活蛋白激酶 |
| MCP-1 | monocyte chemoattractant protein-1 | 单核细胞趋化蛋白-1 |
| MDA | malondiadehyde | 丙二醛 |
| miRNA | microRNA | 微小 RNA |
| MLN | mesenteric lymph node | 肠系膜淋巴结 |
| MMP | matrix metalloproteinase | 基质金属蛋白酶 |
| MODS | multiple organ disfunction syndrome | 多器官功能障碍综合征 |
| MPO | myeloperoxidase | 髓过氧化物酶 |
| MPTP | mitochondrial permeability transition pore | 线粒体通透性转换孔 |
| MS | mass spectrometry | 质谱 |
| MUC | mucins | 黏蛋白 |
| NAMPT | nicotinamide phosphoribosyltransferase | 烟酰胺磷酸核糖转移酶 |
| NE | neutrophil elastase | 中性粒细胞弹性蛋白酶 |
| NEP | neutral endopeptidase | 中性肽链内切酶 |
| NETs | neutrophil extracellular traps | 中性粒细胞外诱捕网 |
| NF-κB | nuclear factor-κB | 核因子 κB |
| NK-1R | neurokinin-1 receptor | 神经激肽-1 受体 |
| NLRP3 | nucleotide-binding domain-like receptor protein 3 | 核苷酸结合寡聚化结构域样受体蛋白 3 |
| NLRs | NOD-like receptors | NOD 样受体 |
| NO | nitric oxide | 一氧化氮 |
| NSPs | neutrophil serine proteases | 中性粒细胞丝氨酸蛋白酶 |
| Orai1 | calcium release-activated calcium channel protein 1 | 钙释放激活钙通道蛋白 1 |
| PAF | plateletactivating factor | 血小板活化因子 |
| PAMPs | pathogen-associated molecular patterns | 病原体相关分子模式 |
| PBEF | pre-B-cell colony-enhancing factor | 前 B 细胞克隆增强因子 |
| PDTC | pyrrolidine dithiocarbamate | 吡咯烷二硫代氨基甲酸酯 |
| PE | pancreatic elastase | 胰弹性蛋白酶 |
| PG | prostaglandin | 前列腺素 |
| PI3K | phosphatidylinositol 3-kinase | 磷脂酰肌醇 3 激酶 |
| PKC | protein kinase C | 蛋白激酶 C |
| PLA2 | phospholipase A2 | 磷脂酶 A2 |
| PMVEC | pulmonary microvascular endothelial cell | 肺微血管内皮细胞 |

| 英文缩写 | 英文名称 | 中文名称 |
| --- | --- | --- |
| PPAR | peroxisome proliferation receptor | 过氧化物酶体增殖体激活受体 |
| PPT | preprotachykinin | 前速激肽原 |
| PR3 | proteinase 3 | 蛋白酶 3 |
| PRRs | pattern recognition receptors | 模式识别受体 |
| PS | pulmonary surfactant | 肺表面活性物质 |
| PTK | protein tyrosine kinase | 蛋白酪氨酸激酶 |
| QYD | Qingyi decoction | 清胰汤 |
| Raf-1 | raf protein kinase-1 | Raf 蛋白激酶-1 |
| ROS | reactive oxygen species | 活性氧 |
| SAP | severe acute pancreatitis | 重症急性胰腺炎 |
| SCFA | short-chain fatty acids | 短链脂肪酸 |
| SIRS | systemic inflammatory response syndrome | 全身炎症反应综合征 |
| sIgA | secretory immunoglobulin A | 分泌型免疫球蛋白 A |
| SOCE | store-operated calcium entry | 钙库操控性钙通道 |
| STAT | signal transduction and activator of transcription | 信号转导及转录激活因子 |
| STIM1 | stromal interaction molecule 1 | 基质相互作用因子 1 |
| TAP | trypsinogen-activation peptide | 胰蛋白酶原激活肽 |
| TGF-β | transforming growth factor-β | 转化生长因子-β |
| Tie-2 | tyrosine kinase receptors-2 | 酪氨酸蛋白激酶受体-2 |
| TLRs | toll-like receptors | Toll 样受体 |
| TNF-α | tumor necrosis factor-α | 肿瘤坏死因子-α |
| TXA2 | thromboxane A2 | 血栓素 A2 |
| VCAM-1 | vascular cellular adhesion molecule-1 | 血管细胞黏附分子-1 |
| VEGF | vascular endothelial cell growth factor | 血管内皮细胞生长因子 |
| ZO-1 | zonula occludens-1 | 闭锁小带-1 |